Men's Health
BIG BOOK
OF EXERCISES

The Men's Health Big Book of Exercises by Adam Campbell
Copyright ⓒ 2010 by Rodale Inc.
All rights reserved.

Korean translation edition ⓒ 2010 by CYPRESS
Published by arrangement with RODALE INC., Emmaus, PA, USA
through Bestun Korea Agency, Seoul, Korea
All rights reserved.

이 책의 한국어 판권은 베스툰 코리아 에이전시를 통하여
저작권자인 Rodale Inc.와 독점 계약한 싸이프레스에 있습니다.
저작권법에 의하여 한국 내에서 보호를 받는 저작물이므로
어떠한 형태로든 무단 전재와 복제를 금합니다.

세계 최강의 4주 다이어트&운동 플랜

맨즈헬스 빅북

아담 캠벨(맨즈헬스 피트니스 수석 디렉터) 지음 | 김승환 옮김

Men'sHealth
BIG
BOOK
OF EXERCISES

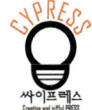

싸이프레스

Prologue
믿을 수 없는 몸의 변화

하룻밤 사이에 트랜스포머처럼 몸을 바꿀 수 없다는 사실을 모르는 사람은 없다. 하지만 이 책에서 소개하는 원칙과 계획을 성실히 실천한다면 남은 평생은 지금과 다른 몸으로 살아갈 수 있다. 원하는 결과를 얻는 데 반드시 많은 시간이 필요한 것은 아니다. 단 14일이면 변화를 느낄 수 있다. 이 책에는 목표에 가장 적합한 운동 방법부터 간단한 영양 계획까지 당장 오늘부터 시작할 수 있는 모든 실행 방법들이 소개되어 있다.

실천에만 옮긴다면 결과는 바로 당신의 것이다. 예를 들어, 뱃살을 빼고 싶다면 이 책에서 소개하는 '세계 최강의 4주 다이어트&운동 프로그램'을 활용하여 일주일에 순수한 지방을 1~1.5킬로그램씩 감량할 수 있다. 이렇게 하면 2주마다 허리둘레가 1인치씩 줄어든다. 지금 38인치 청바지를 입고 있다면 한 달 후에는 36인치를 입을 수 있다는 말이다.

이 수치는 단순한 가정이 아니라 코네티컷 대학에서 제시한 새로운 과학적 연구결과를 바탕으로 한 것이다. 이 연구에 의하면, 굶지 않고도 지방을 매달 5킬로그램까지 감량할 수 있다. 코네티컷 대학은 연구를 통해 올바른 식사와 운동을 병행하면 이런 프로그램이 충분히 가능하다는 사실을 밝혀냈다. 이 책에서 소개하는 모든 다이어트 방법과 운동 방법은 바로 이런 원칙에서 나온 것들이다.

하지만 지방 감량이 전부는 아니다. 연구진이 개발한 프로그램을 실천하면 일주일에 0.5킬로그램까지 근육이 증가하는 것으로 밝혀졌다. 물론 결과는 상황에 따라 다를 수 있다. 그러나 이 책에서 소개하는 다이어트 계획과 운동 계획이 강력한 도구라는 것만은 변하지 않는 사실이다. 또한 이 프로그램을 실천하면 운동을 하는 매 순간마다 전보다 조금이라도 더 큰 효과를 볼 수 있다. 그리고 그 효과가 누적되어 가장 빠른 효과로 나타난다.

어쩌면 이런 확신이 필요하다기보다 시간이 없는 것이 문제일지 모른다. 결국 우리들 대부분은 생활이 바쁘기 때문에 장시간 운동을 할 시간이 부족하다. 이 책에서 소개하는 각 운동 프로그램들은 모두 1시간 안에 끝낼 수 있고, 대부분은 30~40분 안에 마칠 수 있게 구성되어 있다. 게다가 일주일에 3일, 하루 15분만 투자해서 끝낼 수 있는 운동 루틴도 10개나 된다. 15분이라고 해서 30분 동안 운동을 할 때보다 효과가 절반밖에 안 되는 것은 아니다. 이 책에 소개된 운동 프로그램들은 15분을 투자하더라도 30분에 버금가는 효과를 볼 수 있게끔 과학적으로 구성되어 있다. 다시 말해, 최소의 투자로 최상의 결과를 얻을 수 있다는 것이다. 독자 여러분들은 이제 장시간 운동을 하는 대신 현명하게 운동하는 법을 배우게 될 것이다.

15분에는 놀라운 비밀이 숨어 있다. 캔자스 대학 연구진은 초보자의 경우 이 같은 방식으로 운동을 시행하면 근력이 2배나 강화된다는 사실을 발견했다. 게다가 이런 방식은 정신적으로도 도움이 된다. 웨이트트레이닝을 시작한 지 1개월도 채 안 돼서 운동을 그만두는 보통 사람들과 달리, 이 프로그램에 참여했던 피실험자들은 6개월 동안 운동을 꾸준히 지속했다. 게다가 이 방법은 운동을 하지 않는 나머지 시간에도 군살과의 전쟁을 승리로 이끌었다. 왜냐하면 이 방법을 익힌 사람들의 몸은 잠자는 시간을 포함한 나머지 23시간 45분 동안에도 더 많은 지방을 연소시켰기 때문이다.

그러나 15분은 그저 시작에 불과하다. 이 책에는 세계 최고의 트레이너들이 운동의 모든 목적과 라이프스타일 그리고 경험 수준에 따라 세밀하게 구성한 수많은 최신 운동 프로그램들이 수록되어 있고, 그 프로그램들을 활용하면 원하는 결과에 반드시 빠르게 도달할 수 있다.

이 책에는 운동 목적에 따라 활용할 수 있는 다채로운 운동 프로그램들이 수록되어 있고, 각 프로그램에는 해당 분야 전문가들의 노하우가 그대로 녹아 있다. 군살을 빼든, 근육을 키우든 여러분은 운동 목적에 맞게 다양한 운동 프로그램을 손쉽게 활용할 수 있을 것이다.

「맨즈헬스 빅북」은 아낌없이 주는 나무와도 같다. 이 책이 당신에게 주는 것은 바로 결과이다. 그리고 그 결과는 아주 빠르게 당신을 찾아갈 것이다.

맨즈헬스 피트니스 수석 디렉터
아담 캠벨 Adam Campbell

Preface
차원이 다른 놀라운 책

근 10년간 다양한 웨이트트레이닝 서적들을 출간하면서 놀라울 정도로 빠르게 변화하는 몸짱 유행과 웨이트트레이닝의 발전을 지켜보았다. 그리고 최근에 유행하는 퍼스널트레이닝과 건강을 위한 피트니스의 움직임은 다양한 사람들의 건강과 외모의 향상이라는 목적을 동시에 만족시키고 있다.

최근 웨이트트레이닝은 사람들에게 긍정적인 효과와 만족감을 주며 우리의 일상에서 없어서는 안 될 하나의 필수 사항으로 자리매김하고 있다. 우리는 집에서도 웨이트트레이닝을 하고 피트니스 클럽, 학교, 직장 등에서 몸매관리와 체력 및 신체기능 향상을 위해 운동을 한다. 하지만 이러한 생활 속에서의 웨이트트레이닝은 남녀노소를 막론하고 누구나 자신에게 알맞게 실시해야 하며, 올바른 트레이닝 방법을 실전 상황에서 구체적으로 치밀하게 적용해야 한다.

요즘 우리는 자신이 노력하여 얻는 정보로도 충분히 올바른 트레이닝을 적용할 수 있다는 것을 알고 있다. 특히 인터넷을 통해서 손쉽게 정보를 공유할 수도 있다. 그러나 중요한 것은 그러한 정보가 과연 누구에 의해서 전해졌는가의 문제이다. 사실 우리는 정보의 홍수 속에서 살고 있기 때문에 올바른 정보를 선별하여 훈련을 해야 하고, 그러한 훈련이 우리에게 다양한 만족감을 선사하는 것은 물론 성공에 가까이 다가갈 수 있도록 하는 것이다.

그러한 점에서 볼 때 「맨즈헬스 빅북」은 우리가 혼자서 집이나 체육관에서 수행할 수 있는 다양한, 너무나도 다양한 올바른 정보를 제공한다. 본 서적의 집필에 참가한 트레이너들은 각각의 영역에서 세계 최고를 인정받는 사람들이다. 퍼스널트레이너, 선수트레이너, 재활전문트레이너, 연예인전문 트레이너 등이 각각의 경험과 실전을 바탕으로 진솔하고 이론적으로 올바르게 집필하였다. 또한 다양한 종류의 운동방법들은 지금까지 출간된 어떤 서적에서도 전혀 찾아볼 수 없는 내용들이다.

결국 「맨즈헬스 빅북」의 가장 큰 강점은 현장 경험과 최근의 연구자료를 바탕으로 가장 현실적이고 이론적으로 올바른 트레이닝 방법을 제시한다는 것과 너무나도 다양한 운동방법을 제공한다는 것이다. 또한 기존의 서적에서 제시하는 방법과 전혀 다른 아주 현실적인 올바른 식단을 제공한다는 것 또한 다른 서적과 차별화되는 이유일 것이다.

우리는 「맨즈헬스 빅북」을 통해 다양한 훈련, 예를 들자면 섹스를 위한 신체 기능을 향상시키는 방법, 인기리에 방송되는 미드시리즈 스파르타쿠스 배우들의 운동방법들을 맛볼 수 있다. 이러한 트레이닝은 우리가 일상생활에서 필요한 요소와 궁금한 요소를 만족시킬 수 있다는 것을 의미하며, 이 책이 얼마나 다양한 정보를 제공하는지를 알 수 있는 것이다.

여러분은 「맨즈헬스 빅북」을 통해 목표의 '오버익스텐션', 즉 '지나치게 높은 목표'를 이룰 수 있을 것이라고 생각한다. 그 동안의 서적들이 여러분에게 주었던 결과는 단숨에 무시되고 이 책을 통하여 엄청난 결과를 확인할 수 있을 것이라고 확신한다.

일반인뿐만 아니라 퍼스널트레이너, 현장의 선수트레이너, 재활전문 트레이너 등에게도 적극 추천하고 싶은 책이다.

망설이지 말고 무조건 열심히 읽고 실천하길 바란다.

이 신 언

Preface
현존하는 세계 최강의 지침서

요즘 나는 트위터의 매력에 흠뻑 빠져 처음 만나는 다양한 분야의 사람들과 많은 얘기를 나누곤 한다. 그런데 이야기를 하다보면 분야를 막론하고 좁혀지는 한 가지 공통의 관심사가 있다. 그것은 바로 '건강'이다. 인간이 '몸'이라는 도구를 사용하며 사는 이상, 건강은 우리 모두의 관심사가 아닐 수 없다.

21세기를 살아가는 우리 현대인들이 건강을 지키기 위해 가장 손쉽게 선택할 수 있는 방법은 다름 아닌 웨이트트레이닝이다. 내가 처음 웨이트트레이닝을 접했던 1990년대 초반만 해도 웨이트트레이닝은 남자들, 그것도 마초적 성향을 가졌거나 몸에 신경을 쓸 수 있는 약간의 여유를 지닌 남자들의 전유물이었다.

그러나 사회가 발달하고 인체와 건강에 대한 관심이 높아지면서 이제 웨이트트레이닝은 남녀노소 누구나 의지만 있으면 '해볼 만한' 운동이 되었다. 사실 웨이트트레이닝만큼 저렴하면서 쉽게 배우고 즐길 수 있는 운동도 많지 않다. 게다가 웨이트트레이닝은 모든 운동의 기본이 된다. 야구든, 수영이든, 피겨스케이트든 웨이트트레이닝을 하지 않는 종목은 거의 없다.

또, 요즘에는 웬만하면 그리 멀지 않은 거리에 헬스클럽이 한두 개쯤은 있다. 하지만 문제는 쏟아지는 정보 속에서 제대로 된 운동 정보를 선별하여 자신의 운동 목적에 맞게 실천하기가 어렵다는 것이다. 웨이트트레이닝은 잠시 동안 유행을 타는 요상한 운동 방법들과 달리 체계를 한 번 확실히 잡아놓으면 평생 동안 건강을 지켜주는 동반자가 되지만, 반대로 잘못된 정보를 습관화하게 되면 치명적인 독이 될 수도 있다.

그런 점에서 운동과 건강을 아우르는 대중적인 정보의 메카라 할 수 있는 맨즈헬스의 「맨즈헬스 빅북」은 검증된 콘텐츠라고 할 수 있다. 맨즈헬스는 세계 최고의 웨이트트레이닝 전문가들을 초빙하여 양질의 운동 정보를 제공하는 잡지로 명성이 자자하다. 이 책은 바로 그 맨즈헬스의 전문가들이 협력하여 만들어낸 현존하는 세계 최강의 웨이트트레이닝 지침서로 웨이트트레이닝의 본고장인 미국에서도 베스트셀러로 자리매김했다.

이런 책을 번역할 수 있다는 것은 건강분야 전문번역가로서 개인적으로 매우 흥미롭고 즐거운 일이다. 그리고 이 책은 나의 이런 기대를 저버리지 않았다. 좋은 책은 역자에게도 애착이 가기 마련이고, 애착이 가는 책은 지인들에게도 "내가 번역을 했다."라며 자신 있게 소개하게 된다. 이제 웨이트트레이닝을 처음 시작하는 친구부터 전문 트레이너로 일하고 있는 동료들에게까지 거리낌 없이 권할 수 있는 나의 역서가 한 권 더 늘어난 셈이다.

끝으로 부족한 번역 실력에도 불구하고 저를 믿고 이 책을 선뜻 맡겨주신 싸이프레스 김영조 대표님과 공동번역에 힘써주신 이신언 교수님께 지면을 빌어 감사의 말씀을 드린다. 아울러 이 책을 선택하신 모든 독자 여러분들께는 웨이트트레이닝과 함께 항상 건강하고 행복하시기를 기도드린다는 말씀을 꼭 전해드리고 싶다.

김 승 환

Contents

Prologue: 믿을 수 없는 몸의 시작   4
Preface: 차원이 다른 놀라운 책, 현존하는 세계 최강의 지침서   6
Chapter 1: 웨이트트레이닝의 진실   12
Chapter 2: 웨이트트레이닝 Q&A   20
Chapter 3: 세계 최강의 4주 다이어트&운동 프로그램   30
Chapter 4: 가슴 운동   38
Chapter 5: 등 운동   76
Chapter 6: 어깨 운동   120
Chapter 7: 팔 운동   154
Chapter 8: 허벅지 앞쪽과 종아리 운동   194
Chapter 9: 허벅지 뒤쪽과 엉덩이 운동   240
Chapter 10: 코어 운동   282
Chapter 11: 전신 운동   346
Chapter 12: 워밍업   358
Chapter 13: 최고의 운동 프로그램 14가지   380

- 몸매 복구 프로그램 : 매끈한 몸을 되찾아 줄 운동 프로그램   384
- 헬스클럽 베스트 프로그램 : 헬스클럽 마니아를 위한 프로그램   390

- **식스팩 프로그램** : 초콜릿 복근을 위한 12주 프로그램 **396**
- **여름 휴가 대비 프로그램** : 해변에서의 멋진 몸을 위한 8주 프로그램 **404**
- **결혼식 대비 프로그램** : 결혼식 당일 최상의 외모를 만들어 줄 프로그램 **410**
- **점프력 향상 프로그램** : 점프력 수직 상승을 위한 8주 프로그램 **414**
- **근육 키우기 프로그램** : 최단 시간 사이즈 보강을 위한 4주 프로그램 **416**
- **스포츠 능력 향상 프로그램** : 프로의 몸과 기량을 선사할 스포츠 프로그램 **418**
- **베스트 3종 세트 프로그램** : 간단한 근육 운동 3종 세트 프로그램 **421**
- **벤치 프레스 향상 프로그램** : 중량 25킬로그램 상승을 위한 프로그램 **422**
- **시간 절약형 커플 운동 프로그램** : 커플이 함께 하는 프로그램

  (더욱 만족스러운 섹스의 비밀) **424**
- **체중 운동 프로그램** : 장소에 구애받지 않는 자유 운동 프로그램 **430**
- **15분 운동 프로그램** : 빨리 끝내는 자유 운동 프로그램 **432**
- **미드 스파르타쿠스 프로그램** : 미드 스파르타쿠스SPARTACUS의

  배우들을 훈련시킨 바로 그 프로그램 **436**

Chapter 14: 영양의 비밀　　　　　　　　　　　　　　**440**
Index　　　　　　　　　　　　　　　　　　　　　　**461**

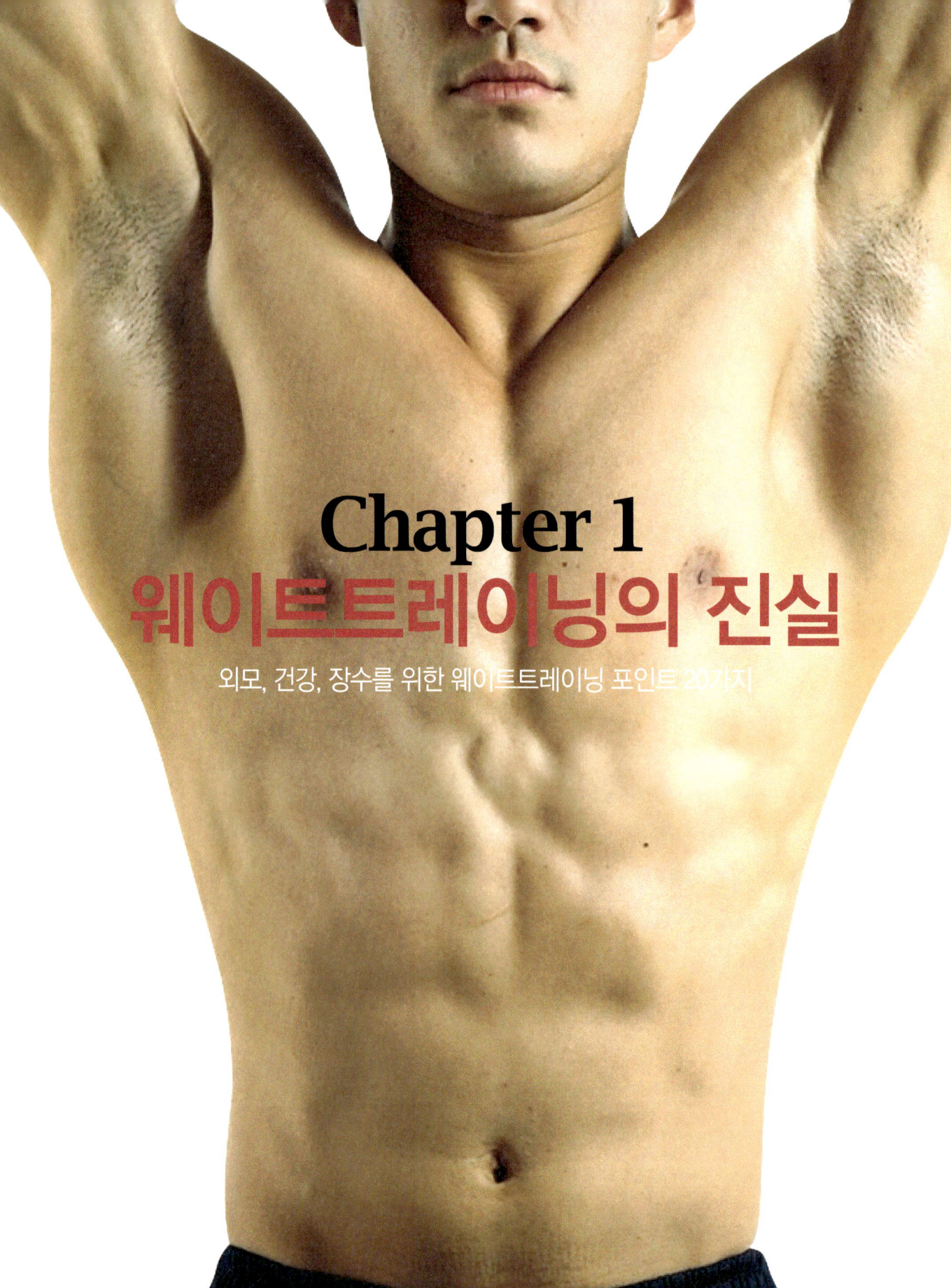

Chapter 1
웨이트트레이닝의 진실

외모, 건강, 장수를 위한 웨이트트레이닝 포인트 20가지

" 전혀 보디빌더처럼 안 보이는데요."

나는 이런 말을 가끔 듣는다. 이런 말을 건네는 사람들은 한 눈에 봐도 웨이트트레이닝을 하는 티가 나는 민소매의 거구들이다. 그들의 판단 기준은 근육의 크기이다.

그러나 나는 애시당초 근육맨이 되고 싶은 열망이 없었다. 역도선수나 파워리프터는 더더욱 아니었다.

그러면 나에게서 웨이트트레이닝을 하는 사람 티가 안 난다는 뜻일까? 전혀 그렇지 않다. 나는 날씬하고 건강하며, 셔츠를 뚫고 나올 정도는 아니지만 선명하게 다듬어진 근육을 가지고 있다. 아시다시피 이두박근의 둘레를 50센티미터까지 키우는 것만이 웨이트트레이닝의 전부는 아니다. 사실 이런 운동 방식에 전혀 관심이 없는 사람들도 많다.

웨이트트레이닝은 팔뚝을 키우는 것뿐만 아니라 건강과 웰빙에 관한 거의 모든 면에 효과가 있다.

이 분야에서 12년 넘게 연구 활동을 펼친 끝에 나는 한 가지 확고한 결론을 얻었다. 그것은 바로 웨이트트레이닝을 한다고 해서 쇳덩이를 들어 올리는 데에만 신경을 써서는 안 된다는 사실이다.

인생의 무기, 웨이트트레이닝

웨이트트레이닝은 복부지방, 스트레스, 심장질환, 당뇨, 암을 이기는 무기이며 더욱 현명하고 행복한 인생을 위한 지름길이다.

중량을 선택하여 단지 몇 번 들었다 올리는 단순한 행위에 어떻게 그리도 많은 효과가 있을까? 근섬유를 현미경으로 들여다보면 그 해답을 찾을 수 있다.

중량을 들어 올리면 근섬유에 미세한 상처가 생긴다. 그리고 그 상처는 근육-단백질 합성이라는 과정을 가속시킨다. 이 과정에는 아미노산이 동원된다. 아미노산은 근섬유를 복구하고 강화하며, 결과적으로 근육 손상에 대한 인체의 저항력이 높아진다. 그러므로 규칙적으로 웨이트트레이닝을 할 때처럼 근섬유가 자극을 자주 받으면 그 자극을 이겨내는 과정에서 구조적인 적응력이 생겨나고, 근육이 자연스럽게 더 커지고 강해지면서 피로를 보다 잘 이겨낼 수 있게 되는 것이다.

이러한 적응 현상은 인체에 가해지는 스트레스를 줄여주기 때문에 계단을 오르거나 물건을 들어 올리는 등 일상적인 활동을 하기도 훨씬 쉬워진다. 물론 규칙적으로 웨이트트레이닝을 하면 더 힘겨운 육체노동도 쉽게 이겨낼 수 있다. 과학자들은 이를 트레이닝의 효과로 받아들이고 있다. 이러한 트레이닝 효과는 근육뿐만 아니라 인체의 기능을 전반적으로 향상시킨다. 웨이트트레이닝이 인생의 무기가 될 수 있는 이유도 바로 이 때문이다.

그렇다면 그 증거는 무엇일까? 이제 우리의 인생에 웨이트트레이닝이 꼭 필요하다는 사실을 보여주는 20가지 증거를 살펴보자.

1. 체지방을 40% 더 줄여준다

다른 운동보다 웨이트트레이닝의 체지방 감소 효과가 높다는 사실은 운동의 가장 큰 비밀 가운데 하나일 것이다. 유산소운동이 뱃살을 빼는 데 핵심적인 역할을 한다는 사실은 의심의 여지가 없다. 그러나 실제로 웨이트트레이닝은 유산소운동보다 훨씬 더 효과가 크다.

펜실베이니아 주립대학 연구진은 다이어트 중인 과체중자들을 운동을 하지 않는 집단, 주당 3회 유산소운동을 실시하는 집단, 주당 3회 유산소운동과 웨이트트레이닝을 병행하는 집단으로 나누어 실험을 진행했다. 그 결과 모든 집단은 약 10킬로그램 가량 체중이 줄어들어 감량 중량은 비슷한 것으로 나타났다. 그러나 웨이트트레이닝을 실시한 집단은 다른 두 집단보다 지방을 감량한 양이 3킬로그램 정도 더 많았다. 왜 그럴까? 웨이트트레이닝을 실시한 집단이 감량한 체중은 대부분이 순수한 지방이었지만, 다른 두 집단은 지방과 함께 근육을 잃어버렸기 때문이다. 간단한 계산을 해보면 웨이트트레이닝을 실시한 집단이 나머지 두 집단보다 지방을 40%나 더 감량했음을 알 수 있다.

다른 연구에서도 결과는 마찬가지였다. 웨이트트레이닝을 제외한 나머지 방법으로 체중을 감량할 때는 전체 감량 중량의 75%가 지방이지만 나머지 25%는 근육이다. 지방 대신 근육이 빠지면 체중계에 올라설 때 기분이 좋을지는 몰라도 거울을 볼 때는 그다지 기분이 좋지 않다. 게다가 근육이 빠져나가면 요요현상이 일어날 가능성도 높아진다. 그러나 웨이트 트레이닝으로 살을 빼면 힘들게 만든 근육을 지켜낼 수 있을 뿐만 아니라 더 많은 지방을 태워 없앨 수 있다.

다이어트를 지방흡입술이라고 생각해보자. 지방흡입술의 핵심은 볼품없는 뱃살을 제거하는 것이다. 다이어트로 살을 뺄 때도 마찬가지다. 우리가 없애야 할 것은 지방이지 근육이 아니다.

2. 칼로리를 더 많이 소모한다

웨이트트레이닝을 하면 소파에 앉아만 있어도 칼로리 소모량이 더 많아진다. 이유는 간단하다. 저항 운동을 하고 나면 근섬유를 복구하고 업그레이드하기 위해 근육이 더 많은 에너지를 소모하기 때문이다. 위스콘신 대학의 연구에 의하면, 3개의 큰 근육을 사용하는 전신 웨이트트레이닝을 실시한 후에는 39시간에 걸쳐 신진대사율이 상승하는 것으로 나타났다. 뿐만 아니라, 그 39시간 동안에는 웨이트트레이닝을 하지 않았을 때보다 지방을 이용한 칼로리 소모량도 많았다.

그렇다면 운동을 하고 있는 중에는 어떨까? 일반적으로 전문가들은 웨이트트레이닝보다 조깅을 할 때 칼로리가 더 많이 소모된다고 말한다. 그러나 사우스메인 대학의 과학자들은 최신 기법을 통해 이러한 주장이 틀렸다는 사실을 증명해냈다. 그들의 연구에서는 웨이트트레이닝의 칼로리 소모량이 조깅보다 71%나 높은 것으로 나타났다. 연구진은 8가지 운동으로 이루어진 하나의 서킷트레이닝을 8분 동안 실시했을 때 159~231칼로리가 소모된다는 사실을 발견했다. 이는 약 1.5킬로미터를 6분 안에 주파하는 속도로 8분 동안 달려야만 소모할 수 있는 양에 해당한다.

3. 옷발이 산다

웨이트트레이닝을 따로 하지 않는 한 멋들어진 팔을 가지기는 어렵다. 연구에 의하면, 전신의 근육은 30~50세 사이에 보통 10%가 줄어든다. 그리고 60세에 이르면 그 비율이 2배로 증가한다.

더욱 무서운 사실은 잃어버린 근육의 자리를 지방이 대신한다는 것이다. 〈미국임상영양학회지 American Journal of Clinical Nutrition〉에 발표된 한 연구에서는 38년 동안 체중을 변함없이 유지한 경우에도 따로 웨이트트레이닝을 하지 않는 한, 10년마다 약 5킬로그램의 근육이 5킬로그램의 지방으로 대체되는 현상은 막을 수 없던 것으로 나타났다. 이렇게 지방의 비율이 높아지면 겉보기에도 군살이 많아지고 허리 사이즈도 커진다. 왜냐하면 지방 0.5킬로그램은 근육 0.5킬로그램보다 18%까지 공간을 더 많이 차지하기 때문이다. 그러나 다행히도 웨이트트레이닝 같은 저항 운동을 실시하면 이런 현상을 막을 수 있다.

4. 젊음을 유지한다

웨이트트레이닝을 하지 않으면 근육의 양도 줄어들지만 근육의 질도 떨어진다. 연구에 의하면, 자극에 대한 반응속도가 빠른 속근섬유는 나이가 들면서 50%까지 줄어들지만 반응속도가 느린 지근섬유는 노화에 따른 감소율이 25% 이하이다. 이러한 사실이 중요한 이유는, 속근섬유가 인체의 파워(속도+근력)를 발휘하는 데 큰 영향을 미치기 때문이다. 속근섬유는 운동능력을 극대화하는 데 핵심적인 역할을 하는 근섬유로, 일상생활에서는 의자에 앉았다가 일어나는 동작처럼 힘과 속도가 모두 필요한 동작에 동원된다. 자리에 앉았다 일어나는 단순한 동작이 노인들에게 얼마나 힘든지를 젊은 사람들은 아마 모를 것이다. 속근섬유를 평소에 충분히 사용하지 않고 방치하면 앉았다 일어나기도 힘든 지경에 이를 수 있다.

그렇다면 세월을 거꾸로 돌릴 수 있는 비밀은 무엇일까? 그것은 바로 웨이트트레이닝이다. 특히 가벼운 중량을 아주 빨리 들어 올리는 동작을 위주로 한 강도 높은 근력 운동이 효과적이다(힌트: 이 책에서 '폭발적인'이나 '점프' 같은 단어가 나오면 속근섬유를 사용한다는 뜻이다.).

5. 뼈가 강해진다

나이가 들면 골밀도가 떨어지고 그로 인해 골반이나 척추에 골절상을 입을 가능성이 높아진다. 골절은 생각보다 훨씬 심각한 고통을 줄 수도 있다. 미네소타주에 위치한 세계 최대의 병원인 메이요 의료원Mayo Clinic 연구진의 연구에 의하면, 골반 골절 환자의 30%가 골절 발생 후 1년 이내에 사망한다고 한다. 또한 척추에 손상을 입으면 등이 급격하게 굽는 현상이 발생한다. 그런가하면, 〈응용생리학회지Journal of Applied Physiology〉에는 16주에 걸쳐 웨이트트레이닝 같은 저항 운동을 실시하면 골 성장의 지표인 혈중 오스테오칼신osteocalcin의 농도와 골밀도가 19%까지 증가한다는 연구 결과가 실리기도 했다.

6. 유연성이 좋아진다

나이가 들면 유연성이 50%까지 떨어질 수 있다. 유연성이 떨어지면 쪼그려 앉거나, 몸을 구부리거나, 몸을 펴는 동작을 취하기가 어려워진다. 〈국제스포츠의학저널International Journal of Sports Medicine〉에 실린 한 연구에 의하면, 일주일에 전신 운동을 3가지씩 16주 동안 실시하면 어깨와 골반의 유연성이 좋아지고, 앉아서 손을 뻗는 동작 등을 측정하는 유연성 검사 점수는 평균 11%가 높아진다. 혹시 웨이트트레이닝을 하면 근육이 뻣뻣해지지 않을까? 이는 근거 없는 낭설에 불과하다. 연구에 의하면, 모든 스포츠 종목을 통틀어 역도선수들이 체조선수 다음으로 유연성이 뛰어나다.

7. 심장이 건강해진다

웨이트트레이닝은 혈류 개선 효과가 탁월하다. 미시건 대학 연구진은 매주 3가지 종류의 전신 웨이트트레이닝을 2개월 동안 실시할 경우, 심장의 확장기 혈압(최소 혈압)이 평균 8mmHg까지 낮아진다는 사실을 발견했다. 확장기 혈압이 8mmHg 낮아지면 뇌졸중 위험률은 약 40% 정도 낮아지고, 심장마비 위험률은 15%까지 떨어진다.

8. 당뇨를 다스린다

웨이트트레이닝은 가히 근육의 의학이라 칭할 만하다. 오스트리아의 연구진은 4개월에 걸친 연구를 통해 웨이트트레이닝을 시작한 2형 당뇨병 환자들의 혈당이 현저하게 낮아지고 몸 상태가 호전됐다는 사실을 발견했다. 웨이트트레이닝은 이렇게 당뇨 증상을 완화하는 데에도 좋지만 당뇨를 예방하는 최선의 방책이기도 하다. 웨이트트레이닝은 당뇨 위험을 높이는 지방을 줄일 뿐만 아니라 인슐린에 대한 감수성을 향상시키는 효과도 있기 때문에 혈당을 조절하고 당뇨를 예방하는 데 큰 도움이 된다.

9. 암을 다스린다

웨이트트레이닝의 질병 예방 효과는 당뇨에 그치지 않는다. 플로리다 대학의 연구에 의하면, 매주 3가지 저항 운동을 6개월 동안 실시한 사람은 운동을 하지 않은 사람에 비해 산화성 세포 손상 현상이 매우 적게 나타났다. 손상된 세포는 암을 비롯한 여러 질병의 원인이 된다. 〈스포츠와 운동의 의학과 과학 Medicine and Science in Sports and Exercise〉이라는 저널에 실린 한 연구에서는 저항 운동이 대장의 음식 통과 속도를 56%까지 높이는 것으로 나타났다. 음식이 장을 빨리 통과하면 결장암의 위험이 낮아지는 것으로 알려져 있다.

10. 식생활을 개선한다

웨이트트레이닝은 음식이라는 연료의 사용 효율을 2배로 높인다. 웨이트트레이닝은 칼로리 소모 효과도 뛰어나지만 뇌에 영양을 공급하는 효과도 뛰어나기 때문이다. 피츠버그 대학 연구진은 비만 성인 169명을 2년 동안 연구한 결과, 일주일에 3시간 이상 웨이트트레이닝을 하지 않은 사람의 경우, 하루에 할당된 1,500 칼로리보다 음식 섭취량이 더 많아진다는 사실을 발견했다. 또, 몰래 간식을 먹은 사람은 운동량이 줄어드는 것으로 나타났다. 연구진은 운동을 통해 칼로리를 소모하고 뇌에 영양을 공급하면 체중감량 목표와 체중감량 의욕을 강화하여 식생활을 꾸준히 개선할 가능성이 높아진다고 말했다.

11. 스트레스를 다스린다

헬스클럽에서 땀을 흘리면 스트레스에서 벗어나 항상 맑은 정신을 유지할 수 있다. 텍사스의 A&M 대학 연구진은 운동으로 건강을 다진 사람은 그렇지 않은 사람보다 스트레스 호르몬 수치가 낮다는 사실을 발견했다. 또, 조지아 의과대학 연구진은 근육이 발달한 사람일수록 그렇지 않은 사람에 비해 스트레스 상황을 겪은 후에 정상 상태로 돌아가는 속도가 빠르다는 연구 결과를 발표했다.

12. 시차적응이 빠르다

해외여행을 떠나서는 호텔에 짐을 풀기 전에 먼저 호텔 헬스클럽에 들러보자. 노스웨스턴 대학과 캘리포니아 대학 연구진은 저항 운동을 실시한 사람들의 근육 세포를 채취하여 생물학적 주기의 리듬을 조절하는 단백질의 변화를 관찰했다. 그 결과, 근력 운동을 한 사람들의 몸은 해외여행으로 인한 시차 변화나 근무 교대시간 변화에 더욱 빨리 적응하는 것으로 나타났다.

13. 행복감이 높아진다

마음을 안정시키는 효과는 요가에만 있는 것이 아니다. 버밍햄에 있는 앨라배마 대학 연구진은 매주 3가지 종류의 웨이트트레이닝을

6개월 동안 실시한 사람들은 전반적인 감정과 분노 상태를 측정하는 검사에서 점수가 크게 호전되었다는 연구 결과를 발표했다.

14. 수면의 질이 높아진다

열정적인 웨이트트레이닝 뒤에는 달콤한 휴식이 덤으로 따라온다. 호주의 연구진은 매주 3가지 종류의 전신 웨이트트레이닝을 8주 동안 실시하면 수면의 질이 23% 향상된다는 연구 결과를 내놓았다. 실제로 연구에 참가한 사람들은 웨이트트레이닝을 시작하기 전에 비해서 잠이 드는 속도가 빨라졌으며 수면시간도 길어졌다.

15. 심장과 혈관을 강화한다

심혈관계통운동이라는 말이 꼭 유산소운동이라는 뜻은 아니다. 하와이 대학 연구진은 웨이트트레이닝으로 이루어진 서킷트레이닝을 실시하면, 최대 심장박동수의 60~70%에 해당하는 강도로 달리기를 할 때보다 심장박동수가 1분당 15회 정도 많다는 사실을 발견했다. 연구진은 이러한 서킷트레이닝이 근육을 강화할 뿐만 아니라 유산소운동과 비슷한 영향을 심혈관계에 미친다고 말했다. 웨이트트레이닝은 시간을 절약하면서도 유산소운동에 버금가는 좋은 결과를 얻을 수 있는 지름길이다.

16. 우울증을 이긴다

웨이트트레이닝을 시작했다면 우울증 약을 버려도 좋다. 시드니 대학 연구진은 규칙적으로 웨이트트레이닝을 실시하면 우울증의 주요 증상들이 현저하게 감소한다는 사실을 발견했다. 실제로 연구진은 임상적으로 우울증 진단을 받은 환자의 60%에게서 웨이트트레이닝 이후에 증상이 상당히 완화되는 모습을 관찰할 수 있었다. 이는 항우울제의 약물 반응과 맞먹는 수치이다. 게다가 웨이트트레이닝은 나쁜 부작용도 없다.

17. 생산성이 높아진다

이제 기업들도 웨이트트레이닝에 투자를 해야 할 듯싶다. 영국의 학자들은 노동자들의 경우, 운동을 하지 않는 날에 비해 운동을 하는 날 생산성이 15%나 높다는 사실을 발견했다. 그럼 이 수치의 의미에 대해 잠시 생각해보자. 적어도 이론적으로 보면, 운동을 하는 날의 8시간은 운동을 하지 않는 날의 9시간 12분에 해당한다. 또, 노동자들은 운동을 하는 날이면 9시간 동안 일을 하더라도 좀 더 행복하고 스트레스를 덜 받을 뿐만 아니라 더 많은 업무를 처리할 수 있다고 말했다.

18. 수명이 늘어난다

오래 살려면 몸을 단련해야 한다. 사우스 캘리포니아 대학의 연구진은 전신 근력 운동을 하는 사람의 경우 암과 심혈관계질환을 비롯한 모든 원인으로 인한 사망률이 낮다는 사실을 발견했다. 하와이 대학의 과학자들 역시 중년기에 웨이트트레이닝으로 몸을 단련한 사람은 85세까지 큰 병을 앓지 않고 생존할 가능성이 높다는 연구 결과를 발표한 바 있다.

19. 치매를 예방한다

웨이트트레이닝은 노인성 치매에도 큰 영향을 미친다. 버지니아 대학 연구진은 매주 3회씩 6개월 동안 웨이트트레이닝을 실시한 남녀 환자들의 혈액을 채취한 후, 혈중 호모시스테인 homocysteine 함량이 현저하게 낮아졌다는 사실을 발견했다. 호모시스테인은 치매와 알츠하이머 발병률을 높이는 단백질의 일종이다.

20. 머리가 좋아진다

정신과 근육은 어떤 관계가 있을까? 브라질의 학자들은 6개월 동안 웨이트트레이닝을 실시하면 인지 기능이 향상된다는 사실을 알아냈다. 이 연구에서는 웨이트트레이닝이 단기기억과 장기기억, 언어추리력을 향상시킬 뿐만 아니라 집중력 지속 시간도 증가시킨다는 사실이 밝혀졌다.

Chapter 2
웨이트트레이닝 Q&A
자신이 원하는 몸 만들기 노하우

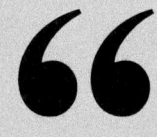 **웨이트트레이닝 방법에 정답은 없다."**

웨이트트레이닝에 대해 알면 알수록 운동에는 정해진 답이 없다는 결론에 이르게 된다.

이런 결론에 도달하게 되는 이유는 모든 사람의 상황이 저마다 다르고 독특하기 때문이다.

또, 목표에 도달하는 방법이 여러 가지일 수도 있다. 올바른 운동 방법은 십계명처럼 영원불변한 것이 아니다. 그러나 기본 원칙은 크게 변하지 않는다. 그러므로 이번 장에서는 웨이트 트레이닝의 기본적인 원칙과 가이드라인을 소개한다.

이번 장의 내용은 필자가 웨이트트레이닝 현장에서 가장 많이 받는 질문들에 대한 답변이라고 볼 수 있다.

물론 필자가 제시하는 해답은 전문가로서 수년간 배우고 익힌 지식을 바탕으로 한 것이다. 그러므로 웨이트트레이닝을 위한 학습지침 정도로 생각해도 무방하다. 단, 이 지침은 상황에 따라 융통성 있게 적용해야 한다.

웨이트트레이닝 Q&A

"반복 횟수는 몇 번이 적당한가요?"

운동을 처음 시작하면 언제나 이 질문을 제일 먼저 하게 된다. 왜일까? 웨이트트레이닝의 목적에 따라 반복 횟수가 달라지기 때문이다. 살을 좀 더 빨리 빼고 싶은 사람의 반복 횟수와 근육을 더 만들고 싶은 사람의 반복 횟수는 달라야 한다. 그러므로 이런 질문을 하기 전에 먼저 자신의 운동 목적을 확실히 결정해야 한다. 그리고 목적을 정한 뒤에는 목적 달성에 필요한 반복 횟수를 정해야 한다.

살을 빨리 빼고 싶은 경우

내가 아는 최고의 트레이너들은 지방을 제거하는 데 가장 좋은 반복 횟수가 8~15회라는 사실을 모두 알고 있다. 여기에는 반론의 여지가 없다고 해도 과언이 아니다. 연구에 의하면, 8~15회 반복으로 세트를 구성하여 운동을 실시하면, 그보다 반복을 적게 하거나 많이 할 때에 비해 지방을 연소시키는 호르몬이 가장 많이 분비된다. 물론 8~15회라는 기준은 범위가 상당히 넓다. 그러므로 좀 더 세분화할 필요가 있다. 나는 아래와 같이 8~15회 사이에서 3회를 기준으로 운동에 따라 변화를 주는 방식을 권장한다.

- 12~15회 반복
- 10~12회 반복
- 8~10회 반복

이 3가지 범위의 반복 횟수는 지방을 연소시키는 데 모두 효과적이다. 그러므로 이 3가지 가운데 우선 하나를 선택하여 운동을 시작한 다음, 2~4주마다 반복 횟수를 바꾸어가며 운동을 진행한다. 참고로 살을 빼려는 초보자들에게 가장 좋은 반복 횟수는 12~15회이다.

근육을 더 만들고 싶은 경우

일반적으로 근육을 만드는 데 가장 좋은 반복 횟수는 8~12회라고 알려져 있다. 그런데 이러한 상식 아닌 상식은 대체 어디에서 나온 것일까? 이런 주장을 처음 펼친 사람은 영국의 의사이자 전문 보디빌더인 이안 맥퀸Ian MacQueen이었다. 그는 한 과학지에, 웨이트트레이닝을 할 때는 어느 정도 반복을 많이 하는 것이 근육을 성장시키는 데 좋다는 주장이 담긴 글을 기고했다. 그러면 그때가 과연 몇 년도였을까? 1954년도이다. 지금도 이 방법은 대체로 효과가 좋다. 하지만 지난 반세기 동안 우리는 근육에 대해 훨씬 더 많은 것을 알게 되었고, 지금은 반복 횟수에 다양한 변화를 주는 것이 근육을 키우는 데 더 좋다는 것이 상식으로 자리를 잡고 있다(24페이지 '반복의 기술' 참조). 가장 좋은 방법은 2~4주마다 반복의 범위를 바꾸는 것이고, 경우에 따라서는 운동을 할 때마다 반복 횟수에 변화를 줄 수도 있다.

나는 맨즈헬스에서 오랫동안 피트니스 고문으로 일하고 있는 근력 전문 코치, 알윈 코스그로브Alwyn Cosgrove의 '주 3일 전신 웨이트트레이닝 프로그램'을 좋아한다. 이 프로그램은 다음과 같은 반복 횟수로 구성되어 있다.

- 월요일: 5회
- 수요일: 15회
- 금요일: 10회

이 방법은 단순해보이지만 과학적인 근거가 있다. 애리조나 주립대학 연구진은 매주 3일씩 운동을 할 때마다 반복 횟수에 변화를 주면 매번 같은 반복 횟수로 운동을 할 때보다 근력이 2배나 증가한다는 사실을 발견했다.

"중량은 어떻게 선택하나요?"

가장 좋은 해답은 바로 자신이 다룰 수 있는 최대 중량을 사용하여 정해진 반복 횟수를 모두 채우라는 것이다. 다시 말해, 반복 횟수가 적어질수록 무거운 중량을 사용해야 한다는 것이다. 반대로 반복 횟수가 많아지면 중량은 가벼워진다. 예를 들어, 15회 반복하여 들어 올릴 수 있는 중량으로 5회만 반복한다면 근육에는 별다른 자극이 되지 않는다. 또, 5번 들어 올리기도 어려운 중량을 15번 들어 올릴 수는 없다.

그렇다면 자신에게 맞는 중량은 어떻게 알 수 있을까? 방법은 시행착오를 거쳐 가며 경험을 바탕으로 추측하는 것뿐이다. 경험이 많은 사람에게는 이 과정이 간단하고 자연스럽다. 하지만 초보자라해도 금방 익숙해지기 때문에 이로 인해 크게 스트레스를 받을 필요는 없다. 중요한 것은 주저하지 말고 중량을 들어 올려보는 것이다. 만약 자신이 선택한 중량이 너무 무겁거나 너무 가볍게 느껴진다면 다음 세트를 할 때 중량을 조절하면 된다.

이때 정해놓은 반복 횟수를 채우기에 너무 무거운 중량을 선택했는지 여부는 몇 번만 들어 올려보면 금방 알 수 있다. 그러나 중량이 너무 가벼울 때는 단 번에 알아채기가 쉽지 않을 수도 있다. 이럴 때는 '중량을 들어올리기 힘들어지는 시점'을 잘 포착해야 한다.

가령, 10회를 반복한다고 할 때 10번 모두 들어 올리기가 쉽게 느껴진다면 그 중량은 너무 가벼운 것이다. 하지만 10번째 반복에 접어들 때 그 중량을 들어 올리기 어렵다는 느낌이 든다면 중량을 제대로 선택했다고 할 수 있다. 그렇다면 '들어올리기 힘들어지는 시점'이란 어떤 시점을 뜻하는 것일까? 이는 중량을 들어 올리는 속도가 확연히 느려지는 시점을 뜻한다. 이 시점에서도 1~2회를 더 반복할 수는 있지만 속도가 느려진다는 것은 근육의 힘이 달린다는 의미이다. 이 시점은 또한 중량을 억지로 더 들어 올리기 위해서 자세를 망가뜨려가며 속임수를 쓰기 시작하는 시점이기도 하다.

우리의 목표는 각 세트를 이루는 모든 반복 동작을 완벽한 자세로 완료하면서 근육을 최대한 수축시키는 것이라는 사실을 잊어서는 안 된다. 이를 위해서는 자세가 흐트러지고 중량을 들어 올리기 힘들어지는 시점을 잘 파악해야 한다. 이 시점을 파악하는 전략은 푸시업, 친업, 힙 레이즈 같이 자신의 체중을 이용하여 최대한 동작을 많이 반복해야 하는 운동을 할 때도 매우 중요하다.

"몇 세트나 해야 하나요?"

세트수 역시 반복과 마찬가지로 중량을 실제로 들어 올려봐야 제대로 정할 수 있다. 세트수는 하나의 근육군에 대해 전체적으로 최소한 25회를 반복할 수 있도록 책정한다. 만약 어떤 동작을 한 세트에 5회씩 반복할 계획이라면, 전체 세트수는 5세트가 될 것이다. 또, 어떤 동작을 15회 반복한다면 세트수는 2세트가 적당하다. 한 세트를 이루는 동작의 반복 횟수가 많을수록 세트수는 적어지고, 반대로 반복 횟수가 적을수록 세트수는 많아진다. 이렇게 세트를 정하면 전체적으로 몇 회를 반복하든지 상관없이 운동을 하는 내내 적절한 시간 동안 근육을 계속 긴장시킬 수 있다.

만약 몸 상태가 좋다면 하나의 근육군에 대해 25회 이상 반복이 가능할 것이다. 그러나 최대 50회 이상은 반복을 하지 않아야 한다.

웨이트트레이닝 Q&A

반복의 기술

트레이너는 일반인과 달리 반복 횟수를 주도면밀하게 선택해야 한다. 적어도 좋은 트레이너라면 그래야 한다. 반복 횟수가 운동에 대한 근육의 적응 양상을 결정하기 때문이다. 어느 정도 반복을 해야 어떤 효과가 나타나는지를 잘 알고 있으면 자신에게 가장 잘 맞는 운동 전략을 수립할 수 있다. 또한 어느 한 가지 방식으로만 반복 횟수를 고집하지 말고 상황에 따라 융통성 있게 반복 횟수를 조합하면 더 큰 효과를 거둘 수 있다. 그럼 3가지 기본적인 반복 방식에 대해 좀 더 살펴보자.

1. 저반복(1~5회)

저반복 방식은 가장 무거운 중량을 사용하여 근육을 최대한 자극하는 방식으로, 근섬유에 들어 있는 근원섬유를 최대한 동원할 수 있다. 근원섬유란 근섬유의 세포질을 형성하는 단백질성 미세 섬유로 근육의 수축을 담당하며, 더 많은 근원섬유들이 수축할수록 근육이 더 큰 힘을 낼 수 있다. 따라서 1~5회의 저반복 방식은 근력을 기르는 데 이상적이다. 물론, 근원섬유가 많아지면 근섬유의 크기가 커지

일반적으로 보디빌딩에서는 하나의 근육근을 3~4가지 방법으로 10회 반복, 3세트씩 운동하라는 얘기를 많이 한다. 이렇게 하면 총 120회에 가까운 동작을 반복하게 된다. 그런데 문제는 어떤 근육군을 이렇게 100회 가까이 반복적으로 움직이면 운동의 강도가 낮아질 수 있다는 것이다. 반대로 운동의 강도가 높아지면 같은 일정한 수준으로 힘을 발휘하는 시간이 짧아진다. 예를 들어, 천천히 달리면 1시간을 달릴 수 있는 사람이라도 빠른 속도로 달리면 1시간 동안 일정한 상태로 달리기가 어려울 것이다. 일단 동작을 수행하는 능력이 떨어지기 시작하면 원하는 운동의 효과를 최대한 달성하기가 힘들다. 그러므로 굳이 과도한 반복으로 시간을 낭비할 필요는 없다.

"몇 시간이나 해야 하나요?"

물론 필요한 만큼 하면 된다. 운동에 투자하는 시간을 정하는 가장 좋은 방법은 총 세트수를 계산하는 것이다. 나는 몇 해 전, 이 문제에 대해 호주의 유명한 웨이트트레이닝 전문가인 이안 킹Ian King에게 조언을 받은 적이 있다. 그리고 그의 의견은 지금도 여전히 유효하다. 그는 전체 운동의 총 세트수는 12~25세트가 적당하다고 말한다. 이는 워밍업을 제외한 모든 운동의 총 세트수를 더한 합이다. 여기에다가 세트와 세트 사이의 휴식시간을 더하면 전체 운동 시간을 계산할 수 있다. 이때 세트 사이의 휴식시간이 길면 전체 운동시간도 길어지고, 휴식시간이 짧으면 전체 운동시간도 짧아질 것이다. 초보자들은 12세트도 충분하지만 경험이 많은 사람들은 세트수를 상황에 맞게 조절할 수 있다. 물론 이러한 세트수를 반드시 지켜야만 한다는 것은 아니다. 그러나 12~25회의 세트수는 근육을 만들고 살을 빼는 데 아주 효과적이다. 세트수를 이보다 더 늘이면 시간 대비 운동 효율이 떨어질 뿐만 아니라 다음 운동시간까지 근육을 회복시키는 데 필요한 시간도 길어진다. 이런 원리를 무시하면 인체에 과도한 스트레스가 가해지고 원하는 결과를 얻는 데에도 시간이 많이 든다.

"세트와 세트 사이에는 얼마나 쉬어야 하나요?"

세트와 세트 사이의 휴식시간은 정수기 주변에서 다른 회원들과 잡담을 할 정도로 길어서는 안 된다. 세트 간 휴식시간은 운동에서 매우 중요한 요소이지만 간과하는 경우가 많다. 세트 간 휴식시간의 중요성을 이해하려면 운동의 과학을 잠시 살펴볼 필요가 있다. 반복 횟수가 적고 중량이 무거울수록 세트 사이의 휴식시간은 길어야 하고, 반복 횟수가 많고 중량이 가벼울수록 짧아야 한다. 왜 그럴까? 무거운 중량을 들어 올릴 때는 단시간에 폭발적인 힘을 발휘하는 속근섬유를 동원하게 된다. 하지만 속근섬유는 피로를 가장 빨리 느끼고 회복하는 데 걸리는 시간이 가장 길다. 그러므로 무거운 중량을 들어 올릴 때는 세트 사이에 충분한 휴식시간을 가져야 한다. 반면, 가벼운 중량으로 반복을 많이 할 때는 주로 지근섬유를 동원한다. 지근섬유는 속근섬유에 비해 피로를 더욱 잘 견딜 뿐만 아니라 회복속도도 훨씬 빠르기 때문에, 고반복 운동을 마친 뒤에 잠깐만 휴식을 취하면 또 다시 반복적인 동작을 취할 수 있다.

근육의 이 같은 특성은 세트와 세트 사이의 휴식시간을 결정하는 데 중요한 단서가 된다. 기본적으로 다음과 같은 방식을 권장한다.

- **1~3회 반복:** 3~5분 휴식
- **4~7회 반복:** 2~3분 휴식
- **8~12회 반복:** 1~2분 휴식
- **13회 이상 반복:** 1분 휴식

여기에는 한 가지 비밀이 숨어 있다. 이 숫자들은 단순히 하나의 근육군을 다시 자극하기 위해 필요한 휴식시간이다. 즉, 한 근육군이 회복하기를 기다리는 대신 다른 근육군을 자극하는 전략을 구사할 수도 있다는 것이다. 나는 이러한 전략을 잘 살리는 방법들 가운데 얼터네이팅 세트와 서킷트레이닝을 제일 좋아한다. 이 2가지 방법은 다른 운동을 하는 동안 앞서 자극했던 근육은 쉴 수 있기 때문에 시간을 절약하면서도 동일한 결과를 얻을 수 있는 좋은 전략이 될 수 있다. 그럼 얼터네이팅 세트와 서킷트레이닝에 대해 잠시 살펴보자.

얼터네이팅 세트: 얼터네이팅 세트는 어떤 운동을 1세트 실시한 뒤에 휴식을 취한 다음, 처음에 했던 운동과 반대 동작을 취하는 길항근 운동을 1세트 실시하는 운동 방식을 뜻한다(상체 운동과 하체 운동을 한 쌍으로 묶을 수도 있다.). 반대쪽 근육까지 운동을 1세트씩 마친 뒤에는 다시 휴식을 취한 다음, 정해놓은 세트수를 완료할 때까지 세트를 교대로 반복한다. 예를 들어, 벤치 프레스를 6회 반복 기준으로 1세트 실시한다면 2분을 쉬는 대신 1분만 쉬어도 충분할 것이다. 벤치 프레스 1세트를 마친 다음에는 휴식 없이 덤벨 로우를 1세트 실시하고 1분 동안 휴식을 취한다. 이때 다시 벤치 프레스를 시작하기 전에는 덤벨 로우 동작을 취하는데 필요한 시간까지 포함해서 2분 이상 휴식을 취하는 셈이 된다. 이렇게 하면 휴식시간을 절반으로 쉽게 줄일 수 있다.

서킷트레이닝: 서킷트레이닝은 3가지 이상의 운동을(4~5가지 또는 10가지가 될 수도 있다.) 세트 간 휴식 없이 연이어 실시하는 순환운동방식을 뜻한다. 가장 일반적인 방법은 상체와 하체 운동을 번갈아 실시하는 것이다. 예를 들어, 스쿼트(하체), 벤치 프레스(상체), 힙 레이즈(하체), 덤벨 로우(상체) 같은 운동들을 차례대로 실시한다. 이렇게 하면 하체를 운동하는 동안 상체는 쉴 수 있다. 물론 각 세트 사이에 휴식시간을 추가할 수도 있다.

아래와 같이 왼쪽에 나온 부위와 오른쪽에 나온 부위를 조합해보자.

실시 부위	함께할 부위
대퇴사두근	둔근과 슬와부근육군
가슴	등 상부
어깨	광배근
이두근	삼두근
상체	하체
상체	코어 근육
하체	코어 근육

"일주일에 며칠을 해야 하나요?"

웨이트트레이닝 같은 저항 운동으로 효과를 보려면 일주일에 최소한 2일은 운동을 해야 한다. 그러나 2일은 최소한일 뿐, 이상적인 효과를 원한다면 전신 운동이든 상·하체 분할 운동이든 일주일에 3~4일은 운동을 하는 것이 좋다.

전신 운동이란 말 그대로 매번 운동을 할 때마다 몸 전체를 움직이는 운동 방식이다. 전신

기 때문에 근육의 전체적인 크기도 증가한다.

2. 고반복 (11회 이상)

반복 횟수가 많아지면 근육이 수축해야 하는 시간도 길어진다. 이렇게 근육이 수축하는 시간이 길어지면 근섬유의 미토콘드리아 수가 증가한다. 미토콘드리아는 에너지를 생산하는 구조물로, 지방을 연소시킬 뿐만 아니라 근지구력과 심폐기능을 강화하기 때문에 많을수록 좋다. 또, 이러한 구조적 변화가 일어나면 근섬유로 가는 체액의 양이 증가하고, 그로 인해 근육의 크기도 커진다.

3. 중반복(6~10회)

저반복과 고반복 사이의 중간 정도 횟수로 반복을 실시하면 근육의 수축시간과 긴장강도도 중간에 맞춰진다. 가령, 저반복과 고반복 방식을 조합하면, 근력과 근지구력을 모두 강화할 수 있다. 그러나 저반복과 고반복 방식을 조화롭게 조합하기가 쉽지는 않다. 그렇다고 항상 중간 정도의 반복 횟수만 고집해서도 안 된다. 중반복 방식만 고집하면 저반복 방식을 취할 때처럼 근

웨이트트레이닝 Q&A

> 육에 큰 자극을 줄 수 없고, 고반복 방식을 취할 때처럼 근육을 장시간 긴장시킬 수 없다. 그러므로 저반복, 중반복, 고반복 방식은 필요에 따라 모두 활용해야 한다.

운동을 할 때는 운동을 실시한 다음 날 휴식을 취해야 한다. 여기에는 과학적인 근거가 있다. 텍사스 의과대학 연구진은 근육 회복 능력의 지표가 되는 근육의 단백질 합성 능력이 저항 운동 후 48시간 동안 상승한다는 연구 결과를 발표했다. 만약 월요일 저녁 7시에 운동을 한다면, 수요일 저녁 7시까지는 근육이 계속 성장한다는 것이다. 하지만 48시간이 지나고 나면 새로운 근육을 만들기 위한 생물학적 자극들이 평상시 상태로 되돌아간다. 즉, 48시간이 지난 후에는 다시 운동을 해야 한다는 것이다.

48시간은 웨이트트레이닝 후에 인체의 대사 능력이 상승하는 기간과도 일치하는 것으로 밝혀졌다. 그러므로 근육을 키우든, 살을 빼든 전신 운동은 매우 효과적이라고 할 수 있다. 사실 개인적으로는 지방을 빼는 데 전신 운동만한 방법이 없다고 확신한다. 왜냐하면 더 많은 근육을 움직일수록 소모되는 칼로리도 많아지기 때문이다. 이는 운동을 하는 동안이나 운동을 마친 이후에나 마찬가지다.

또, 한 가지 효과적인 방법은 상·하체 분할 운동이다. 상·하체 분할 운동은 주로 근력과 근육의 크기를 증가시키고 스포츠 능력을 향상시키는 데 활용한다. 상·하체 분할 운동이란 상체와 하체를 각기 다른 날 운동하는 방식을 뜻한다. 이런 방식을 취하는 이유는 전신 운동을 할 때보다 강한 자극을 상체와 하체에 각각 가하기 위해서이기도 하지만, 근육이 완전히 회복할 수 있도록 추가적인 휴식시간을 갖기 위해서이기도 하다. 예를 들어, 월요일 하체, 화요일 상체를 운동한 다음, 1~2일을 쉬고 목요일이나 금요일에 다시 각각 하체와 상체 운동을 한다면, 상체와 하체를 2~3일 동안 푹 쉬게 할 수 있다. 물론 일주일에 3일 동안 매일 상체와 하체를 번갈아가면서 운동을 실시할 수도 있다.

단, 전신 운동으로 근육과 근력을 키우고 있다면 분할 운동을 굳이 하지 않아도 무방하다. 하지만 전신 운동으로 원하는 세트수를 모두 채울 수 없는 시점에 도달했다면 분할 운동을 고려해야 한다. 물론 어떤 방식이 자신의 근육 상태와 라이프스타일에 맞는지를 확인하고 싶을 때도 운동 방식을 바꿔볼 수 있다. 이 책에서 소개하는 다양한 운동 방식들을 시도해보는 데만도 시간이 모자랄 것이다.

"한 근육군 당 몇 가지 운동을 해야 하나요?"

하나면 충분하다. 이는 아주 단순하고 효과적인 방법이다. 근육에 활력이 넘치는 상태에서 첫 번째 시작하는 운동은 여러 가지 면에서 가장 효과적인 운동이 된다. 예를 들어, 덤벨 벤치 프레스, 인클라인 덤벨 벤치 프레스, 덤벨 플라이를 각각 3세트씩 실시한다고 가정해보자. 이때 마지막 운동을 시작할 때쯤이면 첫 번째 운동을 할 때보다 다룰 수 있는 중량이 훨씬 낮아진다. 덤벨 벤치 프레스를 먼저 시작하든 덤벨 플라이를 먼저 시작하든 마찬가지다. 여러 가지 운동을 할 때는 뒤로 갈수록 운동의 효과가 줄어들기 때문에, 한 근육군 당 하나의 운동을 하는 것이 가장 효과적이라는 것이다. 특히 시간이 부족할 때는 더욱 그렇다.

물론 특별한 이유가 있을 때는 여러 가지 운동을 하는 것도 괜찮다. 가령, 특정한 근육군을 단련하고자 할 때는 4주 정도를 잡고 세트수를 2배로 늘려 해당 근육군을 좀 더 강하게 자극한다. 이런 방식을 우선순위형 운동이라고도 부른다. 이때는 한 가지 운동만 하는 것이 아니라 앞서 예를 든 것처럼 덤벨 벤치 프레스, 인클라인 덤벨 벤치 프레스, 덤벨 플라이 같은 운동을 모두 실시한다(75페이지 '완벽한 가슴 만들기' 참조). 이때 두 번째와 세 번째 운동을 할 때는 첫 번째 운동을 할 때만큼 무거운 중량을 다룰 수 없지만 전체적인 운동량이 증가하고, 그에 따라 한계를 극복하고 새로운 근육 생성을 촉진할 수 있다.

하지만 주의할 점이 있다. 여러 가지 운동을 한 번에 하면 뒤로 갈수록 힘이 빠져 중량이 무겁게 느껴진다. 이때는 운동과 운동 사이에 근육이 좀 더 회복할 수 있도록 중량이나 반복 횟수를 줄인다. 또, 우선순위형 운동 방식을 통해 여러 가지 방식으로 특정한 근육군을 자극한다는 것은 나머지 다른 근육군을 소홀히 할 수도 있다는 뜻이기도 하다. 그렇기 때문에 이때도 마찬가지로 전체 운동에 필요한 총 세트 수를 염두에 두어야만 한다(24페이지 "몇 시간이나 해야 하나요?" 참조).

"동작을 취하는 속도는 어느 정도가 적당한가요?"

내릴 때는 천천히, 올릴 때는 빠른 동작을 취한다. 연구에 의하면, 중량을 내리는 시간이 길어지면 근력이 좋아지고, 중량을 빠르게 들어 올리면 더 많은 근섬유를 동원할 수 있다. 어떤 운동이든 대체적으로 2~3초에 걸쳐 중량을 내린 다음, 최저지점에서 1초 정도 멈췄다가 최대한 빠른 속도로 들어 올리는 것이 좋다. 물론 이때 자세를 정확히 유지한 상태에서 중량을 잘 컨트롤해야 한다. 단, 짧은 시간에 폭발적인 근력을 발휘하는 능력을 기르고자 할 때는 처음부터 끝까지 모든 동작을 최대한 빨리 취해야 한다.

또 한 가지, 랫 풀다운 같은 운동들은 바를 내리는 동작을 취할 때 근육이 수축되기 때문에 속도를 반대로 조절해야 한다(바를 내릴 때 웨이트 스택(블록)은 올라간다.).

"보조자가 필요한가요?"

가능하면 보조자가 있어야 한다. 실제로 혼자서 벤치 프레스를 하다가 바벨에 목이 눌려 목숨을 잃는 사고는 매년 발생한다. 그러므로 자신에게 너무 무거운 중량은 다루지 않아야 하고, 특히 바벨을 쓰는 운동은 조심해야 한다. 나 역시 다른 사람들처럼 집에서 혼자 운동을 하기 때문에 보조자가 있고 없고를 선택할 수 있는 입장이 아니다. 하지만 바벨에 깔려 버둥거릴 가능성은 전혀 없다. 왜냐하면 나는 벤치 프레스 대신 아주 무거운 중량으로 덤벨 프레스를 하기 때문이다. 덤벨은 유사시에 바닥에 떨어뜨리면 그만이다.

또, 나는 모든 운동을 할 때 중량을 신중하게 선택한다(23페이지 "중량은 어떻게 선택하나요?" 참조). 만약 6회를 반복하기에 너무 무거운 중량을 선택했다면 자세가 무너지기 전에 알아챌 것이고, 이때는 문제가 생기기 전에 바로 세트를 끝낼 수 있다. 그렇다면 나는 1회 반복으로 들어 올릴 수 있는 최대 중량을 어떻게 알 수 있을까? 실은 모른다. 그것은 내게 전혀 중요치 않다. 하지만 한 가지는 알려줄 수 있다. 자신의 한계를 알아보려 할 때는 반드시 보조자와 함께하라.

웨이트트레이닝 Q&A

"어떤 장비가 필요한가요?"

우리 모두는 이미 운동을 시작할 장비를 충분히 갖추고 있다. 그것은 바로 우리의 몸이다. 13장에 소개한 체중 운동 프로그램을 참조하면 당장 오늘부터라도 다채로운 운동을 시작할 수 있다. 하지만 가정에 자신만의 운동 공간을 꾸미고 싶다면 다음 내용을 살펴보자.

필수 장비

덤벨: 웨이트트레이닝에 필요한 장비를 하나만 꼽으라면 덤벨을 추천한다. 덤벨은 단순하고, 다용도로 활용할 수 있으며, 내구성이 뛰어나다. 공간만 있다면 어떤 덤벨이라도 사용할 수 있다.

벤치: 기본적인 평벤치는 가격이 저렴하다. 하지만 운동에 돈을 투자할 생각이라면 각도를 조절할 수 있는 벤치를 구입하는 것이 좋다. 이런 벤치를 사용하면 인클라인 프레스나 디클라인 프레스 같이 훨씬 다양한 운동을 즐길 수 있다.

친업 바: 친업 바는 철봉 같이 생긴 구조물이다. 손재주가 있다면 1인치 파이프로 친업 바를 직접 만들어도 좋다. 아니면 벽이나 문틀에 설치하는 간이 철봉도 괜찮다.

스위스볼: 스위스볼은 고무로 만든 큰 공으로, 바디볼, 피지오볼, 플렉스볼, 스테빌리티볼 같은 다양한 이름으로 불리기도 한다. 스위스볼은 코어 근육을 단련하는 데 효과적이고 가격도 저렴하다. 사실, 덤벨 한 쌍과 스위스볼, 간이 철봉만 있어도 집에서 충분히 운동을 즐길 수 있다.

바벨과 중량원판: 바벨은 표준 바벨과 올림픽 바벨이 있다. 표준 바벨은 약 10킬로그램으로 가격이 저렴하지만 올림픽 바벨은 약 20킬로그램에 가격도 비싸다. 표준 바벨을 사용하던 사람이 올림픽 바벨을 들어보면 묵직한 느낌을 온 몸으로 느낄 수 있다. 가정에 운동 공간을 꾸미거나 기존의 공간을 업그레이드하고 싶다면 올림픽 바벨을 구입해보자.

파워 랙: 바벨 스쿼트를 하려면 파워 랙이나 스쿼트 랙이 반드시 필요하다. 랙rack이란 일종의 거치대를 말한다. 요즘에는 친업 바, 하이 풀리, 로우 풀리, 랫 풀다운, 케이블 로우 같이 다양한 장치가 달려 있는 제품들이 많기 때문에 좋은 파워 랙이 있으면 집에서 다양한 운동을 즐길 수 있다.

추가 장비

케이블 스테이션: 케이블 스테이션이 있으면 수백 가지 응용운동을 실시할 수 있다. 가격과 공간 면에서 가장 경제적인 것은 파워 랙에 부착된 케이블 풀리 시스템이다. 하지만 자금과 공간이 충분하다면 프리모션Free Motion과 같은 다양한 기능을 갖춘 고급 장비를 구입하는 것도 좋다.

EZ-컬 바: 컬 동작(관절 축을 중심으로 관절을 구부리는 동작)을 취해야 하는 운동을 할 때는 W자 형태로 구부러져 있는 EZ-컬 바를 사용하는 것이 좋다. EZ-컬 바는 직선 바에 비해 손목에 무리가 덜 갈 뿐만 아니라, 길이가 상대적으로 짧기 때문에 넓은 공간이 필요 없다.

케틀벨: 케틀벨은 동그란 방울 모양의 중량 뭉

치로, 덤벨처럼 사용할 수 있지만 같은 동작을 취해도 덤벨보다 다루기가 어렵다. 왜냐하면 케틀벨은 형태가 동그랗기 때문에 중심을 잡고 자세를 유지하는 데 힘이 많이 들어가기 때문이다. 가정이나 헬스클럽에 케틀벨이 있다면 277페이지에 나와 있는 케틀벨 스윙을 시도해보자. 또한 이 책에 나온 덤벨 운동들은 모두 케틀벨로도 실시할 수 있다.

메디신볼: 메디신볼은 코어 운동, 스포츠 훈련 등 다양한 용도로 활용이 가능하다. 심지어 푸시업도 메디신볼에 손을 올리고 실시하면 훨씬 강도가 높아진다. 메디신볼 가운데에서도 탄성이 높은 제품은 활용도가 가장 높다. 이런 제품은 바닥이나 벽에 튕길 수도 있고 캐치볼 동작을 이용한 운동도 가능하다.

발슬라이드: 발슬라이드valslides는 지면에서 미끄러지도록 만든 작은 플라스틱 슬라이더로, 윗면은 신체 부위를 댈 수 있는 패드로 덮여 있고 아랫면은 미끄러운 구조로 되어 있다. 발슬라이드를 이용하면 딱딱한 바닥이나 카펫 위에서도 미끄러움을 극복하면서 운동을 해야 하기 때문에 몸을 안정시키는 데 필요한 근육들이 보다 강력하게 수축된다. 특히 몸의 중심부를 지탱해야 하는 복근을 비롯한 코어 근육은 더 큰 효과를 볼 수 있다.

TRX 서스펜션: TRX 서스펜션은 합성섬유 재질의 가벼운 스트랩 세트로 구성된 운동기구로 풀업-바, 나뭇가지, 문틀 등 높이가 있는 곳이면 어디든 설치가 가능하다. 수준에 상관없이 상하체와 코어 운동을 비롯해 수많은 운동을 설치 즉시 즐길 수 있다. 따라서 새롭고 효과적인 운동법을 찾거나 여행이 잦은 사람에게 유용하다.

스탭박스: 런지, 스텝업, 스플리트 스쿼트, 응용 푸시업 같은 운동을 할 때는 벤치를 이용할 수도 있지만, 2~3칸짜리 스탭박스를 활용하면 높이를 조절할 수 있기 때문에 더욱 좋다. 스탭박스 역시 스포츠 전문 브랜드에서 나온 제품들이 있지만 조금만 신경 쓰면 쉽게 구하거나 직접 만들 수도 있다.

대형 고무밴드: 대형 고무밴드가 있으면 비싼 기구가 없어도 어시스티드 친업 같은 운동을 실시할 수 있다(106페이지 밴드-어시스티드 친업 참조). 밴드의 폭이 넓을수록 동작을 더욱 잘 보조하게 된다.

소형 고무밴드: 세라밴드라고 하는 소형 고무밴드는 신축성이 뛰어나고, 특히 허벅지 안쪽과 엉덩이를 단련할 때 유용하다. 이 책에도 밴드 웍스, 밴드 힙 업덕션, 체중 스쿼트 같이 소형 고무밴드를 이용하는 여러 가지 운동법들이 나와 있다.

보수볼: 보수BOSU란 'Both Sides Utilized'의 약자로, 양면을 모두 사용하는 반원 모양의 운동기구를 뜻한다. 보수볼을 사용하면 푸시업과 힙 레이즈의 난이도가 더 높아진다.

모래주머니: 모래주머니 속의 모래는 사람의 동작에 따라 이리저리 움직이고, 그에 따라 중력의 중심점도 변하기 때문에 자연스럽게 몸의 중심을 잡아주는 코어 근육들을 동원하게 된다.

Chapter 3
세계 최강의 4주 다이어트&운동 프로그램

멋진 몸매를 만드는 가장 빠른 방법

> **" 빠른 결과를 원한다면,
> 그리고 당장 시작하고 싶다면?"**

이번 장에 소개하는 4주에 걸친 다이어트와 운동 프로그램보다 더 쉬운 방법은 지구 상에 존재하지 않는다.

이 프로그램은 세계에서 가장 유명한 영양학자 가운데 한 사람인 제프 볼렉Jeff Volek의 과학적인 연구를 바탕으로 한 것이다. 볼렉 박사와 연구진은 최근 코네티컷 대학에서 저탄수화물 식단, 운동 영양학, 웨이트트레이닝을 결합한 연구를 통해 지방을 빠르게 분해하고 건강을 개선할 수 있는 매우 강력한 공식을 산출해냈다. 연구에 참여한 사람들은 매달 5킬로그램에 이르는 순수한 지방을 감량함과 동시에 근육을 만들었다.

실제로 한 남성은 매주 뱃살을 녹여냄과 동시에 평균 0.5킬로그램씩 근육이 붙었다. 더욱 중요한 사실은 저지방 식사를 진행했던 사람들보다도 참여자들의 심장질환과 당뇨 위험률이 현저하게 낮아졌다는 것이다.

세계 최강의 4주 다이어트&운동 프로그램

다이어트 프로그램

이 다이어트 프로그램은 단순하다. 탄수화물을 줄여 칼로리 섭취량을 낮춤으로써 체중을 감량하는 것이다. 이 방법은 혈액 속의 당분 대신 인체 곳곳에 쌓여 있는 지방 소모를 촉진시킨다. 널리 알려진 것처럼 지방은 주요 에너지원이다. 이 프로그램을 진행하면 혈당과 허기를 더욱 잘 다스릴 수 있다. 즉, 허기를 덜 느끼면서도 음식을 덜 먹을 수 있다는 얘기다. 그리고 결과적으로 전보다 훨씬 쉽고 빠르게 지방을 뺄 수 있다.

음식

이 프로그램을 진행할 때는 33페이지 표에 나온 음식을 먹는다. 단, 포만감을 느낄 때까지는 먹되, 배불리 먹지는 않는다. 이 원칙은 단순하지만 식욕을 조절하는 데 도움이 된다. 그리고 이를 통해 복잡하게 칼로리를 계산하지 않아도 자동적으로 덜 먹고 많이 빼는 식생활을 익히게 될 것이다.

가이드라인

끼니마다 양질의 단백질을 섭취한다
단백질은 살을 뺌과 동시에 근육을 만들고 유지하는 데 필요한 원료이다. 게다가 단백질은 탄수화물보다 더 강하고 빠르게 포만감을 유발한다.

지방을 섭취한다
식용지방은 몸이 원하는 전체적인 칼로리를 조절하는 데 도움이 되는 결정적인 요소이다. 이는 지방이 식사 후 포만감을 유지하는 데 매우 효과적이기 때문이다. 단, 지방 감량 프로그램을 진행하는 동안에는 지방을 너무 많이 먹지 않도록 주의해야 한다.

채소를 마음껏 섭취한다
뉴욕에 위치한 수니 다운스테이트 메디컬센터의 연구진은 저탄수화물 다이어트를 진행하는 사람 2천 명 이상을 대상으로 설문조사를 실시했다. 그 결과, 다이어트 성과가 가장 좋았던 이들은 탄수화물이 적게 든 채소를 매일 최소한 4회 이상 섭취했던 것으로 나타났다.

설탕과 녹말이 든 음식을 피한다
설탕과 녹말이 든 음식에는 탄수화물도 많다. 이런 음식으로는 빵, 파스타, 감자, 쌀, 콩, 사탕, 탄산음료, 구운 음식 등이 있다. 그 밖에 밀가루나 곡물로 만든 음식들도 주의해야 한다. 이런 음식을 구분하는 방법은 간단하다. 상표에 기록된 성분을 보는 것이다. 만약 1회분에 탄수화물이 5그램 이상 들어 있다면 피하고 머릿속에서 지워버리는 것이 상책이다. 식당에서 음식을 주문할 때는 주재료만 주의하도록 한다. 물론 설탕이나 녹말이 들어있을 수도 있지만 주재료가 괜찮다면 크게 신경 쓰지 않는 편이 좋다. 판단은 여러분의 몫이다.

과일과 우유 섭취량을 제한한다

볼렉 박사의 연구에 참여한 사람들 역시 과일과 우유를 피하라는 주문을 받았다. 이는 탄수화물을 따로 계산하지 않고 1일 총 탄수화물 섭취량을 50~75그램 이하로 제한하기 위해서였다. 그러나 장과류나 멜론 같은 저탄수화물 과일과 우유는 과식하지 않고 탄수화물 섭취량을 조절할 수 있다면 먹을 수도 있다.

일반적으로 과일과 우유는 합해서 2회분 이상 먹지 않도록 한다. 과일 1회분이란 반 컵 정도이고, 우유 1회분은 1잔 정도이다. 이러한 1회분에는 탄수화물이 약 10그램 들어있다. 그러므로 하루 권장 섭취량은 장과류 반 컵이나 우유 한 잔 또는 장과류 1컵 정도이다.

식사 계획

식사 계획이 너무 복잡해서는 안 된다. 다만 고기와 채소 위주로 식단을 짜는 것이 좋다. 하루 식단을 예로 들어본다.

아침: 달걀로 오믈렛을 만들어 먹는다. 달걀은 프라이도 좋고, 쪄도 좋고, 구워도 좋고, 스크램블도 좋다. 여기에 치즈나 다양한 육류를 곁들인다. 베이컨이나 소시지도 괜찮다.

간식: 치즈나 견과류는 훌륭한 간식이 된다. 견과류는 땅콩, 아몬드, 해바라기씨, 호박씨 등이 좋다. 마요네즈와 버터밀크로 만든 흰색 랜치 드레싱에 신선한 채소를 찍어 먹어도 괜찮다. 감자 역시 좋은 간식이 될 수 있다.

점심: 점심 메뉴로 가장 좋은 것은 닭고기 샐러드나 참치 샐러드이다. 하지만 여의치 않을 때는 햄버거에서 빵을 빼고 먹거나 전날 저녁 식사를 하고 남은 음식을 먹을 수도 있다.

저녁: 저녁식사는 하루 끼니 중에 가장 간단하

양질의 단백질	저탄수화물 채소*		식용지방
소고기	아티초크	버섯	아보카도
치즈	아스파라거스	양파	버터
달걀	브로콜리	고추	코코넛
생선	방울양배추	시금치	크림
돼지고기	꽃양배추	토마토	견과류**
가금류	셀러리	순무	올리브, 올리브유, 카놀라유
기타 양질의 단백질	오이	서양호박	유지방 크림, 샐러드 드레싱

* 여기에 나온 저탄수화물 채소들은 단순한 사례에 불과하다. 실제로는 감자, 콩, 옥수수 같이 탄수화물 함량이 높은 채소를 제외한 다른 채소들은 대체로 섭취해도 좋다.
** 하루에 2회분 이상은 먹지 않는다(1회분은 한 줌 정도이다.).

게 먹어야 하며, 이때는 표에서 소개하는 육류와 채소를 함께 먹는 것이 좋다.

음료

1회분에 칼로리 함유량이 5칼로리 이하인 음료는 모두 마셔도 괜찮다. 이런 음료로는 물, 무가당 커피, 무가당 차, 다이어트 소다, 크리스탈 라이트 같은 저칼로리 음료가 있다.

술도 적당히 마시는 것은 나쁘지 않다. 다만 와인, 저알코올 맥주, 저알코올 증류주로 하루에 2잔 이상은 마시지 않도록 양을 제한한다. 물론 주스나 일반 탄산수처럼 칼로리가 높은 음료를 술과 섞어 마시는 것도 좋지 않다.

운동 보조식

여기에서 소개하는 내용은 볼렉의 실험에 참여한 사람들이 그랬듯이 운동을 할 때마다 항상 준수해야 한다. 우선, 운동을 시작하기 30분에서 1시간 전에는 단백질을 최소한 20그램 이상 섭취한다. 가장 좋은 것은 단백질 셰이크이다. 이때는 탄수화물과 지방이 소량만 들어 있는 단백질 전문 제품을 활용한다. 가령, 1회분에 단백질 24그램, 탄수화물 2그램, 지방 1그램 정도가 들어 있는 제품 정도면 괜찮다. 이런 제품은 건강식품 전문점이나 웨이트트레이닝 식품 전문점, 인터넷 쇼핑몰 등에서 쉽게 찾을 수 있다. 물론 아래에 나온 것처럼 일반적인 음식을 먹을 수도 있다.

- 캔 참치 100그램
- 닭고기 100그램
- 살코기 1회분(어린이 손바닥 크기)
- 달걀 3개(완숙, 프라이, 스크램블)

문제해결

1. 원하는 성과를 얻지 못하고 있다면 칼로리 섭취 상황을 점검해본다. 이때는 목표 체중에 10이나 11 또는 12를 곱해본다. 이 수치는 1일 칼로리 섭취량이다.

2. 프로그램을 시작하고 처음 3~4일 동안 짜증이 나거나 피로를 느끼더라도 놀라지 말자. 몸이 새로운 상황에 적응하는 데에는 보통 며칠이 걸린다. 만약 5일이 지나도 여전히 피곤하다면 소금을 적당히 먹거나 물을 충분히 마셔보자. 2시간마다 약 300그램 정도 물을 마시면 상쾌한 기분이 들 것이다. 지방도 애써 피할 필요는 없다. 이 다이어트는 지방 소모량을 증가시키기 때문에 지방을 반드시 적당량 섭취해야 한다.

3. 장이 불편한 경우에는 하루에 한 번 식이섬유 보조제를 섭취한다.

# Chapter 3

운동 프로그램

이제 운동으로 지방을 덜어낼 차례다. 이 운동 프로그램은 전문 트레이너인 크레이그 라스무센Craig Rasmussen이 고안한 것으로 뱃살을 빼는 데 탁월한 효과가 있다. 이 프로그램은 재료만 주문하여 손수 만들어 사용하는 DIY 가구처럼 여러분이 직접 운동을 선택할 수 있도록 구성되어 있다. 우리는 크레이그 라스무센이 차려 놓은 밥상에서 마음에 드는 반찬만 골라 먹으면 된다.

프로그램 활용법

- 36, 37페이지 표 아래에 있는 가이드라인에 따라 운동을 선택한 다음, 표에 나온 대로 세트, 반복, 휴식을 적용한다.

- 일주일에 3일을 선택하여 운동 A와 운동 B를 번갈아 실시하고, 운동을 실시한 다음 날은 반드시 최소한 하루를 쉰다. 만약 월, 수, 금에 운동을 한다면 월요일은 운동 A, 수요일은 운동 B, 금요일은 다시 운동 A를 실시한다. 그리고 그 다음 주에는 월요일에 운동 B, 수요일에 운동 A, 금요일에 운동 B를 실시한다.

- 운동은 표에 나온 순서대로 실시한다. 각 운동은 표에 나온 반복 횟수를 모두 완전히 마칠 수 있는 최대 중량으로 실시한다(23페이지 "중량은 어떻게 선택하나요?" 참조).

- 제일 먼저 운동 1을 3세트 완료한다. 이때 각 세트 사이에는 1분 동안 휴식을 취한다.

- 그 다음에는 운동 2A와 운동 2B를 짝지어 실시한다. 이때 먼저 운동 2A를 1세트 실시하고 1분 동안 휴식을 취한 다음, 운동 2B를 1세트 실시한다. 그리고 다시 1분 동안 휴식을 취한 다음, 이 과정을 2회 더 반복하여 운동 2A와 운동 2B를 각각 3세트씩 총 6세트 반복한다.

- 그 다음에는 운동 3A와 운동 3B를 짝지어 실시한다. 이때 먼저 운동 3A를 1세트 실시하고 1분 동안 휴식을 취한 다음, 운동 3B를 1세트 실시한다. 그리고 다시 1분 동안 휴식을 취한 다음, 이 과정을 2회 더 반복하여 운동 2A와 운동 2B를 각각 3세트씩 총 6세트 반복한다.

- 그 다음에는 즉시 맨 아래에 나와 있는 심혈관계 운동을 실시한다.

- 운동을 시작하기 전에는 5~10분에 걸쳐 워밍업을 실시한다. 12장 맨 뒤에 있는 '맞춤식 워밍업'을 활용해보자.

운동 A

운동	세트	반복	휴식
운동 1. 코어 근육(Chapter 10)	3	12	1분
운동 2A. 둔근과 슬와부근육군(Chapter 9)	3	12	1분
운동 2B. 등 상부(Chapter 5)	3	12	1분
운동 3A. 대퇴사두근(Chapter 8)	3	12	1분
운동 3B. 가슴(Chapter 4)	3	12	1분

- **운동 1: 코어 근육** 몸통 중심의 안정성을 강화하는 Chapter 10의 코어 근육 운동들 가운데 원하는 운동을 선택한다. 플랭크(286페이지), 사이드 플랭크(292페이지), 마운틴 클라이머(296페이지), 스위스볼 잭나이프(298페이지) 같은 운동이 특히 좋다.

- **운동 2A: 둔근과 슬와부근육군** Chapter 9의 둔근과 슬와부근육군 운동들 가운데 싱글-레그 바벨 스트레이트-레그 데드리프트(262페이지), 싱글-레그 힙 레이즈(248페이지), 덤벨 스텝업(270페이지)같이 다리를 한쪽씩 움직이는 운동을 선택한다.

- **운동 2B: 등 상부** Chapter 5의 등 운동들 가운데 '등 상부'라고 표기된 운동을 하나 선택한다(80~103페이지). 덤벨 로우(86~90페이지), 바벨 로우(84~85페이지), 케이블 로우(100~103페이지) 등의 모든 응용동작들이 이에 해당한다.

- **운동 3A: 대퇴사두근** Chapter 8의 대퇴사두근 운동들 가운데 양쪽 다리를 동시에 움직이는 운동을 선택한다. 덤벨 스쿼트(211페이지), 고블릿 스쿼트(212페이지), 바벨 프론트 스쿼트(207페이지) 같은 응용 스쿼트 동작들이 이에 해당한다.

- **운동 3B: 가슴** Chapter 4의 가슴 운동들 가운데 원하는 운동을 선택한다. 푸시업(42~51페이지), 덤벨 벤치 프레스(60~61페이지), 스위스볼 덤벨 체스트 프레스(64~65페이지)와 관련된 응용동작들이 이에 해당한다.

심혈관계 운동

- 438~439페이지에 나와 있는 '시간절약형 심혈관계 운동'의 '마무리용 심혈관계 운동'이나 Chapter 13에 나와 있는 심혈관계 운동 프로그램 가운데 한 가지를 선택하여 실시한다.

Chapter 3

운동 B

운동	세트	반복	휴식
운동 1. 코어 근육(Chapter 10)	3	12	1분
운동 2A. 대퇴사두근(Chapter 8)	3	12	1분
운동 2B. 광배근(Chapter 5)	3	12	1분
운동 3A. 둔근과 슬와부근육군(Chapter 9)	3	12	1분
운동 3B. 어깨(Chapter 6)	3	12	1분

- **운동 1: 코어 근육** 몸통 중심의 안정성을 강화하는 Chapter 10의 코어 근육 운동들 가운데 원하는 운동을 선택한다. 플랭크(286페이지), 사이드 플랭크(292페이지), 마운틴 클라이머(296페이지), 스위스볼 잭나이프(298페이지) 같은 운동이 특히 좋다.

- **운동 2A: 대퇴사두근** Chapter 8의 대퇴사두근 운동들 가운데 다리를 한쪽씩 움직이는 운동을 선택한다. 바벨 런지나 덤벨 런지(220, 224페이지), 바벨 스플리트 스쿼트나 덤벨 스플리트 스쿼트(214~217페이지), 싱글-레그 스쿼트(204페이지) 등이 이에 해당한다.

- **운동 2B: 광배근** Chapter 5의 등 운동들 가운데 '광배근'이라고 표기된 운동을 하나 선택한다(104~117페이지), 친업(104~108페이지), 랫 풀다운(110~113페이지), 풀오버(114~115페이지) 등의 모든 응용동작들이 이에 해당한다.

- **운동 3A: 둔근과 슬와부근육군** Chapter 9의 둔근와 슬와부근육군 운동들 가운데 바벨 데드리프트(256페이지), 덤벨 스트레이트-레그 데드리프트(264페이지), 스위스볼 힙 레이즈와 레그 컬(251페이지) 같이 양쪽 다리를 동시에 움직이는 운동을 선택한다.

- **운동 3B: 어깨** Chapter 6의 어깨 운동들 가운데 덤벨 숄더 프레스(128페이지), 래터럴 레이즈(134페이지), 스캡션과 슈럭(151페이지) 같은 운동을 선택한다.

심혈관계 운동

- 438~439페이지에 나와 있는 '시간절약형 심혈관계 운동'의 '마무리용 심혈관계 운동'이나 Chapter 13에 나와 있는 심혈관계 운동 프로그램 가운데 한 가지를 선택하여 실시한다.

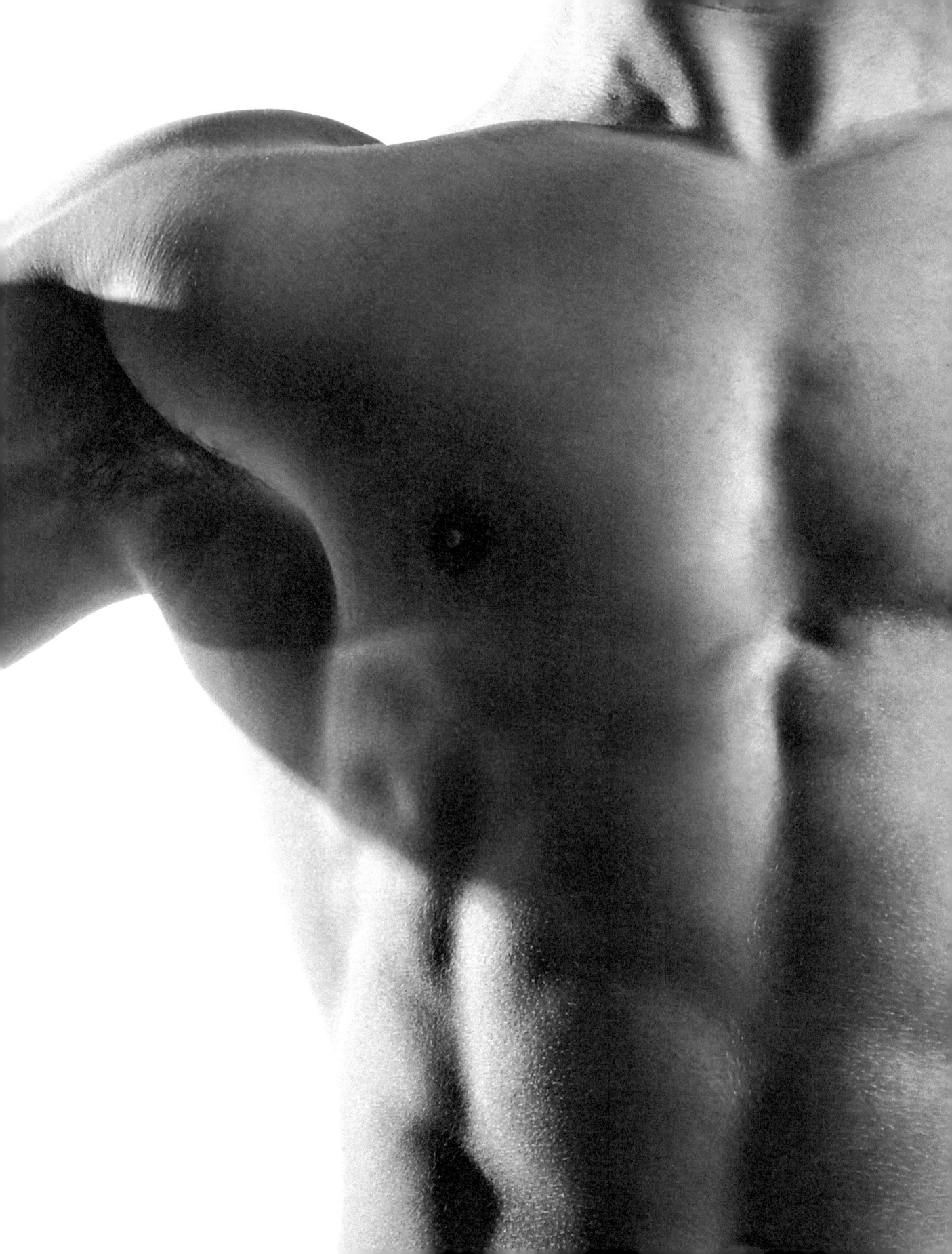

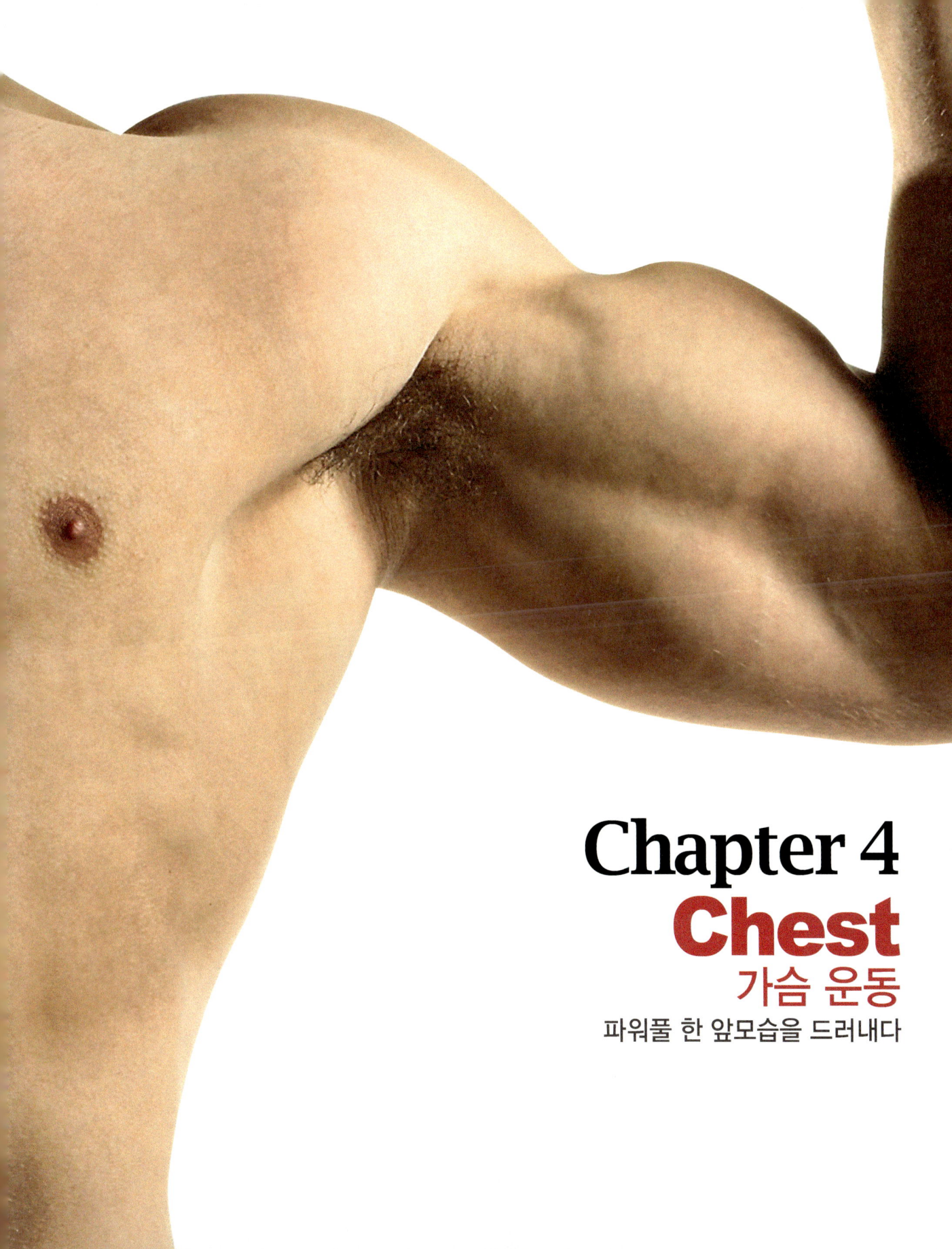

Chapter 4
Chest
가슴 운동
파워풀 한 앞모습을 드러내다

Chapter 4: 가슴 운동

Chest

근육으로 중무장한 가슴은 실로 파워풀하다. 당당한 가슴은 회의실에서 존재감을 드높이고, 침실에서 그녀를 압도하며, 필드에서는 상대를 위협한다. 그러니 남성들이 가슴 운동을 좋아하는 것은 당연하다. 가슴 근육은 욕실에서 거울을 볼 때도 가장 도드라진다. 거울에 비친 자신의 멋진 모습을 싫어하는 사람은 아무도 없다.

그러나 가슴 근육은 운동을 하지 않으면 가장 쉽게 줄어들고 처지는 근육들 가운데 하나이다. 왜냐하면 일상생활에서는 가슴 근육에 힘을 줄 일이 별로 없기 때문이다. 생활 속에서 가슴의 힘으로 무거운 물체를 밀어낼 일은 사실 많지 않다. 하지만 우리는 근육이 줄어들면 신진대사가 느려진다는 사실을 기억해야 한다. 바꿔 말하면, 규칙적으로 가슴 운동을 실시하면 뱃살을 빼는 데에도 도움이 된다는 것이다.

가슴 운동의 보너스 효과

- **파워 상승:** 풋볼, 농구, 하키, 무술 같이 신체를 접촉하는 스포츠에서는 가슴 근육이 강할수록 상대를 밀어내기가 쉽다.
- **스윙 능력 상승:** 테니스의 포핸드 스트로크와 야구의 사이드암 투구 같은 동작은 빠른 스윙 스피드를 요하므로 강한 가슴 근육과 코어 근육이 필요하다.
- **펀치력 상승:** 팔을 앞으로 뻗는 동작을 취할 때도 가슴 근육이 반드시 필요하다. 그러므로 가슴 근력을 키우면 목표물에 더욱 큰 파워를 전달하는 데 도움이 된다.

가슴을 이루는 근육들

대흉근 Pectoralis Major

대흉근[1]은 가슴을 이루는 가장 큰 근육으로 몸의 중심선을 향해 양팔을 잡아당기는 역할을 한다. 벤치 프레스를 생각해보자. 벤치 프레스에서 바벨을 몸통에서 멀리 밀어내는 동작을 취하면 팔 위쪽이 가슴 중심선에 가까이 오면서 팔이 펴진다. 이런 동작이 나오는 이유는 대흉근이 상완골의 안쪽에 붙어 있기 때문이다. 그러므로 대흉근이 수축하면서 대흉근을 이루고 있는 근섬유의 길이가 짧아지면 상완이 대흉근의 시작지점인 가슴 중심 부위로 다가가는 것이다.

푸시업이나 벤치 프레스가 가슴을 단련하는 데 가장 좋은 이유는 바로 이 때문이다. 예를 들어, 벤치 프레스를 할 때 손으로 중량을 잡으면 상완을 통해 그 중량이 가슴으로 전해지고 가슴 근육이 더욱 강하게 수축된다. 그리고 그 결과 가슴이 더욱 크고 단단해진다.

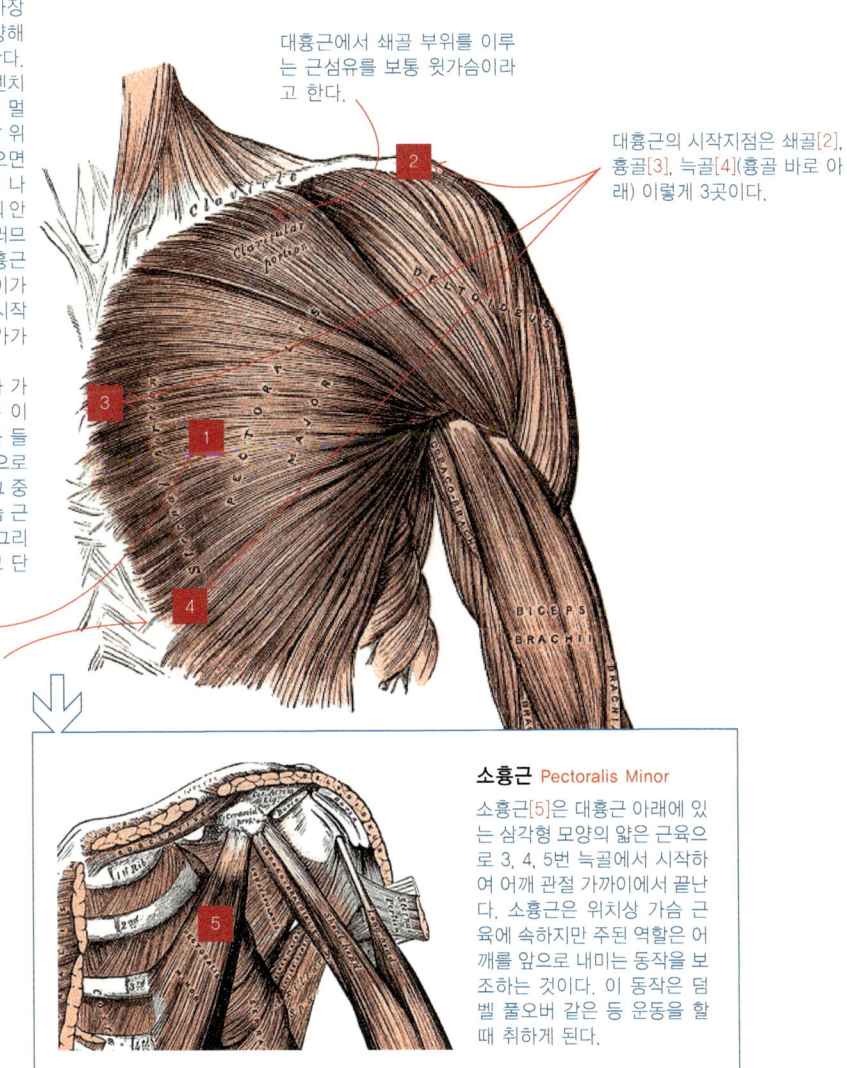

대흉근에서 쇄골 부위를 이루는 근섬유를 보통 윗가슴이라고 한다.

대흉근의 시작지점은 쇄골[2], 흉골[3], 늑골[4](흉골 바로 아래) 이렇게 3곳이다.

대흉근에서 흉골 부분에 있는 근육들을 합쳐 일반적으로 아랫가슴이라고 한다.

소흉근 Pectoralis Minor

소흉근[5]은 대흉근 아래에 있는 삼각형 모양의 얇은 근육으로 3, 4, 5번 늑골에서 시작하여 어깨 관절 가까이에서 끝난다. 소흉근은 위치상 가슴 근육에 속하지만 주된 역할은 어깨를 앞으로 내미는 동작을 보조하는 것이다. 이 동작은 덤벨 풀오버 같은 등 운동을 할 때 취하게 된다.

가슴 | 푸시업 PUSHUPS

이번 장에서는 64가지 가슴 운동을 소개한다. 각 부위별 섹션의 앞부분에는 기본동작으로 지정된 운동이 나온다. 이 동작은 다양한 응용동작의 기본이 되는 동작이기 때문에 확실히 자신의 것으로 만들어야 한다.

푸시업과 딥

푸시업과 딥의 목표 근육은 대흉근이지만 전면 삼각근과 상완삼두근 역시 동시에 단련할 수 있다. 삼각근과 상완삼두근은 푸시업과 딥의 모든 응용동작에서 보조적인 역할을 한다. 그리고 그 밖에도 승모근, 전거근, 복근, 회전근개 등이 동시에 수축되어 동작을 취하는 동안 어깨, 몸통, 골반을 잡아준다.

기본동작
푸시업 Pushup

A
- 팔을 어깨너비보다 약간 넓게 벌린 상태에서 팔이 어깨와 일직선이 되도록 아래로 뻗고 손바닥을 바닥에 붙인다.

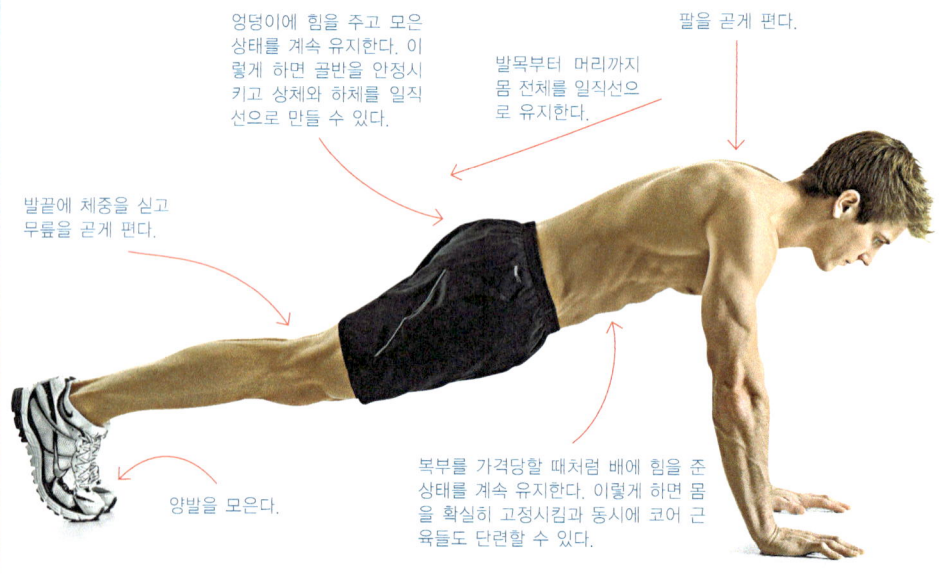

- 엉덩이에 힘을 주고 모은 상태를 계속 유지한다. 이렇게 하면 골반을 안정시키고 상체와 하체를 일직선으로 만들 수 있다.
- 발목부터 머리까지 몸 전체를 일직선으로 유지한다.
- 팔을 곧게 편다.
- 발끝에 체중을 싣고 무릎을 곧게 편다.
- 양발을 모은다.
- 복부를 가격당할 때처럼 배에 힘을 준 상태를 계속 유지한다. 이렇게 하면 몸을 확실히 고정시킴과 동시에 코어 근육들도 단련할 수 있다.

Chapter 4

75

미국체력단련협회 NSCA의 연구에 의하면, 기본 푸시업을 실시할 때는 체중의 75%를 들어 올리게 된다.

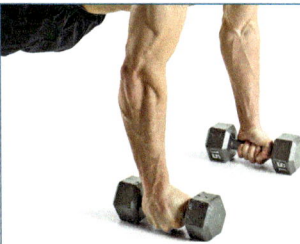

손목 보호

바닥에 손바닥을 대고 푸시업을 할 때 손목에 무리가 간다면 육각 덤벨을 활용한다. 육각 덤벨을 쓰면 손목 관절이 지면과 수직을 이루기 때문에 손목을 보호할 수 있다.

WARNING!
과도한 가슴 운동의 문제점

가슴 운동을 너무 과도하게 하거나 가슴 반대편에 있는 등 상부에 비해 너무 지나치게 자극하면, 근육과 관절의 균형이 깨지고 그로 인해 자세가 나빠지고 부상의 위험이 높아진다. 이를 방지하려면 가슴과 등 상부 운동의 세트수를 비슷하게 맞춰야 한다. 또, 이미 자세가 나빠진 경우에는 등 상부 운동에 더 많은 시간을 할애하도록 노력한다.

B
- 가슴이 바닥에 거의 닿을 때까지 팔꿈치를 구부리면서 몸을 내린다.
- 최저지점에서 잠시 멈춘 다음, 팔꿈치를 펴면서 최대한 빨리 시작자세로 돌아간다.
- 동작을 취하는 도중에 엉덩이가 처지거나 너무 올라오면 자세가 망가진 것이다. 이때는 동작을 더 이상 반복하지 말고 세트를 마친다.

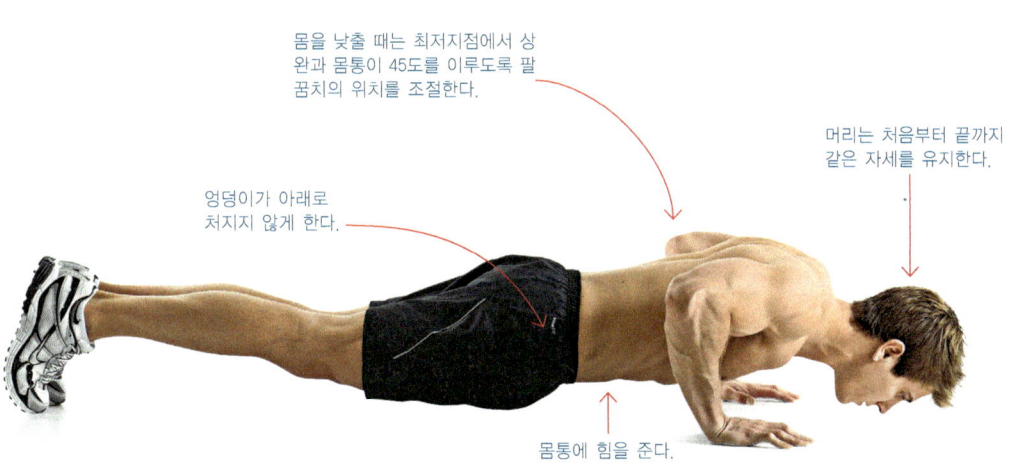

몸을 낮출 때는 최저지점에서 상완과 몸통이 45도를 이루도록 팔꿈치의 위치를 조절한다.

머리는 처음부터 끝까지 같은 자세를 유지한다.

엉덩이가 아래로 처지지 않게 한다.

몸통에 힘을 준다.

가슴 | 푸시업 PUSHUPS

응용동작 #1
인클라인 푸시업
Incline Pushup

- 손바닥을 바닥 대신 상자나 벤치에 올린다. 손의 위치가 높아지면 들어 올려야 할 체중이 줄어들기 때문에 운동이 좀 더 쉬워진다.

바닥면을 높이고 몸을 더 세울수록 운동이 좀 더 쉬워진다.

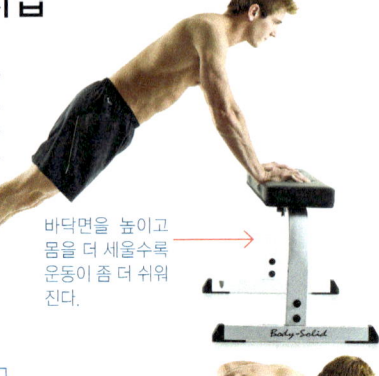

간이 계단을 사용할 때는 근력이 향상될수록 낮은 계단으로 옮겨간다.

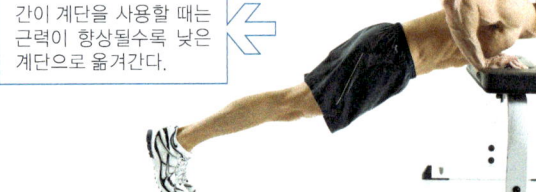

응용동작 #2
변형 푸시업
Modified Pushup

- 무릎을 구부려 바닥에 대고 발목을 교차시킨 상태로 실시한다. 변형 푸시업 역시 기본 푸시업보다는 난이도가 낮다.

65
변형 푸시업은 체중의 65%를 들어 올리는 운동이다.

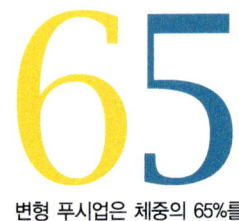

머리부터 무릎까지 몸을 곧게 펴야 한다.

엉덩이가 아래로 처지지 않도록 한다.

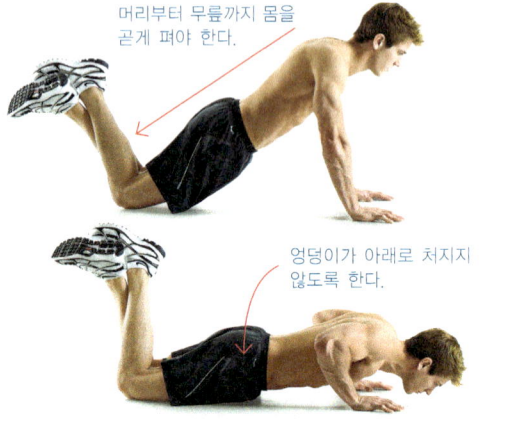

응용동작 #3
디클라인 푸시업
Decline Pushup

- 발을 상자나 벤치에 올린 상태로 실시한다. 디클라인 푸시업은 들어 올려야 할 체중이 늘어나기 때문에 기본 푸시업보다 난이도가 높다.

어깨 강화
텍사스의 학자들에 의하면, 디클라인 푸시업에 비해 기본 푸시업에 비해 어깨를 안정시키는 근육들이 더 많이 사용된다.

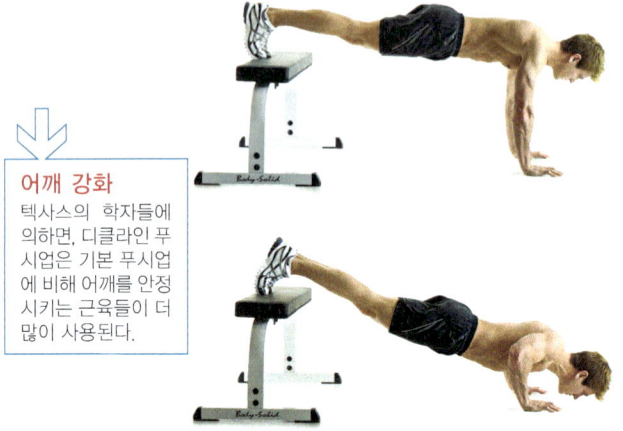

응용동작 #4
싱글-레그 디클라인 푸시업
Single-Leg Decline Pushup

- 한 발을 상자나 벤치에 올리고 다른 발을 들어 올린 상태로 실시한다.

지방 퇴출
캐나다의 한 연구에 의하면, 푸시업은 지방을 감량하기에 운동량이 충분한지를 알아볼 수 있는 지표가 된다. 연구진은 푸시업 능력이 모자라는 사람들은 향후 20년 동안 체중이 10킬로그램 증가할 가능성이 78% 높다는 사실을 발견했다.

몸통에 힘을 주지 않으면 허리에 통증이 올 수도 있다.

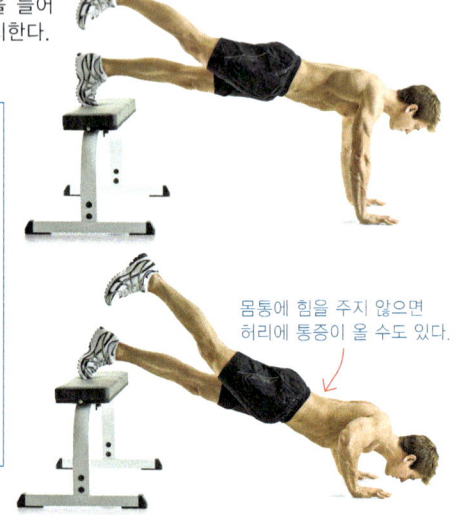

44

응용동작 #5
스위스볼 디클라인 푸시업
Swiss-Ball Decline Pushup

A
- 스위스볼 위에 발을 올리고 동작을 실시한다.

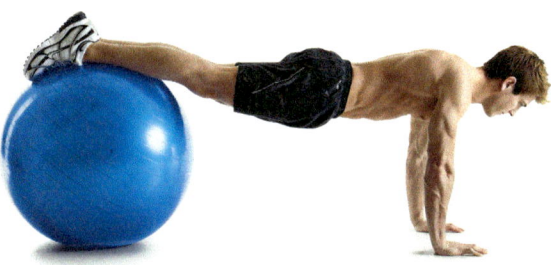

B
- 팔꿈치를 구부리면서 몸을 최대한 낮게 내린다. 이때 엉덩이가 처져서는 안 된다.

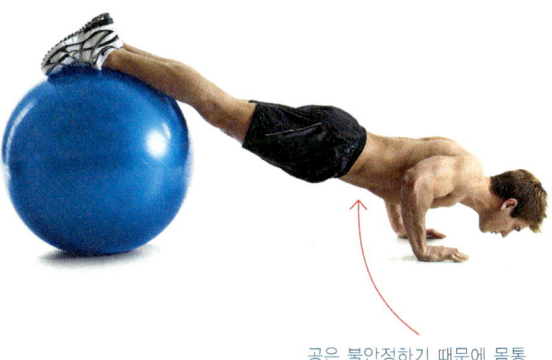

공은 불안정하기 때문에 몸통 근육에 힘이 더 많이 들어간다. 그에 따라 운동의 난이도도 높아진다.

응용동작 #6
스택드-피트 푸시업
Stacked-Feet Pushup

- 한쪽 발끝을 반대쪽 뒤꿈치에 올리고, 아래쪽 발로만 체중을 지탱한다.

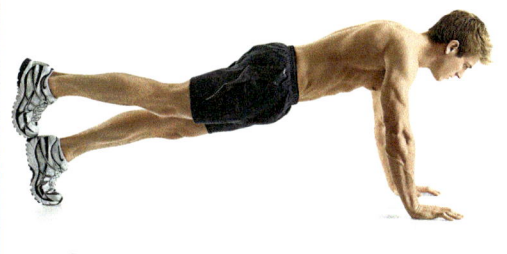

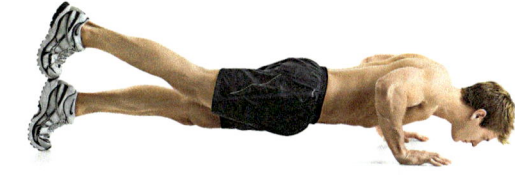

응용동작 #7
웨이티드 푸시업
Weighted Pushup

- 등 상부, 어깻죽지 부근에 중량을 올린 상태로 동작을 취한다. 이 운동은 중량을 올려줄 보조자가 필요하다.

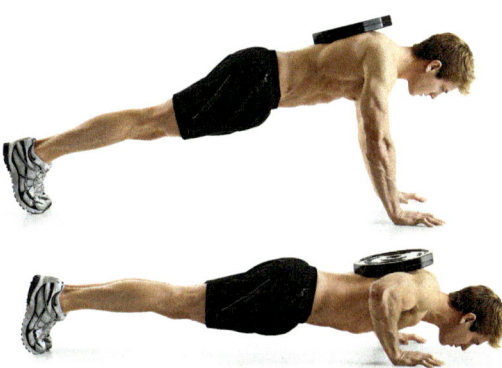

보조자가 없을 경우, 옷을 입고 주머니에 중량을 채우거나 등에 쇠사슬을 올릴 수도 있다.

Chapter 4

푸시업 난이도

가장 어려움

9. 스위스볼 푸시업
8. 보수 푸시업
7. 싱글-레그 디클라인 푸시업
6. 스위스볼 디클라인 푸시업
5. 디클라인 푸시업
4. 스택드-피트 푸시업
3. 푸시업
2. 인클라인 푸시업
1. 변형 푸시업

가장 쉬움

가슴 | 푸시업 PUSHUPS

응용동작 #8
트리플-스톱 푸시업
Triple-Stop Pushup

A
- 아래 그림의 각 지점에서 2초 동안 멈춘다는 점을 제외하면 기본 푸시업과 동작이 같다.

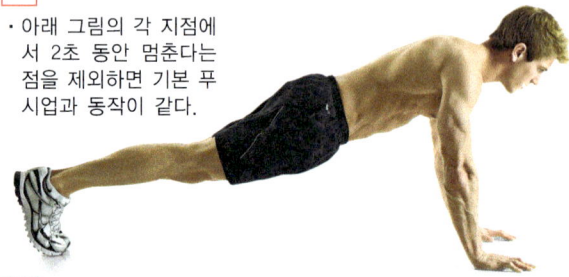

B

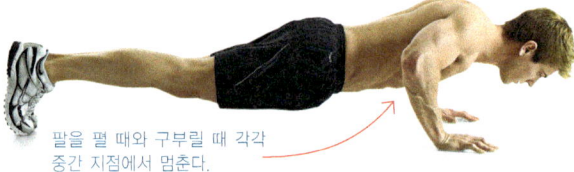

팔을 펼 때와 구부릴 때 각각 중간 지점에서 멈춘다.

C

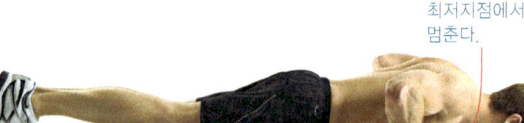

최저지점에서 멈춘다.

D

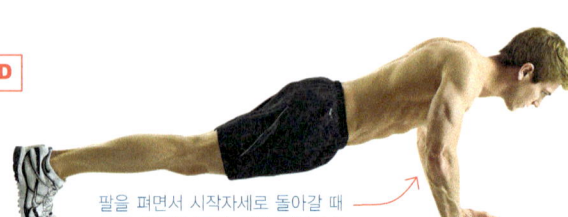

팔을 펴면서 시작자세로 돌아갈 때 팔을 완전히 펴기 직전 지점에서 멈춘다.

> **멈춤 효과**
> 각 지점에서 잠시 멈추는 동작을 취하면 해당 관절 각도와 움직이는 방향으로 10도 각도마다 근력이 증가하기 때문에 어떤 각도에서도 약점이 없어진다. 뿐만 아니라 근육에 긴장을 가하는 시간이 길어지기 때문에 근육의 성장을 지속적으로 유발할 수 있다.

응용동작 #9
와이드-핸드 푸시업
Wide-Hands Pushup

- 손을 어깨너비의 2배로 벌린다.

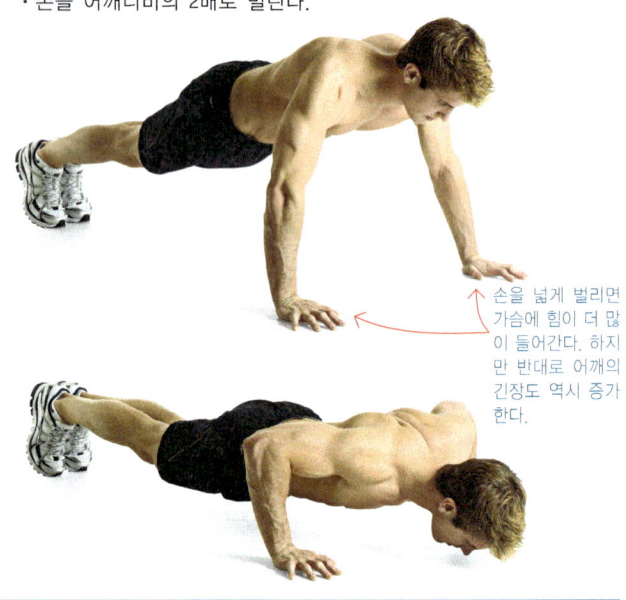

손을 넓게 벌리면 가슴에 힘이 더 많이 들어간다. 하지만 반대로 어깨의 긴장도 역시 증가한다.

응용동작 #10
클로즈-핸드 푸시업
Close-Hands Pushup

- 어깨 바로 아래에 손을 위치시킨다.

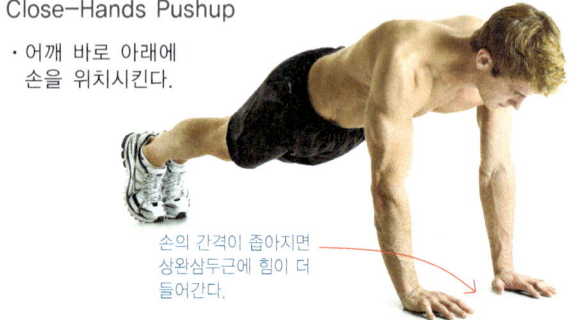

손의 간격이 좁아지면 상완삼두근에 힘이 더 들어간다.

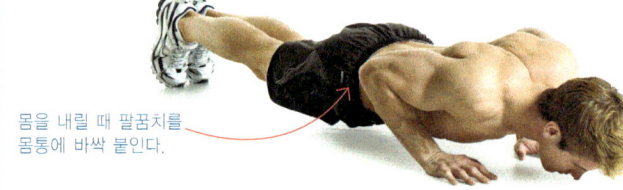

몸을 내릴 때 팔꿈치를 몸통에 바싹 붙인다.

Chapter 4

응용동작 #11
다이아몬드 푸시
Diamond Pushup

- 양손을 가까이 모으고 엄지와 검지로 삼각형을 만든다.

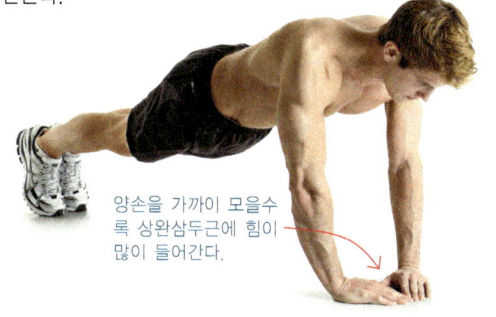

양손을 가까이 모을수록 상완삼두근에 힘이 많이 들어간다.

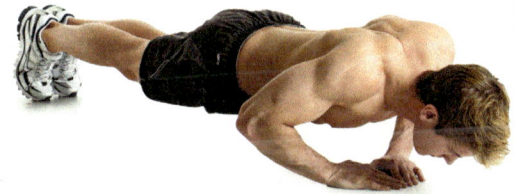

응용동작 #12
스태거드-핸드 푸시업
Staggered-Hands Pushup

- 한손은 기본 푸시업 위치에 놓고 다른 손은 약간 앞으로 뻗는다.

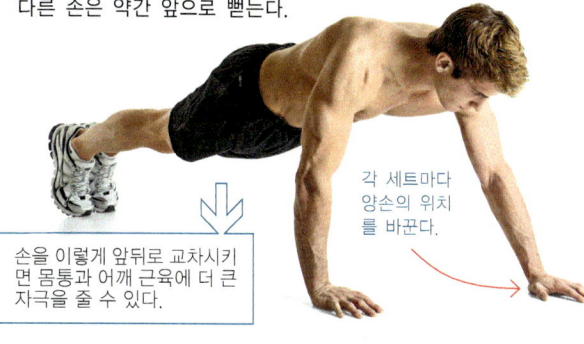

손을 이렇게 앞뒤로 교차시키면 몸통과 어깨 근육에 더 큰 자극을 줄 수 있다.

각 세트마다 양손의 위치를 바꾼다.

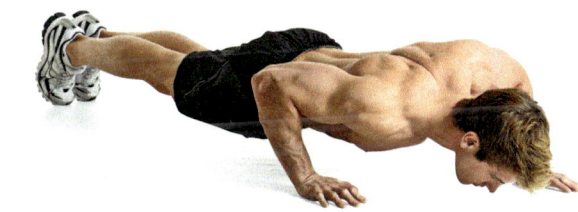

응용동작 #13
스파이더맨 푸시업
Spiderman Pushup

A
- 기본 푸시업 자세를 취한다.

B
- 팔꿈치를 구부려 지면을 향해 몸을 내릴 때, 오른발을 지면에서 떼고 오른쪽 무릎이 팔꿈치에 닿을 정도로 무릎을 끌어올리면서 오른쪽 다리 전체를 바깥쪽으로 내민다.
- 오른쪽 다리를 원위치로 돌린 다음, 팔꿈치를 펴면서 시작자세로 돌아간다. 그 다음에는 동일한 요령으로 왼쪽 다리를 움직인다. 이 동작을 계속 반복한다.

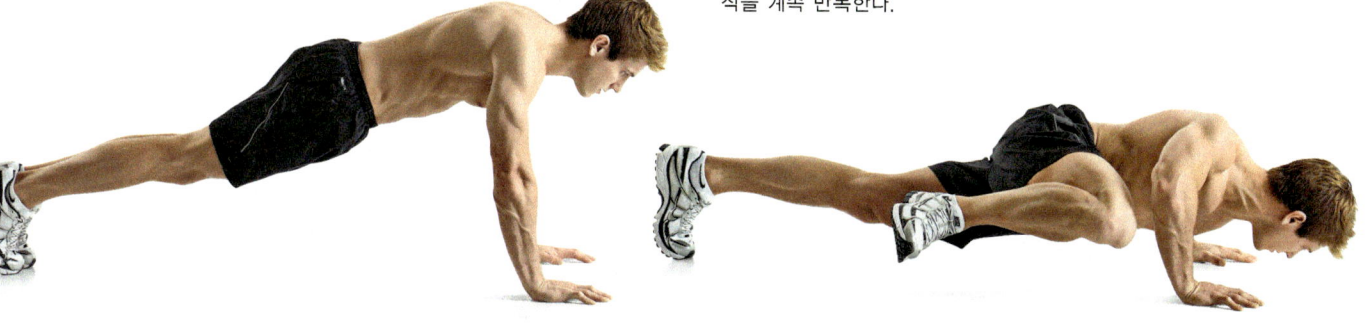

가슴 | 푸시업 PUSHUPS

응용동작 #14
스위스볼 푸시업
Swiss-Ball Pushup

· 손을 바닥 대신 스위스볼 위에 올린다.

상완삼두근 공략
이 운동은 기본 푸시업보다 상완삼두근에 힘이 약 30% 더 들어간다. 스위스볼은 불안정하기 때문에 상완삼두근에 힘을 줘야 팔꿈치와 어깨관절을 안정시킬 수 있다. 그 결과 더 많은 상완삼두근 근섬유를 동원하게 된다.

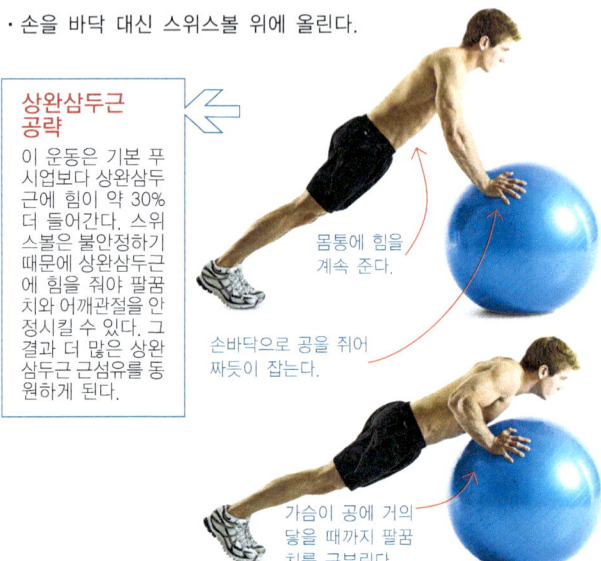

몸통에 힘을 계속 준다.
손바닥으로 공을 쥐어 짜듯이 잡는다.
가슴이 공에 거의 닿을 때까지 팔꿈치를 구부린다.

응용동작 #15
메디신볼 푸시업
Medicine-Ball Pushup

· 양손을 메디신볼 위에 올린다.

복근 공략
뉴질랜드 연구진이 밝힌 바에 따르면, 스위스볼이나 메디신볼처럼 불안정한 물체 위에 손을 올린 상태로 푸시업을 실시하면 복근을 비롯한 코어 근육에 힘이 20% 더 들어간다.

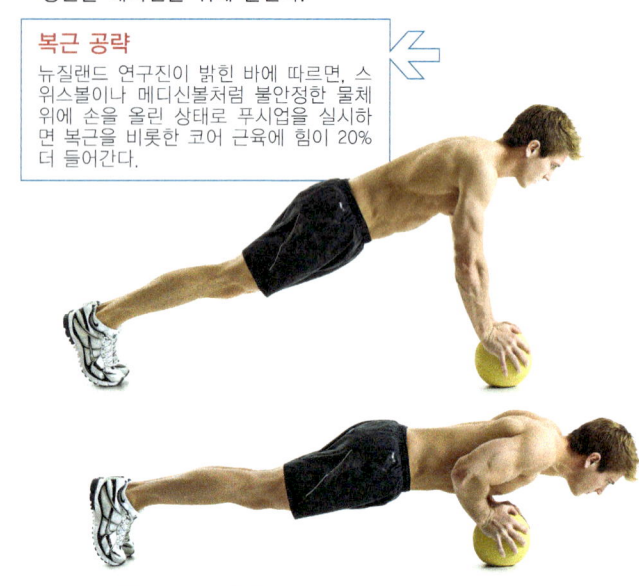

응용동작 #16
싱글-암 메디신볼 푸시업
Single-Arm Medicine-Ball Pushup

· 메디신볼 위에 한 손만 올린다.

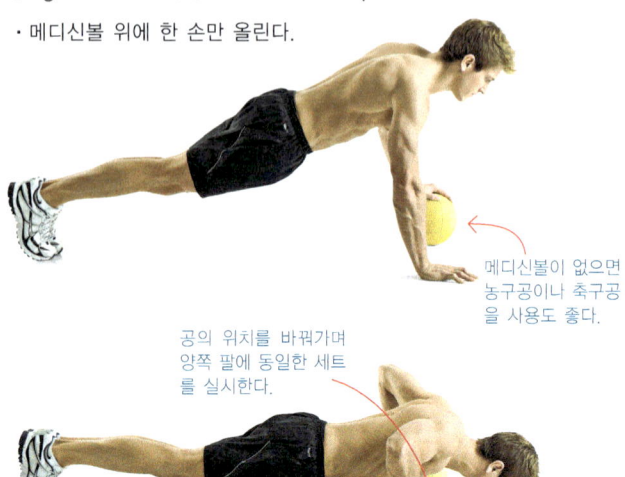

메디신볼이 없으면 농구공이나 축구공을 사용도 좋다.
공의 위치를 바꿔가며 양쪽 팔에 동일한 세트를 실시한다.

응용동작 #17
투-암 메디신볼 푸시업
Two-Arm Medicine-Ball Pushup

· 양손을 각각 메디신볼 위에 올린다.

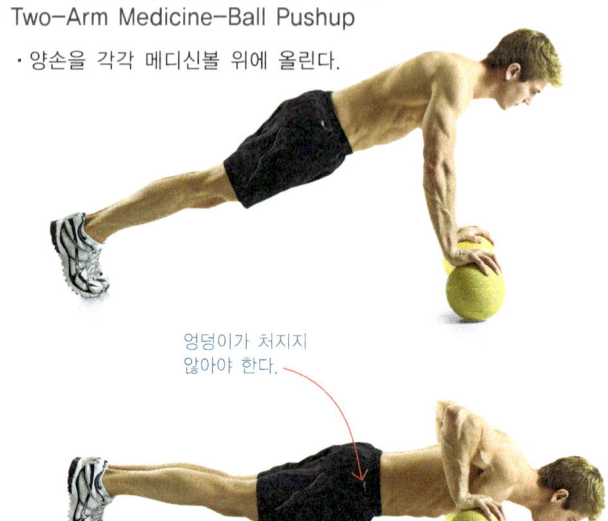

엉덩이가 처지지 않아야 한다.

Chapter 4

응용동작 #18
T-푸시업
T-Pushup

A
- 기본 푸시업의 손바닥 위치에 육각 덤벨을 놓는다.
- 양손으로 각각 육각 덤벨을 잡고 기본 푸시업 자세를 취한다.

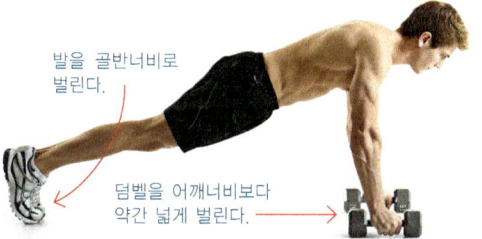

발을 골반너비로 벌린다.

덤벨을 어깨너비보다 약간 넓게 벌린다.

B
- 팔꿈치를 구부리면서 몸을 내린다.

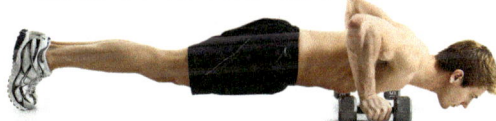

C
- 시작자세로 돌아갈 때, 오른쪽 팔꿈치를 구부려 몸통 쪽으로 당기면서 오른쪽 몸통을 위쪽으로 회전시킨다. 그 다음 오른손에 든 덤벨이 어깨 바로 위에 오도록 팔꿈치를 완전히 편다.
- 덤벨을 내리면서 시작자세로 돌아간 다음, 왼쪽도 동일한 요령으로 반복한다.

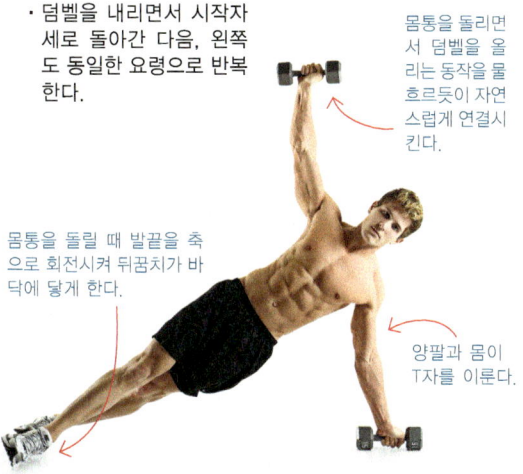

몸통을 돌릴 때 발끝을 축으로 회전시켜 뒤꿈치가 바닥에 닿게 한다.

몸통을 돌리면서 덤벨을 올리는 동작을 물 흐르듯이 자연스럽게 연결시킨다.

양팔과 몸이 T자를 이룬다.

응용동작 #19
유도 푸시업
Judo Pushup

A
- 우선 기본 푸시업 자세를 취한 다음, 발을 약간 앞으로 당겨 몸이 역 V자 모양이 되도록 엉덩이를 위로 올린다.

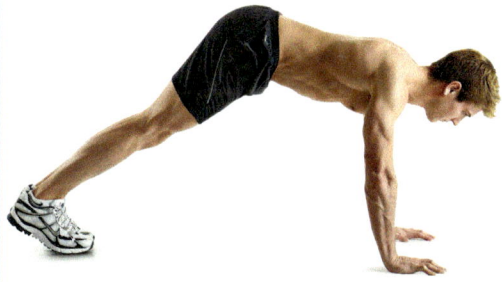

B
- 엉덩이를 든 상태를 유지하면서 턱이 바닥에 거의 닿을 정도로 팔꿈치를 구부려 몸을 내린다.

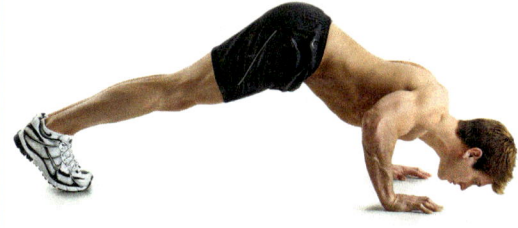

C
- 골반이 바닥에 거의 닿을 때까지 엉덩이를 내림과 동시에 팔꿈치를 펴면서 천정을 향해 머리와 어깨를 들어 올린다. 동작을 거꾸로 돌려 시작자세로 돌아간 후 전체 동작을 반복한다.

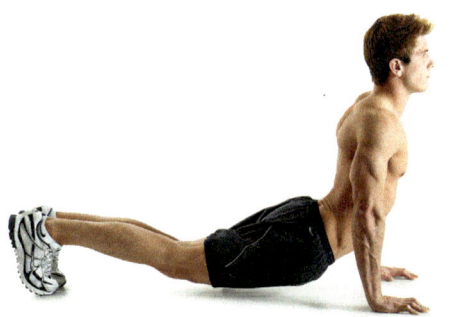

푸시업 횟수 늘리기

간단한 단계적 방법을 통해 푸시업 횟수를 늘려보자. 먼저 원하는 반복 횟수를 채우는 데 걸리는 시간을 잰다. 그 다음 그 시간만큼 휴식을 취한다. 그리고 이런 과정을 2~4회 반복한다. 만약 처음에 푸시업을 20개 하는 데 25초가 걸린다면 25초 동안 휴식을 취한다. 그 다음 세트에서 푸시업을 12개 하는 데 16초가 걸린다면 다시 16초 동안 휴식을 취한다. 이런 식으로 2~4세트를 연달아 실시한다. 이 과정을 일주일에 이틀 정도 하면 푸시업 횟수를 빠르게 늘릴 수 있다.

가슴 | 푸시업 PUSHUPS

응용동작 #20
익스플로시브 푸시업
Explosive Pushup

A
- 기본 푸시업 자세를 취한다.

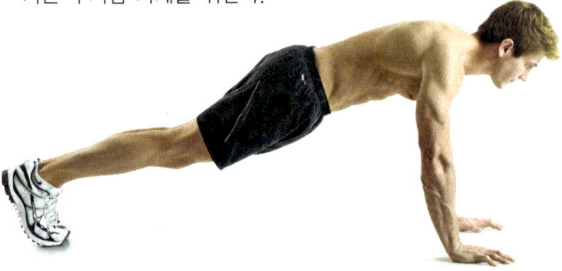

B
- 팔꿈치를 구부리면서 몸을 내린다.

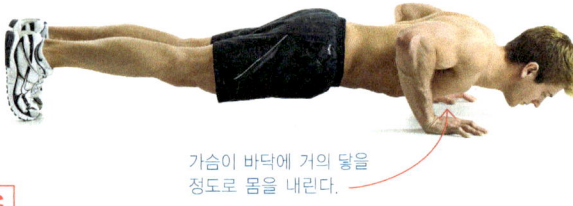

가슴이 바닥에 거의 닿을 정도로 몸을 내린다.

C
- 손바닥이 바닥에서 떨어질 정도로 팔꿈치를 강하게 펴면서 몸을 들어올린다.

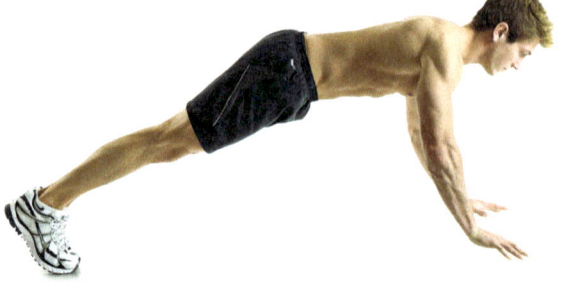

응용동작 #21
아이소-익스플로시브 푸시업
Iso-Explosive Pushup

- 최저지점에서 5초 동안 멈춘다는 점 외에는 익스플로시브 푸시업과 동작이 같다. 최저지점에서 동작을 멈추면 근육의 탄성이 완전히 제거되기 때문에 속근섬유를 최대한 많이 활성화시킬 수 있다. 속근은 근력과 근육의 크기를 키우는 데 가장 좋은 근섬유이다.

응용동작 #22
익스플로시브 크로스오버 푸시업
Explosive Crossover Pushup

A
- 왼손은 바닥을 짚고, 오른손은 중량원판 위에 올린다.

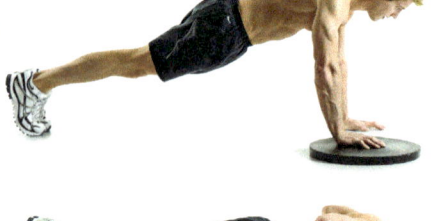

B
- 바닥을 향해 몸을 내린다.

C
- 바닥에서 손이 떨어질 정도로 강하게 팔을 폄과 동시에 몸 전체를 오른쪽으로 튼다.

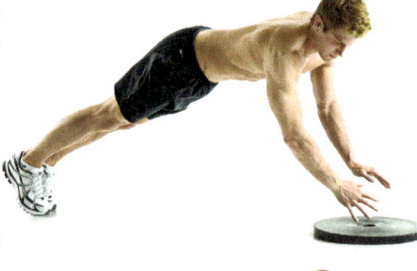

D
- 착지 시점에는 왼손이 중량원판 위에, 오른손은 바닥을 짚어야 한다.

E
- 이 상태에서 팔꿈치를 구부리면서 몸을 내리고, 이번에는 오른손이 중량원판 위에 오도록 방향을 바꾸어 반복한다.

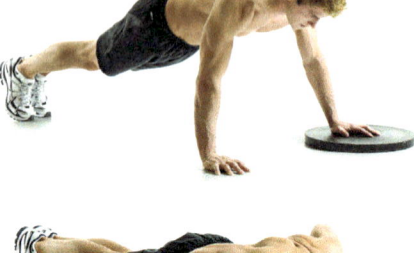

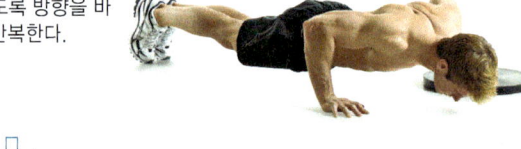

이렇게 각도를 전환하는 동작을 취하면 상완이 몸의 중심선을 향해 움직인다. 이 동작은 가슴의 최대 근육인 대흉근이 자아내는 주된 동작이기도 하다.

Chapter 4

응용동작 #23
보수 푸시업
Bosu Pushup

- 보수볼의 평평한 부분이 위로 오도록 보수볼을 뒤집은 상태에서 양쪽 모서리를 잡는다.

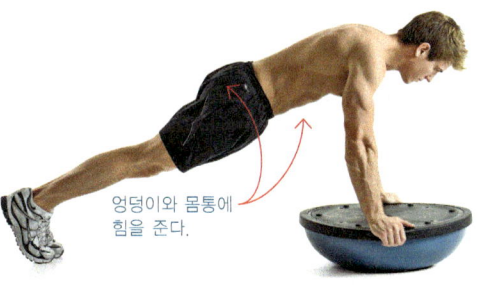

엉덩이와 몸통에 힘을 준다.

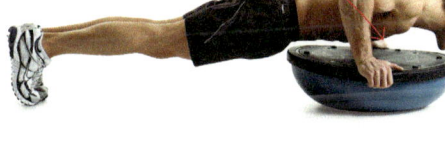

가슴이 보수볼의 평평한 부분에 거의 닿을 때까지 몸을 내린다.

응용동작 #24
서스펜디드 푸시업
Suspended Pushup

- 스트랩에 손잡이를 부착하고 단단한 바에 고정시킨다. 이때 손잡이는 바닥 바로 위에 위치한다.
- 상완이 팔꿈치 아래에 올 때까지 몸을 내린다.

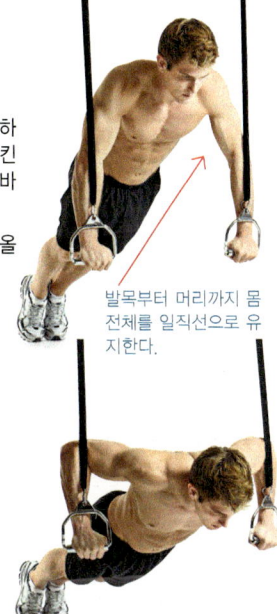

발목부터 머리까지 몸 전체를 일직선으로 유지한다.

스트랩 효과

캐나다 연구진에 의하면, 스트랩에서 푸시업을 실시하면 복근과 등 상부 근육들의 활성도가 높아진다. 하지만 허리의 긴장도 역시 덩달아 올라간다는 단점도 있다. 이때 척추를 보호하려면 몸을 내리거나 올리는 동작을 취할 때 몸통과 엉덩이에 힘을 강하게 준 상태를 일정하게 유지해야 한다.

응용동작 #25
푸시업과 로우
Pushup and Row

A
- 기본 푸시업의 손바닥 위치에 육각 덤벨을 놓는다.
- 양손으로 각각 육각 덤벨을 잡고 기본 푸시업 자세를 취한다.

B
- 팔꿈치를 구부려 몸을 내리고 최저지점에서 잠시 멈춘 다음, 팔꿈치를 다시 펴면서 시작자세로 돌아간다.

C
- 시작자세로 돌아간 다음 가슴을 향해 덤벨을 잡아당긴다.
- 덤벨을 최대한 잡아당긴 지점에서 잠시 멈춘 다음, 다시 덤벨을 내리고 왼쪽도 동일한 요령으로 실시한다. 양쪽을 한 번씩 마친 상태가 1회 반복이다.

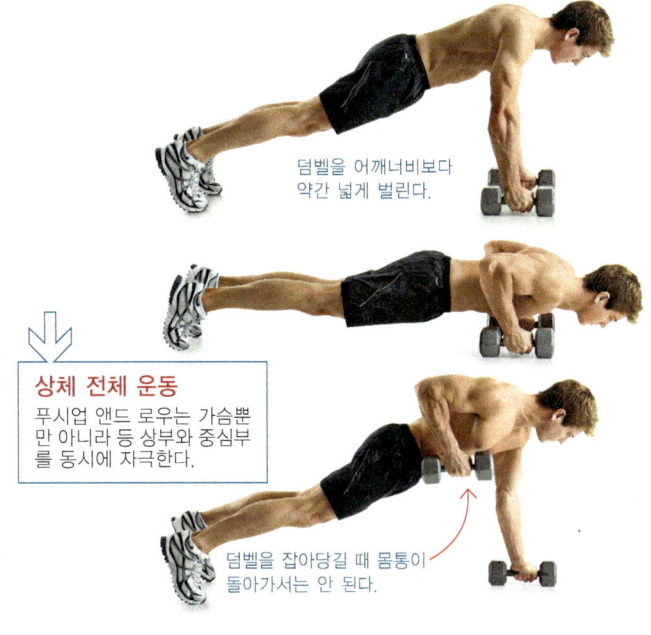

덤벨을 어깨너비보다 약간 넓게 벌린다.

상체 전체 운동
푸시업 앤드 로우는 가슴뿐만 아니라 등 상부와 중심부를 동시에 자극한다.

덤벨을 잡아당길 때 몸통이 돌아가서는 안 된다.

가슴 | 딥 DIPS

기본동작
딥 Dip

A
- 딥 스테이션의 바를 잡고 팔을 완전히 펴면서 몸을 올린다.

B
- 팔꿈치를 구부리면서 상완이 팔꿈치 바로 아래에 올 때까지 몸을 내린다.
- 최저지점에서 잠시 멈춘 다음, 팔꿈치를 펴면서 시작자세로 돌아간다.

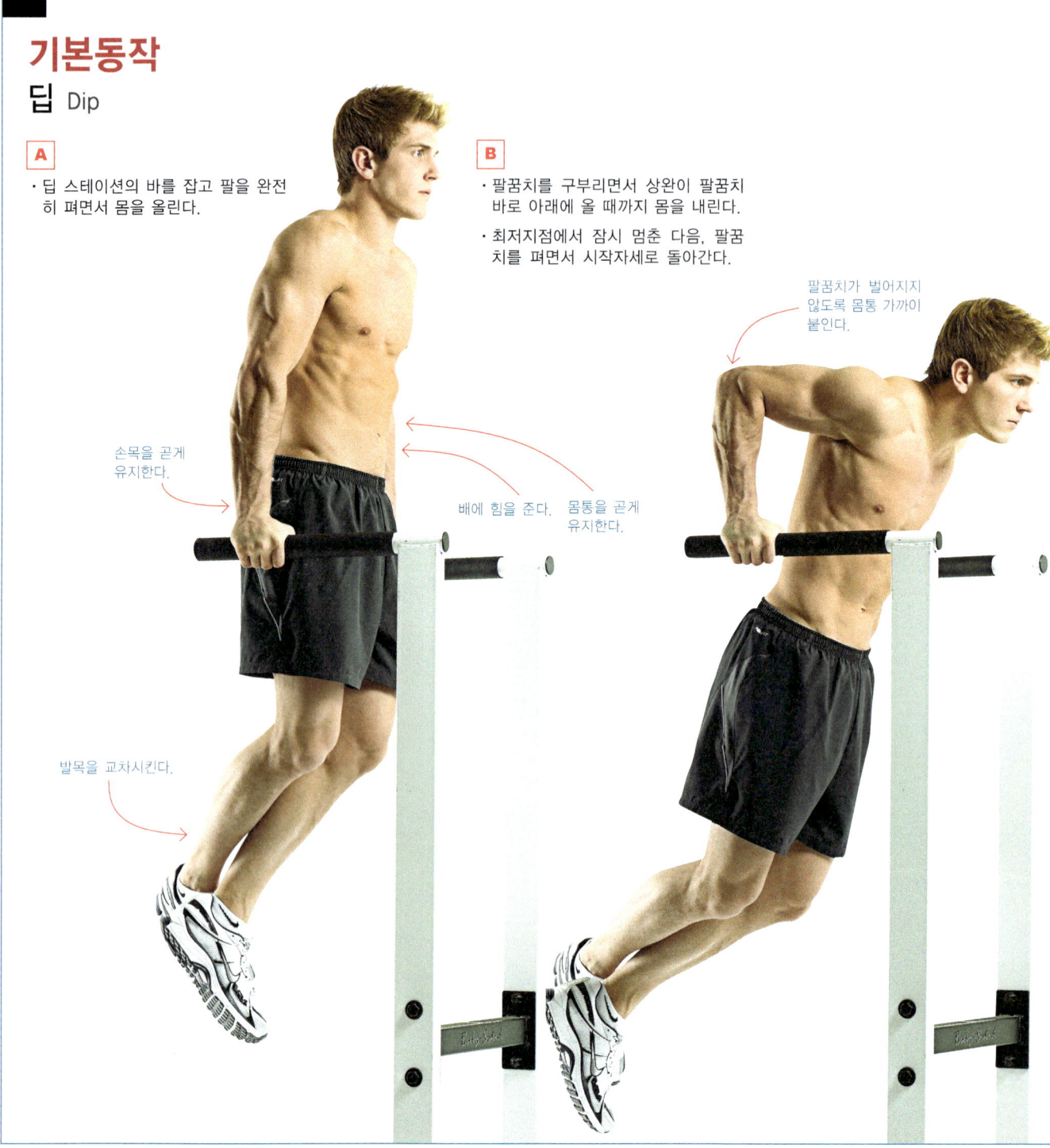

손목을 곧게 유지한다.

배에 힘을 준다.

몸통을 곧게 유지한다.

발목을 교차시킨다.

팔꿈치가 벌어지지 않도록 몸통 가까이 붙인다.

Chapter 4

응용동작 #1
인클라인 딥
Incline Dip

어깨 보호

인클라인 딥은 기본 딥과 체중이 다르게 분산되기 때문에 몸을 아래로 내릴 때 몸통이 앞으로 기울어지고, 그에 따라 어깨보다는 가슴에 힘이 더 많이 들어간다. 그러므로 기본 딥을 할 때 어깨에 통증이 느껴진다면 인클라인 딥이 좋은 대안일 수 있다. 하지만 인클라인 딥은 어깨관절 주변 근육에 힘이 덜 들어가기 때문에 인클라인 딥만 계속 고집하는 것도 곤란하다.

응용동작 #2
웨이티드 딥
Weighted Dip

- 중량을 부착한 벨트를 허리에 두르고 딥 동작을 취한다.

등을 구부리지 않는다.

허벅지는 지면과 수평을 이룬다.

무릎을 직각으로 구부린다.

상완을 팔꿈치보다 낮게 내린다.

몸통을 앞으로 숙인다.

몸을 내릴 때 다리를 떨어뜨리지 않는다.

A
- 동작을 취하면서 골반과 허벅지를 들어 올린 상태를 계속 유지한다.

B
- 상완이 지면과 수평을 이루는 높이보다 약간 낮은 지점에 올 때까지 팔꿈치를 구부리면서 몸을 내린다.

가슴 | 프레스 PRESSES

프레스 운동의 목표 근육은 가슴에서 가장 큰 근육인 대흉근이다. 하지만 대부분의 동작들이 전면 삼각근과 상완삼두근을 동시에 자극한다. 삼각근과 상완삼두근은 모든 프레스 운동에서 보조적인 역할을 하기 때문이다. 또한 어깨 주변 근육들과 승모근 역시 어깨 관절을 안정시키는 역할을 하기 때문에 동시에 단련할 수 있다.

기본동작
바벨 벤치 프레스
Barbell Bench Press

A

- 바벨을 어깨너비보다 약간 넓게 오버핸드 그립으로 잡는다. 그 상태에서 팔을 완전히 펴고 바벨이 가슴뼈 위쪽 높이에 오도록 위치시킨다.

트레이너의 조언

바벨을 들어 올릴 때는 몸에서 바벨을 밀어낸다기보다는 바벨로부터 몸을 밀어낸다는 상상을 한다. 단순한 마인드 컨트롤이지만 이런 생각을 가지고 있으면 자동적으로 좋은 자세를 유지하게 된다.

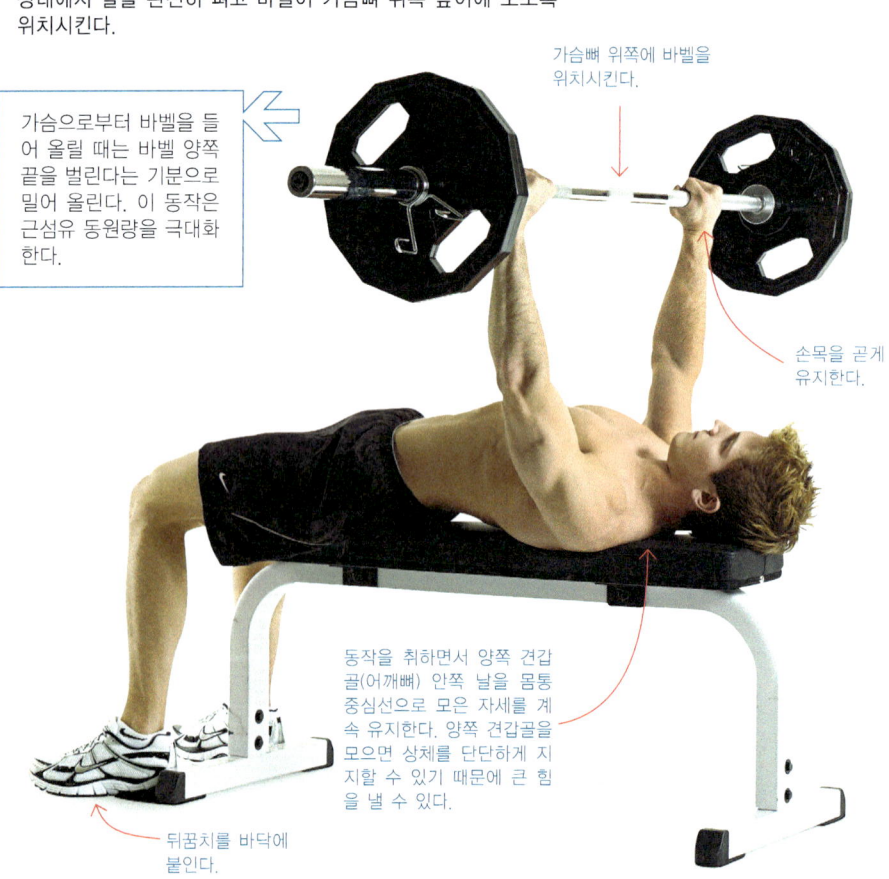

가슴으로부터 바벨을 들어 올릴 때는 바벨 양쪽 끝을 벌린다는 기분으로 밀어 올린다. 이 동작은 근섬유 동원량을 극대화한다.

가슴뼈 위쪽에 바벨을 위치시킨다.

손목을 곧게 유지한다.

동작을 취하면서 양쪽 견갑골(어깨뼈) 안쪽 날을 몸통 중심선으로 모은 자세를 계속 유지한다. 양쪽 견갑골을 모으면 상체를 단단하게 지지할 수 있기 때문에 큰 힘을 낼 수 있다.

뒤꿈치를 바닥에 붙인다.

Chapter 4

자세가 왜 중요한가
벤치 프레스의 테크닉을 유심히 살펴보면 특이한 점을 발견할 수 있다. 배리대학의 연구에 의하면, 벤치 프레스를 시작하기 전에 정확한 자세를 숙지한 사람들은 바벨을 들어 올리는 속도가 183%까지 빨라진다. 이 속도가 빠를수록 힘겨운 지점 Sticking Point을 잘 통과할 수 있기 때문에 더 무거운 중량을 다룰 수 있게 된다.

응용동작 #1
클로즈-그립 바벨 벤치 프레스
Close-Grip Barbell Bench Press

· 팔을 어깨너비로 벌리고 오버핸드 그립으로 바벨을 잡는다.

상완삼두근 강화
클로즈 그립으로 바벨을 잡으면 상완삼두근에 힘이 더 많이 들어간다. 실제로 클로즈-그립 벤치 프레스는 상완삼두근의 근력과 크기를 키우는 가장 좋은 운동 가운데 하나이다.

B
· 바벨을 수직으로 곧게 내린 다음, 최저지점에서 잠시 멈췄다가 다시 바벨을 곧게 들어 올리면서 시작자세로 돌아간다.
· 바벨을 내릴 때는 팔꿈치를 벌리지 말고 상완과 몸통이 이루는 각도가 45도를 이루도록 한다. 이 각도를 유지하면 어깨 관절에 무리가 덜 간다.

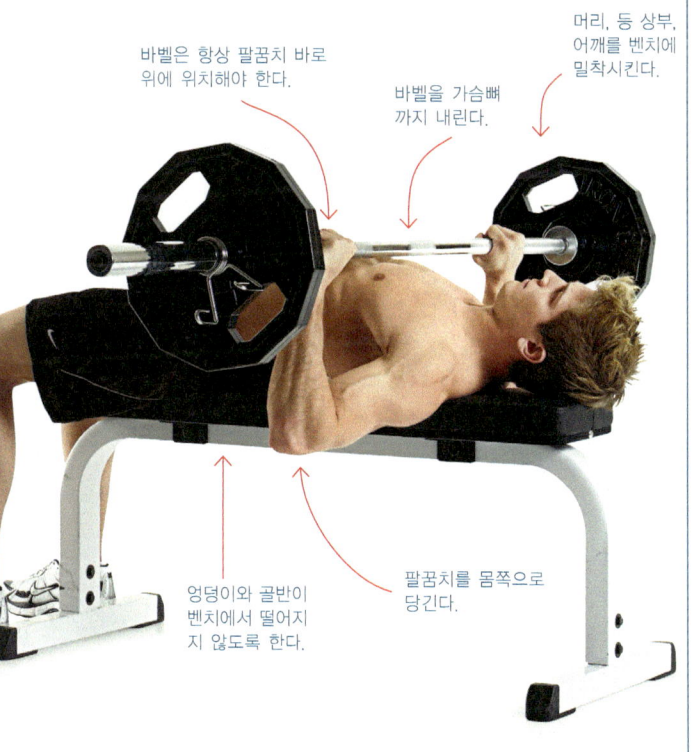

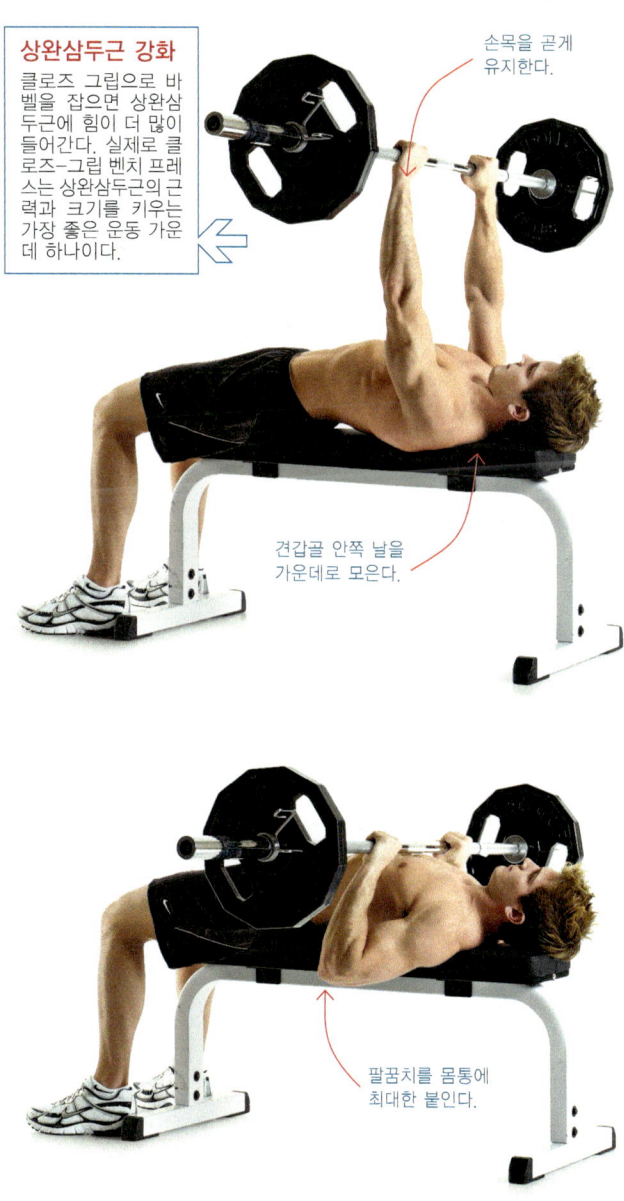

55

가슴 | 프레스 PRESSES

응용동작 #2
리버스-그립 바벨 벤치 프레스
Reverse-Grip Barbell Bench Press

· 팔을 어깨너비로 벌리고 언더핸드 그립으로 바벨을 잡는다.

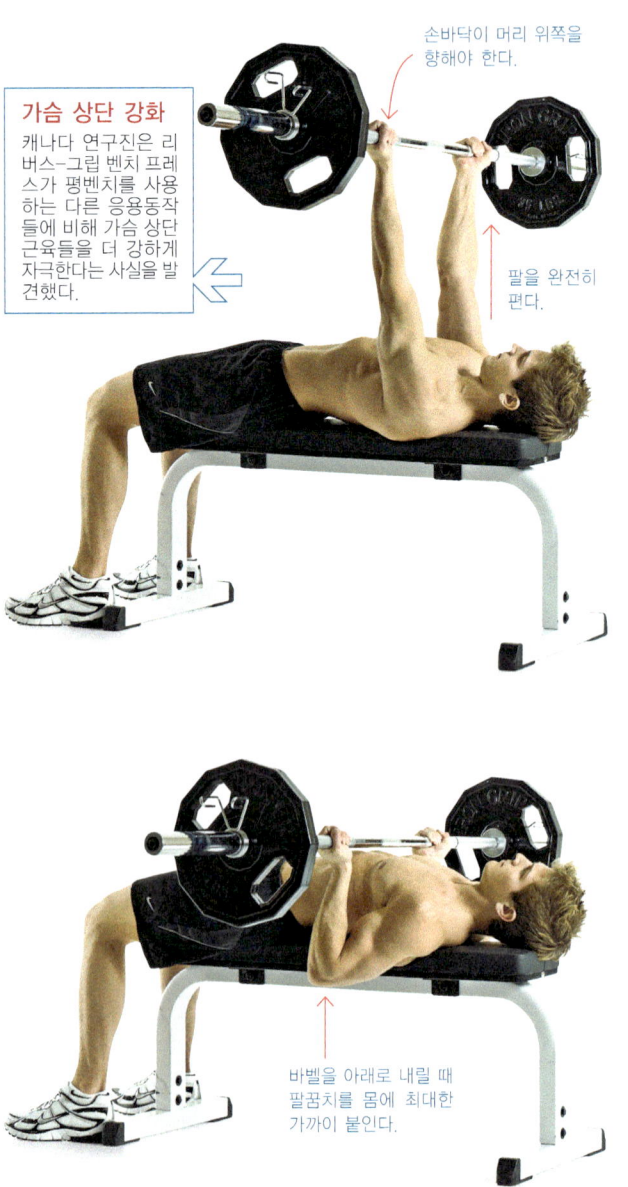

가슴 상단 강화
캐나다 연구진은 리버스-그립 벤치 프레스가 평벤치를 사용하는 다른 응용동작들에 비해 가슴 상단 근육들을 더 강하게 자극한다는 사실을 발견했다.

손바닥이 머리 위쪽을 향해야 한다.

팔을 완전히 편다.

바벨을 아래로 내릴 때 팔꿈치를 몸에 최대한 가까이 붙인다.

응용동작 #3
바벨 타월 프레스
Barbell Towel Press

· 타월을 둥글게 말아 가슴 중앙에 길게 놓은 상태에서 벤치 프레스를 실시한다. 이때 바벨은 가슴 대신 타월에 닿는다.

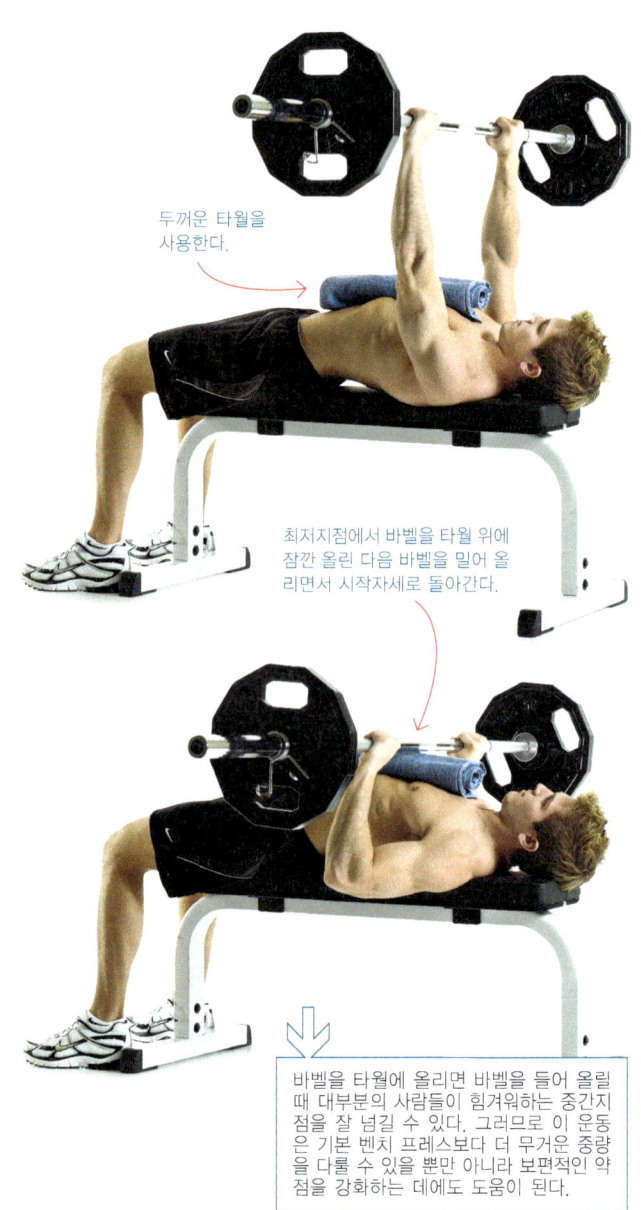

두꺼운 타월을 사용한다.

최저지점에서 바벨을 타월 위에 잠깐 올린 다음 바벨을 밀어 올리면서 시작자세로 돌아간다.

바벨을 타월에 올리면 바벨을 들어 올릴 때 대부분의 사람들이 힘겨워하는 중간지점을 잘 넘길 수 있다. 그러므로 이 운동은 기본 벤치 프레스보다 더 무거운 중량을 다룰 수 있을 뿐만 아니라 보편적인 약점을 강화하는 데에도 도움이 된다.

Chapter 4

응용동작 #4
트리플-스톱 바벨 벤치 프레스
Triple-Stop Barbell Bench Press

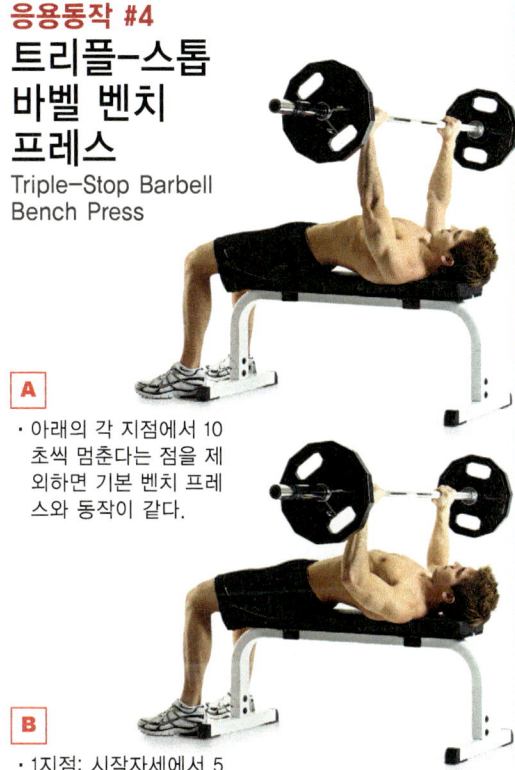

A
- 아래의 각 지점에서 10초씩 멈춘다는 점을 제외하면 기본 벤치 프레스와 동작이 같다.

B
- 1지점: 시작자세에서 5센티미터 아래 지점

C
- 2지점: 중간 지점

D
- 3지점: 가슴 바로 위
- 3지점에서 10초 동안 멈춘 다음 시작자세로 돌아간다. 이러한 전체 동작이 1세트이다.

응용동작 #5
아이소메트릭 바벨 벤치 프레스
Isometric Barbell Bench Press

- 바벨이 가슴 위 10센티미터 지점에 올 때까지 내린 다음, 그 지점에서 40초 동안 멈춘다. 이 동작은 근육의 크기를 증가시킨다. 반면, 그 지점에서 6~8초 동안 멈추면 근력이 강해진다. 멈추는 동작을 마치는 시점까지가 1세트이다.
- 주의사항: 이 운동은 반드시 경험이 많은 보조자가 있어야 한다.

중량 선택
목표한 시간 동안 멈추는 동작을 취할 수 있는 최대 중량을 선택한다. 만약 근력을 기르고 싶다면 근육의 크기를 키우려는 경우보다 무거운 중량을 사용해야 한다.

이 지점에서 바벨을 멈춘다.

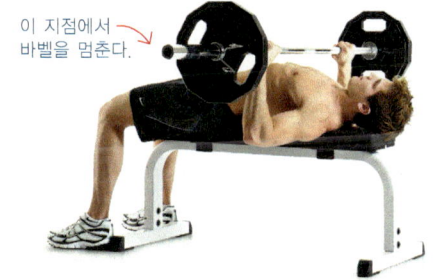

응용동작 #6
바벨 핀 프레스
Barbell Pin Press

- 벤치를 파워 랙 안에 놓고 자신이 생각하기에 가장 힘들다고 느끼는 지점 바로 아래에 안전핀을 설정한 다음, 그 위에 바벨을 올린다. 이 상태에서 벤치에 누워 안전핀 위치까지 벤치 프레스를 실시한다. 이때 최저지점에서는 1초 동안 멈춘다.

난지점 Sticking Point 파악
난지점이란 바벨을 완전히 들어올리기 어려운 지점을 뜻한다. 이 지점은 근육의 피로도가 급격하게 올라가는 첫 번째 지점이기도 하다.

응용동작 #7
바벨 보드 프레스
Barbell Board Press

- 두께 2x4인치, 길이 12인치 각목 1쌍을 사용한다는 점 외에는 바벨 타월 프레스와 똑같다. 이때 각목은 나사나 밴드로 단단히 고정시킨다.

강인한 가슴, 건강한 눈?

미시시피 주립대학 연구진은 벤치 프레스가 녹내장을 예방하는 데에도 도움이 된다는 사실을 발견했다. 연구진은 벤치 프레스 3세트를 실시한 사람들의 안압이 15%까지 감소한다는 사실을 알아냈다. 안압이 낮아지면 시신경에 무리가 덜 가고, 그로 인해 신경 손상과 녹내장 발생 가능성이 낮아진다. 벤치 프레스나 스쿼트처럼 많은 근육을 동원하는 운동이 가장 효과적이다.

가슴 | 프레스 PRESSES

인클라인 바벨 벤치 프레스
Incline Barbell Bench Press

A
- 각도 조절이 가능한 벤치의 각도를 약 15~30도 사이로 조절한다.
- 벤치에 누워 팔을 어깨너비보다 약간 넓게 벌리고 오버핸드 그립으로 바벨을 잡는다.

B
- 바벨을 가슴 상단까지 내린다.
- 최저지점에서 잠시 멈춘 다음 팔꿈치를 펴면서 시작자세로 돌아간다.

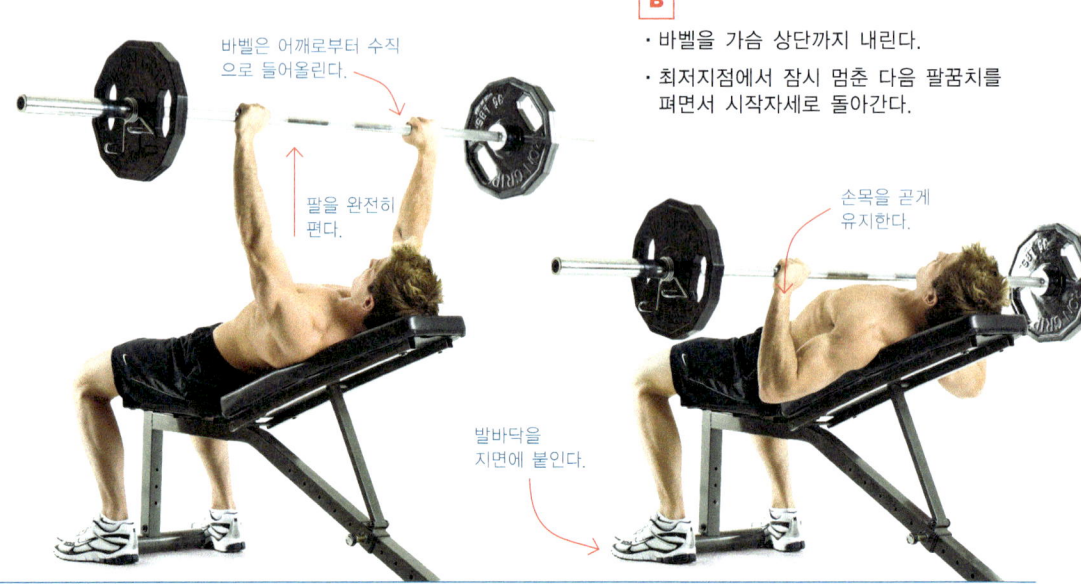

- 바벨은 어깨로부터 수직으로 들어올린다.
- 팔을 완전히 편다.
- 손목을 곧게 유지한다.
- 발바닥을 지면에 붙인다.

디클라인 바벨 벤치 프레스
Decline Barbell Bench Press

A
- 디클라인 벤치에 누워 팔을 어깨너비보다 약간 넓게 벌리고 오버핸드 그립으로 바벨을 잡는다.
- 팔을 곧게 펴면서 가슴 하단으로부터 수직으로 바벨을 들어올린다.

B
- 바벨을 가슴 하단까지 내린다.
- 최저지점에서 잠시 멈춘 다음 팔꿈치를 펴면서 시작자세로 돌아간다.

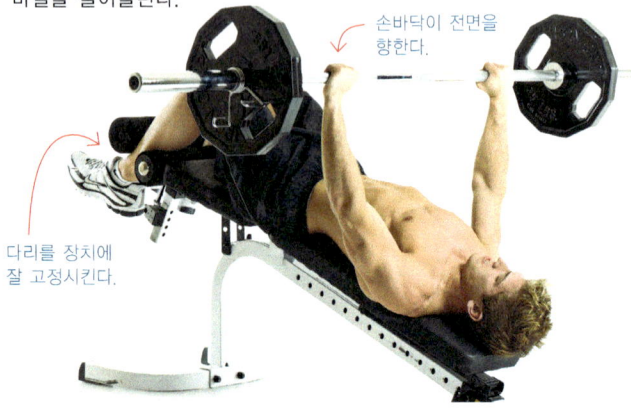

- 다리를 장치에 잘 고정시킨다.
- 손바닥이 전면을 향한다.

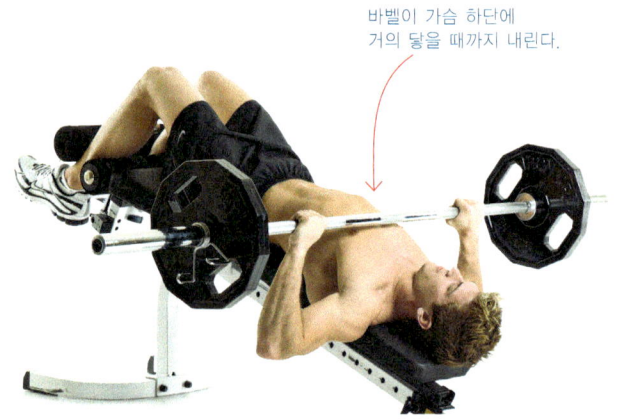

- 바벨이 가슴 하단에 거의 닿을 때까지 내린다.

Chapter 4

바벨 플로어 프레스
Barbell Floor Press

A
- 벤치 대신 바닥에 누워 오버핸드 그립으로 바벨을 잡는다.

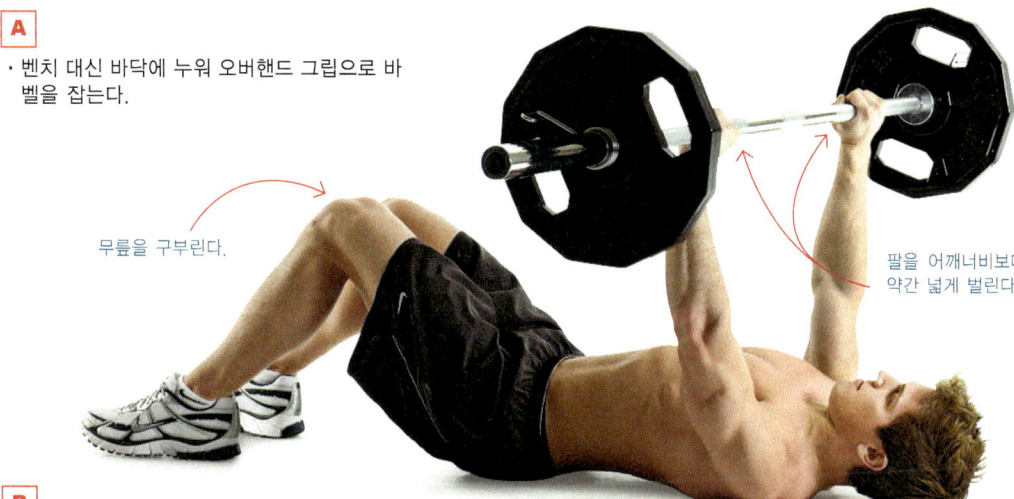

무릎을 구부린다.
팔을 어깨너비보다 약간 넓게 벌린다.

B
- 상완이 바닥에 닿을 때까지 바벨을 내린다.
- 바벨을 내릴 때 팔꿈치를 몸통 가까이 계속 유지한다.
- 최저지점에서 잠시 멈춘 다음 팔꿈치를 펴면서 시작자세로 돌아간다.

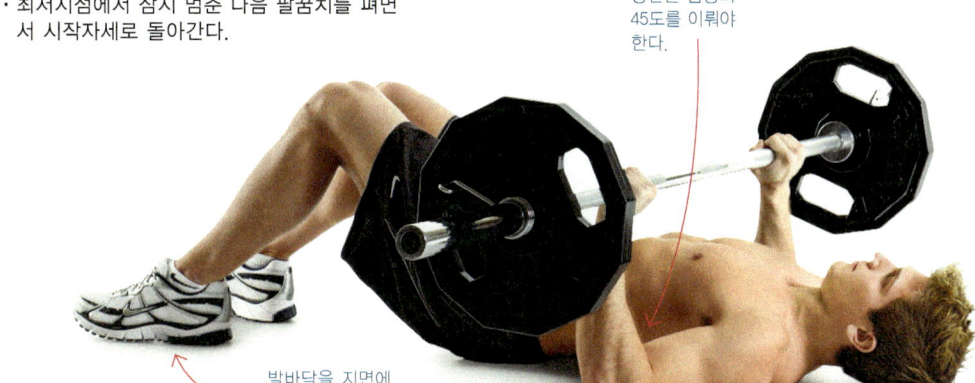

상완은 몸통과 45도를 이뤄야 한다.
발바닥을 지면에 붙인다.

바닥의 효과
바닥은 상완이 수평 이하로 내려가지 않도록 막아주는 역할을 하기 때문에 벤치 프레스에서 가장 힘든 마지막 동작에서 사용되는 근육들을 집중적으로 수축시킬 수 있다.

통증의 비밀

이번 장에 나온 모든 운동들은 대흉근 전체를 사용한다. 하지만 인클라인 벤치 프레스를 한 다음 날 가장 쑤시고 아픈 곳은 그 중에서도 가슴 상단이고, 디클라인 벤치 프레스를 한 다음 날에는 가슴 하단이 아프다. 이는 몸과 팔의 각도에 따라 대흉근 중에서도 수축하는 부위가 달라지기 때문이다. 다시 말해, 운동에 따라 부위별로 근섬유가 손상되는 정도와 통증의 정도가 달라진다.

가슴 | 프레스 PRESSES

기본동작
덤벨 벤치 프레스
Dumbbell Bench Press

A
- 양손에 덤벨을 잡고 평벤치에 누워 양쪽 덤벨이 거의 닿을 정도로 덤벨을 가슴 위쪽으로 들어 올린다.
- 손바닥은 아래를 향한 상태에서 안쪽으로 약간 회전시킨다.
- 동작을 시작하기 전에 양쪽 견갑골(날개쭉지뼈)을 가운데로 모으고, 동작을 취하는 내내 이 자세를 계속 유지한다.

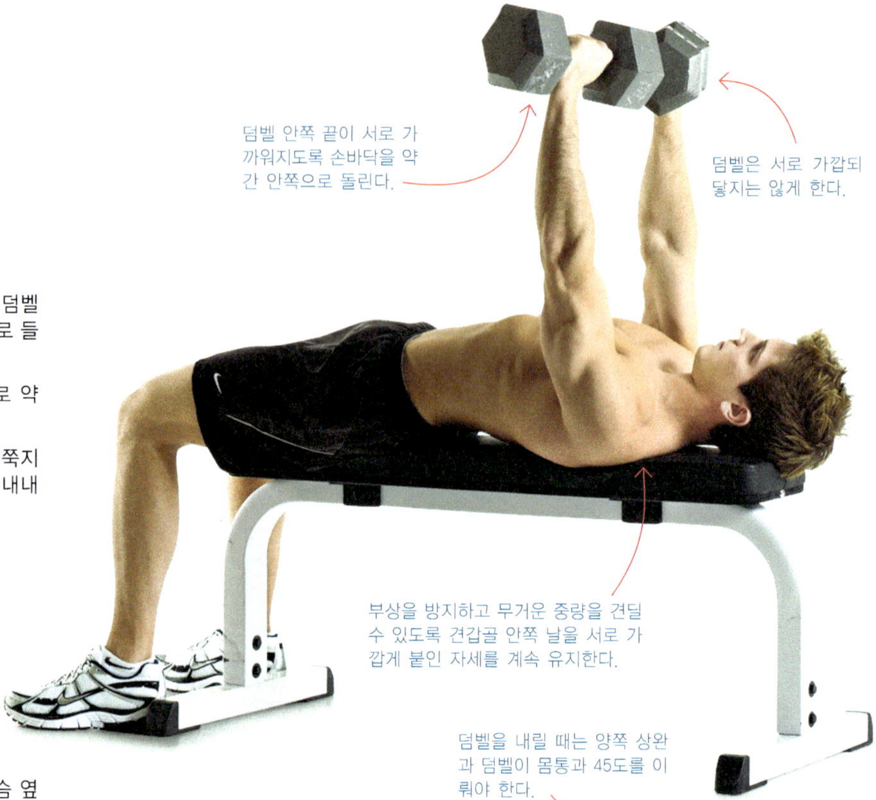

덤벨 안쪽 끝이 서로 가까워지도록 손바닥을 약간 안쪽으로 돌린다.

덤벨은 서로 가깝되 닿지는 않게 한다.

부상을 방지하고 무거운 중량을 견딜 수 있도록 견갑골 안쪽 날을 서로 가깝게 붙인 자세를 계속 유지한다.

B
- 손의 각도를 유지한 상태에서 덤벨이 가슴 옆까지 오도록 내린다.
- 최저지점에서 멈춘 다음, 최대한 빨리 팔꿈치를 펴면서 시작자세로 돌아간다.
- 매번 반복을 할 때마다 최고지점에서 팔을 완전히 편다.

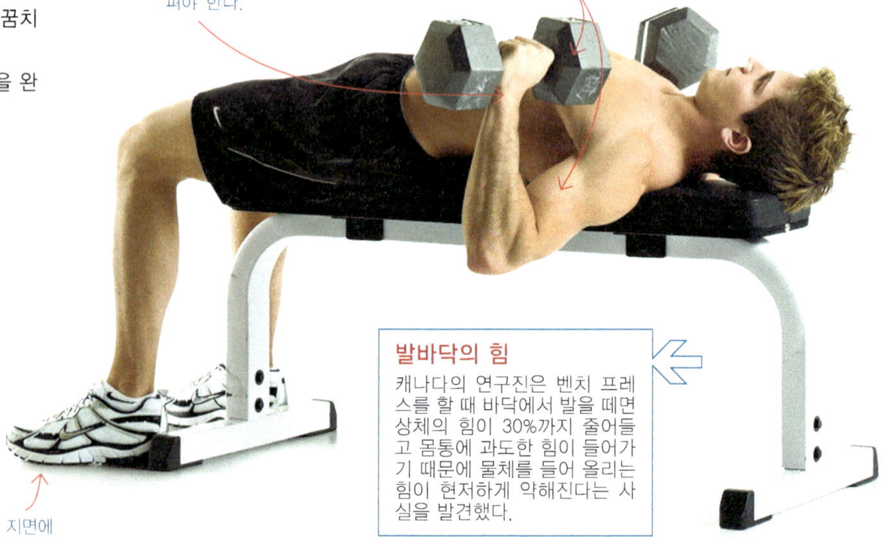

덤벨을 내릴 때는 양쪽 상완과 덤벨이 몸통과 45도를 이뤄야 한다.

손목을 곧게 펴야 한다.

> **중량 상승**
> 영국의 연구진은 벤치 프레스를 할 때 정신이 산만한 상태보다 정신을 집중한 상태에서 중량을 12% 더 들어 올릴 수 있다는 사실을 발견했다. 연구에 참여한 사람들은 운동 경험이 많은 이들로, 운동을 시작하기 전에 20초 동안 정신을 집중하는 시간을 가졌다. 그러므로 벤치 프레스를 할 때는 잡담을 삼가고 운동에 집중해야 한다.

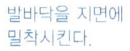
발바닥을 지면에 밀착시킨다.

> **발바닥의 힘**
> 캐나다의 연구진은 벤치 프레스를 할 때 바닥에서 발을 떼면 상체의 힘이 30%까지 줄어들고 몸통에 과도한 힘이 들어가기 때문에 물체를 들어 올리는 힘이 현저하게 약해진다는 사실을 발견했다.

Chapter 4

응용동작 #1
얼터네이팅 덤벨 벤치 프레스
Alternating Dumbbell Bench Press

- 양쪽 덤벨을 동시에 올리는 대신 팔을 바꿔가며 덤벨을 번갈아 들어 올린다.

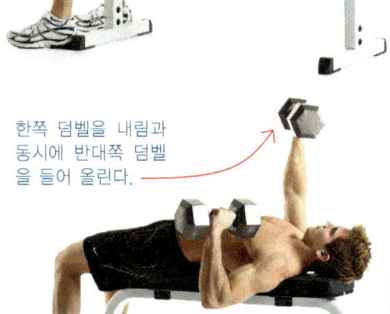

한쪽 덤벨을 내림과 동시에 반대쪽 덤벨을 들어 올린다.

응용동작 #2
얼터네이팅 뉴트럴-그립 덤벨 벤치 프레스
Alternating Neutral-Grip Dumbbell Bench Press

- 양쪽 덤벨을 동시에 올리는 대신 팔을 바꿔가며 덤벨을 번갈아 들어 올린다. 이때 한쪽 덤벨을 내림과 동시에 반대쪽 덤벨을 들어 올린다.

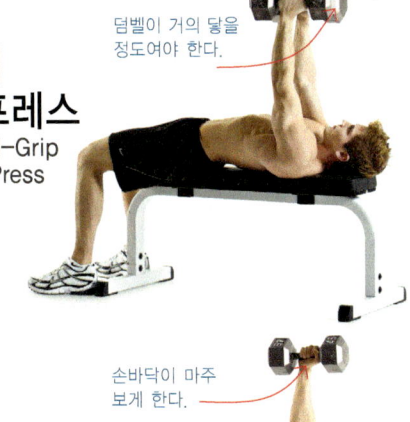

덤벨이 거의 닿을 정도여야 한다.

손바닥이 마주 보게 한다.

> 얼터네이팅 덤벨 프레스는 체중이 몸 양쪽에 계속 번갈아 실리기 때문에 코어 근육의 활성도가 증가한다.

응용동작 #3
뉴트럴-그립 덤벨 벤치 프레스 Neutral-Grip Dumbbell Bench Press

- 손바닥이 마주보도록 덤벨을 잡는다.

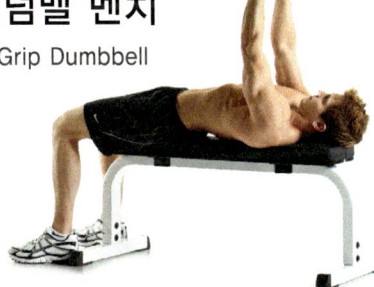

가슴 상단 강화
뉴트럴-그립 벤치 프레스는 인클라인 프레스처럼 가슴 상단에 힘이 더 많이 들어가기 때문에, 각도를 조절할 수 있는 벤치가 없는 경우 대흉근 상단을 효과적으로 단련할 수 있는 운동이다.

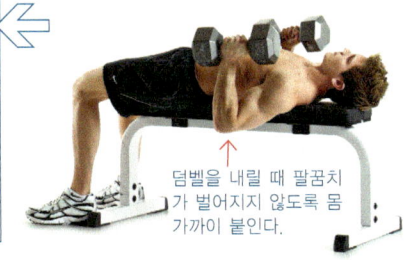

덤벨을 내릴 때 팔꿈치가 벌어지지 않도록 몸 가까이 붙인다.

응용동작 #4
싱글-암 덤벨 벤치 프레스 Single-Arm Dumbbell Bench Press

- 이 운동은 기본적인 덤벨 벤치 프레스와 같은 동작을 취하되, 한쪽 팔의 반복 횟수를 마친 다음 반대쪽 팔로 곧바로 반복하는 방식으로 한다.

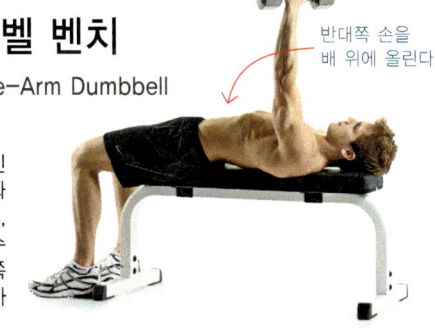

반대쪽 손을 배 위에 올린다.

복근 강화
한 손에만 덤벨을 들고 하는 운동은 모두 복근에 힘이 더 들어간다.

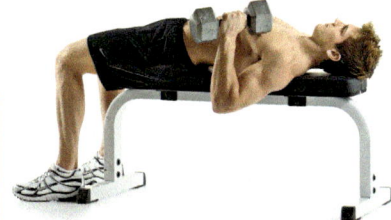

61

가슴 | 프레스 PRESSES

기본동작
인클라인 덤벨 벤치 프레스
Incline Dumbbell Bench Press

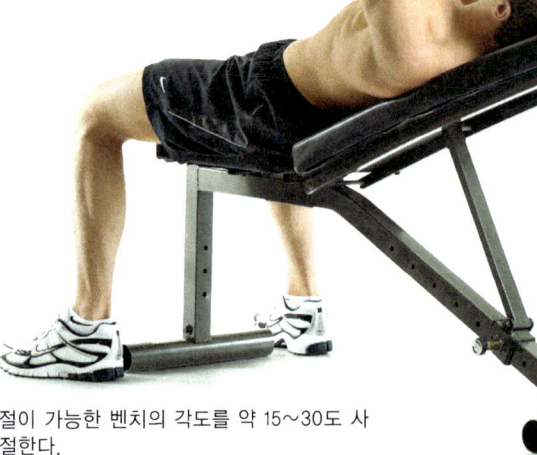

팔을 곧게 펴야 한다.

A
- 각도 조절이 가능한 벤치의 각도를 약 15~30도 사이로 조절한다.
- 벤치에 누워 어깨 위 지점에서 덤벨을 잡고 팔을 곧게 편다.

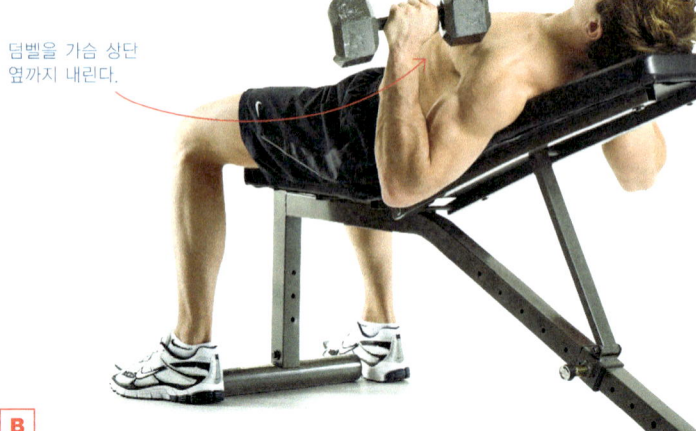

덤벨을 가슴 상단 옆까지 내린다.

B
- 덤벨을 가슴 높이까지 내린다.
- 최저지점에서 잠시 멈춘 다음, 팔을 펴면서 시작자세로 돌아간다.

응용동작 #1
뉴트럴-그립 인클라인 덤벨 벤치 프레스
Neutral-Grip Incline Dumbbell Bench Press

- 양쪽 손바닥이 마주보는 방향으로 덤벨을 잡고 실시한다.

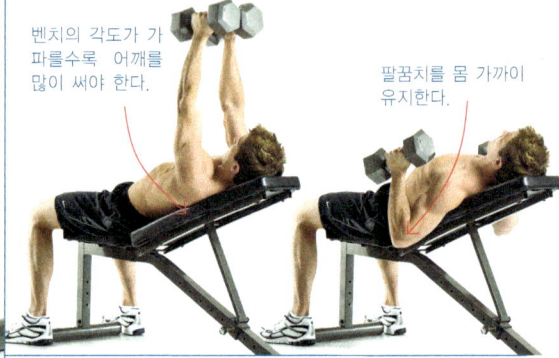

벤치의 각도가 가파를수록 어깨를 많이 써야 한다.

팔꿈치를 몸 가까이 유지한다.

응용동작 #2
얼터네이팅 인클라인 덤벨 벤치 프레스
Alternating Incline Dumbbell Bench Press

- 양쪽 덤벨을 동시에 올리는 대신 팔을 바꿔가며 덤벨을 번갈아 들어 올린다.

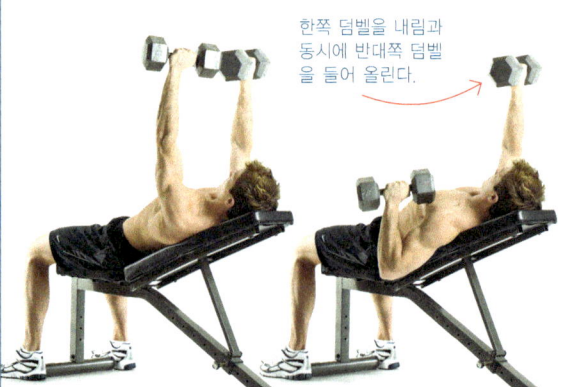

한쪽 덤벨을 내림과 동시에 반대쪽 덤벨을 들어 올린다.

Chapter 4

디클라인 덤벨 벤치 프레스
Decline Dumbbell Bench Press

A
- 양손에 덤벨을 잡고 디클라인 벤치에 눕는다.
- 덤벨은 가슴 하단 위쪽 지점에 위치한다.

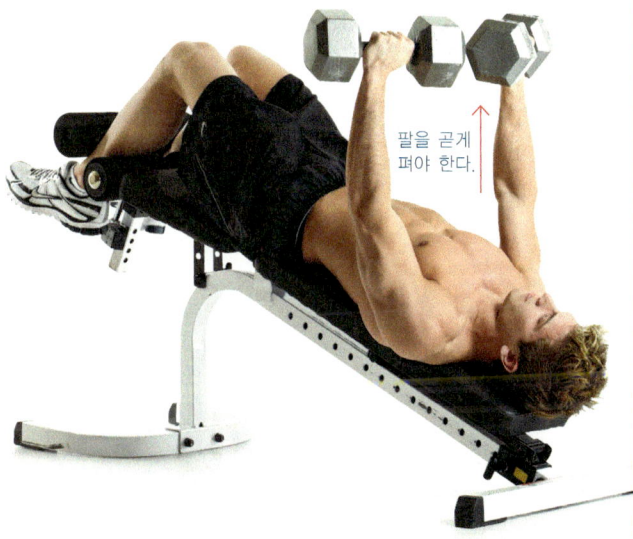

팔을 곧게 펴야 한다.

B
- 덤벨을 양쪽 가슴 하단 옆으로 내린다.
- 최저지점에서 잠시 멈춘 다음, 팔꿈치를 펴면서 시작 자세로 돌아간다.

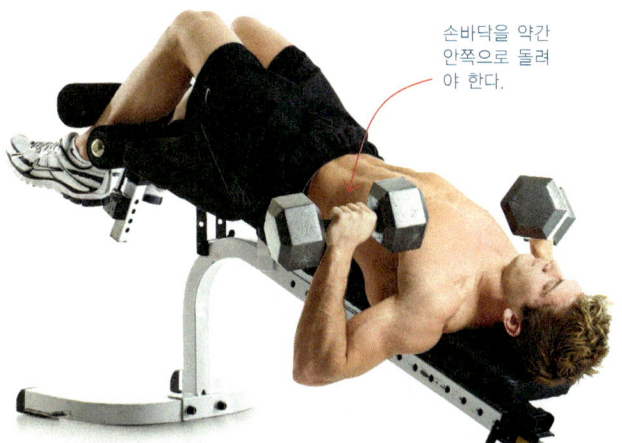

손바닥을 약간 안쪽으로 돌려야 한다.

덤벨 플로어 프레스
Dumbbell Floor Press

A
- 양손에 덤벨을 잡고 바닥에 눕는다.
- 가슴 위쪽으로 팔을 편다.

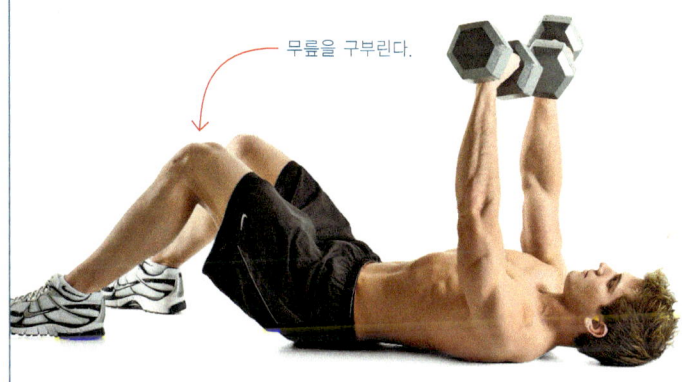

무릎을 구부린다.

B
- 상완이 바닥에 닿을 때까지 덤벨을 내린다.
- 최저지점에서 잠시 멈춘 다음, 팔꿈치를 펴면서 시작 자세로 돌아간다.

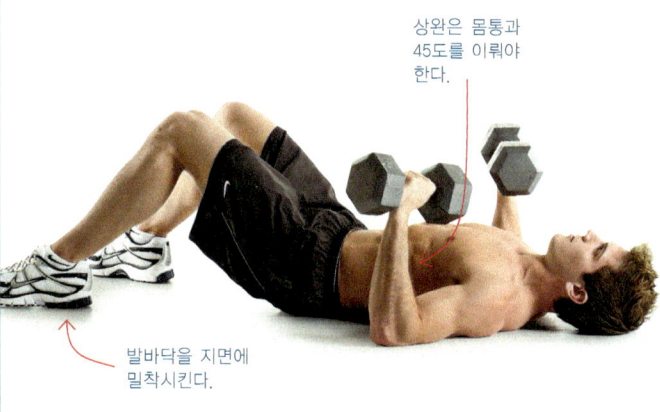

상완은 몸통과 45도를 이뤄야 한다.

발바닥을 지면에 밀착시킨다.

가슴 | 프레스 PRESSES

기본동작
스위스볼 덤벨 체스트 프레스
Swiss-Ball Dumbbell Chest Press

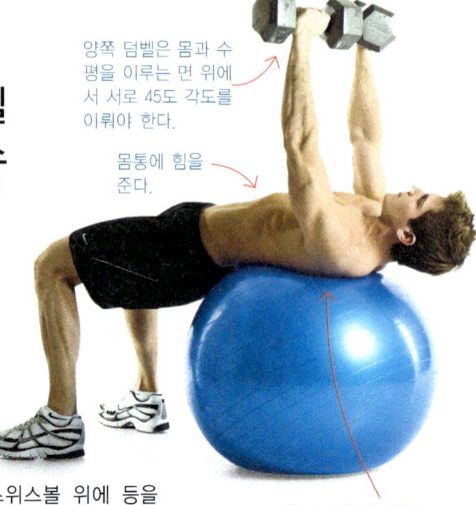

양쪽 덤벨은 몸과 수평을 이루는 면 위에서 서로 45도 각도를 이루어야 한다.

몸통에 힘을 준다.

A
- 양손에 덤벨을 잡고 스위스볼 위에 등을 대고 눕는다.
- 무릎부터 어깨까지 몸이 일직선이 되도록 엉덩이를 들어 올린다.
- 손바닥을 아래로 향하게 한 상태에서 바깥쪽으로 살짝만 돌린다.

등 상부와 중심부를 스위스볼 위에 단단히 고정시킨다.

손목을 최대한 편다.

엉덩이를 내리지 않는다.

발바닥을 지면에 밀착시킨다.

B
- 손의 각도를 유지한 상태에서 덤벨을 가슴 옆 위치로 내린다.
- 최저지점에서 잠시 멈춘 다음, 팔을 펴면서 덤벨을 최대한 빨리 들어 올린다.
- 매번 반복할 때마다 최고지점에서는 팔을 완전히 편다.

코어 근육 강화
호주의 연구진에 의하면, 스위스볼 위에서 체스트 프레스를 실시하면 벤치에서 같은 동작을 취할 때보다 코어 근육에 힘을 54%나 더 주게 된다. 그러나 이로 인해 들어 올릴 수 있는 중량이 줄어들기 때문에 가슴 근육은 그만큼 덜 수축된다.

응용동작
얼터네이팅 스위스볼 덤벨 체스트 프레스
Alternating Swiss-Ball Dumbbell Chest Press

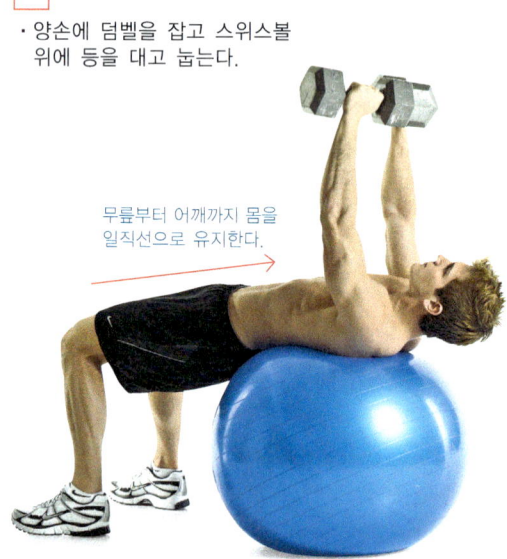

A
- 양손에 덤벨을 잡고 스위스볼 위에 등을 대고 눕는다.

무릎부터 어깨까지 몸을 일직선으로 유지한다.

B
- 양쪽 덤벨을 동시에 올리는 대신 팔을 바꿔가며 덤벨을 번갈아 들어 올린다.

한쪽 덤벨을 내림과 동시에 반대쪽 덤벨을 들어 올린다.

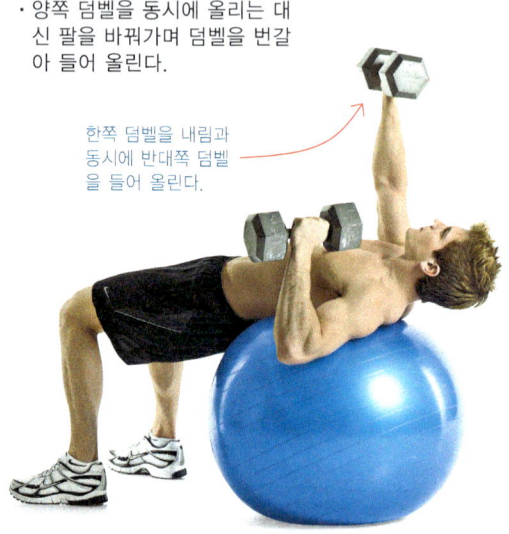

Chapter 4

기본동작
인클라인 스위스볼 덤벨 체스트 프레스
Incline Swiss-Ball Dumbbell Chest Press

A
- 몸통이 지면과 45도를 이루도록 스위스볼 위에 등을 대고 눕는다.
- 턱 위 지점으로부터 팔을 펴면서 덤벨을 들어 올린다.

몸통에 힘을 준다.

발바닥을 지면에 밀착시킨다.

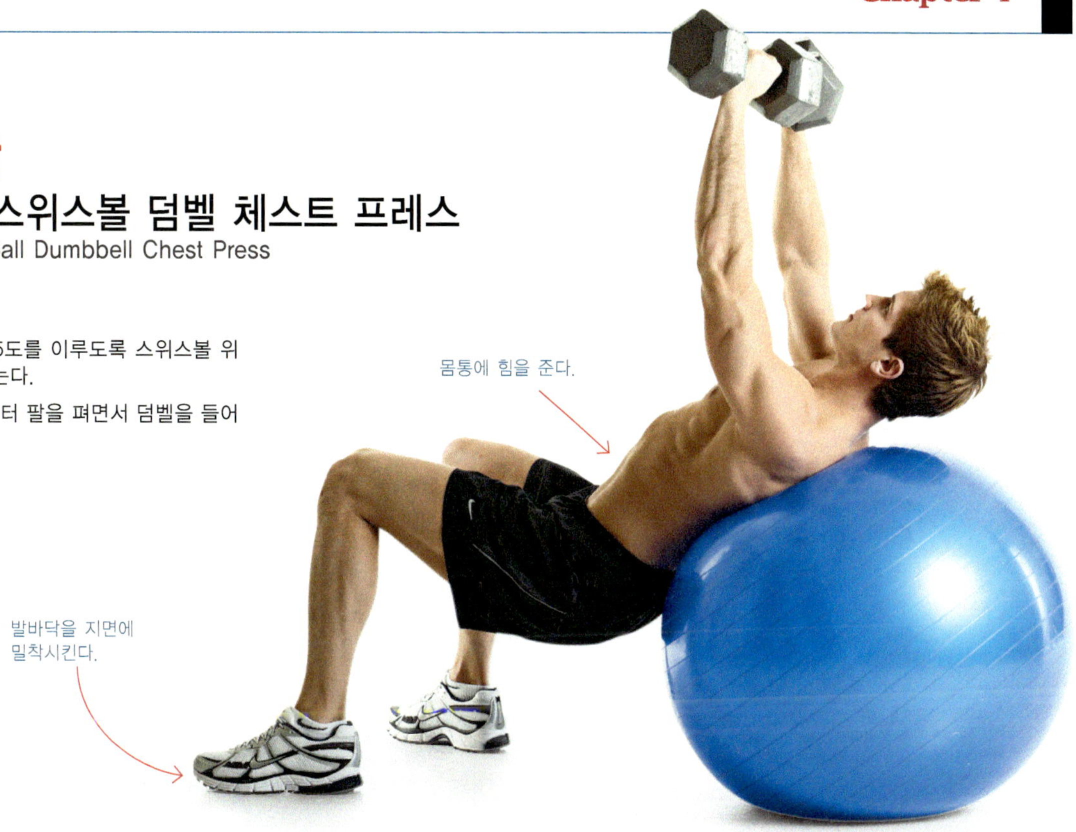

B
- 덤벨을 가슴 상단 옆으로 내린다.
- 최저지점에서 잠시 멈춘 다음, 팔을 펴면서 덤벨을 들어 올린다.

엉덩이를 내리지 않도록 주의한다.

65

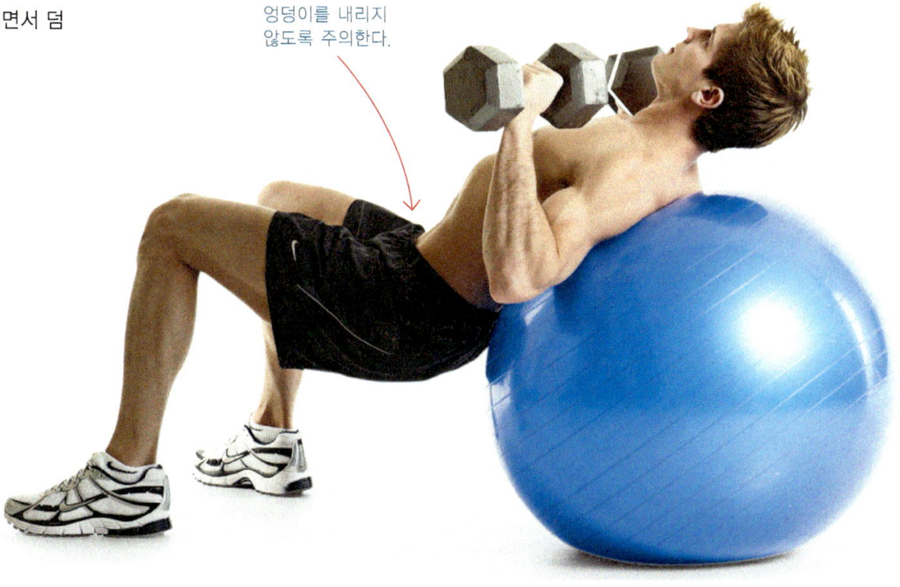

가슴 | 프레스 PRESSES

싱글-암 케이블 체스트 프레스
Single-Arm Cable Chest Press

A
- 오른손으로 케이블 스테이션의 하이 풀리 손잡이를 잡은 상태에서 중량 거치대를 등지고 선다.
- 손잡이를 잡고 있는 오른손과 팔꿈치가 어깨 높이에서 바닥과 수평이 되도록 팔꿈치를 구부리면서 들어 올린다. 그 다음 왼발을 앞으로 한 족장 내딛는다.

B
- 손잡이를 잡고 있는 오른팔을 앞으로 뻗는다.
- 그 다음 다시 팔꿈치를 천천히 구부리면서 시작자세로 돌아간다.
- 오른팔로 정해진 반복 횟수를 마친 다음 손을 바꾸어 동일한 요령으로 반복한다.

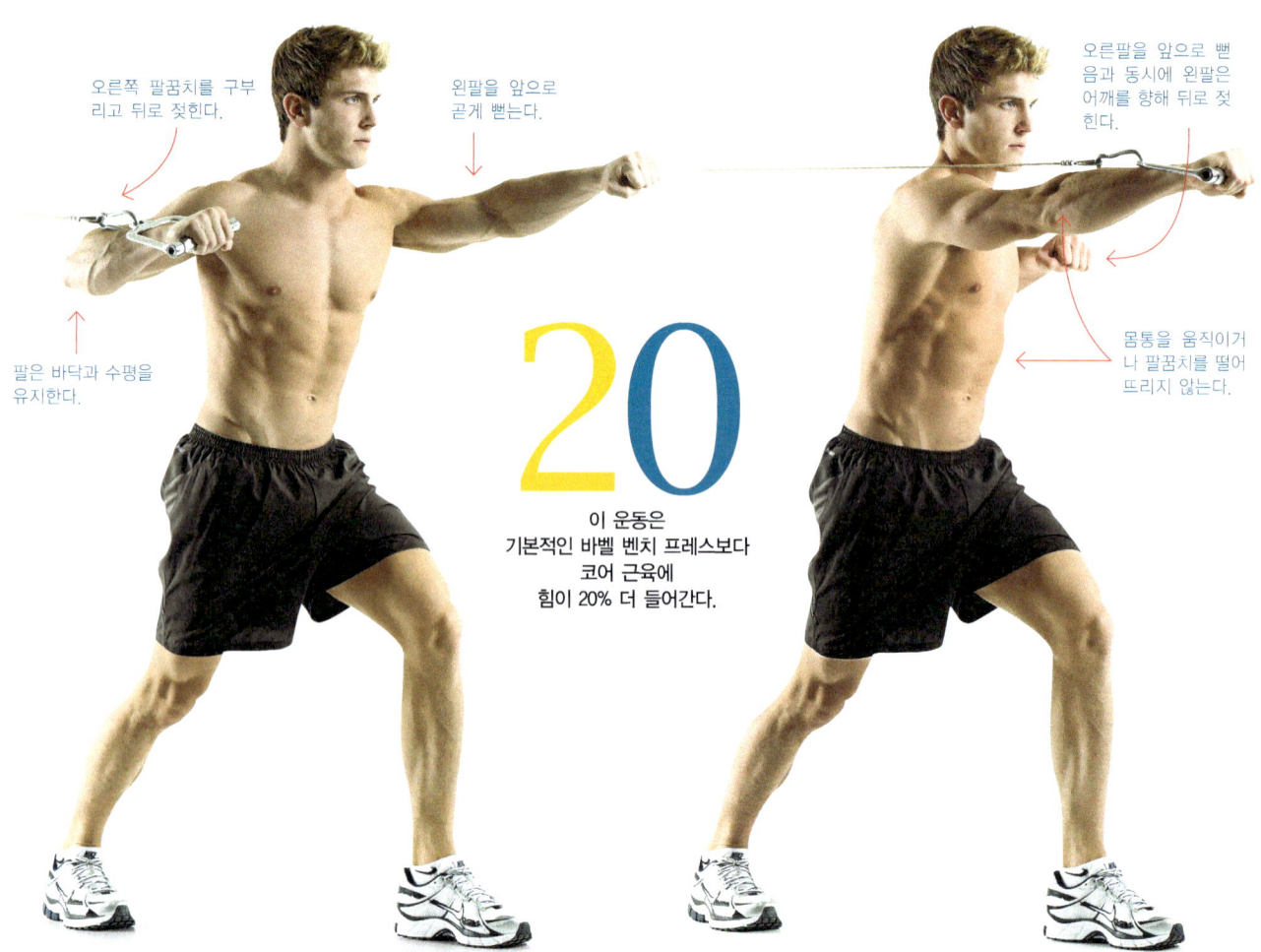

오른쪽 팔꿈치를 구부리고 뒤로 젖힌다.

왼팔을 앞으로 곧게 뻗는다.

팔은 바닥과 수평을 유지한다.

오른팔을 앞으로 뻗음과 동시에 왼팔은 어깨를 향해 뒤로 젖힌다.

몸통을 움직이거나 팔꿈치를 떨어뜨리지 않는다.

20
이 운동은 기본적인 바벨 벤치 프레스보다 코어 근육에 힘이 20% 더 들어간다.

메디신볼 체스트 패스
Medicine-Ball Chest Pass

A
- 콘크리트 벽에서 1미터 앞에 메디신볼을 들고 선다.
- 메디신볼을 양손으로 가슴 앞에 든다.
- 발을 어깨너비로 벌린다.

B
- 농구공을 패스하듯이 양손으로 메디신볼을 벽을 향해 던진다.
- 튕겨져 나오는 메디신볼을 잡는 동작을 반복한다.

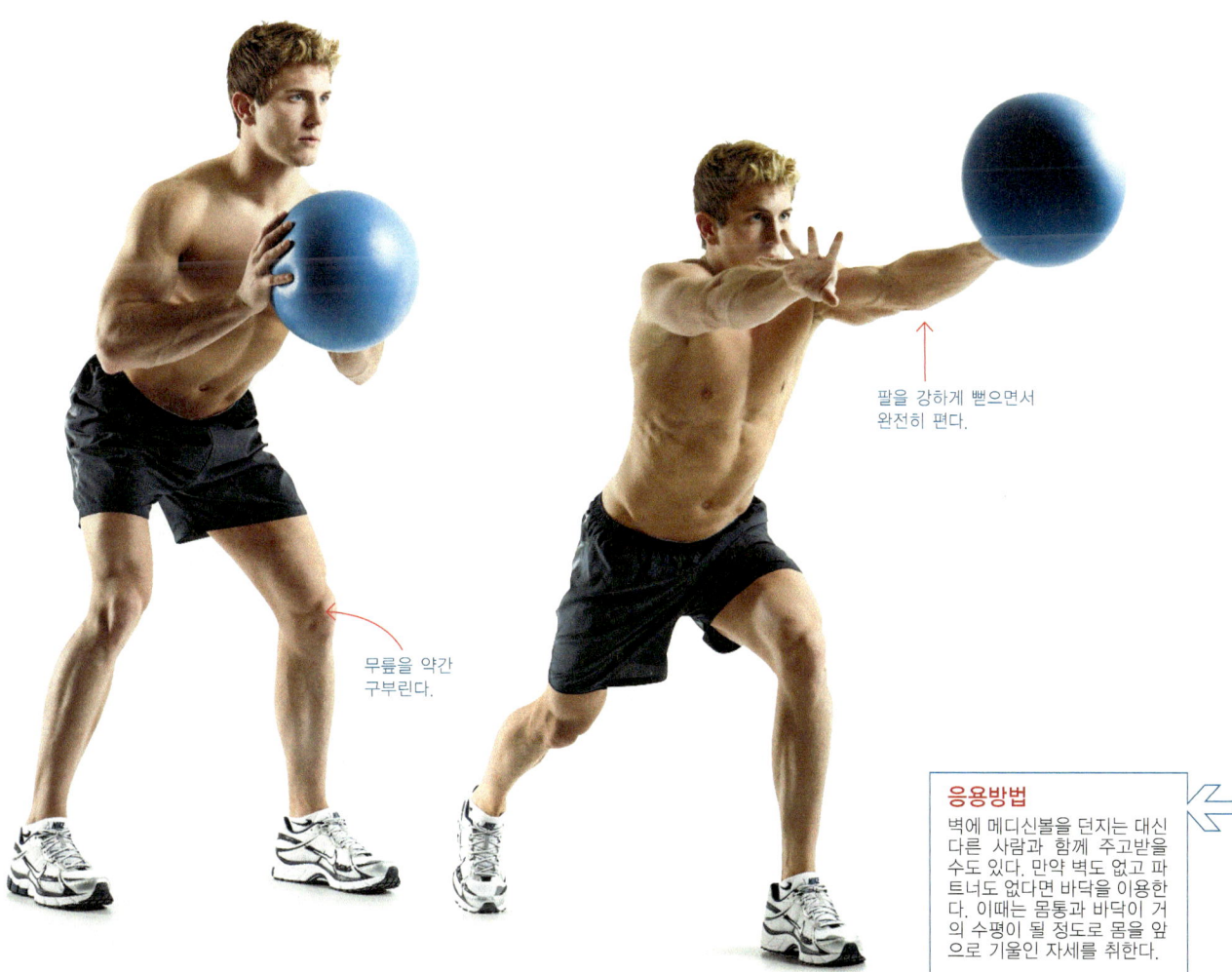

팔을 강하게 뻗으면서 완전히 편다.

무릎을 약간 구부린다.

응용방법
벽에 메디신볼을 던지는 대신 다른 사람과 함께 주고받을 수도 있다. 만약 벽도 없고 파트너도 없다면 바닥을 이용한다. 이때는 몸통과 바닥이 거의 수평이 될 정도로 몸을 앞으로 기울인 자세를 취한다.

가슴 | 플라이 FLYS

플라이의 주요 목표 근육은 대흉근이다. 이때 전면 삼각근은 동작을 보조한다.

기본동작
덤벨 플라이
Dumbbell Fly

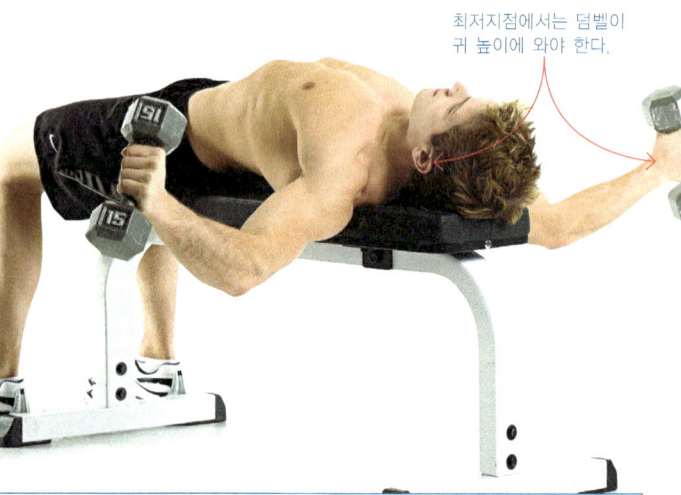

팔꿈치를 살짝 구부린다.

A
- 양손에 덤벨을 들고 평벤치에 눕는다.
- 덤벨을 어깨 높이에서 앞쪽으로 뻗은 다음, 팔꿈치를 살짝 구부린다. 이때 손바닥은 아래쪽을 향한다.

B
- 팔꿈치 각도를 유지하면서 상완이 바닥과 수평을 이루는 지점까지 내려가도록 양팔을 옆으로 벌린다.
- 최저지점에서 잠시 멈춘 다음, 덤벨을 다시 올리면서 시작자세로 돌아간다.

최저지점에서는 덤벨이 귀 높이에 와야 한다.

플라이 활용법
체스트 플라이는 전체 운동에서 막바지 즈음에 하는 것이 좋다. 트루먼 주립대학 연구진은 벤치 프레스에 비해 체스트 플라이를 할 때 가슴 근육에 힘이 들어가는 시간이 23% 짧다는 사실을 발견했다. 바벨 벤치 프레스 대신 덤벨 플라이를 할 수도 있지만, 주된 가슴 운동으로 활용하기에는 플라이 종류의 운동이 다소 약하다는 것이 연구진의 의견이다.

Chapter 4

응용동작 #1
인클라인 덤벨 플라이
Incline Dumbbell Fly

· 인클라인 벤치의 각도를 낮게 조절한 상태에서 벤치에 눕는다.

응용동작 #2
인클라인 덤벨 플라이 투 프레스
Incline Dumbbell Fly to Press

· 이 운동은 덤벨 플라이와 덤벨 프레스의 동작을 조합한 것이다. 먼저 인클라인 벤치에 누워 힘이 빠지기 시작할 때까지 인클라인 플라이를 최대한 반복한다. 그 다음 즉시 연이어 인클라인 덤벨 프레스를 최대한 반복한다. 이 때 자세가 흐트러져서는 안 된다.

WARNING!
체스트 플라이 머신의 맹점

펙데크 플라이 머신 Pec Deck Fly Machine이라고 알려져 있는 체스트 플라이 머신은 어깨 앞쪽을 과도하게 스트레칭시키기 때문에 어깨 주변 조직이 손상되고, 그로 인해 어깨 충돌 증후군 같이 고통스러운 증상이 나타날 수도 있다. 그러므로 이제부터는 플라이 머신을 이용하는 대신 이번 장에서 소개하는 플라이 운동들을 하기 바란다. 어떤 운동이든지 관절 가동범위 전체에 걸쳐 통증이나 이상 징후가 없을 때에만 운동의 효과를 볼 수 있다.

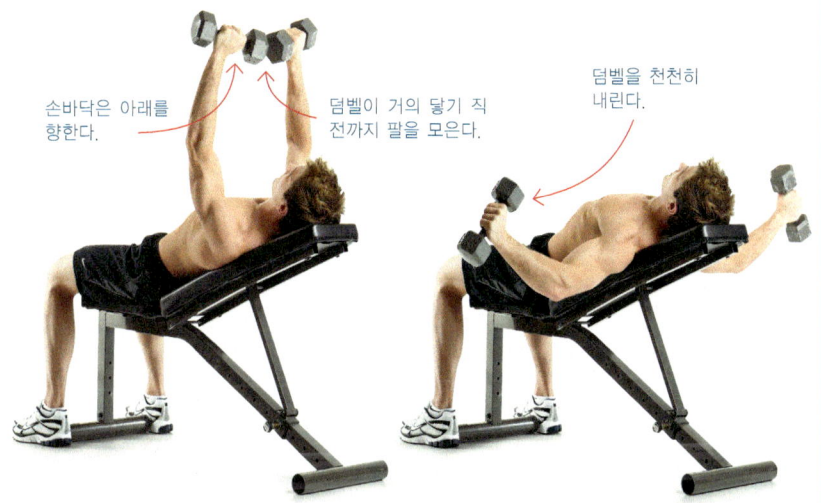

손바닥은 아래를 향한다.
덤벨이 거의 닿기 직전까지 팔을 모은다.
덤벨을 천천히 내린다.

응용동작 #3
디클라인 덤벨 플라이
Decline Dumbbell Fly

· 디클라인 벤치에 누워 동작을 실시한다.

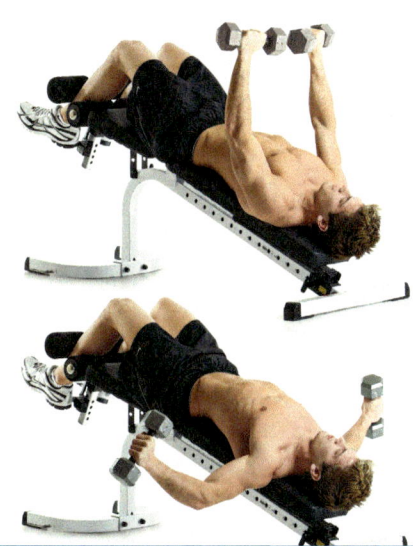

응용동작 #4
스위스볼 덤벨 플라이
Swiss-Ball Dumbbell Fly

· 등 상부와 등 중심부를 스위스볼 위에 단단히 대고 눕는다.

무릎부터 어깨까지 몸 전체를 일직선으로 유지한다.

가슴 | 플라이 FLYS

스탠딩 케이블 플라이
Standing Cable Fly

A
- 케이블-크로스오버 스테이션의 하이 풀리 케이블에 손잡이를 부착한다.
- 케이블 스테이션을 등지고 서서 양손으로 손잡이를 잡은 다음, 다리를 앞뒤로 한 족장 벌리고 중앙에 선다.

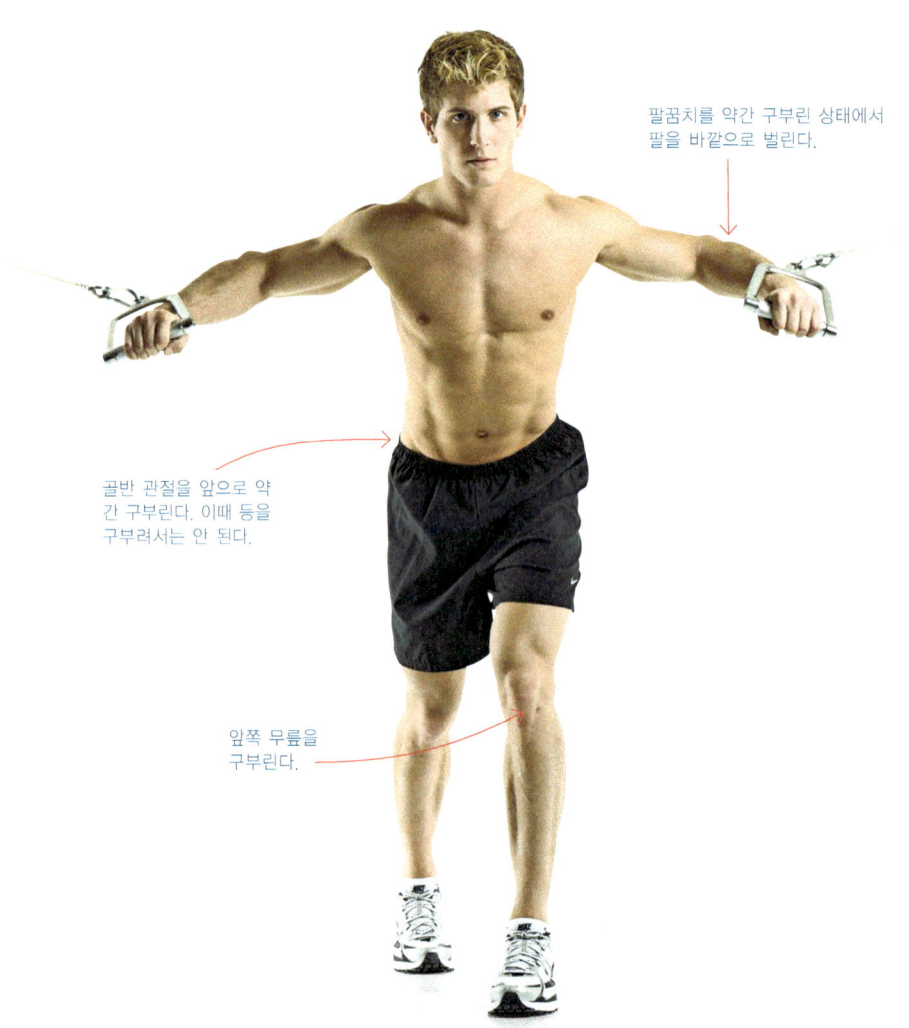

팔꿈치를 약간 구부린 상태에서 팔을 바깥으로 벌린다.

골반 관절을 앞으로 약간 구부린다. 이때 등을 구부려서는 안 된다.

앞쪽 무릎을 구부린다.

Chapter 4

61

영국의 연구진에 의하면,
운동을 하루 쉴 경우에는
그 다음 주에도 운동을 하루 빼먹을
가능성이 61%다.
앞으로는 운동을 나설 때
이 사실을 반드시 기억하자.

B
- 팔꿈치 각도를 계속 유지하면서 손잡이가 몸 앞쪽에서 교차할 때까지 앞, 아래쪽으로 잡아당긴다.
- 케이블을 완전히 당긴 다음, 천천히 시작자세로 돌아간다.

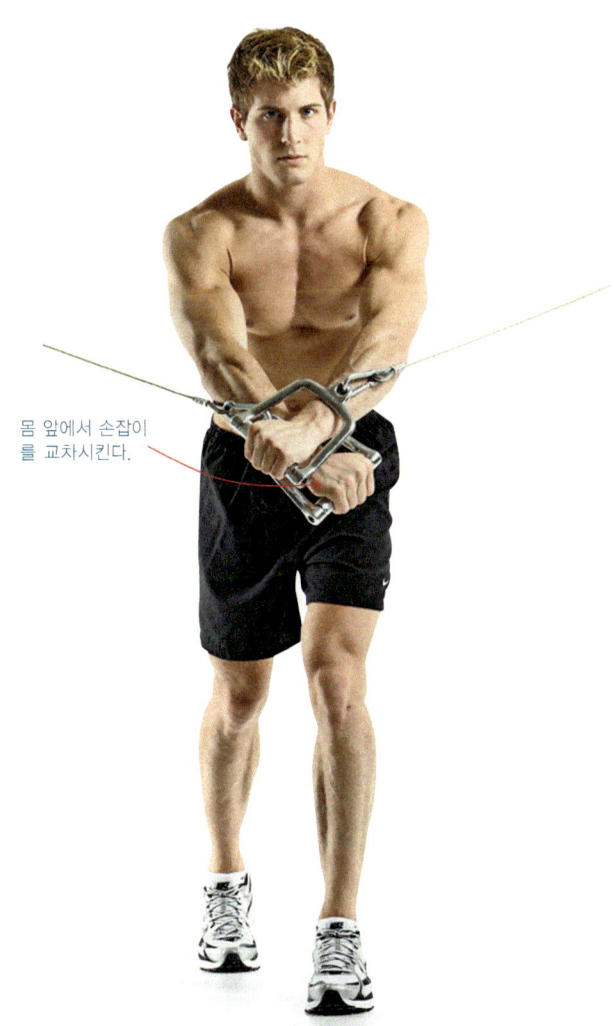

몸 앞에서 손잡이를 교차시킨다.

가슴

맨즈헬스 공개! 최강의 가슴 운동
푸시업 플러스
Pushup Plus

푸시업 플러스는 가슴 근육뿐만 아니라 전거근을 매우 효과적으로 자극하는 운동이다. 양쪽 가슴의 측면을 이루는 몸통 부위에 톱니바퀴처럼 붙어 있는 전거근은 견갑골의 움직임을 보조하는 작지만 중요한 근육이다. 하지만 대부분 전거근을 무시하기 때문에 약해지기도 쉽다. 전거근이 약해지면 어깨 충돌 증후군 같이 고통스러운 부상을 입을 가능성이 높아진다. 어깨 충돌 증후군은 근육의 건이 어깨 관절 사이에 낄 때 발생하는 증상이다. 뿐만 아니라, 전거근이 약해지면 견갑골이 앞, 아래쪽으로 기울어지고 그로 인해 어깨가 굽어져 자세가 돌이킬 수 없이 망가질 수도 있다.

푸시업 플러스는 전거근을 강화하여 이런 문제점을 예방할 수 있는 운동이다. 푸시업 플러스에서 천정을 향해 등 상부를 밀어 올리는 마지막 동작은 전거근을 강화하는 데 아주 효과적이다. 미네소타 대학 연구진은 푸시업 플러스가 기본적인 푸시업보다 전거근을 38%나 더 활성화시킨다는 사실을 발견했다.

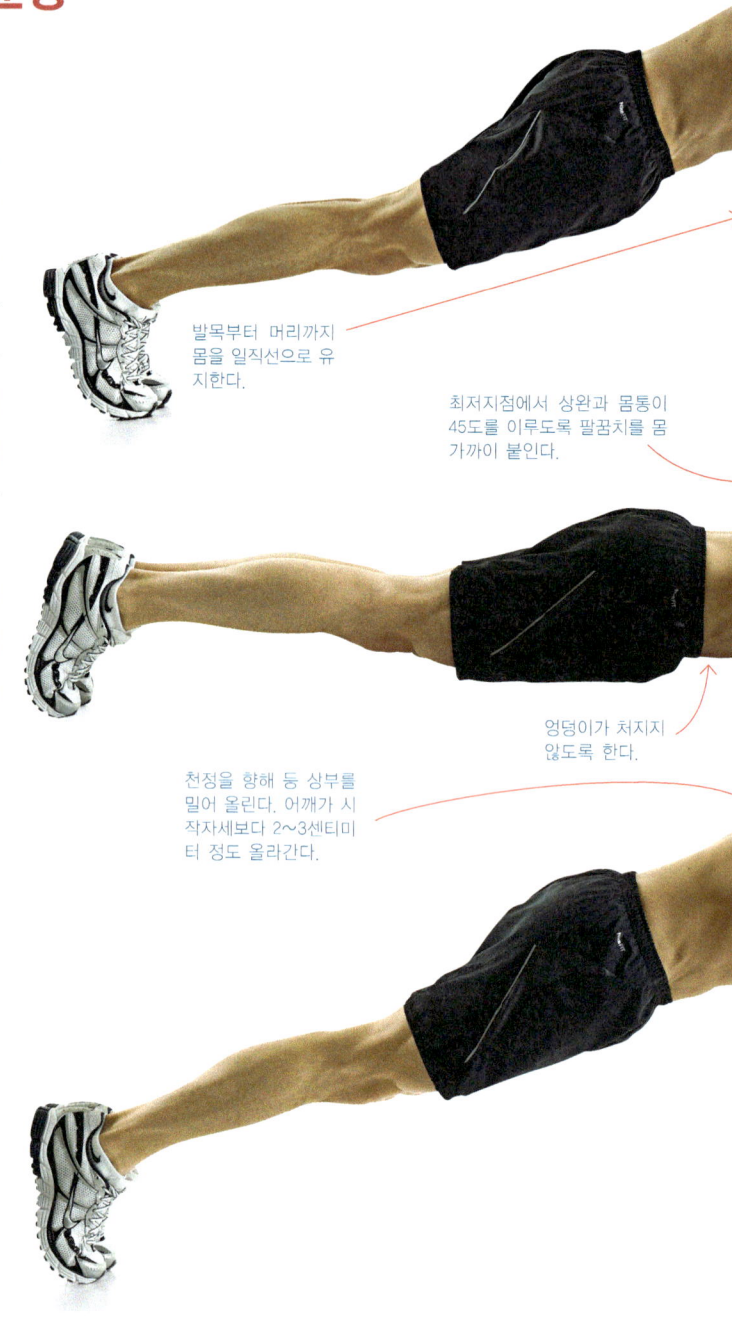

발목부터 머리까지 몸을 일직선으로 유지한다.

최저지점에서 상완과 몸통이 45도를 이루도록 팔꿈치를 몸 가까이 붙인다.

엉덩이가 처지지 않도록 한다.

천정을 향해 등 상부를 밀어 올린다. 어깨가 시작자세보다 2~3센티미터 정도 올라간다.

Chapter 4

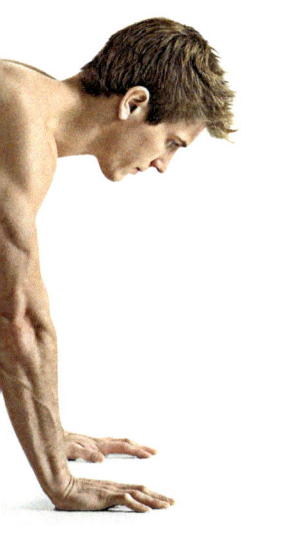

A
- 양손을 어깨너비보다 약간 넓게 벌리고 어깨로부터 수직으로 팔을 뻗어 기본 푸시업 자세를 취한다.
- 복부를 가격당할 때처럼 복근에 힘을 준 자세를 계속 유지한다.

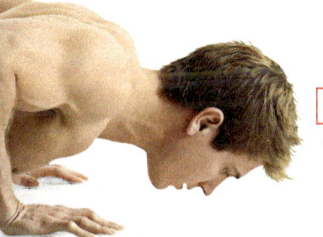

B
- 가슴이 거의 바닥에 닿을 때까지 몸을 내린다.

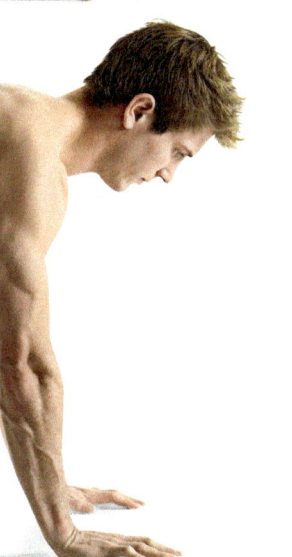

C
- 최저지점에서 잠시 멈춘 다음, 팔꿈치를 펴면서 최대한 빨리 시작자세로 돌아간다.
- 팔을 완전히 편 다음에는 천정을 향해 등 상부를 밀어 올린다. 이 동작은 눈으로 확인하기 어려울 정도로 미묘하지만 느낌은 확실히 다르다.
- 등 상부를 밀어 올린 상태에서 1초 동안 멈춘 다음, 다시 전체 푸시업을 시작한다.

> **보너스 운동!**
> ## 스위스볼 푸시업 플러스
> Swiss-Ball Pushup Plus

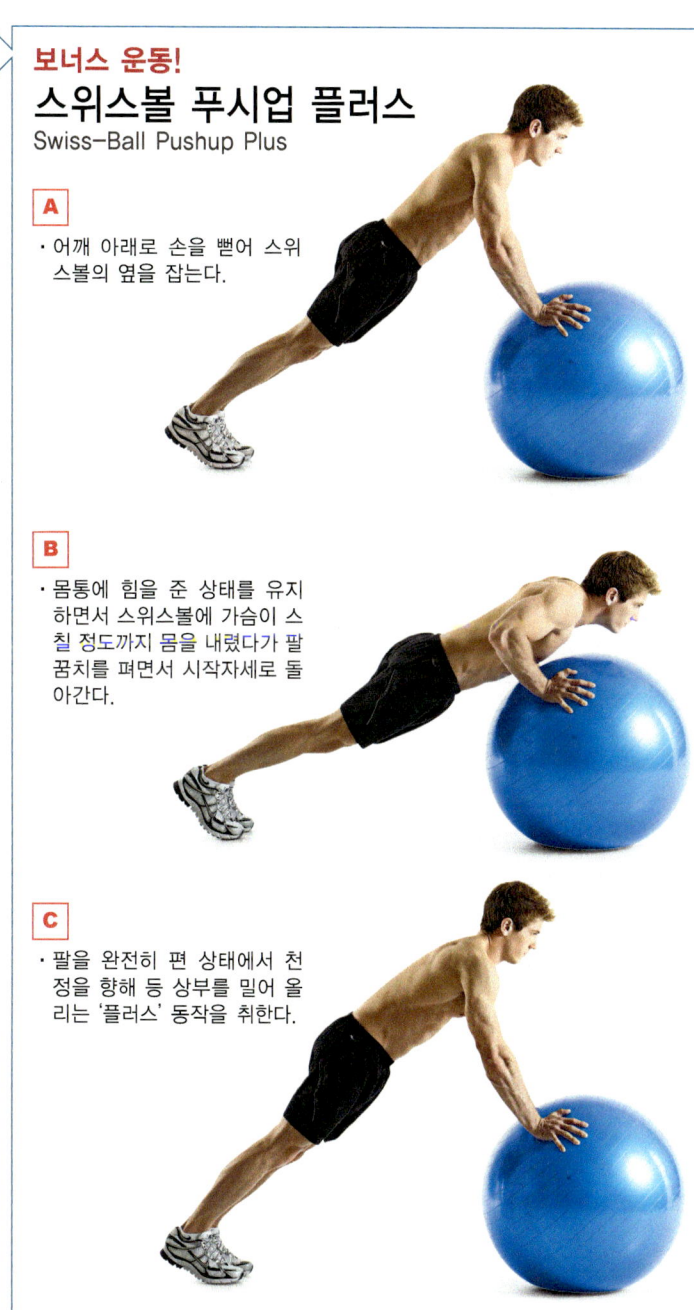

A
- 어깨 아래로 손을 뻗어 스위스볼의 옆을 잡는다.

B
- 몸통에 힘을 준 상태를 유지하면서 스위스볼에 가슴이 스칠 정도까지 몸을 내렸다가 팔꿈치를 펴면서 시작자세로 돌아간다.

C
- 팔을 완전히 편 상태에서 천정을 향해 등 상부를 밀어 올리는 '플러스' 동작을 취한다.

가슴

맨즈헬스 공개! 최강의 가슴 스트레칭
도어웨이 스트레칭
Doorway Stretch

효과
도어웨이 스트레칭은 소흉근을 이완시킨다. 책상에서 일을 많이 하는 사람들은 소흉근이 뻣뻣해지기 쉽다. 소흉근이 뻣뻣하면 견갑골이 전방으로 쏠리기 때문에 자세가 곧지 않고 구부정해지기 때문에 키도 작아 보인다.

활용법
양쪽에 각각 30초씩 2회를 1세트로 잡고 한 번에 총 3세트를 실시한다. 하루에 3번 실시하면 가슴이 뻣뻣한 증상이 사라진다.

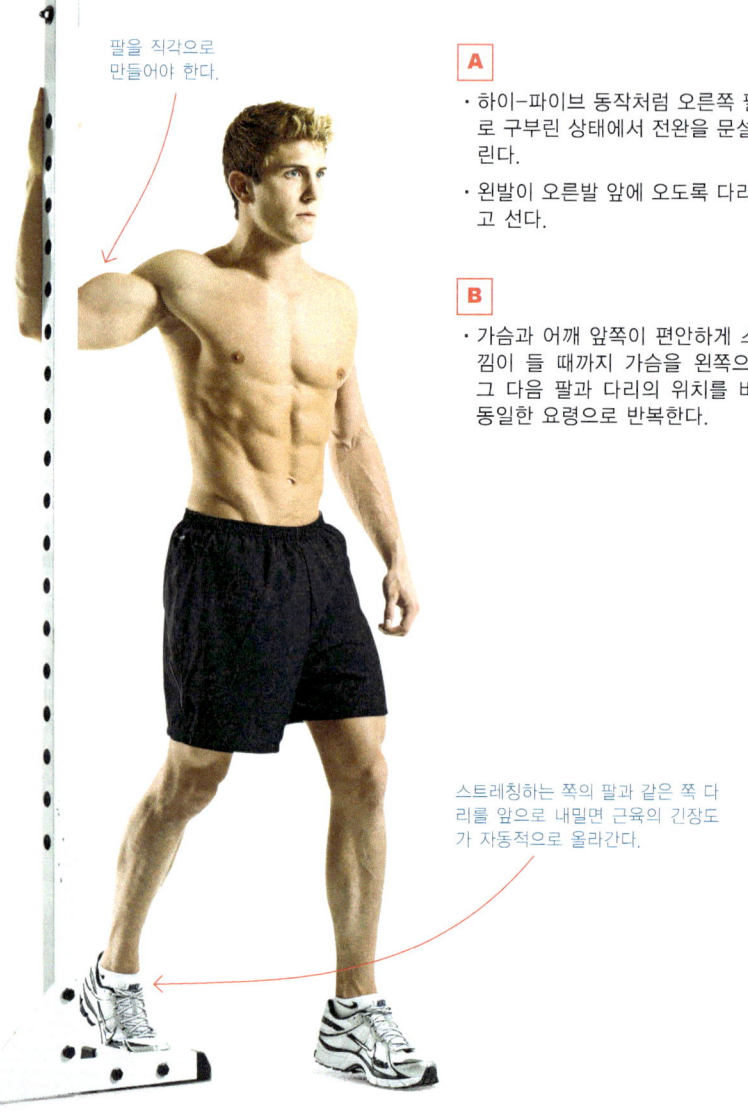

팔을 직각으로 만들어야 한다.

A
- 하이-파이브 동작처럼 오른쪽 팔꿈치를 직각으로 구부린 상태에서 전완을 문설주나 기둥에 올린다.
- 왼발이 오른발 앞에 오도록 다리를 앞뒤로 벌리고 선다.

B
- 가슴과 어깨 앞쪽이 편안하게 스트레칭되는 느낌이 들 때까지 가슴을 왼쪽으로 회전시킨다. 그 다음 팔과 다리의 위치를 바꾸어 반대쪽도 동일한 요령으로 반복한다.

스트레칭하는 쪽의 팔과 같은 쪽 다리를 앞으로 내밀면 근육의 긴장도가 자동적으로 올라간다.

완벽한 가슴 만들기

플랜 선택: 아래의 3가지 루틴 가운데 하나를 선택한다.

▌복합 세트

복합 세트식 운동의 전제조건은 간단하다: 근육이 완전히 회복할 시간을 주지 않음으로써 근육 피로를 견딜 수 있는 능력을 기르는 것이다. 이렇게 하면 시간이 지나면서 어떤 가슴 운동이든지 더 많이 반복할 수 있는 능력을 갖게 되고, 결과적으로 근육량도 늘어난다.

활용법: 중간 휴식시간 없이 딥과 푸시업을 8회씩 번갈아 실시한다. 그리고 8회씩 마친 다음에는 최종적으로 딥과 푸시업을 각각 1회만 반복할 때까지 반복 횟수를 1회씩 줄여가며 번갈아 실시한다. 즉, 8회씩 반복한 다음에는 7회, 다음에는 6회, 다음에는 5회 등 순차적으로 반복 횟수를 줄여서 1회까지 가는 것이다. 최종 1회까지 마치고 나면 90초 동안 휴식을 취한 다음, 다시 처음부터 전체 과정을 반복한다. 그리고 근력이 좋아지면 시작시점의 반복 횟수를 1회씩 늘린다. 이러한 복합운동은 최대 5일마다 1회씩 실시한다.

▌파동식 근력강화 세트

연구에 의하면 반복의 범위에 파동식으로 주기적인 변화를 주면 매일 같은 수로 반복하는 경우보다 근력이 2배나 상승한다.

활용법: 일주일에 3회 운동하고, 각 운동일 사이에는 최소한 하루 동안 휴식을 취한다.

- 월요일(운동 1)에는 바벨 벤치 프레스를 4세트 실시한 다음, 인클라인 바벨 벤치 프레스를 4세트 실시한다. 각 세트의 반복 횟수는 4~6회로 맞추고 세트 사이에는 90초 동안 휴식을 취한다.
- 화요일(운동 2)에는 싱글-암 케이블 체스트 프레스를 3세트 실시한 다음, 인클라인 덤벨 벤치 프레스를 3세트 실시한다. 각 세트의 반복 횟수는 10~12회로 맞추고 세트 사이에는 60초 동안 휴식을 취한다.
- 금요일(운동 3)에는 딥을 2세트 실시한 다음, 푸시업을 2세트 실시한다. 각 세트의 반복 횟수는 15~20회로 맞추고 세트 사이에는 45초 동안 휴식을 취한다.

▌시간절약형 3종 세트

3가지 가슴 운동을 휴식 없이 연달아 실시하면 자연스럽게 시간이 절약된다. 그리고 이런 방식으로 운동을 진행하면 가슴 근육이 긴장하는 시간도 길어진다. 이는 근육 성장을 촉진시키는 효과적인 방법이다.

활용법: 한 번 운동을 할 때 3가지 종류의 다른 운동을 중간 휴식시간 없이 연달아 1세트씩 실시한다. 아래 표의 A, B, C 그룹에서 각각 한 가지 운동을 선택하여 취향대로 프로그램을 만들어보자. A그룹에서 뽑은 운동은 4~6회로 1세트, B그룹은 10~12회로 1세트, C그룹은 15~20회로 1세트를 연달아 실시한 다음, 60초 동안 휴식을 취하는 방식으로 총 3회를 실시하고 이를 다시 전체적으로 4라운드 실시한다. 이러한 시간절약형 3종 세트 프로그램은 일주일에 2번 실시하고, 각 운동일 사이에는 최소 3일 동안 휴식을 취한다.

운동 그룹 A	운동 그룹 B	운동 그룹 C
• 덤벨 벤치 프레스 ǀ p.60	• 인클라인 덤벨 벤치 프레스 ǀ p.62	• 푸시업 또는 딥의 모든 응용동작 ǀ p.42~53
• 얼터네이팅 덤벨 벤치 프레스 ǀ p.61	• 얼터네이팅 인클라인 덤벨 벤치 프레스 ǀ p.62	
• 뉴트럴-그립 덤벨 벤치 프레스 ǀ p.61	• 뉴트럴-그립 인클라인 덤벨 벤치 프레스 ǀ p.62	
• 얼터네이팅 뉴트럴-그립 덤벨 벤치 프레스 ǀ p.61	• 인클라인 스위스볼 덤벨 체스트 프레스 ǀ p.65	
• 스위스볼 덤벨 체스트 프레스 ǀ p.64	• 리버스-그립 바벨 벤치 프레스 ǀ p.56	
• 얼터네이팅 스위스볼 덤벨 체스트 프레스 ǀ p.64	• 인클라인 바벨 벤치 프레스 ǀ p.58	
• 바벨 벤치 프레스 ǀ p.54		

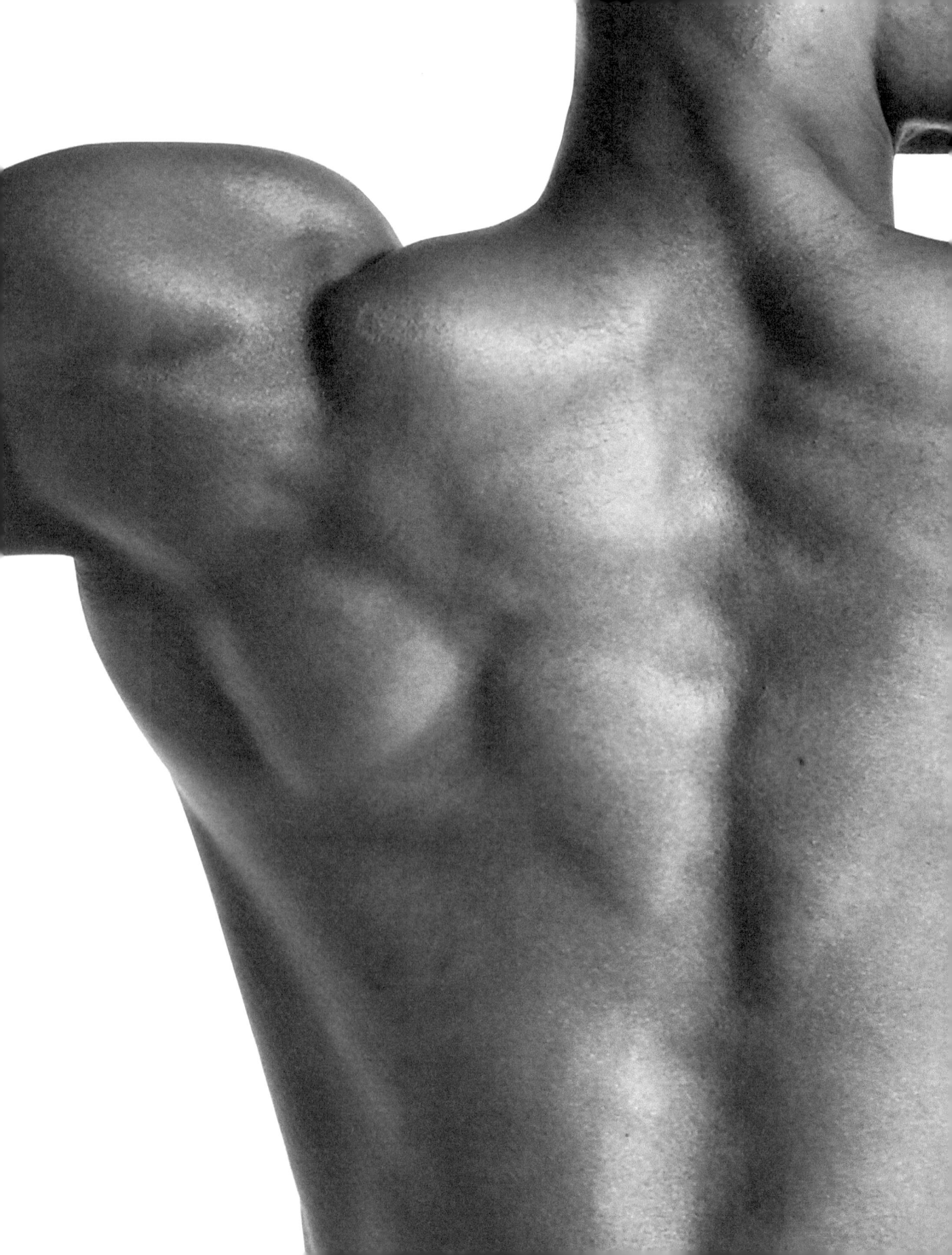

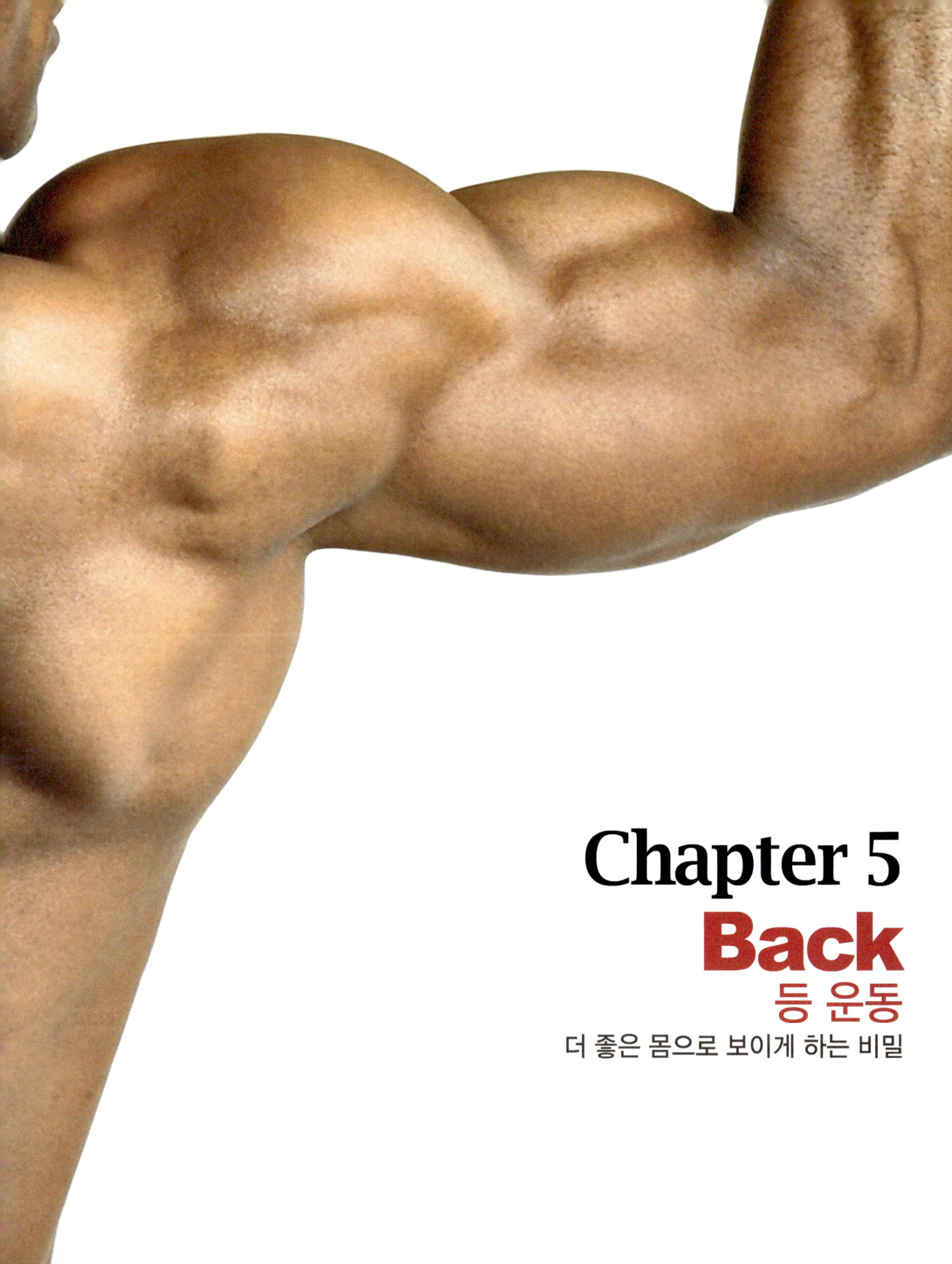

Chapter 5
Back
등 운동
더 좋은 몸으로 보이게 하는 비밀

Chapter 5: 등 운동

Back

누군가의 등이 아름답다는 말은 사실 좀처럼 듣기 어렵다. 몸 앞쪽 근육만큼 등 근육에 신경을 쓰는 사람도 많지 않다. 아주 잘 다듬어진 가슴을 가진 사람도 상대적으로 등 근육은 소홀하기 쉽다. 그러나 등 근육이 부실하면 자세가 무너진다. 가슴 근육이 등 근육보다 크고 강하면 몸 앞뒤의 균형이 맞지 않기 때문에 어깨가 앞으로 당겨지고 결과적으로 등이 굽는다.

하지만 너무 걱정할 필요는 없다. 지금 균형이 무너져 있더라도 등 근육을 강화하면 자세를 다시 펼 수 있다. 자세를 바로 잡으면 걸음걸이도 멋있고 당당해 보인다.

등 운동의 보너스 효과

- **벤치 프레스 능력 상승:** 등 상부와 중심부의 근육은 어깨 관절을 안정 시키는 데 결정적인 역할을 한다. 어깨가 강하고 탄탄하면 벤치 프레스에서 암 컬에 이르는 모든 상체 운동을 할 때 더 무거운 중량을 들어 올릴 수 있다.

- **이두근 급증:** 등 운동을 할 때는 중량을 들어올리기 위해 언제나 팔꿈치를 구부려야 한다. 팔꿈치를 구부린다는 것은 이두근을 수축시킨다는 뜻이다. 로우나 친업 같이 전통적인 등 운동이든 암 컬이든 모두 마찬가지다. 팔의 움직임이 등 근육에 어떤 영향을 미치는지 잘 생각해보자.

- **뱃살 퇴출:** 등 근육을 만들면 신진대사율이 높아지기 때문에 뱃살도 함께 빠진다. 근육량이 많아질수록 칼로리 소모량도 높아진다는 사실을 기억하자.

등을 이루는 근육들

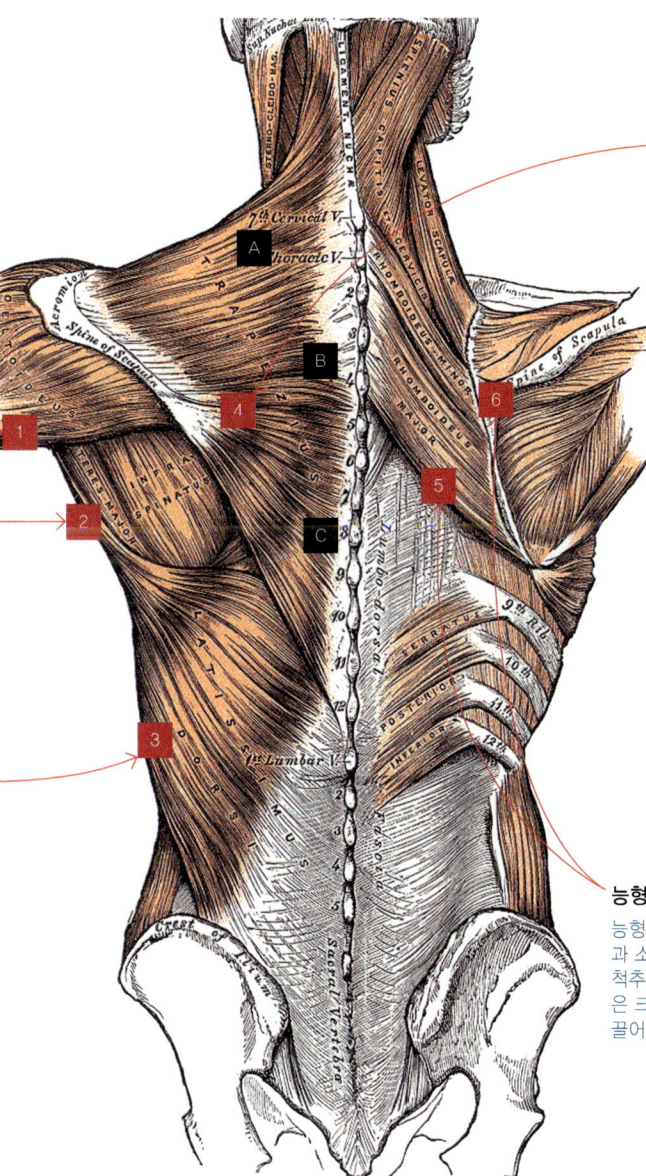

후면 삼각근 Rear Deltoid

후면 삼각근[1]은 어깨 근육으로만 생각하기 쉽지만 실제로는 상완을 후방으로 잡아당기는 역할을 하기 때문에 등 상부의 움직임에도 큰 영향을 미친다. 로우 종류의 운동을 할 때 역시 후면 삼각근이 큰 역할을 한다.

대원근 Teres Major

대원근[2]은 광배근처럼 견갑골의 외측 모서리에서 시작하여 상완의 안쪽 면에 부착된다. 그러므로 대원근은 상완을 몸통의 아래쪽으로 잡아당기는 광배근의 기능을 보조하는 역할을 한다.

광배근 Latissimus Dorsi

광배근[3]은 척추와 골반이 있는 등의 절반 아래 부분에서 시작하여 상완 안쪽 면에 부착된다. 광배근은 높은 선반에 있는 물체를 잡을 때처럼 팔을 올린 상태에서 상완을 몸통으로 다시 끌어내리는 역할을 한다. 그러므로 광배근을 단련하려면 친업, 풀업, 랫풀다운, 풀오버 같이 높은 곳에 있는 중량을 끌어내리는 동작을 취하는 운동을 해야 한다.

승모근 Trapezius

승모근[4]은 등 상부에 위치한 삼각형 모양의 근육으로, 근섬유의 배열이 다양하기 때문에 여러 가지 동작에 동원된다.
　승모근의 위쪽 근섬유[A]는 어깨를 으쓱거리는 동작을 취할 때처럼 견갑골을 들어 올리는 역할을 한다. 이 근섬유를 단련하는 데 가장 좋은 운동은 래터럴 레이즈와 슈럭이다. 이 운동들은 Chapter 6 어깨 운동에 나와 있다.
　척추와 수직을 이루고 있는 승모근의 중간 근섬유[B]는 등의 중심선을 향해 견갑골을 잡아당기는 역할을 한다. 이 근섬유는 로우 종류의 운동으로 강화할 수 있다.
　견갑골을 향해 대각선으로 올라가는 형상을 하고 있는 승모근의 하단 근섬유[C]는 견갑골을 아래로 잡아당기는 역할을 한다. 이 근섬유들 역시 로우 종류의 운동으로 강화할 수 있다.

능형근 Rhomboids

능형근은 승모근 아래에 위치하며 대능형근[5]과 소능형근[6]으로 나누어져 있다. 이 근육들은 척추에서 시작하여 견갑골에 부착된다. 능형근은 크기가 작고, 양쪽 견갑골을 몸의 중심선으로 끌어 모으는 승모근의 역할을 보조한다.

등 상부 | 로우와 레이즈 ROWS & RAISES

이번 장에서는 103가지 등 운동을 소개한다. 이 103가지 운동들은 등 상부 운동과 광배근 운동으로 나뉘어져 있고, 각 부위별 섹션의 앞부분에는 기본동작이 나와 있다. 응용동작을 연습하기 전에 먼저 이 기본동작을 마스터하자. 기본동작을 충실히 마치고 나면 어떤 응용동작이든 실수 없이 완성할 수 있을 것이다.

로우와 레이즈

로우와 레이즈 운동의 주요 목표 근육은 승모근 중간 근섬유, 승모근 하단 근섬유, 대능형근, 소능형근이다. 로우 동작을 보조하거나 어깨를 안정시키는 승모근 상단 근섬유, 후면 삼각근, 어깨 주변 근육도 함께 강화할 수 있다.

기본동작
인버티드 로우
Inverted Row

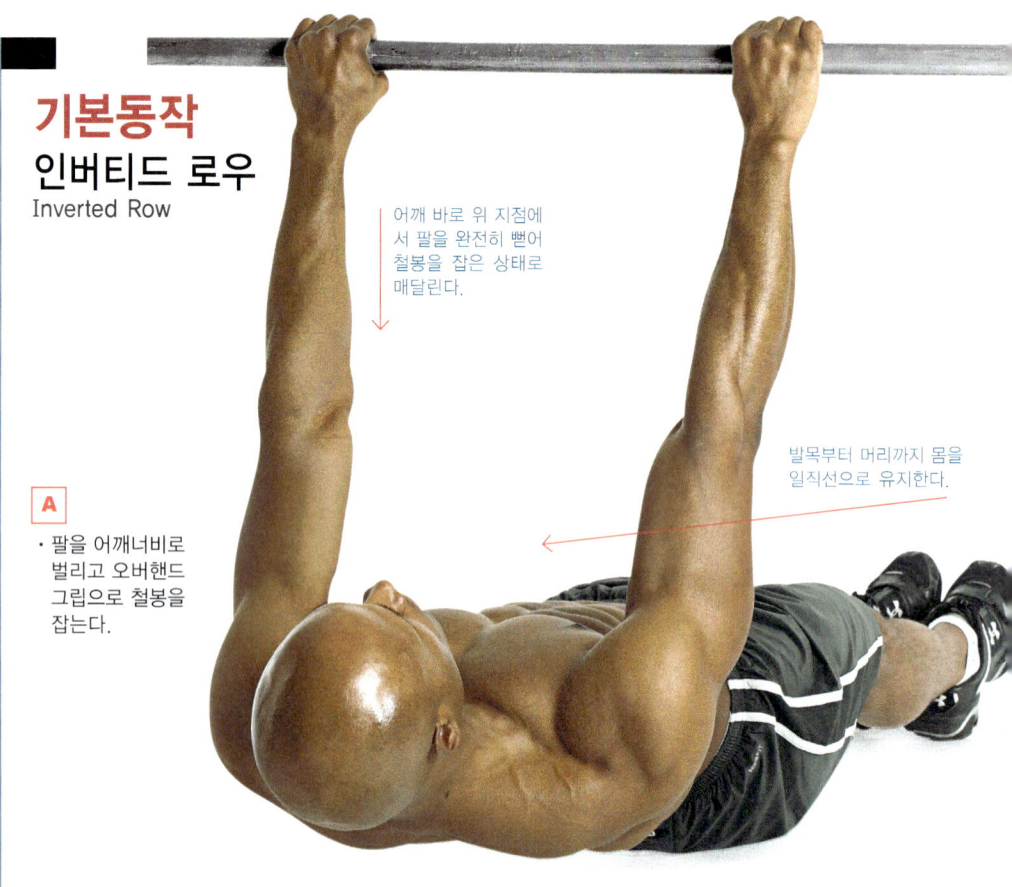

A
- 팔을 어깨너비로 벌리고 오버핸드 그립으로 철봉을 잡는다.

- 어깨 바로 위 지점에서 팔을 완전히 뻗어 철봉을 잡은 상태로 매달린다.

- 발목부터 머리까지 몸을 일직선으로 유지한다.

Chapter 5

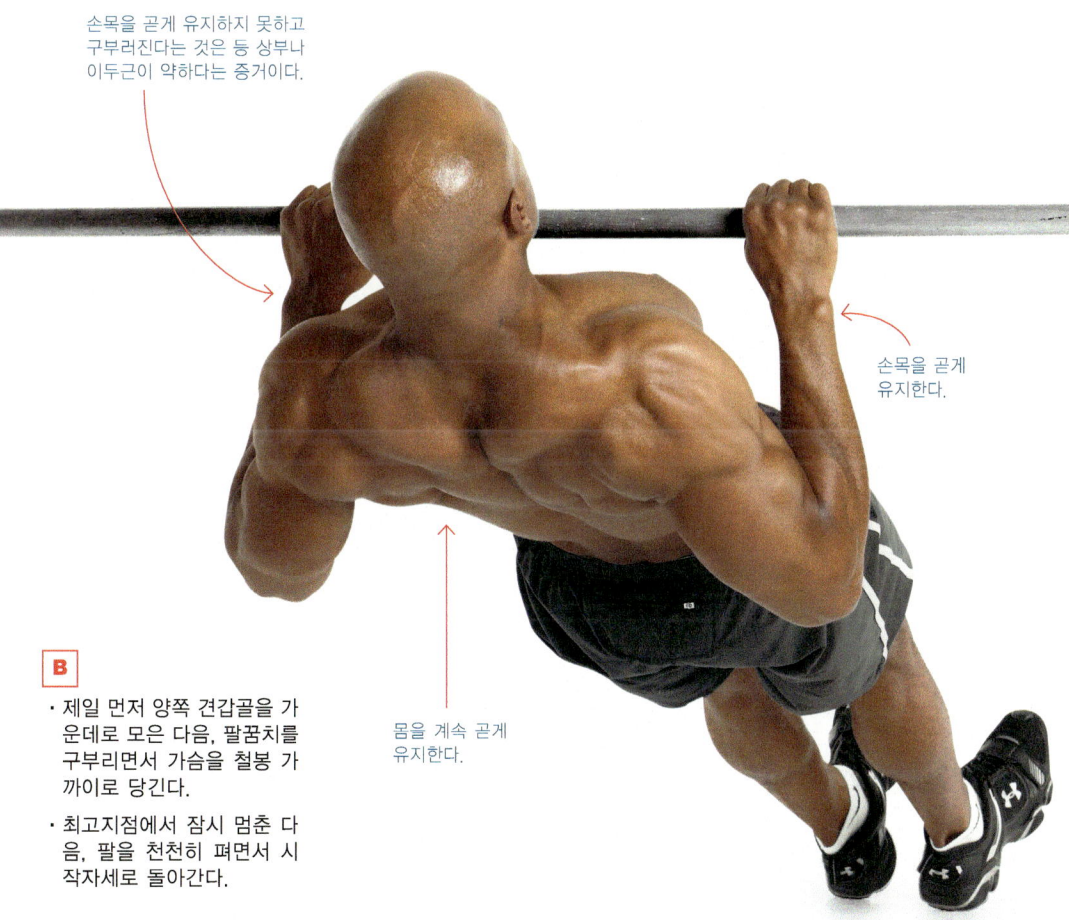

푸시업의 반대 동작?
푸시업이 가슴을 강화하듯이 인버티드 로우는 등을 강화한다. 인버티드 로우는 등 상부와 중심부를 강화하는 효과도 뛰어나지만 코어 근육에도 좋다.

손목을 곧게 유지하지 못하고 구부러진다는 것은 등 상부나 이두근이 약하다는 증거이다.

손목을 곧게 유지한다.

몸을 계속 곧게 유지한다.

B
- 제일 먼저 양쪽 견갑골을 가운데로 모은 다음, 팔꿈치를 구부리면서 가슴을 철봉 가까이로 당긴다.
- 최고지점에서 잠시 멈춘 다음, 팔을 천천히 펴면서 시작자세로 돌아간다.

로우가 중요한 이유

로우 종류의 운동은 중량을 들어 올릴 때 견갑골을 단단하게 고정시키는 역할을 하는 승모근과 능형근을 강화한다. 어깨가 불안정하면 가슴과 팔을 강화하기 위한 운동을 할 때 근력을 제대로 발휘할 수 없다. 예를 들어, 벤치 프레스를 100킬로그램 들어 올릴 수 있는 가슴 근육을 가지고 있다 해도, 어깨가 받쳐주지 않으면 동작을 제대로 취할 수 없다. 그러므로 근력을 골고루 발휘하려면 로우 운동을 통해 어깨 주변 근육을 동시에 강화해야 한다.

등 상부 | 로우와 레이즈 ROWS & RAISES

응용동작 #1
변형 인버티드 로우
Modified Inverted Row

· 다리를 펴지 말고 무릎을 직각으로 구부린 자세에서 시작한다.

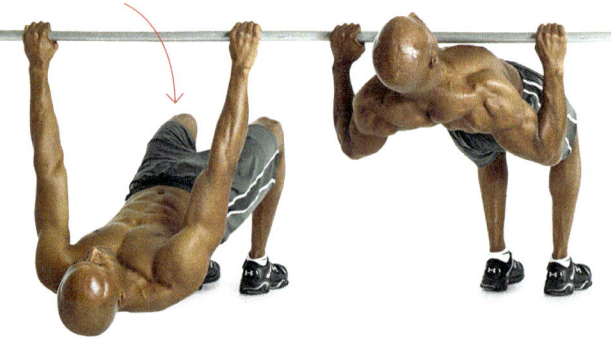

무릎을 구부리면 들어 올려야 할 체중이 줄어든다.

응용동작 #2
언더핸드-그립 인버티드 로우
Underhand-Grip Inverted Row

· 팔을 어깨너비로 벌리고 언더핸드 그립으로 철봉을 잡는다.

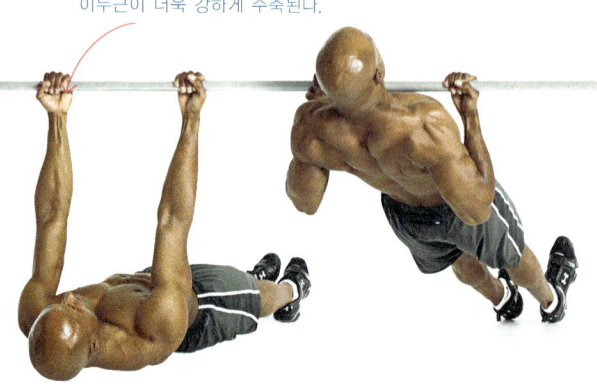

언더핸드 그립으로 철봉을 잡으면 이두근이 더욱 강하게 수축된다.

응용동작 #3
엘리베이티드-피트 인버티드 로우
Elevated-Feet Inverted Row

· 뒤꿈치를 상자나 벤치 위에 올린 자세에서 시작한다.

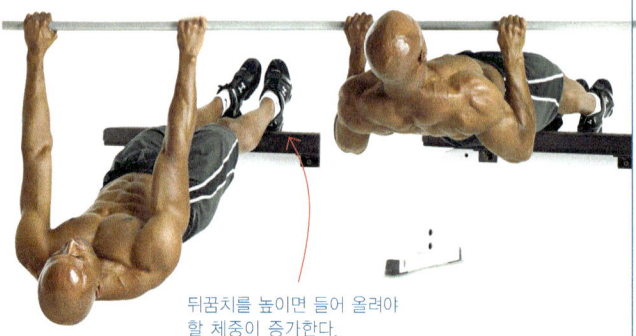

뒤꿈치를 높이면 들어 올려야 할 체중이 증가한다.

응용동작 #4
스위스볼 인버티드 로우
Inverted Row with Feet on Swiss Ball

· 뒤꿈치를 스위스볼 위에 올린 자세에서 시작한다.

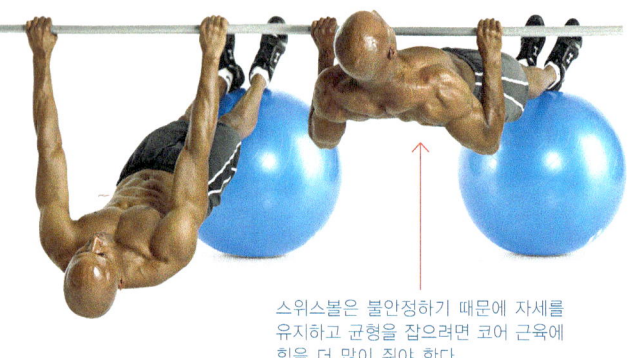

스위스볼은 불안정하기 때문에 자세를 유지하고 균형을 잡으려면 코어 근육에 힘을 더 많이 줘야 한다.

Chapter 5

응용동작 #5
웨이티드 인버티드 로우
Weighted Inverted Row

- 중량원판을 가슴 위에 얹어 운동 강도를 높인다.

응용동작 #6
싱글-암 인버티드 로우
Single-Arm Inverted Row

- 왼손으로는 오버핸드 그립으로 철봉을 잡고, 오른 팔은 팔꿈치를 직각으로 구부린 채 허공에 위치시 킨다.
- 왼쪽 팔꿈치를 구부리면서 몸을 끌어올림과 동시에 오른팔을 앞으로 길게 뻗는다.
- 정해진 반복 횟수를 완료한 다음, 팔을 바꾸어 동일한 요령으로 동작을 반복한다.

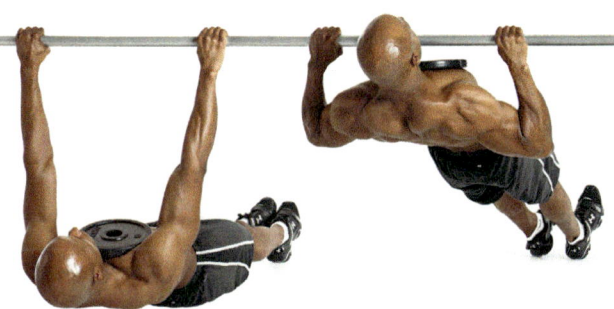
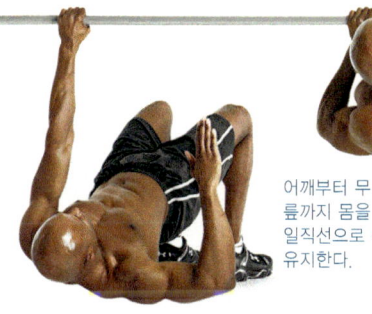

어깨부터 무릎까지 몸을 일직선으로 유지한다.

응용동작 #7
서스펜디드 인버티드 로우
Suspended Inverted Row

- 손잡이가 달린 스트랩 한 쌍을 철봉에 부착한다. 이때 손잡이는 바닥으로부터 약 1미터 높이에 와야 한다.

응용동작 #8
타월-그립 인버티드 로우
Towel-Grip Inverted Row

- 손으로 철봉을 잡는 위치에 타월을 두른다.
- 양손으로 각각 타월의 끝을 잡고 양쪽 손바닥이 마주보게 한다.
- 가슴을 최대한 높이 끌어당긴다.

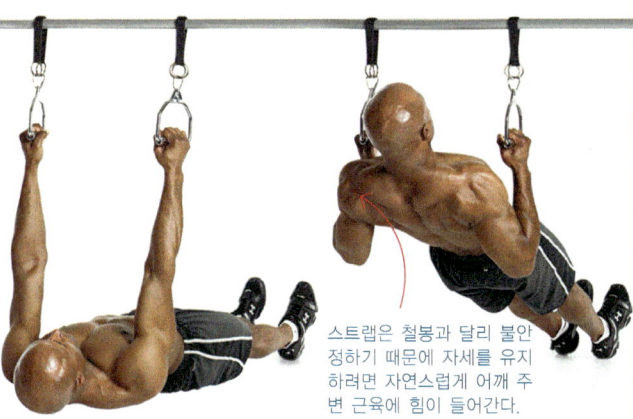
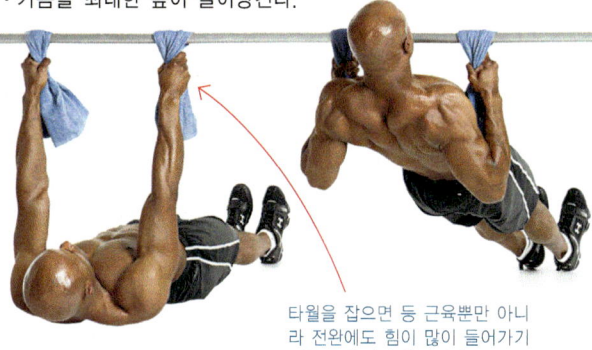

스트랩은 철봉과 달리 불안정하기 때문에 자세를 유지하려면 자연스럽게 어깨 주변 근육에 힘이 들어간다.

타월을 잡으면 등 근육뿐만 아니라 전완에도 힘이 많이 들어가기 때문에 악력이 향상된다.

83

등 상부 | 로우와 레이즈 ROWS & RAISES

기본동작
바벨 로우
Barbell Row

- 어깨너비보다 약간 넓게 오버핸드 그립으로 바벨을 잡고 팔을 아래로 곧게 늘어뜨린다.
- 골반과 무릎을 구부리고 몸통이 바닥과 거의 수평이 될 때까지 상체를 기울인다.

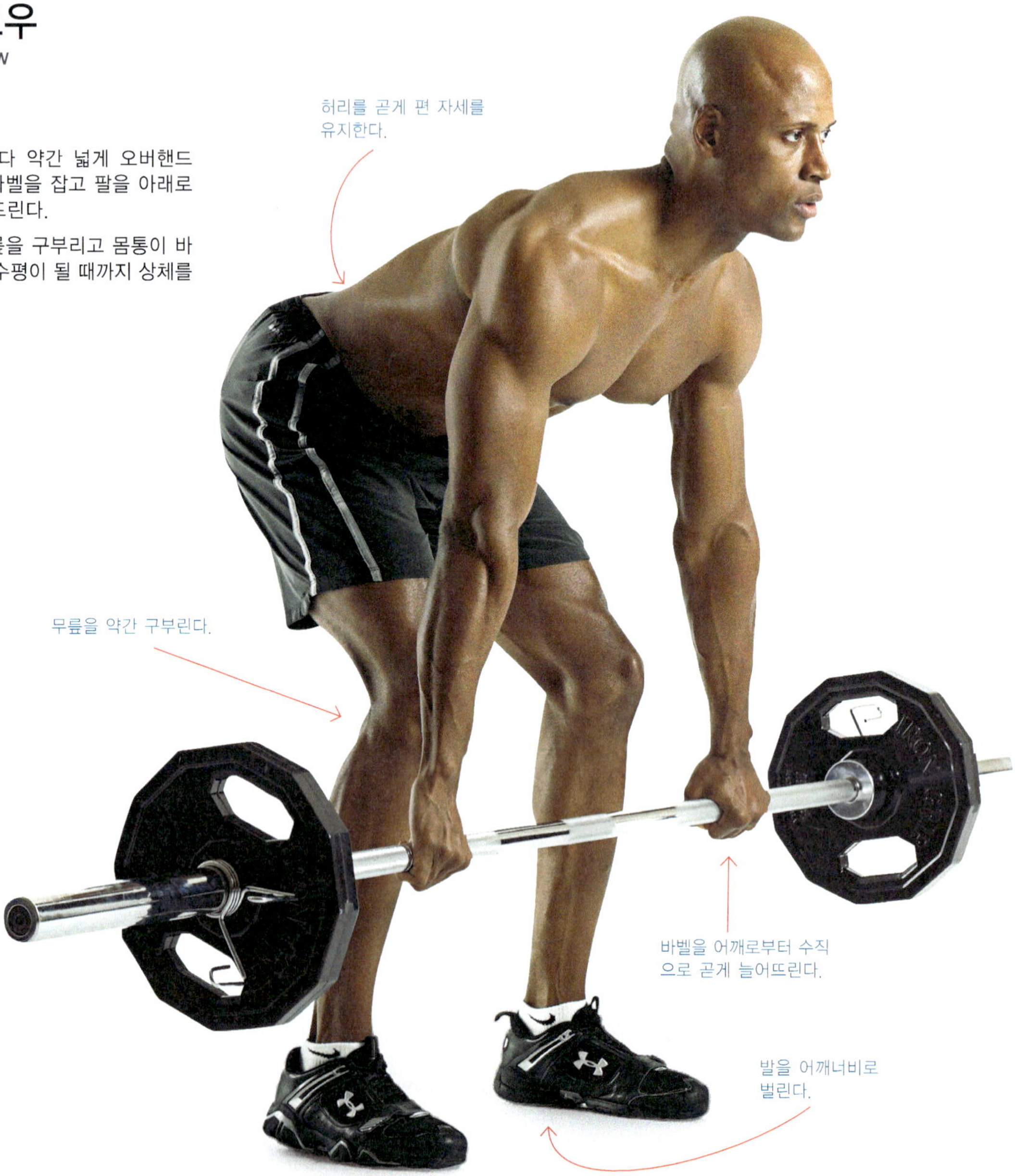

허리를 곧게 편 자세를 유지한다.

무릎을 약간 구부린다.

바벨을 어깨로부터 수직으로 곧게 늘어뜨린다.

발을 어깨너비로 벌린다.

Chapter 5

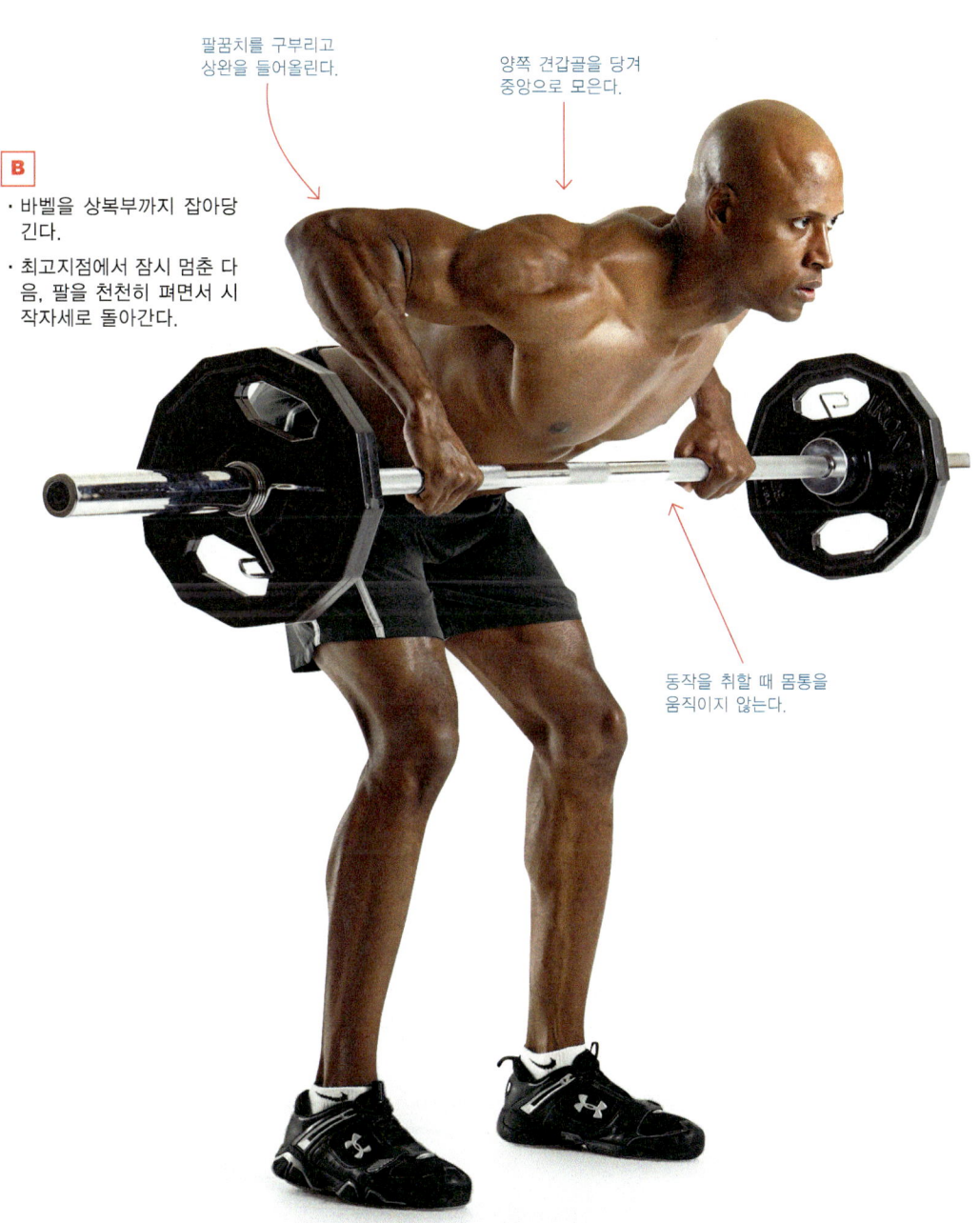

팔꿈치를 구부리고 상완을 들어올린다.

양쪽 견갑골을 당겨 중앙으로 모은다.

B
- 바벨을 상복부까지 잡아당긴다.
- 최고지점에서 잠시 멈춘 다음, 팔을 천천히 펴면서 시작자세로 돌아간다.

동작을 취할 때 몸통을 움직이지 않는다.

WARNING!
로우 동작 시 주의점

로우 동작을 취할 때는 허리를 구부리지 않도록 각별히 주의해야 한다. 허리를 구부리면 추간판탈출증 같은 부상을 입을 수도 있다. 이런 사태를 방지하려면 중량을 선택해놓은 상태에서 먼저 허리를 곧게 펴고 바로 선 자세를 취한다. 그리고 상체를 계속 곧게 유지한 채로 무릎을 살짝 구부림과 동시에 엉덩이를 최대한 뒤로 뺀다. 그 다음 몸통 자세를 그대로 유지하면서 몸통이 바닥과 거의 수평을 이룰 때까지 상체를 앞으로 기울인다. 이 상태에서 자세를 거울로 확인한다.

등 상부 | 로우와 레이즈 ROWS & RAISES

오버핸드, 언더핸드, 뉴트럴, 엘보-아웃 그립 등 4가지를 조합하여 다음 8가지 덤벨 로우를 실시한다. 4가지 그립은 각 로우 동작과 모두 조합이 가능하기 때문에 덤벨 로우 하나로 32가지 등 운동을 즐길 수 있다.

응용동작 #1-4
덤벨 로우
Dumbbell Row

A
- 양손에 덤벨을 잡고 골반과 무릎을 구부린다. 그 상태에서 몸통이 바닥과 거의 수평이 될 때까지 상체를 기울인다.
- 이때 손바닥은 몸 뒤쪽을 향하고 팔을 어깨로부터 아래로 곧게 내린다.

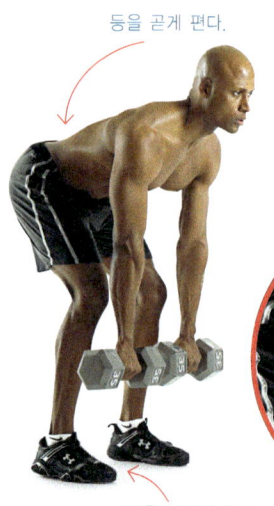

등을 곧게 편다.

발을 어깨너비로 벌린다.

B
- 팔꿈치를 구부리면서 덤벨을 몸통 옆으로 잡아당긴다.
- 최고지점에서 잠시 멈춘 다음, 덤벨을 천천히 내린다.

양쪽 견갑골을 몸 중앙으로 모은다.

그립 응용동작 #1

오버핸드-그립
손바닥이 몸 뒤쪽을 향해야 한다.

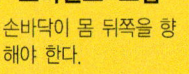
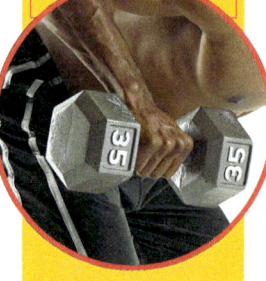
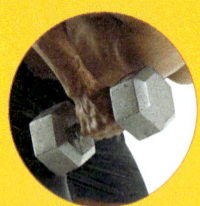
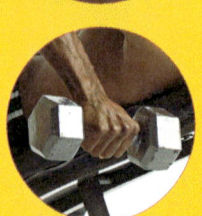
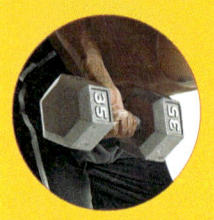

동작을 취할 때 몸통을 그대로 유지한다.

응용동작 #5-8
얼터네이팅 덤벨 로우
Alternating Dumbbell Row

몸통에 힘을 준다.

A
- 골반과 무릎을 구부린 상태에서 몸통이 바닥과 거의 수평이 될 때까지 상체를 기울인다.

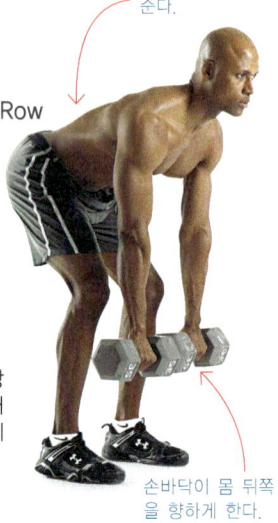

손바닥이 몸 뒤쪽을 향하게 한다.

허리를 구부리지 않는다.

한쪽 덤벨을 들어 올림과 동시에 반대편 덤벨을 내린다.

B
- 양쪽 덤벨을 동시에 올리지 말고 한쪽씩 번갈아가며 들어 올린다.

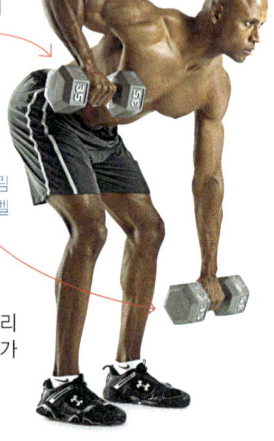

86

Chapter 5

응용동작 #9-12
싱글-레그 뉴트럴-그립 덤벨 로우
Single-Leg Neutral-Grip Dumbbell Row

A
- 골반과 무릎을 구부린 상태에서 몸통이 바닥과 거의 수평이 될 때까지 상체를 기울인다.
- 한쪽 다리를 들어 올린다.

허리를 구부리지 않는다.

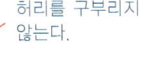
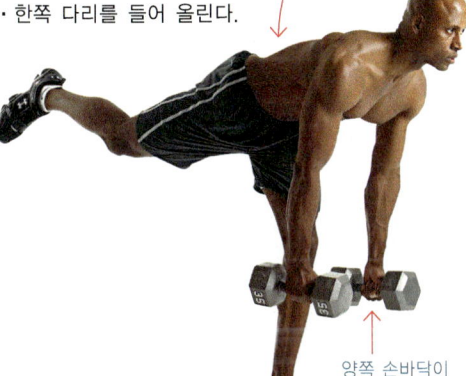

양쪽 손바닥이 마주보게 한다.

B
- 덤벨을 몸통 옆으로 잡아당긴다.
- 세트를 마치면 발을 바꾸어 실시한다.

팔꿈치를 몸 가까이 붙인다.

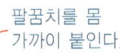
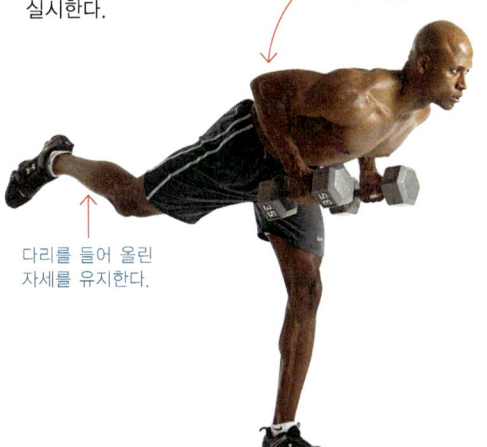

다리를 들어 올린 자세를 유지한다.

그립 응용동작 #2

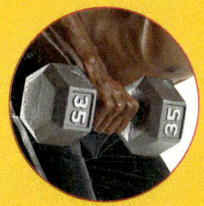

뉴트럴-그립
손바닥이 마주보는 자세를 취한다. 중량을 들어 올릴 때 팔꿈치를 몸 가까이 붙인다.

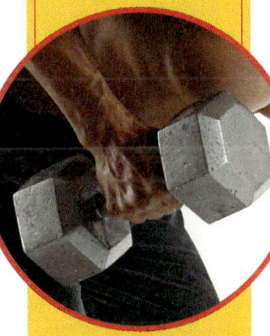

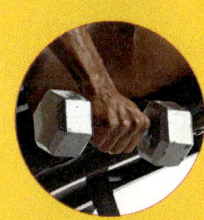

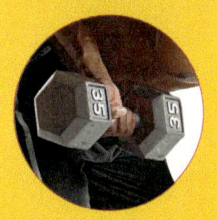

응용동작 #13-16
싱글-암 뉴트럴 그립 덤벨 로우
Single-Arm Neutral-Grip Dumbbell Row

A
- 오른손에 덤벨을 잡고 골반과 무릎을 구부린다. 그 상태에서 몸통이 바닥과 거의 수평이 될 때까지 상체를 기울인다.
- 팔을 어깨로부터 길게 뻗어 덤벨을 아래로 내린다.

반대쪽 손은 손바닥이 위쪽을 향하도록 해서 등 뒤에 올린다.

몸통에 힘을 준다.

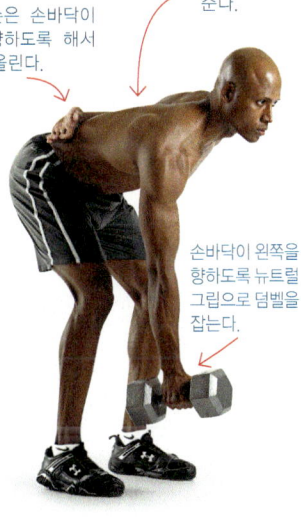

손바닥이 왼쪽을 향하도록 뉴트럴 그립으로 덤벨을 잡는다.

싱글-암 로우는 몸의 양쪽을 각각 따로 움직이기 때문에 코어 근육에 강한 자극을 주고, 근육의 불균형을 해소할 수 있다.

B
- 팔꿈치를 몸 가까이 유지하면서 덤벨을 몸통 옆으로 잡아당긴다.

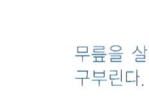

덤벨을 당길 때 몸통을 틀거나 들어 올리지 않는다.

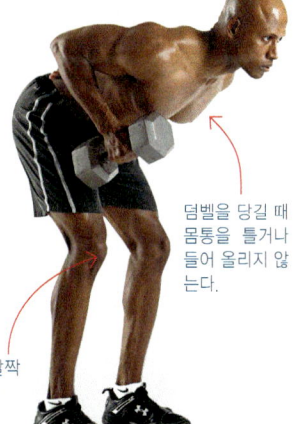

무릎을 살짝 구부린다.

등 상부 | 로우와 레이즈 ROWS & RAISES

응용동작 #17-20
라잉 서포티드 엘보-아웃 덤벨 로우
Lying Supported Elbows-Out Dumbbell Row

A
- 인클라인 벤치를 가장 낮은 각도로 조절한 상태에서 가슴을 벤치에 대고 엎드린다.
- 팔을 펴고 덤벨을 어깨로부터 아래로 내린다.

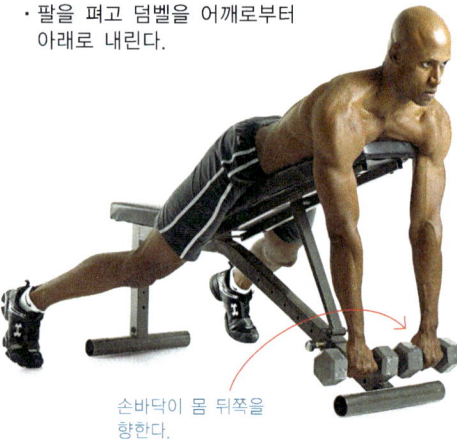

손바닥이 몸 뒤쪽을 향한다.

B
- 팔꿈치를 양 옆으로 활짝 벌리면서 덤벨을 가슴 옆으로 들어 올린다.

상체를 벤치에 힘없이 대고 있지 말고, 허리를 계속 곧게 유지한다.

상완은 몸과 수직을 이룬다.

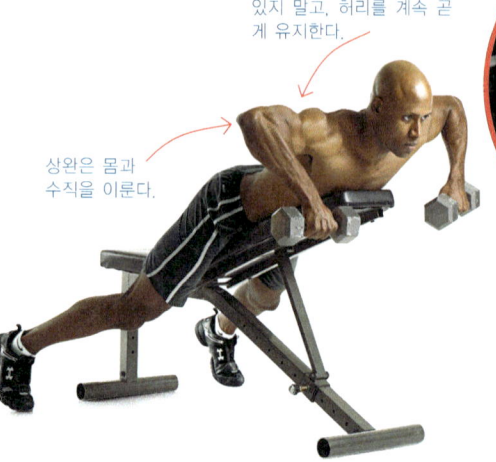

그립 응용동작 #3

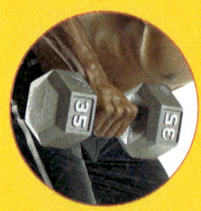

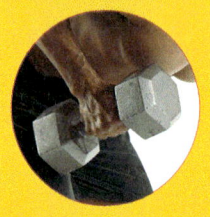

엘보-아웃 오버핸드-그립
손바닥이 몸 뒤쪽을 향하게 한 상태에서 덤벨을 들어 올릴 때 상완이 몸통과 수직을 이루도록 팔꿈치를 양 옆으로 활짝 벌린다.

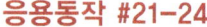

응용동작 #21-24
닐링 서포티드 엘보-아웃 싱글-암 덤벨 로우
Kneeling Supported Elbows-Out Single-Arm Dumbbell Row

A
- 왼손과 왼쪽 무릎을 평벤치 위에 올린다.
- 허리를 곧게 펴고 몸통을 바닥과 수평으로 만든다.

허리를 구부리지 않는다.

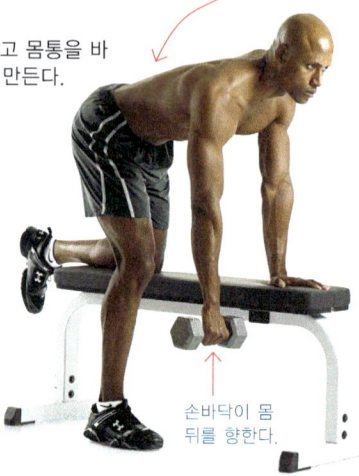

손바닥이 몸 뒤를 향한다.

B
- 상완을 몸통과 수직으로 유지한 상태에서 덤벨을 가슴 옆을 향해 들어 올린다.

덤벨을 들어 올릴 때 팔꿈치를 옆으로 활짝 벌린다.

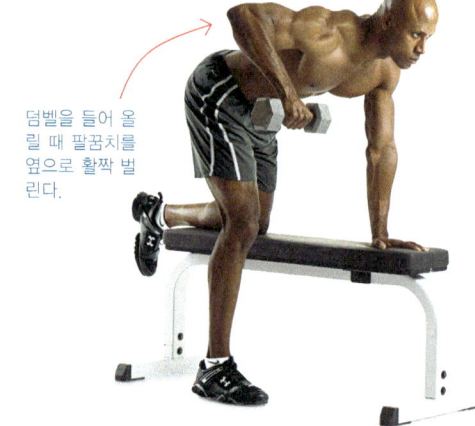

Chapter 5

응용동작 #25-28
싱글-암, 싱글-레그 언더핸드-그립 덤벨 로우
Single-Arm, Single-Leg Underhand Grip Dumbbell Row

그립 응용동작 #4

응용동작 #29-32
스탠딩 서포티드, 싱글-암 언더핸드-그립 덤벨 로우
Standing Supported, Single-Arm Underhand-Grip Dumbbell Row

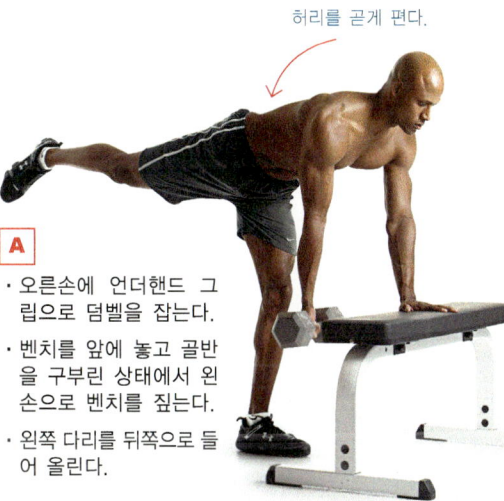

A
- 오른손에 언더핸드 그립으로 덤벨을 잡는다.
- 벤치를 앞에 놓고 골반을 구부린 상태에서 왼손으로 벤치를 짚는다.
- 왼쪽 다리를 뒤쪽으로 들어 올린다.

허리를 곧게 편다.

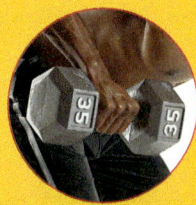
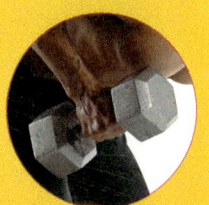
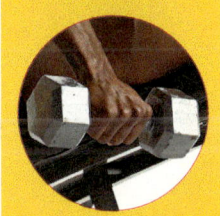

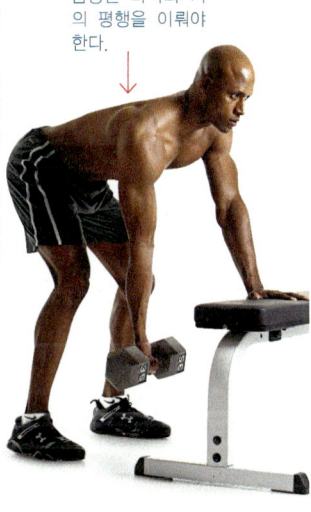

A
- 오른손에 덤벨을 잡는다.
- 벤치를 앞에 놓고 골반을 구부린 상태에서 왼손으로 벤치를 짚는다.
- 손바닥이 앞쪽을 향한 상태에서 덤벨을 든 팔을 아래로 곧게 편다.

몸통은 바닥과 거의 평행을 이뤄야 한다.

언더핸드-그립
손바닥이 앞쪽을 향한다. 이때 뉴트럴 그립과 마찬가지로 덤벨을 들어 올릴 때 팔꿈치를 몸 가까이 유지한다.

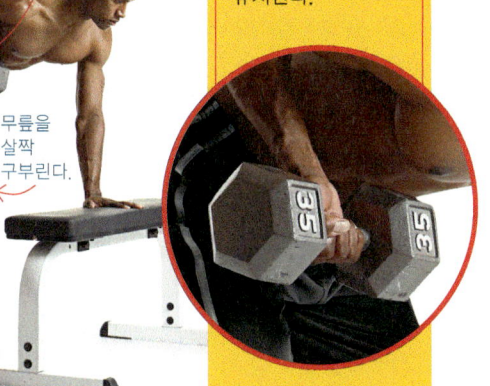

B
- 덤벨을 몸통 옆으로 들어 올린다. 이때 팔꿈치는 몸 가까이 유지한다.

손바닥이 앞쪽을 향하게 한다.

뒤쪽 다리와 상체가 일직선을 이뤄야 한다.

무릎을 살짝 구부린다.

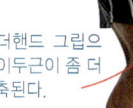

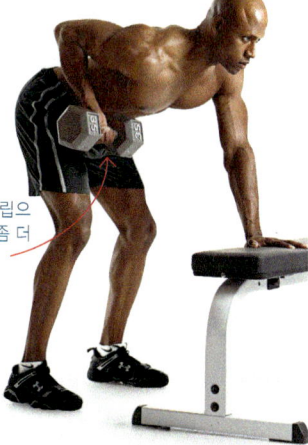

B
- 덤벨을 몸통 옆으로 들어 올린다. 이때 팔꿈치는 몸 가까이 유지한다.

덤벨을 언더핸드 그립으로 잡으면 이두근이 좀 더 강하게 수축된다.

89

등 상부 | 로우와 레이즈 ROWS & RAISES

응용동작 #33
덤벨 페이스 풀 익스터널 로테이션
Dumbbell Face Pull with External Rotation

- 인클라인 벤치를 가장 낮은 각도로 조절한 상태에서 가슴을 벤치에 대고 엎드린다.
- 팔을 펴고 덤벨을 어깨로부터 아래로 내린다.
- 팔꿈치를 구부리고 덤벨을 얼굴 옆으로 잡아당기면서 상완을 최대한 높이 들어 올린다.
- 최고지점에서 잠시 멈춘 다음, 반대 동작을 통해 시작자세로 돌아간다.

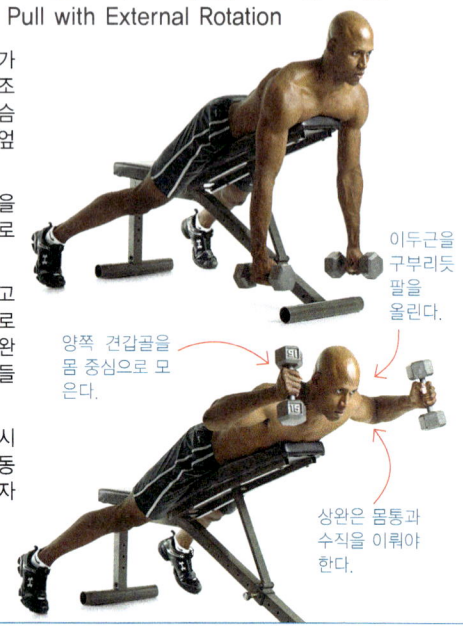

응용동작 #34
싱글-암, 뉴트럴-그립 덤벨 로우와 로테이션
Single-Arm, Neutral-Grip Dumbbell Row and Rotation

- 한손에만 덤벨을 든다.
- 덤벨을 들어 올리면서 같은 쪽 몸통을 위로 회전시킨다.
- 최고지점에서 잠시 멈춘 다음, 덤벨과 몸통을 내리면서 시작자세로 돌아간다.
- 한쪽 팔로 정해진 횟수를 반복한 다음, 팔을 바꾸어 동일한 요령으로 반복한다.

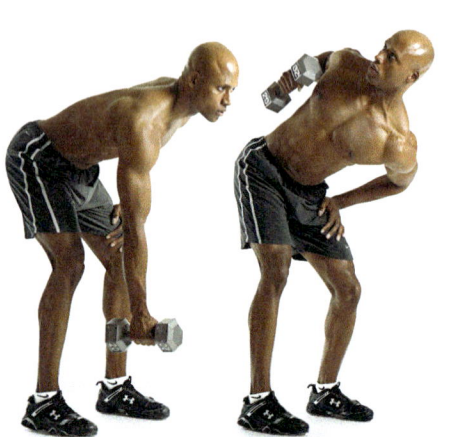

응용동작 #35
싱글-레그, 싱글-암 로테이셔널 덤벨 로우
Single-Leg, Single-Arm Rotational Dumbbell Row

A
- 오른손에 덤벨을 든 상태에서 오른쪽으로 손바닥을 돌린다.
- 오른쪽 다리를 들어 올려 상체와 일직선을 만든다.

B
- 덤벨을 몸통 옆으로 들어 올리면서 손바닥을 다시 안쪽으로 돌려서 최고지점에서는 손바닥이 몸통을 향하도록 한다.
- 오른팔로 정해진 횟수를 반복한 다음, 즉시 팔과 다리를 바꾸어 동일한 요령으로 반복한다.

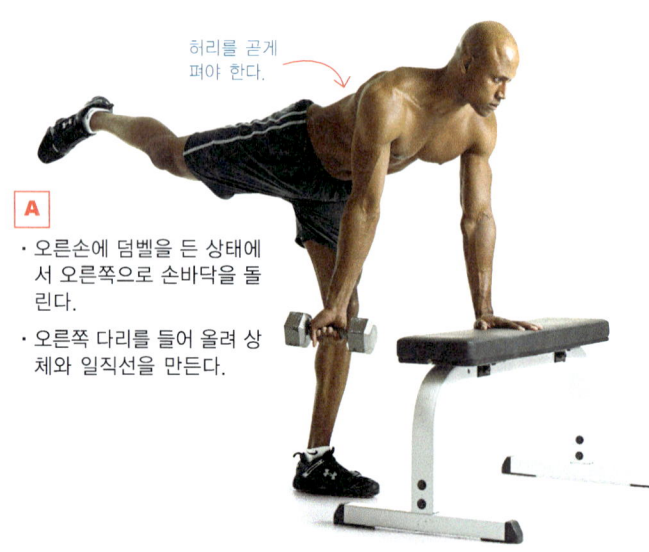

Chapter 5

기본동작
리어 래터럴 레이즈
Rear Lateral Raise

A
- 양손에 덤벨을 들고 몸통이 바닥과 거의 수평이 될 때까지 상체를 앞으로 기울인다.
- 어깨로부터 덤벨을 아래로 곧게 내리고 손바닥이 서로 마주보게 한다.

B
- 몸통을 고정시킨 상태에서 팔이 몸높이와 일직선이 될 때까지 양팔을 옆으로 곧게 들어 올린다.
- 최고지점에서 잠시 멈춘 다음, 시작자세로 천천히 돌아간다.

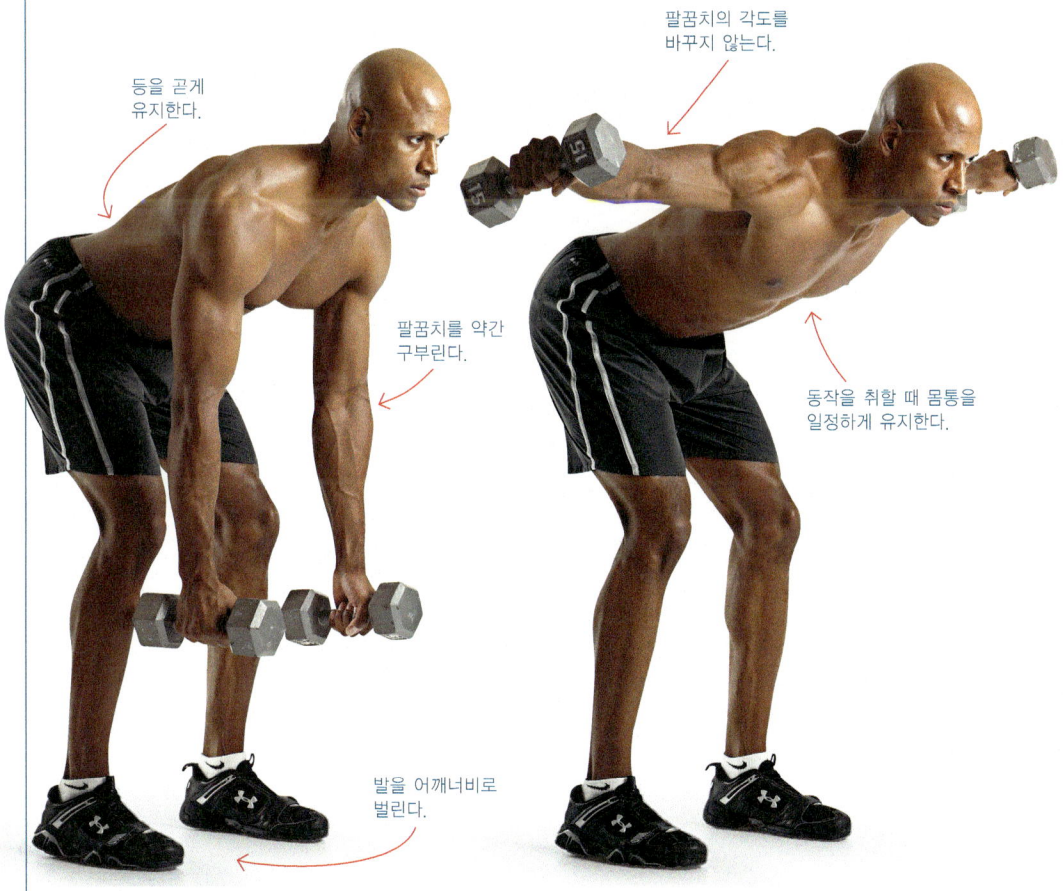

등을 곧게 유지한다.

팔꿈치를 약간 구부린다.

발을 어깨너비로 벌린다.

팔꿈치의 각도를 바꾸지 않는다.

동작을 취할 때 몸통을 일정하게 유지한다.

가장 놀라운 등 운동?

리어 래터럴 레이즈의 목표 근육은 후면 삼각근이기 때문에 사람들은 대부분 이 운동을 어깨 운동으로만 생각한다. 하지만 생각해보자. 리어 래터럴 레이즈는 덤벨을 들어 올릴 때 팔꿈치를 구부린다는 점만 빼면 로우와 동작이 똑같다. 그렇기 때문에 이 운동은 등 상부와 등 중심부위의 근육을 강화하는 데에도 매우 효과적이다. 이 운동이 이번 장에 나온 이유도 바로 그것이다. 리어 래터럴 레이즈의 효과를 극대화하려면 동작을 취할 때 견갑골을 등 중심부로 모으는 데 집중해야 한다.

등 상부 | 로우와 레이즈 ROWS & RAISES

응용동작 #1
언더핸드-그립 리어 래터럴 레이즈
Underhand-Grip Rear Lateral Raise

- 언더핸드 그립으로 동작을 취한다. 이때 손바닥은 몸 앞쪽을 향한다.

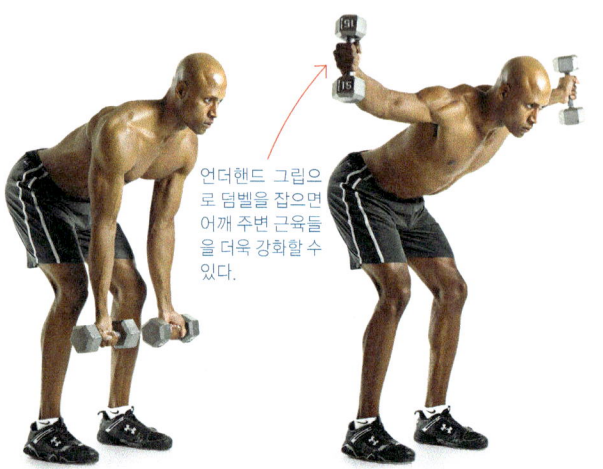

언더핸드 그립으로 덤벨을 잡으면 어깨 주변 근육들을 더욱 강화할 수 있다.

응용동작 #2
오버핸드-그립 리어 래터럴 레이즈
Overhand-Grip Rear Lateral Raise

- 오버핸드 그립으로 동작을 취한다. 이때 손바닥은 몸 뒤쪽을 향한다.

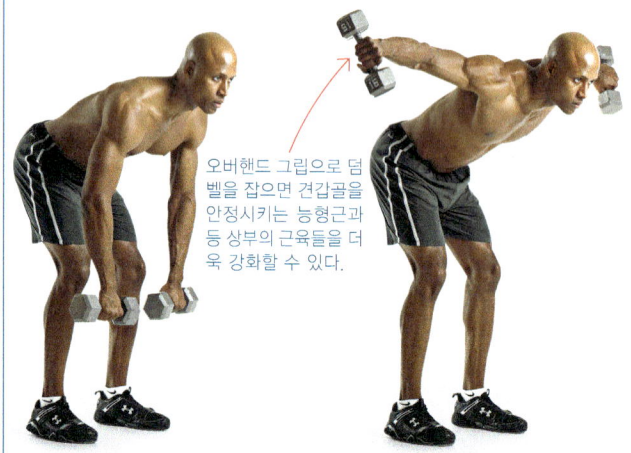

오버핸드 그립으로 덤벨을 잡으면 견갑골을 안정시키는 능형근과 등 상부의 근육들을 더욱 강화할 수 있다.

응용동작 #3
시티드 리어 래터럴 레이즈
Seated Rear Lateral Raise

- 양손에 덤벨을 잡고 벤치 끝에 앉아 동작을 취한다.

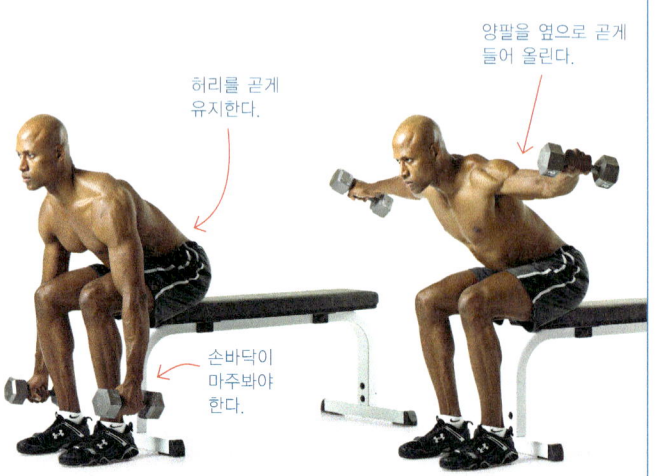

허리를 곧게 유지한다.

양팔을 옆으로 곧게 들어 올린다.

손바닥이 마주봐야 한다.

응용동작 #4
라잉 덤벨 레이즈
Lying Dumbbell Raise

- 오른손에 덤벨을 잡고 평벤치 위에 옆으로 눕는다.
- 왼쪽 팔꿈치로 벤치를 짚고 상체를 들어 올린다.
- 오른팔이 바닥과 수직을 이루도록 아래로 내린다. 이때 팔꿈치는 약간 구부리고 손바닥은 몸 뒤쪽을 향하게 한다.
- 팔꿈치 각도를 유지한 상태에서 오른팔을 어깨 위로 곧게 들어 올린다. 이때 팔을 회전시켜 손바닥이 머리 쪽을 향하게 한다.
- 시작자세로 천천히 돌아간다.

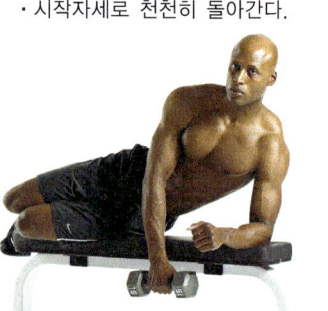
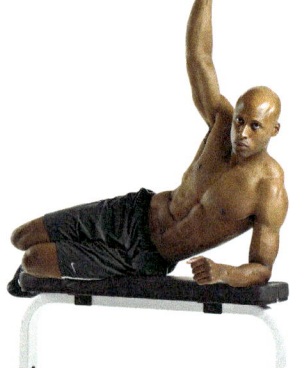

Chapter 5

응용동작 #5
크로스오버 리어 래터럴 레이즈
Crossover Rear Lateral Raise

A
- 케이블-크로스오버 스테이션의 양쪽 로우 풀리에 손잡이를 부착한다.
- 오른손으로는 왼쪽 손잡이를, 왼손으로는 오른쪽 손잡이를 잡은 상태에서 중앙에 선다.
- 무릎과 골반을 구부리면서 몸통이 바닥과 거의 수평을 이룰 때까지 상체를 앞으로 기울인다.

B
- 팔꿈치의 각도를 유지한 상태에서 양팔이 바닥과 수평이 될 때 까지 들어 올린다.
- 최고지점에서 잠시 멈춘 다음, 천천히 시작자세로 돌아간다.

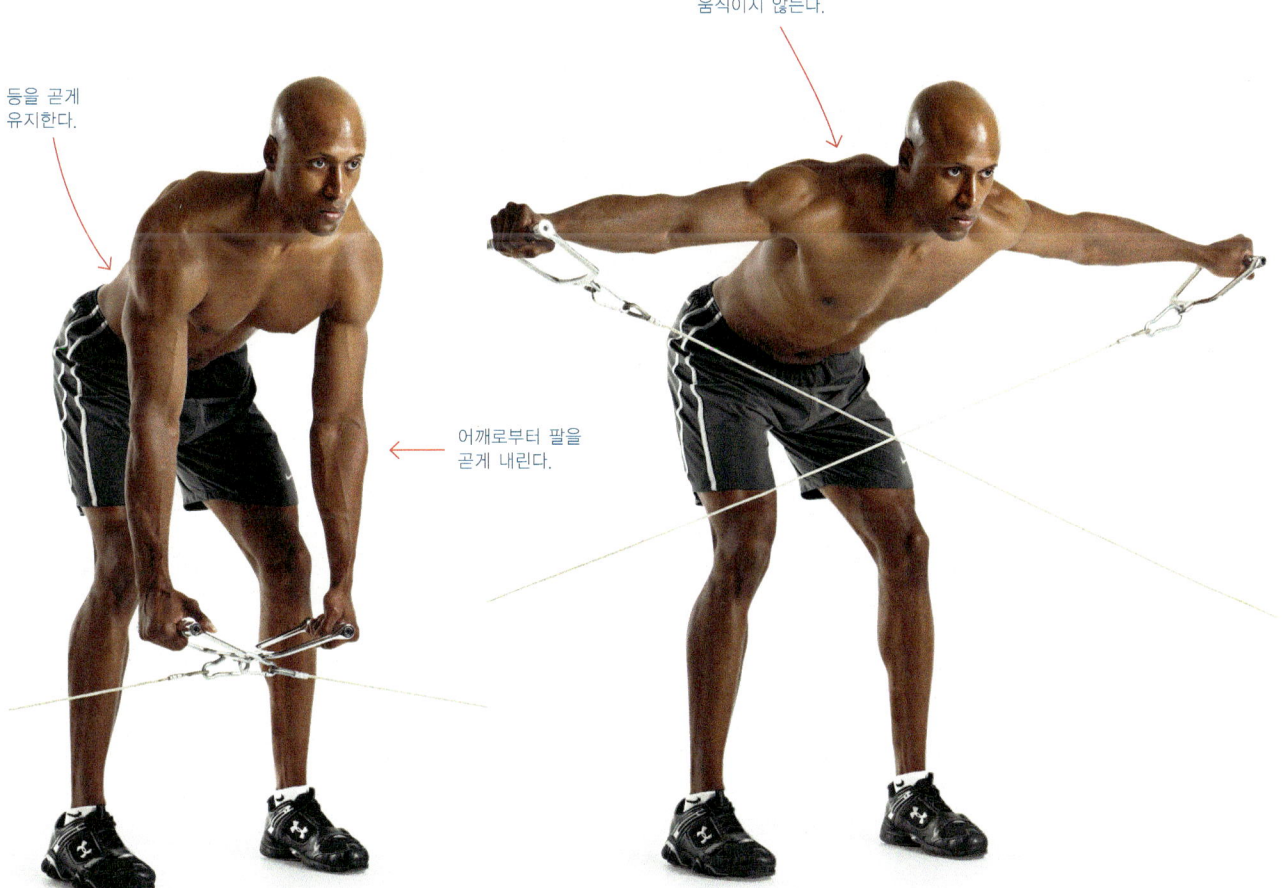

등을 곧게 유지한다.

어깨로부터 팔을 곧게 내린다.

동작을 취할 때 몸통을 움직이지 않는다.

등 상부 | 로우와 레이즈 ROWS & RAISES

Y-T-L-W-I 레이즈

이 운동은 견갑골을 잡아주는 등 상부의 여러 근육을 강화하는 환상적인 운동으로, 특히 승모근을 단련하는 데 좋을 뿐만 아니라 어깨 주변 근육과 삼각근을 강화하는 효과도 뛰어나다.

또한 이 운동은 능력에 따라 덤벨을 사용할 수도 있고 사용하지 않을 수도 있으며, 목표에 따라 Y-T-L-W-I 레이즈 모두를 활용하여 등 상부를 완벽하게 강화할 수 있다. 하지만 만약 덤벨을 사용하지 않는다면 마치 덤벨을 잡고 있는 듯한 자세를 취해야 하고, 덤벨을 사용하더라도 아주 가벼운 덤벨만 사용하면 된다. 이 운동은 인클라인 벤치나 스위스볼에 가슴을 대고 엎드려서 실시할 수도 있고 바닥에서 실시할 수도 있다. 스위스볼을 사용할 때는 자세를 잡기 위해 코어 근육을 동원해야 하기 때문에 난이도가 좀 더 높아지지만 Y-T-I 레이즈에 해당하는 동작들은 맨바닥에 누워서 실시해도 효과적이다. 때문에 특별한 기구가 없어도 여행지나 호텔에서도 손쉽게 할 수 있다.

인클라인 Y 레이즈
Incline Y Raise

A
- 인클라인 벤치를 가장 낮은 각도로 조절한 상태에서 가슴을 대고 엎드린다.

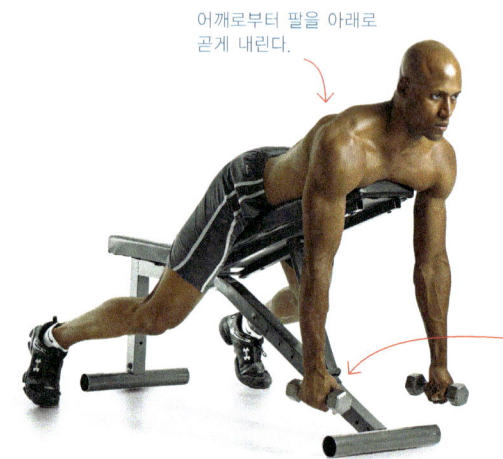

어깨로부터 팔을 아래로 곧게 내린다.

손바닥이 서로 마주보도록 팔을 돌린다.

B
- 몸통과 팔이 이루는 각도를 30도로 맞춘 상태에서(대문자 Y 모양) 팔이 몸과 일직선을 이룰 때까지 팔을 들어 올린다.
- 최고지점에서 잠시 멈춘 다음, 팔을 천천히 내리면서 시작자세로 돌아간다.

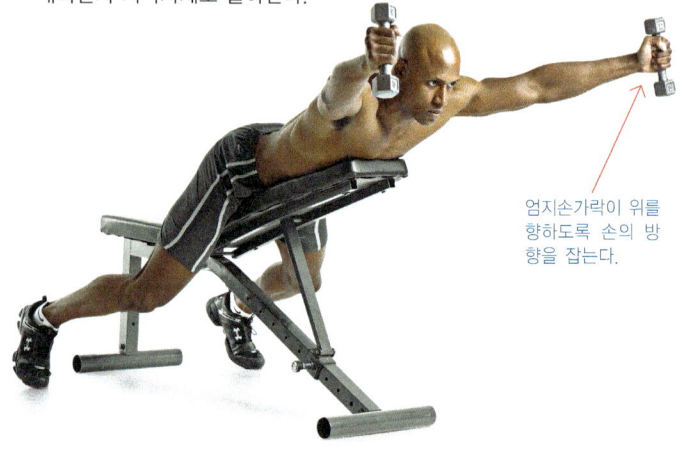

엄지손가락이 위를 향하도록 손의 방향을 잡는다.

Chapter 5

플로어 Y 레이즈
Floor Y Raise

A
- 바닥에 이마를 대고 엎드려 팔을 완전히 펴고, 그 상태에서 몸통과 팔이 30도를 이루도록 팔을 위로 들어 올린다. 이때 손바닥은 서로 마주보게 한다.

B
- 양팔을 최대한 높이 들어 올린다.
- 최고지점에서 잠시 멈춘 다음, 팔을 천천히 내리면서 시작자세로 돌아간다.

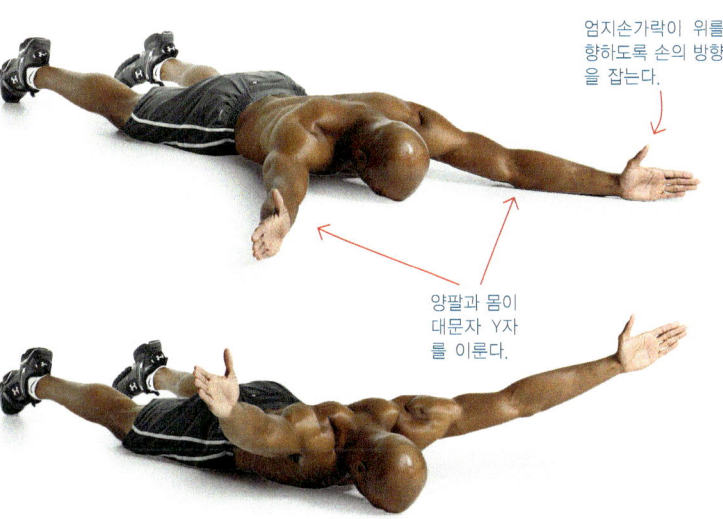

엄지손가락이 위를 향하도록 손의 방향을 잡는다.

양팔과 몸이 대문자 Y자를 이룬다.

스위스볼 Y 레이즈
Swiss-Ball Y Raise

A
- 스위스볼 위에 엎드려 등을 곧게 펴고 가슴이 공에 닿지 않도록 들어 올린다.

B
- 몸통과 팔이 이루는 각도를 30도로 맞춘 상태에서(대문자 Y 모양) 팔이 몸과 일직선을 이룰 때까지 팔을 들어 올린다.
- 최고지점에서 잠시 멈춘 다음, 팔을 천천히 내리면서 시작자세로 돌아간다.

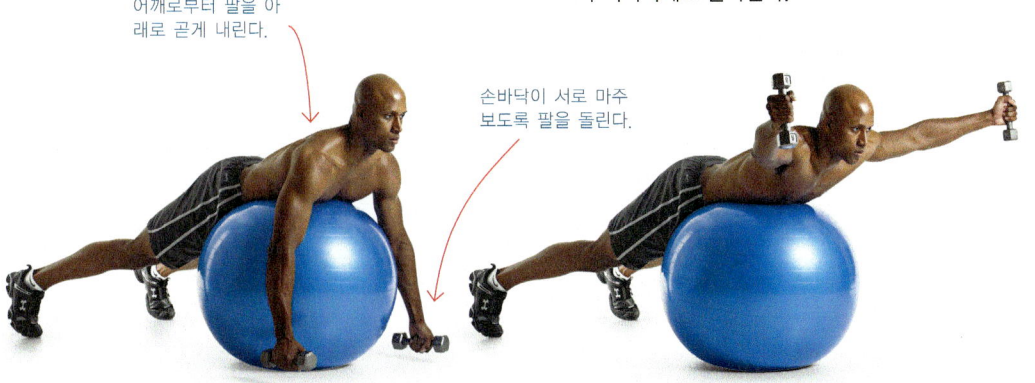

어깨로부터 팔을 아래로 곧게 내린다.

손바닥이 서로 마주보도록 팔을 돌린다.

완벽한 등 상부 운동

Y 레이즈를 10회 반복한 후, 즉시 T 레이즈를 10회 반복하는 방식으로 Y-T-L-W-I 레이즈의 5가지 동작을 연이어 반복한다. 그 다음 2분 동안 휴식을 취하고 전체 과정을 한 번 더 반복한다.

기구가 필요 없는 등 운동

바닥에 이마를 대고 엎드린 상태에서 중간 휴식시간 없이 Y-T-I 레이즈를 각 12회씩 반복한다.

5가지 추가 응용 동작

Y-T-L-W-I 레이즈는 인클라인 벤치와 스위스볼, 맨바닥 외에 바벨 로우와 덤벨 로우의 벤트-오버 자세에서도 실시할 수 있다. 단, 이 경우에는 반드시 허리를 곧게 유지해야 한다.

등 상부 | 로우와 레이즈 ROWS & RAISES

인클라인 T 레이즈
Incline T Raise

- 인클라인 벤치를 가장 낮은 각도로 조절한다. 그 다음 양손에 덤벨을 들고 가슴을 벤치에 대고 엎드린다.
- 팔이 몸과 일직선을 이루는 높이까지 팔을 양 옆으로 벌려 올린다.
- 최고지점에서 잠시 멈춘 다음, 천천히 시작자세로 돌아간다.

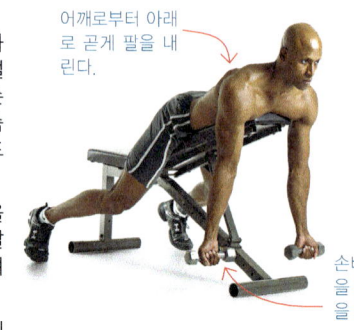

어깨로부터 아래로 곧게 팔을 내린다.

손바닥이 바깥을 향하도록 팔을 돌린다.

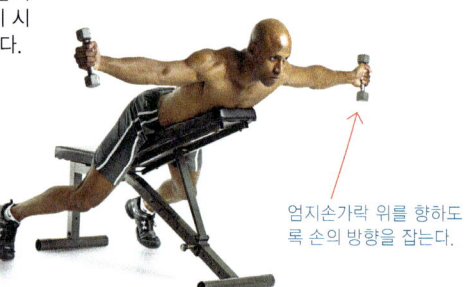

엄지손가락 위를 향하도록 손의 방향을 잡는다.

플로어 T 레이즈
Floor T Raise

- 양팔과 몸통이 이루는 각도를 직각으로 벌리고 엄지손가락이 위로 향하도록 손의 방향을 잡는다. 그 다음 팔을 최대한 높이 들어 올린다.
- 최고지점에서 잠시 멈춘 다음, 천천히 시작자세로 돌아간다.

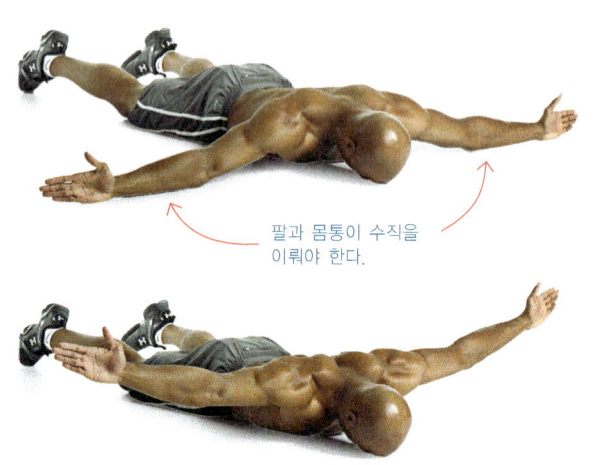

팔과 몸통이 수직을 이뤄야 한다.

스위스볼 T 레이즈
Swiss-Ball T Raise

A
- 스위스볼 위에 엎드려 등을 곧게 펴고 가슴이 공에 닿지 않도록 들어 올린다.

B
- 팔이 몸과 일직선을 이루는 높이까지 팔을 양 옆으로 벌려 올린다.
- 최고지점에서 잠시 멈춘 다음, 팔을 천천히 내리면서 시작자세로 돌아간다.

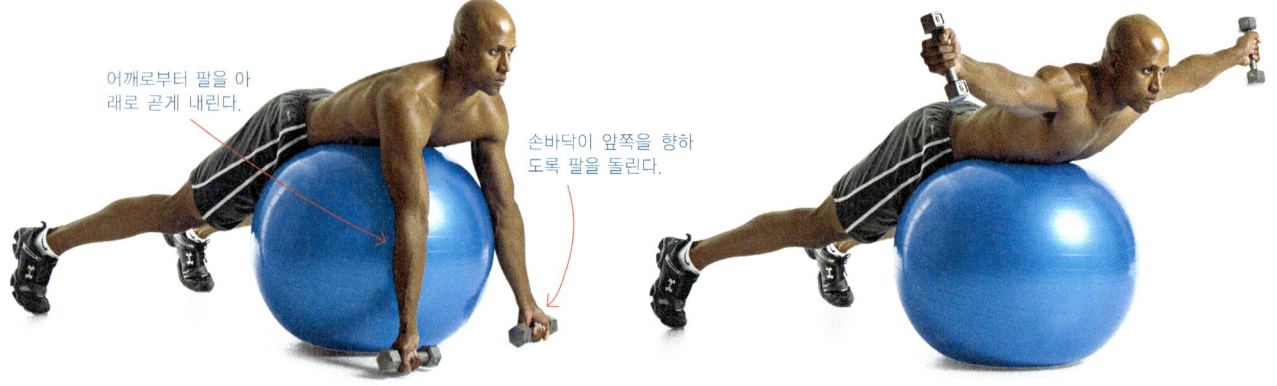

어깨로부터 팔을 아래로 곧게 내린다.

손바닥이 앞쪽을 향하도록 팔을 돌린다.

Chapter 5

인클라인 L 레이즈
Incline L Raise

A
- 인클라인 벤치를 가장 낮은 각도로 조절한 다음, 양손에 덤벨을 들고 가슴을 벤치에 대고 엎드린다.
- 팔을 펴고 덤벨을 어깨로부터 아래로 내린다. 이때 손바닥은 몸 뒤쪽을 향한다.

B
- 팔꿈치를 옆으로 활짝 펼치면서, 팔꿈치를 구부리고 견갑골을 등 중앙으로 모으면서 상완을 최대한 높이 들어 올린다.

C
- 팔꿈치 자세를 유지하면서 상완을 위쪽으로 최대한 높이 회전시킨다.
- 최고지점에서 잠시 멈춘 다음, 천천히 시작 자세로 돌아간다.

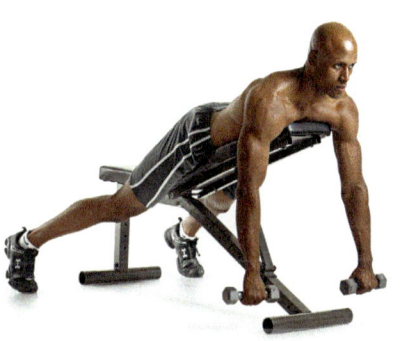

상완과 몸통은 수직을 이뤄야 한다.

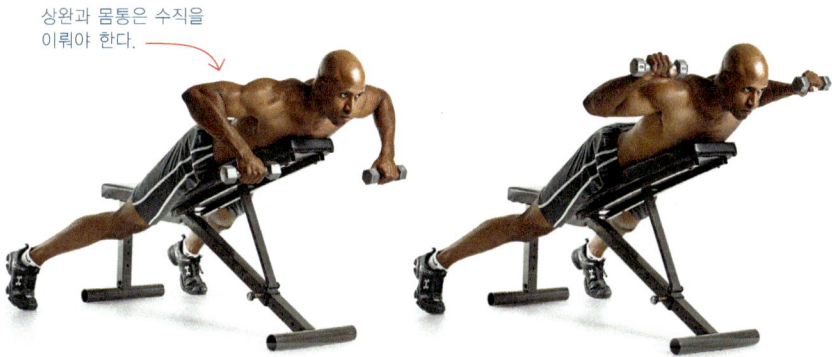

스위스볼 L 레이즈
Swiss-Ball L Raise

A
- 스위스볼 위에 엎드려 등을 곧게 펴고 가슴이 공에 닿지 않도록 들어 올린다.

B
- 팔꿈치를 옆으로 활짝 펼치면서 팔꿈치를 구부리고, 견갑골을 등 중앙으로 모으면서 상완을 최대한 높이 들어 올린다.
- 최고지점에서 상완과 몸통은 수직을 이뤄야 한다.

C
- 팔꿈치 자세를 유지하면서 상완을 위쪽으로 최대한 높이 회전시킨다.
- 최고지점에서 잠시 멈춘 다음, 천천히 시작자세로 돌아간다.

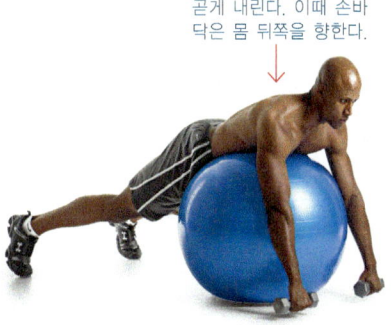

어깨로부터 팔을 아래로 곧게 내린다. 이때 손바닥은 몸 뒤쪽을 향한다.

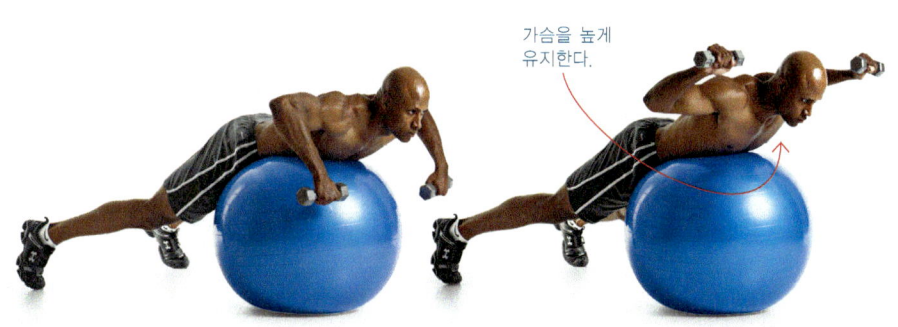

가슴을 높게 유지한다.

등 상부 | 로우와 레이즈 ROWS & RAISES

인클라인 W 레이즈
Incline W Raise

A
- 인클라인 벤치를 가장 낮은 각도로 조절한 다음, 양손에 덤벨을 들고 가슴을 벤치에 대고 엎드린다.
- 양쪽 팔꿈치를 90도 이상 구부리고 몸통 옆에 가까이 붙인다. 이때 손바닥이 위를 향하고 엄지손가락이 바깥쪽을 향하도록 손의 방향을 잡는다.

B
- 팔꿈치 자세를 유지한 상태에서 양쪽 견갑골을 등 중앙으로 모으면서 상완을 위로 들어 올린다.
- 최고지점에서 양팔은 대문자 W 모양이 돼야 한다.
- 최고지점에서 잠시 멈춘 다음, 천천히 시작자세로 돌아간다.

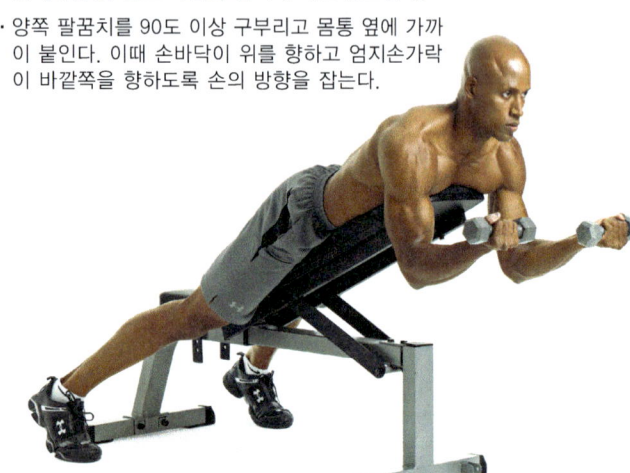
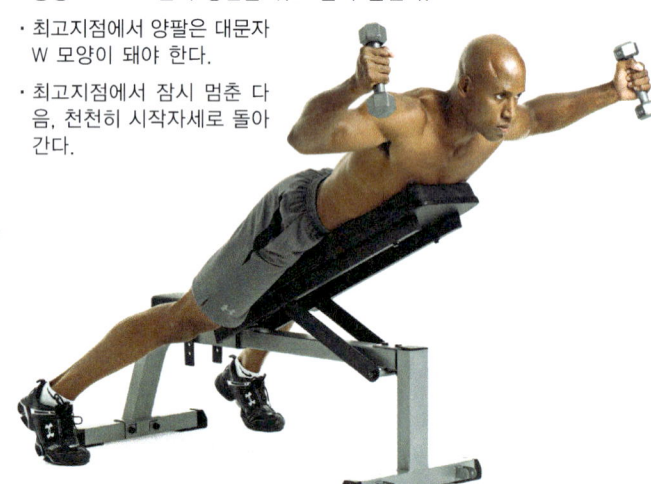

스위스볼 W 레이즈
Swiss-Ball W Raise

A
- 양손에 덤벨을 든 상태로 스위스볼 위에 엎드려 등을 곧게 펴고 가슴이 공에 닿지 않도록 들어 올린다.
- 양쪽 팔꿈치를 90도 이상 구부린다. 이때 손바닥이 위를 향하고 엄지손가락이 바깥쪽을 향하도록 손의 방향을 잡는다.

B
- 팔꿈치 자세를 유지한 상태에서 양쪽 견갑골을 등 중앙으로 모으면서 상완을 위로 들어 올린다.
- 최고지점에서 양팔은 대문자 W 모양이 돼야 한다.
- 최고지점에서 잠시 멈춘 다음, 천천히 시작자세로 돌아간다.

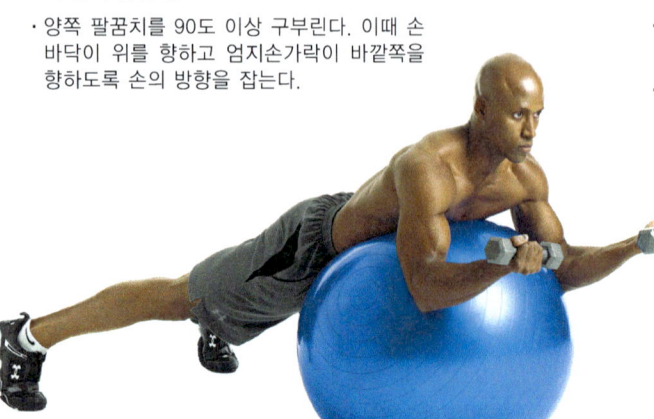
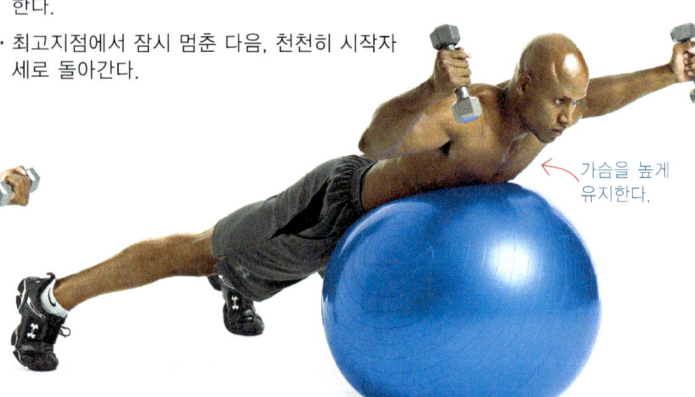

← 가슴을 높게 유지한다.

인클라인 I 레이즈
Incline I Raise

- 인클라인 벤치를 가장 낮은 각도로 조절한 다음, 양손에 덤벨을 들고 가슴을 벤치에 대고 엎드린다.
- 팔을 펴고 덤벨을 어깨로부터 아래로 내린다. 이때 손바닥은 서로 마주보게 한다.
- 팔이 몸과 일직선을 이루어 대문자 I자 같은 모양이 되도록 앞으로 곧게 들어 올린다.
- 최고지점에서 잠시 멈춘 다음, 천천히 시작자세로 돌아간다.

플로어 I 레이즈
Floor I Raise

- 발부터 손가락 끝까지 몸 전체가 대문자 I 모양이 되도록 팔을 앞으로 곧게 들어 올린다.
- 편안한 범위 내에서 팔을 최대한 위로 들어 올린다.
- 최고지점에서 잠시 멈춘 다음, 천천히 시작자세로 돌아간다.

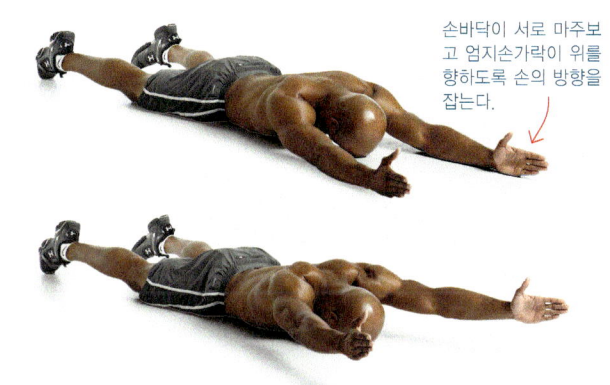

손바닥이 서로 마주보고 엄지손가락이 위를 향하도록 손의 방향을 잡는다.

스위스볼 I 레이즈
Swiss-Ball I Raise

A
- 양손에 덤벨을 든 상태에서 스위스볼 위에 엎드려 등을 곧게 펴고 가슴이 공에 닿지 않도록 들어 올린다.

B
- 팔이 몸과 일직선을 이루어 대문자 I 모양이 되도록 앞으로 곧게 들어 올린다.
- 최고지점에서 잠시 멈춘 다음, 천천히 시작자세로 돌아간다.

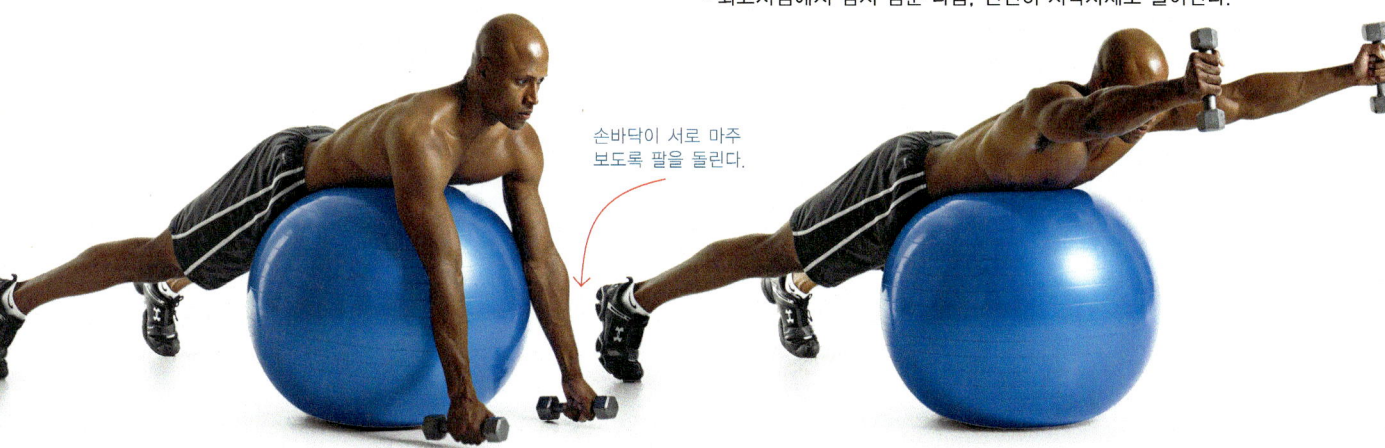

손바닥이 서로 마주보도록 팔을 돌린다.

등 상부 | 로우와 레이즈 ROWS & RAISES

기본동작
케이블 로우
Cable Row

A
- 직선 바를 케이블에 부착하고 발의 위치를 잡는다.
- 팔을 어깨너비보다 약간 넓게 벌리고 오버핸드 그립으로 바를 잡는다.

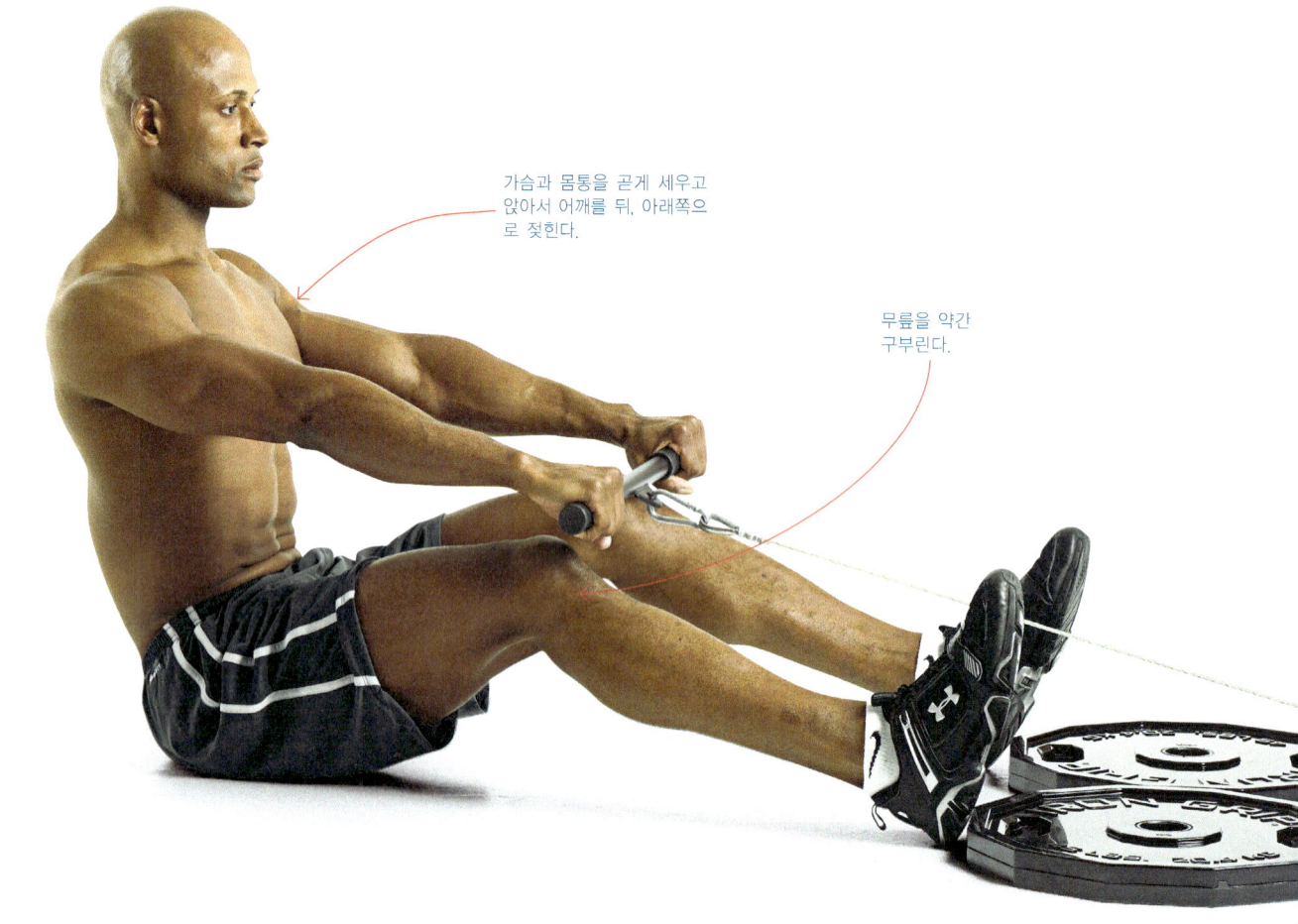

가슴과 몸통을 곧게 세우고 앉아서 어깨를 뒤, 아래쪽으로 젖힌다.

무릎을 약간 구부린다.

Chapter 5

B
- 몸통 자세를 고정시킨 상태에서 바를 상복부를 향해 잡아 당긴다.
- 잠시 멈춘 다음, 천천히 시작자세로 돌아간다.

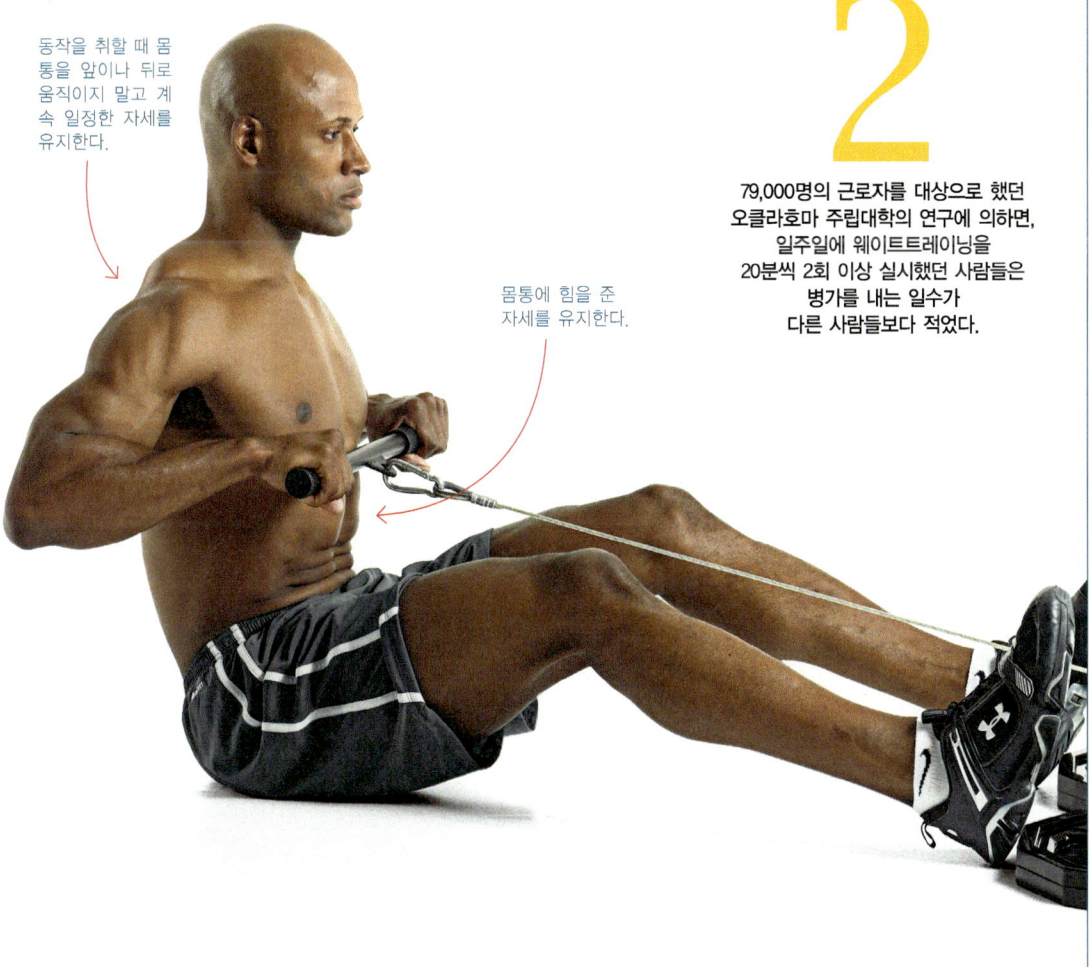

동작을 취할 때 몸통을 앞이나 뒤로 움직이지 말고 계속 일정한 자세를 유지한다.

몸통에 힘을 준 자세를 유지한다.

2

79,000명의 근로자를 대상으로 했던 오클라호마 주립대학의 연구에 의하면, 일주일에 웨이트트레이닝을 20분씩 2회 이상 실시했던 사람들은 병가를 내는 일수가 다른 사람들보다 적었다.

WARNING!
어깨를 낮춰야 한다

로우 종류의 운동을 할 때는 어깨를 뒤, 아래 방향으로 젖힌 상태(상체를 약간 뒤로 기대듯이)에서 동작을 시작해야 한다. 왜 그럴까? 이런 자세를 취하지 않으면 어깨가 위로 올라가면서 노를 젓듯이 팔꿈치를 뒤로 움직일 때 어깨가 과도하게 젖혀질 수 있기 때문이다. 어깨를 지나치게 젖히면 어깨 앞쪽 근육과 견갑하근이라는 견갑골 아래쪽 근육이 스트레스를 받고, 이런 상태가 지속되면 어깨 관절 부상으로 이어지기 쉽다.

등 상부 | 로우와 레이즈 ROWS & RAISES

응용동작 #1
와이드-그립 케이블 로우
Wide-Grip Cable Row

- 팔을 어깨너비보다 1.5배 넓게 벌려 바를 잡고 가슴 하단을 향해 바를 잡아당긴다.

그립을 넓게 잡으면 후면 삼각근이 더 많이 수축된다.

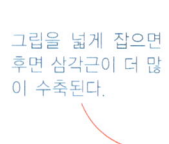

응용동작 #2
언더핸드-그립 케이블 로우
Underhand-Grip Cable Row

- 팔을 어깨너비로 벌려 언더핸드 그립으로 바를 잡고 하복부를 향해 바를 잡아당긴다.

언더핸드 그립으로 바를 잡으면 이두근이 더 많이 수축된다.

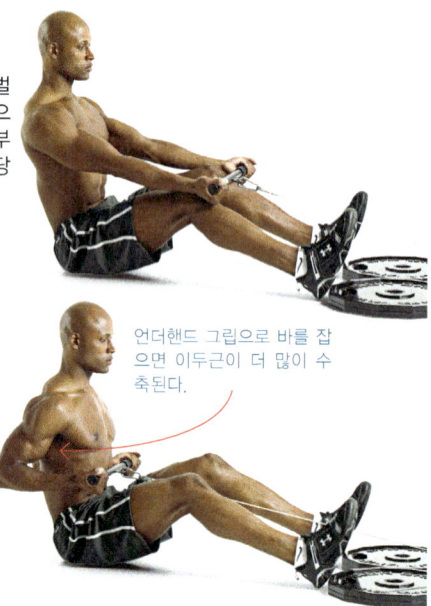

응용동작 #3
로프-핸들 케이블 로우
Rope-Handle Cable Row

- 로프를 케이블에 부착한 다음, 로프의 양쪽 끝을 잡고 케이블 로우 동작을 취한다.

상복부를 향해 바를 잡아당긴다.

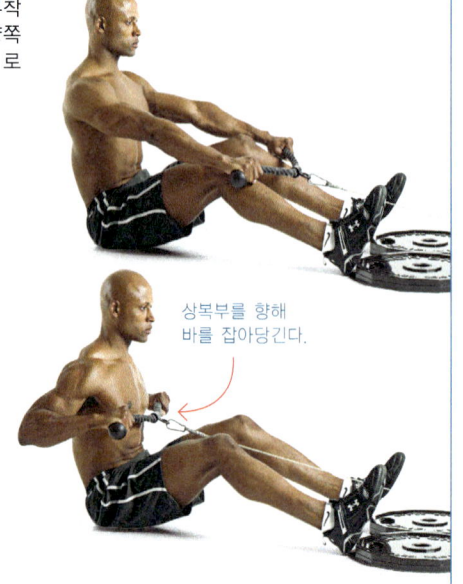

응용동작 #4
V-그립 케이블 로우
V-Grip Cable Row

- V-그립 손잡이를 케이블에 부착한 다음, 양손으로 손잡이를 잡고 몸통 중심부를 향해 손잡이를 잡아당긴다.

몸통을 앞뒤로 기울이지 말고 곧게 유지한다.

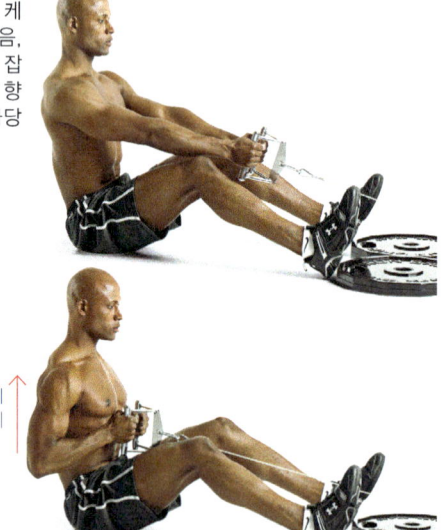

Chapter 5

응용동작 #5
싱글-암 케이블 로우
Single-Arm Cable Row

- 손잡이를 케이블에 부착한 다음, 한쪽 팔로 로우 동작을 취한다. 이때 몸통을 앞뒤로 기울이지 말고 손잡이를 옆구리를 향해 잡아당긴다.
- 오른팔로 정해진 반복 횟수를 완료한 다음, 팔을 바꾸어 왼팔도 동일한 요령으로 반복한다.

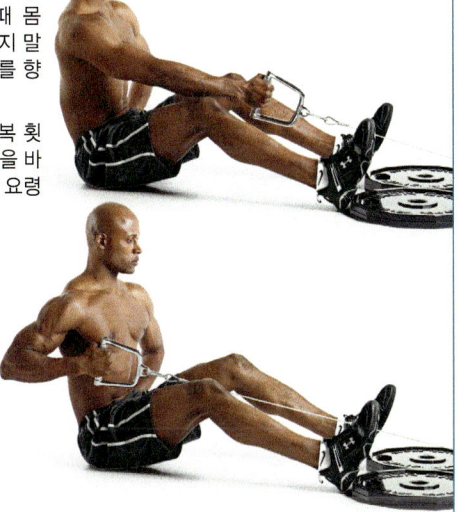

응용동작 #6
싱글-암 케이블 로우와 로테이션
Single-Arm Cable Row and Rotation

- 손잡이를 케이블에 부착한 다음, 오른손으로 손잡이를 잡는다.
- 옆구리를 향해 손잡이를 잡아당김과 동시에 몸통을 오른쪽으로 회전시킨다.

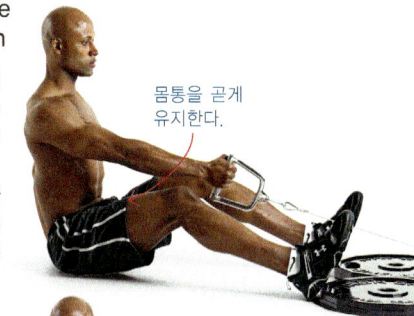

몸통을 곧게 유지한다.

- 최대지점에서 잠시 멈춘 다음, 방향을 바꾸어 시작자세로 돌아간다.

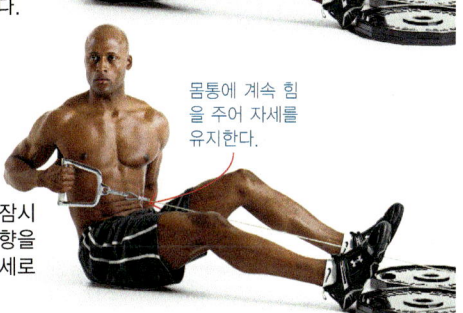

몸통에 계속 힘을 주어 자세를 유지한다.

응용동작 #7
케이블 로우 투 넥 익스터널 로테이션
Cable Row to Neck with External Rotation

- 로프를 케이블에 부착하고 자세를 취한다.
- 로프의 중심부를 얼굴을 향해 잡아당긴다. 이때 등 중심부를 향해 양쪽 견갑골을 당겨 모으고 상완과 전완을 위, 뒤쪽으로 회전시킨다.
- 최고지점에서 잠시 멈춘 다음, 천천히 시작자세로 돌아간다.

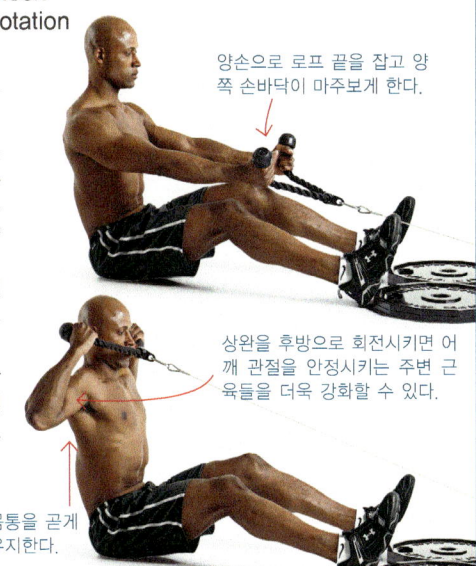

양손으로 로프 끝을 잡고 양쪽 손바닥이 마주보게 한다.

상완을 후방으로 회전시키면 어깨 관절을 안정시키는 주변 근육들을 더욱 강화할 수 있다.

몸통을 곧게 유지한다.

응용동작 #8
스탠딩 싱글-암 케이블 로우
Standing Single-Arm Cable Row

- 케이블 스테이션의 로우 풀리에 손잡이를 부착한 다음, 오른손으로 손잡이를 잡고 다리를 앞뒤로 벌린다.
- 몸통을 오른쪽으로 회전시키면서 손잡이를 몸통 오른쪽으로 잡아당긴다.
- 최대지점에서 잠시 멈춘 다음, 시작자세로 돌아간다.
- 오른팔로 정해진 반복 횟수를 완료한 다음, 팔을 바꾸어 왼팔도 동일한 요령으로 반복한다.

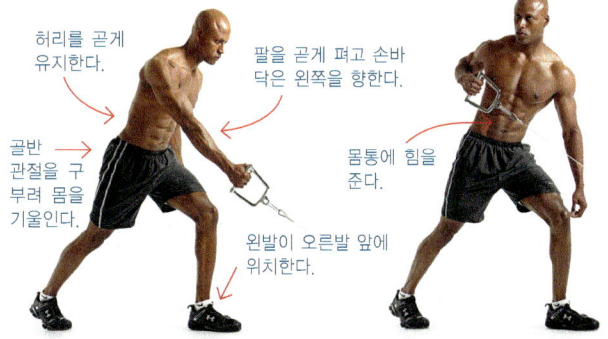

허리를 곧게 유지한다.

팔을 곧게 펴고 손바닥은 왼쪽을 향한다.

골반 관절을 구부려 몸을 기울인다.

몸통에 힘을 준다.

왼발이 오른발 앞쪽에 위치한다.

광배근 | 친업과 풀업 CHINUPS & PULLUPS

친업과 풀업

친업과 풀업의 목표 근육은 광배근이며, 부수적으로 대원근과 이두근을 강화할 수 있다. 또한 친업과 풀업 동작을 취할 때 몸을 안정시켜주는 코어 근육들과 등 상부, 등 중심부의 근육들도 함께 강화한다.

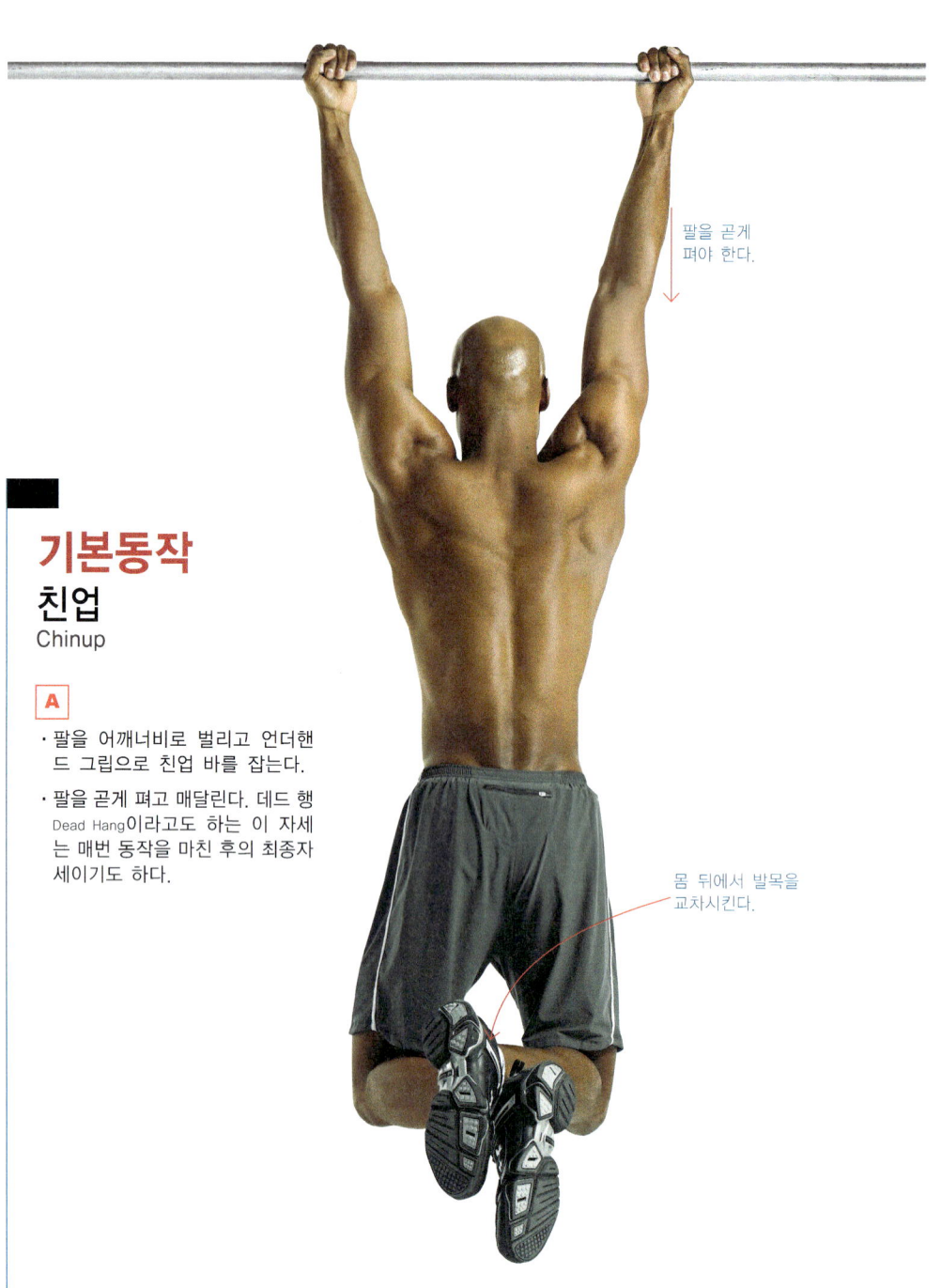

기본동작
친업
Chinup

A
- 팔을 어깨너비로 벌리고 언더핸드 그립으로 친업 바를 잡는다.
- 팔을 곧게 펴고 매달린다. 데드 행 Dead Hang이라고도 하는 이 자세는 매번 동작을 마친 후의 최종자세이기도 하다.

팔을 곧게 펴야 한다.

몸 뒤에서 발목을 교차시킨다.

Chapter 5

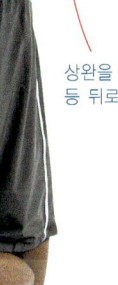

친업 VS 풀업

친업과 풀업의 차이는 간단하다. 친업은 언더핸드 그립 자세를 취하지만 풀업은 오버핸드 그립 자세를 취한다. 실제로 동작을 취해보면 금방 알겠지만, 풀업보다는 친업이 약간 더 쉽다(약간 덜 어렵다는 편이 좀 더 정확한 표현이다.). 이는 언더핸드 그립을 사용할 때 이두근이 좀 더 강하게 수축되고, 그에 따라 몸을 위로 잡아당기는 근육의 힘을 전체적으로 더 활용할 수 있기 때문이다.

트레이너의 조언
가슴을 친업 바로 당긴다는 생각 대신 가슴을 향해 친업 바를 당긴다고 상상한다.

양쪽 견갑골을 등 중심부로 모은다.

상완을 강하고 빠르게 등 뒤로 당긴다.

B
- 가슴을 친업 바까지 끌어당긴다.
- 최고지점에서 잠시 멈춘 다음, 천천히 팔을 펴면서 데드 행 자세로 돌아간다.

가슴을 높여라
친업과 풀업은 체스트-업이라고 부르는 편이 더 좋을 것이다. 실제로 목을 넘어 가슴까지 친업 바에 닿는 것이 가장 효과적이기 때문이다. 이렇게 동작의 범위가 넓어지면 견갑골 주변 근육들을 더욱 강하게 단련할 수 있다.

광배근 | 친업과 풀업 CHINUPS & PULLUPS

응용동작 #1
네거티브 친업
Negative Chinup

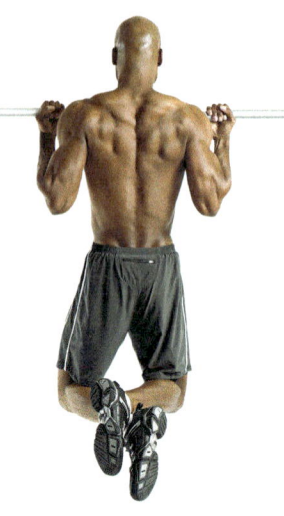
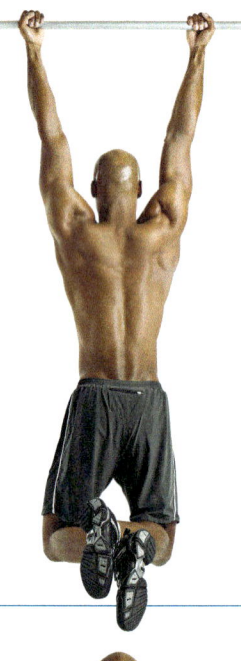

A
- 친업 바 아래에 벤치를 놓고 벤치 위에 올라선다. 그 다음 팔을 어깨너비로 벌리고 언더핸드 그립으로 바를 잡는다.
- 가슴이 손 옆까지 올라오도록 벤치에서 점프를 한 다음, 몸 뒤에서 발목을 교차시킨다.

B
- 5초에 걸쳐 팔을 천천히 편다. 5초가 너무 힘들면 최대한 천천히 펴도록 노력한다.
- 점프를 통해 다시 시작자세로 돌아가서 동작을 반복한다.

네거티브 친업은 기본 친업의 반대 동작을 통해 최고지점부터 최저지점까지 동일한 속도로 몸을 천천히 내리는 운동이다. 만약 특정한 지점에서 속도가 빨라진다면 그 지점을 잘 숙지해 두었다가, 다음 세트에서는 그 지점 바로 직전 지점에서 1~2초 동안 멈춰야 한다. 이렇게 하면 네거티브 친업 능력이 빠르게 향상된다. 네거티브 친업을 30초에 걸쳐 실시할 수 있으면 기본 친업을 완벽한 자세로 1회 실시할 수 있다.

응용동작 #2
밴드-어시스티드 친업
Band-Assisted Chinup

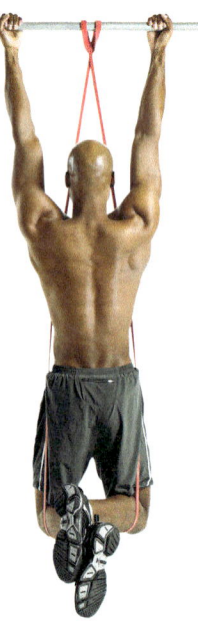
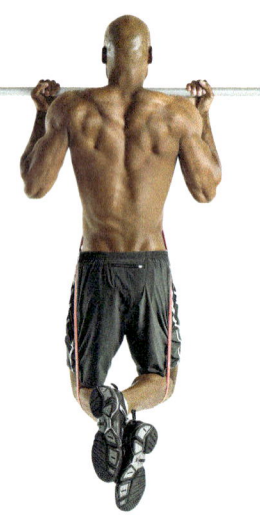

A
- 친업 바에 대형 고무밴드를 단단히 고정시킨다.
- 팔을 어깨너비로 벌려 언더핸드 그립으로 친업 바를 잡는다. 그 상태에서 고무밴드 아래쪽 고리에 양쪽 무릎을 걸고 팔을 완전히 편다.

B
- 친업 바를 향해 가슴을 당기면서 동작을 실시한다.
- 가슴 상단이 바에 닿으면 잠시 멈춘 다음, 데드 행 자세로 천천히 돌아간다.

밴드를 활용하면 초보자도 헬스클럽의 친업 머신을 이용할 때처럼 완벽한 자세로 친업을 실시할 수 있다.

Chapter 5

응용동작 #3
클로즈-그립 친업
Close-Grip Chinup

- 팔을 약 20센티미터 너비로 벌리고 언더핸드 그립으로 바를 잡는다.

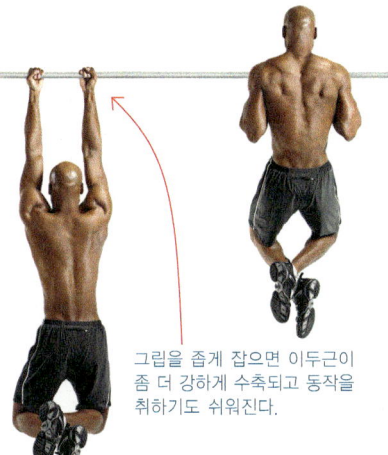

그립을 좁게 잡으면 이두근이 좀 더 강하게 수축되고 동작을 취하기도 쉬워진다.

응용동작 #4
뉴트럴-그립 친업
Neutral-Grip Chinup

- 친업 스테이션에 수평 손잡이를 부착하고 손바닥이 마주보도록 손잡이를 잡는다. 그 다음 가슴이 최대한 친업 바에 가까이 가도록 팔을 당겨 올린다.

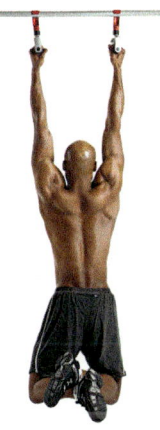

응용동작 #5
풀업
Pullup

- 팔을 어깨너비보다 넓게 벌리고 오버핸드 그립으로 바를 잡은 상태에서 친업 동작을 취한다.

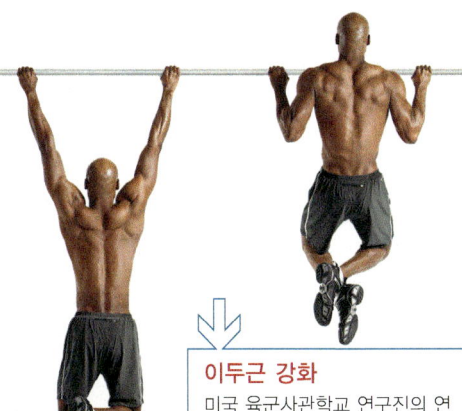

이두근 강화
미국 육군사관학교 연구진의 연구에 의하면, 풀업을 실시할 때는 광배근과 이두근의 활성도가 동일한 수준으로 높아진다.

응용동작 #6
와이드-그립 풀업
Wide-Grip Pullup

- 팔을 어깨너비보다 1.5배 넓게 벌리고 오버핸드 그립으로 바를 잡는다.

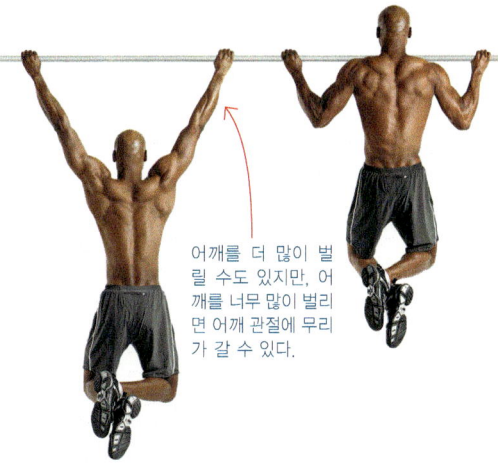

어깨를 더 많이 벌릴 수도 있지만, 어깨를 너무 많이 벌리면 어깨 관절에 무리가 갈 수 있다.

친업 난이도

가장 어려움

8. 와이드-그립 풀업
7. 풀업
6. 믹스-그립 친업
5. 뉴트럴-그립 친업
4. 친업
3. 클로즈-그립 친업
2. 밴드-어시스티드 친업
1. 네거티브 친업

가장 쉬움

광배근   친업과 풀업 CHINUPS & PULLUPS

응용동작 #7
믹스-그립 친업
Mixed-Grip Chinup

- 팔을 어깨너비로 벌린 상태에서 한손은 언더핸드, 다른 손은 오버핸드 그립으로 바를 잡는다.

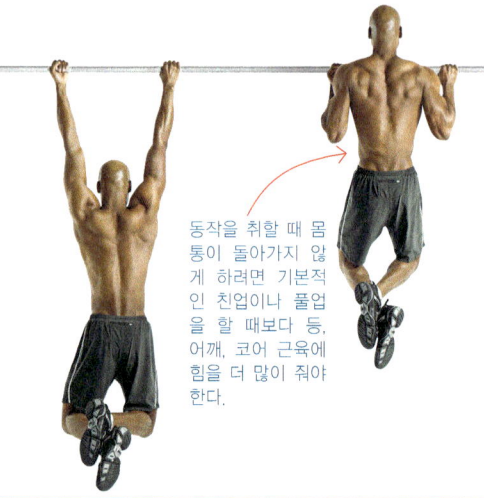

동작을 취할 때 몸통이 돌아가지 않게 하려면 기본적인 친업이나 풀업을 할 때보다 등, 어깨, 코어 근육에 힘을 더 많이 줘야 한다.

응용동작 #8
크로스오버 친업 Crossover Chinup

- 바를 향해 가슴을 곧바로 당겨 올리는 대신, 오른손을 향해 가슴을 당겼다가 최고지점에서 잠시 멈춘 다음 시작자세로 돌아간다. 그리고 그 다음 반복 시에는 왼손을 향해 가슴을 당겨 올린다. 이런 방식으로 매번 반복할 때마다 오른쪽과 왼쪽을 교대로 오간다.

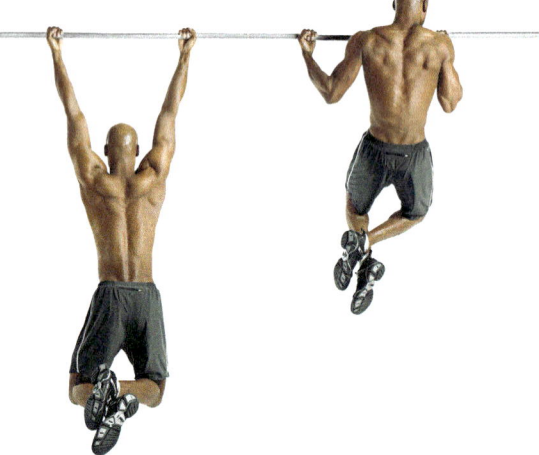

응용동작 #9
서스펜디드 친업
Suspended Chinup

- 친업 바에 손잡이가 달린 스트랩을 부착한 상태에서 손잡이를 잡고 팔을 편 채로 매달린 다음, 친업 동작을 실시한다. 몸을 당겨 올릴 때는 팔이 자연스럽게 회전하도록 한다.

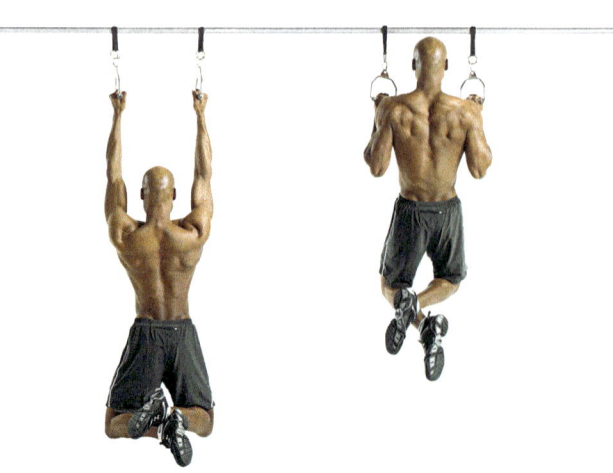

응용동작 #10
타월 풀업
Towel Pullup

- 손으로 바를 잡는 위치에 타월을 두른다.
- 양쪽 손바닥이 마주보도록 양손으로 각각 타월의 끝을 잡은 상태에서 팔을 펴고 매달린다. 이 때 발목을 몸 뒤에서 교차시킨다.
- 가슴을 최대한 높이 당겨 올린다.
- 최고지점에서 잠시 멈춘 다음, 천천히 데드 행 자세로 돌아간다.

타월을 잡으면 등 근육뿐만 아니라 전완에도 힘이 많이 들어가기 때문에 그립의 근력과 지구력이 향상된다.

Chapter 5

스카풀라 리트랙션
Scapular Retraction

A
- 오버핸드 그립으로 친업 바를 잡은 상태에서 팔을 펴고 매달린다.

B
- 팔을 그대로 고정시킨 상태에서 양쪽 견갑골을 등 중심부 아래쪽으로 당겨 모은다. 호흡을 고르게 유지하면서 이 자세를 5초 동안 유지한다. 여기까지가 1회 반복이다.

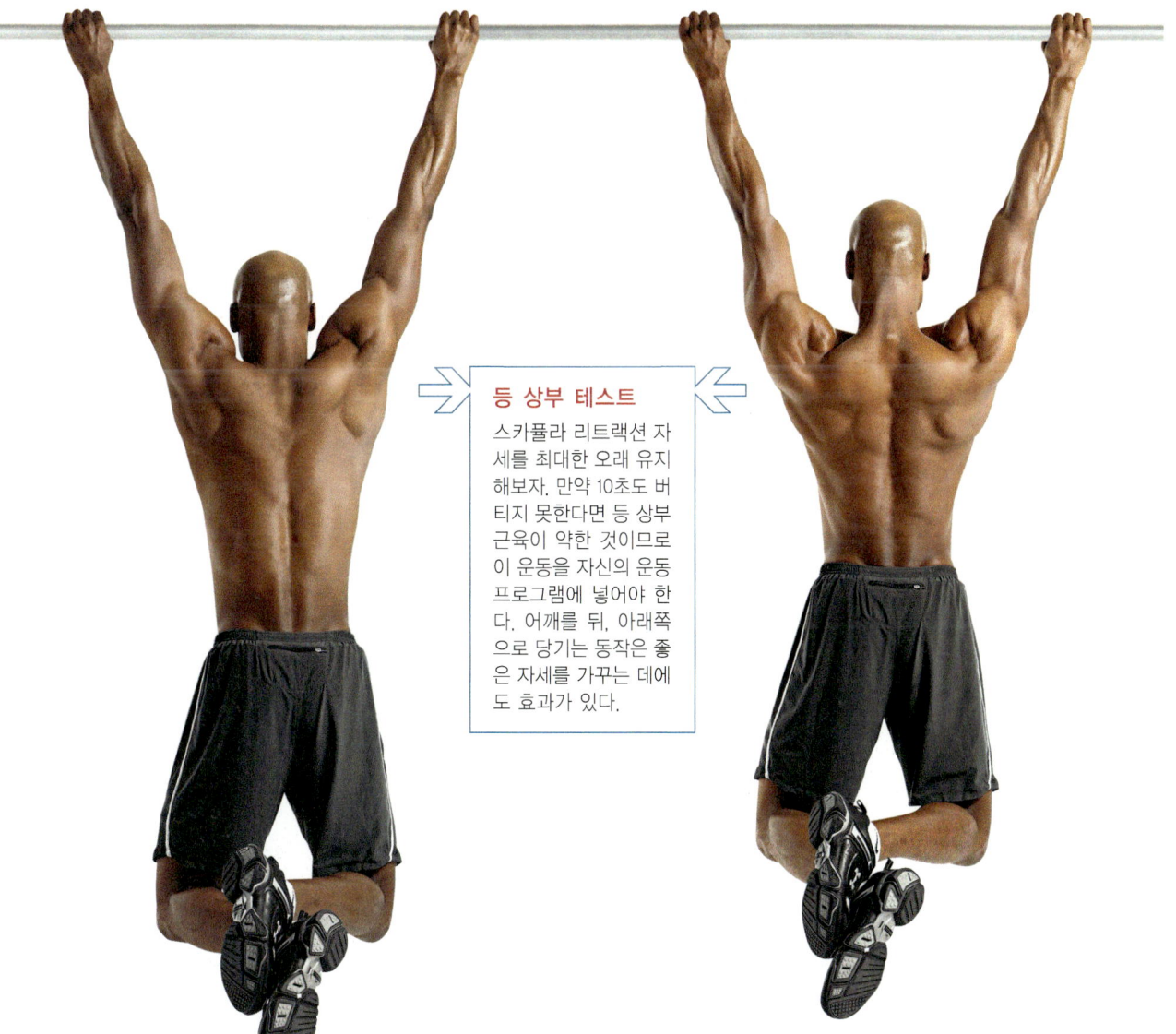

> **등 상부 테스트**
>
> 스카풀라 리트랙션 자세를 최대한 오래 유지해보자. 만약 10초도 버티지 못한다면 등 상부 근육이 약한 것이므로 이 운동을 자신의 운동 프로그램에 넣어야 한다. 어깨를 뒤, 아래쪽으로 당기는 동작은 좋은 자세를 가꾸는 데에도 효과가 있다.

광배근

풀다운과 풀오버 PULLDOWNS & PULLOVERS

풀다운과 풀오버

풀다운과 풀오버의 목표 근육은 광배근이며, 부수적으로 대원근과 이두근을 강화할 수 있다. 또한 동작을 취할 때 몸을 안정시켜주는 등 상부와 등 중심부 근육도 함께 강화한다.

기본동작
랫 풀다운
Lat Pulldown

A
- 랫 풀다운 스테이션에 앉아서 팔을 어깨너비보다 약간 넓게 벌리고 오버핸드 그립으로 바를 잡는다.

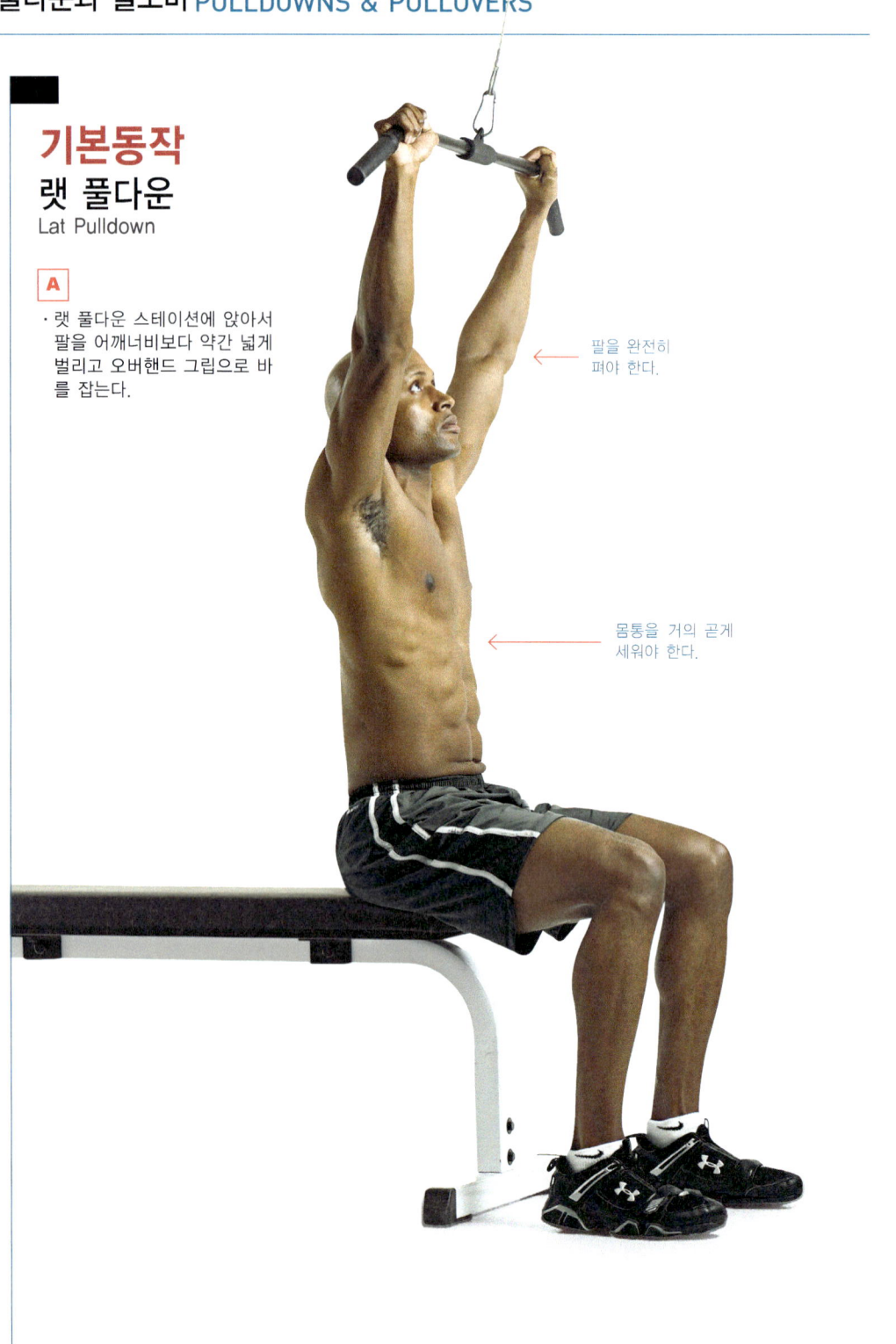

← 팔을 완전히 펴야 한다.

← 몸통을 거의 곧게 세워야 한다.

Chapter 5

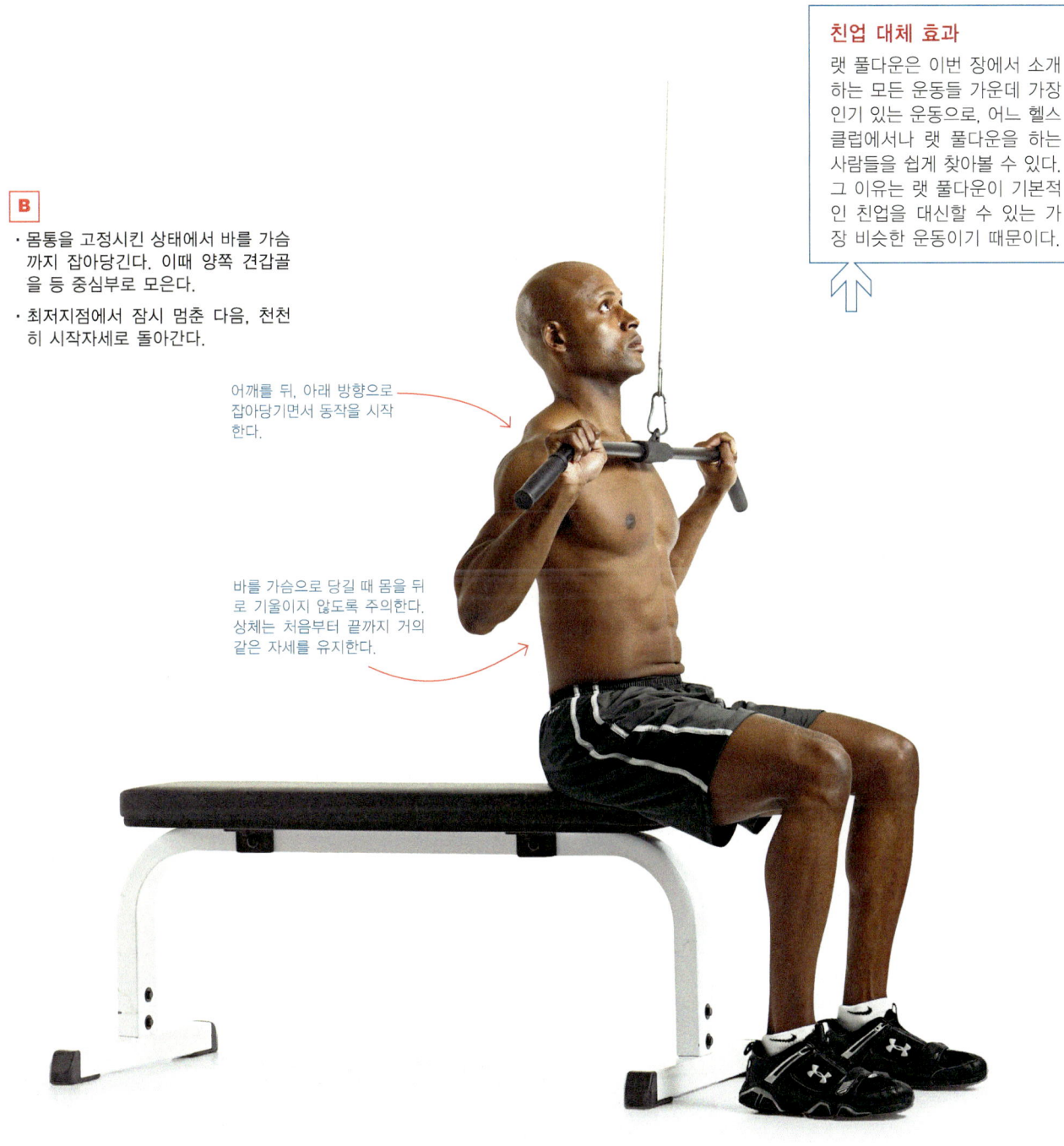

친업 대체 효과

랫 풀다운은 이번 장에서 소개하는 모든 운동들 가운데 가장 인기 있는 운동으로, 어느 헬스클럽에서나 랫 풀다운을 하는 사람들을 쉽게 찾아볼 수 있다. 그 이유는 랫 풀다운이 기본적인 친업을 대신할 수 있는 가장 비슷한 운동이기 때문이다.

B
- 몸통을 고정시킨 상태에서 바를 가슴까지 잡아당긴다. 이때 양쪽 견갑골을 등 중심부로 모은다.
- 최저지점에서 잠시 멈춘 다음, 천천히 시작자세로 돌아간다.

어깨를 뒤, 아래 방향으로 잡아당기면서 동작을 시작한다.

바를 가슴으로 당길 때 몸을 뒤로 기울이지 않도록 주의한다. 상체는 처음부터 끝까지 거의 같은 자세를 유지한다.

광배근 | 풀다운과 풀오버 PULLDOWNS & PULLOVERS

응용동작 #1
와이드-그립 랫 풀다운
Wide-Grip Lat Pulldown

- 팔을 어깨너비의 1.5배로 벌리고 오버핸드 그립으로 바를 잡는다.

응용동작 #2
언더핸드-그립 랫 풀다운
Underhand-Grip Lat Pulldown

- 팔을 어깨너비로 벌리고 언더핸드 그립으로 바를 잡는다.

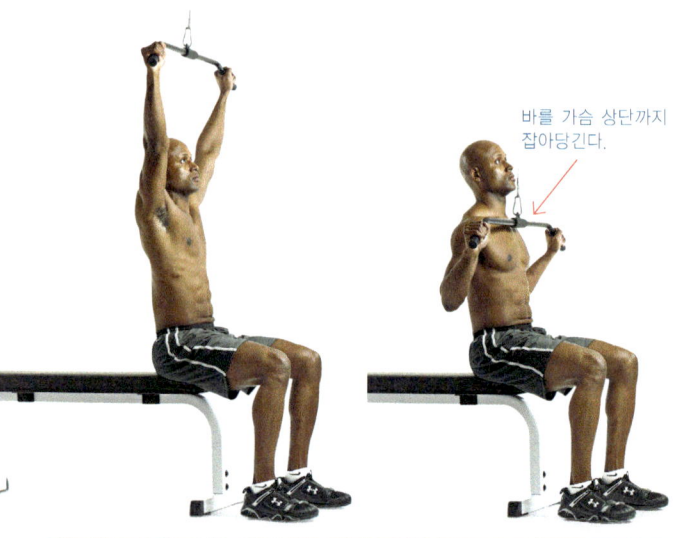

바를 가슴 상단까지 잡아당긴다.

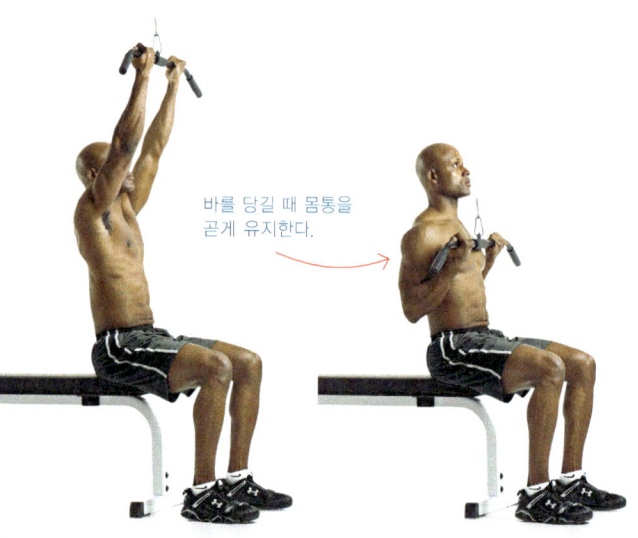

바를 당길 때 몸통을 곧게 유지한다.

응용동작 #3
30도 랫 풀다운
30-Degree Lat Pulldown

A
- 랫 풀다운 머신에 앉아서 팔을 어깨너비로 벌리고 언더핸드 그립으로 바를 잡는다.
- 몸이 바닥과 30도 각도를 이룰 때까지 상체를 뒤로 기울인다.
- 30도 각도를 계속 유지한다.

B
- 몸통을 30도 각도로 계속 유지한 상태로 바를 가슴까지 잡아당긴다.
- 최저지점에서 잠시 멈춘 다음, 천천히 시작자세로 돌아간다.

상체를 뒤로 기울이면 등 상부와 중심부의 근육에 힘이 더 많이 들어가고 광배근에는 힘이 덜 들어간다.

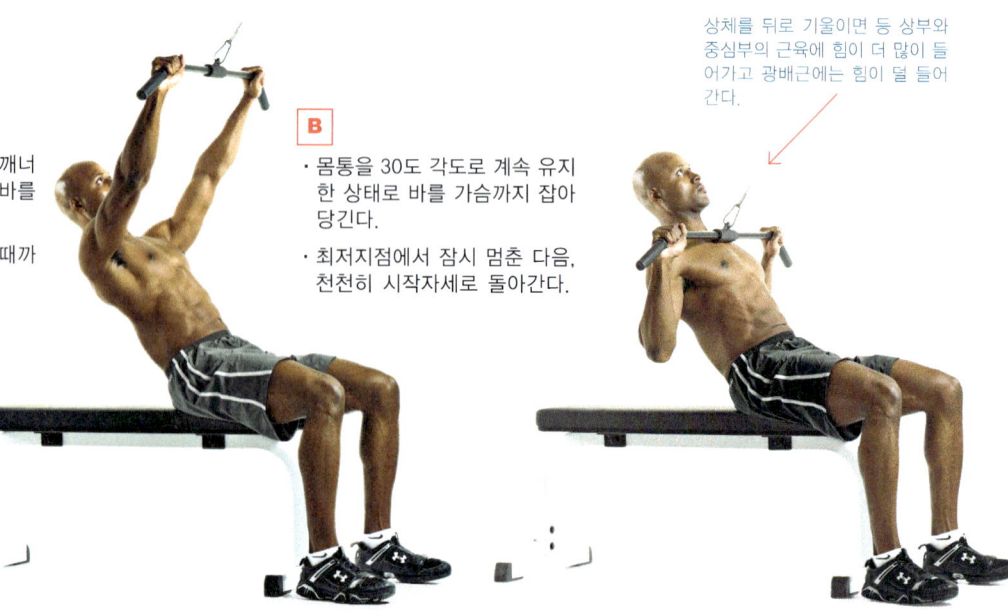

Chapter 5

응용동작 #4
클로즈-그립 랫 풀다운
Close-Grip Lat Pulldown

· 팔을 약 20센티미터 너비로 벌리고 언더핸드 그립으로 바를 잡는다.

언더핸드로 그립을 좁게 잡으면 이두근이 좀 더 강하게 수축된다.

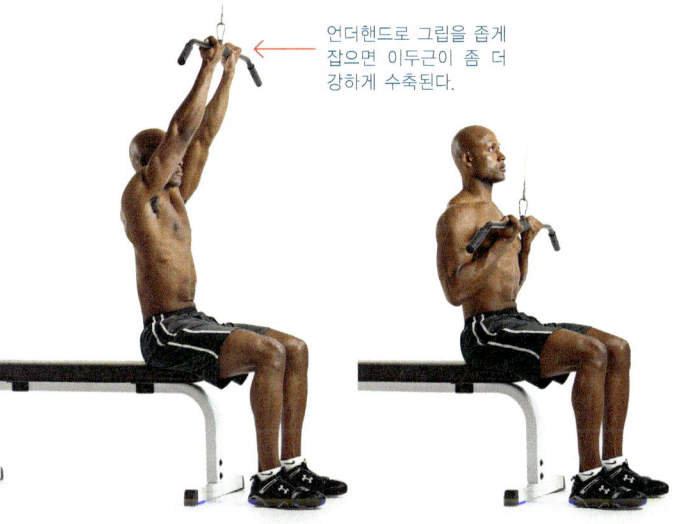

응용동작 #5
닐링 랫 풀다운
Kneeling Lat Pulldown

· 머신 앞에 무릎을 꿇고 앉아서 동작을 취한다. 이때 어깨부터 무릎까지 일직선이 되도록 자세를 유지한다.

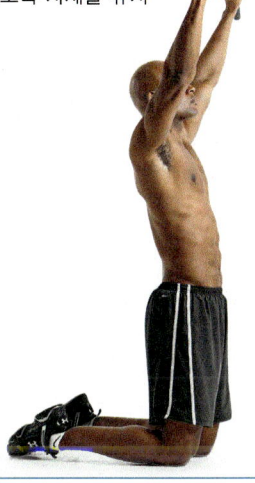 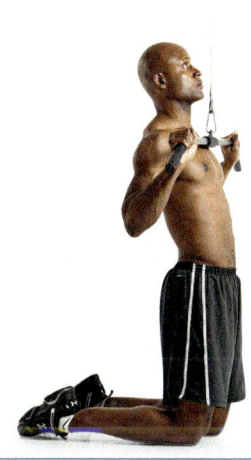

응용동작 #6
닐링 언더핸드-그립 랫 풀다운
Kneeling Underhand-Grip Lat Pulldown

A
· 팔을 어깨너비로 벌리고 언더핸드 그립으로 바를 잡는다.
· 머신 앞에 무릎을 꿇고 앉아서 동작을 취한다. 이때 어깨부터 무릎까지 일직선이 되도록 자세를 유지한다.

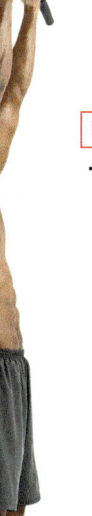

B
· 바를 가슴 상단까지 잡아당긴다.

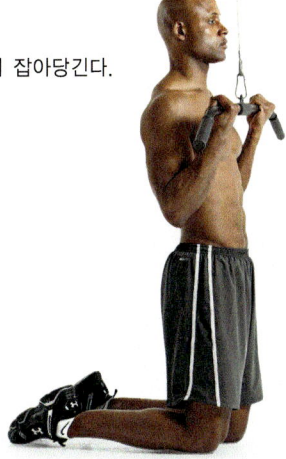

> **무릎을 꿇는 이유**
> 실생활에서 광배근은 엉덩이 근육들과 함께 작용한다. 그러나 머신에 앉은 채로 랫 풀다운을 실시하면 엉덩이 근육들을 동원할 수 없다. 반면, 바닥에 무릎을 꿇은 상태에서 랫 풀다운을 하면 걷거나 친업을 할 때처럼 엉덩이 근육에도 힘이 들어간다. 무릎을 꿇으면 당길 수 있는 중량이 줄어들기는 하지만, 그렇다고 광배근이 최선을 다해 힘을 발휘하지 않는 것은 아니다.

113

광배근 | 풀다운과 풀오버 PULLDOWNS & PULLOVERS

기본동작
EZ바 풀오버
EZ-Bar Pullover

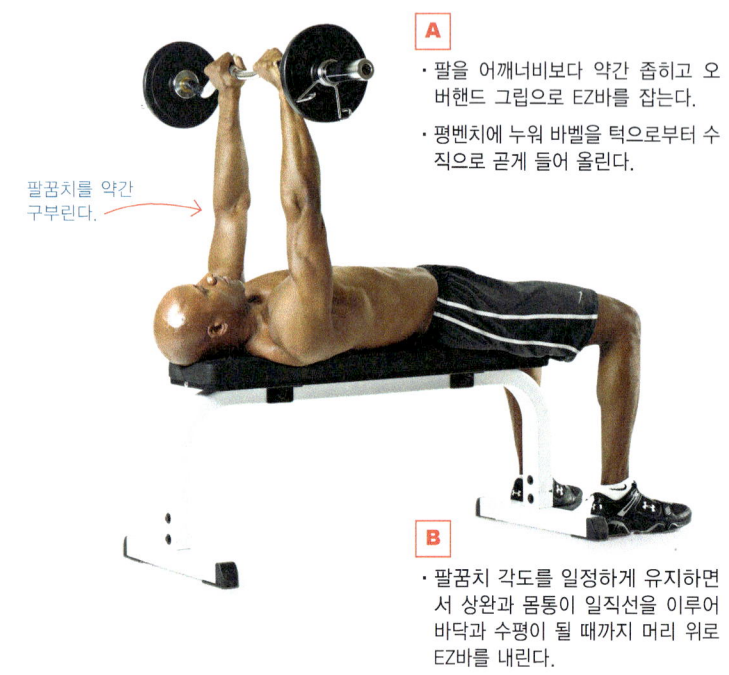

A
- 팔을 어깨너비보다 약간 좁히고 오버핸드 그립으로 EZ바를 잡는다.
- 평벤치에 누워 바벨을 턱으로부터 수직으로 곧게 들어 올린다.

팔꿈치를 약간 구부린다.

B
- 팔꿈치 각도를 일정하게 유지하면서 상완과 몸통이 일직선을 이루어 바닥과 수평이 될 때까지 머리 위로 EZ바를 내린다.
- 최저지점에서 잠시 멈춘 다음, 시작 자세로 돌아간다.

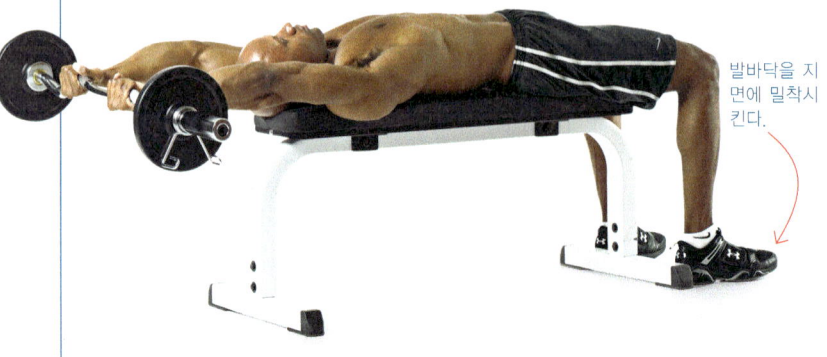

발바닥을 지면에 밀착시킨다.

응용동작 #1
스위스볼 EZ바 풀오버
Swiss-Ball EZ-Bar Pullover

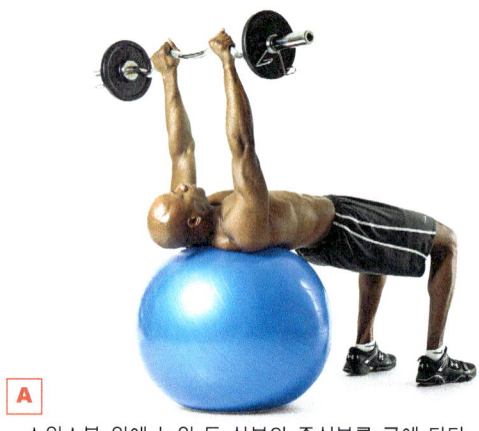

A
- 스위스볼 위에 누워 등 상부와 중심부를 공에 단단히 고정시키고 동작을 취한다. 이때 무릎부터 어깨까지 일직선을 이루도록 엉덩이를 들어 올린다.

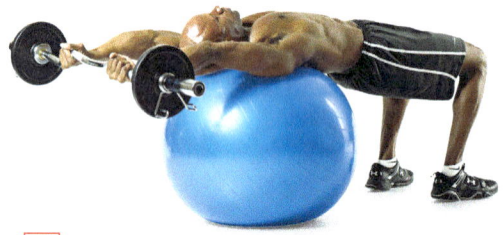

B
- 팔꿈치 각도를 일정하게 유지하면서 팔과 몸이 일직선을 이룰 때까지 머리 위로 EZ바를 내린다.

> 친업 바나 랫 풀다운 머신이 없을 때는 풀오버로 광배근을 강화할 수 있다. 풀오버는 누운 자세에서 실시하지만 상완을 머리 위로부터 몸통까지 내리는 동작을 취해야 한다. 이 동작은 광배근의 주요 동작이다.

Chapter 5

스탠딩 케이블 풀오버
Standing Cable Pullover

A
- 랫 풀다운 머신 앞에 서서 팔을 어깨너비보다 약간 넓게 벌리고 오버핸드 그립으로 바를 잡는다.

B
- 등과 팔을 곧게 유지하면서 바가 허벅지에 닿을 때까지 반원을 그리며 바를 아래로 잡아당긴다.
- 최저지점에서 잠시 멈춘 다음, 반대 동작을 통해 시작자세로 천천히 돌아간다.

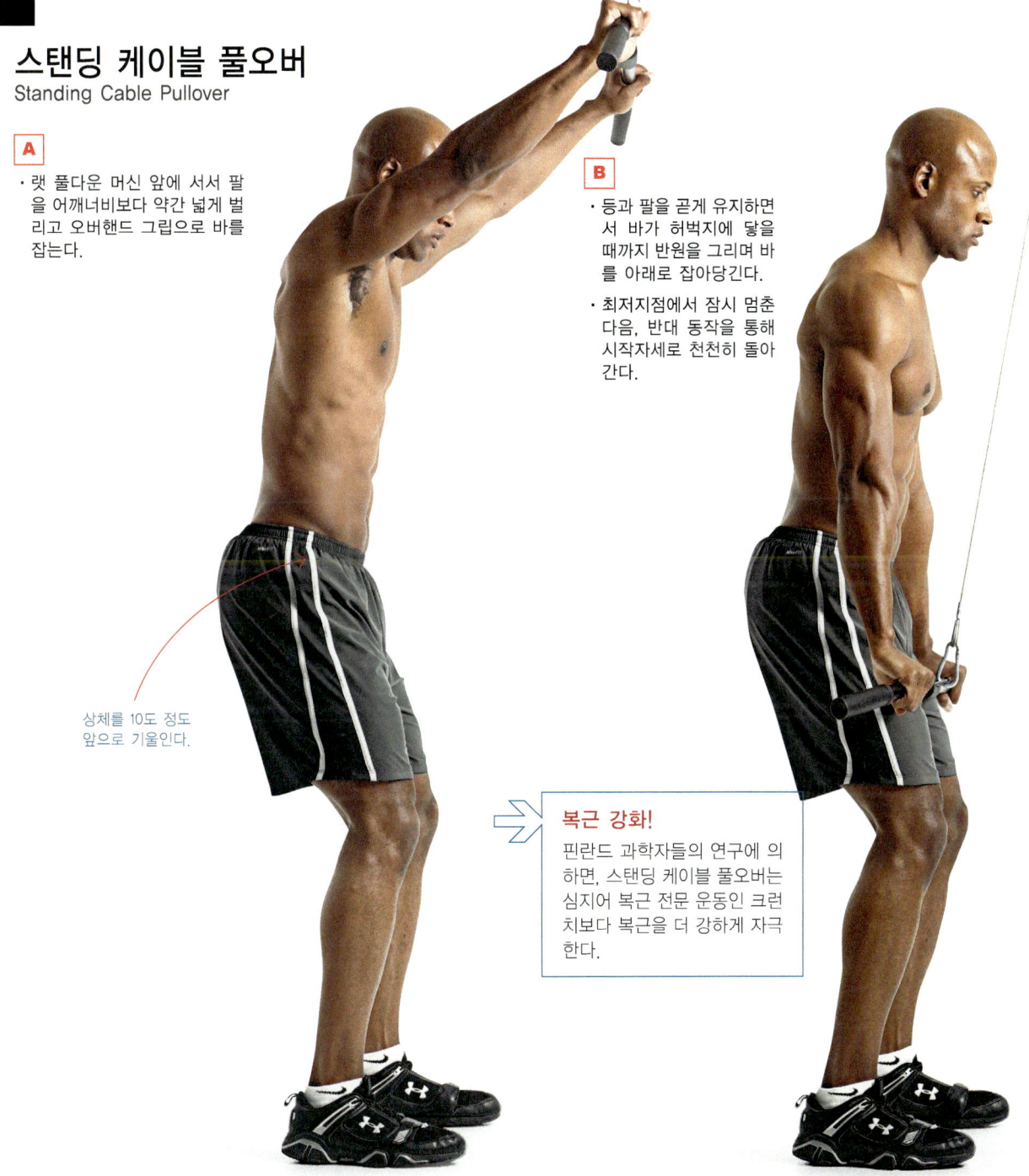

상체를 10도 정도 앞으로 기울인다.

복근 강화!
핀란드 과학자들의 연구에 의하면, 스탠딩 케이블 풀오버는 심지어 복근 전문 운동인 크런치보다 복근을 더 강하게 자극한다.

광배근

맨즈헬스 공개! 최강의 등 운동
케이블 페이스 풀 익스터널 로테이션
Cable Face Pull with External Rotation

이 운동은 등 상부에 있는 견갑골 주변 근육과 어깨 주변 근육을 강화하는 독특한 운동이다. 이 근육들은 건강하고 탄탄한 어깨를 만드는 핵심 근육들이지만 대부분 간과하기 때문에 오히려 약점이 되기 쉬운 근육이기도 하다. 얼굴을 향해 로프를 잡아당기면서 팔을 바깥쪽으로 회전시키는 동작은 상체를 강화하여 부상을 예방하는 데 도움이 된다. 세계 최고의 건강 전문가들로 이루어진 맨즈헬스의 건강 자문 위원들은 이 운동이 가장 좋은 등 운동 가운데 하나라고 입을 모은다.

A
- 케이블 스테이션이나 랫 풀다운 머신의 하이 풀리에 로프를 부착하고 양손으로 로프 끝을 잡는다.
- 중량 거치대로부터 한두 발 뒤로 물러나서 팔을 앞으로 곧게 뻗는다.

B
- 팔꿈치를 구부리면서 팔을 옆으로 벌림과 동시에 로프 중앙을 눈앞으로 잡아당긴다. 끝 동작에서는 손이 귀 옆에 와야 한다.
- 잠시 멈춘 다음, 반대 동작을 통해 시작자세로 돌아간다.

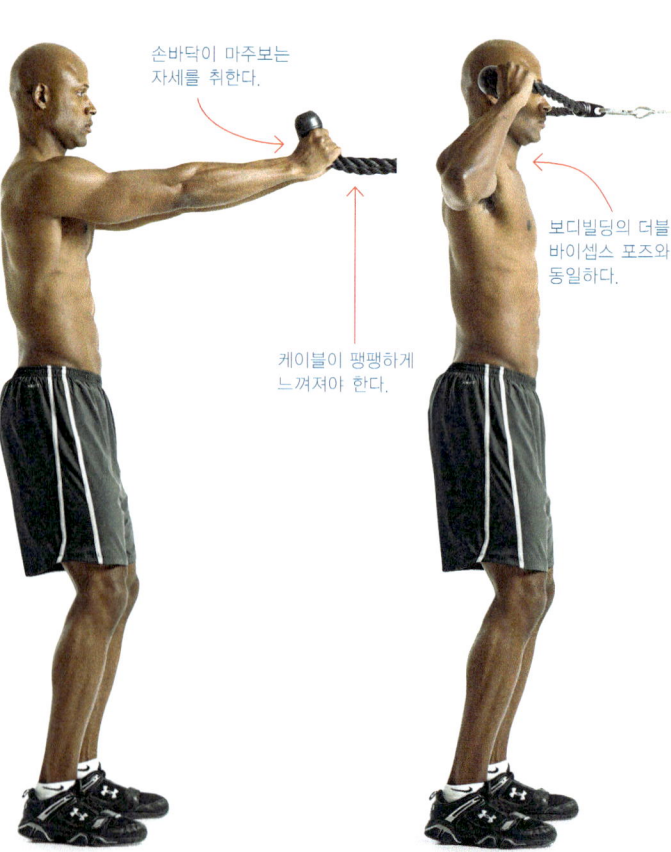

손바닥이 마주보는 자세를 취한다.

케이블이 팽팽하게 느껴져야 한다.

보디빌딩의 더블 바이셉스 포즈와 동일하다.

보너스 운동!
라잉 케이블 페이스 풀 익스터널 로테이션
Lying Cable Face Pull with External Rotation

- 서서 동작을 취할 때 상체 자세를 유지하기가 힘들다면 평벤치에 누워서 실시한다.

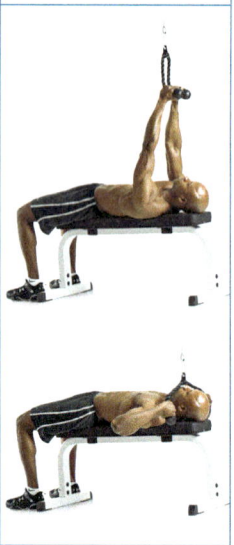

Chapter 5

맨즈헬스 공개! 최강의 등 스트레칭
닐링 스위스볼 랫 스트레칭
Kneeling Swiss-Ball Lat Stretch

효과

이 스트레칭은 광배근을 이완시키는 효과가 있다. 만약 광배근이 뻣뻣할 경우 상완이 안쪽으로 회전되고 전체적으로 자세가 구부정해진다.

활용법

양쪽 광배근을 각각 30초씩 스트레칭 하는 방식으로 2회 반복을 기준으로 총 3세트를 실시한다. 광배근이 심하게 뻣뻣한 경우에는 하루에 3번까지 매일 이 과정을 반복한다.

A
- 스위스볼을 약 60센티미터 앞에 둔 상태에서 바닥에 무릎을 꿇고 앉아 공 위에 손을 얹는다. 이때 양손은 대략 15센티미터 간격으로 벌린다.
- 골반을 구부려 상체를 앞으로 기울이면서 바닥을 향해 어깨를 아래로 누른다.

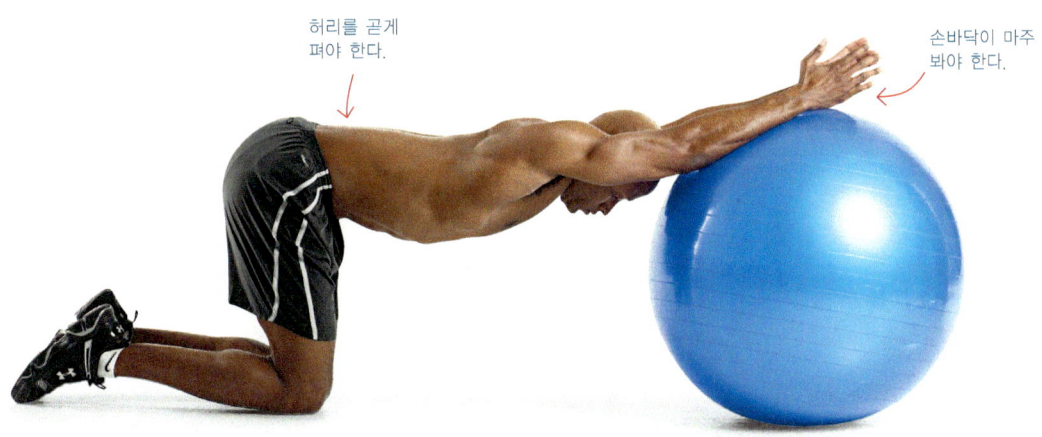

허리를 곧게 펴야 한다.

손바닥이 마주 봐야 한다.

최고의 친업 프로그램

아래는 친업을 하나도 못하는 사람이나 자신의 친업 기록을 갱신하려는 사람 모두 유용하게 활용할 수 있는 올바른 길잡이가 될 것이다.

■ 친업을 하나도 못하는 경우

운동 1: 밴드-어시스티드 친업
활용법: 6회 반복을 기준으로 2세트를 실시한다. 세트 사이에는 60초 동안 휴식을 취하고 2세트를 마친 다음에는 운동 2로 넘어간다.

운동 2: 네거티브 친업
활용법: 1회를 완료한 다음, 60초 동안 휴식을 취하고 다시 1회를 실시한다. 팔이 완전히 펴질 때까지 최대한 오랜 시간을 버텨야 하며, 가능하면 스톱워치로 초를 재는 것이 좋다. 네거티브 친업은 처음부터 끝까지 같은 속도를 유지하는 것이 관건이다. 30초에 걸쳐 한 번 동작을 완료하거나 2회를 합친 시간이 45초에 달한다면 1회를 더 추가한다. 모든 횟수를 완료하면 운동 3으로 넘어간다.

운동 3: 익스플로시브 닐링 랫 풀다운
활용법:
- 4회를 반복할 수 있는 최대 중량을 선택한다(5회가 아닌 4회이다.).
- 2회 반복을 기준으로 10세트를 실시하고, 세트 사이에는 60초 동안 휴식을 취한다.
- 각 반복 동작은 최대한 신속하게 진행한다.
- 세트 사이 휴식시간을 매주 15초씩 단축한다.
- 5주차에는 1세트만 실시하되 최대한 반복을 많이 한다.
- 6주차부터는 이 과정을 반복한다.

■ 친업을 2회 이상 하는 경우

친업을 2회 이상 할 수 있게 되면 프로그램을 업그레이드한다. 가장 좋은 방법은 휴식 간격을 단축하는 것이다. 이때는 반복 횟수를 늘리는 대신 세트 사이의 휴식시간을 줄이는 데 집중한다. 최종적으로 휴식시간이 완전히 없어지면 반복 횟수도 자연스럽게 늘어난다.

활용법: 완벽한 자세로 실시할 수 있는 친업의 횟수를 파악한 다음, 그 횟수를 반으로 나누어 세트를 구성한다. 만약 친업을 2회 할 수 있다면 1회가 곧 1세트가 된다. 또 만약 친업을 5회 실시할 수 있다면, 3회 반복이 1세트가 된다(반으로 나눈 횟수가 정수가 아닐 때는 반올림한다.). 이렇게 반복 범위를 정한 다음 이 횟수를 기준으로 3세트를 완료하고 각 세트 사이에는 60초 동안 휴식을 취한다. 이런 방식으로 매주 2회에 걸쳐 3세트씩을 실시한다. 이때 운동을 한 번 마친 다음에는 최소한 3일이 지난 후에 다시 이 과정을 거치도록 프로그램을 구성한다. 매주 이 과정을 진행하면서 세트 사이의 휴식시간을 15초씩 단축하고, 휴식시간이 완전히 없어지는 시점에 도달하면 1세트를 추가한다.

■ 친업을 10회 이상 하는 경우

이 정도 실력이 되면 운동을 할 때마다 매번 10회 반복으로 3세트씩 친업을 하고 싶은 유혹에 빠질 것이다. 하지만 그렇게 해서는 친업이 빨리 늘지 않는다. 그보다는 횟수를 줄이고 중량을 늘려 순수한 근력을 기르는 편이 낫다. 이 방법을 쓰면 체중만으로 해낼 수 있는 친업의 반복 횟수가 자동적으로 늘어난다.

활용법: 먼저 중량을 허리에 부착할 수 있는 벨트를 마련한다. 이런 벨트를 구했다면, 정해진 반복 횟수를 완료할 수 있는 최대 중량을 허리에 부착한다. 이때 중량이 늘어날수록 반복 횟수는 줄어들게 된다. 이 운동은 일주일에 3회에 걸쳐 실시하고, 각 세트 사이에는 60초 동안 휴식을 취한다.

	1세트	2세트	3세트	4세트	5세트	6세트
1주차	8	6	4	8	6	4
2주차	7	5	3	7	5	3
3주차	6	4	2	6	4	2
4주차	5	3	1	5	3	1

5주차에 도달하면 1주차로 다시 돌아가서 같은 반복과 세트를 실시하되, 중량을 조절한다. 5~8주차까지는 매 세트마다 1~4주차에 사용했던 중량보다 더 무거운 중량을 사용하게 되리라 예상할 수 있다.

Chapter 5

완벽한 등 만들기

이 프로그램은 15분 투자로 완벽한 역삼각형 상체를 만들 수 있는 지름길을 제시한다. 이 프로그램의 초점은 광배근, 등 상부, 등 중심부의 근육들이다. 이 근육들은 약해지기 쉬운 근육들로 제대로 단련하지 않으면 자세가 나빠질 수 있다. 이 근육들을 강화하면 키가 커 보일 뿐만 아니라 어깨의 안정성도 좋아진다. 그리고 덤으로 거의 모든 상체 운동을 할 때 더 무거운 중량을 들어 올릴 수 있게 될 것이다.

활용법: 아래 표의 A, B, C, D 그룹에서 각각 한 가지 운동을 선택한 다음, 매번 운동을 할 때마다 각 운동을 1세트씩 실시하고 세트 사이에는 60초 동안 휴식을 취한다. 다시 말해, 운동 A를 1세트 실시하고 60초 휴식을 취한 다음, 운동 B를 1세트 실시하고 60초 휴식을 취하는 방식으로 프로그램을 진행하는 것이다. 4가지 운동을 모두 1세트씩 완료한 다음에는 2분 동안 휴식을 취하고 전체 과정을 2회 더 반복한다. 이 프로그램은 일주일에 1~2회에 걸쳐 진행한다.

운동 그룹 A	운동 그룹 B	운동 그룹 C	운동 그룹 D
네거티브 친업을 제외한 나머지 운동은 지칠 때까지 최대한 많이 반복하고, 매번 반복 시마다 시작자세로 돌아가는 시간을 3초로 설정한다. 네거티브 친업의 경우, 매번 5초에 걸쳐 동작을 완료하도록 한다.	모든 운동을 지칠 때까지 최대한 많이 반복한다(대략 2회 이상 더 들어 올리지 못하는 시점). 모든 운동은 매번 반복 시마다 시작자세로 돌아가는 시간을 2초로 설정한다.	각 운동은 12회씩 반복하고, 매번 반복 시마다 시작자세로 돌아가는 시간을 2초로 설정한다.	각 운동은 10회씩 반복하고, 매번 반복 시마다 시작자세로 돌아가는 시간을 2초로 설정한다.
• 네거티브 친업 ǀ p.106 • 밴드-어시스티드 친업 ǀ p.106 • 친업 ǀ p.104 • 뉴트럴-그립 친업 ǀ p.107 • 믹스-그립 친업 ǀ p.108 • 풀업 ǀ p.107	• 인버티드 로우 ǀ p.80 • 변형 인버티드 로우 ǀ p.82 • 언더핸드-그립 인버티드 로우 ǀ p.82 • 엘리베이티드-피트 인버티드 로우 ǀ p.82 • 스위스볼 인버티드 로우 ǀ p.82 • 타월-그립 인버티드 로우 ǀ p.83	• 리어 래터럴 레이즈 ǀ p.91 • 오버핸드-그립 리어 래터럴 레이즈 ǀ p.92 • 언더핸드-그립 리어 래터럴 레이즈 ǀ p.92 • 크로스오버 리어 래터럴 레이즈 ǀ p.93	• 스위스볼 Y 레이즈 ǀ p.95 • 인클라인 Y 레이즈 ǀ p.94 • 스위스볼 T 레이즈 ǀ p.96 • 인클라인 T 레이즈 ǀ p.96

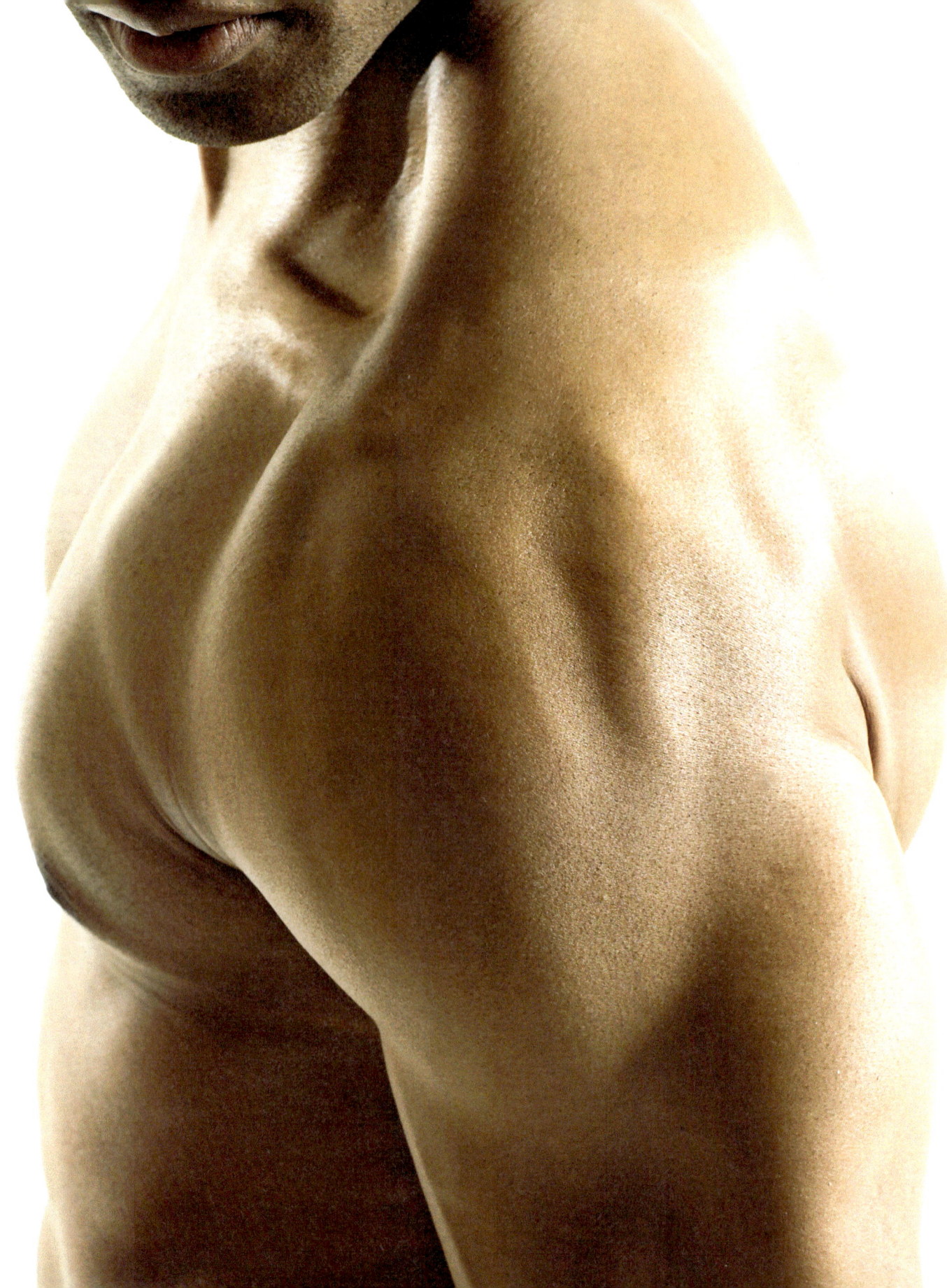

Chapter 6
Shoulders
어깨 운동

선이 굵은 남자의 비밀

Chapter 6: 어깨 운동

Shoulders

당한 어깨에는 마법 같은 힘이 있다. 어깨선이 굵으면 상대적으로 허리가 가늘어 보이고, 팔이 길어 보이며, 등이 넓어 보인다. 또, 어깨는 인체에서 지방이 가장 적게 쌓이는 부위이기 때문에 상대적으로 다듬기도 쉽다.

더욱이 강인한 어깨가 없으면 상체의 다른 부위에 있는 근육들은 근력과 크기를 극대화할 수가 없다. 이는 어깨가 가슴, 등, 상완삼두근, 상완이두근 같은 상체에 있는 다른 모든 부위의 운동을 보조하는 역할을 하기 때문이다. 어깨는 가히 근육 성장의 일등공신이라 할 수 있다.

어깨 운동의 보너스 효과

- **상체 부상 방지:** 어깨 관절을 둘러싸고 있는 근육을 강화하면 회전근개 열상이나 관절 탈구의 위험을 줄일 수 있다.
- **파워 상승:** 던지는 동작이나 스윙 동작을 취할 때는 항상 어깨 관절로부터 팔의 회전이 시작된다. 어깨 근육이 강하면 이러한 동작을 취할 때 훨씬 더 큰 파워를 발휘할 수 있다.
- **신장 상승:** 어깨 관절의 뒤쪽을 둘러싸고 있는 근육들이 약해지면 어깨 관절 앞쪽의 근육들이 어깨를 전방으로 당기기 때문에 등이 구부정해진다. 하지만 어깨 관절 뒤쪽의 근육을 강화하여 균형을 잡으면 어깨가 펴지고 키도 커 보이며 동시에 자신감도 생긴다.

어깨를 이루는 근육들

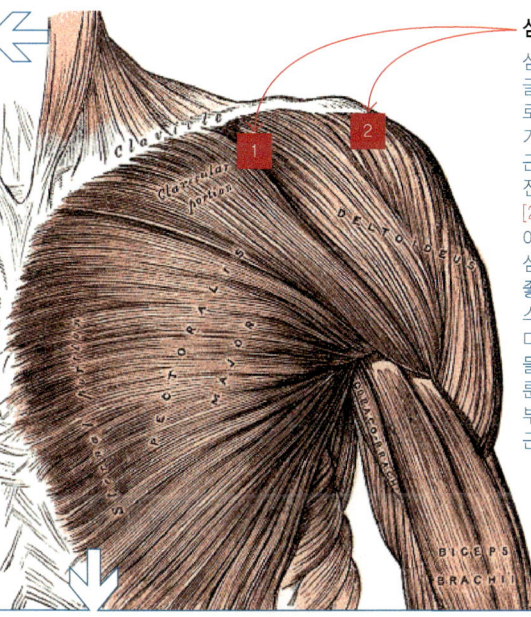

삼각근 Deltoid

삼각근은 상완과 어깨를 둥글게 둘러싸고 있는 근육으로, 민소매 셔츠를 입었을 때 가장 두드러지게 눈에 띠는 근육이기도 하다. 삼각근은 전면 삼각근[1], 중간 삼각근[2], 후면 삼각근[3]으로 나누어지며 전면 삼각근과 중간 삼각근을 강화하는 데 가장 좋은 운동으로는 숄더 프레스와 숄더 레이즈를 들 수 있다. 후면 삼각근에 좋은 운동들은 이미 Chapter 5에서 다룬 바 있다. 등 중심부와 상부에 좋은 운동은 후면 삼각근을 강화하기에도 좋다.

견갑거근 Levator Scapula

견갑거근을 목 근육으로만 생각하기 쉽지만 사실은 목 뒤쪽부터 시작해서 견갑골 안쪽 모서리까지 길게 붙어 있는 어깨 근육이기도 하다. 견갑거근은 승모근 상부와 함께 어깨를 으쓱거리는 동작을 만들어 내며, 바벨 슈럭이나 덤벨 슈럭으로 강화할 수 있다.

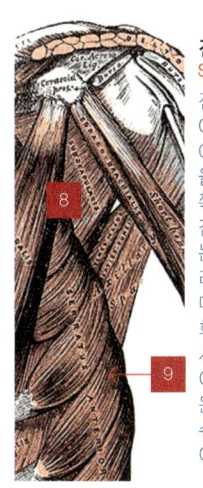

전거근 Serratus Anterior

전거근[9]은 가슴 옆에 있는 1~8번 늑골에서 시작하여 몸통을 지나 견갑골 안쪽 모서리를 따라 견갑골 하부까지 이르는 넓은 면적을 둘러싸고 있는 근육이다. 주로 견갑골을 회전시키거나 안정시키는 역할을 한다. 이 근육을 강화하는 운동으로는 전거근 슈럭이나 전거근 체어 슈럭이 있다.

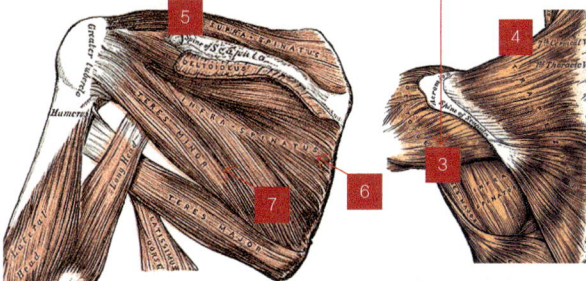

회전근개 Rotator Cuff

회전근개란 견갑골을 어깨 관절에 부착시키는 극상근[5], 극하근[6], 소원근[7], 견갑하근[8] 이렇게 4개의 근육을 통틀어 일컫는 말이다. 회전근개는 어깨 관절을 안정시키는 역할을 하기 때문에 거의 모든 상체 운동에 동원되지만, 특히 어깨 회전을 요하는 운동에는 절대적인 영향을 미친다.

승모근 상단 Upper Trapezius

승모근은 일반적으로 등 근육으로 분류하지만 승모근 상단[4]은 래터럴 레이즈나 숄더 슈럭 같은 어깨 운동으로도 충분히 강화할 수 있다.

WARNING!
부상 방치 금지

자동차 타이어에 펑크가 난 채로 운전을 하면 알루미늄 휠이 영구적으로 망가져버린다. 마찬가지로 어깨를 다친 상태에서 무리하게 운동을 하면 어깨를 영영 못쓰게 될 수도 있다. 하지만 어깨를 다쳤다고 운동을 무조건 피하는 것도 좋은 방법은 아니다. 펑크 난 타이어를 고쳐야만 차를 다시 굴릴 수 있듯, 어깨에 문제가 생기거나 통증이 지속적으로 재발하면 정형외과나 재활학과를 찾아 근본적인 문제를 해결해야 한다.

어깨 | 프레스 PRESSES

이번 장에서는 40가지 어깨 운동을 소개한다. 각 부위별 섹션의 앞부분에는 기본동작으로 지정된 운동이 나온다. 이 동작은 다양한 응용동작의 기본이 되는 동작이기 때문에 확실히 자신의 것으로 만들어야 한다.

숄더 프레스

숄더 프레스의 목표 근육은 전면 삼각근, 중간 삼각근, 상완삼두근이다. 어깨 동작을 보조하거나 어깨를 안정시키는 승모근 상단, 회전근개, 전거근도 함께 강화할 수 있다.

기본동작
바벨 숄더 프레스
Barbell Shoulder Press

A
- 어깨너비보다 약간 넓게 오버핸드 그립으로 바벨을 잡고, 바벨을 어깨 높이까지 들어 올린다.
- 발을 어깨너비로 벌린다.

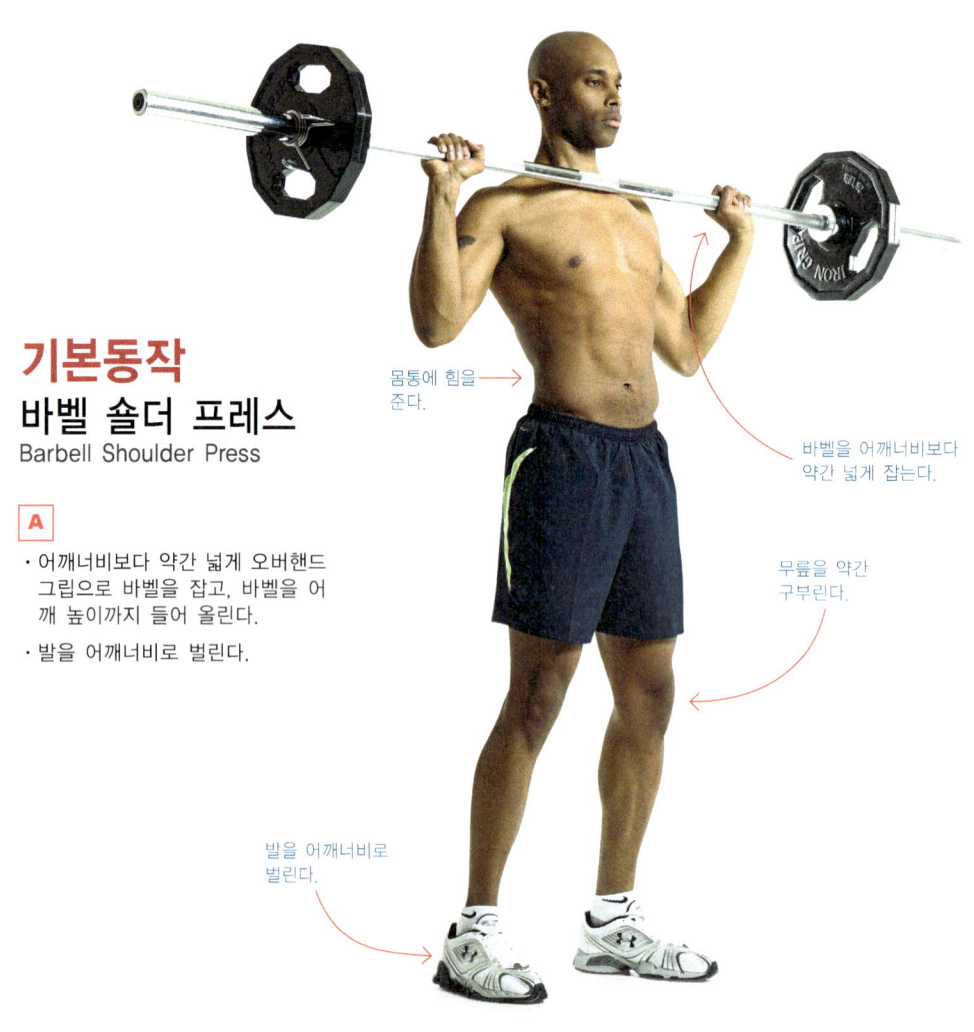

몸통에 힘을 준다.

바벨을 어깨너비보다 약간 넓게 잡는다.

무릎을 약간 구부린다.

발을 어깨너비로 벌린다.

Chapter 6

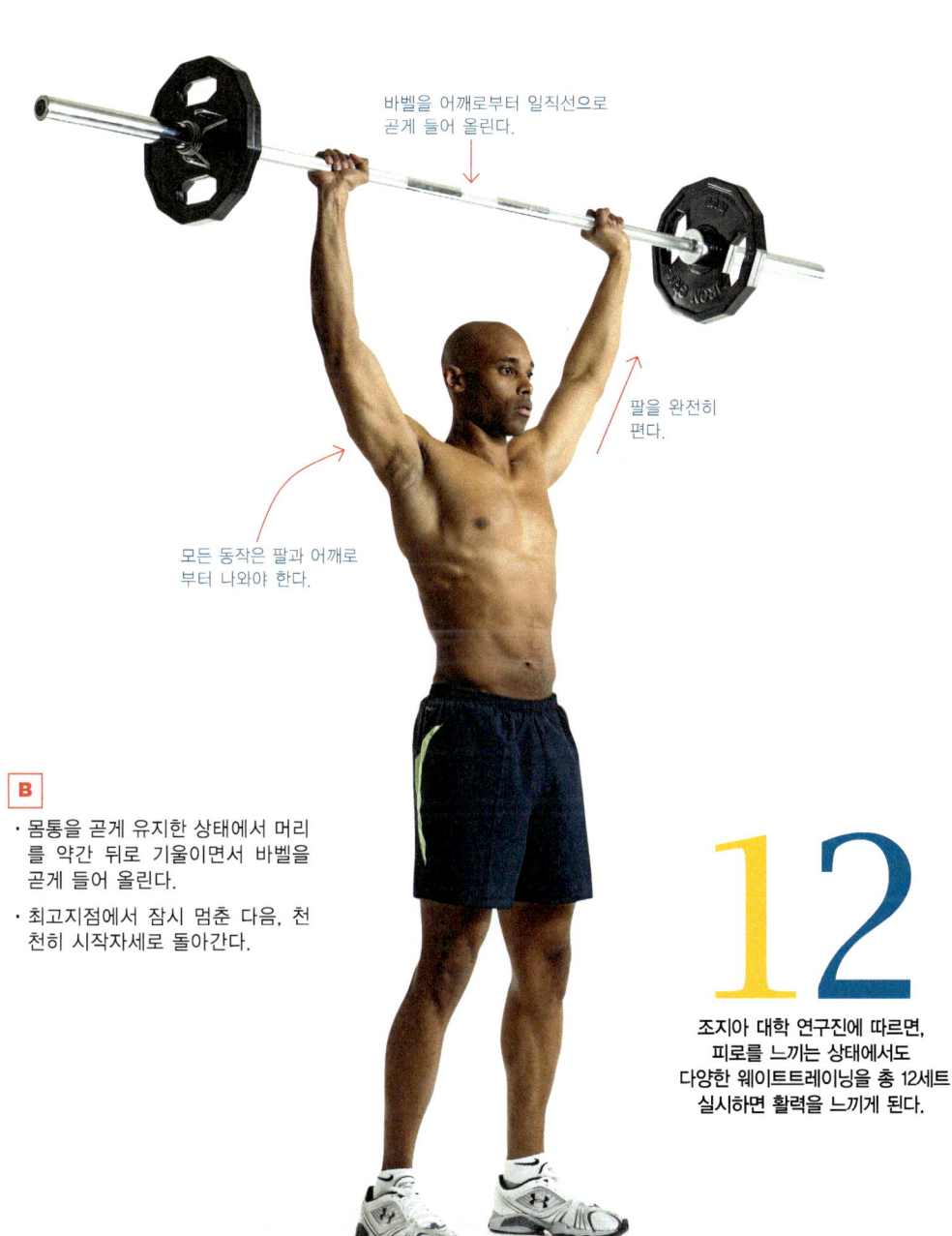

바벨을 어깨로부터 일직선으로 곧게 들어 올린다.

팔을 완전히 편다.

모든 동작은 팔과 어깨로부터 나와야 한다.

B
- 몸통을 곧게 유지한 상태에서 머리를 약간 뒤로 기울이면서 바벨을 곧게 들어 올린다.
- 최고지점에서 잠시 멈춘 다음, 천천히 시작자세로 돌아간다.

12

조지아 대학 연구진에 따르면, 피로를 느끼는 상태에서도 다양한 웨이트트레이닝을 총 12세트 실시하면 활력을 느끼게 된다.

등받이의 함정

숄더 프레스는 등받이가 있는 기구에 앉아서 실시하는 경우도 많다. 사실 숄더 프레스를 할 때 등받이에 등을 기대면 더 무거운 중량을 들어 올릴 수 있다. 하지만 중량이 무겁다는 것은 어깨 관절에 부상을 입을 가능성도 크다는 것을 의미한다. 가장 위험한 지점은 손바닥이 앞쪽을 향한 상태에서 90도로 팔꿈치를 구부리는 지점이다. 이 지점은 어깨에 부상을 입을 가능성이 가장 높은 지점이다. 무조건 무거운 중량을 들어 올리는 것보다는 차라리 등받이가 없는 상태에서 중량을 조금 낮추는 편이 현명하다.

어깨 | 프레스 PRESSES

응용동작 #1
바벨 푸시 프레스
Barbell Push Press

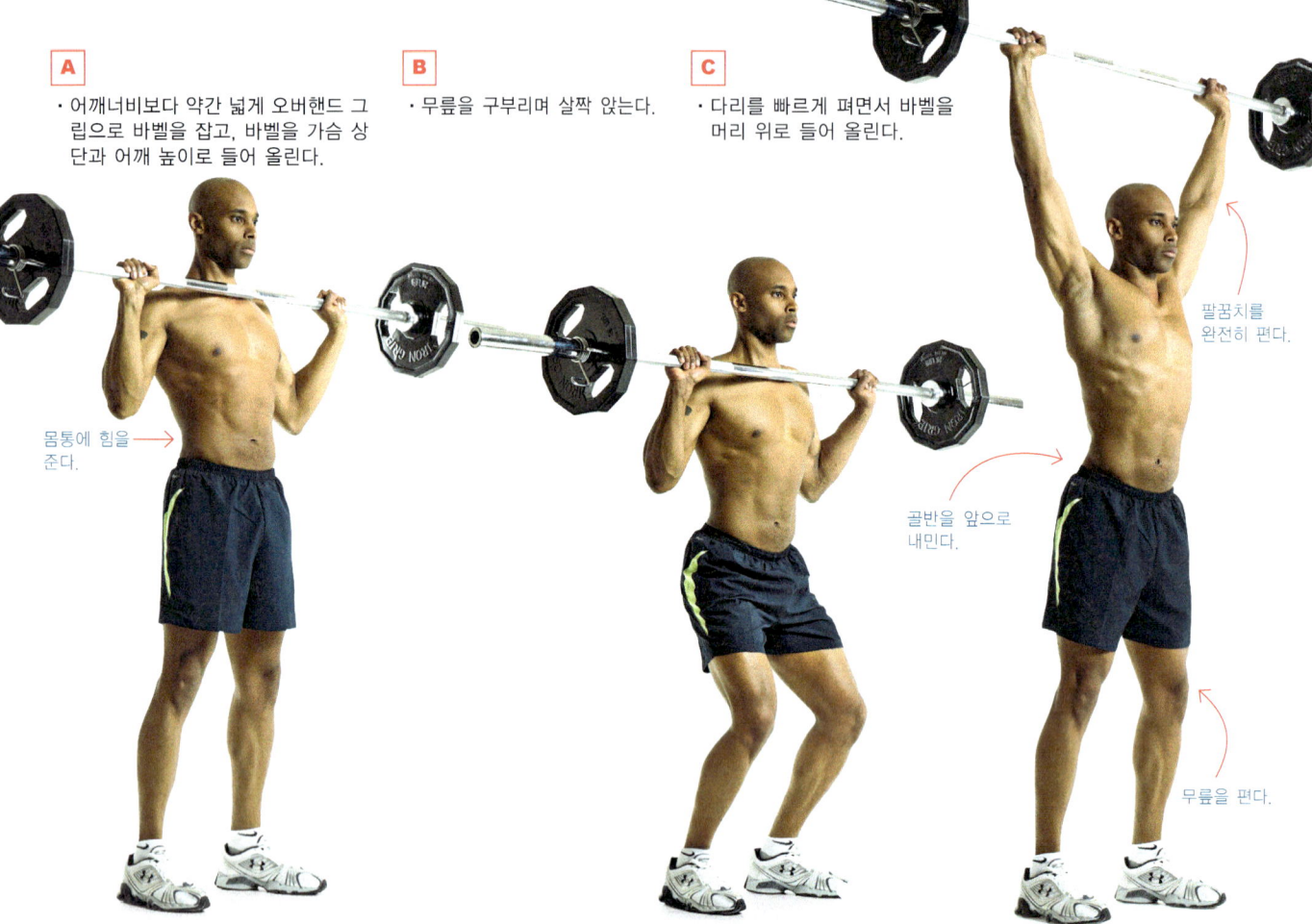

A
- 어깨너비보다 약간 넓게 오버핸드 그립으로 바벨을 잡고, 바벨을 가슴 상단과 어깨 높이로 들어 올린다.

B
- 무릎을 구부리며 살짝 앉는다.

C
- 다리를 빠르게 펴면서 바벨을 머리 위로 들어 올린다.

몸통에 힘을 준다.

골반을 앞으로 내민다.

팔꿈치를 완전히 편다.

무릎을 편다.

중량은 무겁게, 부상은 적게
좀 더 무거운 중량을 들어 올리고 싶다면 푸시 프레스를 시도해보자. 푸시 프레스는 숄더 프레스와 달리 등받이를 사용하지 않는 대신(앞 페이지 '등받이의 함정' 참조) 위험할 수 있는 지점에서 다리의 탄력을 이용하기 때문에 어깨에 무리가 덜 간다.

Chapter 6

응용동작 #2
바벨 스플리트 저크
Barbell Split Jerk

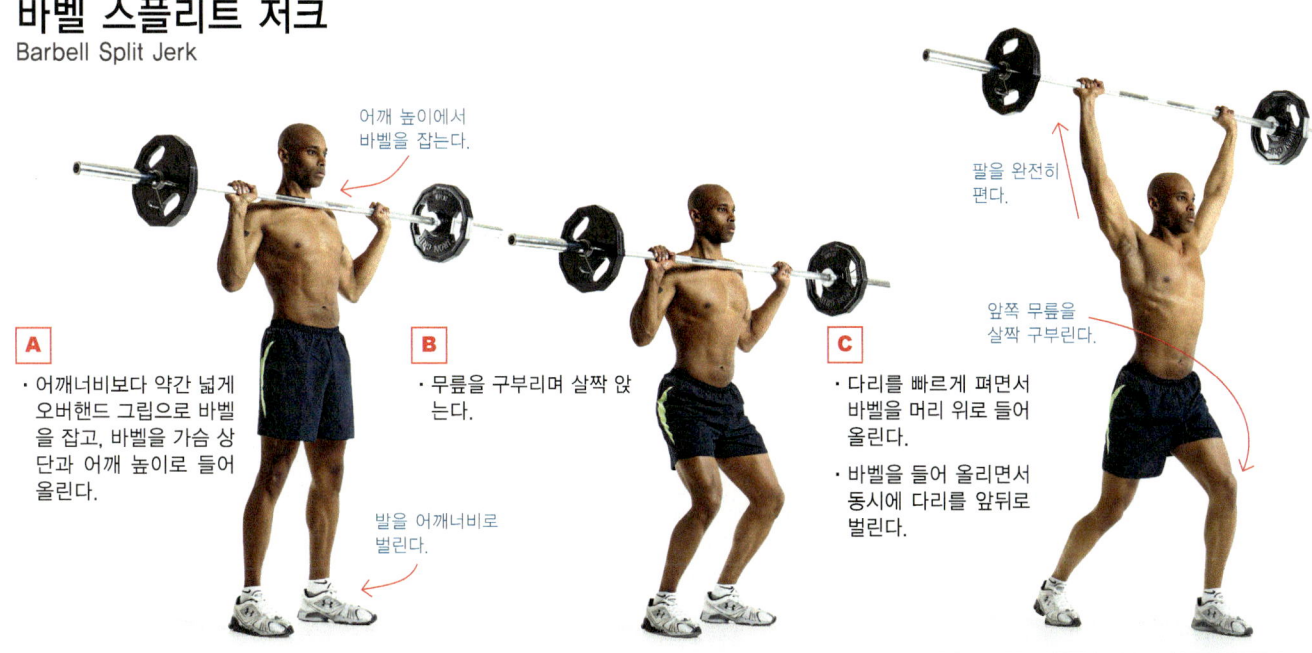

A
- 어깨너비보다 약간 넓게 오버핸드 그립으로 바벨을 잡고, 바벨을 가슴 상단과 어깨 높이로 들어 올린다.

어깨 높이에서 바벨을 잡는다.

B
- 무릎을 구부리며 살짝 앉는다.

발을 어깨너비로 벌린다.

C
- 다리를 빠르게 펴면서 바벨을 머리 위로 들어 올린다.
- 바벨을 들어 올리면서 동시에 다리를 앞뒤로 벌린다.

팔을 완전히 편다.

앞쪽 무릎을 살짝 구부린다.

응용동작 #3
시티드 바벨 숄더 프레스
Seated Barbell Shoulder Press

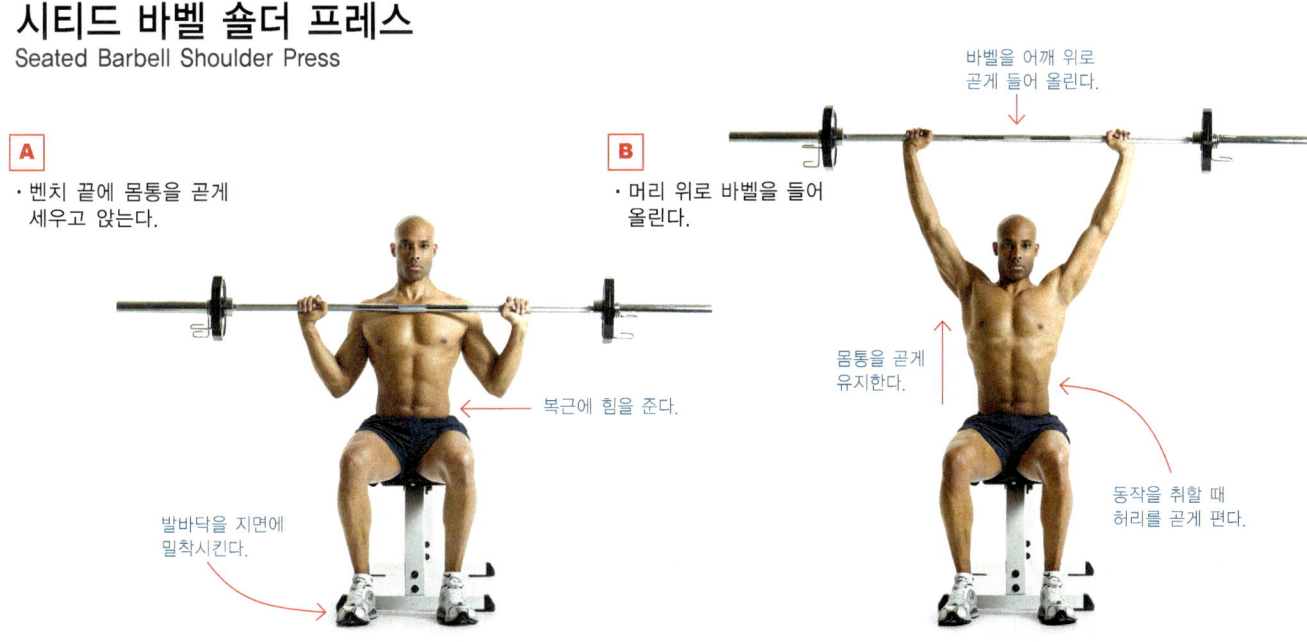

A
- 벤치 끝에 몸통을 곧게 세우고 앉는다.

복근에 힘을 준다.

발바닥을 지면에 밀착시킨다.

B
- 머리 위로 바벨을 들어 올린다.

바벨을 어깨 위로 곧게 들어 올린다.

몸통을 곧게 유지한다.

동작을 취할 때 허리를 곧게 편다.

127

어깨 | 프레스 PRESSES

기본동작
덤벨 숄더 프레스
Dumbbell Shoulder Press

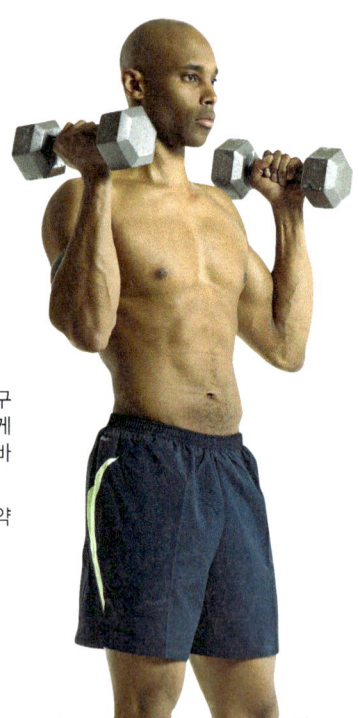

A
- 양손에 덤벨을 들고 팔꿈치를 구부리고 양쪽 손바닥이 마주 보게 한다. 그 상태에서 어깨 바로 바깥쪽으로 덤벨을 들어 올린다.
- 발을 어깨너비로 벌리고 무릎을 약간 구부린다.

트레이너의 조언
덤벨이 머리 위에서 서로 맞닿게 하지 말고 어깨 위로 곧게 들어 올린다. 덤벨이 맞닿도록 들어 올리면 어깨에 부상을 입을 가능성이 높아진다.

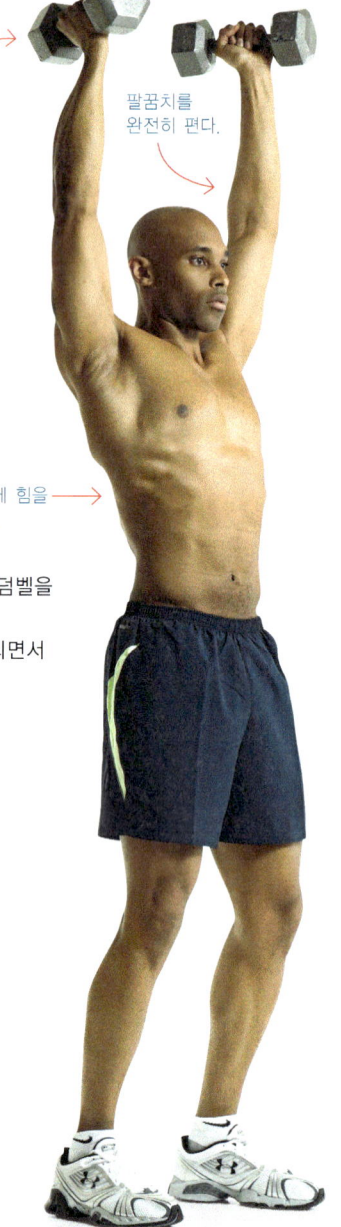

덤벨을 어깨 위로 곧게 밀어 올린다.

팔꿈치를 완전히 편다.

몸통에 힘을 준다.

B
- 팔이 완전히 펴질 때까지 덤벨을 위로 곧게 들어 올린다.
- 덤벨을 덤벨을 천천히 내리면서 시작자세로 돌아간다.

무릎을 살짝 구부린다.

Chapter 6

응용동작 #1
덤벨 푸시 프레스
Dumbbell Push Press

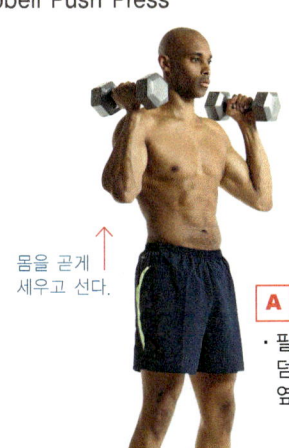

↑ 몸을 곧게 세우고 선다.

A
· 팔꿈치를 구부리고 덤벨을 어깨 바로 옆에 든다.

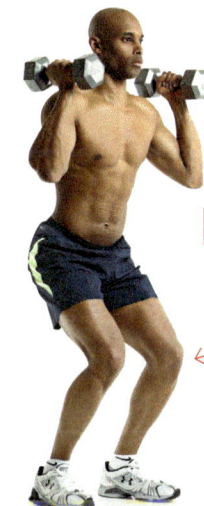

B
· 무릎을 구부리며 살짝 앉는다.

↶ 무릎을 구부리면 덤벨을 밀어 올릴 때 추진력을 얻을 수 있다.

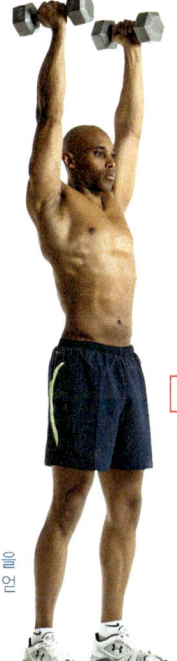

C
· 다리를 빠르게 펴면서 덤벨을 머리 위로 밀어 올린다.

응용동작 #2
얼터네이팅 덤벨 숄더 프레스
Alternating Dumbbell Shoulder Press

A
· 팔꿈치를 구부리고 덤벨을 어깨 바로 옆에 든다.

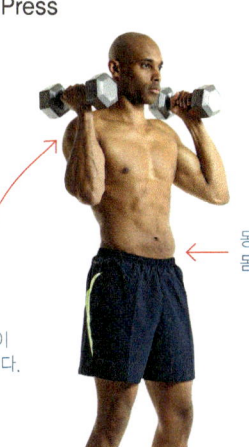

← 동작을 취할 때 몸통에 힘을 준다.

↖ 양쪽 손바닥이 마주 보게 한다.

B
· 양쪽 덤벨을 한쪽씩 번갈아가면서 머리 위로 들어 올린다.

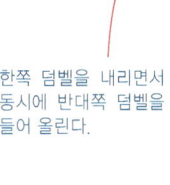
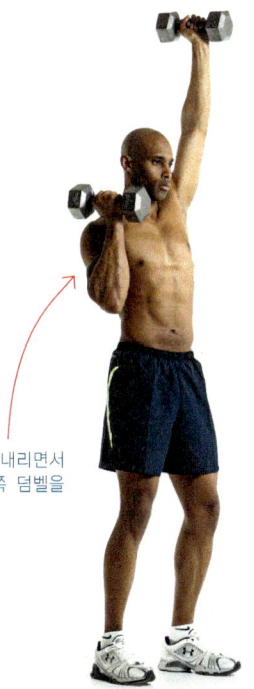

↘ 한쪽 덤벨을 내리면서 동시에 반대쪽 덤벨을 들어 올린다.

129

어깨 | 프레스 PRESSES

응용동작 #3
시티드 덤벨 숄더 프레스
Seated Dumbbell Shoulder Press

- 벤치 끝에 몸통을 곧게 세우고 앉는다.

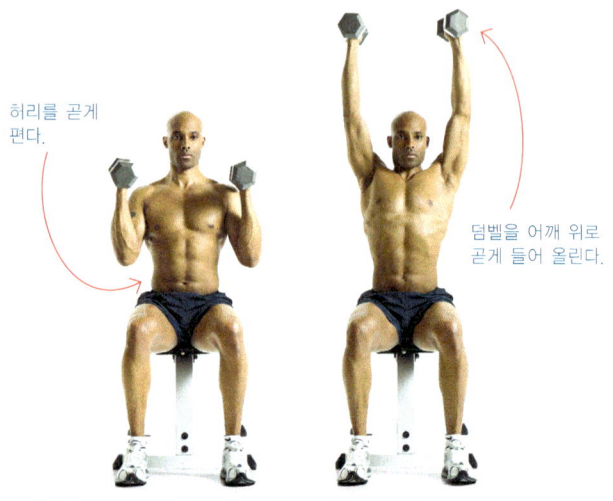

- 허리를 곧게 편다.
- 덤벨을 어깨 위로 곧게 들어 올린다.

응용동작 #4
스위스볼 덤벨 숄더 프레스
Swiss-Ball Dumbbell Shoulder Press

- 스위스볼 위에 몸통을 곧게 세우고 앉는다.

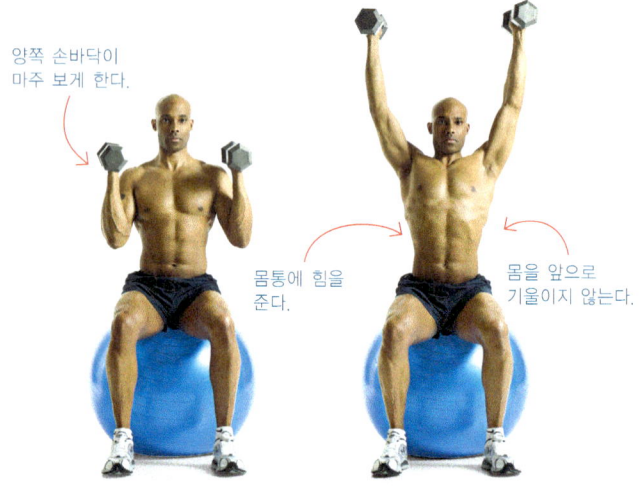

- 양쪽 손바닥이 마주 보게 한다.
- 몸통에 힘을 준다.
- 몸을 앞으로 기울이지 않는다.

응용동작 #5
얼터네이팅 스위스볼 덤벨 숄더 프레스
Alternating Swiss-Ball Dumbbell Shoulder Press

- 스위스볼 위에 몸통을 곧게 세우고 앉는다.
- 양쪽 덤벨을 한쪽씩 번갈아가면서 머리 위로 밀어 올린다.

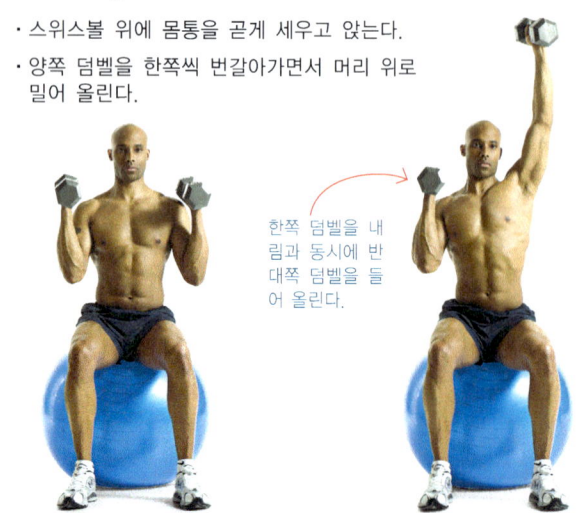

- 한쪽 덤벨을 내림과 동시에 반대쪽 덤벨을 들어 올린다.

응용동작 #6
싱글-암 덤벨 숄더 프레스
Single-Arm Dumbbell Shoulder Press

- 한손에만 덤벨을 들고 덤벨 숄더 프레스를 실시한다.
- 오른손으로 정해진 반복 횟수를 완료한 다음, 곧바로 손을 바꾸어 왼손도 동일한 요령으로 반복한다.

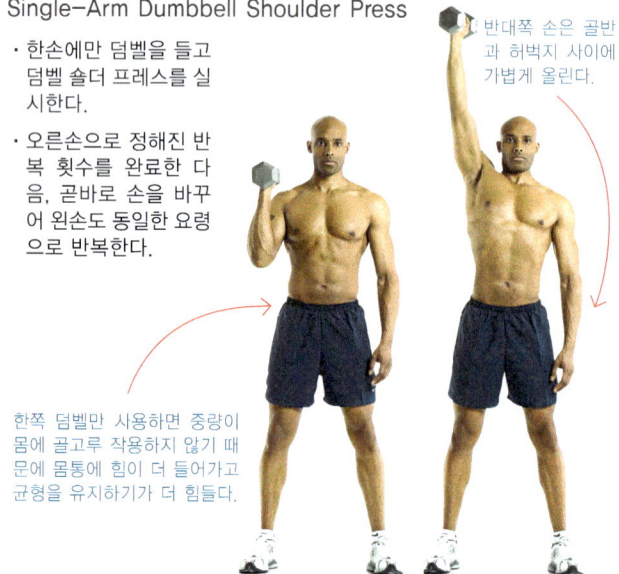

- 반대쪽 손은 골반과 허벅지 사이에 가볍게 올린다.
- 한쪽 덤벨만 사용하면 중량이 몸에 골고루 작용하지 않기 때문에 몸통에 힘이 더 들어가고 균형을 유지하기가 더 힘들다.

Chapter 6

응용동작 #7
덤벨 얼터네이팅 숄더 프레스와 트위스트
Dumbbell Alternating Shoulder Press and Twist

A
- 팔꿈치를 구부린 상태에서 덤벨을 어깨 옆으로 밀어 올린다.

B
- 어깨 위로 살짝 각도를 주면서 왼쪽 덤벨을 밀어 올림과 동시에 몸통을 오른쪽으로 회전시킨다.
- 반대 동작을 통해 시작자세로 돌아간다. 그 다음 몸통을 왼쪽으로 회전시키면서 오른쪽 덤벨을 밀어 올리는 방식으로 동작을 교차하며 반복한다.

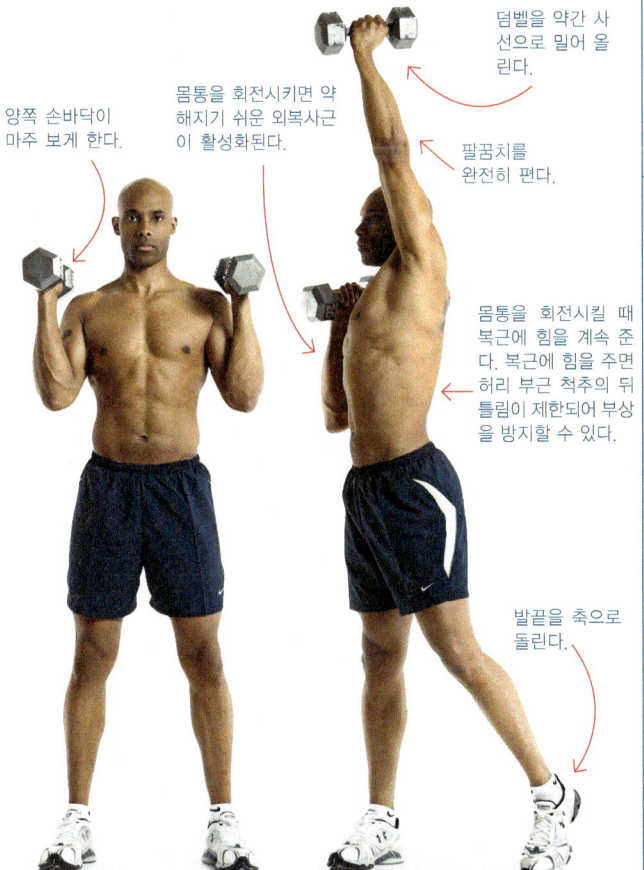

- 양쪽 손바닥이 마주 보게 한다.
- 몸통을 회전시키면 약해지기 쉬운 외복사근이 활성화된다.
- 덤벨을 약간 사선으로 밀어 올린다.
- 팔꿈치를 완전히 편다.
- 몸통을 회전시킬 때 복근에 힘을 계속 준다. 복근에 힘을 주면 허리 부근 척추의 뒤틀림이 제한되어 부상을 방지할 수 있다.
- 발끝을 축으로 돌린다.

플로어 인버티드 숄더 프레스
Floor Inverted Shoulder Press

- 푸시업 자세를 취한 다음, 몸통을 지면과 수직으로 만든다는 생각으로 발을 앞으로 당기며 엉덩이를 들어 올린다.
- 팔을 어깨너비보다 약간 더 넓게 벌리고 팔을 곧게 편다.
- 몸의 자세를 그대로 유지하면서 머리가 바닥에 거의 닿을 때까지 팔꿈치를 구부린다.
- 최저지점에서 잠시 멈춘 다음, 팔을 곧게 펴면서 시작자세로 돌아간다.

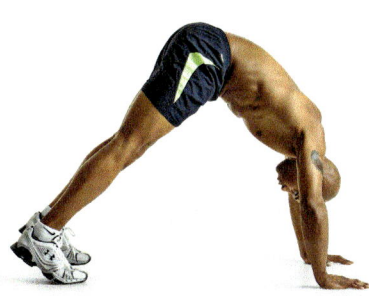

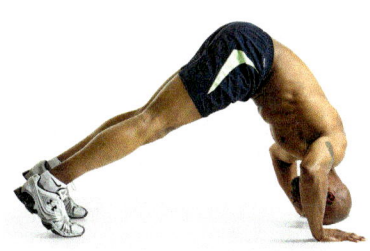

인버티드 숄더 프레스
Inverted Shoulder Press

- 발을 벤치 위에 올리고 푸시업 자세를 취한다. 그 다음 몸통을 지면과 수직으로 만든다는 생각으로 엉덩이를 들어 올린다.
- 몸의 자세를 그대로 유지하면서 머리가 바닥에 거의 닿을 때까지 팔꿈치를 구부린다.

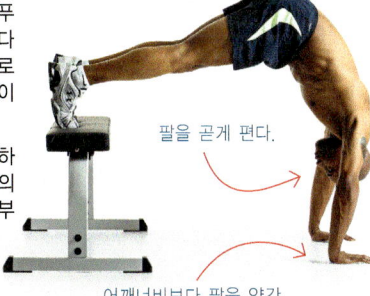

- 팔을 곧게 편다.
- 어깨너비보다 팔을 약간 더 넓게 벌린다.

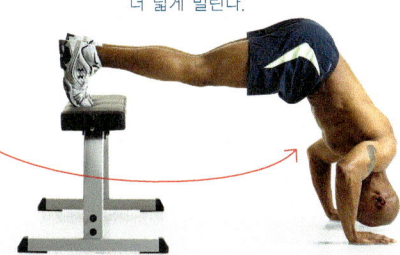

- 인버티드 숄더 프레스는 기술적으로 푸시업과 유사하다. 하지만 어깨 주변 근육과 상완삼두근에 더 많은 힘이 실리고 가슴에는 힘이 덜 들어간다.

어깨 | 레이즈 RAISES

숄더 레이즈

숄더 레이즈의 목표 근육은 전면 삼각근과 중간 삼각근이다. 그러나 응용동작들은 다른 근육들을 강화한다. 숄더 레이즈는 그 밖에도 후면 삼각근, 승모근 상단, 회전근개, 전거근 등을 함께 자극한다. 이 근육들은 숄더 레이즈의 거의 모든 응용동작에서 동작을 보조하거나 자세를 안정시키는 역할을 한다.

기본동작
프론트 레이즈
Front Raise

A
· 양손에 덤벨을 들고 손바닥이 마주 보도록 양손을 몸 옆으로 내린다.

B
· 팔이 바닥과 수평을 이루고 몸통과 수직을 이루는 지점까지 덤벨을 앞으로 들어 올린다.
· 최고지점에서 잠시 멈춘 다음, 덤벨을 천천히 내리면서 시작자세로 돌아간다.

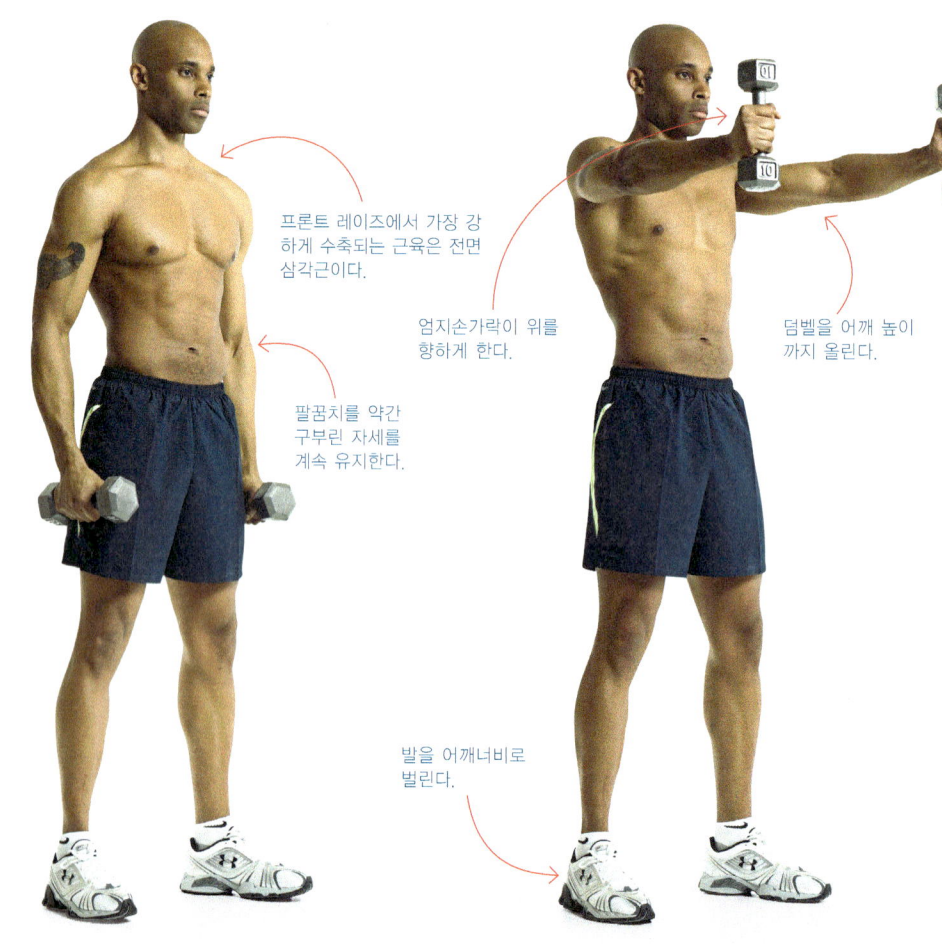

프론트 레이즈에서 가장 강하게 수축되는 근육은 전면 삼각근이다.

엄지손가락이 위를 향하게 한다.

팔꿈치를 약간 구부린 자세를 계속 유지한다.

덤벨을 어깨 높이까지 올린다.

발을 어깨너비로 벌린다.

Chapter 6

응용동작 #1
중량원판 프론트 레이즈
Weight-Plate Front Raise

A
- 양손으로 덤벨 대신 중량원판을 잡는다.

B
- 중량원판을 어깨 높이까지 올린다.

17

코네티컷 대학의 연구에 의하면, 수분을 잘 섭취한 상태에서 웨이트트레이닝을 실시하면 3세트 당 반복 횟수가 17% 증가한다. 근육의 약 80%는 물이라는 사실을 기억하자.

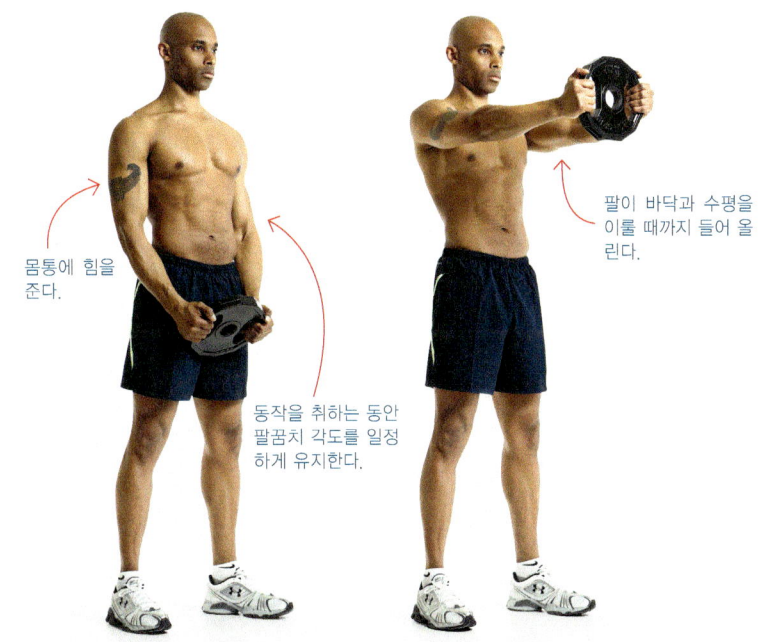

- 몸통에 힘을 준다.
- 팔이 바닥과 수평을 이룰 때까지 들어 올린다.
- 동작을 취하는 동안 팔꿈치 각도를 일정하게 유지한다.

응용동작 #2
케이블 프론트 레이즈
Cable Front Raise

A
- 케이블 스테이션의 로우 풀리에 로프를 부착하고 중량 거치대를 등지고 선다.
- 오른손으로 로프 끝을 잡은 상태에서 손바닥이 허벅지를 향하게 하고 팔을 몸 옆으로 내린다.

B
- 팔꿈치 각도를 일정하게 유지하면서 팔이 바닥과 수평을 이룰 때까지 로프를 앞으로 곧게 들어 올린다.
- 최고지점에서 잠시 멈춘 다음, 팔을 천천히 내리면서 시작자세로 돌아간다.
- 오른팔로 정해진 반복 횟수를 완료한 다음, 곧바로 팔을 바꾸어 왼팔을 동일한 요령으로 반복한다.

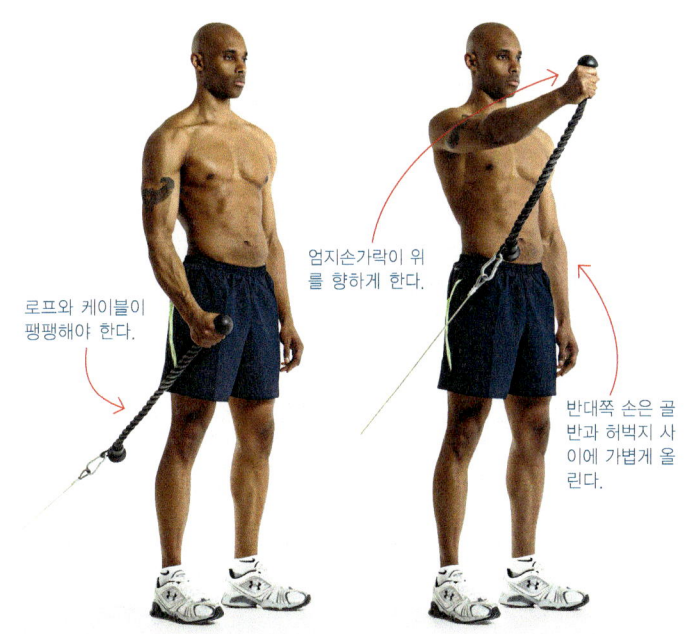

- 로프와 케이블이 팽팽해야 한다.
- 엄지손가락이 위를 향하게 한다.
- 반대쪽 손은 골반과 허벅지 사이에 가볍게 올린다.

133

어깨 | 레이즈 RAISES

기본동작
래터럴 레이즈
Lateral Raise

A
- 양손에 덤벨을 들고 팔을 몸 옆으로 내린다.
- 발을 어깨너비로 벌리고 똑바로 선다.
- 손바닥이 전면을 향하도록 팔을 돌린 다음, 팔꿈치를 약간 구부린다.

B
- 팔꿈치 각도를 일정하게 유지하면서 팔을 어깨 높이까지 옆으로 벌린다.
- 최고지점에서 1초 동안 멈춘 다음, 팔을 천천히 내리면서 시작자세로 돌아간다.

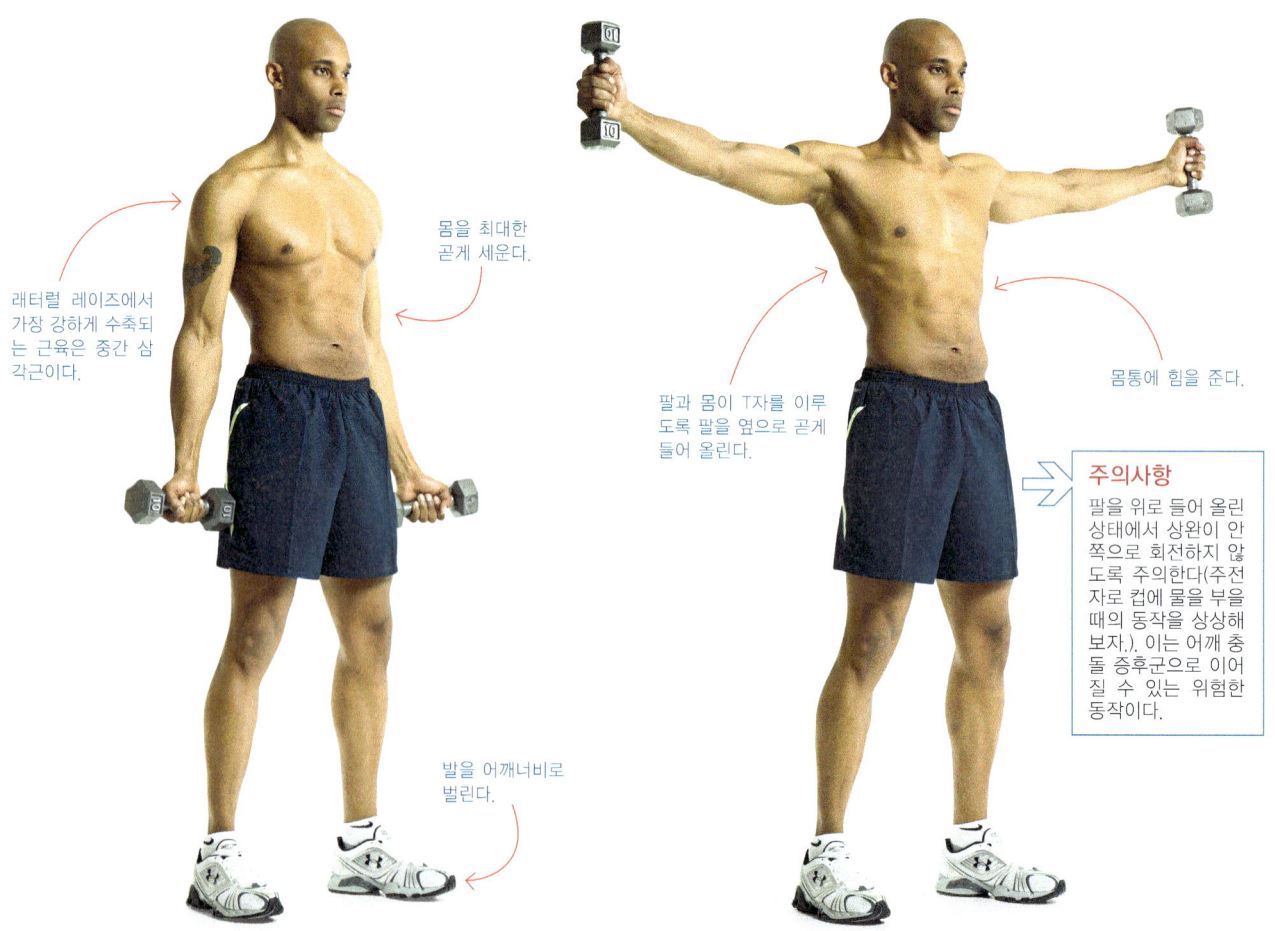

래터럴 레이즈에서 가장 강하게 수축되는 근육은 중간 삼각근이다.

몸을 최대한 곧게 세운다.

발을 어깨너비로 벌린다.

팔과 몸이 T자를 이루도록 팔을 옆으로 곧게 들어 올린다.

몸통에 힘을 준다.

주의사항
팔을 위로 들어 올린 상태에서 상완이 안쪽으로 회전하지 않도록 주의한다(주전자로 컵에 물을 부을 때의 동작을 상상해 보자.). 이는 어깨 충돌 증후군으로 이어질 수 있는 위험한 동작이다.

Chapter 6

응용동작 #1
정적 얼터네이팅 래터럴 레이즈
Alternating Lateral Raise with Static Hold

A
- 양손에 덤벨을 들고 래터럴 레이즈의 최고지점 동작처럼 팔을 옆으로 들어 올린다.

B
- 한쪽 팔을 내렸다가 올린 다음, 반대쪽 팔도 동일한 요령으로 내렸다가 올린다. 여기까지가 1회 반복이다.

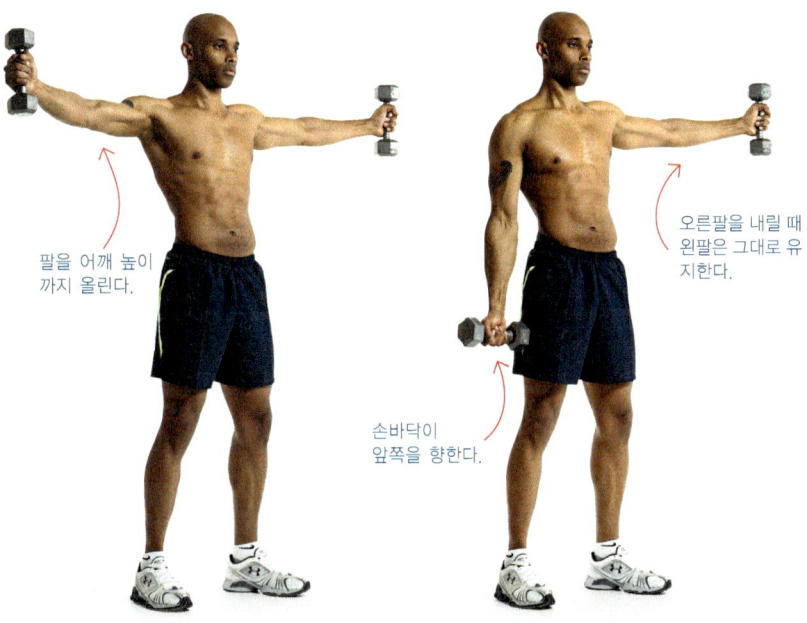

팔을 어깨 높이까지 올린다.

오른팔을 내릴 때 왼팔은 그대로 유지한다.

손바닥이 앞쪽을 향한다.

응용동작 #2
리닝 래터럴 레이즈
Leaning Lateral Raise

A
- 왼손에 덤벨을 들고 팔을 몸 옆으로 내린다.
- 파워 랙 같이 튼튼한 물체 옆에 오른쪽 다리를 두고 선다.
- 왼발을 오른발 옆에 가지런히 모은다.
- 오른손으로 파워 랙을 잡고 오른팔을 펴서 몸을 왼쪽으로 기울인다.

B
- 팔꿈치 각도를 일정하게 유지하면서 왼팔이 어깨 높이까지 올라오도록 왼팔을 옆으로 곧게 들어 올린다.
- 팔을 내렸다 올리는 동작을 반복한다.
- 왼팔로 정해진 반복 횟수를 완료한 다음, 곧바로 팔을 바꾸어 오른팔도 동일한 요령으로 반복한다.

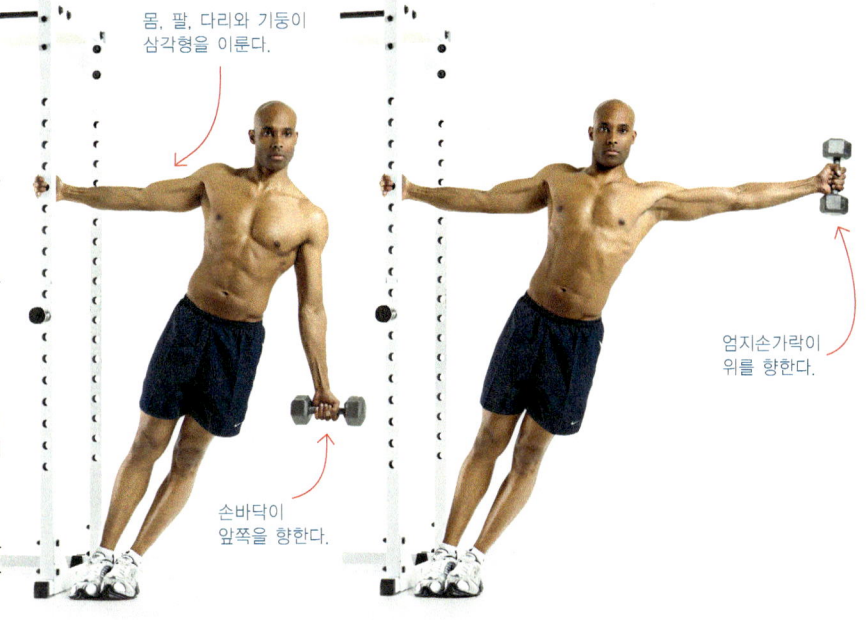

몸, 팔, 다리와 기둥이 삼각형을 이룬다.

엄지손가락이 위를 향한다.

손바닥이 앞쪽을 향한다.

135

어깨 | 레이즈 RAISES

응용동작 #3
벤트-암 래터럴 레이즈와 익스터널 로테이션
Bent-Arm Lateral Raise and External Rotation

A
- 양손에 덤벨을 들고 팔을 몸 옆으로 내린 다음, 손바닥이 서로 마주 보도록 한다.
- 팔꿈치를 90도로 구부린다.
- 팔꿈치 각도를 계속 유지하면서 상완이 바닥과 수평을 이룰 때까지 옆으로 들어 올린다.

B
- 천정을 향해 상완을 회전시킨다.
- 최고지점에서 잠시 멈춘 다음, 반대 동작을 통해 시작자세로 돌아간다.

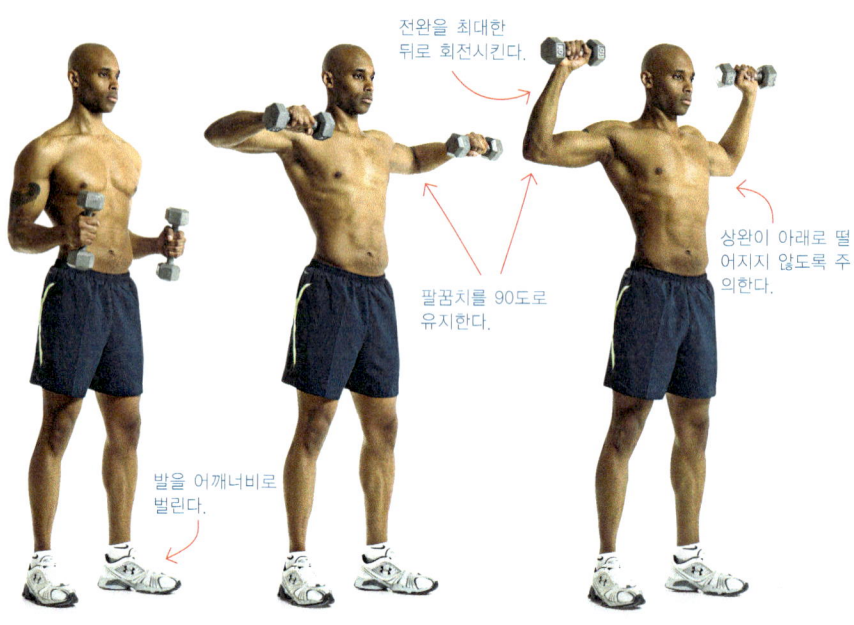

전완을 최대한 뒤로 회전시킨다.

팔꿈치를 90도로 유지한다.

상완이 아래로 떨어지지 않도록 주의한다.

발을 어깨너비로 벌린다.

응용동작 #4
사이드-라잉 래터럴 레이즈
Side-Lying Lateral Raise

A
- 인클라인 벤치 각도를 15도로 조절한 다음, 오른손에 덤벨을 들고 몸통 왼쪽 측면으로 벤치에 눕는다.
- 덤벨을 골반과 허벅지 사이에 올려놓고, 손바닥이 허벅지를 향하도록 한다.

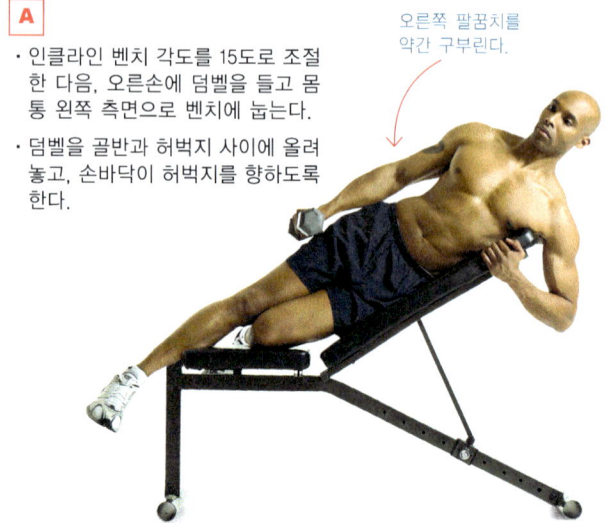

오른쪽 팔꿈치를 약간 구부린다.

B
- 팔꿈치를 구부리지 말고 손바닥을 바깥으로 회전시키면서 팔을 어깨 높이까지 들어 올린다.
- 덤벨을 내리고 동작을 반복한다.

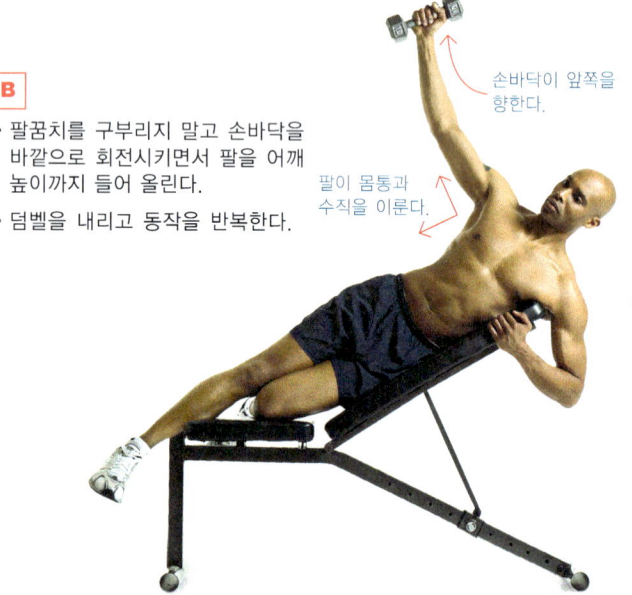

손바닥이 앞쪽을 향한다.

팔이 몸통과 수직을 이룬다.

Chapter 6

콤보 숄더 레이즈
Combo Shoulder Raise

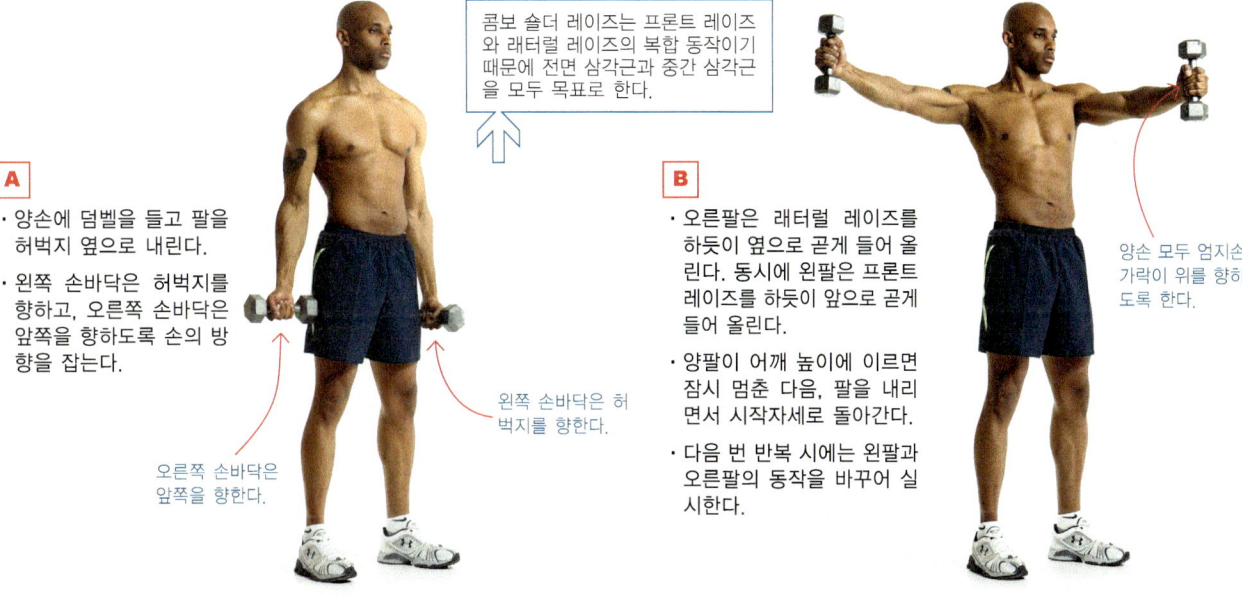

콤보 숄더 레이즈는 프론트 레이즈와 래터럴 레이즈의 복합 동작이기 때문에 전면 삼각근과 중간 삼각근을 모두 목표로 한다.

A
- 양손에 덤벨을 들고 팔을 허벅지 옆으로 내린다.
- 왼쪽 손바닥은 허벅지를 향하고, 오른쪽 손바닥은 앞쪽을 향하도록 손의 방향을 잡는다.

오른쪽 손바닥은 앞쪽을 향한다.

왼쪽 손바닥은 허벅지를 향한다.

B
- 오른팔은 래터럴 레이즈를 하듯이 옆으로 곧게 들어 올린다. 동시에 왼팔은 프론트 레이즈를 하듯이 앞으로 곧게 들어 올린다.
- 양팔이 어깨 높이에 이르면 잠시 멈춘 다음, 팔을 내리면서 시작자세로 돌아간다.
- 다음 번 반복 시에는 왼팔과 오른팔의 동작을 바꾸어 실시한다.

양손 모두 엄지손가락이 위를 향하도록 한다.

스캡션
Scaption

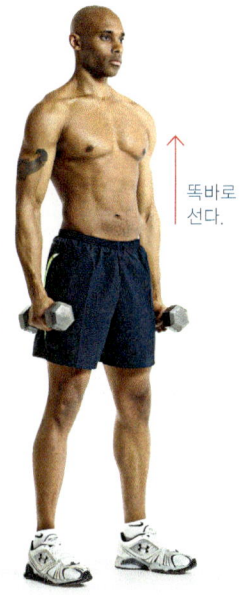 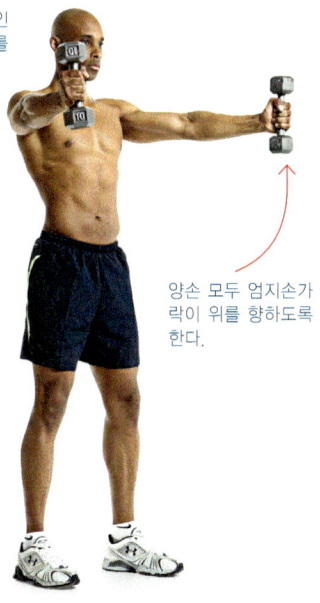

똑바로 선다.

A
- 양손에 덤벨을 든 상태에서 발을 어깨너비로 벌리고 서서 팔을 몸 옆으로 내린다.
- 양쪽 손바닥이 마주 보도록 방향을 잡고 팔꿈치를 살짝 구부린다.

양팔은 바닥과 수평인 상태에서 몸통과 Y자를 이룬다.

B
- 팔꿈치 각도를 일정하게 유지한 상태에서 몸과 팔이 30도 각도를 이루도록(대문자 Y 모양) 어깨높이까지 팔을 들어 올린다.
- 최고지점에서 잠시 멈춘 다음, 덤벨을 천천히 내리면서 시작자세로 돌아간다.

양손 모두 엄지손가락이 위를 향하도록 한다.

어깨 | 슈럭 SHRUGS

숄더 슈럭

숄더 슈럭의 목표 근육은 승모근 상단과 견갑거근으로, 이 근육들은 귀를 향해 어깨를 으쓱거리며 들어 올리는 동작을 취할 때 동원된다. 하지만 이번 섹션 마지막에 나오는 전거근 슈럭과 전거근 체어 슈럭의 목표 근육은 전거근이다. 이 2가지 운동은 슈럭과 반대로 어깨를 아래로 내리면서 나머지 신체 부위를 위로 올리는 동작으로 이루어져 있다.

기본동작
바벨 슈럭
Barbell Shrug

A
- 팔을 어깨너비보다 약간 넓게 벌리고 오버핸드 그립으로 바벨을 잡는다. 그 상태에서 팔을 뻗어 허리 아래로 내린다.
- 등을 곧게 편 자세를 유지하면서 골반을 구부려 몸을 앞으로 기울인다.

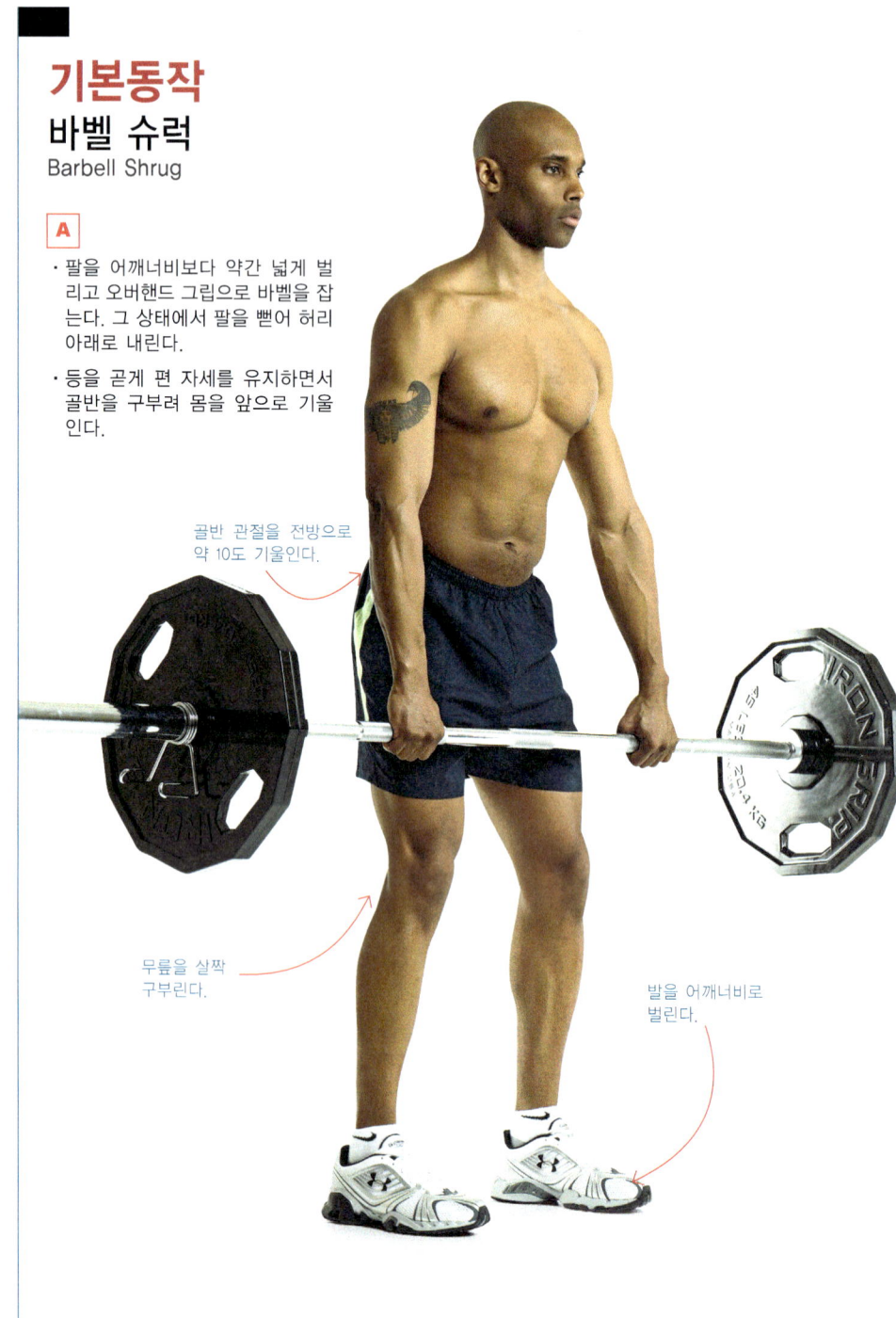

골반 관절을 전방으로 약 10도 기울인다.

무릎을 살짝 구부린다.

발을 어깨너비로 벌린다.

Chapter 6

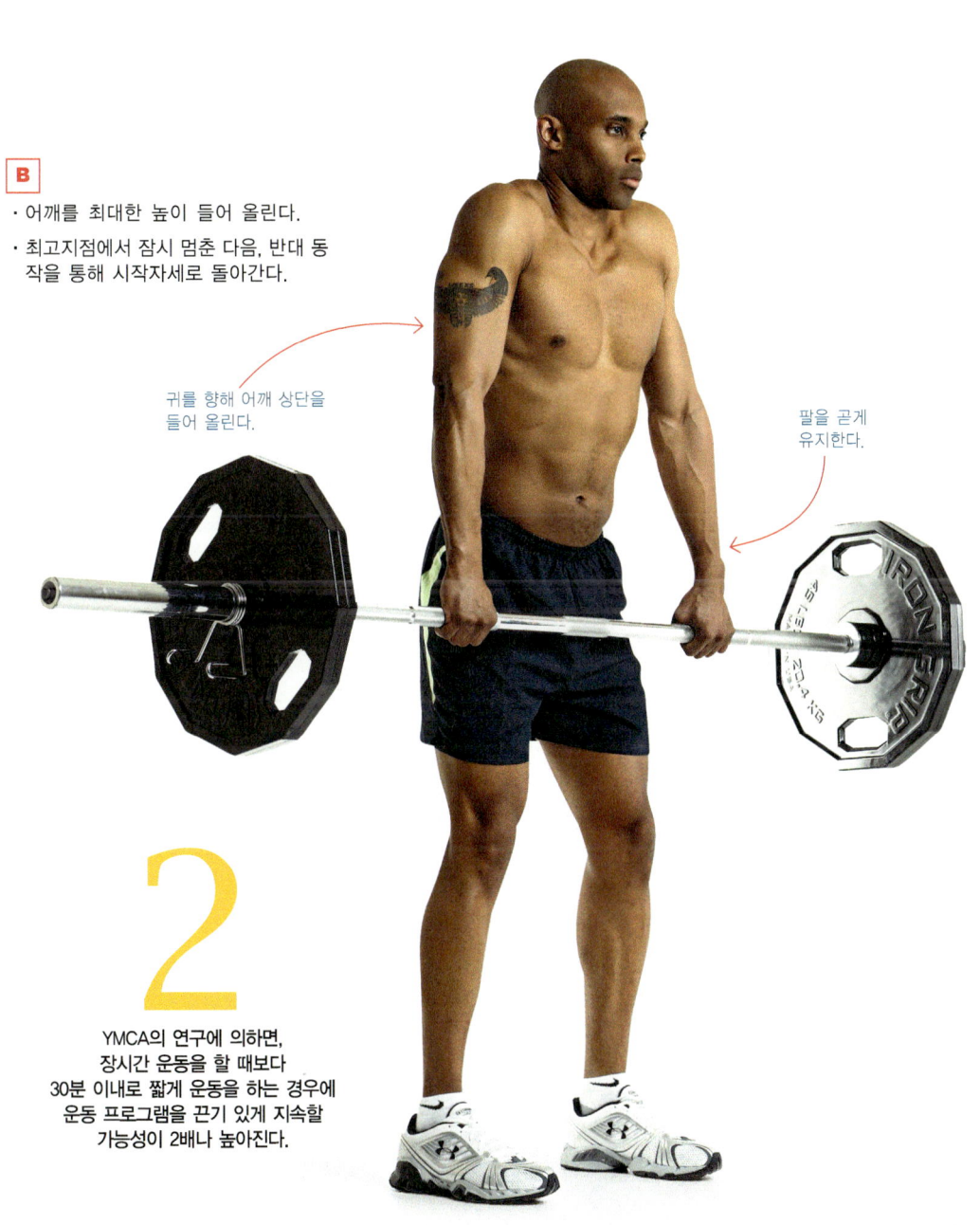

B
- 어깨를 최대한 높이 들어 올린다.
- 최고지점에서 잠시 멈춘 다음, 반대 동작을 통해 시작자세로 돌아간다.

귀를 향해 어깨 상단을 들어 올린다.

팔을 곧게 유지한다.

WARNING!
업라이트 로우 경보

알려진 바와 같이 바벨 슈럭을 즐기는 사람들 가운데 2/3는 어깨 충돌 증후군을 겪을 위험이 매우 높다. 어깨 충돌 증후군은 회전근개의 근육이나 건이 어깨 관절 사이에 낄 때 생기는 고통스러운 증상이다. 이 증상은 상완을 어깨 높이 이상으로 동시에 올리면서 안쪽으로 회전시킬 때 가장 자주 발생하는데, 이 동작은 바로 업라이트 로우의 최고지점 동작이기도 하다.

2
YMCA의 연구에 의하면, 장시간 운동을 할 때보다 30분 이내로 짧게 운동을 하는 경우에 운동 프로그램을 끈기 있게 지속할 가능성이 2배나 높아진다.

어깨 | 슈럭 SHRUGS

응용동작 #1
와이드-그립 바벨 슈럭
Wide-Grip Barbell Shrug

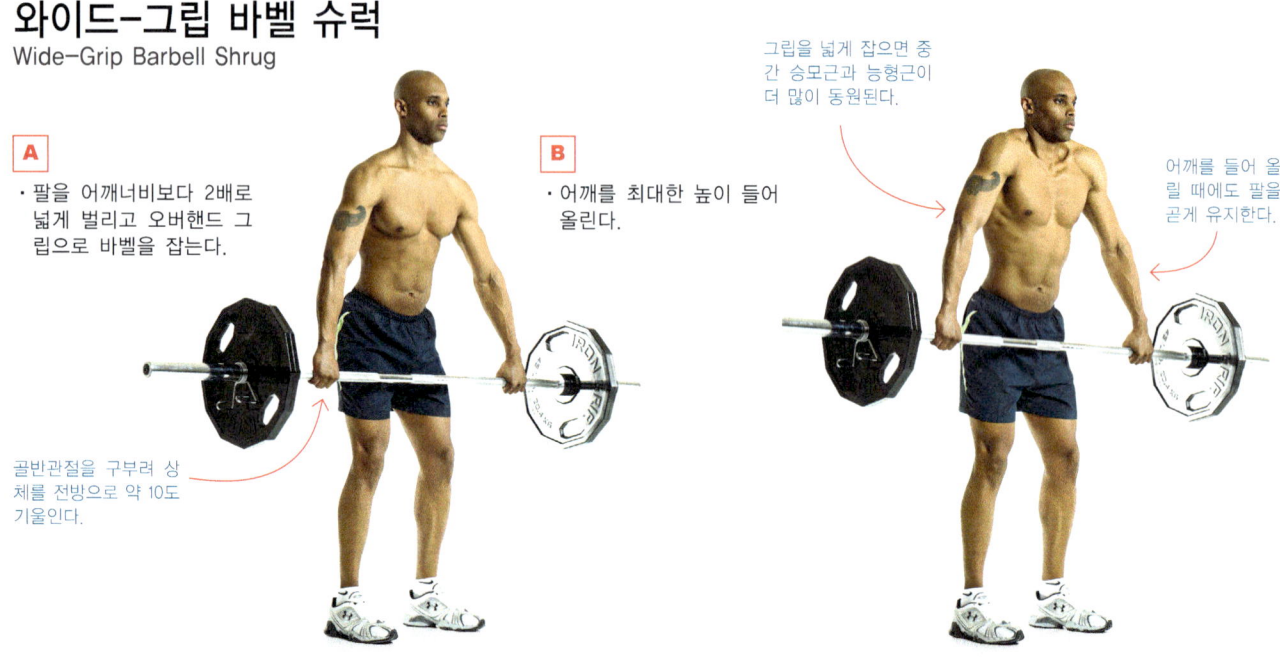

A
- 팔을 어깨너비보다 2배로 넓게 벌리고 오버핸드 그립으로 바벨을 잡는다.

골반관절을 구부려 상체를 전방으로 약 10도 기울인다.

B
- 어깨를 최대한 높이 들어 올린다.

그립을 넓게 잡으면 중간 승모근과 능형근이 더 많이 동원된다.

어깨를 들어 올릴 때에도 팔을 곧게 유지한다.

응용동작 #2
오버헤드 바벨 슈럭
Overhead Barbell Shrug

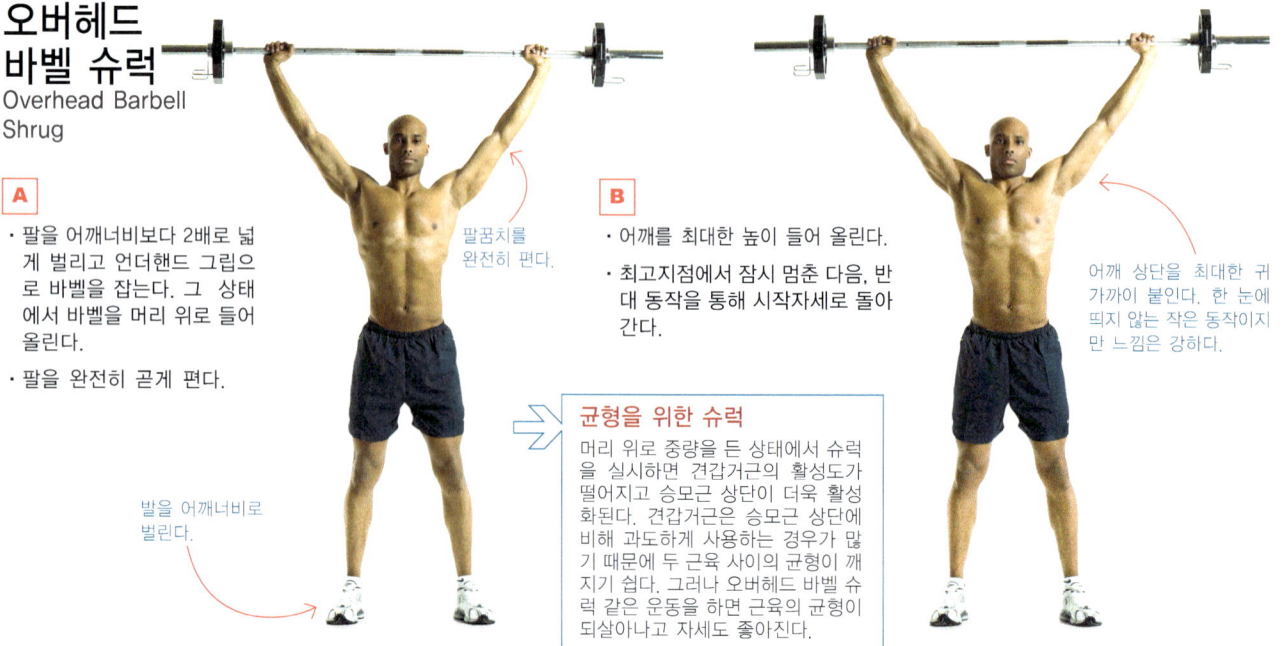

A
- 팔을 어깨너비보다 2배로 넓게 벌리고 언더핸드 그립으로 바벨을 잡는다. 그 상태에서 바벨을 머리 위로 들어 올린다.
- 팔을 완전히 곧게 편다.

팔꿈치를 완전히 편다.

발을 어깨너비로 벌린다.

B
- 어깨를 최대한 높이 들어 올린다.
- 최고지점에서 잠시 멈춘 다음, 반대 동작을 통해 시작자세로 돌아간다.

어깨 상단을 최대한 귀 가까이 붙인다. 한 눈에 띄지 않는 작은 동작이지만 느낌은 강하다.

> **균형을 위한 슈럭**
> 머리 위로 중량을 든 상태에서 슈럭을 실시하면 견갑거근의 활성도가 떨어지고 승모근 상단이 더욱 활성화된다. 견갑거근은 승모근 상단에 비해 과도하게 사용하는 경우가 많기 때문에 두 근육 사이의 균형이 깨지기 쉽다. 그러나 오버헤드 바벨 슈럭 같은 운동을 하면 근육의 균형이 되살아나고 자세도 좋아진다.

Chapter 6

기본동작
덤벨 슈럭
Dumbbell Shrug

A
- 양손에 덤벨을 든 상태에서 손바닥이 마주 보도록 방향을 잡고 양손을 몸 옆으로 내린다.

B
- 어깨를 최대한 높이 들어 올린다.
- 최고 지점에서 잠시 멈춘 다음, 덤벨을 천천히 내리면서 시작자세로 돌아간다.

어깨를 올릴 때 나머지 신체 부위는 움직이지 말고 어깨만 귀를 향해 가져간다는 생각으로 자세를 취한다.

덤벨의 장점
덤벨 슈럭은 바벨을 들기 위해 어깨 관절을 회전시킬 필요가 없다. 따라서 바벨 슈럭에 비해 어깨 관절에 무리가 덜 가고, 그로 인해 동작을 좀 더 안정적으로 취할 수 있다.

응용동작
오버헤드 덤벨 슈럭
Overhead Dumbbell Shrug

A
- 양손에 덤벨을 들고 팔을 완전히 뻗어 덤벨을 어깨 위로 밀어 올린다. 이때 손바닥은 앞쪽을 향한다.

B
- 어깨를 최대한 높이 들어 올린다.
- 최고지점에서 잠시 멈춘 다음, 반대 동작을 통해 시작자세로 돌아간다.

팔을 곧게 유지한다.

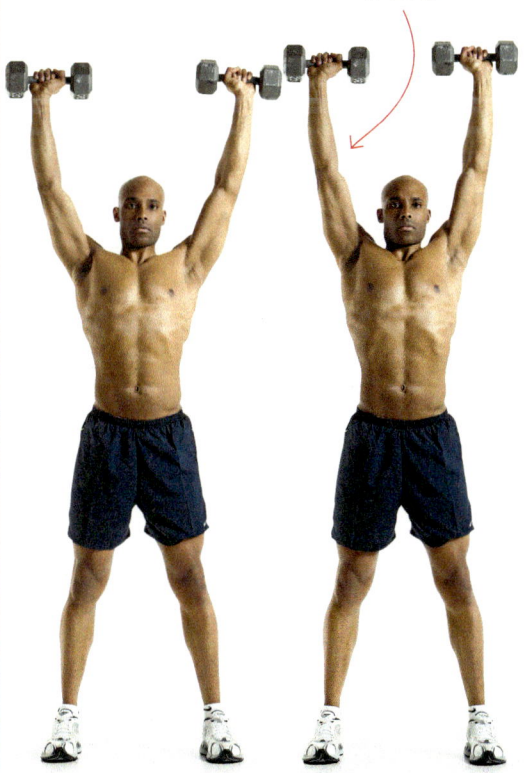

어깨 | 슈럭 SHRUGS

기본동작
전거근 슈럭
Serrtus Shrug

A
- 딥 스테이션의 손잡이를 잡고 팔을 완전히 펴면서 몸을 밀어 올린다.
- 무릎을 구부리고 몸 뒤에서 발목을 교차시킨다.

> **전거근을 위한 필수 운동**
> 명칭에서 알 수 있듯이 이 운동의 목표 근육은 전거근이다. 전거근이 약해지면 자세가 불량해지고 숄더 프레스를 할 때 어깨 충돌 증후군이 발생할 수 있다. 전거근 슈럭을 활용하면 전거근이 강해지고 이런 현상을 방지할 수 있다.

B
- 팔의 자세를 유지한 상태에서 어깨를 아래로 밀어냄과 동시에 상체를 들어 올린다.
- 최고지점에서 5초 동안 멈춘 다음, 시작자세로 돌아간다. 여기까지가 1회 반복이다. 근력이 좋아지면 반복을 할 때마다 최고지점에서 멈추는 시간을 늘린다.

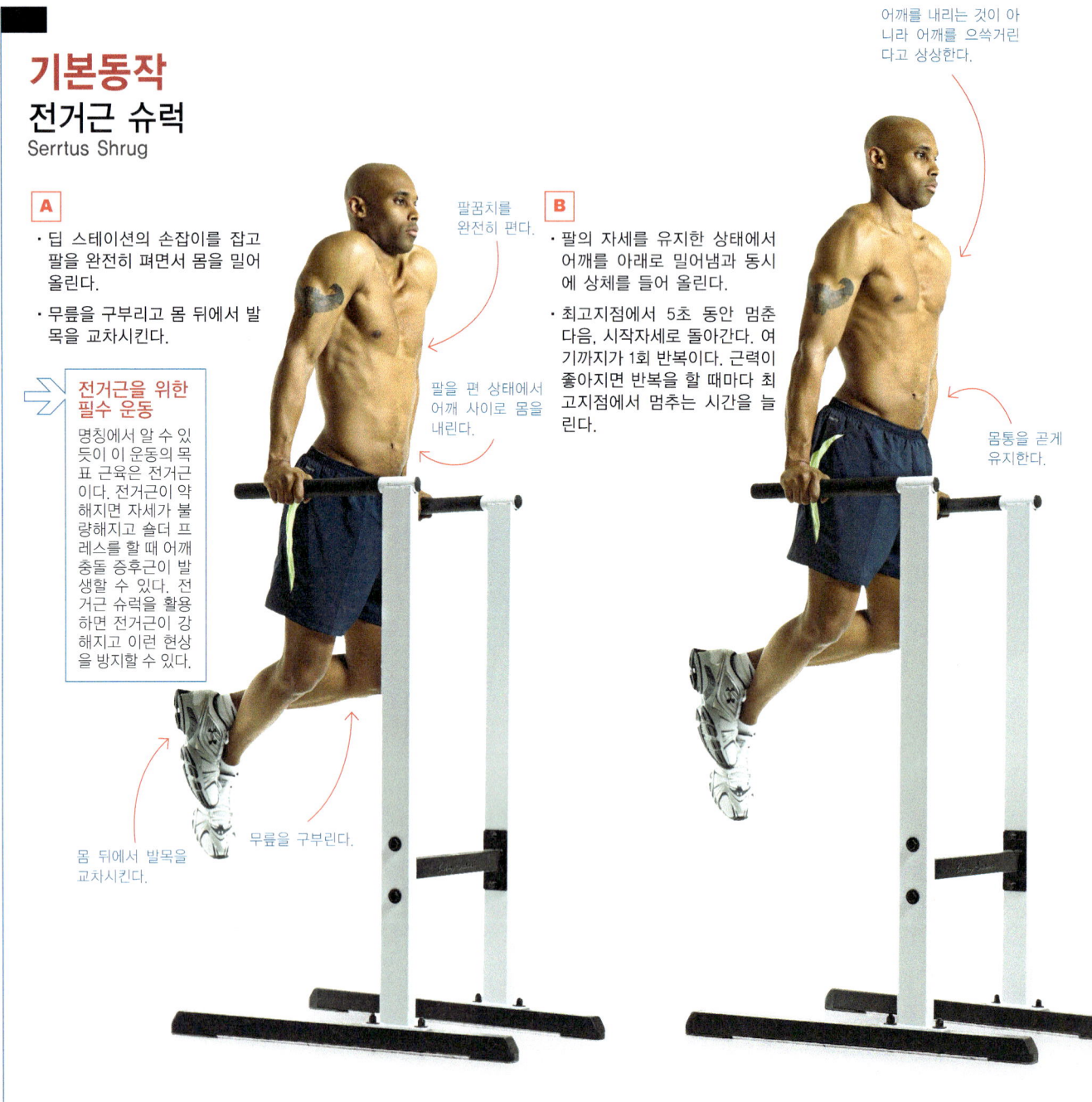

- 팔꿈치를 완전히 편다.
- 팔을 편 상태에서 어깨 사이로 몸을 내린다.
- 몸 뒤에서 발목을 교차시킨다.
- 무릎을 구부린다.
- 어깨를 내리는 것이 아니라 어깨를 으쓱거린다고 상상한다.
- 몸통을 곧게 유지한다.

Chapter 6

응용동작 #3
전거근 체어 슈럭
Serratus Chair Shrug

A
- 의자나 벤치 끝에 엉덩이를 살짝 걸치고 몸통을 세운다. 그 상태에서 골반 옆 좌석 부분을 손으로 잡는다.
- 팔을 완전히 편다.

B
- 어깨를 아래로 밀어내면서 상체를 들어 올린다.
- 최고지점에서 5초 동안 멈춘 다음, 몸을 내리면서 시작자세로 돌아간다.

> **전천후 전거근 운동**
> 이 운동은 소파에 앉아서 TV를 볼 때나 책상에서도 할 수 있다.

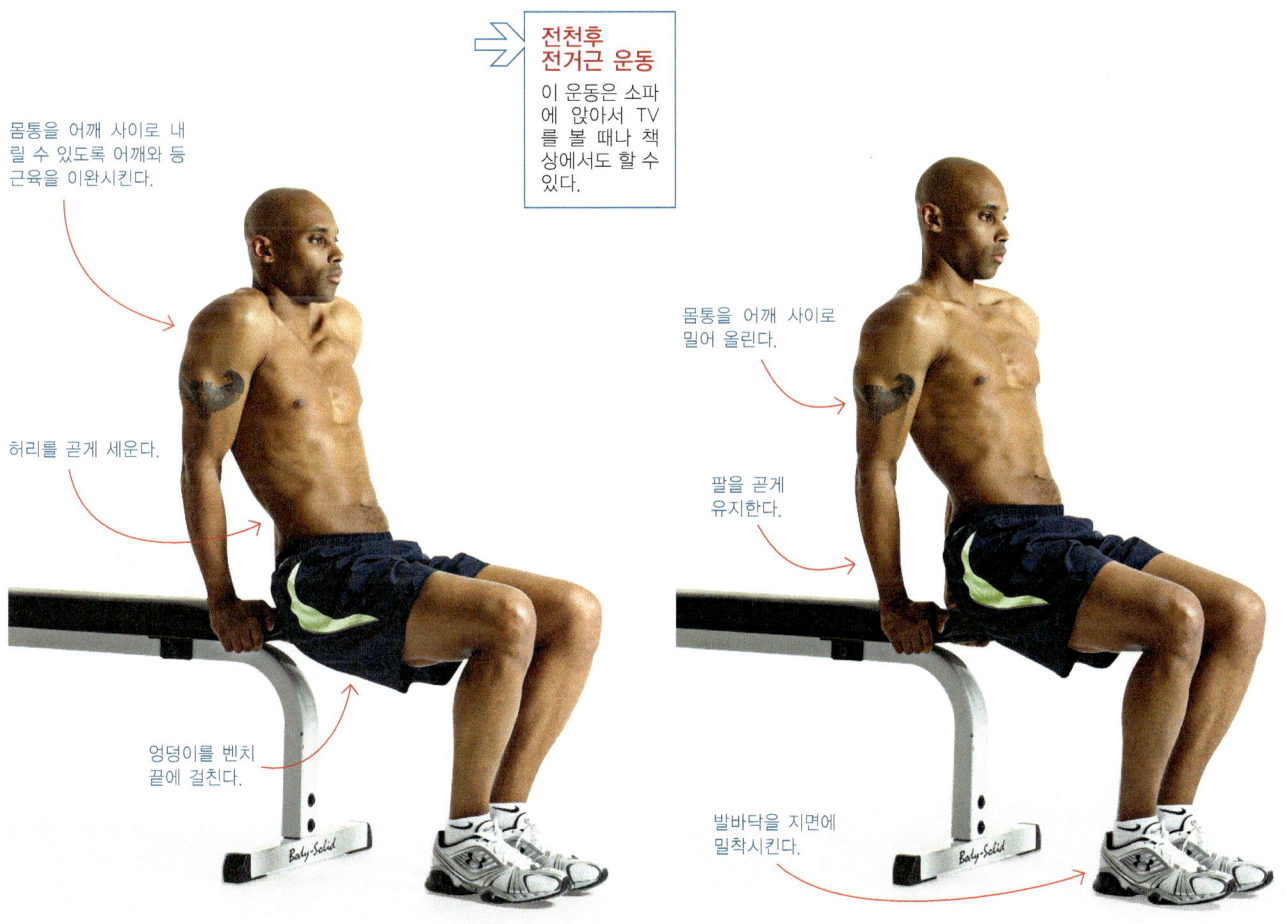

몸통을 어깨 사이로 내릴 수 있도록 어깨와 등 근육을 이완시킨다.

허리를 곧게 세운다.

엉덩이를 벤치 끝에 걸친다.

몸통을 어깨 사이로 밀어 올린다.

팔을 곧게 유지한다.

발바닥을 지면에 밀착시킨다.

어깨 | 로테이션 ROTATIONS

숄더 로테이션

숄더 로테이션의 목표 근육은 회전근개이며, 그 가운데에서도 극하근과 소원근을 강화시킨다.

기본동작
시티드 덤벨 익스터널 로테이션
Seated Dumbbell External Rotation

A
- 왼손에 덤벨을 들고 벤치에 앉는다.
- 왼쪽 무릎을 구부리고 왼발을 벤치에 올린다.
- 왼쪽 팔꿈치를 90도로 구부려 왼쪽 무릎 안쪽에 올린다.

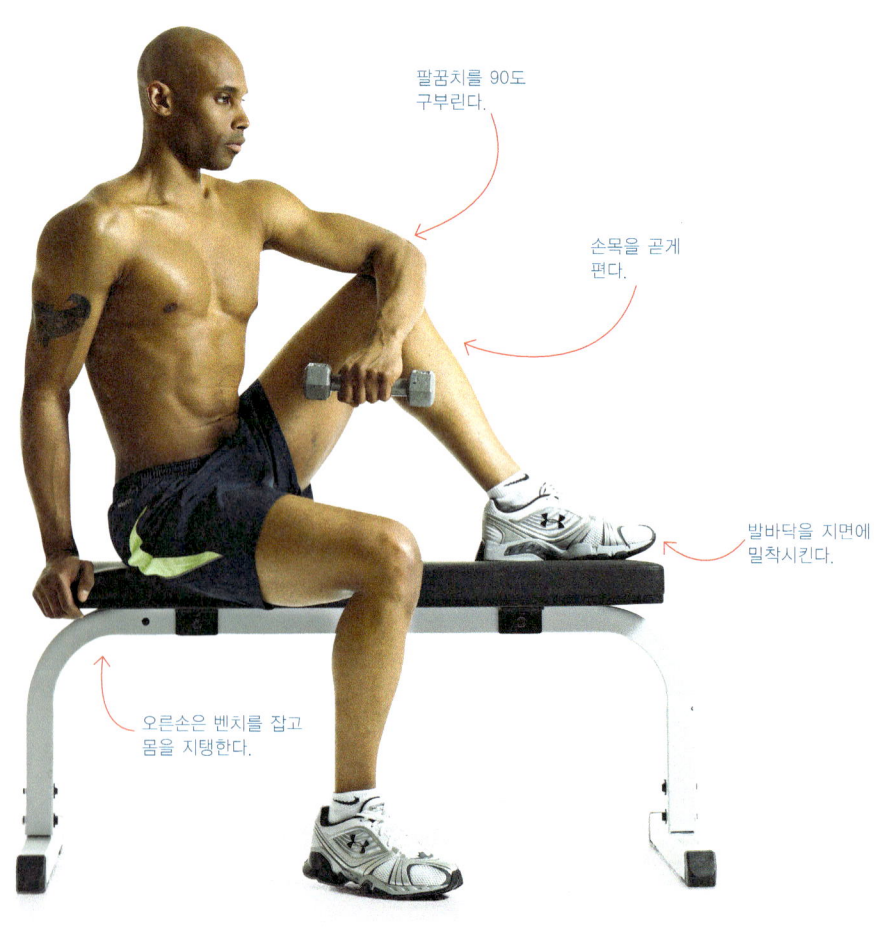

팔꿈치를 90도 구부린다.

손목을 곧게 편다.

발바닥을 지면에 밀착시킨다.

오른손은 벤치를 잡고 몸을 지탱한다.

Chapter 6

익스터널 로테이션의 효과

익스터널 로테이션이란 하이-파이브를 할 때처럼 팔을 올려 상완을 바깥쪽으로 회전시키는 외회전 동작을 말한다. 익스터널 로테이션은 회전근개 중에서도 상완 바깥쪽에 붙어 있는 극상근, 극하근, 소원근을 강화하는 중요한 동작이다. 이 근육들을 단련하면 상완 안쪽에 붙어 있는 광배근, 대흉근, 소흉근과 균형을 잡는데 도움이 된다. 광배근, 대흉근, 소흉근이 상대적으로 너무 강하면 팔이 안쪽으로 회전하여 원시인 같이 구부정한 자세가 될 수 있다. 익스터널 로테이션은 이런 현상을 방지하는 중요한 운동이다.

B
- 팔꿈치 각도를 유지하면서 상완과 전완을 최대한 회전시켜 올린다.
- 최대한 회전시킨 상태에서 멈춘 다음, 시작자세로 돌아간다.
- 왼팔로 정해진 반복 횟수를 완료한 다음, 즉시 팔을 바꾸어 오른팔도 동일한 요령으로 반복한다.

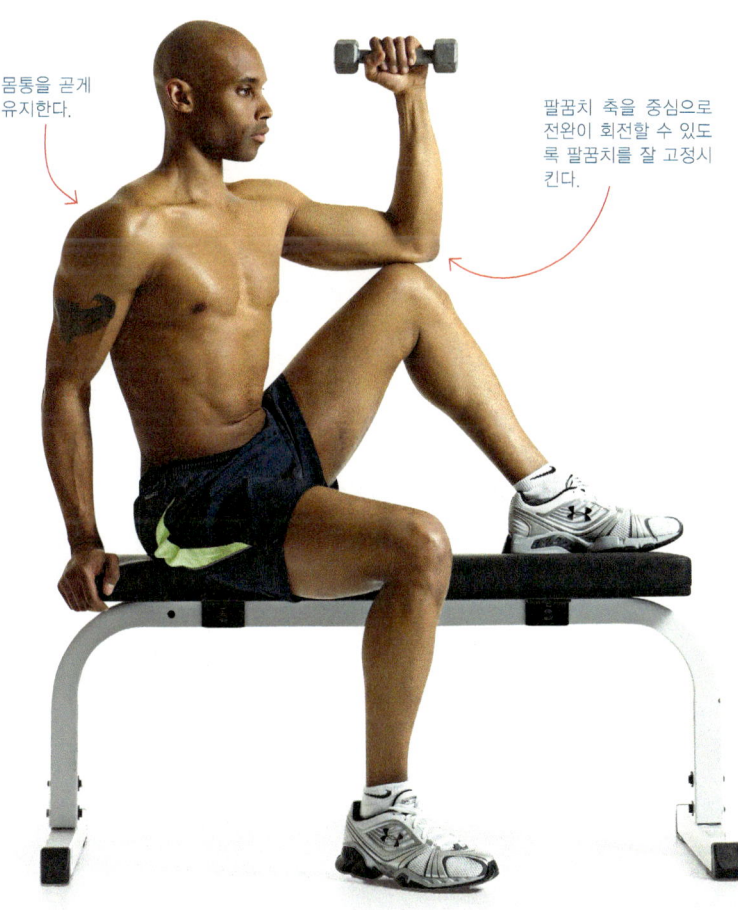

몸통을 곧게 유지한다.

팔꿈치 축을 중심으로 전완이 회전할 수 있도록 팔꿈치를 잘 고정시킨다.

어깨 | 로테이션 ROTATIONS

응용동작
라잉 익스터널 로테이션
Lying External Rotation

A
- 오른손에 덤벨을 잡고 인클라인 벤치에 왼쪽 옆으로 눕는다.
- 타월을 접어 오른쪽 옆구리에 올린 다음, 오른쪽 팔꿈치를 90도로 구부려 타월 위에 올린다.
- 전완을 복부 앞쪽으로 내린다.

B
- 팔꿈치를 타월에 붙인 상태에서 상완을 최대한 위로 회전시킨다.
- 최대지점에서 잠시 멈춘 다음, 팔을 천천히 내리면서 시작자세로 돌아간다.
- 오른팔로 정해진 반복 횟수를 완료한 다음, 즉시 자세를 바꾸어 왼팔도 동일한 요령으로 반복한다.

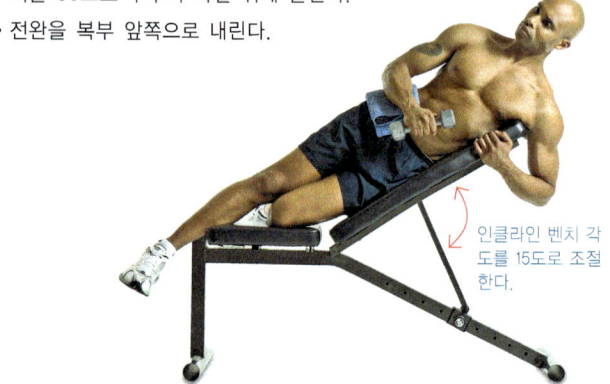

인클라인 벤치 각도를 15도로 조절한다.

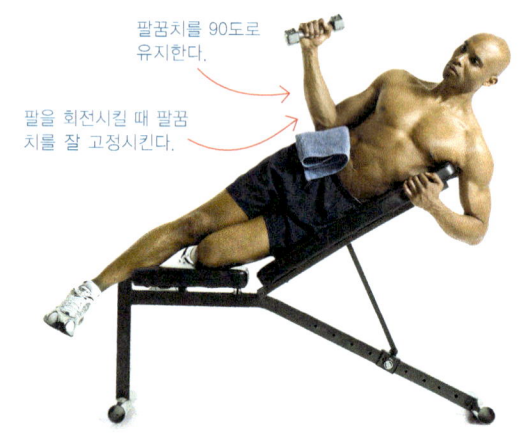

팔꿈치를 90도로 유지한다.

팔을 회전시킬 때 팔꿈치를 잘 고정시킨다.

덤벨 다이아고널 레이즈
Dumbbell Diagonal Raise

A
- 오른손에 덤벨을 들고 손바닥이 왼쪽 골반 바깥쪽에 오도록 오른손을 올린다.
- 팔꿈치를 살짝 구부린다.

B
- 팔꿈치 각도를 유지하면서 오른손이 머리보다 위에 올라올 때까지 덤벨을 몸통 대각선으로 가로질러 들어 올린다. 이때 최고지점에서 손바닥은 앞쪽을 향한다.
- 반대 동작을 통해 시작자세로 돌아간다.
- 오른팔로 정해진 반복 횟수를 완료한다. 그 다음 즉시 자세를 바꾸어 왼팔도 동일한 요령으로 반복한다.

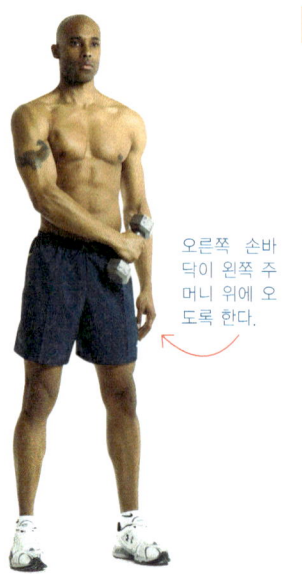

오른쪽 손바닥이 왼쪽 주머니 위에 오도록 한다.

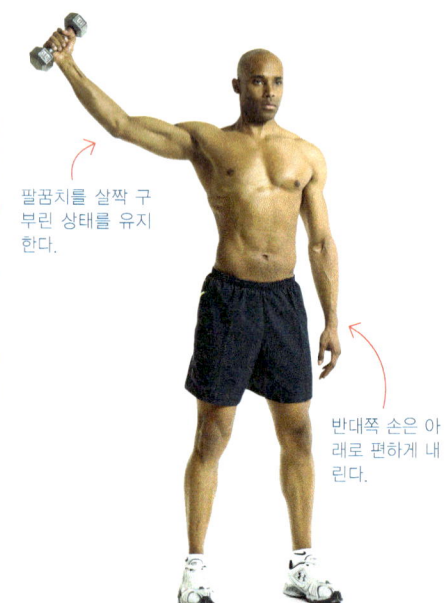

팔꿈치를 살짝 구부린 상태를 유지한다.

반대쪽 손은 아래로 편하게 내린다.

Chapter 6

케이블 다이아고널 레이즈
Cable Diagonal Raise

A
- 케이블 스테이션의 로우 풀리에 손잡이를 부착한다.
- 중량 거치대의 옆에 서서 오른손으로 손잡이를 잡고 팔꿈치를 살짝 구부린다. 그 상태에서 오른손을 왼쪽 골반 앞에 위치시킨다.

B
- 팔꿈치 각도를 유지하면서 오른손이 머리보다 위에 올라올 때까지 손잡이를 몸통 대각선으로 가로질러 당겨 올린다.
- 손잡이를 내리면서 시작자세로 돌아간다.
- 오른팔로 정해진 반복 횟수를 완료한 다음, 즉시 자세를 바꾸어 왼팔도 동일한 요령으로 반복한다.

어깨 부상 가능성 예측

간단한 테스트로 앞으로 어깨에 부상을 입을 가능성을 점검해볼 수 있다. 먼저 하이-파이브를 하듯이 팔꿈치를 직각으로 구부리고 상완이 지면과 수평을 이루도록 팔을 들어 올린다. 이 상태에서 상완의 자세를 바꾸거나 어깨를 움직이지 않도록 주의하면서 전완을 최대한 전방으로 회전시킨 다음, 반대 방향으로 전완을 다시 회전시킨다. 이때 전완의 총 회전 각도가 180도 정도이면 바람직하지만, 그 정도 각도가 나오지 않는다면 슬리퍼 스트레칭(152페이지 참조)으로 유연성을 향상시켜야 한다.

■

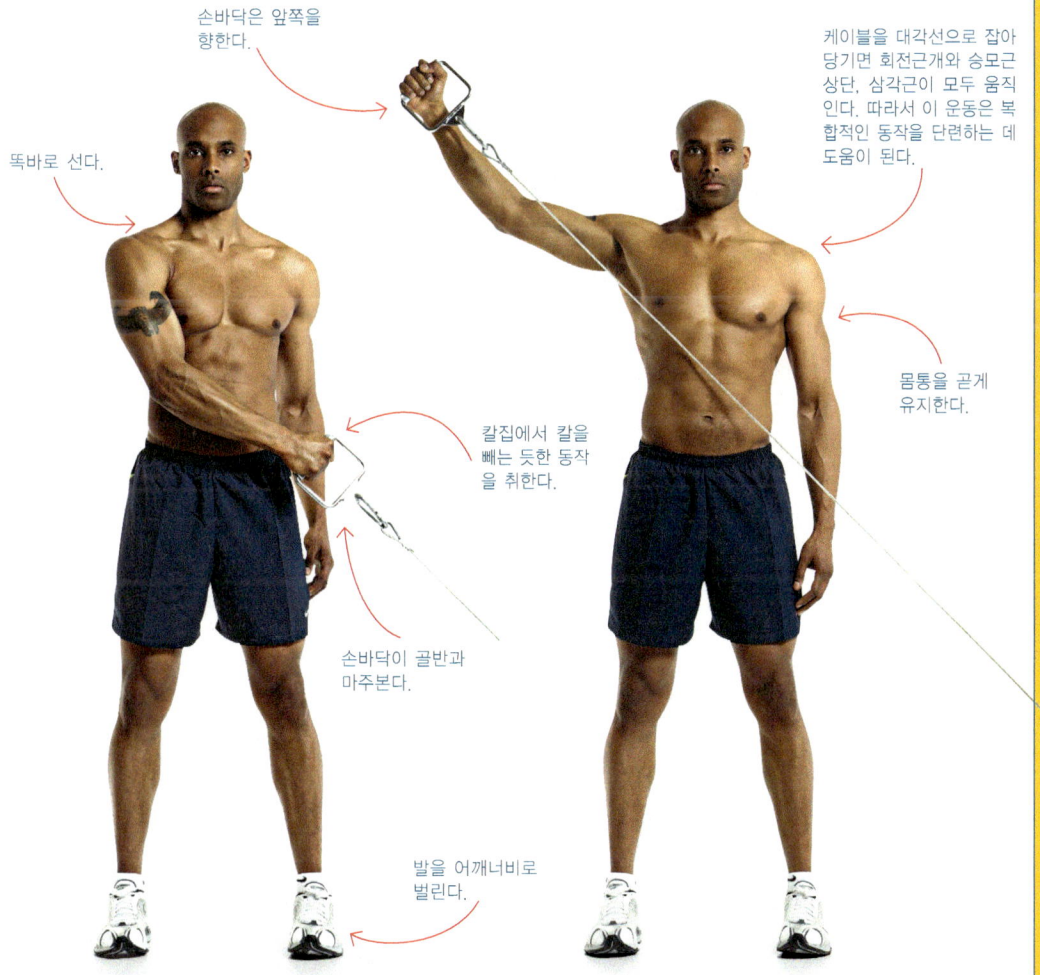

- 똑바로 선다.
- 손바닥은 앞쪽을 향한다.
- 케이블을 대각선으로 잡아당기면 회전근개와 승모근 상단, 삼각근이 모두 움직인다. 따라서 이 운동은 복합적인 동작을 단련하는 데 도움이 된다.
- 칼집에서 칼을 빼는 듯한 동작을 취한다.
- 몸통을 곧게 유지한다.
- 손바닥이 골반과 마주본다.
- 발을 어깨너비로 벌린다.

어깨 | 로테이션 ROTATIONS

기본 동작
케이블 익스터널 로테이션
Cable External Rotation

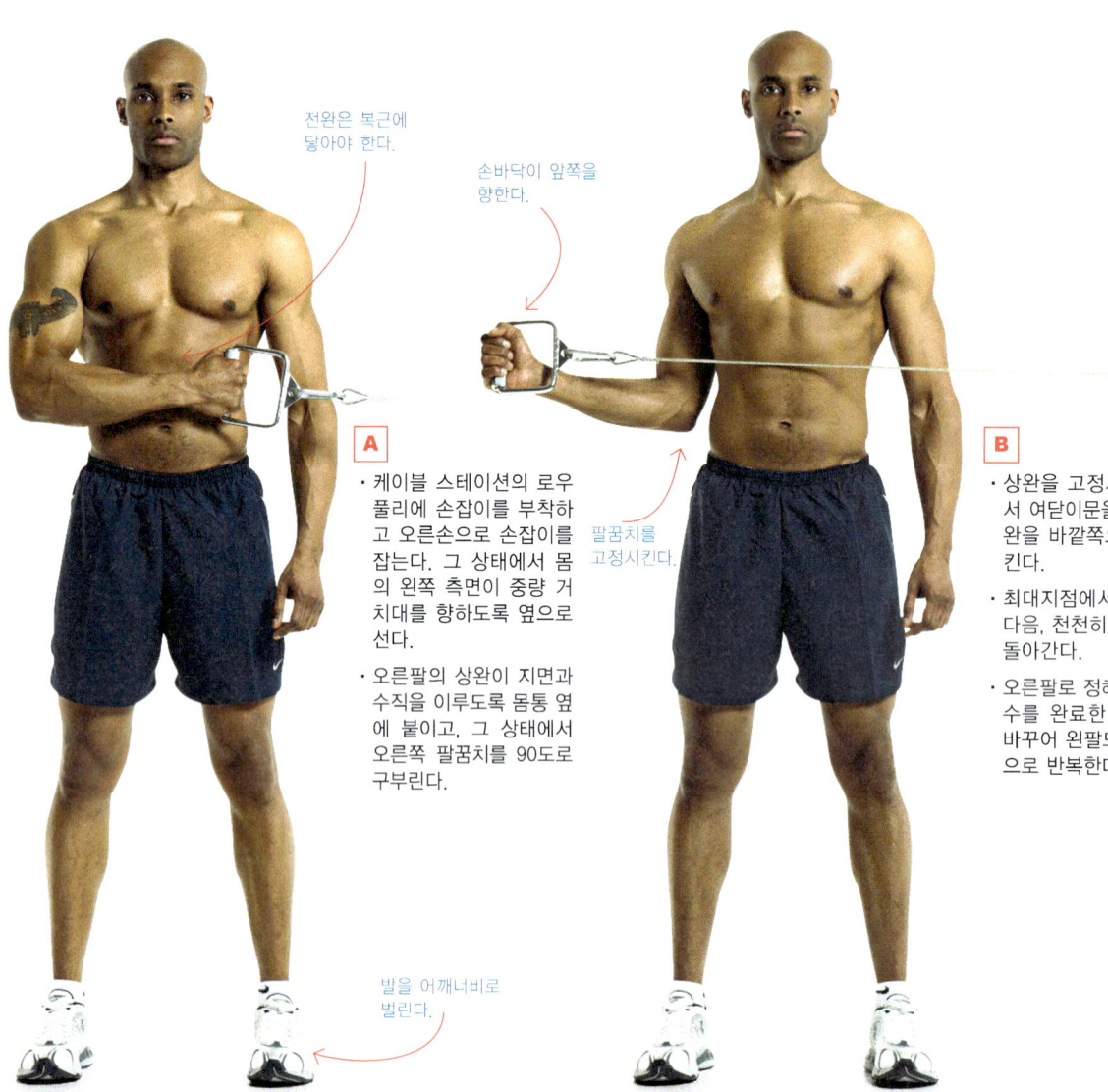

전완은 복근에 닿아야 한다.

손바닥이 앞쪽을 향한다.

팔꿈치를 고정시킨다.

발을 어깨너비로 벌린다.

A
- 케이블 스테이션의 로우 풀리에 손잡이를 부착하고 오른손으로 손잡이를 잡는다. 그 상태에서 몸의 왼쪽 측면이 중량 거치대를 향하도록 옆으로 선다.
- 오른팔의 상완이 지면과 수직을 이루도록 몸통 옆에 붙이고, 그 상태에서 오른쪽 팔꿈치를 90도로 구부린다.

B
- 상완을 고정시킨 상태에서 여닫이문을 열듯이 전완을 바깥쪽으로 회전시킨다.
- 최대지점에서 잠시 멈춘 다음, 천천히 시작자세로 돌아간다.
- 오른팔로 정해진 반복 횟수를 완료한 다음, 팔을 바꾸어 왼팔도 같은 요령으로 반복한다.

Chapter 6

응용동작 #1
45도 케이블 익스터널 로테이션
45-Degree Cable External Rotation

A
- 중량 거치대 앞에 비스듬히 선다.
- 상완이 몸통과 45도 각도를 이루도록 팔을 옆으로 들어올린다.

B
- 상완의 각도를 고정시킨 상태에서 전완을 위로 회전시키면서 케이블을 최대한 뒤로 당긴다.

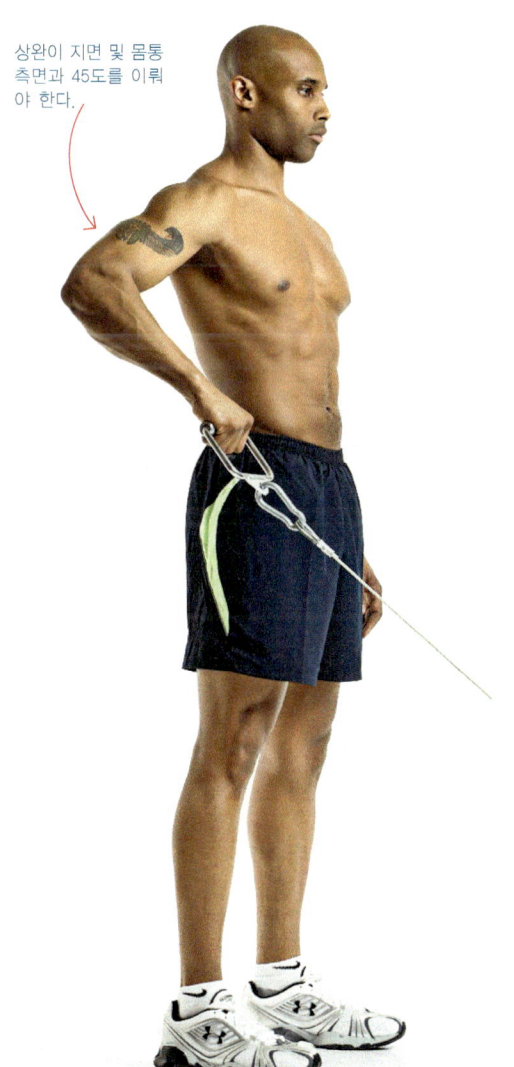

상완이 지면 및 몸통 측면과 45도를 이뤄야 한다.

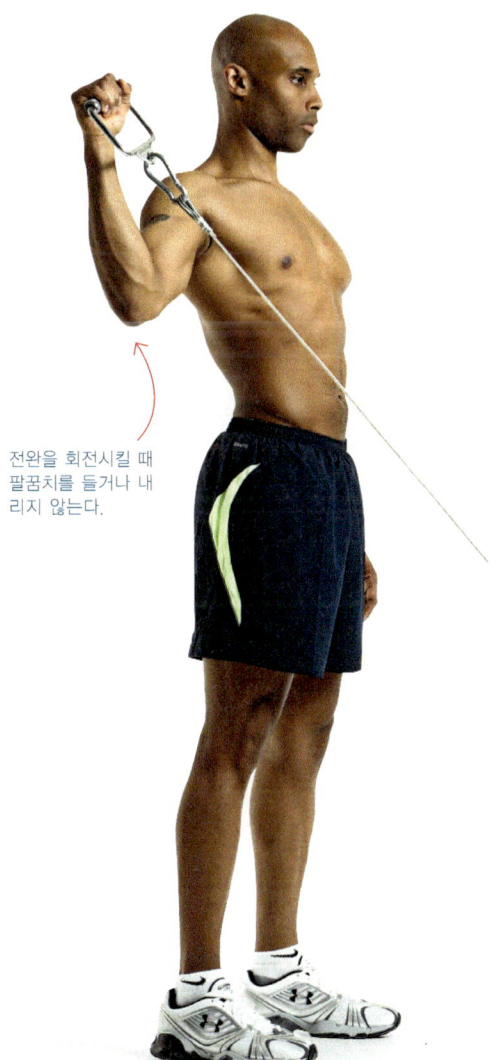

전완을 회전시킬 때 팔꿈치를 들거나 내리지 않는다.

어깨 | 로테이션 ROTATIONS

응용동작 #2
90도 케이블 익스터널 로테이션
90-Degree Cable External Rotation

A
- 중량 거치대를 마주보고 선다.
- 상완이 몸통과 90도 각도를 이루도록 팔을 옆으로 들어올린다.

B
- 상완의 각도를 고정시킨 상태에서 전완을 위로 회전시키면서 케이블을 최대한 뒤로 당긴다.

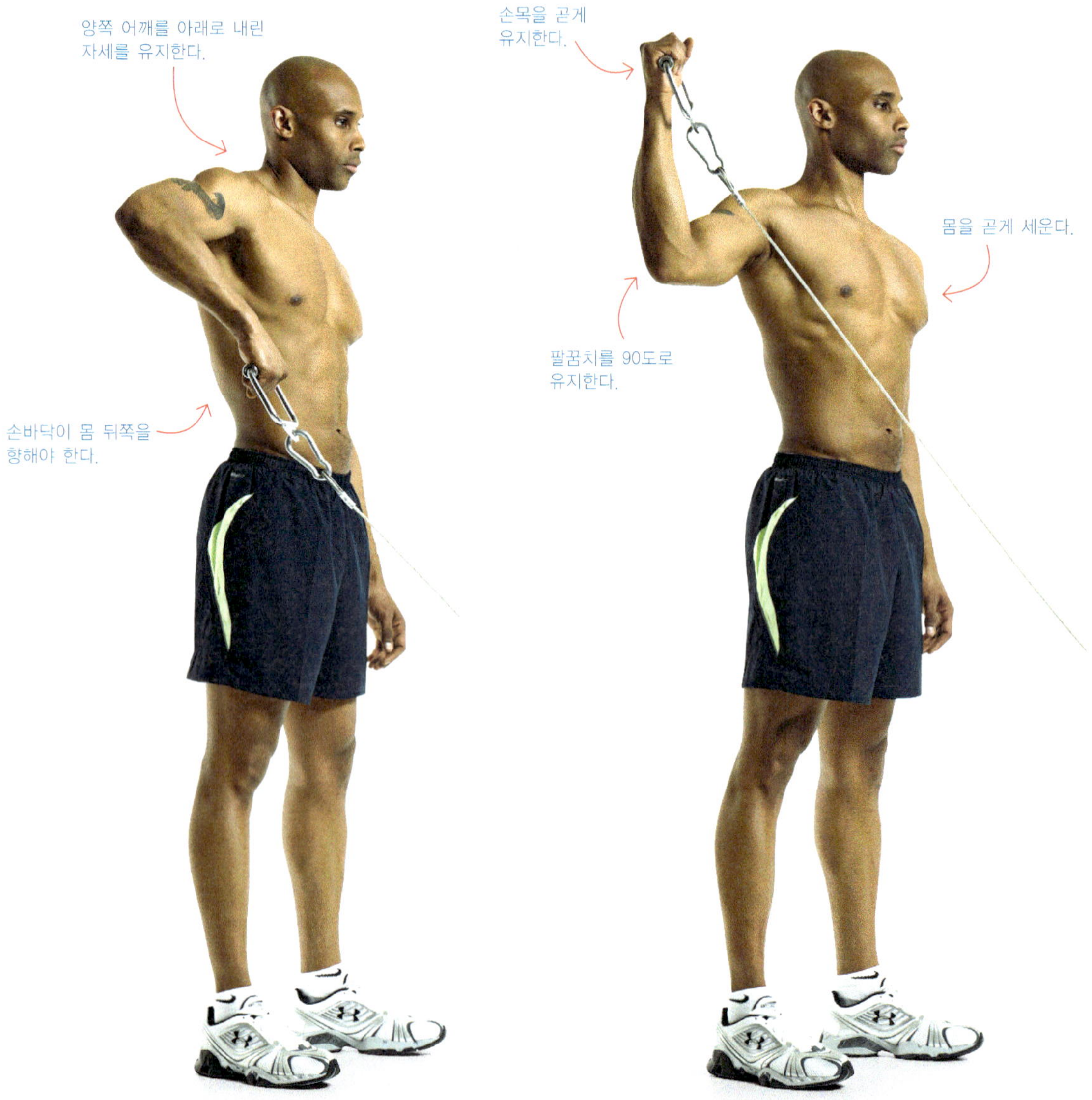

- 양쪽 어깨를 아래로 내린 자세를 유지한다.
- 손바닥이 몸 뒤쪽을 향해야 한다.
- 손목을 곧게 유지한다.
- 몸을 곧게 세운다.
- 팔꿈치를 90도로 유지한다.

어깨

맨즈헬스 공개! 최강의 어깨 운동
스캡션과 슈럭
Scaption and Shrug

이 운동은 전면 삼각근, 회전근개, 전거근을 동원하는 스캡션 동작을 통해 덤벨을 들어 올린 다음, 연이어 슈럭 동작을 취하기 때문에 다양한 효과를 기대할 수 있다. 특히 슈럭 동작에서는 오버헤드 슈럭처럼 견갑거근보다는 승모근 상단에 힘이 더 많이 들어간다. 따라서 견갑골을 회전시키는 근육들 사이의 균형을 잡을 수 있어 어깨가 건강해지고 자세가 좋아진다.

A
- 양손에 덤벨을 들고 팔꿈치를 살짝 구부린다. 그 상태에서 양손이 마주 보도록 양쪽 덤벨을 몸 옆으로 내린다.

B
- 팔꿈치 각도를 유지하면서 팔과 몸통 사이의 각도가 30도를 이루도록(대문자 Y 모양) 팔을 어깨 높이까지 들어 올린다.

C
- 팔을 올린 상태에서 양쪽 귀를 향해 어깨를 들어 올린다.
- 최고지점에서 잠시 멈춘 다음, 덤벨을 천천히 내리면서 시작자세로 돌아간다.

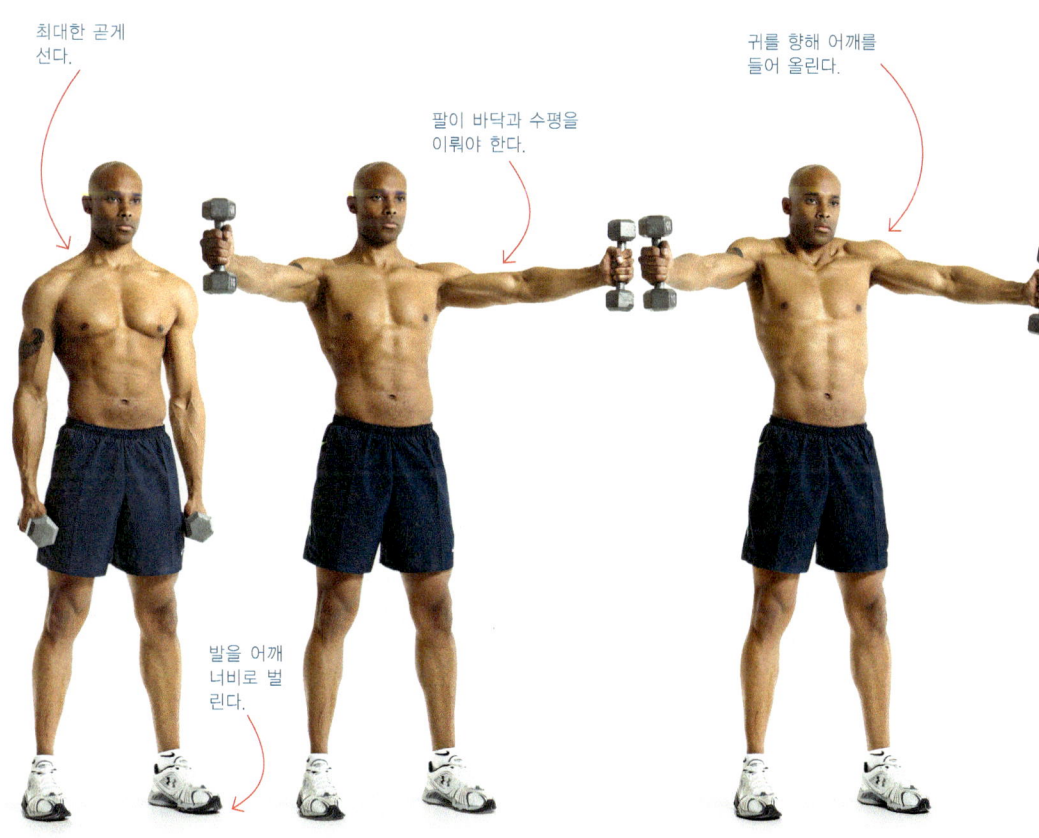

최대한 곧게 선다.

팔이 바닥과 수평을 이뤄야 한다.

귀를 향해 어깨를 들어 올린다.

발을 어깨 너비로 벌린다.

어깨

맨즈헬스 공개! 최강의 어깨 스트레칭
슬리퍼 스트레칭
Sleeper Stretch

효과
슬리퍼 스트레칭은 회전근개를 이완시킨다. 회전근개가 뻣뻣하면 어깨의 긴장도가 높아진다.

활용법
1회에 30초씩 총 3회에 걸쳐 스트레칭 자세를 유지한다. 이런 방식으로 하루에 2~3회를 실시하면 유연성을 향상시킬 수 있고, 일주일에 3회를 실시하면 유연성을 유지할 수 있다.

A
- 왼쪽 상완을 바닥에 대고 몸의 왼쪽 측면으로 바닥에 누워 왼쪽 팔꿈치를 90도로 구부린다.
- 오른쪽 어깨가 왼쪽 어깨보다 약간 뒤로 젖혀지도록 몸통을 조절한다.
- 왼손의 손가락들이 천정을 향하게 한다.

B
- 왼쪽 어깨의 뒤쪽이 편안하게 스트레칭되는 느낌이 들 때까지 바닥을 향해 오른손으로 왼손을 지그시 누른다.
- 정해진 시간 동안 자세를 유지한 다음, 몸을 돌려 오른쪽 어깨도 같은 방식으로 스트레칭시킨다.

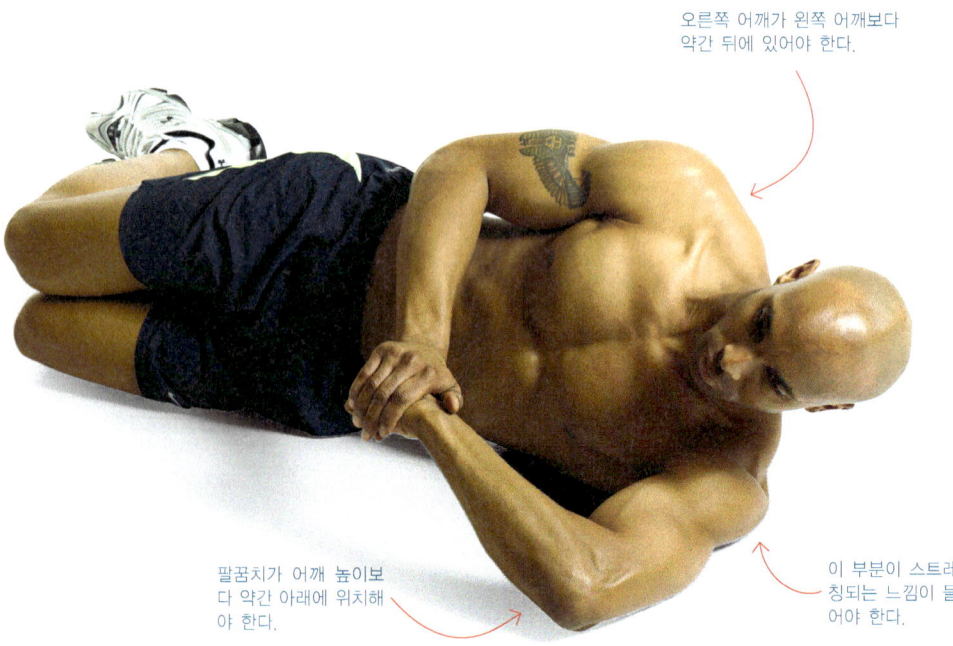

오른쪽 어깨가 왼쪽 어깨보다 약간 뒤에 있어야 한다.

팔꿈치가 어깨 높이보다 약간 아래에 위치해야 한다.

이 부분이 스트레칭되는 느낌이 들어야 한다.

Chapter 6

완벽한 어깨 만들기

이 프로그램은 4주 상체 운동 프로그램으로, 어깨를 집중적으로 발달시켜 자세를 바로 잡아주고 당당한 어깨를 만들어준다.

활용법: 이 프로그램은 각 운동일 사이에 3~4일 동안 간격을 두고 일주일에 2회에 걸쳐 실시한다. 또, 1회 운동 시에는 2개 한 쌍(1A, 1B)이나 3개 한 쌍(2A, 2B, 2C)으로 짝을 지어 이를 1세트로 보고 중간 휴식시간 없이 서킷트레이닝 방식으로 연달아 실시한다. 이때 서킷을 전체적으로 1회 반복한 다음에는 휴식을 취한 다음, 정해진 세트를 완료할 때까지 서킷 세트를 반복한다. 필요에 따라 2~3세트를 완료한 뒤에 다음 운동 그룹으로 넘어갈 수도 있다.

전신 운동을 원하는 경우에는, 280페이지의 '완벽한 뒤태 만들기' 프로그램과 이 프로그램을 조합하여 각 프로그램을 하루씩 번갈아 실시한다.

운동	세트	반복
1A. 친업 | p.104	2~3	최대한 많이
1B. 인버티드 숄더 프레스 | p.131	2~3	최대한 많이
2A. 바벨 또는 덤벨 벤치 프레스 | p.54 또는 p.60	2~3	8
2B. 시티드 덤벨 익스터널 로테이션 | p.144	2~3	8
2C. 언더핸드-그립 인버티드 로우 | p.82	2~3	최대한 많이
3A. 바벨 푸시 프레스 | p.126	2~3	6~8
3B. 오버헤드 바벨 슈럭 | p.140	2~3	8~12
3C. 전거근 슈럭 | p.142	2~3	8~12
4A. 푸시업 플러스 | p.72	2~3	15~25
4B. 해머 컬 | p.169	2~3	8~12

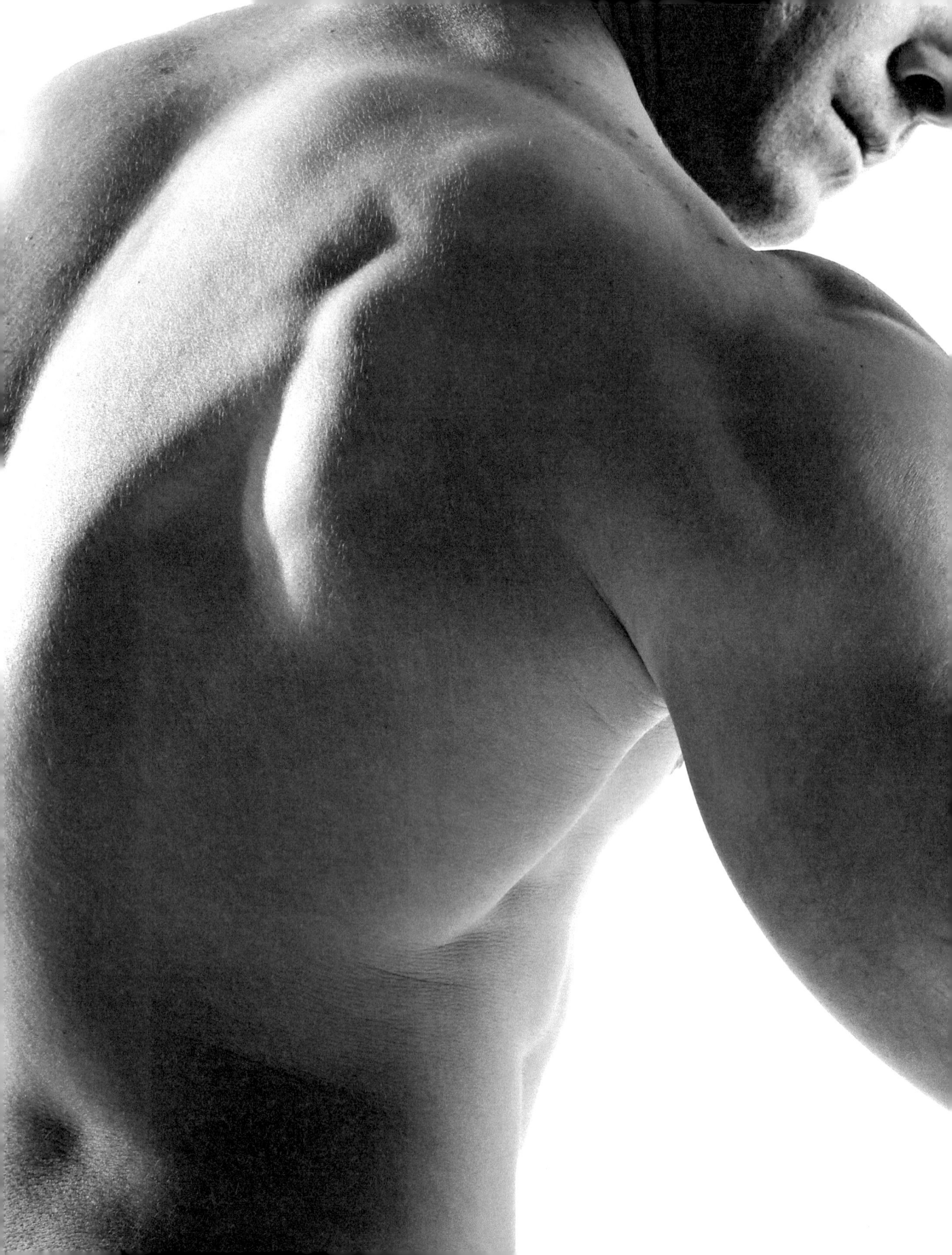

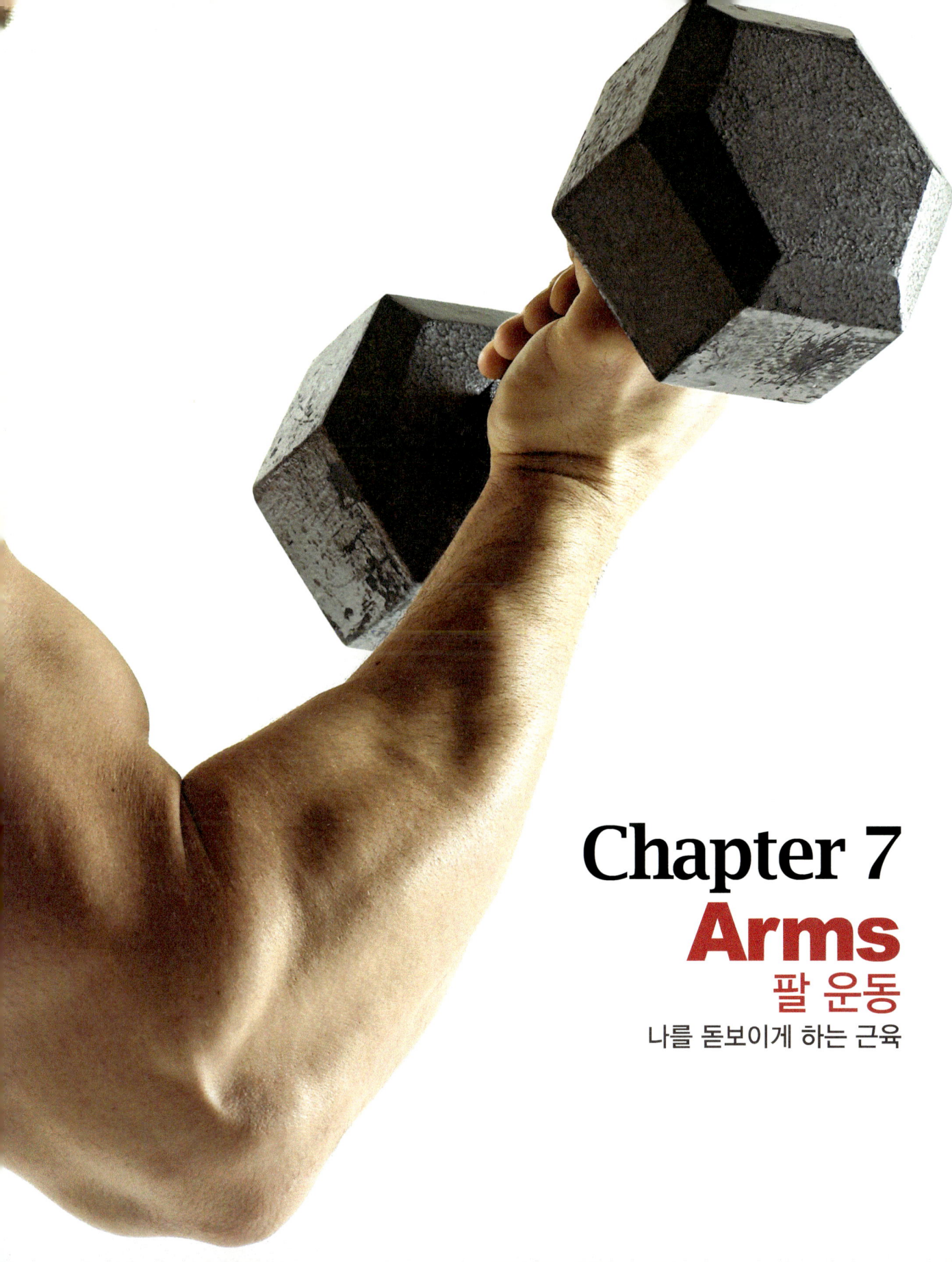

Chapter 7
Arms
팔 운동
나를 돋보이게 하는 근육

Chapter 7: 팔 운동

Arms

팔은 여러분이 얼마나 열심히 운동을 하고 있는지를 몸소 보여주는 홍보담당자 같은 존재이다. 팔은 언제 어디서나 드러내놓고 보여줄 수 있는 거의 유일한 근육이기 때문이다. 잘 다듬어진 이두근과 삼두근을 보면 나머지 근육들도 잘 다듬어져 있으리라 가늠하게 된다.

사실 조각 같은 팔을 만들기는 생각만큼 어렵지 않다. 왜냐하면 가슴이든, 등이든, 어깨든 거의 모든 상체 운동에는 팔이 필요하기 때문이다. 이런 운동들을 하면서 중량을 움직이려면 팔의 도움이 필요하다. 그러므로 상체를 열심히 단련하다 보면 팔도 자연스럽게 다듬어진다. 그렇게 다듬어진 팔에 이번 장에서 소개하는 이두근, 삼두근, 전완 운동을 곁들인다면 더욱 멋진 팔을 만들 수 있을 것이다.

팔 운동의 보너스 효과

- **생활이 편해진다:** 이두근이 강해지면 물건을 들어올리기도 쉬워진다. 장바구니를 옮기든, 아기를 들어 올리든, 생활 속에서 확실한 차이를 느끼게 될 것이다.

- **부상 방지:** 삼두근은 팔꿈치로 가는 충격을 흡수한다. 따라서 삼두근이 강하면 축구를 하거나 자전거를 타다가 갑자기 넘어져서 팔을 짚어야 할 때에도 충격을 덜 받고 팔꿈치 관절을 보호할 수 있다.

- **상체 근육 증강:** 팔은 상체의 모든 운동을 보조한다. 그러므로 다른 부위에 비해 비교적 크기가 작은 팔 근육들이 너무 빨리 지치면 가슴, 등, 어깨의 큰 근육들을 더 이상 강화할 수 없다. 팔이 강하면 전반적으로 더 큰 혜택을 입을 수 있다는 사실을 기억하자.

팔을 이루는 근육들

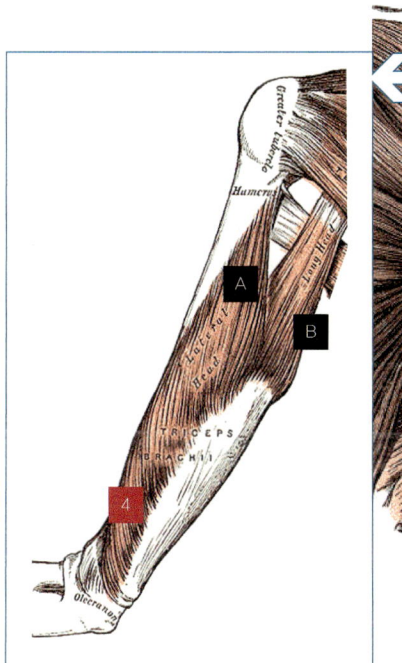

이두근 Biceps

상완의 앞부분은 상완이두근과 상완근이라는 2개의 근육군으로 이루어져 있다.

어깨에서 시작하여 전완까지 이어지는 상완이두근[1]은 팔꿈치를 구부리고 전완을 회전시키는 동작에 관여하며, 전완을 회전시켜 손바닥을 뒤집는 동작을 '뒤침'이라 한다. 친업이나 로우 같이 팔꿈치를 축으로 전완을 구부리는 동작을 취할 때는 상완이두근이 동원된다.

상완근[2]은 상완골의 중간 부위에서 시작하여 전완까지 이어지며, 이 근육은 팔꿈치를 구부리는 상완이두근의 동작을 보조하는 역할을 한다.

상완요골근[3]은 상완골의 팔꿈치 부위에서 시작하여 손목까지 이어진다. 그렇기 때문에 이 근육은 팔꿈치를 구부리고 전완을 회전시키는 상완이두근의 동작을 보조하지만 이두근의 전체적인 크기에는 그리 큰 영향을 미치지 못한다.

상완이두근은 두 갈래로 나뉘어져 있으며 이 두 갈래는 하나로 합쳐져 요골이라는 전완의 뼈에 가서 붙는다. 반면, 상완근은 전완을 이루는 2개의 뼈 가운데 요골보다 좀 더 길이가 긴 척골이라는 뼈에 붙는다.

삼두근 Triceps

상완 뒷면의 근육을 상완삼두근[4]이라고 한다. 상완삼두근이 잘 발달하면 말발굽 같은 모양이 된다. 삼두근이라는 이름이 붙은 이유는 이 근육이 세 갈래로 갈라져 있기 때문이다. 이 세 갈래의 근육은 어깨나 견갑골의 뒷면에서 시작한 다음, 하나로 모여 전완까지 이어지기 때문에 상완삼두근이 수축되면 팔이 곧게 펴진다. 따라서 트라이셉스 익스텐션, 트라이셉스 프레스다운, 체스트 프레스, 숄더 프레스 같이 팔을 펴는 동작이 필요한 모든 운동을 할 때는 상완삼두근이 필요하다.

상완삼두근의 바깥쪽 갈래는 외측두[A]라 하고, 중간 갈래는 내측두라 하며, 안쪽 갈래는 길이가 길다하여 장두[B]라고 부른다.

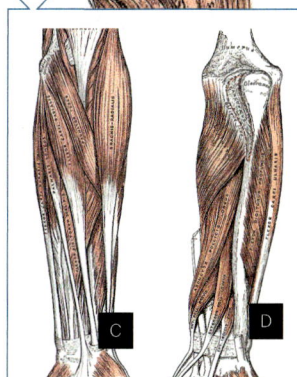

전완 Forearms

손목과 손가락을 구부리는 근육들[C]은 전완의 내측에 위치한다. 손목을 아래로 구부리는 역할을 하는 이 근육들은 리스트 컬 같은 운동을 통해 강화할 수 있다.

손목을 펴는 근육들[D]은 전완의 외측이나 상부에 위치한다. 이 근육들은 손목을 위로 구부리는 역할을 하며, 리스트 익스텐션 같은 운동으로 강화할 수 있다.

이두근 | 암 컬 ARM CURLS

이번 장에서는 74가지 팔 운동을 소개한다. 이 운동들은 크게 이두근, 삼두근, 전완 운동으로 나누어져 있고, 각 부위별 섹션의 앞부분에는 기본동작이 나와 있다. 응용동작을 연습하기 전에 먼저 이 기본동작을 마스터하자. 기본동작을 충실히 마치고 나면 어떤 응용동작이든 실수 없이 완성할 수 있을 것이다.

암 컬

암 컬의 목표 근육은 상완이두근, 상완근, 상완요골근이며, 부수적으로 등 상부와 어깨 뒷면 근육들을 함께 강화할 수 있다. 등 상부와 어깨 뒷면 근육들은 몸의 앞부분에서 팔꿈치 축을 중심으로 하는 컬 동작을 취할 때 어깨를 안정시키는 역할을 한다.

기본동작
EZ바 컬
EZ-Bar Curl

A
- 팔을 어깨너비로 벌리고 언더핸드 그립으로 EZ바를 잡는다.
- 손바닥 각도가 안쪽으로 비스듬해져야 한다.
- 팔을 펴서 바벨을 허리 아래로 내린다.

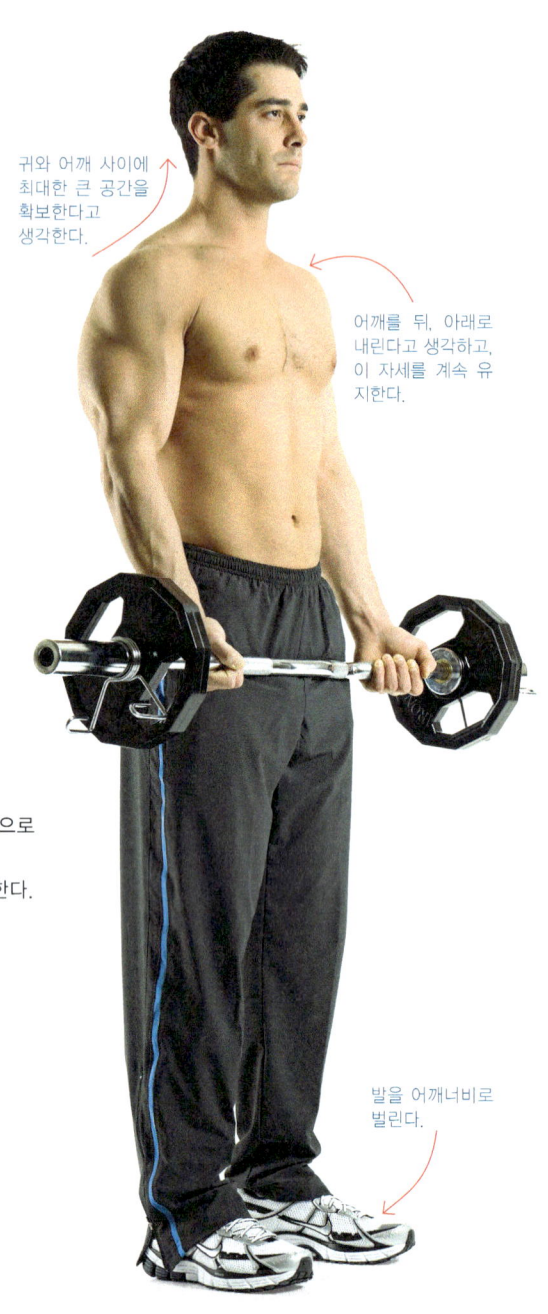

귀와 어깨 사이에 최대한 큰 공간을 확보한다고 생각한다.

어깨를 뒤, 아래로 내린다고 생각하고, 이 자세를 계속 유지한다.

발을 어깨너비로 벌린다.

Chapter 7

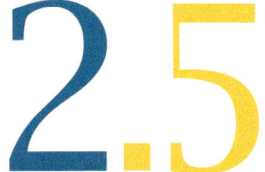

조지워싱턴 대학의 연구에 의하면, 처음부터 끝까지 느린 속도로 동작을 취할 때보다 중량을 내릴 때는 천천히, 중량을 들어 올릴 때는 빠르게 운동을 하면 근력이 2.5배나 더 증가한다.

가슴을 돋운 상태를 유지한다.

동작을 취하는 동안 최대한 곧게 선 자세를 유지한다.

B

- 상완을 고정시킨 상태에서 팔꿈치를 구부리면서 어깨에 최대한 가까이 바벨을 들어 올린다.
- 최고지점에서 잠시 멈춘 다음, 바벨을 천천히 내리면서 시작자세로 돌아간다.
- 시작자세로 돌아갈 때는 항상 팔을 완전히 편다.

팔 둘레 측정

팔 둘레를 재면 팔 운동의 효과를 매우 쉽고 효과적으로 측정할 수 있다. 매일 같은 시간에 둘레를 재면 가장 정확한 결과를 얻을 수 있다. 예를 들어, 아침식사를 하기 전에 측정을 해보면 좋다(운동을 하거나 식사를 한 후에는 근육에 혈액이 몰리거나 빠지기 때문에 일시적으로 팔이 좀 더 두껍거나 얇아진다). 측정 시에는 먼저 한쪽 팔을 앞으로 곧게 펴고 상완에서 가장 두꺼운 부분을 줄자로 둘러서 둘레를 측정하고, 반대편도 동일한 요령으로 측정한다.

159

이두근 | 암 컬 ARM CURLS

응용동작 #1
클로즈-그립 EZ바 컬
Close-Grip EZ-Bar Curl

- 약 15센티미터 너비로 EZ바를 좁게 잡고 동작을 취한다.

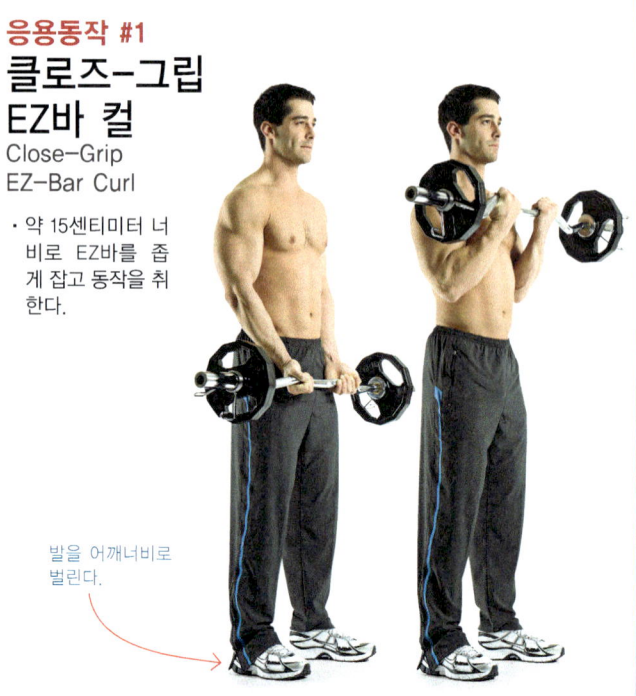

발을 어깨너비로 벌린다.

응용동작 #2
와이드-그립 EZ바 컬
Wide-Grip EZ-Bar Curl

- 팔을 어깨너비의 1.5배로 벌리고 언더핸드 그립으로 EZ바를 잡은 상태로 동작을 취한다.

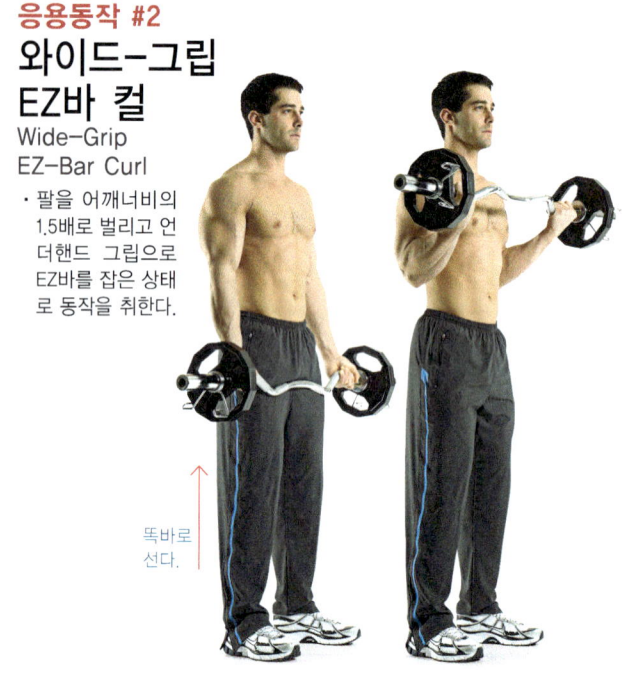

똑바로 선다.

응용동작 #3
스위스볼 프리처 컬
Swiss-Ball Preacher Curl

A
- 스위스볼 앞에 무릎을 꿇고 앉아 상완을 공 위에 올린다.
- EZ바를 언더핸드 그립으로 좁게 잡고, 팔꿈치를 살짝 구부린다.

B
- 상완을 움직이거나 공에서 떼지 않도록 주의하면서 어깨를 향해 EZ바를 들어 올린다.

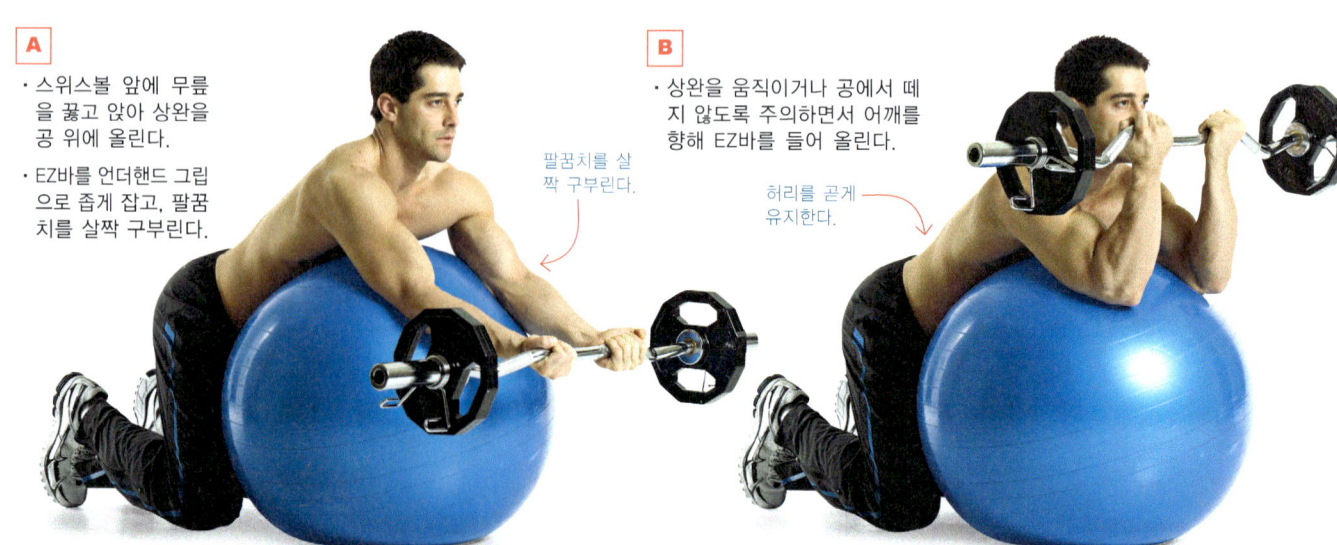

팔꿈치를 살짝 구부린다.

허리를 곧게 유지한다.

Chapter 7

응용동작 #4
EZ바 프리처 컬
EZ-Bar Preacher Curl

- 상완을 프리처 벤치의 경사면에 올리고 바벨을 잡은 상태에서 팔꿈치를 살짝 구부린다.
- 상완을 움직이지 않도록 주의하면서 팔꿈치를 구부려 어깨를 향해 EZ바를 들어 올린다.

응용동작 #5
리버스 EZ바 컬
Reverse EZ-Bar Curl

- 팔을 어깨너비로 벌리고 오버핸드 그립으로 EZ바를 잡는다.

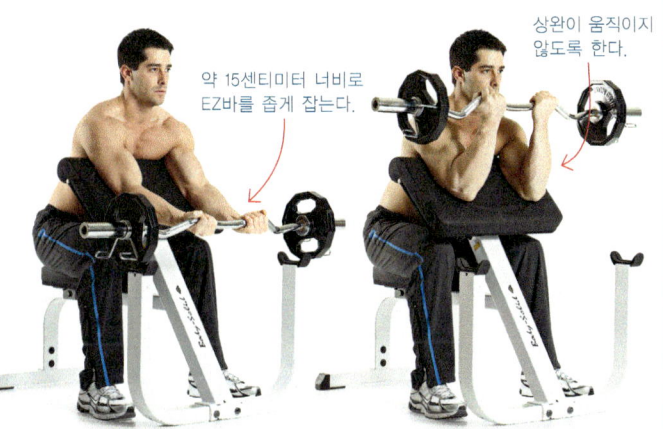

약 15센티미터 너비로 EZ바를 좁게 잡는다.

상완이 움직이지 않도록 한다.

양쪽 손바닥이 마주 보는 방향으로 손목을 살짝 회전시키고 손바닥이 허벅지 위를 향하게 한다.

응용동작 #6
텔레 컬
Telle Curl

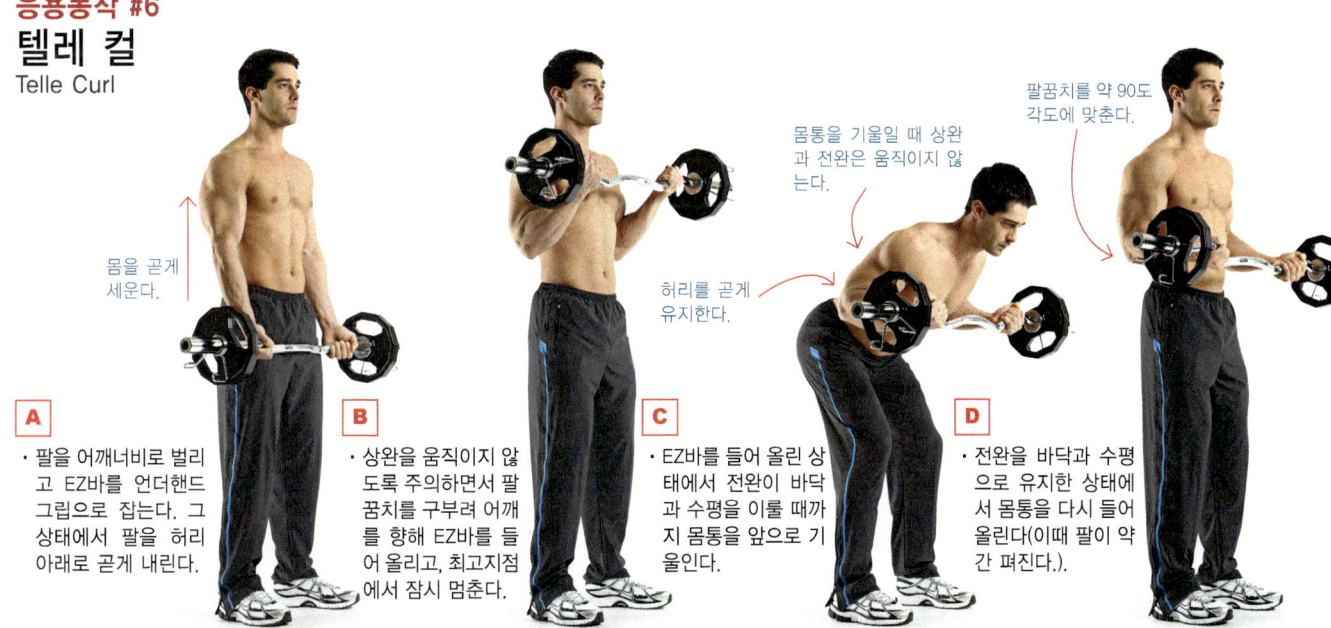

몸을 곧게 세운다.

A
- 팔을 어깨너비로 벌리고 EZ바를 언더핸드 그립으로 잡는다. 그 상태에서 팔을 허리 아래로 곧게 내린다.

B
- 상완을 움직이지 않도록 주의하면서 팔꿈치를 구부려 어깨를 향해 EZ바를 들어 올리고, 최고지점에서 잠시 멈춘다.

C
- EZ바를 들어 올린 상태에서 전완이 바닥과 수평을 이룰 때까지 몸통을 앞으로 기울인다.

몸통을 기울일 때 상완과 전완은 움직이지 않는다.

허리를 곧게 유지한다.

D
- 전완을 바닥과 수평으로 유지한 상태에서 몸통을 다시 들어 올린다(이때 팔이 약간 펴진다.).

팔꿈치를 약 90도 각도에 맞춘다.

161

이두근 　암 컬 ARM CURLS

기본동작
바벨 컬
Barbell Curl

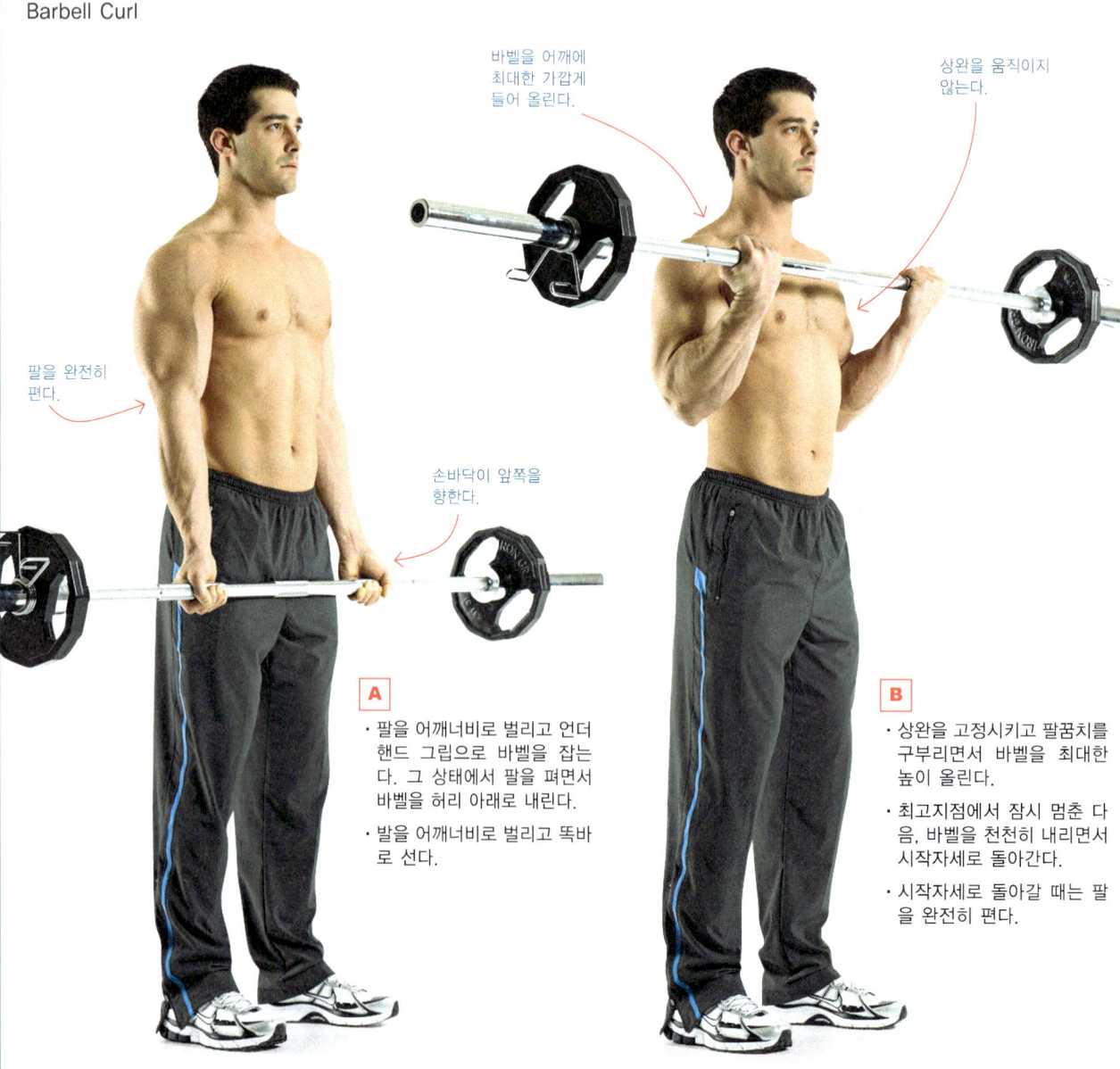

바벨을 어깨에 최대한 가깝게 들어 올린다.

상완을 움직이지 않는다.

팔을 완전히 편다.

손바닥이 앞쪽을 향한다.

A
- 팔을 어깨너비로 벌리고 언더핸드 그립으로 바벨을 잡는다. 그 상태에서 팔을 펴면서 바벨을 허리 아래로 내린다.
- 발을 어깨너비로 벌리고 똑바로 선다.

B
- 상완을 고정시키고 팔꿈치를 구부리면서 바벨을 최대한 높이 올린다.
- 최고지점에서 잠시 멈춘 다음, 바벨을 천천히 내리면서 시작자세로 돌아간다.
- 시작자세로 돌아갈 때는 팔을 완전히 편다.

Chapter 7

응용동작
와이드-그립 바벨 컬
Wide-Grip Barbell Curl

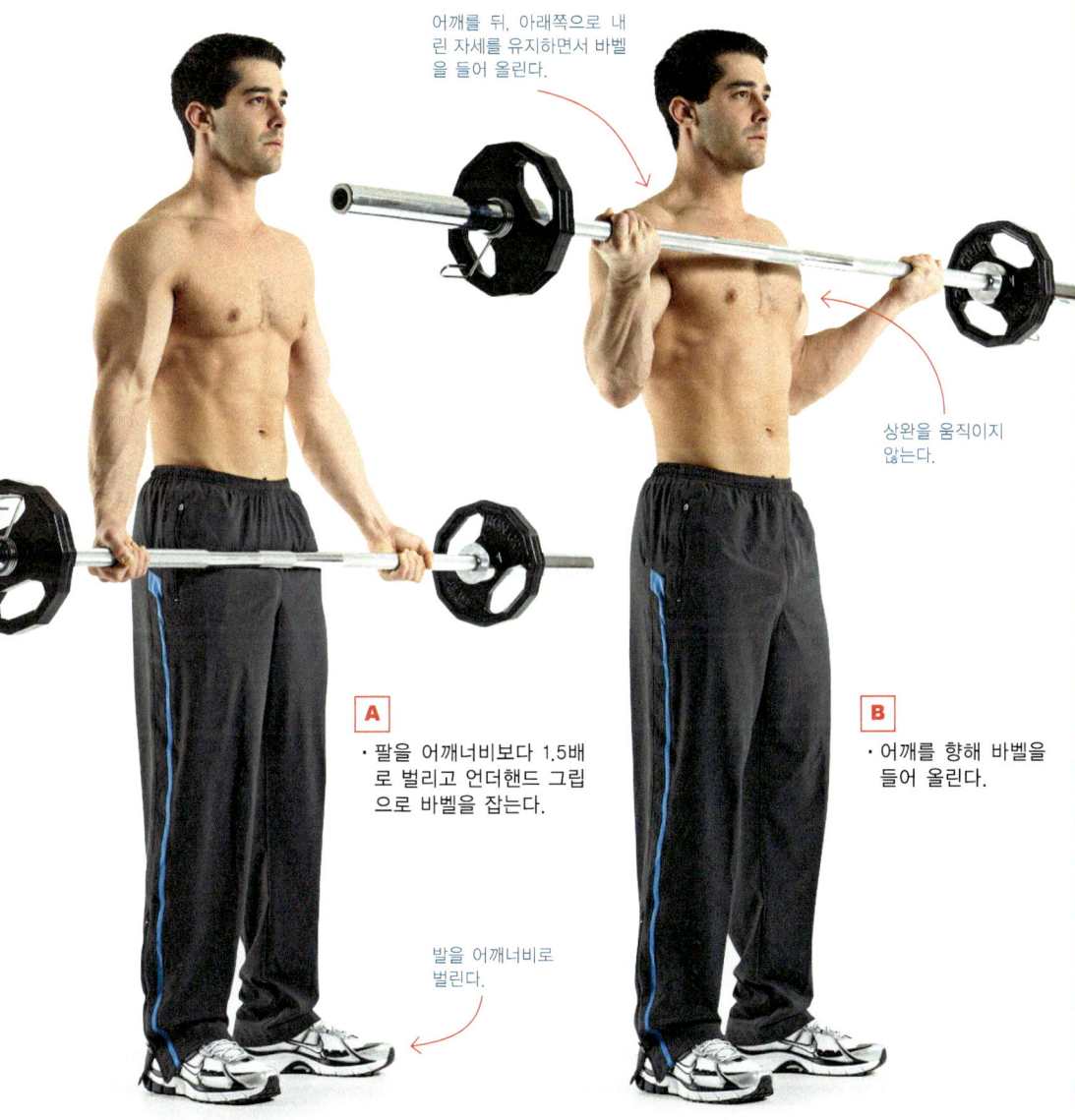

어깨를 뒤, 아래쪽으로 내린 자세를 유지하면서 바벨을 들어 올린다.

상완을 움직이지 않는다.

A
- 팔을 어깨너비보다 1.5배로 벌리고 언더핸드 그립으로 바벨을 잡는다.

B
- 어깨를 향해 바벨을 들어 올린다.

발을 어깨너비로 벌린다.

WARNING!
치팅 금지

치팅이란 무거운 중량을 들어 올릴 때 반동을 이용하는 테크닉을 뜻한다. 하지만 이두근 운동을 할 때는 치팅이 좋지 않다. 콜로라도 주립대학 연구진은 바벨 컬을 할 때 순간적으로 반동을 주어 몸을 앞뒤로 움직이면 이두근보다는 어깨에 힘이 더 들어간다는 사실을 발견했다. 게다가 이런 동작을 취하면 등의 관절과 근육, 인대가 손상될 수 있다. 그러므로 이두근 운동을 할 때는 일정한 자세를 유지하도록 각별히 주의해야 한다.

이두근 | 암 컬 ARM CURLS

기본동작
스탠딩 덤벨 컬
Standing Dumbbell Curl

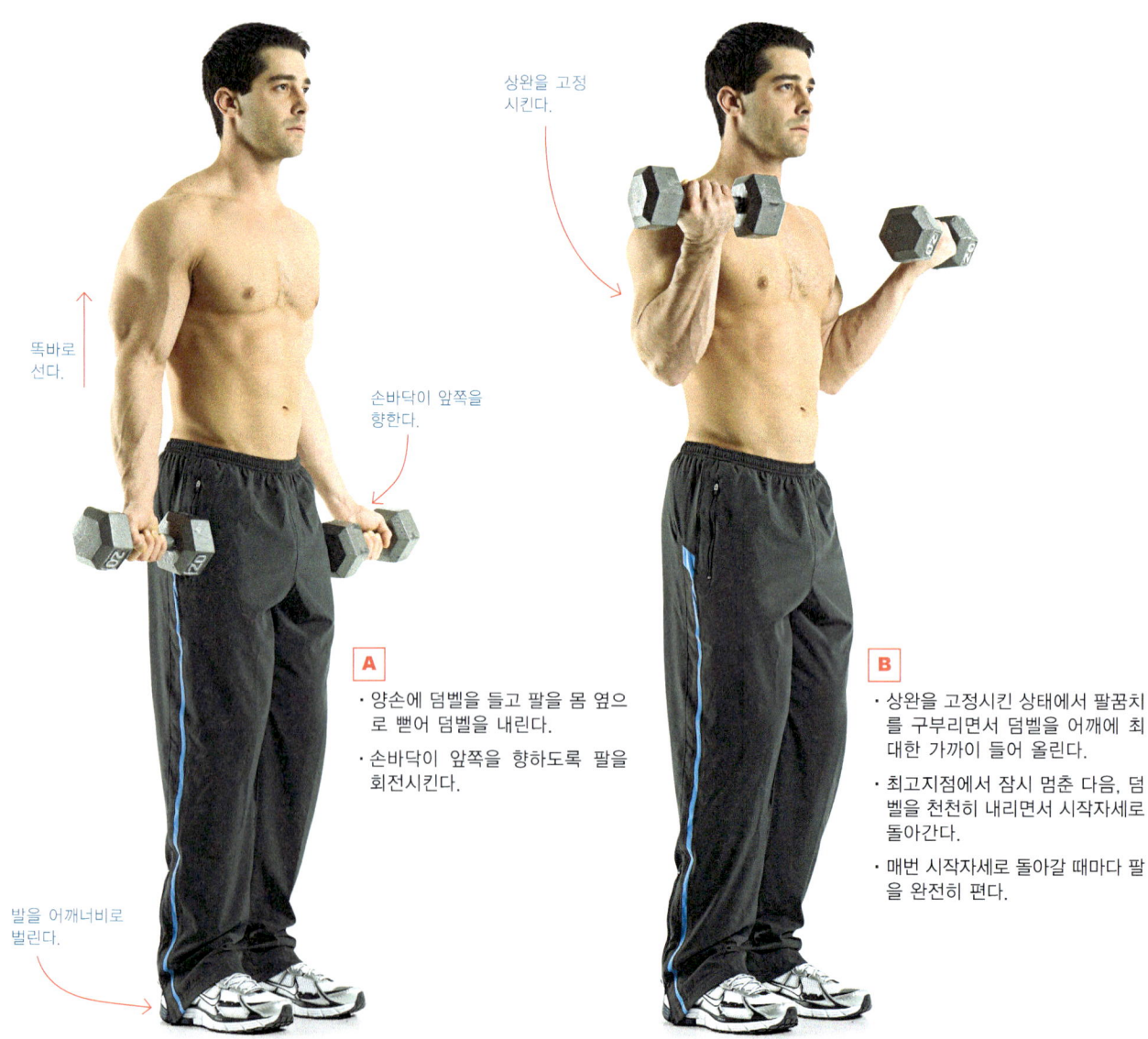

상완을 고정시킨다.

똑바로 선다.

손바닥이 앞쪽을 향한다.

발을 어깨너비로 벌린다.

A
- 양손에 덤벨을 들고 팔을 몸 옆으로 뻗어 덤벨을 내린다.
- 손바닥이 앞쪽을 향하도록 팔을 회전시킨다.

B
- 상완을 고정시킨 상태에서 팔꿈치를 구부리면서 덤벨을 어깨에 최대한 가까이 들어 올린다.
- 최고지점에서 잠시 멈춘 다음, 덤벨을 천천히 내리면서 시작자세로 돌아간다.
- 매번 시작자세로 돌아갈 때마다 팔을 완전히 편다.

Chapter 7

응용동작 #1
트위스팅 스탠딩 덤벨 컬
Twisting Standing Dumbbell Curl

이 운동뿐만 아니라 다음 페이지에 나오는 다른 운동들을 할 때도 트위스트 테크닉을 모두 응용할 수 있다.

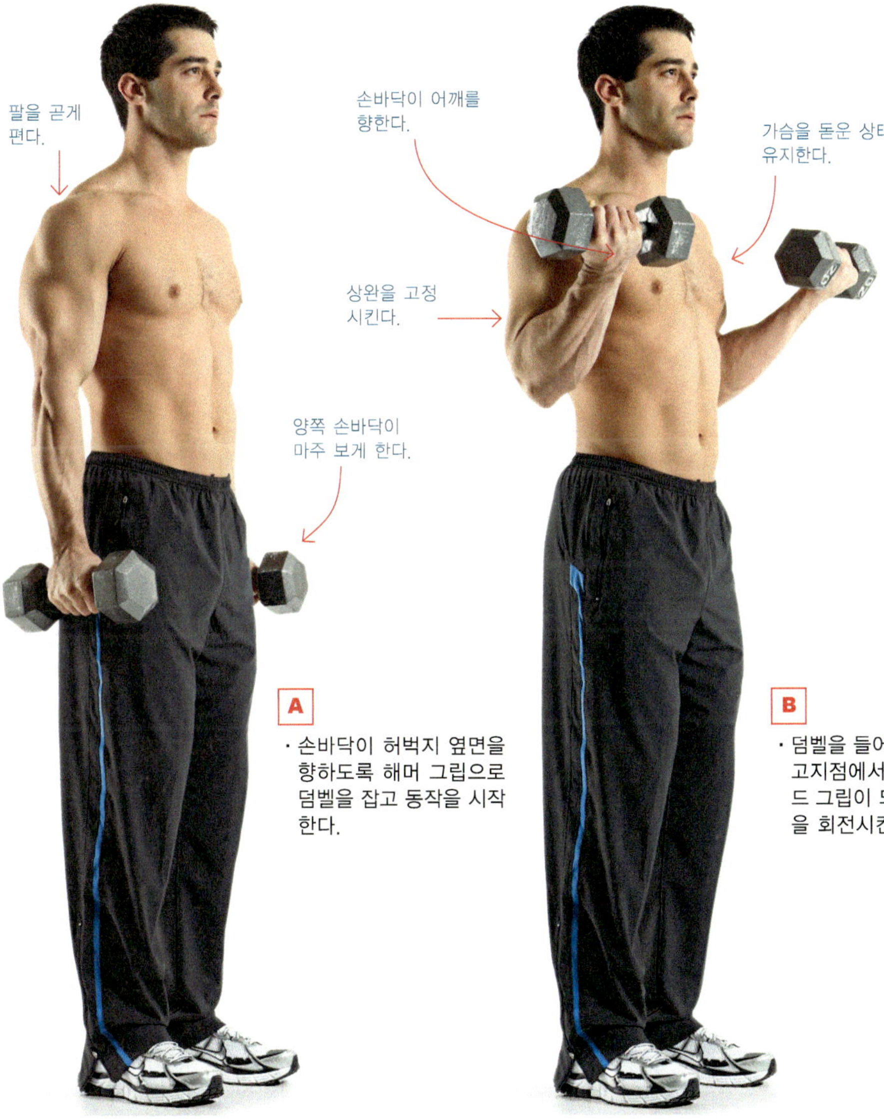

- 팔을 곧게 편다.
- 손바닥이 어깨를 향한다.
- 가슴을 돋운 상태를 유지한다.
- 상완을 고정시킨다.
- 양쪽 손바닥이 마주 보게 한다.

A
· 손바닥이 허벅지 옆면을 향하도록 해머 그립으로 덤벨을 잡고 동작을 시작한다.

B
· 덤벨을 들어 올리면서 최고지점에서 기본 언더핸드 그립이 되도록 손바닥을 회전시킨다.

다양한 컬 동작

양손의 덤벨을 동시에 컬 동작으로 들어 올리는 대신, 한쪽씩 번갈아 가며 덤벨을 들어 올릴 수도 있다. 이때는 한쪽 덤벨을 먼저 들었다가 내린 다음, 반대쪽 덤벨을 들었다가 내린다. 이렇게 하면 팔을 한쪽씩 쉬게 할 수 있기 때문에 근육이 빠르게 피로해지지 않고, 반복 횟수도 늘어난다. 또 다른 방법은 한쪽 덤벨을 올림과 동시에 반대쪽 덤벨을 내리는 것이다. 이런 방법들은 다음 페이지에 나온 응용동작을 비롯한 매우 다양한 자세와 그립에서 다채롭게 응용할 수 있다.

이두근 암컬 ARM CURLS

응용동작 #2-25

여기에 나온 25가지 이두근 운동들은 5가지 자세 및 5가지 그립과 조합이 가능하다. 166~167 페이지에서는 그립과 자세를 조합하는 기본적인 5가지 방법을 살펴본다. 이 자세와 그립은 필요에 따라 얼마든지 응용할 수 있다.

자세 #1: 인클라인
인클라인 옵셋-썸 덤벨 컬
Incline Offset-Thumb Dumbbell Curl

- 각도를 45도로 조절한 인클라인 벤치 위에 눕는다.
- 인클라인 벤치에 이렇게 누우면 팔이 몸 뒤로 내려가기 때문에 더 큰 각도에서 상완이두근을 자극할 수 있다.

옵셋-썸 그립으로 덤벨을 잡는다.

자세 #2: 디클라인
디클라인 해머 컬
Decline Hammer Curl

- 각도를 45도로 조절한 인클라인 벤치 위에 가슴을 대고 엎드린다.
- 이 자세에서는 팔이 몸 앞으로 내려가기 때문에 상완근에 더 큰 자극을 줄 수 있다.

상완을 움직이지 않는다.

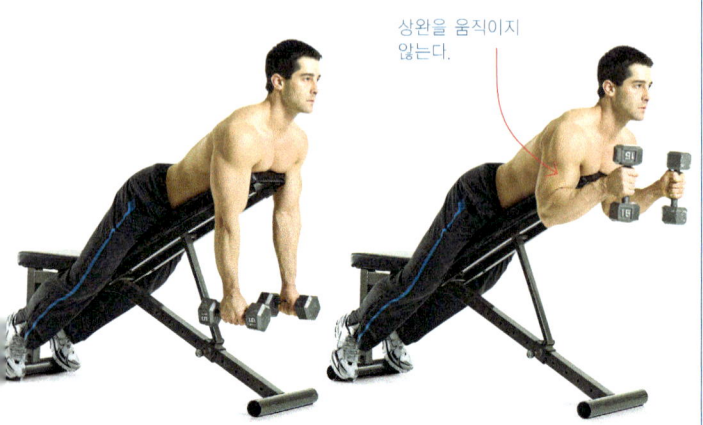

자세 #3: 시티드
시티드 리버스 덤벨 컬
Seated Reverse Dumbbell Curl

- 벤치나 스위스볼 위에 똑바로 앉는다.
- 이 자세에서는 몸통이 앞뒤로 움직일 수 있기 때문에 컬 동작을 취할 때 치팅을 하게 될 가능성이 높다.

가슴을 돋우고 어깨를 뒤, 아래로 내린 자세를 유지한다.

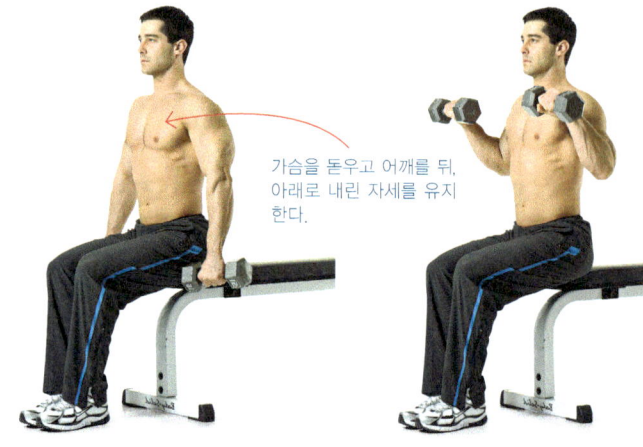

Chapter 7

자세 #4: 스탠딩
스탠딩 덤벨 컬
Standing Dumbbell Curl

- 발을 어깨너비로 벌리고 선다(164페이지 '스탠딩 덤벨 컬' 기본동작 참조).
- 선 자세에서는 앉은 자세보다 항상 몸통에 힘을 더 줘야 한다.

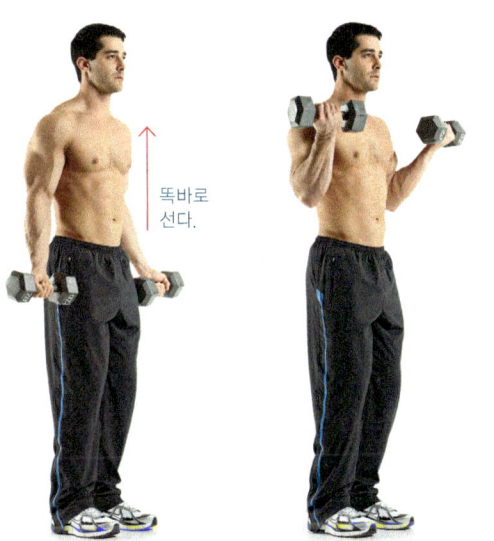

똑바로 선다.

자세 #5: 스플리트 스탠스
스플리트-스탠스 옵셋-핑키 덤벨 컬
Split-Stance Offset-Pinky Dumbbell Curl

- 무릎보다 약간 높은 벤치나 계단을 앞에 놓고 한쪽 다리를 올린다.
- 한쪽 다리를 벤치에 올리면 몸을 안정시키기 위해 골반과 몸통 근육에 힘이 더 많이 들어가게 된다.

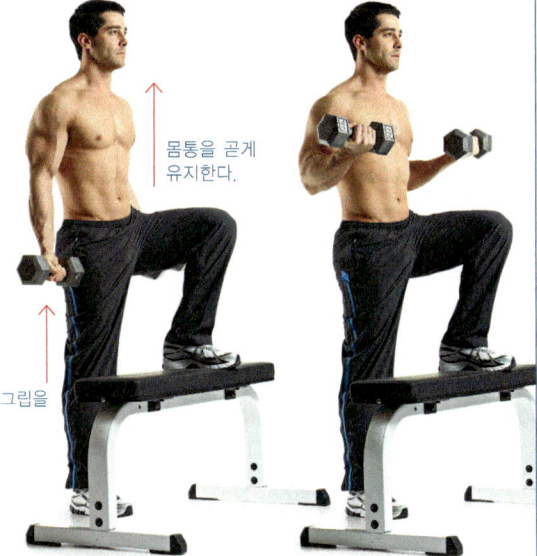

몸통을 곧게 유지한다.

옵셋-핑키 그립을 이용한다.

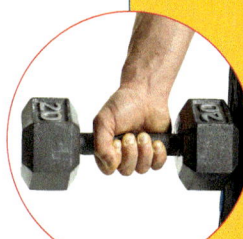

기본 그립
손바닥이 앞쪽을 향한 상태에서 손잡이 가운데 부분을 잡는다. 이 그립은 덤벨 컬의 기본 그립이다.

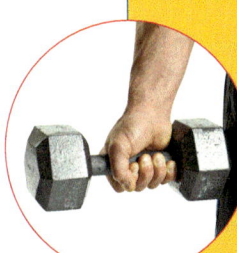

옵셋-핑키 그립
손바닥이 앞쪽을 향한 상태에서 새끼손가락이 덤벨 안쪽 끝에 닿도록 덤벨을 잡는다. 이렇게 잡으면 중량이 다르게 분산되어 근육에 보다 다양한 자극을 줄 수 있다.

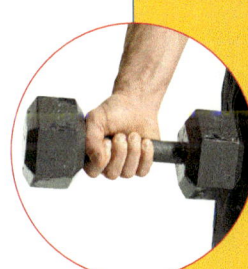

옵셋-썸 그립
손바닥이 앞쪽을 향한 상태에서 엄지손가락이 덤벨 바깥쪽 끝에 닿도록 덤벨을 잡는다. 이렇게 잡으면 덤벨을 들어 올릴 때 전완을 바깥쪽으로 회전시키기 위해 상완이두근에 힘을 더 많이 줘야 한다.

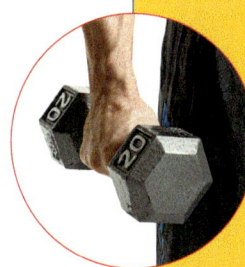

해머 그립
양쪽 손바닥이 마주 보도록 덤벨을 잡는다. 이렇게 잡으면 상완근이 동작 내내 더 강하게 수축된다.

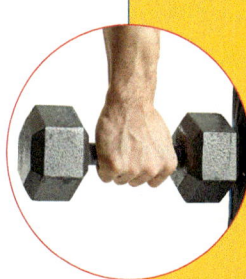

리버스 그립
손바닥이 뒤쪽을 향하도록 덤벨을 잡는다. 이렇게 잡으면 상완요골근에 주로 힘이 들어가고 상완이두근의 활성도는 떨어지기 때문에 전완을 집중적으로 강화할 수 있다.

이두근 암 컬 ARM CURLS

응용동작 #26
스탠딩 조트만 컬
Standing Zottman Curl

상완을 고정시킨 자세로 유지한다.

손바닥이 앞쪽을 향한다.

전완을 내릴 때 상완을 움직이지 않는다.

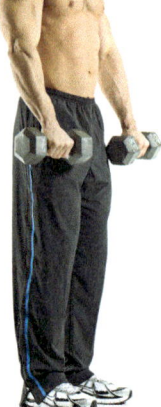

A
- 기본 그립으로 시작한다.

손바닥이 앞쪽을 향한다.

B
- 상완을 고정시킨 상태에서 덤벨을 어깨를 향해 들어 올린다.

C
- 최고지점에서 손목을 바깥쪽으로 회전시켜 손바닥이 앞쪽을 향하게 한다. 이 자세로 덤벨을 천천히 내린다.

D
- 덤벨을 천천히 내린다.
- 손목을 돌려 시작 자세로 돌아가고 동일한 요령으로 반복한다.

응용동작 #27
스태틱 컬 Static Curl

- 인클라인 벤치의 각도를 높인 상태에서 오른손에 덤벨을 들고 벤치 뒤에 선다.
- 상완 뒷면을 벤치 위쪽 모서리에 올린다.
- 팔이 약 20도 정도 구부러질 때까지 덤벨을 내린다.
- 근육의 크기를 키우려는 경우에는 이 자세에서 40초 동안 멈추고, 근력을 기르려는 경우에는 6~8초 동안 멈춘다. 그 다음 팔을 바꾸어 동일한 요령으로 반복한다. 여기까지가 1세트이다.

상완의 중간 부분만 벤치에 댄다.

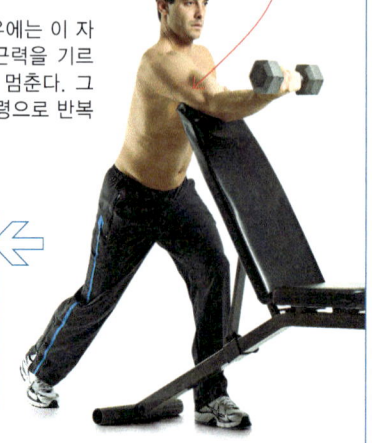

중량 선택
목적에 따라 동작을 멈추는 시간을 소화해낼 수 있는 가장 무거운 덤벨을 선택한다. 만약 근력을 키울 경우에는 근육의 크기를 키우는 경우보다 더 무거운 중량을 선택한다.

응용동작 #28
스태틱 홀드 덤벨 컬
Dumbbell Curl with Static Hold

팔꿈치가 90도가 되는 지점에서 멈춘다.

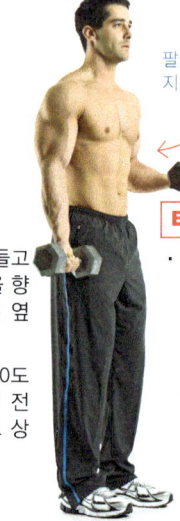 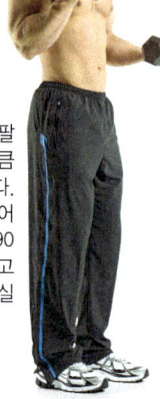

A
- 양손에 덤벨을 들고 손바닥이 앞쪽을 향하도록 팔을 몸 옆으로 내린다.
- 왼쪽 팔꿈치가 90도가 되도록 왼쪽 전완을 올린 후 그 상태에서 멈춘다.

B
- 이 상태에서 오른팔로 정해진 횟수만큼 덤벨 컬을 완료한다. 그 다음 팔을 바꾸어 오른쪽 팔꿈치를 90도로 구부려 멈추고 왼팔로 덤벨 컬을 실시한다.

Chapter 7

응용동작 #29
해머 컬 투 프레스
Hammer Curl to Press

A
- 손바닥이 마주 보도록 양 손에 덤벨을 들고 팔을 몸 옆으로 내린다.

B
- 컬 동작으로 가슴을 향해 덤벨을 들어 올린다.

C
- 팔을 완전히 펴면서 덤벨을 머리 위로 들어 올린다.

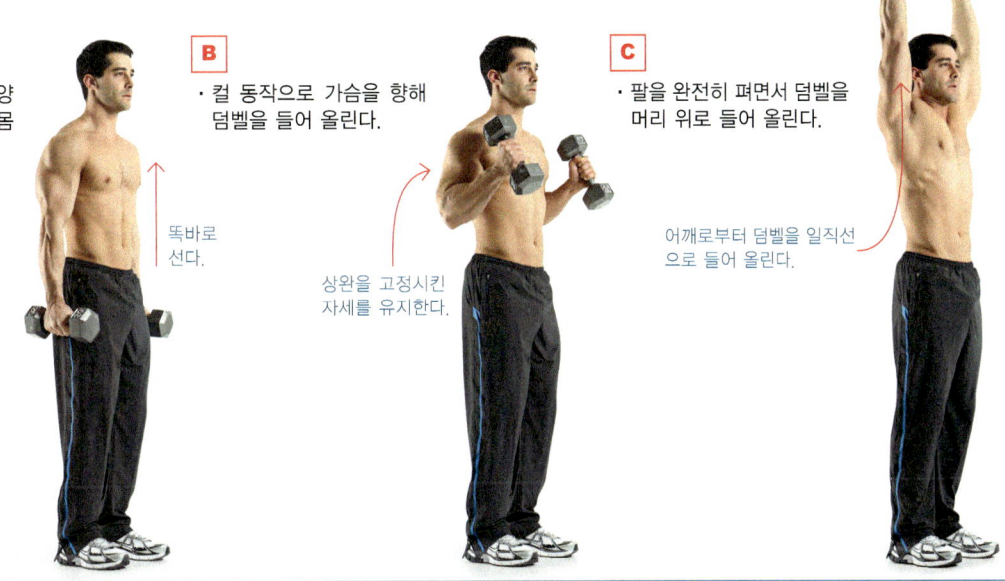

똑바로 선다.

상완을 고정시킨 자세를 유지한다.

어깨로부터 덤벨을 일직선으로 들어 올린다.

응용동작 #30
스플리트-스탠스 해머 컬과 프레스
Split-Stance Hammer Curl and Press

A
- 무릎보다 약간 높은 벤치나 계단을 앞에 놓고 한쪽 다리를 올린다.
- 덤벨을 몸 옆으로 내리고 손바닥이 마주 보도록 한다.

B
- 컬 동작으로 가슴을 향해 덤벨을 들어 올린다.

C
- 팔을 완전히 펴면서 덤벨을 머리 위로 들어 올린다.

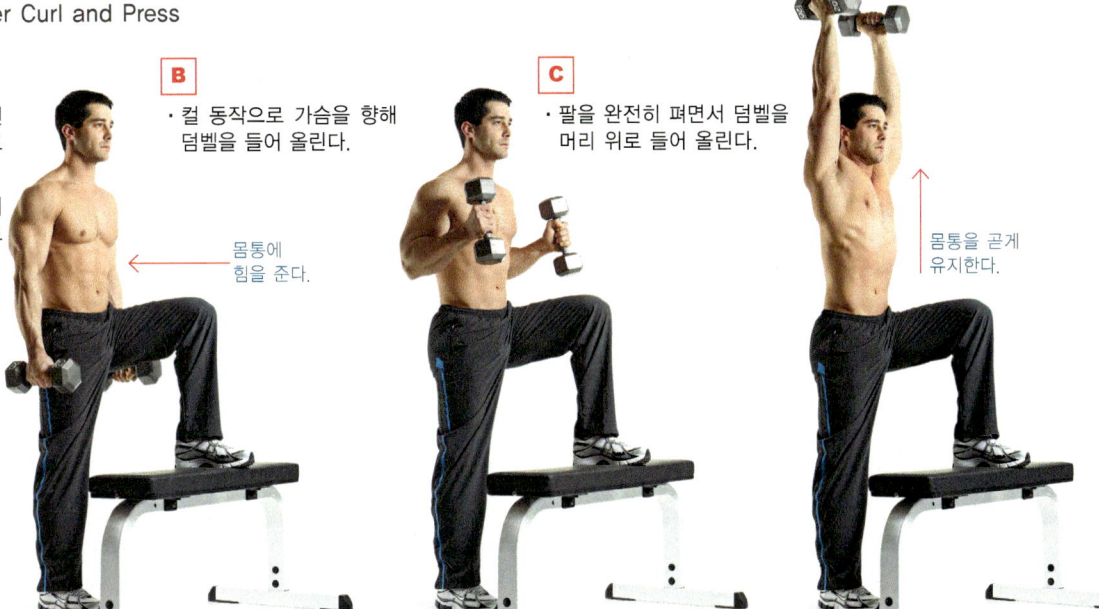

몸통에 힘을 준다.

몸통을 곧게 유지한다.

이두근 | 암 컬 ARM CURLS

케이블 얼터네이팅 플렉스 컬
Cable Alternating Flex Curl

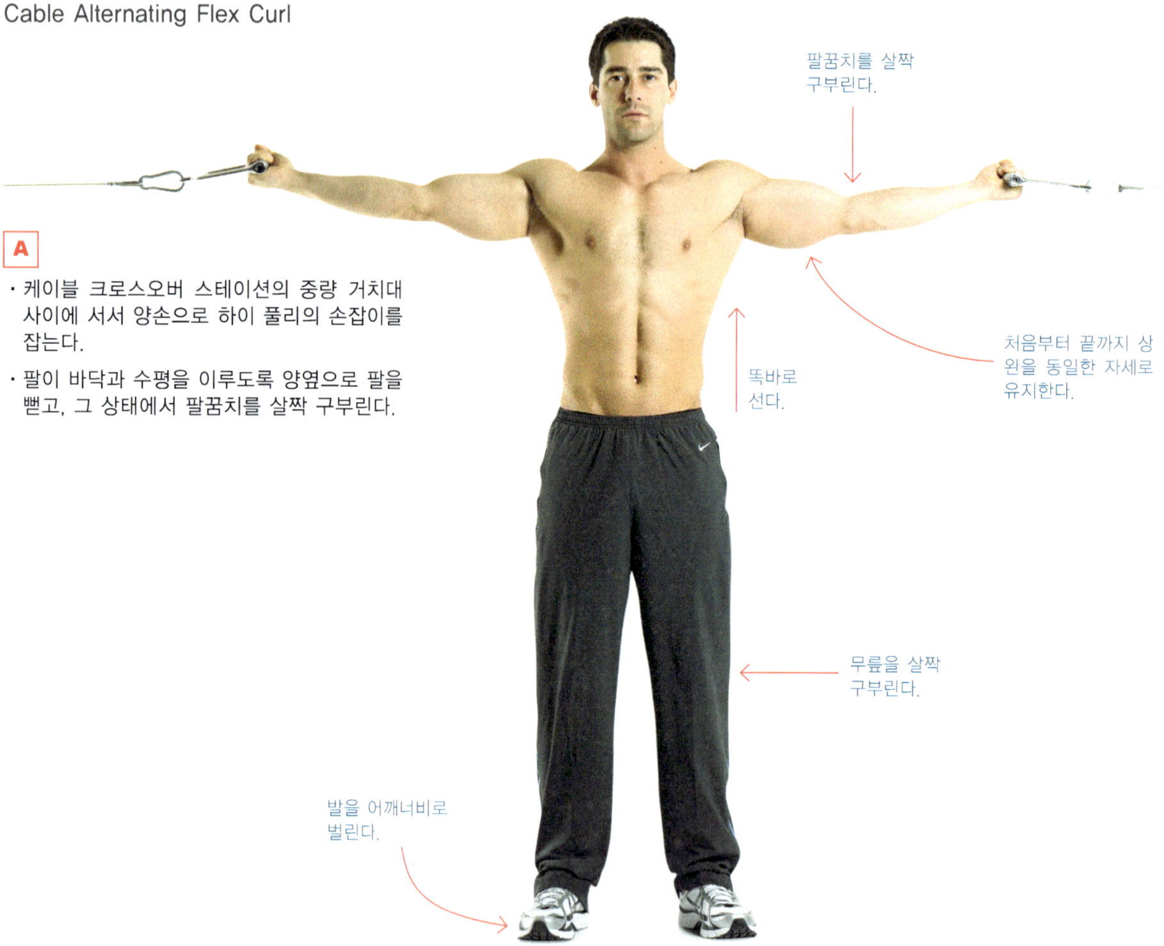

A
- 케이블 크로스오버 스테이션의 중량 거치대 사이에 서서 양손으로 하이 풀리의 손잡이를 잡는다.
- 팔이 바닥과 수평을 이루도록 양옆으로 팔을 뻗고, 그 상태에서 팔꿈치를 살짝 구부린다.

팔꿈치를 살짝 구부린다.

처음부터 끝까지 상완을 동일한 자세로 유지한다.

똑바로 선다.

무릎을 살짝 구부린다.

발을 어깨너비로 벌린다.

B
- 오른팔을 고정시킨 상태에서 왼손이 머리를 향하도록 왼쪽 팔꿈치를 구부려 올린다.
- 왼팔을 천천히 내린 다음, 오른팔을 동일한 요령으로 반복한다.

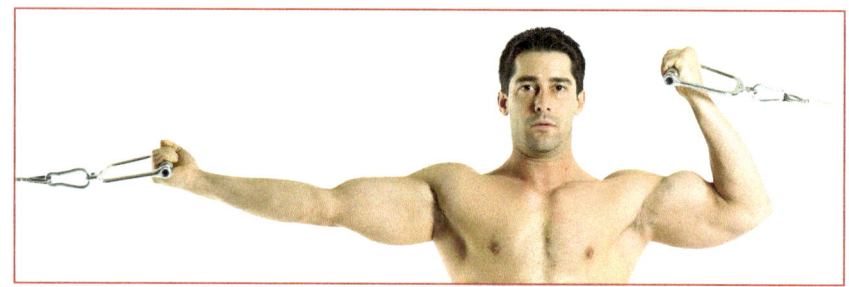

Chapter 7

케이블 컬
Cable Curl

A
- 케이블 스테이션의 로우 풀리에 직선 바를 부착한다.
- 팔을 어깨너비로 벌려 언더핸드 그립으로 바를 잡고 팔을 곧게 뻗는다.

B
- 상완을 고정시키고 가슴을 향해 바를 최대한 끌어 올린다.
- 최고지점에서 잠시 멈춘 다음, 천천히 시작자세로 돌아간다.

케이블 해머 컬
Cable Hammer Curl

A
- 케이블 스테이션의 로우 풀리에 로프를 부착하고 중량 거치대에서 한두 발자국 물러난다.
- 양손으로 로프 끝을 잡고 손바닥이 마주 보도록 한다.

B
- 팔꿈치를 옆구리에 붙인 상태에서 어깨를 향해 주먹을 천천히 끌어 올린다.
- 최고지점에서 잠시 멈춘 다음, 전완을 내리면서 시작자세로 돌아간다.

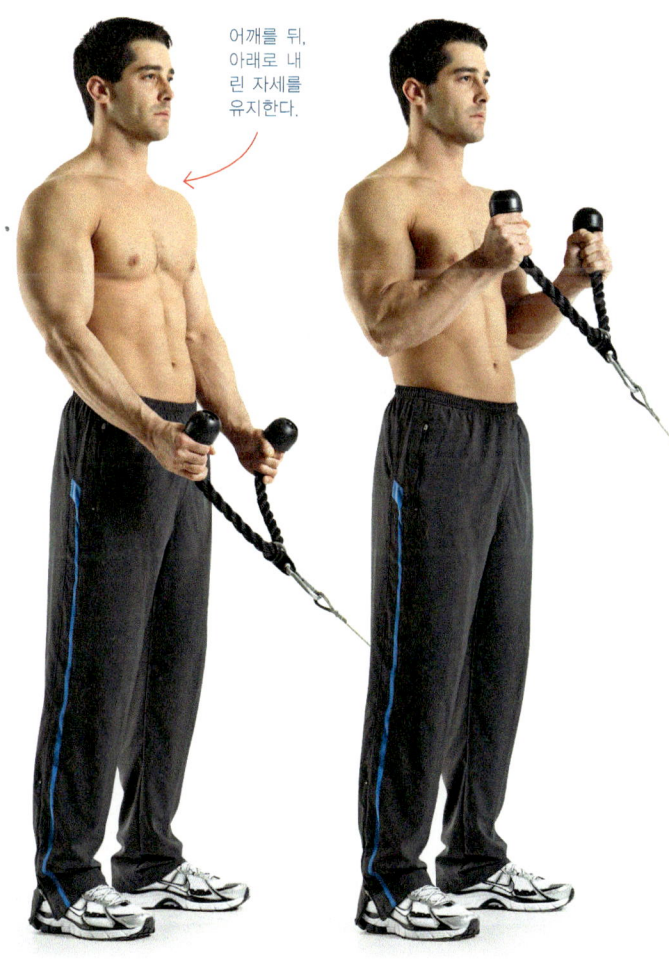

어깨를 뒤, 아래로 내린 자세를 유지한다.

상완을 몸통 옆에 붙인 자세를 유지한다.

발을 어깨너비로 벌리고 똑바로 선다.

삼두근 | 암 익스텐션 ARM EXTENSIONS

암 익스텐션

암 익스텐션의 목표 근육은 상완삼두근이며, 부수적으로 등 상부와 어깨 후면 근육들을 함께 강화할 수 있다. 등 상부와 어깨 후면 근육들은 익스텐션 동작을 취할 때 어깨를 안정시키는 역할을 한다.

기본동작
EZ바 라잉 트라이셉스 익스텐션
EZ-Bar Lying Triceps Extension

A
- 팔을 어깨너비보다 약간 좁게 벌리고 언더핸드 그립으로 EZ바를 잡는다.
- 평벤치 위에 누워 팔을 펴면서 EZ바를 비스듬히 들어 올린다.

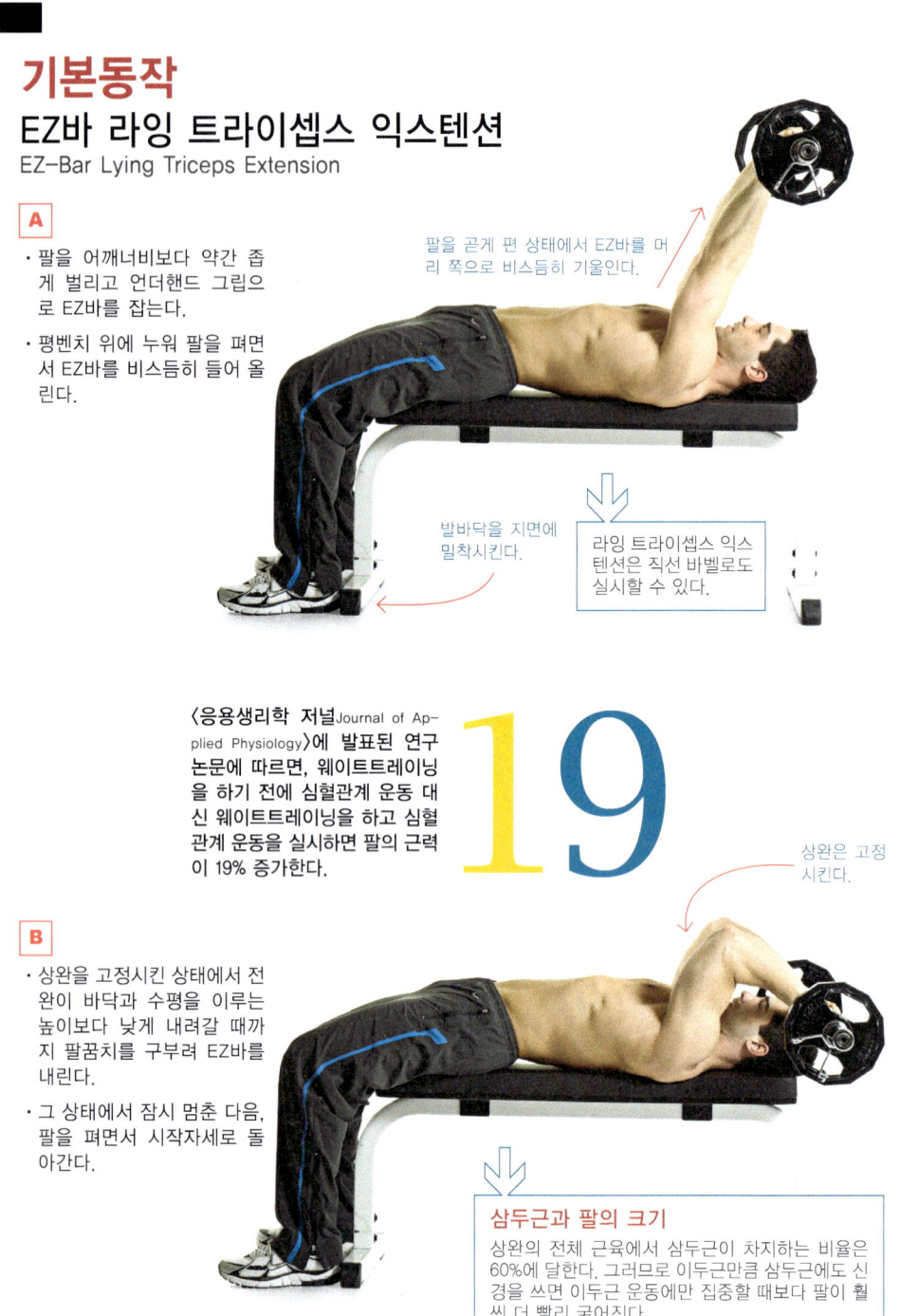

팔을 곧게 편 상태에서 EZ바를 머리 쪽으로 비스듬히 기울인다.

발바닥을 지면에 밀착시킨다.

라잉 트라이셉스 익스텐션은 직선 바벨로도 실시할 수 있다.

〈응용생리학 저널Journal of Applied Physiology〉에 발표된 연구 논문에 따르면, 웨이트트레이닝을 하기 전에 심혈관계 운동 대신 웨이트트레이닝을 하고 심혈관계 운동을 실시하면 팔의 근력이 19% 증가한다.

19

상완은 고정시킨다.

B
- 상완을 고정시킨 상태에서 전완이 바닥과 수평을 이루는 높이보다 낮게 내려갈 때까지 팔꿈치를 구부려 EZ바를 내린다.
- 그 상태에서 잠시 멈춘 다음, 팔을 펴면서 시작자세로 돌아간다.

삼두근과 팔의 크기
상완의 전체 근육에서 삼두근이 차지하는 비율은 60%에 달한다. 그러므로 이두근만큼 삼두근에도 신경을 쓰면 이두근 운동에만 집중할 때보다 팔이 훨씬 더 빨리 굵어진다.

Chapter 7

응용동작 #1
인클라인 EZ바 라잉 트라이셉스 익스텐션
Incline EZ-Bar Lying Triceps Extension

- 평벤치 대신 30도 각도로 조절한 인클라인 벤치에 누워서 실시한다.

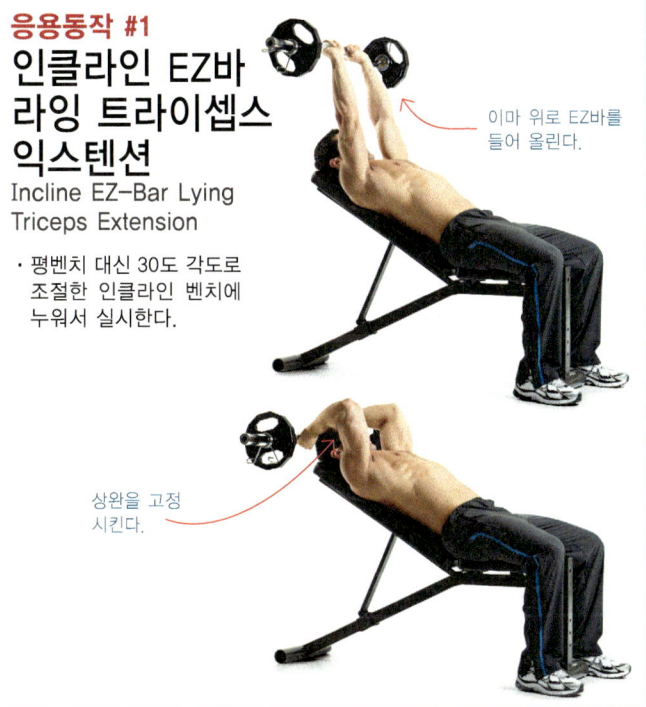

이마 위로 EZ바를 들어 올린다.

상완을 고정시킨다.

응용동작 #2
스위스볼 EZ바 라잉 트라이셉스 익스텐션
Swiss-Ball EZ-Bar Lying Triceps Extension

- 평벤치 대신 스위스볼 위에 등 상부와 등 중심부를 단단히 고정시키고 누워서 실시한다. 이때 무릎부터 어깨까지 몸 전체가 일직선을 이루도록 엉덩이를 들어 올린다.

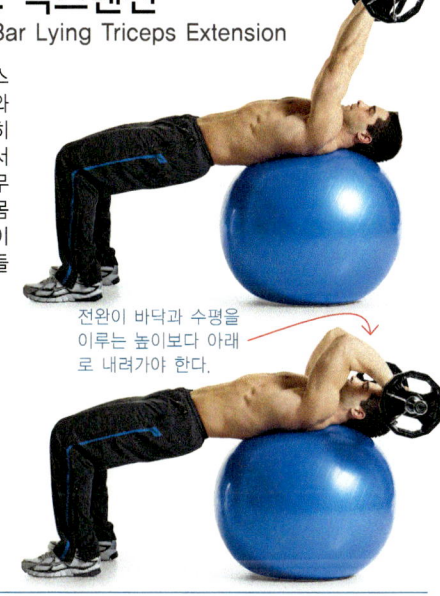

전완이 바닥과 수평을 이루는 높이보다 아래로 내려가야 한다.

응용동작 #3
스태틱 라잉 트라이셉스 익스텐션
Static Lying Triceps Extension

- 팔꿈치가 90도로 구부러질 때까지 바벨을 내린다.
- 근육의 크기를 키우려는 경우에는 최저지점에서 40초 동안 멈춘 자세를 유지하고, 근력을 향상시키려는 경우에는 최저지점에서 6~8초 동안 멈춘다. 여기까지가 1세트이다.

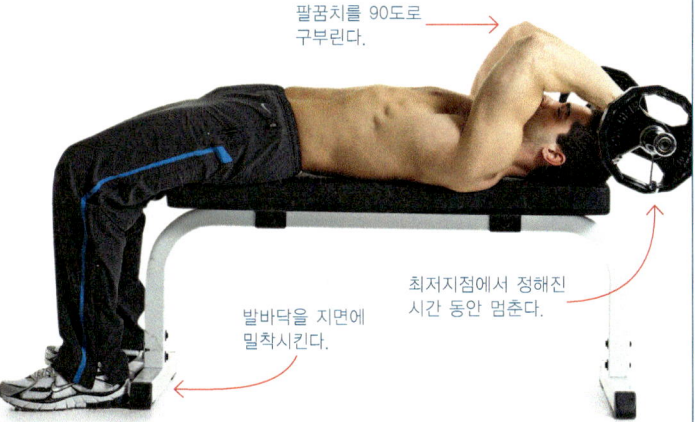

팔꿈치를 90도로 구부린다.

최저지점에서 정해진 시간 동안 멈춘다.

발바닥을 지면에 밀착시킨다.

응용동작 #4
라잉 트라이셉스 익스텐션 투 클로즈-그립 벤치 프레스
Lying Triceps Extension to Close-Grip Bench Press

- 먼저 EZ바 라잉 트라이셉스 익스텐션을 지칠 때까지 최대한 많이 반복한다. 그 다음 손의 자세를 그대로 유지한 상태에서 곧바로 벤치 프레스를 실시한다. 벤치 프레스 역시 완벽한 자세를 유지한 상태에서 최대한 많은 횟수를 반복한다.

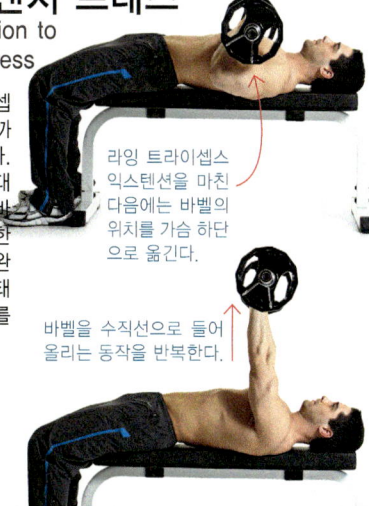

라잉 트라이셉스 익스텐션을 마친 다음에는 바벨의 위치를 가슴 하단으로 옮긴다.

바벨을 수직선으로 들어 올리는 동작을 반복한다.

삼두근 | 암 익스텐션 ARM EXTENSIONS

기본동작
EZ바 오버헤드 트라이셉스 익스텐션
EZ-Bar Overhead Triceps Extension

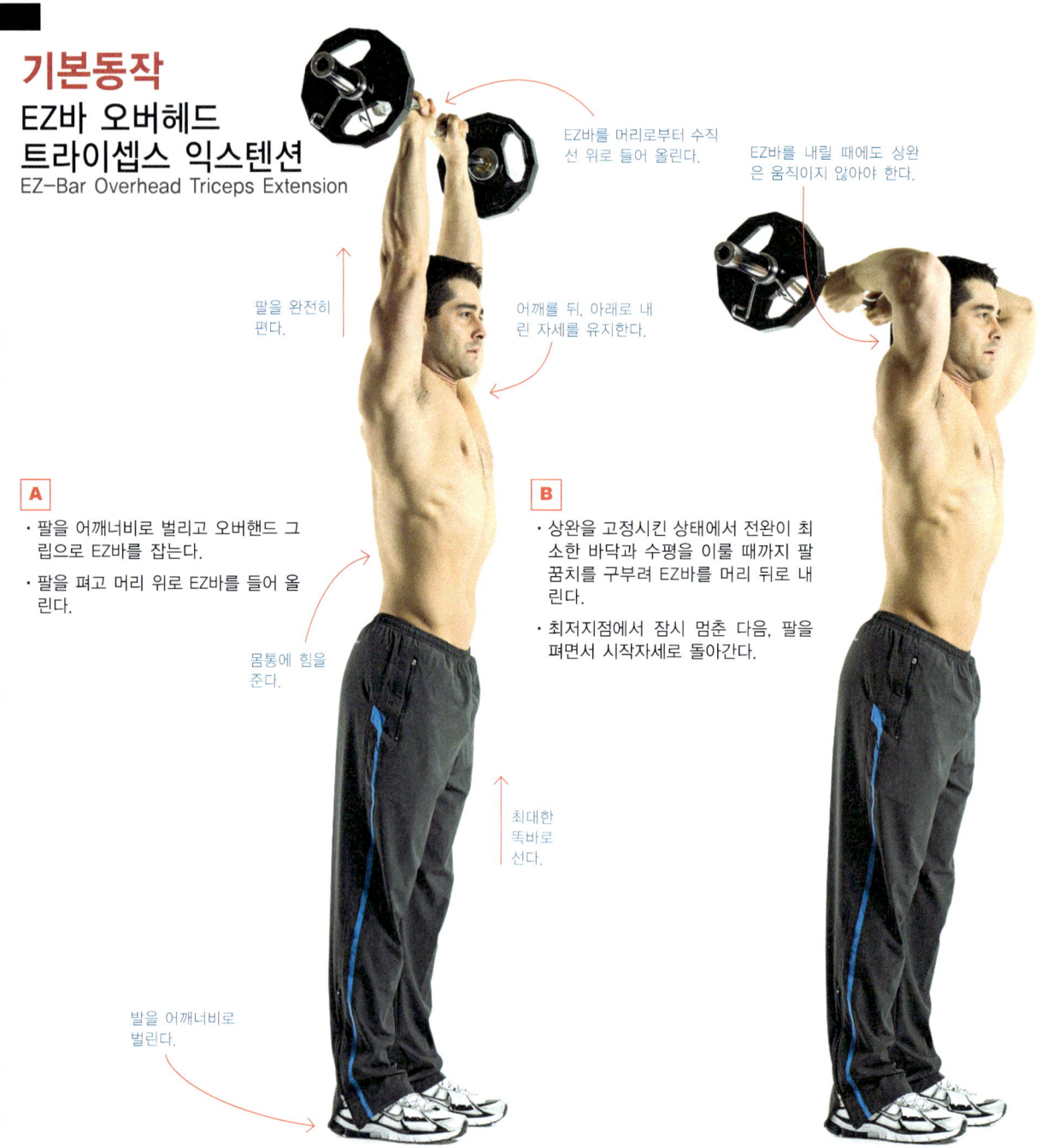

EZ바를 머리로부터 수직선 위로 들어 올린다.

EZ바를 내릴 때에도 상완은 움직이지 않아야 한다.

팔을 완전히 편다.

어깨를 뒤, 아래로 내린 자세를 유지한다.

A
- 팔을 어깨너비로 벌리고 오버핸드 그립으로 EZ바를 잡는다.
- 팔을 펴고 머리 위로 EZ바를 들어 올린다.

B
- 상완을 고정시킨 상태에서 전완이 최소한 바닥과 수평을 이룰 때까지 팔꿈치를 구부려 EZ바를 머리 뒤로 내린다.
- 최저지점에서 잠시 멈춘 다음, 팔을 펴면서 시작자세로 돌아간다.

몸통에 힘을 준다.

최대한 똑바로 선다.

발을 어깨너비로 벌린다.

Chapter 7

응용동작 #1
시티드 EZ바 오버헤드 트라이셉스 익스텐션
Seated EZ-Bar Overhead Triceps Extension

A
- 평벤치 끝에 몸통을 세우고 앉아서 실시한다.

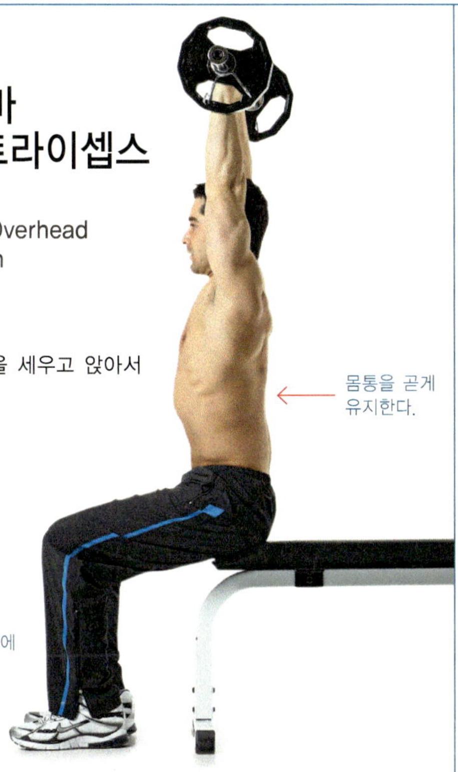

몸통을 곧게 유지한다.

발바닥을 지면에 밀착시킨다.

전완이 최소한 바닥과 수평을 이룰 때까지 팔꿈치를 구부린다.

B
- 상완을 고정시킨 상태에서 팔꿈치를 구부려 EZ바를 내린다.

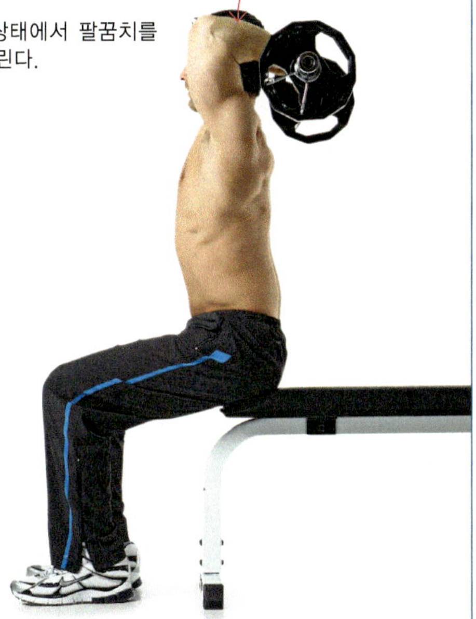

응용동작 #2
스위스볼 EZ바 오버헤드 트라이셉스 익스텐션
Swiss-Ball EZ-Bar Overhead Triceps Extension

A
- 스위스볼 위에 몸통을 세우고 앉아서 실시한다.

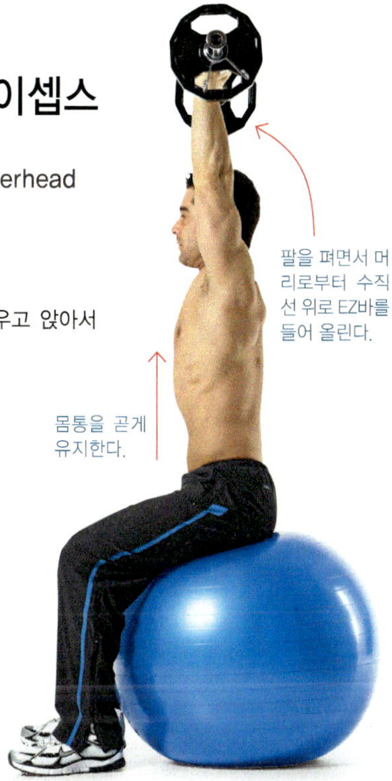

팔을 펴면서 머리로부터 수직선 위로 EZ바를 들어 올린다.

몸통을 곧게 유지한다.

B
- 상완을 고정시킨 상태에서 전완이 최소한 바닥과 수평을 이룰 때까지 팔꿈치를 구부려 EZ바를 머리 뒤로 내린다.

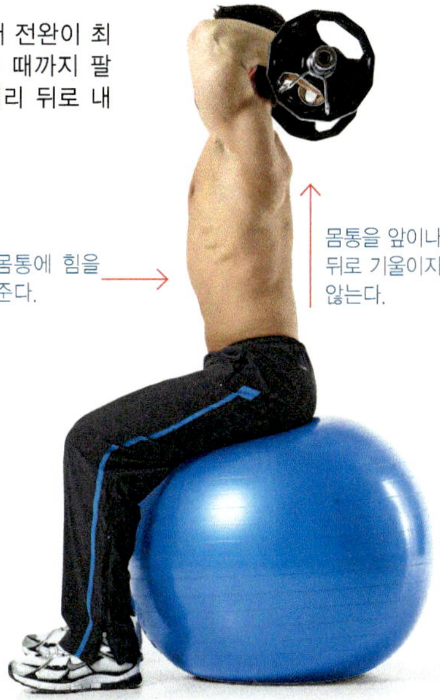

몸통에 힘을 준다.

몸통을 앞이나 뒤로 기울이지 않는다.

175

삼두근 | 암 익스텐션 ARM EXTENSIONS

기본동작
덤벨 라잉 트라이셉스 익스텐션
Dumbbell Lying Triceps Extension

A
- 양손에 덤벨을 들고 평벤치 위에 눕는다.
- 양손이 마주보는 상태로 팔을 펴면서 머리 위 지점으로 덤벨을 들어 올린다.

B
- 상완을 고정시킨 상태에서 전완이 바닥과 수평을 이루는 지점보다 더 아래로 내려갈 때까지 팔꿈치를 구부리면서 덤벨을 내린다.
- 최저지점에서 잠시 멈춘 다음, 팔을 펴면서 시작자세로 돌아간다.

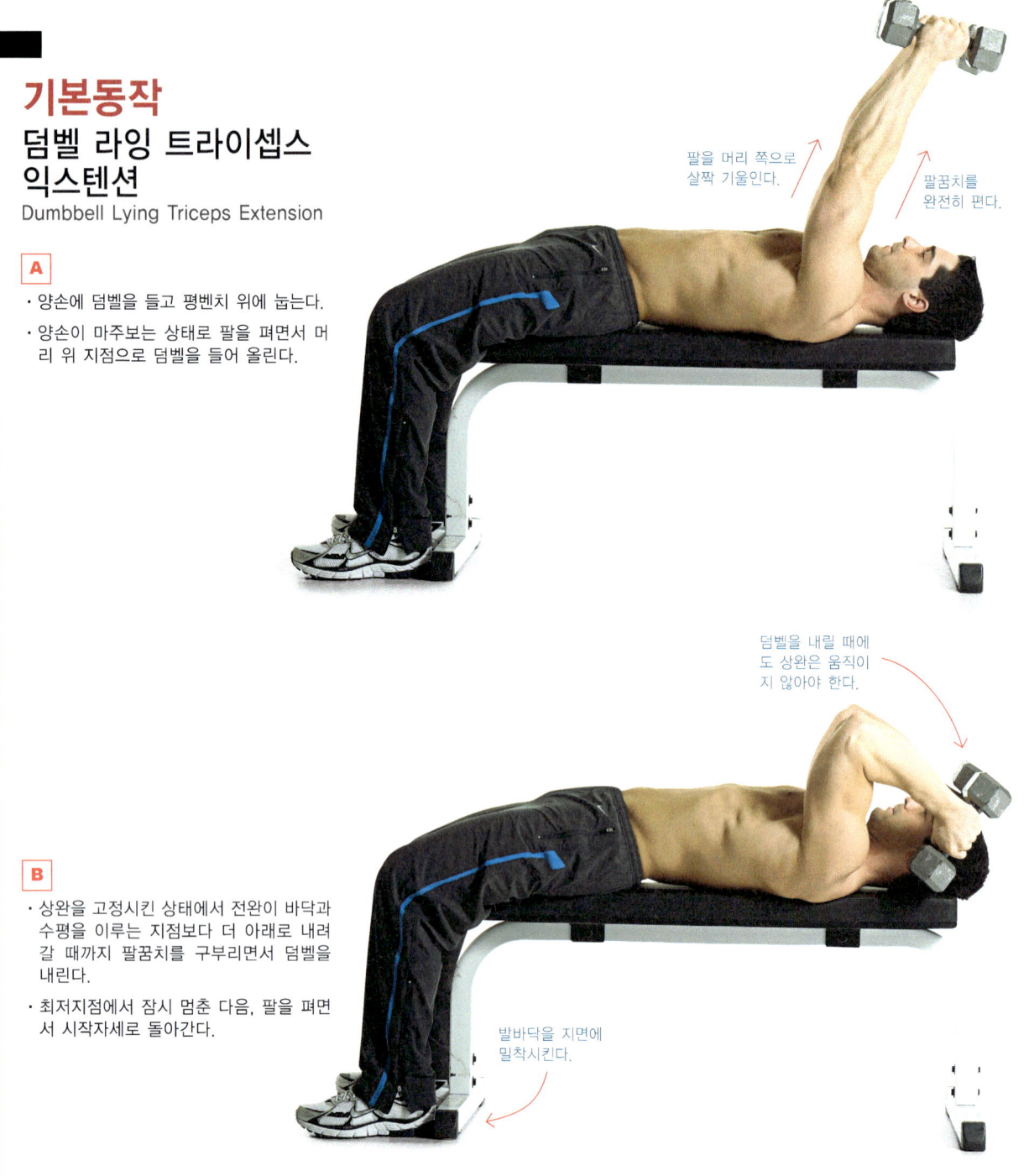

- 팔을 머리 쪽으로 살짝 기울인다.
- 팔꿈치를 완전히 편다.
- 덤벨을 내릴 때에도 상완은 움직이지 않아야 한다.
- 발바닥을 지면에 밀착시킨다.

Chapter 7

응용동작 #1
얼터네이팅 덤벨 라잉 트라이셉스 익스텐션
Alternating Dumbbell Lying Triceps Extension

- 양손에 덤벨을 들고 평벤치 위에 눕는다. 양손이 마주보는 상태로 팔을 펴면서 머리 위쪽으로 덤벨을 들어 올린다.
- 양쪽 덤벨을 동시에 내리는 대신 한쪽씩 번갈아가며 덤벨을 내린다.

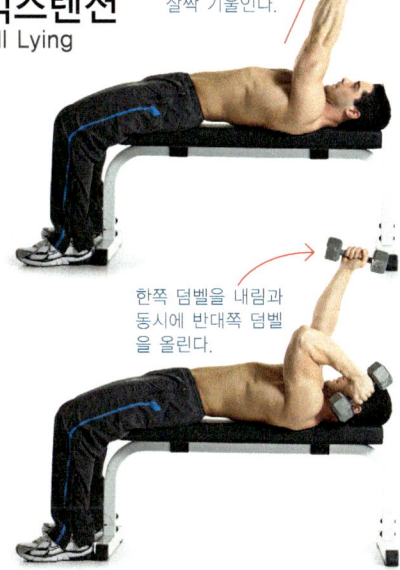

팔을 머리 쪽으로 살짝 기울인다.

한쪽 덤벨을 내림과 동시에 반대쪽 덤벨을 올린다.

응용동작 #2
스위스볼 덤벨 라잉 트라이셉스 익스텐션
Swiss-Ball Dumbbell Lying Triceps Extension

- 평벤치 대신 스위스볼 위에 등 상부와 등 중심부를 단단히 고정시키고 눕는다. 그 상태에서 몸통이 일직선이 되도록 엉덩이를 들어 올린다.
- 상완을 고정시킨 상태에서 전완이 바닥과 수평을 이루는 지점보다 더 아래로 내려갈 때까지 팔꿈치를 구부리면서 덤벨을 내린다.

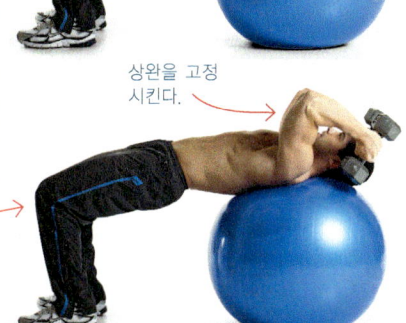

상완을 고정시킨다.

어깨부터 무릎까지 몸 전체가 일직선을 이뤄야 한다.

응용동작 #3
라잉 덤벨 풀오버 투 익스텐션
Lying Dumbbell Pullover to Extension

A
- 양손에 덤벨을 들고 평벤치 위에 눕는다.
- 덤벨을 어깨로부터 일직선으로 들어 올린다.
- 손바닥이 마주 보게 한다.

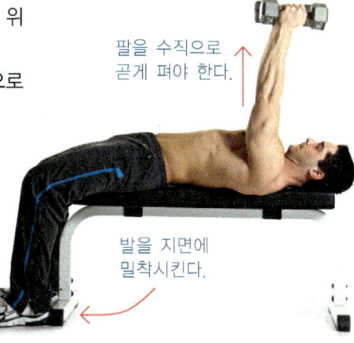

팔을 수직으로 곧게 펴야 한다.

발을 지면에 밀착시킨다.

B
- 상완을 고정시킨 상태에서 전완이 바닥과 수평을 이루는 지점까지 팔꿈치를 구부리면서 덤벨을 내린다.

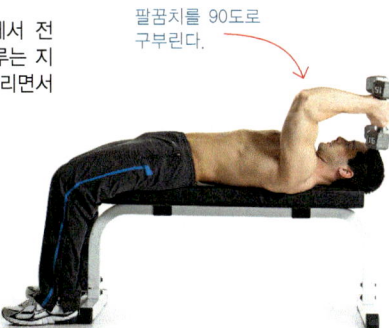

팔꿈치를 90도로 구부린다.

C
- 팔꿈치 각도를 유지한 상태에서 덤벨을 머리 뒤로 최대한 내린다.
- 최저지점에서 잠시 멈춘 다음, 반대 동작을 통해 시작자세로 돌아간다.

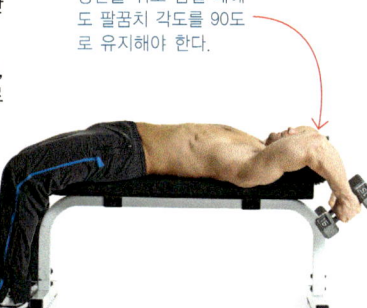

상완을 뒤로 넘길 때에도 팔꿈치 각도를 90도로 유지해야 한다.

177

삼두근 | 암 익스텐션 ARM EXTENSIONS

기본동작
덤벨 오버헤드 트라이셉스 익스텐션
Dumbbell Overhead Triceps Extension

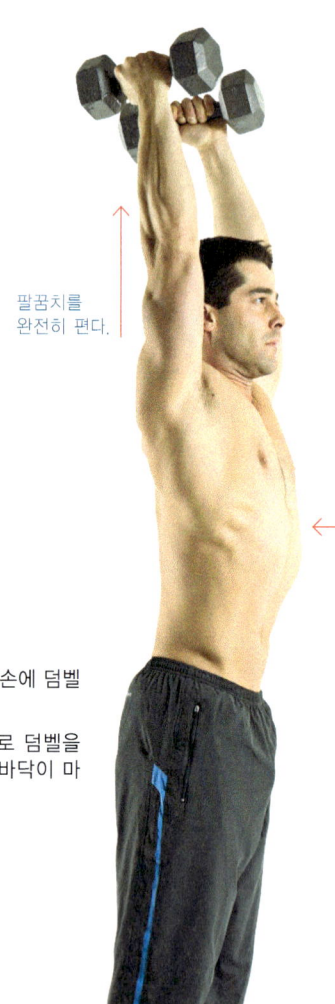

팔꿈치를 완전히 편다.

몸통에 힘을 준다.

전완이 최소한 바닥과 수평을 이루는 지점까지 덤벨을 내린다.

상완을 움직이지 않는다.

발을 어깨너비로 벌린다.

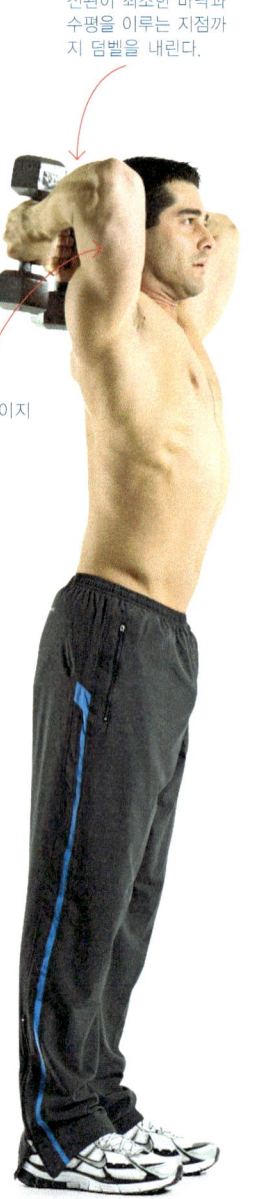

A
- 발을 어깨너비로 벌리고 양손에 덤벨을 든 상태로 똑바로 선다.
- 팔을 곧게 펴면서 머리 위로 덤벨을 들어 올린다. 이때 양쪽 손바닥이 마주 보게 한다.

B
- 상완을 고정시킨 상태에서 덤벨을 머리 뒤로 내린다.
- 최저지점에서 잠시 멈춘 다음, 팔을 펴면서 시작자세로 돌아간다.

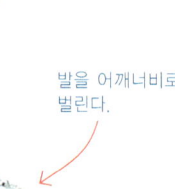

오하이오 주립대학의 연구에 의하면, 아무런 소리가 없는 상태에서 운동을 하는 경우에 비해 음악을 들으면서 운동을 한 뒤에는 인지력 검사 점수가 2배나 높다.

Chapter 7

응용동작 #28
시티드 덤벨 오버헤드 트라이셉스 익스텐션
Seated Dumbbell Overhead Triceps Extension

A
- 평벤치에 앉아 몸통을 세운다.

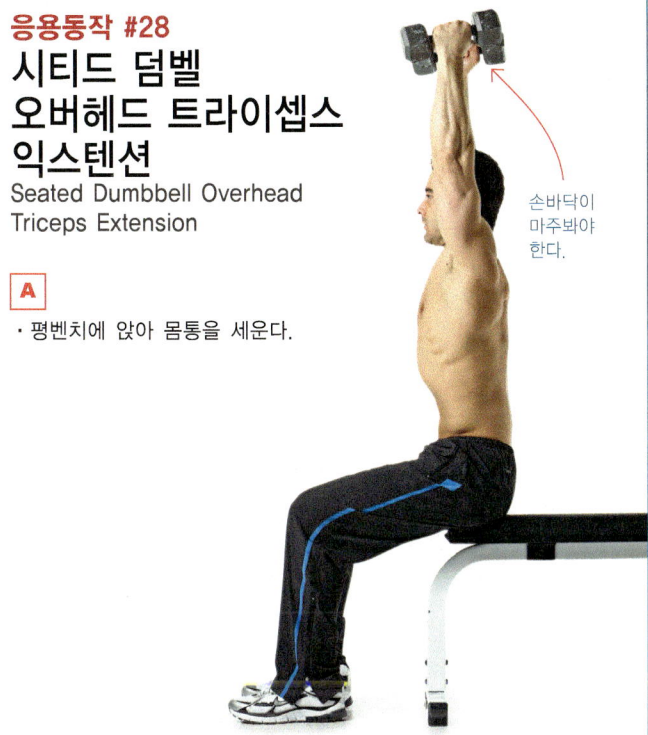

손바닥이 마주봐야 한다.

B
- 상완을 고정시킨 상태에서 전완이 최소한 바닥과 수평을 이루는 지점까지 덤벨을 내린다.

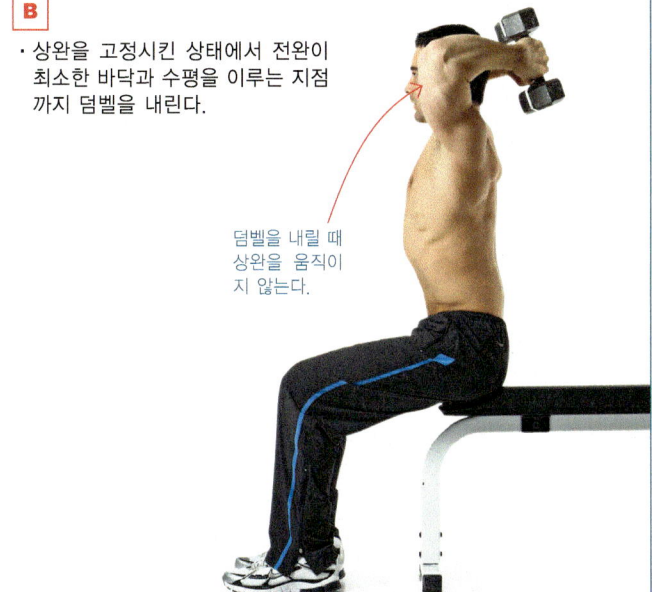

덤벨을 내릴 때 상완을 움직이지 않는다.

응용동작 #2
스위스볼 덤벨 오버헤드 트라이셉스 익스텐션
Swiss-Ball Dumbbell Overhead Triceps Extension

A
- 스위스볼 위에 앉아 몸통을 세운다.

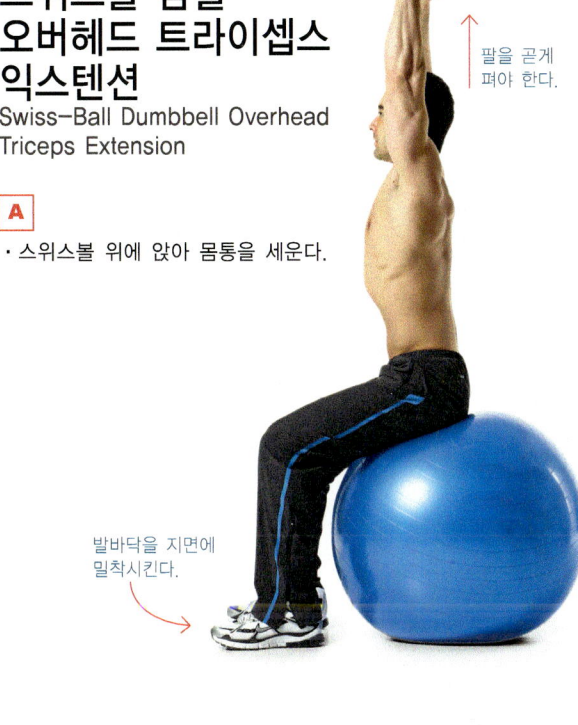

팔을 곧게 펴야 한다.

발바닥을 지면에 밀착시킨다.

B
- 상완을 고정시킨 상태에서 전완이 최소한 바닥과 수평을 이루는 지점까지 덤벨을 내린다.

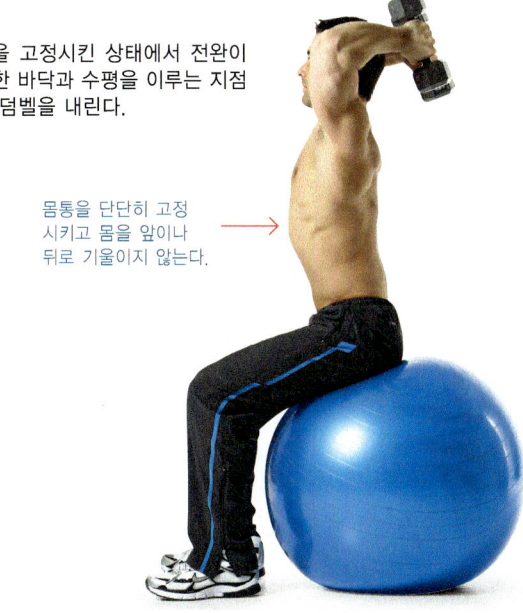

몸통을 단단히 고정시키고 몸을 앞이나 뒤로 기울이지 않는다.

삼두근 | 암 익스텐션 ARM EXTENSIONS

케이블 오버헤드 트라이셉스 익스텐션
Cable Overhead Triceps Extension

A
- 케이블 스테이션의 하이 풀리에 로프를 부착한다.
- 로프를 잡은 상태에서 중량 거치대를 등지고 선다.
- 한쪽 발을 앞으로 한 족장 벌린다.
- 몸통이 바닥과 거의 수평을 이룰 때까지 몸통을 앞으로 구부린다.
- 머리 뒤에서 양손으로 로프 끝을 잡고 팔꿈치를 90도로 구부린다.

B
- 상완을 고정시킨 상태에서 팔꿈치가 완전히 펴질 때까지 로프를 당긴다.
- 최저지점에서 잠시 멈춘 다음, 시작자세로 돌아간다.

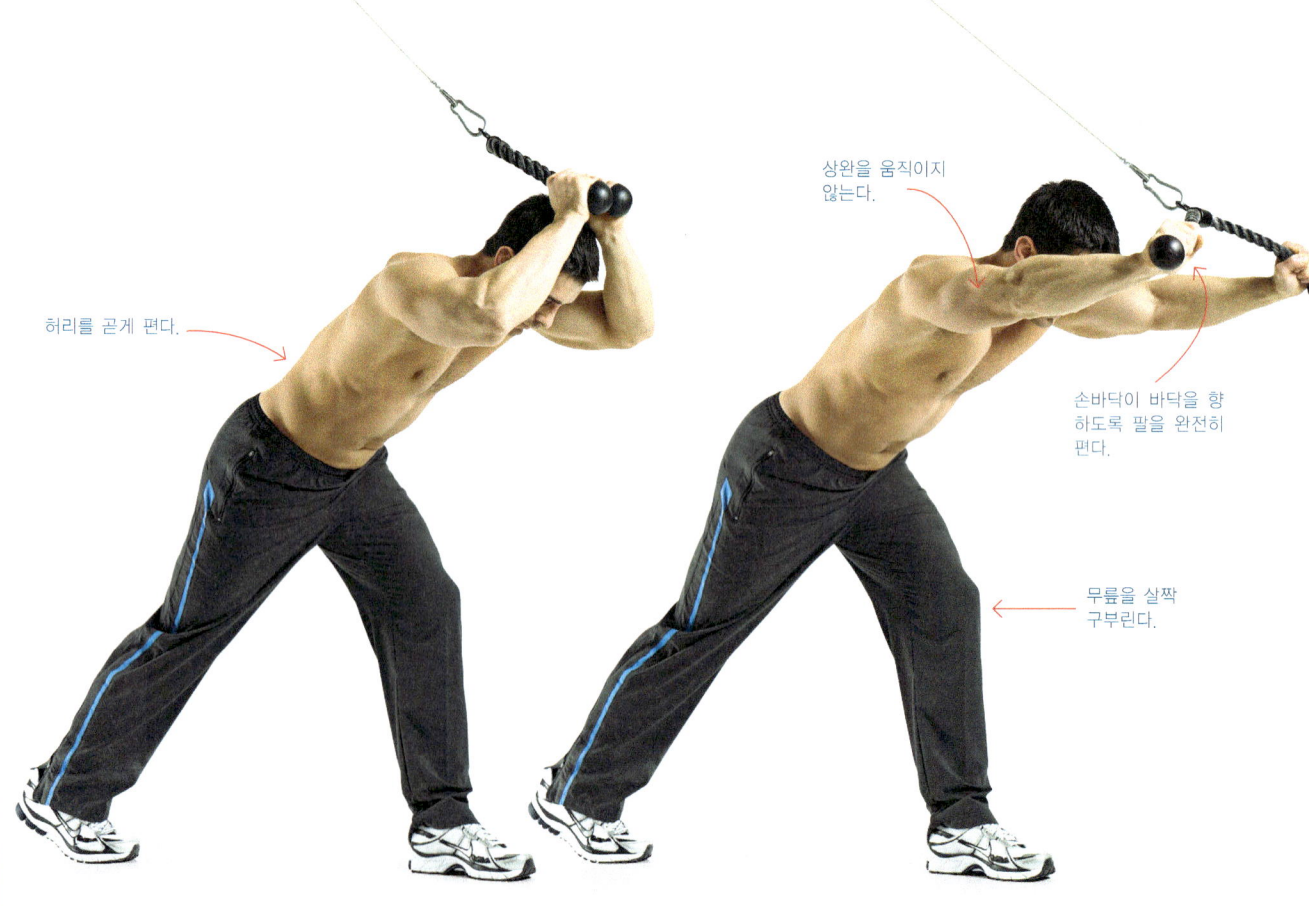

허리를 곧게 편다.

상완을 움직이지 않는다.

손바닥이 바닥을 향하도록 팔을 완전히 편다.

무릎을 살짝 구부린다.

Chapter 7

기본동작
트라이셉스 프레스다운
Triceps Pressdown

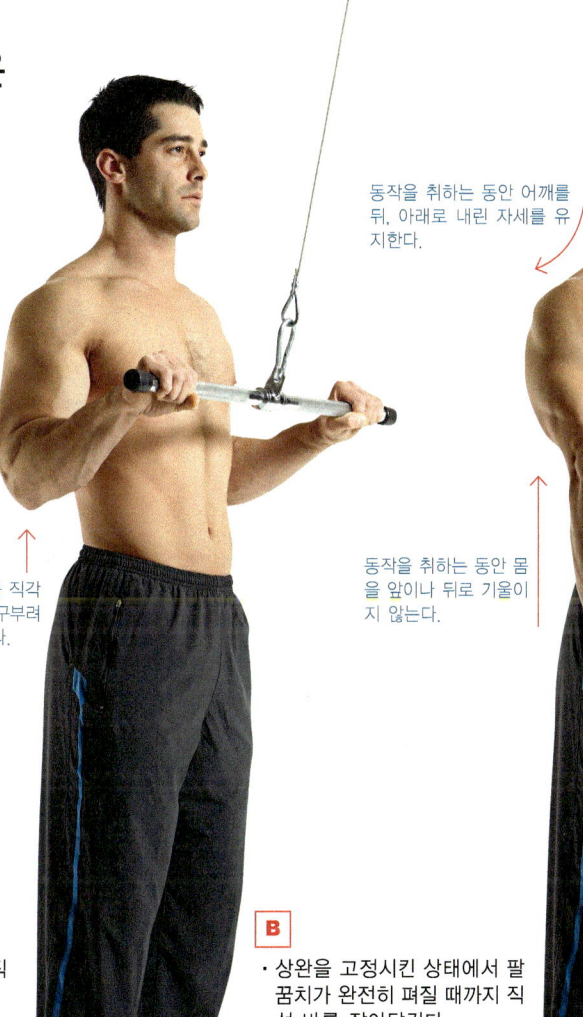

트레이너의 조언

트라이셉스 프레스다운을 할 때 중량이 너무 무거우면 원래의 목적과 달리 등과 어깨 근육을 동원하게 된다. 이런 실수를 방지하는 한 가지 방법이 있다. 바로 어깨를 아래로 내린 자세를 유지해주는 장치가 달린 옷을 입고 있다고 상상하는 것이다. 그래도 어깨가 자꾸 올라가면 어떻게 해야 할까? 그럴 때는 그냥 쿨하게 무게를 낮추면 된다.

팔꿈치를 직각보다 더 구부려도 괜찮다.

동작을 취하는 동안 어깨를 뒤, 아래로 내린 자세를 유지한다.

동작을 취하는 동안 몸을 앞이나 뒤로 기울이지 않는다.

A
- 케이블 스테이션의 하이 풀리에 직선 바를 부착한다.
- 팔을 어깨너비로 벌린 상태에서 오버핸드 그립으로 바를 잡고 팔꿈치를 구부린다.
- 상완을 몸통에 붙인다.

B
- 상완을 고정시킨 상태에서 팔꿈치가 완전히 펴질 때까지 직선 바를 잡아당긴다.
- 천천히 시작자세로 돌아간다.

삼두근 | 암 익스텐션 ARM EXTENSIONS

응용동작 #1
언더핸드-그립 트라이셉스 프레스다운
Underhand-Grip Triceps Pressdown

- 언더핸드 그립으로 직선 바를 잡는다.

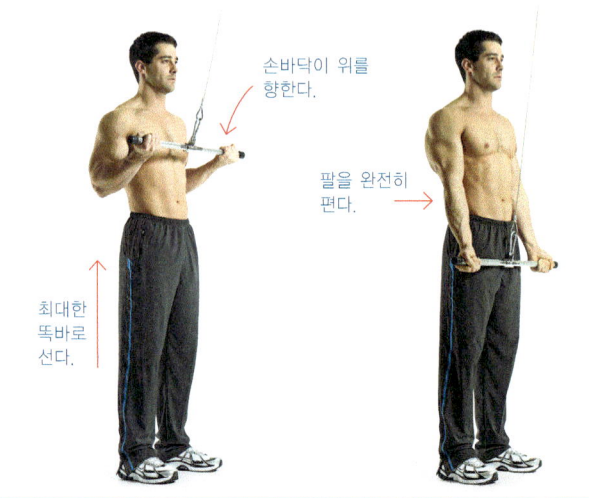

- 손바닥이 위를 향한다.
- 팔을 완전히 편다.
- 최대한 똑바로 선다.

응용동작 #2
로프 트라이셉스 프레스다운
Rope Triceps Pressdown

- 양손으로 로프 끝을 잡는다.

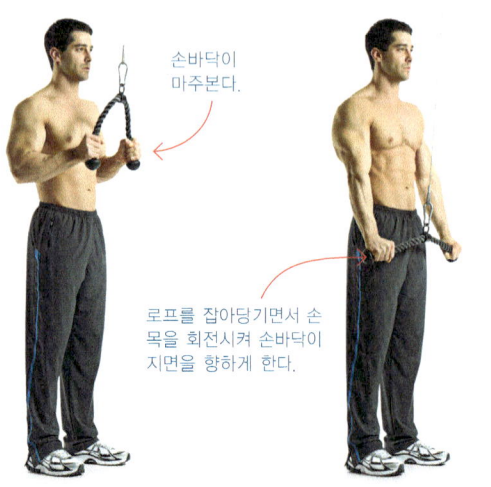

- 손바닥이 마주본다.
- 로프를 잡아당기면서 손목을 회전시켜 손바닥이 지면을 향하게 한다.

응용동작 #3
싱글-암 로프 트라이셉스 프레스다운
Single-Arm Rope Triceps Pressdown

A
- 오른손으로 로프의 한쪽 끝을 잡는다. 이때 손바닥은 몸 안쪽을 향한다.

B
- 오른손으로 정해진 반복 횟수를 완료한 다음, 즉시 손을 바꾸어 왼손도 동일한 요령으로 반복한다.

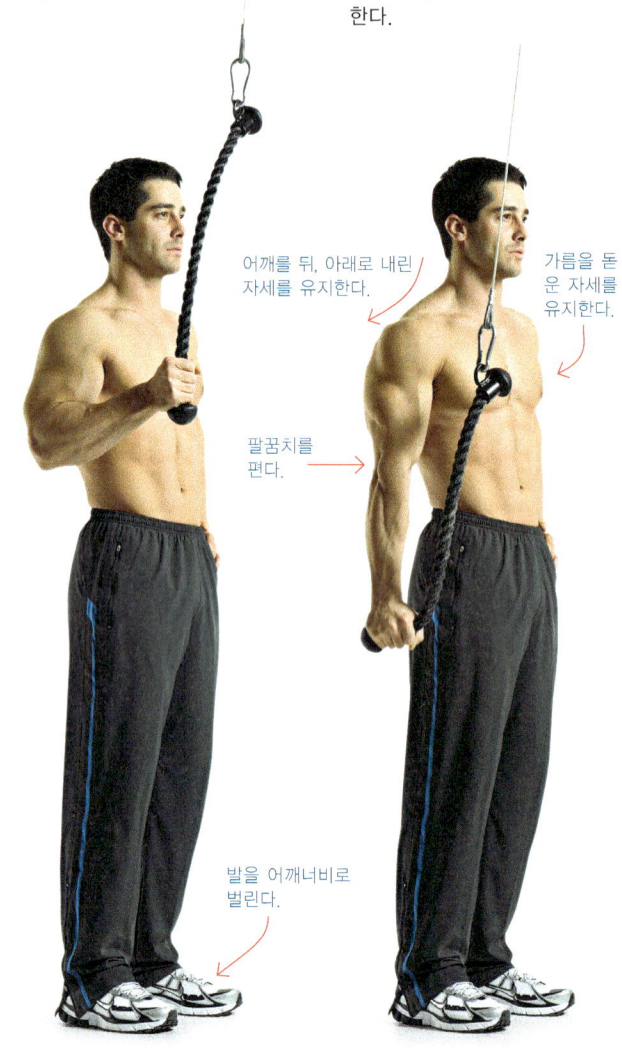

- 어깨를 뒤, 아래로 내린 자세를 유지한다.
- 가슴을 돋운 자세를 유지한다.
- 팔꿈치를 편다.
- 발을 어깨너비로 벌린다.

덤벨 킥백
Dumbbell Kickback

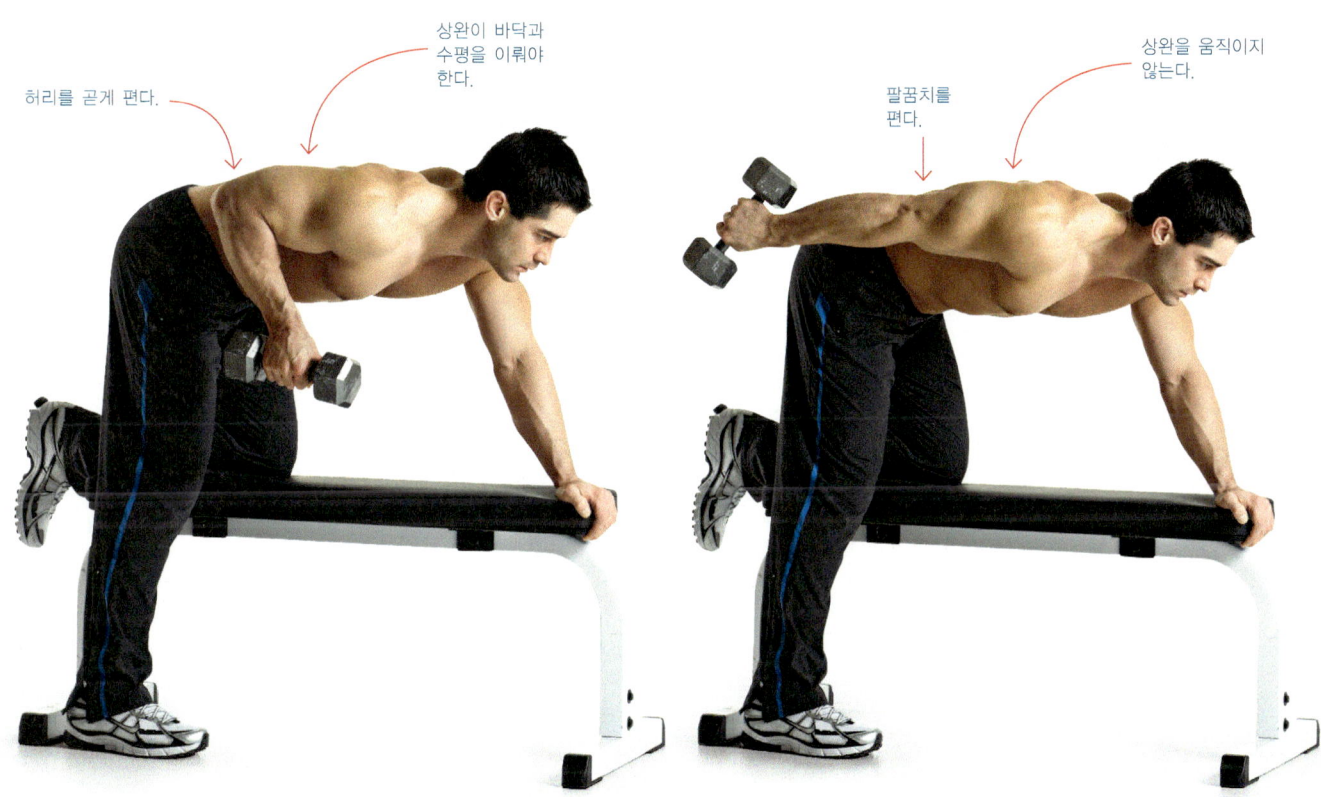

A
- 벤치 위에 왼손과 왼쪽 무릎을 올린다.
- 몸통을 바닥과 수평으로 만들고 허리를 곧게 세운다.
- 오른손에 덤벨을 들고 팔꿈치를 구부린 상태에서 상완이 바닥과 수평을 이루게 한다.

B
- 오른쪽 상완을 고정시킨 상태에서 팔꿈치를 완전히 펴면서 덤벨을 들어 올린다.
- 반대 동작을 통해 시작자세로 돌아간다.

전완 | 손목과 손 운동 WRIST & HAND EXERCISES

이 운동들의 목표 근육은 그립에 필요한 악력과 관련된 손목 굽힘근, 손목 폄근 및 전완의 근육들이다. 강력한 그립을 형성하는 데 중요한 손과 손가락, 엄지손가락 근육들 역시 여기에서 소개하는 운동들을 통해 강화할 수 있다.

리스트 컬
Wrist Curl

A
- 벤치 앞에 무릎을 구부리고 앉는다.
- 팔을 어깨너비로 벌리고 언더핸드 그립으로 바를 잡는다.
- 손바닥이 위를 향하도록 전완을 벤치에 올리고 손을 벤치 아래로 내린다.
- 바를 든 상태에서 손목을 뒤로 구부린다.

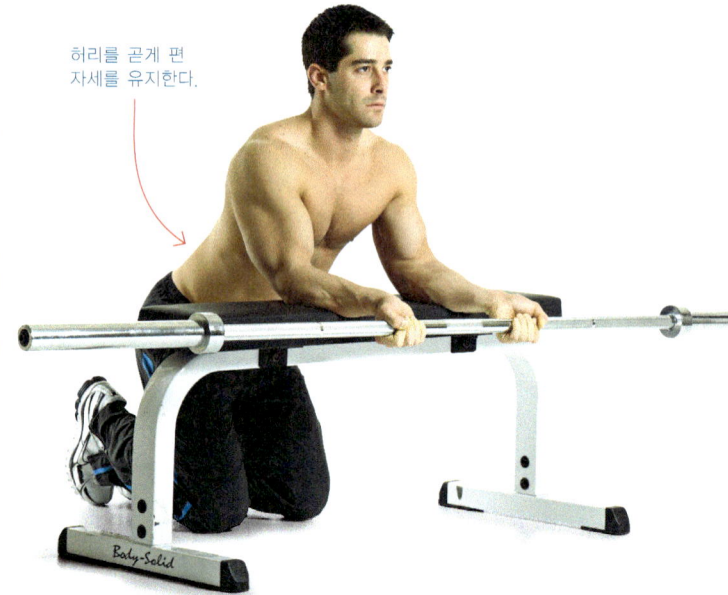

허리를 곧게 편 자세를 유지한다.

B
- 손목을 위로 구부리면서 손바닥이 몸을 향하도록 바를 들어 올린다.
- 반대 동작을 통해 시작자세로 돌아간다.

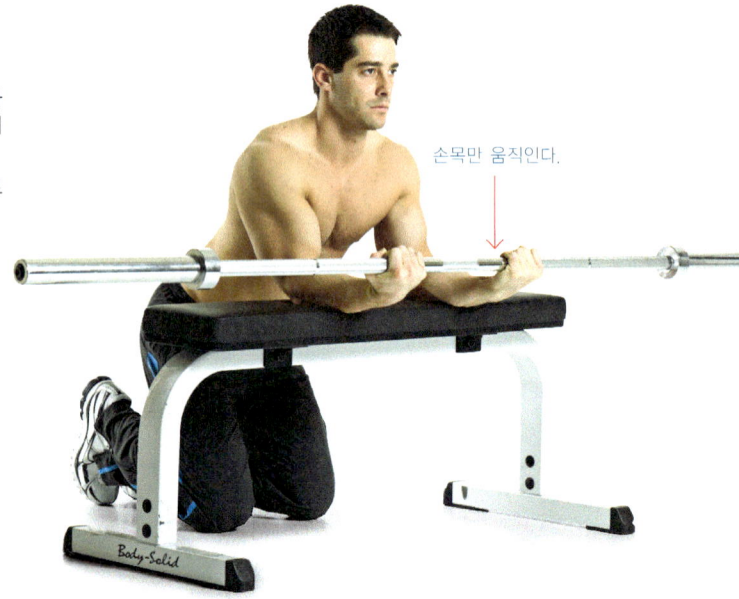

손목만 움직인다.

Chapter 7

리스트 익스텐션
Wrist Extension

A
- 벤치 앞에 무릎을 구부리고 앉는다.
- 팔을 어깨너비로 벌리고 오버핸드 그립으로 바를 잡는다.
- 손바닥이 아래를 향하도록 전완을 벤치에 올리고 손을 벤치 아래로 내린다.
- 바를 든 상태에서 손목을 아래로 구부린다.

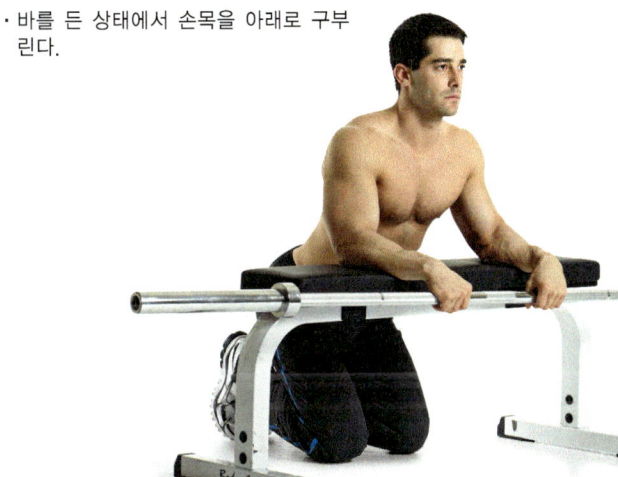

B
- 손목을 위로 구부리면서 손등이 몸을 향하도록 바를 들어 올린다.
- 반대 동작을 통해 시작자세로 돌아간다.

전완을 벤치에서 떼지 않는다.

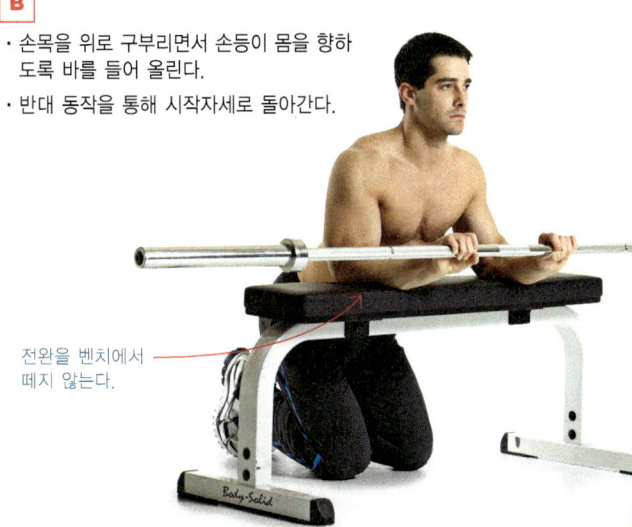

바 홀드
Bar Hold

- 바벨 거치대의 골반 높이에 바벨을 올리고 무거운 중량원판을 장착한다.
- 팔을 어깨너비보다 약간 넓게 벌리고 오버핸드 그립으로 바벨을 잡는다(그립을 넓게 잡을수록 바벨을 올바로 잡기가 힘들다.).
- 무릎을 구부렸다 펴면서 거치대로부터 바벨을 들어 올린 다음, 적절한 목표시간만큼 선 자세를 유지한다. 근력을 극대화하려면 약 20초 동안 들 수 있는 최대 중량을 선택하고, 근육의 크기를 키우려면 약 60초 동안 들 수 있는 최대 중량을 선택한다.

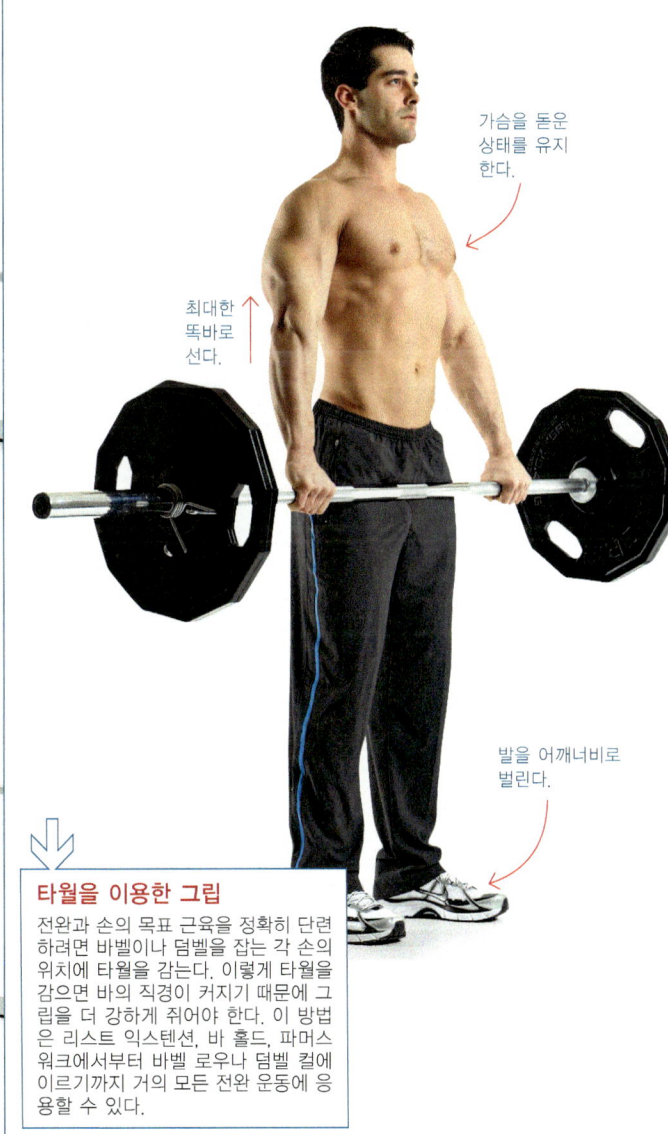

가슴을 돋운 상태를 유지한다.

최대한 똑바로 선다.

발을 어깨너비로 벌린다.

타월을 이용한 그립

전완과 손의 목표 근육을 정확히 단련하려면 바벨이나 덤벨을 잡는 각 손의 위치에 타월을 감는다. 이렇게 타월을 감으면 바의 직경이 커지기 때문에 그립을 더 강하게 쥐어야 한다. 이 방법은 리스트 익스텐션, 바 홀드, 파머스 워크에서부터 바벨 로우나 덤벨 컬에 이르기까지 거의 모든 전완 운동에 응용할 수 있다.

전완 | 손목과 손 운동 WRIST & HAND EXERCISES

육각 덤벨 홀드
Hex Dumbbell Hold

A

- 양손에 각각 육각 덤벨의 한쪽 끝을 들고 적절한 목표 시간만큼 서 있는다(필요에 따라 한 손씩 실시할 수도 있다.).
- 근력을 극대화하려면 약 20초 동안 들 수 있는 최대 중량을 선택하고, 근육의 크기를 키우려면 약 60초 동안 들 수 있는 최대 중량을 선택한다.

덤벨을 쥔 상태에서 암 컬을 실시하면 난이도가 더욱 높아진다.

가슴을 돋운 상태를 유지한다.

어깨너비로 발을 벌리고 똑바로 선다.

홀드의 효과
12주 동안 실시한 어번대학의 연구에 의하면, 바벨이나 덤벨을 들고만 있어도 손목과 전완의 근력이 각각 25%, 16%씩 향상된다.

파머스 워크
Farmer's Walk

A

- 양손에 각각 무거운 덤벨을 들고 팔을 몸 옆으로 자연스럽게 내린다.
- 덤벨을 든 상태에서 최대한 멀리 발을 뻗으면서 앞으로 걷는다.
- 60초 이상 걸을 수 있다면 더 무거운 중량을 사용한다.

덤벨을 몸 옆으로 자연스럽게 내린다.

Chapter 7

플레이트 핀치 컬
Plate Pinch Curl

A
- 오른손으로 가벼운 원판 한 쌍을 든다.
- 엄지손가락과 나머지 손가락으로 2개의 원판을 집어 올리듯이 든 자세를 유지한다(가능하면 부드러운 부분을 잡는다.).
- 팔을 몸 옆으로 내린다.

B
- 상완을 고정시킨 상태에서 팔꿈치를 구부려 원판을 어깨에 최대한 가까이 들어 올린다.
- 원판을 천천히 내리면서 시작 자세로 돌아간다.

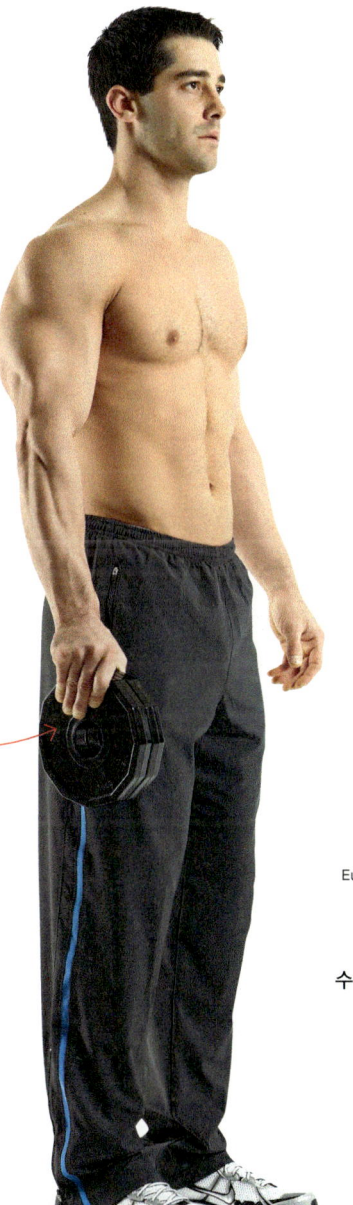

2개의 원판을 동시에 집는다.

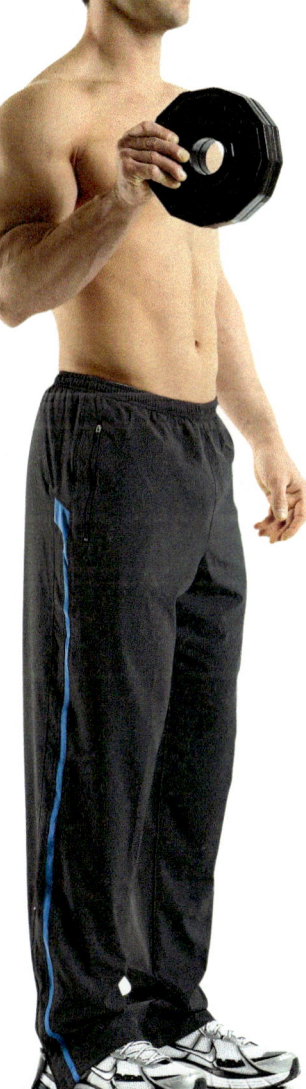

상완을 움직이지 않는다.

19

〈유러피언 응용생리학 저널 European Journal of Applied Physiology〉에 발표된 연구에 따르면, 8주에 걸쳐 그립을 강화하는 운동을 실시한 이후에는 수축기혈압이 평균 19mmHg 낮아졌고, 확장기혈압은 5mmHg 낮아졌다.

팔

맨즈헬스 공개! 최강의 팔 운동
트리플-스톱 EZ바 컬
Triple-Stop EZ-Bar Curl

이 운동이 특별한 이유는 무엇일까? 이 운동은 3개의 지점에서 10초 동안 동작을 멈춰야 한다. 각 지점에서 동작을 멈추면 각 관절 각도의 앞뒤 10도 각도에서 근력 전이에 의해 근력이 증가하기 때문에 약한 지점이 없어진다. 세트마다 30초 이상 근육이 지속적으로 수축한다는 점 또한 중요하다. 지속적인 수축은 근육 성장의 포인트이기 때문이다. 이 방법은 암 컬이나 암 익스텐션의 모든 응용동작에 활용할 수 있다.

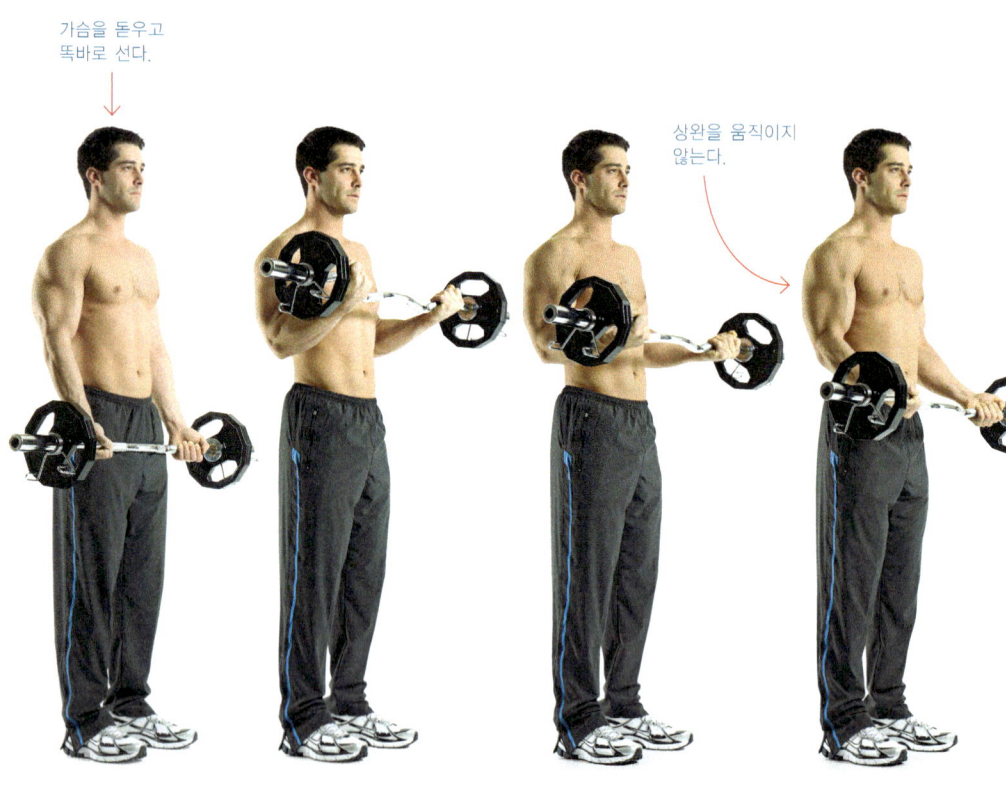

가슴을 돋우고 똑바로 선다.

상완을 움직이지 않는다.

A
- EZ바 컬 동작을 취하면서 바벨을 내릴 때 그림에 나온 3가지 지점에서 10초 동안 각각 동작을 멈춘다. EZ바 컬 1회 반복이 1세트이다.

B
- 1지점: 바벨을 약 5센티미터 내린 지점

C
- 2지점: 팔꿈치를 90도로 편 지점

D
- 3지점: 팔을 완전히 펴기 직전 3~5센티미터 지점

Chapter 7

트리플-스톱 라잉 덤벨 트라이셉스 익스텐션
Triple-Stop Lying Dumbbell Triceps Extension

A
- 라잉 덤벨 트라이셉스 익스텐션 동작을 취하면서 덤벨을 내릴 때 그림에 나온 3가지 지점에서 각각 10초 동안 동작을 멈춘다. 라잉 덤벨 트라이셉스 익스텐션 1회 반복이 1세트이다.

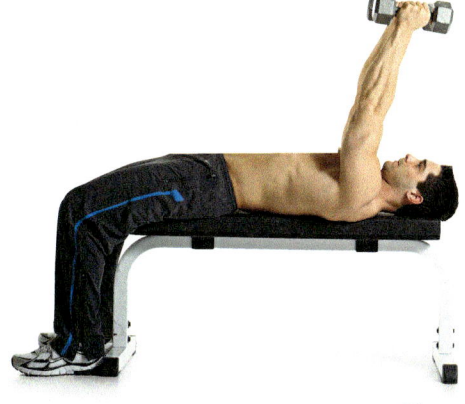

B
- 1지점: 덤벨을 약 10센티미터 내린 지점

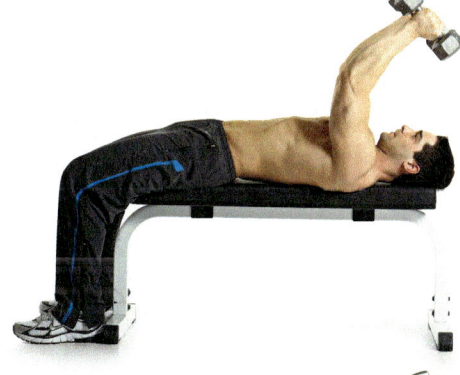

C
- 2지점: 팔꿈치를 90도로 구부린 지점

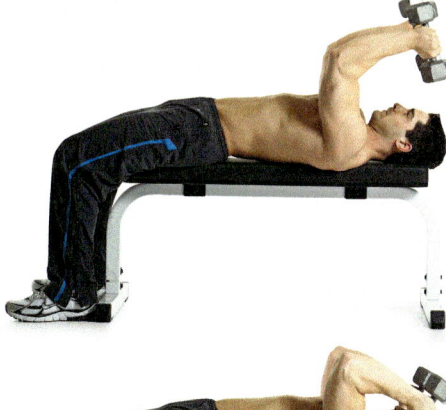

D
- 3지점: 덤벨을 최대한 내린 최저지점

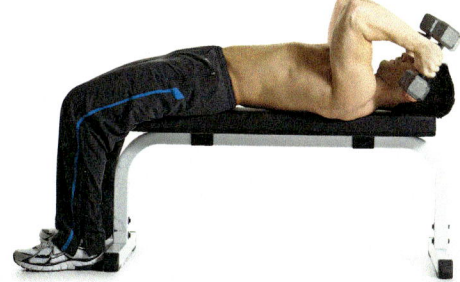

팔

맨즈헬스 공개! 최강의 이두근 스트레칭
바이셉스 스트레칭
Biceps Stretch

효과
이 스트레칭은 이두근을 이완시키는 스트레칭이다. 상완전면의 근육들이 뻣뻣하면 팔꿈치가 굽은 것처럼 보일뿐만 아니라 어깨의 가동범위도 좁아진다.

활용법
양팔을 각각 30초 동안 스트레칭시키는 방식으로 진행하며, 2회 반복을 1세트로 잡고 매일 총 3세트를 실시한다.

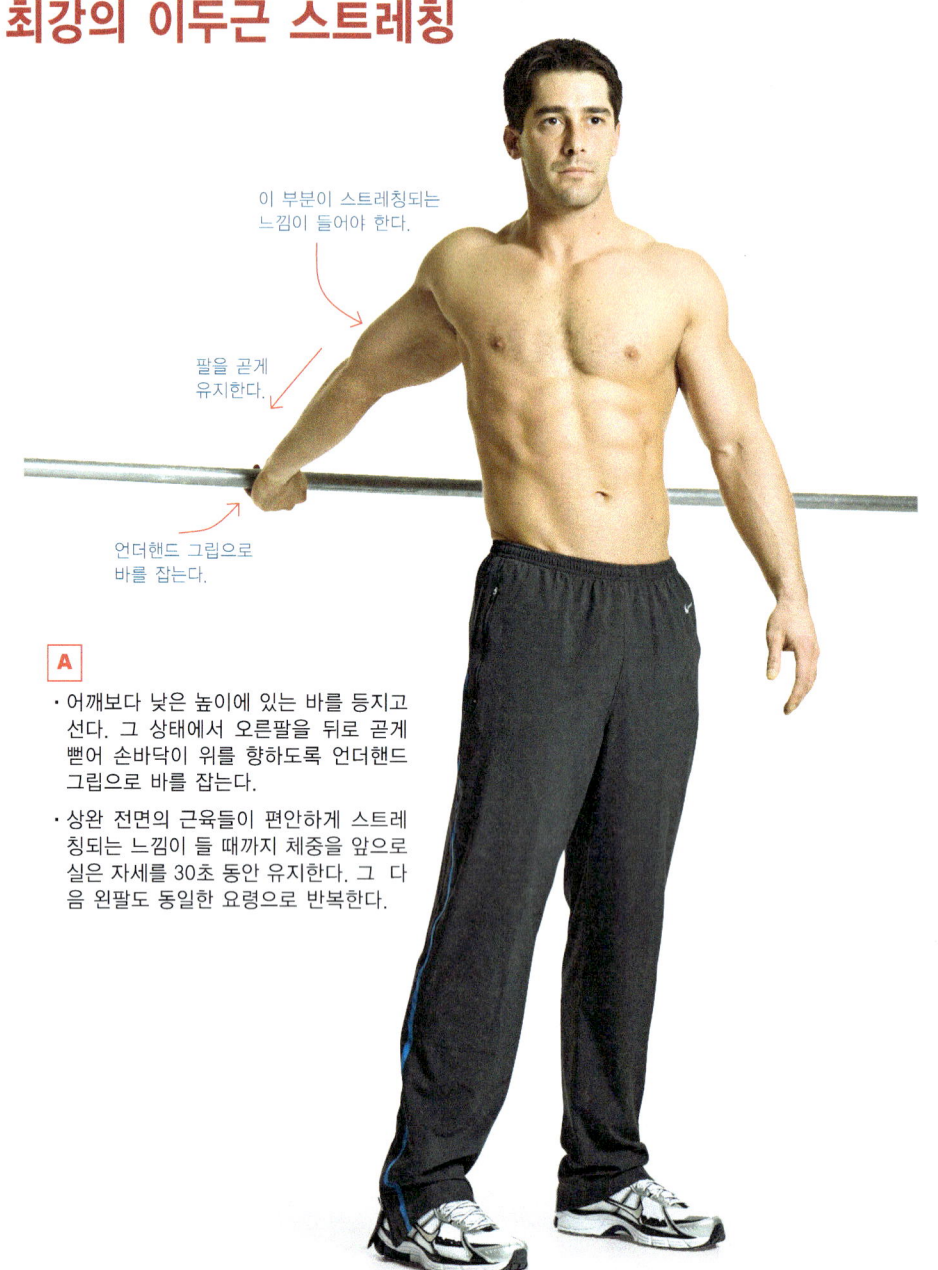

이 부분이 스트레칭되는 느낌이 들어야 한다.

팔을 곧게 유지한다.

언더핸드 그립으로 바를 잡는다.

A
- 어깨보다 낮은 높이에 있는 바를 등지고 선다. 그 상태에서 오른팔을 뒤로 곧게 뻗어 손바닥이 위를 향하도록 언더핸드 그립으로 바를 잡는다.
- 상완 전면의 근육들이 편안하게 스트레칭되는 느낌이 들 때까지 체중을 앞으로 실은 자세를 30초 동안 유지한다. 그 다음 왼팔도 동일한 요령으로 반복한다.

Chapter 7

맨즈헬스 공개! 최강의 삼두근 스트레칭
오버헤드 트라이셉스 스트레칭
Overhead Triceps Stretch

효과
이 스트레칭은 삼두근을 이완시키는 스트레칭이다. 삼두근이 뻣뻣하면 어깨의 가동범위가 좁아지기 때문에 팔을 머리 위로 올리는 동작이 어려울 수 있다.

활용법
양팔을 각각 30초 동안 스트레칭시키는 방식으로 진행하며, 2회 반복을 1세트로 잡고 매일 총 3세트를 실시한다.

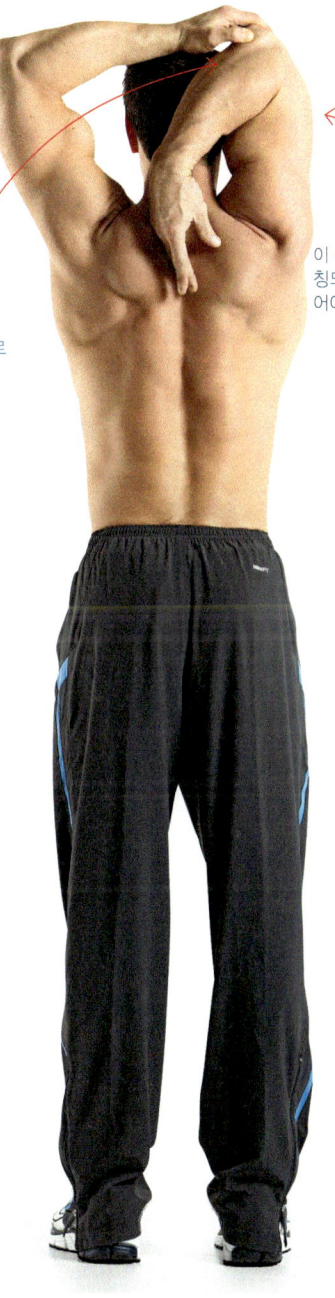

오른팔을 머리 뒤로 부드럽게 당긴다.

이 부분이 스트레칭되는 느낌이 들어야 한다.

A
- 오른팔을 머리 위로 올린 다음, 팔꿈치를 구부려 머리 뒤로 손을 내린다.
- 왼손으로 오른쪽 팔꿈치를 잡고 오른팔을 머리 뒤로 부드럽게 당긴다. 상완의 뒷면이 스트레칭되는 느낌이 드는 지점에서 30초 동안 멈춘 다음, 팔을 바꾸어 동일한 요령으로 반복한다.

팔

완벽한 팔 만들기

완벽한 팔 운동의 핵심은 단순함이다. 그리고 팔 운동은 제일 뒤로 미루는 것이 가장 좋다. 팔은 모든 상체 운동에 동원된다. 그러므로 팔이 일찍 피로해지면 가슴, 등, 어깨 운동을 강도 높게 실시할 수 없다. 이 프로그램은 〈고밀도 트레이닝Escalating Density Training〉의 저자인 찰스 스탈리Charles Staley가 만든 팔 전체 운동 프로그램으로, 운동 시간을 늘리지 않고도 팔을 충분히 강화할 수 있도록 구성되어 있다.

활용법: 먼저 이번 장의 이두근 운동과 삼두근 운동들 가운데 마음에 드는 운동을 아무거나 각각 하나씩 고른다. 그리고 완벽한 자세로 10회를 반복할 수 있는 가장 무거운 중량을 선택한 다음, 스톱워치를 작동시키고 이두근 운동을 5회 실시하고 연이어 삼두근 운동을 5회 실시한다. 그 다음에는 짧든 길든 원하는 만큼 휴식을 취하고 같은 방식으로 다시 반복을 실시한다. 이런 방식으로 총 10분 동안 운동을 진행한다. 피로가 느껴지면 2회나 3회로 반복 횟수를 줄여도 좋다. 단, 10분 안에 실시하는 총 반복 횟수는 잘 기억해두어야 한다. 그리고 다음번에 운동을 할 때에는 자신의 기록을 깨도록 노력한다. 이 프로그램은 4일에 한 번씩 실시한다.

Chapter 7

보너스 운동: 이두근 폭발 프로그램

이두근에는 속근섬유와 지근섬유가 모두 들어 있다. 그러므로 팔의 크기를 극대화하려면 반드시 이 2가지 근섬유를 모두 자극해야 한다. 이 프로그램은 4주에 걸쳐 일주일에 2회씩 실시할 수 있는 3가지 운동으로 구성되어 있으며 '고중량+저반복'으로 속근섬유를 강화하고, '저중량+고반복'으로 지근섬유를 강화하며, '중간 강도의 중량과 반복'으로 속근과 지근섬유를 동시에 강화하는 방식으로 진행한다. 운동 1은 팔을 몸 뒤에서 움직이는 운동들이고, 운동 2는 팔과 몸을 일직선으로 만든 상태에서 팔을 움직이는 운동들이며, 운동 3은 팔을 몸 앞에서 움직이는 운동들이다. 이 프로그램의 핵심은 이렇게 다양한 각도에서 팔 전체의 근섬유를 강화하는 것이다.

활용법: 이 프로그램은 서킷트레이닝 방식으로 중간 휴식 없이 각 운동을 1세트씩 연달아 실시한다. 각 운동을 1세트씩 총 3세트를 완료한 뒤에는 2분 동안 휴식을 취하고 전체 과정을 1~2회 더 반복한다. 단, 아래 표의 3가지 운동 그룹에서 운동을 각각 하나씩 선택하되, 동일한 그립은 사용하지 않는다(기본 그립, 해머 그립, 옵셋-핑키 그립, 옵셋-썸 그립 등). 또, 지속적인 근육 성장을 유도하려면 4주마다 새로운 운동을 선택해야 하며, 운동 3 → 운동 1 → 운동 2 등으로 자유롭게 운동의 순서를 바꾸어 변화를 가미할 수도 있다.

운동 1	운동 2	운동 3
원하는 운동을 한 가지 선택하여 6회 반복한다.	원하는 운동을 한 가지 선택하여 12회 반복한다.	원하는 운동을 한 가지 선택하여 25회 반복한다.
• 인클라인 덤벨 컬ǀp.166 • 인클라인 해머 컬ǀp.166 • 인클라인 옵셋-핑키 컬ǀp.166 • 인클라인 옵셋-썸 컬ǀp.166	• 스탠딩 덤벨 컬ǀp.164 • 스탠딩 해머 컬ǀp.167 • 스탠딩 옵셋-핑키 컬ǀp.167 • 스탠딩 옵셋-썸 컬ǀp.167	• 디클라인 덤벨 컬ǀp.166 • 디클라인 해머 컬ǀp.166 • 디클라인 옵셋-핑키 컬ǀp.166 • 디클라인 옵셋-썸 컬ǀp.166

Chapter 8
Quadriceps & Calves
허벅지 앞쪽과 종아리 운동
강한 다리에서 강한 몸이 나온다

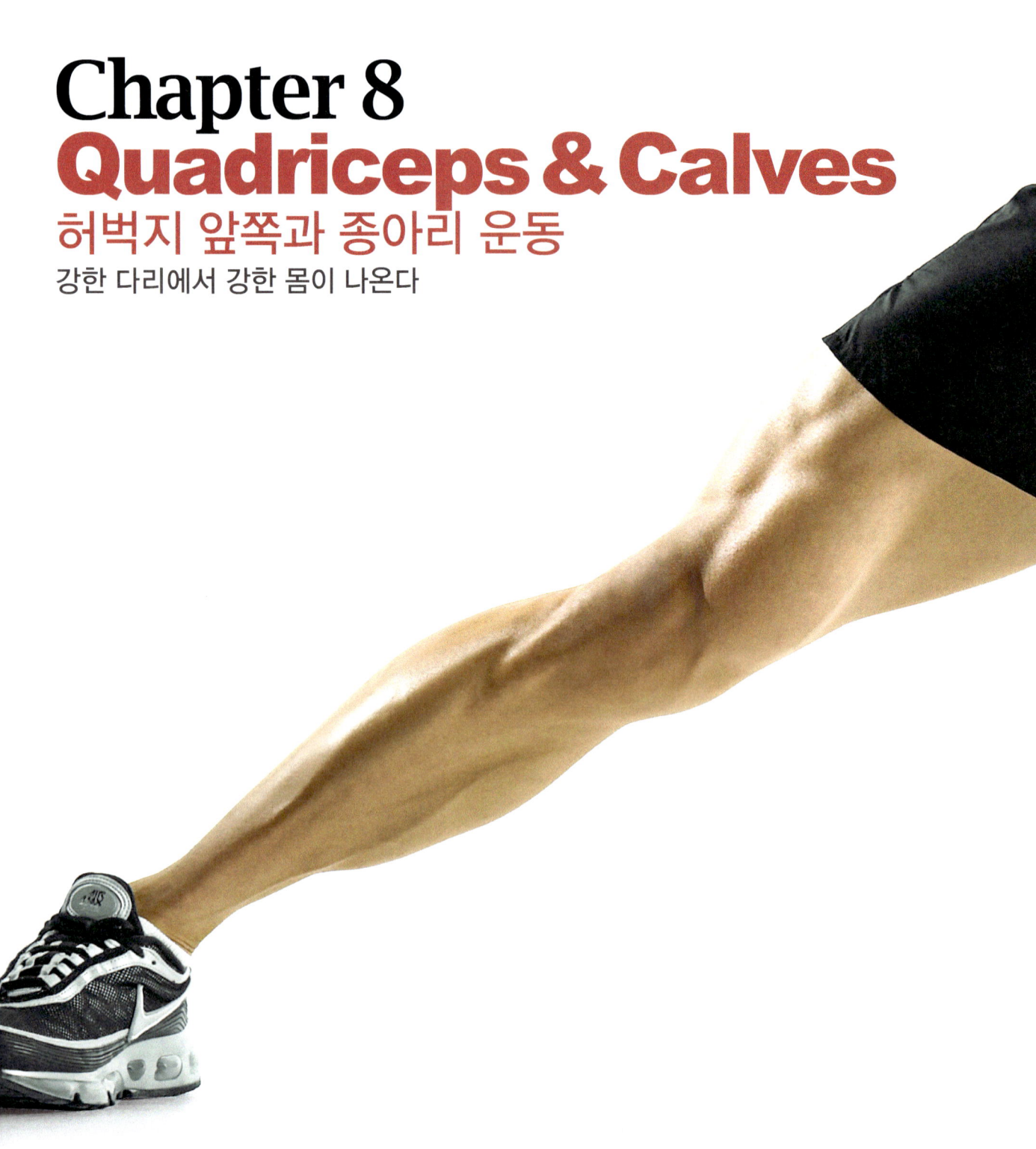

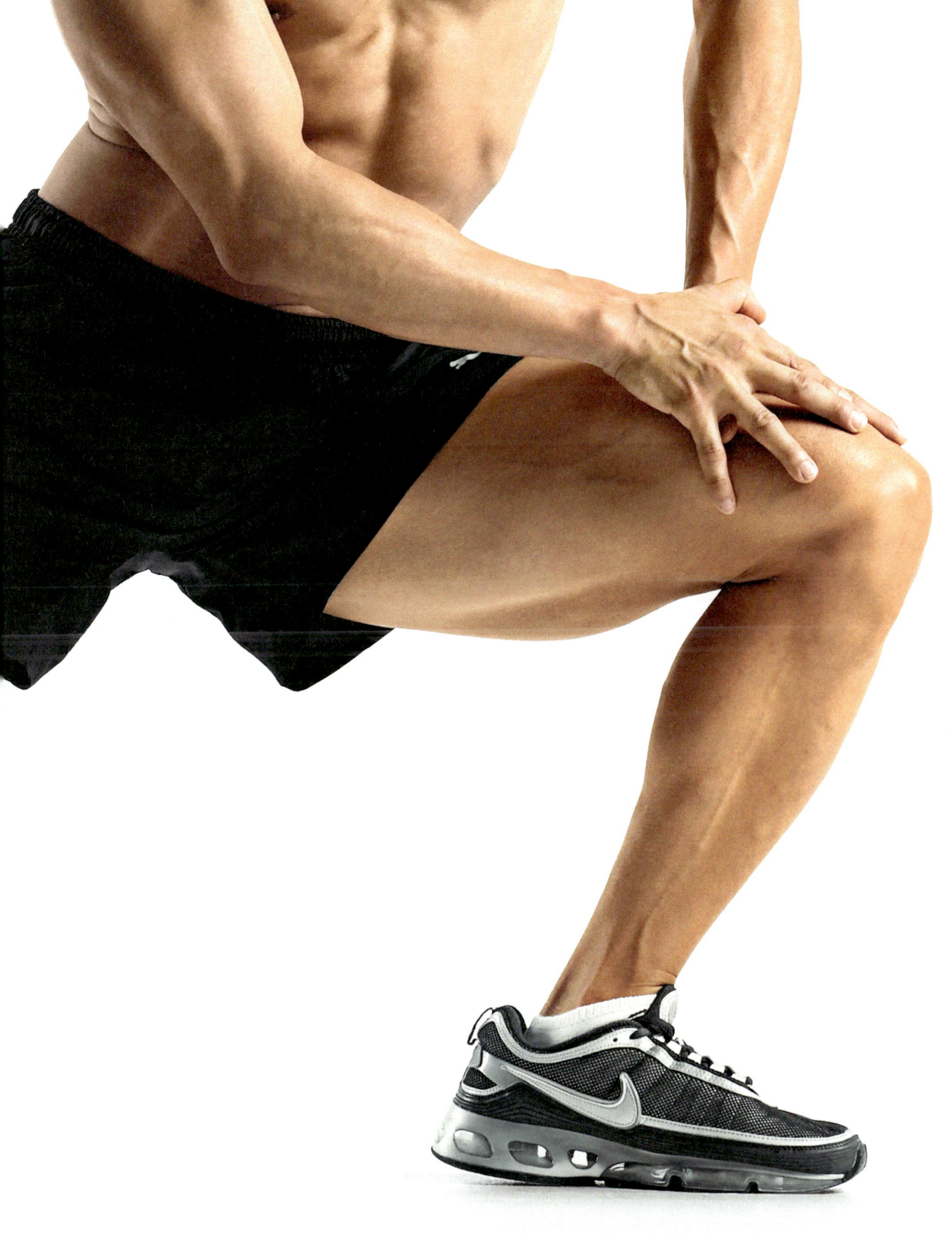

Chapter 8: 허벅지 앞쪽과 종아리 운동

Quads
& Calves

허벅지 전면을 이루는 대퇴사두근 운동은 간과하기가 쉽다. 왜냐하면 스쿼트나 런지 같이 대퇴사두근을 단련하기에 가장 좋은 운동들은 힘이 많이 들기 때문이다. 그러나 이런 운동들이 좋은 이유는 바로 그렇게 힘이 많이 들기 때문이다. 스쿼트의 경우, 거의 모든 운동들 가운데 1회 반복에 소모되는 칼로리량이 가장 많다. 더욱이 대퇴사두근 운동은 슬와부근육군, 둔근, 종아리를 비롯한 하체의 다른 모든 근육을 동시에 강화하는 효과가 있다.

그러므로 스쿼트와 런지가 힘이 들기는 하지만 이번 장에서 소개하는 대퇴사두근 운동들을 자신의 것으로 만들면 강하면서도 미끈한 근육질의 다리와 몸통으로 보상받게 되리라는 사실을 기억하자. 다리를 좀 더 아름답게 가꾸고 싶다면 이번 장의 종아리 운동들도 눈여겨보기 바란다.

허벅지 앞쪽과 종아리 운동의 보너스 효과

- **복근 강화:** 스쿼트는 복부 지방을 연소시키는 데 도움이 될 뿐만 아니라 복근 운동만큼이나 코어 근육들을 강하게 자극하는 효과가 있다.
- **등 강화:** 상체와 하체 운동을 모두 실시한 사람들에 대한 노르웨이 과학자들의 연구에 의하면, 스쿼트나 런지 같은 하체 운동을 충분히 한 사람들은 상체 근력도 극대화할 수 있었다.
- **하체 조화:** 대퇴사두근을 단련하면 하체 전체의 인대와 건이 강해지기 때문에 무릎의 안정성이 높아지고 부상의 위험은 낮아진다.

허벅지 앞쪽과 종아리를 이루는 근육들

대퇴사두근 Quadriceps

대퇴사두근[1]은 대퇴직근[A], 외측광근[B], 내측광근[C], 중간광근, 이렇게 4개의 근육으로 이루어진 허벅지 앞쪽의 주요 근육군이다(중간광근은 대퇴직근 아래에 있기 때문에 그림에는 자세히 보이지 않는다.). 이 4개의 근육들은 모두 대퇴사두근의 건[D]에서 시작하여 무릎 관절 아래까지 이어지기 때문에 이 근육들이 수축되면 무릎 관절이 펴지게 된다. 스쿼트와 런지는 체중이나 중량을 딛고 무릎을 펴면서 일어서는 동작으로 이루어져 있기 때문에 대퇴사두근을 강화하는 데 가장 좋은 운동이 될 수 있다.

비복근 Gastrocnemius

종아리는 2개의 분리된 근육으로 이루어져 있다. 이 가운데 피부에 가장 가깝게 위치하는 근육을 비복근[3]이라고 한다. 비복근은 다시 종아리 안쪽과 바깥쪽 갈래로 나뉘며, 이 두 갈래의 근육은 무릎 바로 위에서 시작하여 뒤꿈치까지 이어진다. 그리고 뒤꿈치 부근에 이르면 아킬레스건[4]을 통해 합쳐진다.

고관절 모음근 Hip Adductors

고관절 모음근[2]은 사타구니를 중심으로 한 허벅지 안쪽 부위를 이루는 근육들로, 다리를 측면으로 들어 올린 상태에서 다시 다리를 모으는 동작에 관여한다. 이렇게 다리를 모으는 동작을 '고관절 내전' 또는 '고관절 모음'이라고 하며, 이 동작을 일으키는 고관절 모음근들은 스쿼트와 런지를 실시할 때 중요한 역할을 한다.

가자미근 Soleus

가자미근은[5] 종아리를 이루는 두 번째 근육이다. 비복근 아래에 위치하며, 무릎 바로 아래에서 시작하여 아킬레스건 부위에 이르면 비복근과 합쳐진다. 비복근과 가자미근은 발바닥을 지면에 밀착시킨 상태에서 뒤꿈치를 들어 올리는 동작을 취할 때처럼 주로 발목을 펴는 움직임에 관여한다. 그러므로 카프 레이즈 같은 종아리 운동뿐만 아니라 스쿼트나 점프처럼 발목을 펴는 동작이 필요한 운동은 모두 종아리 근육을 강화하는 효과가 있다.

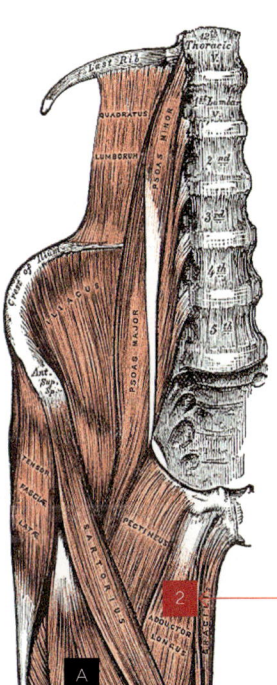
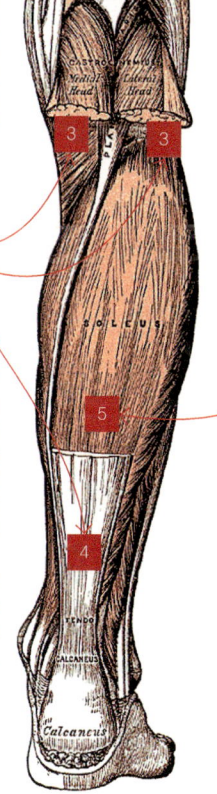

대퇴사두근과 종아리 | 스쿼트 SQUATS

이번 장에서는 허벅지 앞쪽과 종아리를 강화하는 99가지 운동에 대해 알아본다. 각 부위별 섹션의 앞부분에는 기본동작으로 지정된 운동이 나온다. 응용동작을 연습하기 전에 먼저 이 기본동작을 마스터하자. 기본동작을 충실히 마치고 나면 어떤 응용동작이든 실수 없이 완성할 수 있을 것이다.

스쿼트

스쿼트의 목표 근육은 대퇴사두근이며, 부수적으로 둔근, 슬와부근육군, 종아리를 비롯한 하체의 거의 모든 근육과 코어 근육을 동시에 강화할 수 있다. 쪼그려 앉는 동작으로 이루어진 스쿼트 종류의 운동은 이 근육들을 모두 강화할 수 있는 가장 좋은 운동이다.

기본동작
체중 스쿼트
Body-Weight Squat

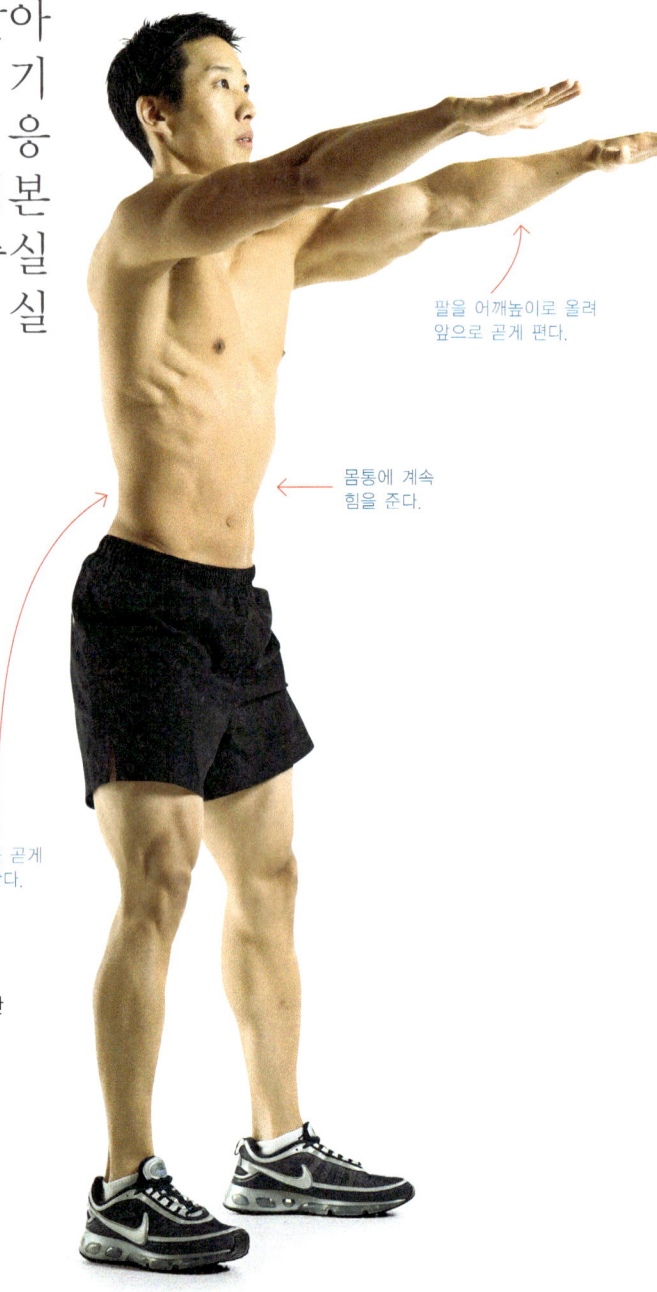

팔을 어깨높이로 올려 앞으로 곧게 편다.

몸통에 계속 힘을 준다.

허리를 곧게 유지한다.

A
· 발을 어깨너비로 벌리고 최대한 똑바로 선다.

Chapter 8

567

스쿼트 역사상 세계 최고 기록은 567킬로그램이다.

발 위치 결정

연달아 3회에 걸쳐 최대한 높이 점프를 실시한 다음, 발의 위치를 살펴보면 스쿼트를 할 때 발을 놓을 자리를 대략적으로 알 수 있다.

WARNING!
완벽한 스쿼트의 비밀

《슈퍼트레이닝Supertraining》의 저자이며 스포츠과학의 위대한 지성으로 불리는 사람들 가운데 한 사람인 멜 시프Mel Siff가 주창한 근육기억기법을 활용하여 스쿼트 기술을 연마해보자. 근육기억기법을 활용하면 몸과 뇌로 적절한 동작을 쉽게 익힐 수 있다.

활용법

스쿼트를 시작하기 전에 먼저 허리와 등을 곧게 세우고, 어깨를 뒤로 젖히며, 다리를 최소한 어깨너비로 벌린 상태로 벤치에 앉는다. 그리고 팔이 지면과 수평을 이루도록 어깨 높이까지 팔을 곧게 들어 올린다. 이 자세에서 허리를 곧게 유지하면서 골반 관절을 구부려 몸을 앞으로 기울인 다음, 천천히 일어설 수 있도록 발을 약간만 뒤로 움직인다. 이때 몸을 앞뒤로 흔들거나 자세를 바꿔서는 안 된다. 이 자세가 바로 스쿼트의 자세이다. 이 자세로부터 몸을 일으켜 세운 다음에는 반대 동작을 통해 천천히 몸을 내리면서 시작 자세로 돌아간다. 이 과정을 몇 회 반복해보면 올바른 스쿼트 자세를 쉽게 익힐 수 있다.

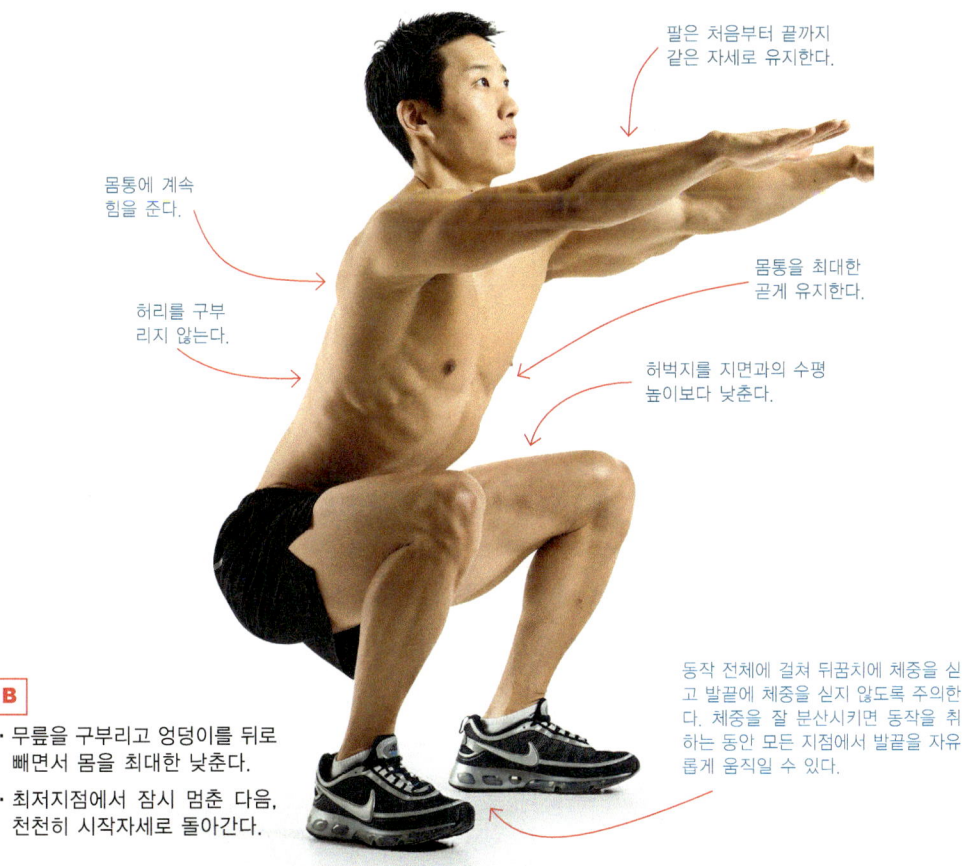

- 몸통에 계속 힘을 준다.
- 허리를 구부리지 않는다.
- 팔은 처음부터 끝까지 같은 자세로 유지한다.
- 몸통을 최대한 곧게 유지한다.
- 허벅지를 지면과의 수평 높이보다 낮춘다.
- 동작 전체에 걸쳐 뒤꿈치에 체중을 싣고 발끝에 체중을 싣지 않도록 주의한다. 체중을 잘 분산시키면 동작을 취하는 동안 모든 지점에서 발끝을 자유롭게 움직일 수 있다.

B
- 무릎을 구부리고 엉덩이를 뒤로 빼면서 몸을 최대한 낮춘다.
- 최저지점에서 잠시 멈춘 다음, 천천히 시작자세로 돌아간다.

대퇴사두근과 종아리 | 스쿼트 SQUATS

응용동작 #1
프리즈너 스쿼트
Prisoner Squat

- 죄수처럼 양손을 뒤통수에 얹는다.

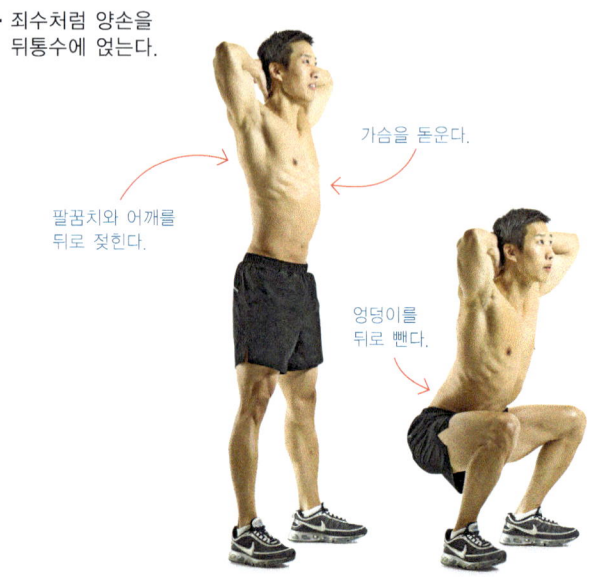

- 팔꿈치와 어깨를 뒤로 젖힌다.
- 가슴을 돋운다.
- 엉덩이를 뒤로 뺀다.

응용동작 #2
니 프레스-아웃 체중 스쿼트
Body-Weight Squat with Knee Press-Out

- 약 50센티미터 길이의 작은 고무밴드를 양쪽 무릎 바로 아랫부분에 두른다.
- 무릎을 바깥으로 벌리는 데 집중하면서 스쿼트 동작을 취한다.

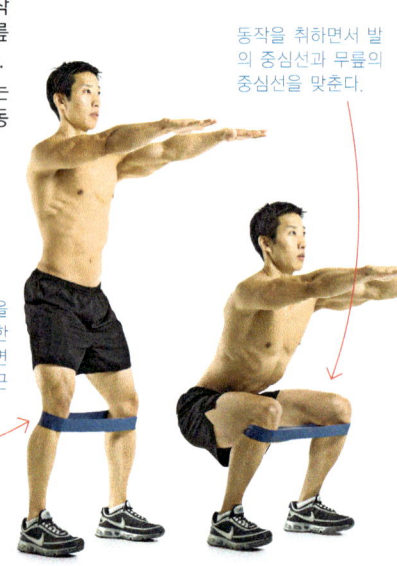

- 동작을 취하면서 발의 중심선과 무릎의 중심선을 맞춘다.
- 동작을 취할 때 무릎이 안쪽을 향하면 골반 주변 근육이 약한 것이다. 밴드의 탄성을 이겨내면서 무릎을 바깥으로 벌리면 이 근육들을 좀 더 강화할 수 있다.

응용동작 #3
체중 월 스쿼트
Body-Weight Wall Squat

멈춤 효과
동작을 중간에 멈추면 전체 스쿼트 동작에 걸쳐 약점이 없어진다.

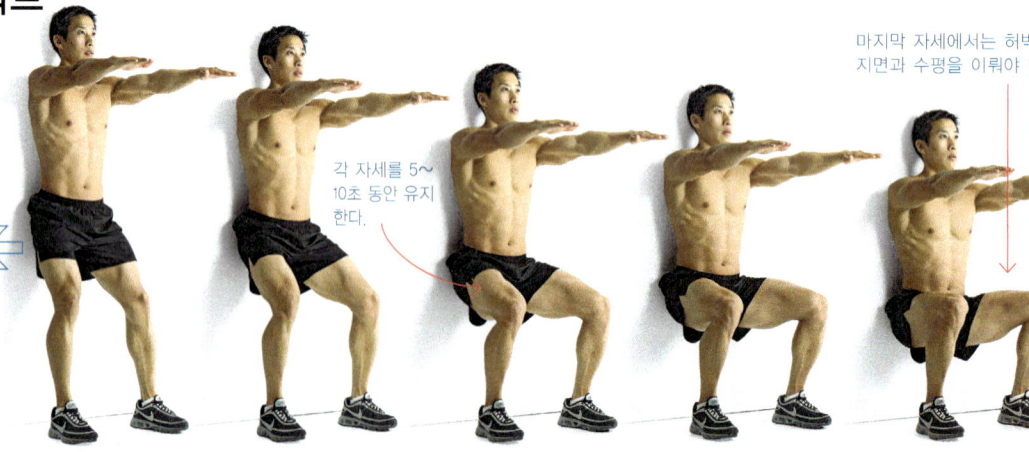

- 각 자세를 5~10초 동안 유지한다.
- 마지막 자세에서는 허벅지가 지면과 수평을 이뤄야 한다.

A · 벽을 등진 상태에서 벽과 약 30센티미터 간격을 두고 선다. 다리를 어깨너비로 벌리고 벽에 등을 기댄다.

B · 벽에 등을 댄 상태로 무릎을 약간 구부려 몸을 몇 센티미터 낮춘 다음, 그 자세를 5~10초 동안 유지한다.

C D · 1회에 몇 센티미터씩 4회에 걸쳐 몸을 추가로 계속 낮춘다.

E · 5회의 정지동작을 마친 다음, 일어서서 휴식을 취한다. 여기까지가 1세트이다.

Chapter 8

응용동작 #4
스위스볼 체중 월 스쿼트
Swiss-Ball Body-Weight Wall Squat

A
- 등과 벽 사이에 스위스볼을 두고 벽 앞에 선다.
- 벽으로부터 약 50센티미터 앞에 발을 위치시킨다.

B
- 공에 등을 계속 댄 상태에서 허벅지가 지면과 수평 이하로 내려갈 때까지 무릎을 구부려 몸을 낮춘다.

초보자용 스쿼트
기본적인 체중 스쿼트가 어렵다면 스위스볼 스쿼트를 시도해보자. 스위스볼 스쿼트는 코어 근육의 힘이 비교적 덜 필요하기 때문에 동작을 취하기가 쉽고 올바른 자세를 익히는 데에도 도움이 된다.

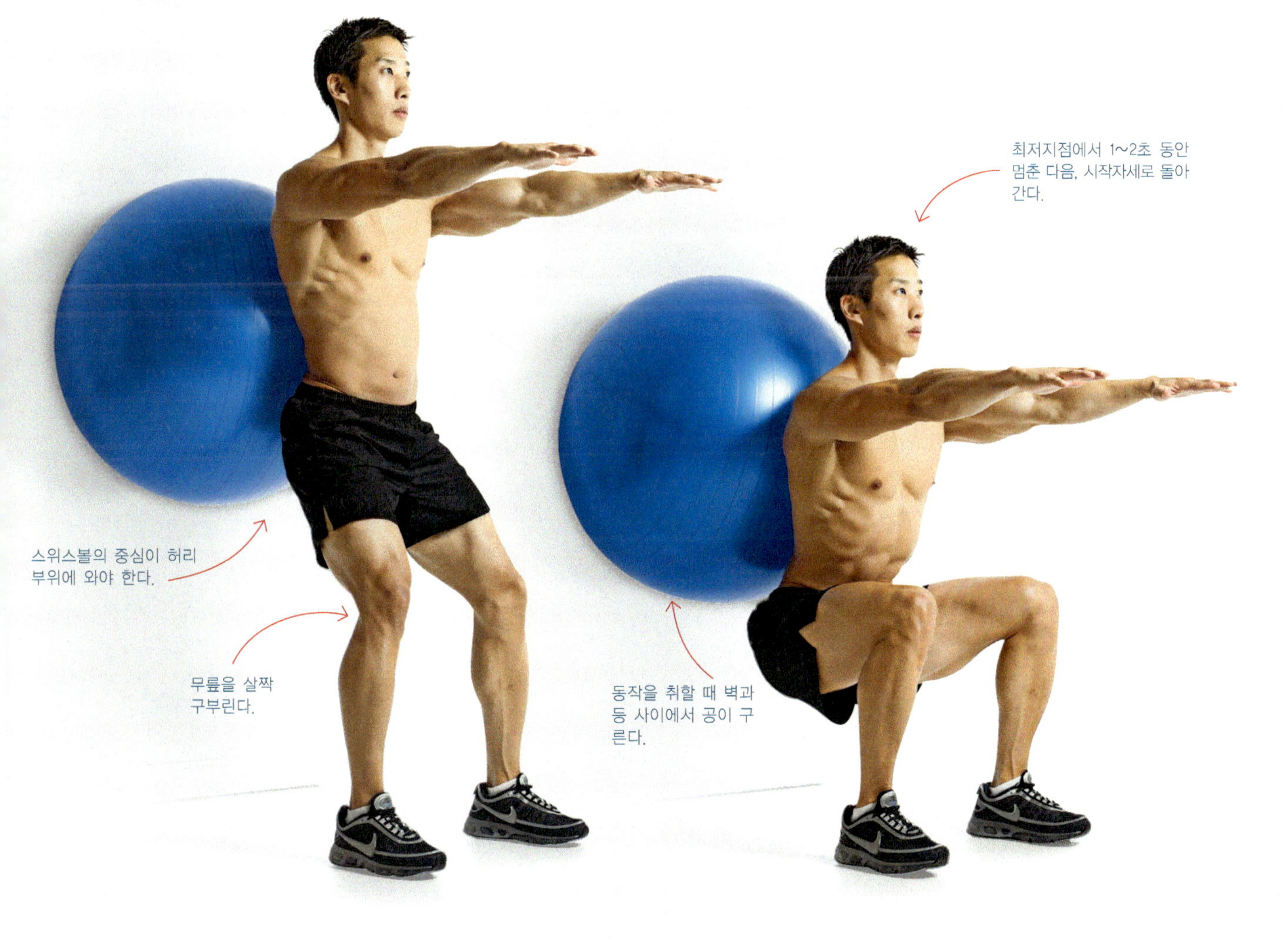

- 스위스볼의 중심이 허리 부위에 와야 한다.
- 무릎을 살짝 구부린다.
- 동작을 취할 때 벽과 등 사이에서 공이 구른다.
- 최저지점에서 1~2초 동안 멈춘 다음, 시작자세로 돌아간다.

대퇴사두근과 종아리 | 스쿼트 SQUATS

응용동작 #5
체중 점프 스쿼트
Body-Weight Jump Squat

A
- 양손을 뒤통수에 얹고 팔꿈치가 몸과 일직선을 이루도록 팔꿈치를 뒤로 젖힌다.

B
- 무릎을 구부리면서 점프를 준비한다.

C
- 최대한 높이 폭발적으로 뛰어 오른다.
- 착지한 뒤에는 곧바로 스쿼트 자세를 취했다가 다시 뛰어 오른다.

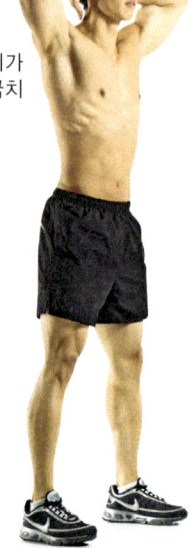 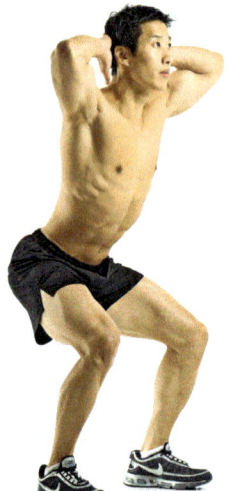 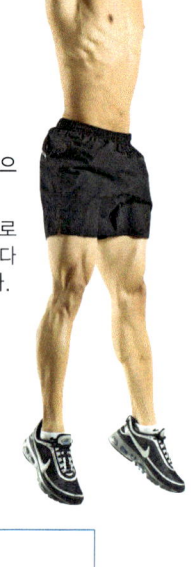

스쿼트와 지방 감량
점프 스쿼트는 운동 능력을 향상시키는 데에도 매우 좋지만 더 깊이 쪼그려 앉으면 지방을 연소시키는 효과가 높아진다. 이때는 아이소-익스플로시브 체중 점프 스쿼트처럼 허벅지와 지면이 수평을 이룰 때까지 낮게 쪼그려 앉는다.

점프 요령
지면을 밀어내면서 뛰어 오른다고 상상한다.

응용동작 #6
아이소-익스플로시브 체중 점프 스쿼트
Iso-Explosive Body-Weight Jump Squat

- 양손을 뒤통수에 얹고 팔꿈치가 몸과 일직선을 이루도록 팔꿈치를 뒤로 젖힌다.
- 엉덩이를 뒤로 빼고 허벅지와 지면이 수평을 이룰 때까지 무릎을 구부린다.
- 최저지점에서 5초 동안 멈춘다.
- 멈춘 다음에는 최대한 높이 뛰어 오른다.
- 착지 후 동작을 정비한다.

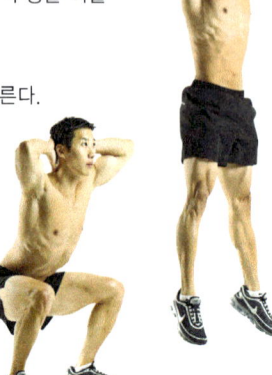

근섬유 활용 극대화
최저지점에서 5초 동안 동작을 멈추면 근육의 순간적인 탄력을 이용할 수 없기 때문에 지면에서 몸을 밀어 올릴 때 근섬유를 최대한 많이 동원할 수 있다. 이 운동은 중량이나 기구를 이용할 수 없을 때 아주 유용하다.

응용동작 #7
브레이스드 스쿼트
Braced Squat

- 양손으로 중량원판을 잡고 팔을 가슴 앞으로 완전히 뻗는다.

이두근 동시 강화
브레이스드 스쿼트를 할 때는 최고지점에서 암 컬을 곁들일 수도 있다. 이때는 상완을 고정시킨 상태에서 팔꿈치를 구부리면서 어깨를 향해 원판을 당긴 다음, 무릎을 구부려 앉으면서 팔을 편다.

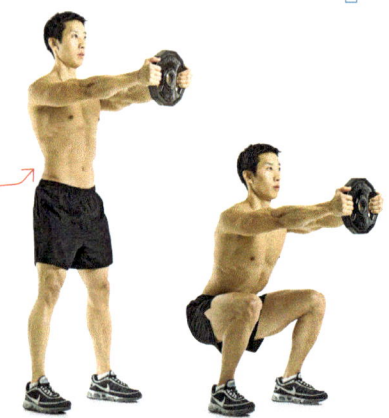

이 스쿼트는 코어 근육에 힘이 많이 들어가기 때문에 안정성, 근력, 운동능력을 기르는 데 도움이 된다. 중량원판을 사용하지만 체중 운동으로 분류하는 이유는 원판을 들고 팔을 앞으로 뻗은 자세를 유지할 때 어깨의 피로로 인해 사용할 수 있는 중량이 한정되어 있기 때문이다.

Chapter 8

하이 박스 점프
High Box Jump

A
- 점프 후 착지를 해도 이상이 없을 정도로 튼튼한 받침대나 벤치의 한쪽 면 앞에 선다.
- 발을 어깨너비로 벌린다.
- 무릎을 구부려 점프를 준비한다.

B C
- 점프 후 받침대 위에 부드럽게 착지한다.
- 받침대에서 내려온 다음, 다시 자리를 잡는다.

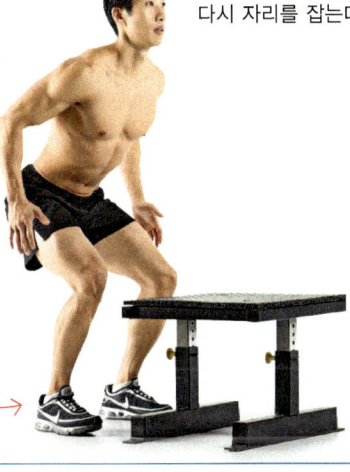
발을 어깨너비로 벌린다.

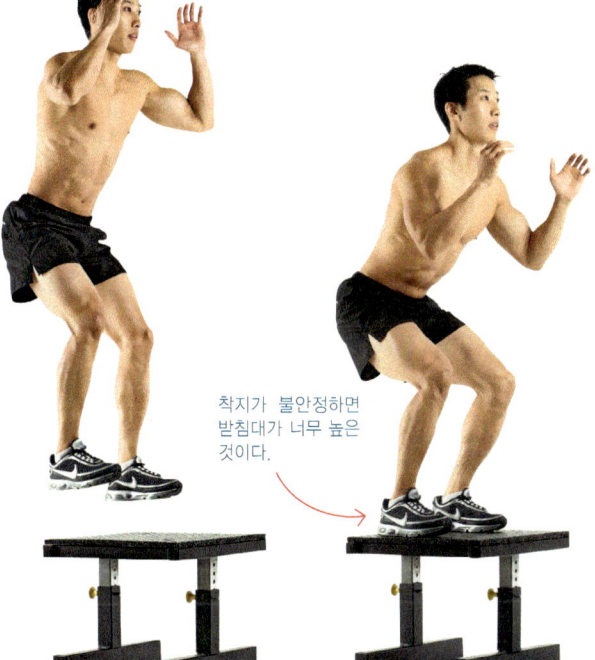
착지가 불안정하면 받침대가 너무 높은 것이다.

뎁스 점프
Depth Jump

A
- 30센티미터 높이의 받침대 위에 올라선다.

> **수직 점프력 강화**
> 뎁스 점프는 수직 점프력을 강화하는 데 가장 좋은 운동 가운데 하나이다. 처음에는 3회 반복을 기준으로 일주일에 2번씩 4~5세트를 실시하고, 각 세트 사이에는 60~90초 동안 휴식을 취한다.

B
- 양쪽 발이 동시에 바닥에 닿도록 받침대에서 내려온다(발의 볼 부분이 먼저 닿은 다음에 뒤꿈치가 닿아야 한다.).

C
- 바닥에 발이 닿으면 곧바로 최대한 높이 뛰어 오른다. 여기까지가 1회 반복이다.

203

대퇴사두근과 종아리 | 스쿼트 SQUATS

기본동작
싱글-레그 스쿼트
Single-Leg Squat

A
- 무릎 높이 정도의 벤치나 받침대에 왼발로 선다.
- 팔을 앞으로 곧게 올린다.

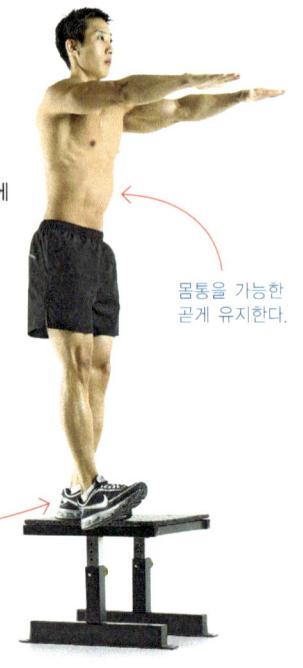

몸통을 가능한 곧게 유지한다.

뒤꿈치보다 발이 높이 올라오도록 오른쪽 발목을 구부린다.

B
- 왼발로 균형을 잡은 상태에서 오른쪽 뒤꿈치가 지면에 가볍게 닿을 때까지 왼쪽 무릎을 천천히 구부린다.
- 최저지점에서 잠시 멈춘 다음, 무릎을 펴면서 몸을 다시 위로 밀어 올린다.
- 왼쪽 다리로 정해진 반복 횟수를 완료한 다음, 발을 바꾸어 오른쪽 다리도 동일한 요령으로 반복한다.
- 이 운동이 너무 어려우면 싱글-레그 벤치 겟업이나 파셜 싱글-레그 스쿼트로 대체한다.

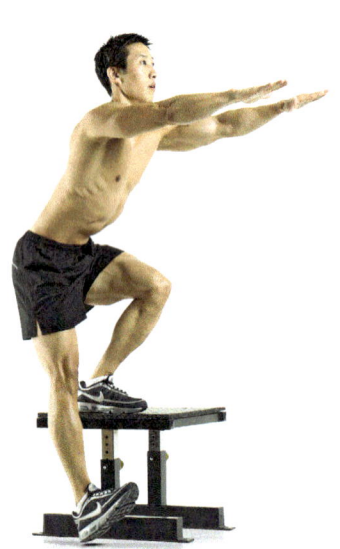

응용동작 #1
싱글-레그 벤치 겟업
Single-Leg Bench Getup

A
- 등을 곧게 세우고 벤치 끝에 앉는다.
- 팔이 지면과 수평이 되도록 어깨 높이로 곧게 뻗어 올린다.
- 왼쪽 다리를 지면에서 곧게 들어 올린다.

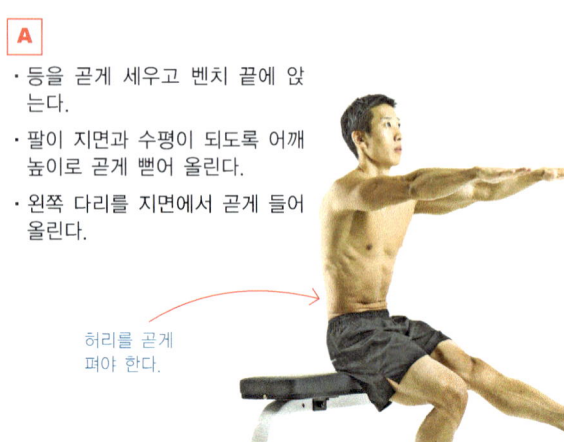

허리를 곧게 펴야 한다.

B
- 몸이 앞으로 기울지 않도록 주의하면서 무릎을 펴고 선 자세를 취한다(이 동작이 불가능하면 시작자세에서 발을 약간 뒤로 뺀다.).
- 다시 앉는다.

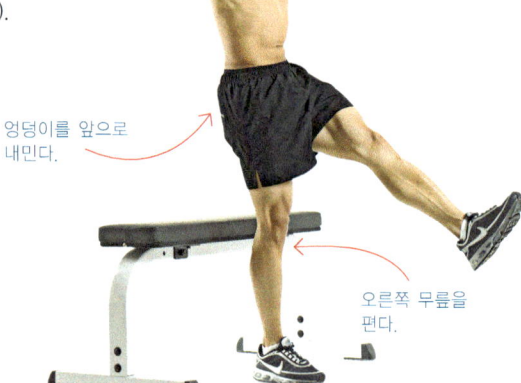

엉덩이를 앞으로 내민다.

오른쪽 무릎을 편다.

204

Chapter 8

응용동작 #2
파셜 싱글-레그 스쿼트
Partial Single-Leg Squat

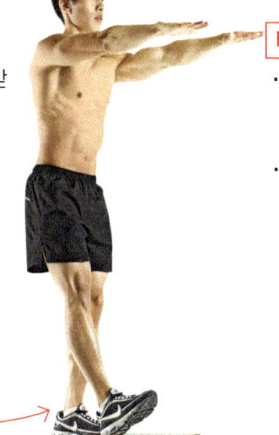

A
- 무릎 높이 정도의 벤치나 받침대에 왼발로 선다.
- 팔을 앞으로 곧게 올린다.

뒤꿈치보다 발끝이 높이 올라오도록 오른쪽 발목을 구부린다.

B
- 한계점 직전까지 왼쪽 무릎을 구부린다(오른쪽 '한계점 파악' 참조).
- 최저지점에서 2초 동안 멈춘 다음, 무릎을 펴면서 시작자세로 돌아간다.

왼쪽 뒤꿈치에 힘을 주면서 몸을 강하게 밀어 올린다.

한계점 파악

싱글-레그 스쿼트를 최소한 3회 이상 반복할 수 없으면 파셜 싱글-레그 스쿼트를 실시한다. 이때는 먼저 자신의 한계점을 파악해야 한다. 한계점이란 몸을 낮추는 속도를 더 이상 조절할 수 없는 지점을 뜻한다. 이 지점은 몸을 약간만 내린 지점이 될 수도 있고 몸을 상당히 많이 내린 지점이 될 수도 있다. 한계점을 파악한 다음에는 파셜 싱글-레그 스쿼트를 실시한다. 근력이 향상될수록 한계점도 내려가기 때문에 한계점은 정기적으로 점검해야 한다.

응용동작 #3
피스톨 스쿼트
Pistol Squat

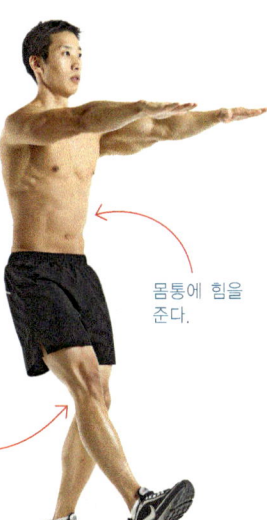

A
- 팔이 지면과 수평을 이루도록 팔을 어깨 높이로 들어 올리고 선다.
- 오른쪽 다리를 지면에서 들어 올린다.

오른쪽 다리를 곧게 편다.

몸통에 힘을 준다.

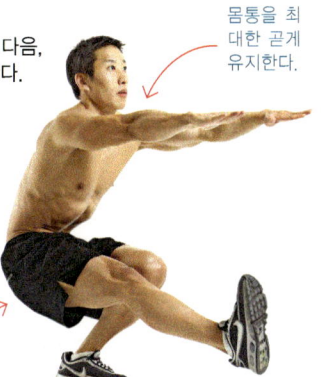

B
- 엉덩이를 뒤로 빼면서 최대한 낮게 앉는다.
- 최저지점에서 멈춘 다음, 시작자세로 돌아간다.

몸통을 최대한 곧게 유지한다.

몸을 낮추면서 오른쪽 다리가 바닥에 닿지 않도록 들어 올린다.

대퇴사두근과 종아리 | 스쿼트 SQUATS

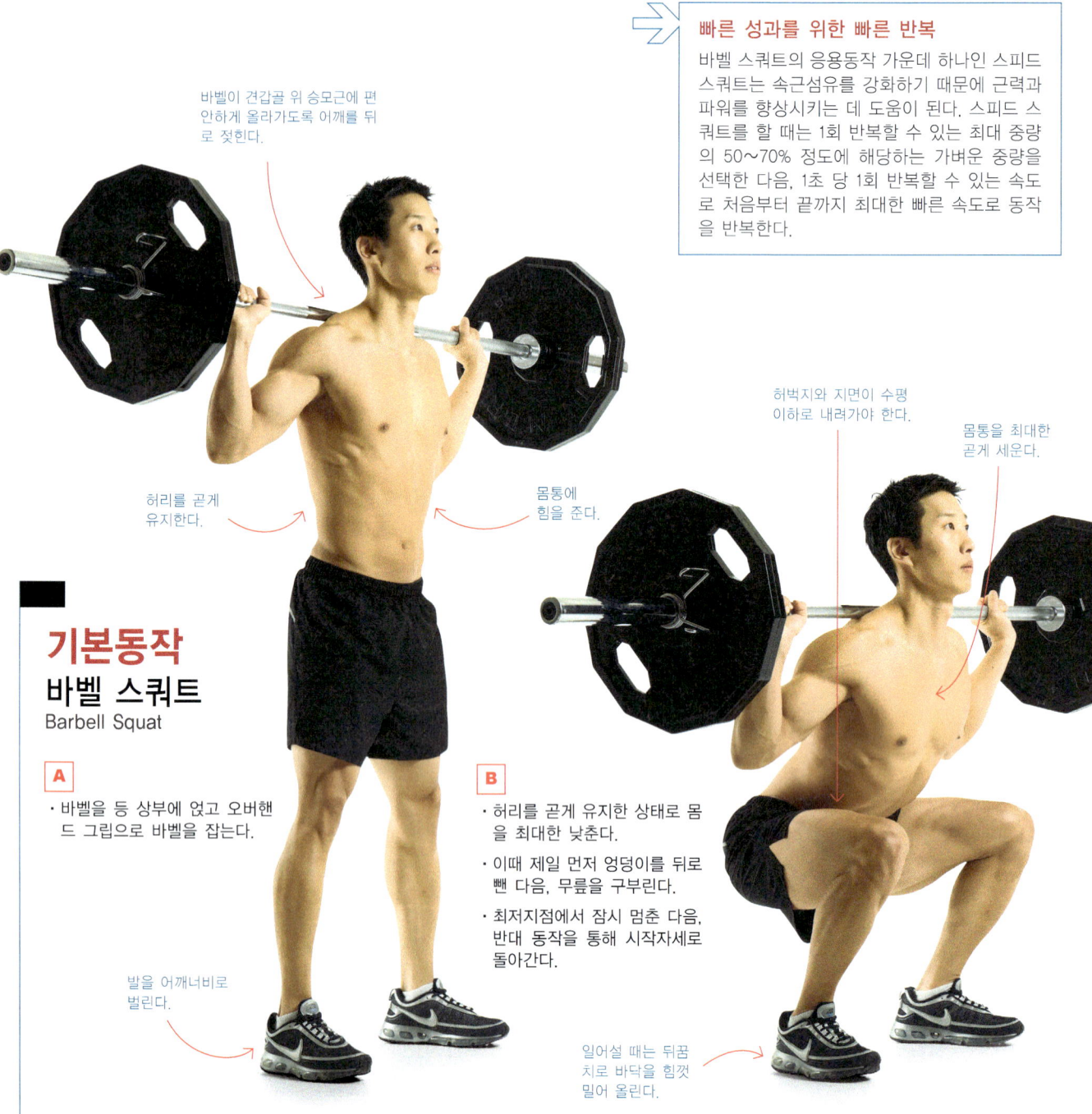

> **빠른 성과를 위한 빠른 반복**
>
> 바벨 스쿼트의 응용동작 가운데 하나인 스피드 스쿼트는 속근섬유를 강화하기 때문에 근력과 파워를 향상시키는 데 도움이 된다. 스피드 스쿼트를 할 때는 1회 반복할 수 있는 최대 중량의 50~70% 정도에 해당하는 가벼운 중량을 선택한 다음, 1초 당 1회 반복할 수 있는 속도로 처음부터 끝까지 최대한 빠른 속도로 동작을 반복한다.

바벨이 견갑골 위 승모근에 편안하게 올라가도록 어깨를 뒤로 젖힌다.

허리를 곧게 유지한다.

몸통에 힘을 준다.

허벅지와 지면이 수평 이하로 내려가야 한다.

몸통을 최대한 곧게 세운다.

기본동작
바벨 스쿼트
Barbell Squat

A
- 바벨을 등 상부에 얹고 오버핸드 그립으로 바벨을 잡는다.

발을 어깨너비로 벌린다.

B
- 허리를 곧게 유지한 상태로 몸을 최대한 낮춘다.
- 이때 제일 먼저 엉덩이를 뒤로 뺀 다음, 무릎을 구부린다.
- 최저지점에서 잠시 멈춘 다음, 반대 동작을 통해 시작자세로 돌아간다.

일어설 때는 뒤꿈치로 바닥을 힘껏 밀어 올린다.

Chapter 8

응용동작 #1
와이드-스탠스 바벨 스쿼트
Wide-Stance Barbell Squat

A
- 발을 어깨너비보다 2배로 넓게 벌리고 동작을 진행한다.

기본 바벨 스쿼트를 할 때 뒤꿈치가 바닥에서 들리면 골반 주변 근육의 긴장도가 높아진다. 그러나 와이드-스탠스 바벨 스쿼트는 이런 현상을 방지할 수 있다. 이 운동을 할 때는 뒤꿈치를 들지 않으면서 몸을 최대한 낮출 수 있는 지점까지 무릎을 구부린 상태에서 2초 동안 동작을 멈춘다. 그리고 매번 운동을 할 때마다 조금씩 몸을 더 낮추도록 노력한다. 이후에 유연성이 향상되면 보폭과 발끝의 각도를 좁혀 나간다.

스탠스를 넓히는 이유
와이드-스탠스를 취하면 고관절 모음근을 더욱 자극시켜 고강도 운동을 할 수 있다.

발끝을 약간 바깥쪽으로 벌린다.

몸을 내릴 때는 무릎의 중심선과 발의 중심선을 일직선으로 맞춘다.

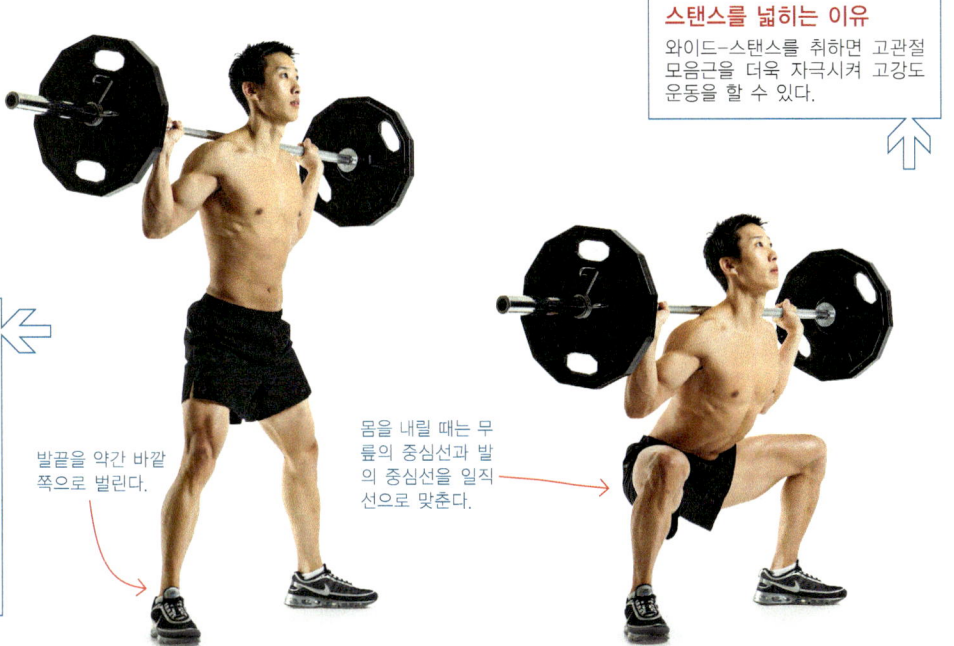

응용동작 #2
바벨 프론트 스쿼트
Barbell Front Squat

A
- 오버핸드 그립으로 바벨을 잡고 어깨 바로 위에 바벨을 올린다.
- 상완이 지면과 수평을 이루는 지점까지 상완을 들어 올린다.
- 바벨을 굴려 어깨 앞쪽에 얹는다.

B
- 허벅지가 최소한 지면과 수평을 이루는 지점까지 천천히 몸을 내린다.
- 최저지점에서 멈춘 다음, 몸을 밀어 올리면서 시작 자세로 돌아간다.

상완이 지면과 수평을 이루는 자세를 계속 유지한다. 이 자세는 바벨이 앞으로 굴러가지 않도록 방지하고 상체를 좀 더 곧게 유지하는 데 도움이 된다.

스트랩
바벨 프론트 스쿼트를 실시할 만큼 손목이 유연하지 않으면 손이 바벨에 올라가는 위치에 손목 스트랩을 단단히 감은 다음, 손목을 구부리는 대신 스트랩에 손을 끼워 잡는 방법도 있다.

발을 어깨너비로 벌린다.

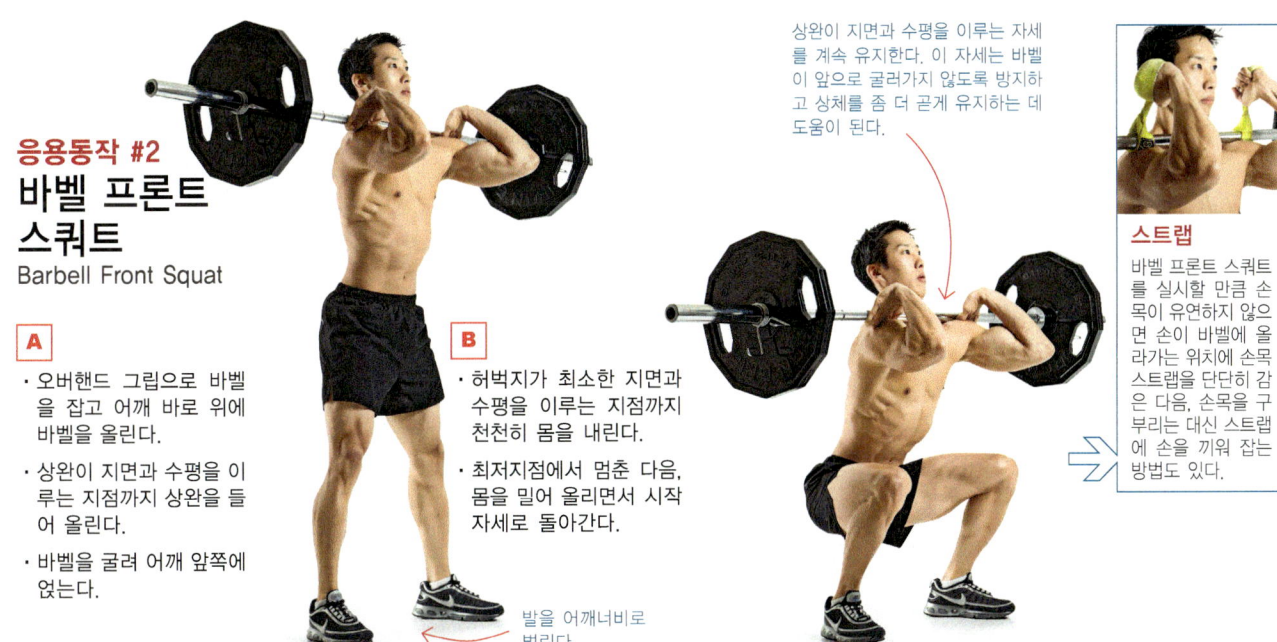

대퇴사두근과 종아리 | 스쿼트 SQUATS

응용동작 #3
크로스드-암 바벨 프론트 스쿼트
Crossed-Arm Barbell Front Squat

- 바벨을 스쿼트 거치대에 올린 상태에서 양손이 바벨 위에 올라가도록 팔짱을 낀다.
- 바벨이 어깨 위에 올라가도록 위치를 잡은 다음, 바벨이 굴러 떨어지지 않도록 팔을 들어 올린다.
- 바벨을 어깨에 올린 상태에서 뒤로 물러서서 스쿼트 동작을 취한다. 동작을 취하는 동안 팔의 자세를 일정하게 유지한다.
- 몸을 밀어 올리면서 시작자세로 돌아온다.

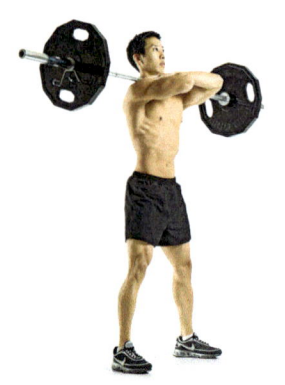
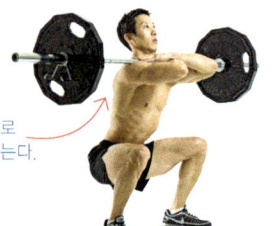

팔을 아래로 내리지 않는다.

응용동작 #4
제르허 스쿼트
Zercher Squat

- 바벨을 팔오금(팔꿈치의 반대편)에 얹고 팔을 가슴에 밀착시킨 상태에서 스쿼트 동작을 취한다.
- 몸을 밀어 올리면서 시작자세로 돌아간다.

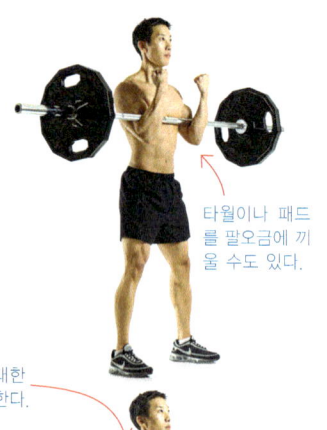

타월이나 패드를 팔오금에 끼울 수도 있다.

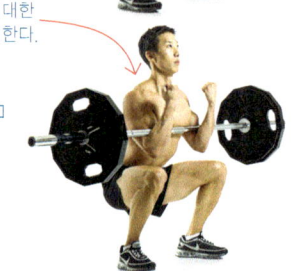

몸통을 최대한 곧게 유지한다.

> 제르허 스쿼트는 바벨을 잡기 위해 팔과 어깨에 힘을 줘야 하기 때문에 하체뿐만 아니라 이두근과 전면 삼각근을 동시에 강화한다.

응용동작 #5
바벨 시프 스쿼트
Barbell Siff Squat

- 스쿼트 동작을 취하기 전에 먼저 뒤꿈치를 최대한 높이 들어 올리고, 이 자세를 계속 유지한다.

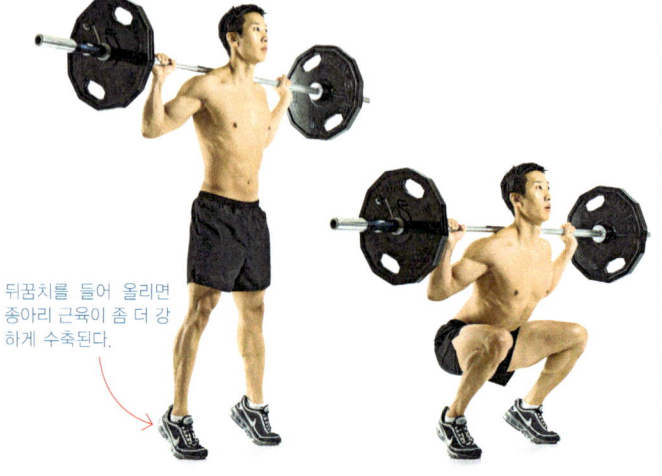

뒤꿈치를 들어 올리면 종아리 근육이 좀 더 강하게 수축된다.

응용동작 #6
바벨 쿼터 스쿼트
Barbell Quarter Squat

- 무릎이 약 60도로 구부러지는 지점까지만 몸을 낮춘다.

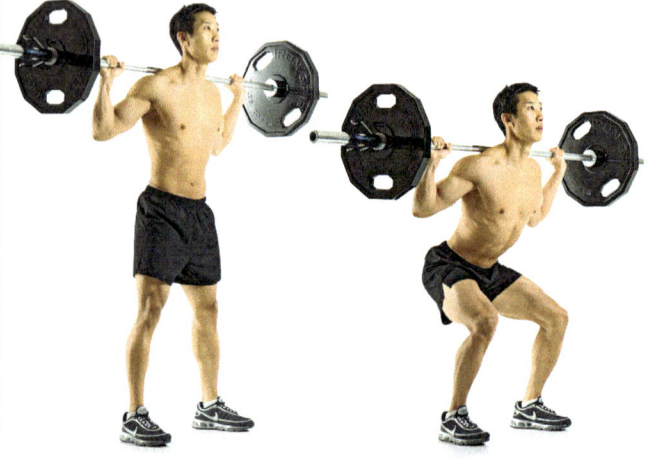

Chapter 8

응용동작 #7
힐 레이즈 바벨 스쿼트
Barbell Squat with Heels Raised

A
- 뒤꿈치를 10킬로그램 짜리 중량원판 위에 올린다.

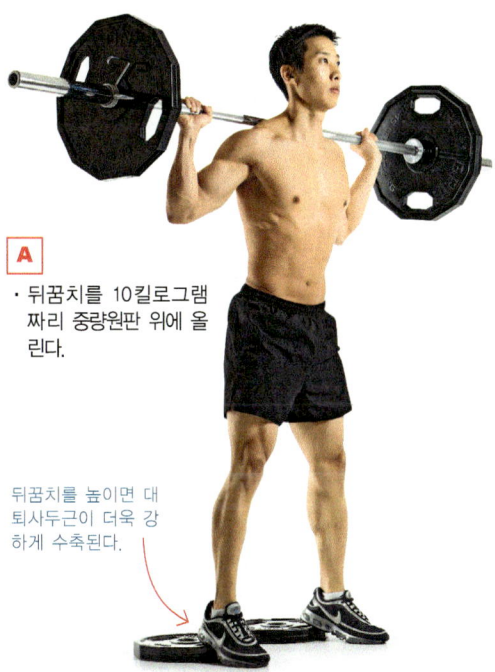

뒤꿈치를 높이면 대퇴사두근이 더욱 강하게 수축된다.

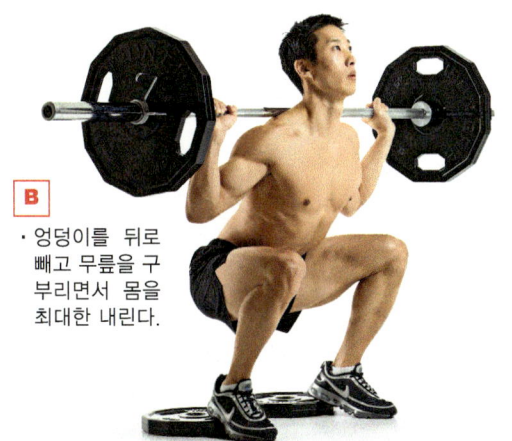

B
- 엉덩이를 뒤로 빼고 무릎을 구부리면서 몸을 최대한 내린다.

응용동작 #8
바벨 핵 스쿼트
Barbell Hack Squat

A
- 몸 뒤에서 오버핸드 그립으로 바벨을 잡고 팔을 뻗어 내린다. 이때 뒤꿈치는 10킬로그램짜리 중량원판 위에 올린다.

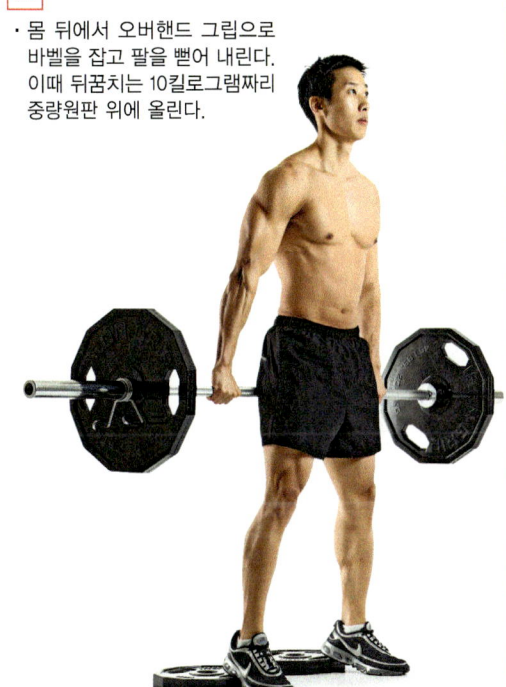

B
- 몸을 최대한 내린다.

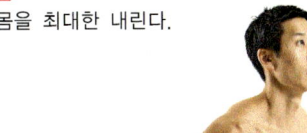

스쿼트 중량 급상승!

어떤 응용동작이든 스쿼트를 실시할 때는 관절의 최대 가동범위를 모두 활용하는 것이 가장 좋다. 하지만 다리를 완전히 구부리지 않고 쿼터 스쿼트처럼 무릎을 일정한 지점까지만 구부리면 약 20% 정도 더 무거운 중량을 들어 올릴 수 있다. 이런 동작을 취하면 둔근과 슬와부근육군이 비교적 덜 활성화되기 때문에 대퇴사두근을 좀 더 강화하게 된다. 그러나 허벅지 앞쪽에 있는 대퇴사두근이 허벅지 뒤쪽에 있는 슬와부근육군보다 상대적으로 너무 강해지지 않도록 이런 프로그램은 4주 정도만 일시적으로 실시한다.

대퇴사두근과 종아리 | 스쿼트 SQUATS

응용동작 #9
바벨 점프 스쿼트
Barbell Jump Squat

17킬로그램
뉴저지대학의 연구에 의하면, 5주 동안 점프 스쿼트를 포함한 강도 높은 하체 운동 프로그램을 진행했던 사람들은 같은 운동 프로그램에서 점프 스쿼트를 제외한 채 나머지 운동들로만 프로그램을 진행했던 사람들보다 스쿼트를 평균 17킬로그램이나 더 무겁게 실시할 수 있었다.

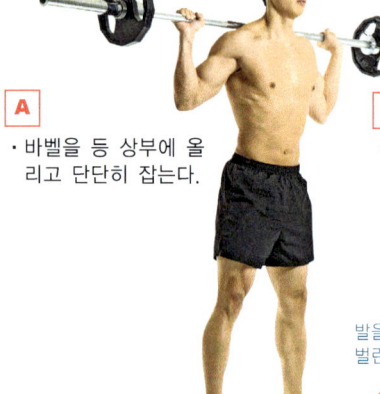
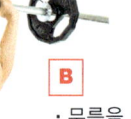
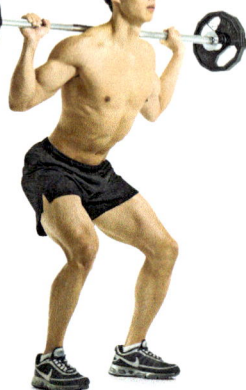
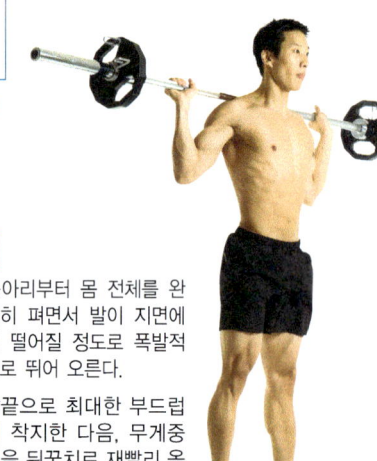

A
- 바벨을 등 상부에 올리고 단단히 잡는다.

B
- 무릎을 구부리면서 뛰어오를 준비를 한다.

발을 어깨너비로 벌린다.

C
- 종아리부터 몸 전체를 완전히 펴면서 발이 지면에서 떨어질 정도로 폭발적으로 뛰어 오른다.
- 발끝으로 최대한 부드럽게 착지한 다음, 무게중심을 뒤꿈치로 재빨리 옮기고 동작을 반복한다.

응용동작 #10
오버헤드 바벨 스쿼트
Overhead Barbell Squat

복근 강화
바벨을 머리 위로 들어 올리면 코어 근육이 더욱 강해질 뿐만 아니라 어깨와 골반의 유연성도 높아진다.

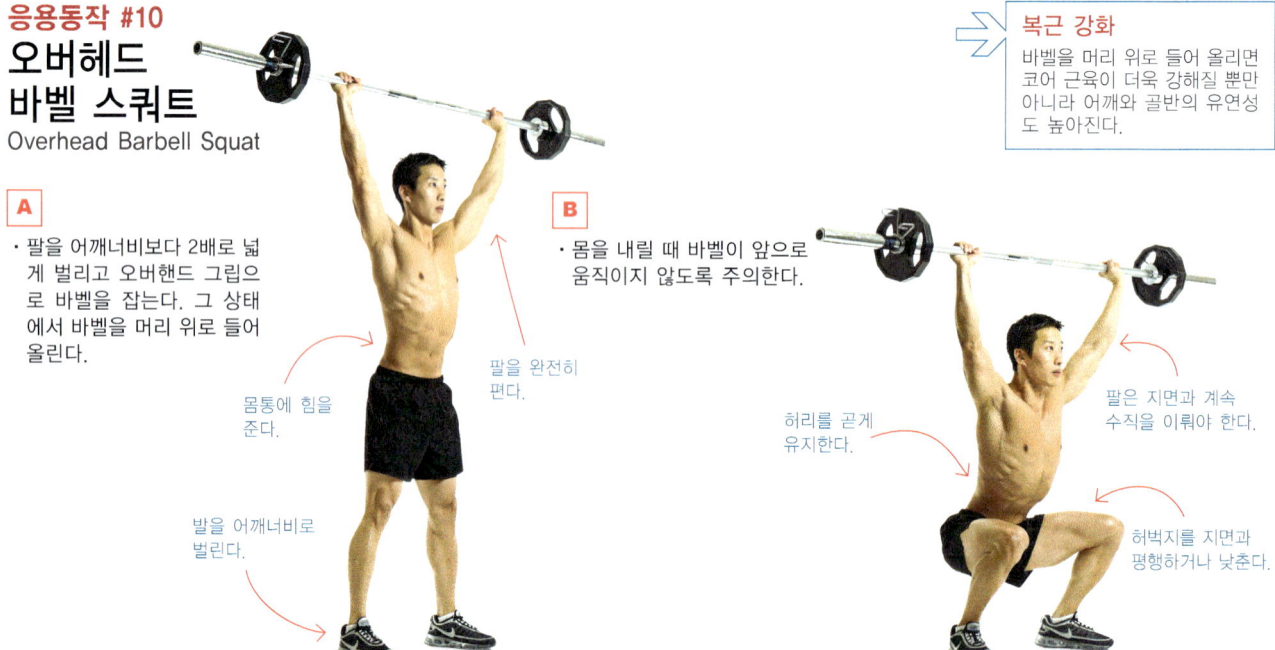

A
- 팔을 어깨너비보다 2배로 넓게 벌리고 오버핸드 그립으로 바벨을 잡는다. 그 상태에서 바벨을 머리 위로 들어 올린다.

몸통에 힘을 준다.

팔을 완전히 편다.

발을 어깨너비로 벌린다.

B
- 몸을 내릴 때 바벨이 앞으로 움직이지 않도록 주의한다.

허리를 곧게 유지한다.

팔은 지면과 계속 수직을 이뤄야 한다.

허벅지를 지면과 평행하거나 낮춘다.

Chapter 8

기본동작
덤벨 스쿼트
Dumbbell Squat

A
- 손바닥이 마주 보도록 양손에 덤벨을 들고 팔을 몸 옆으로 내린다.

B
- 복근에 힘을 준 상태에서 엉덩이를 뒤로 빼고 무릎을 구부리면서 몸을 최대한 내린다.
- 최저지점에서 잠시 멈춘 다음, 무릎을 펴면서 천천히 시작자세로 돌아간다.

머리를 들자
마이애미대학 과학자들은 스쿼트를 실시할 때 아래를 내려다보면 부상의 위험이 높아진다고 말한다. 연구진은 스쿼트를 할 때 아래를 내려다보면 몸이 전방으로 4~5도 기울어진다는 사실을 발견했다. 거울을 보면서 운동을 해도 몸이 앞으로 기울 수 있다. 가장 좋은 방법은 동작을 취하는 내내 눈보다 높은 위치에 있는 확고한 표시나 물체를 계속 응시하는 것이다.

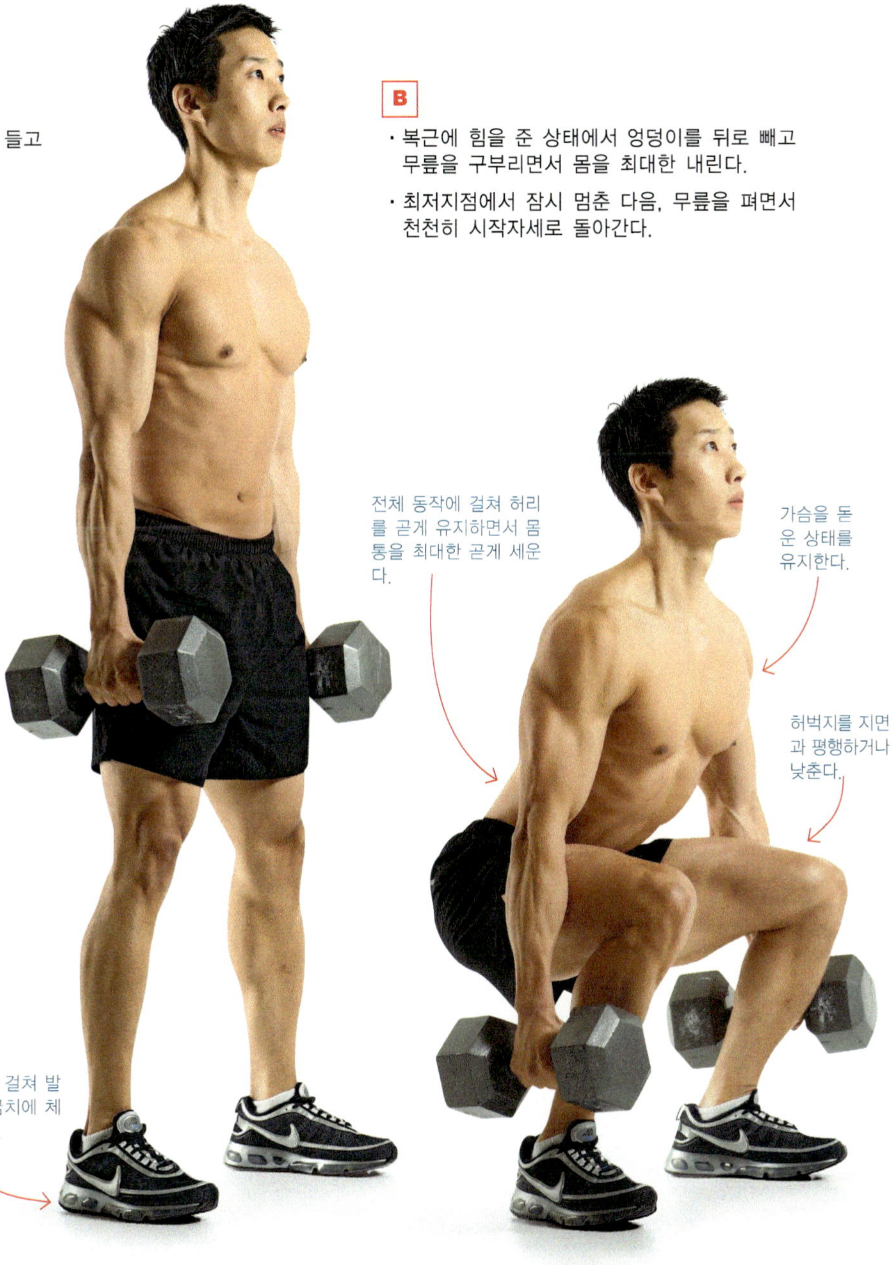

- 동작 전체에 걸쳐 발 끝 대신 뒤꿈치에 체중을 싣는다.

- 전체 동작에 걸쳐 허리를 곧게 유지하면서 몸통을 최대한 곧게 세운다.

- 가슴을 돋운 상태를 유지한다.

- 허벅지를 지면과 평행하거나 낮춘다.

대퇴사두근과 종아리 | 스쿼트 SQUATS

응용동작 #1
고블릿 스쿼트
Goblet Squat

- 양손으로 덤벨의 머리 부분을 잡고 가슴 앞으로 들어 올린 상태에서 스쿼트 동작을 취한다(덤벨을 쇠로 된 포도주잔이라고 생각한다. 고블릿이란 유리나 금속으로 된 포도주잔을 뜻한다.).
- 잠시 멈춘 다음, 시작자세로 돌아간다.

> 무릎을 많이 구부려도 큰 문제는 없다. 연구에 의하면 스쿼트를 할 때 무릎이 가장 불안정해지는 각도는 90도이다. 이 각도는 허벅지 윗면이 지면과 수평을 이루는 지점보다 몇 센티미터 위에 있을 때의 각도이다.

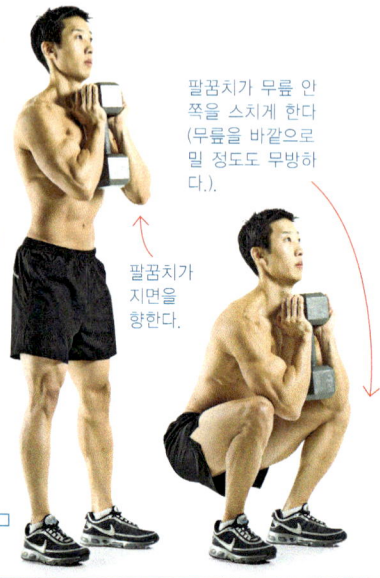

팔꿈치가 무릎 안쪽을 스치게 한다 (무릎을 바깥으로 밀 정도도 무방하다.).

팔꿈치가 지면을 향한다.

응용동작 #2
와이드-스탠스 고블릿 스쿼트
Wide-Stance Goblet Squat

- 양손으로 덤벨의 머리 부분을 잡고 가슴 앞으로 들어 올린 상태에서 스쿼트 동작을 취한다.

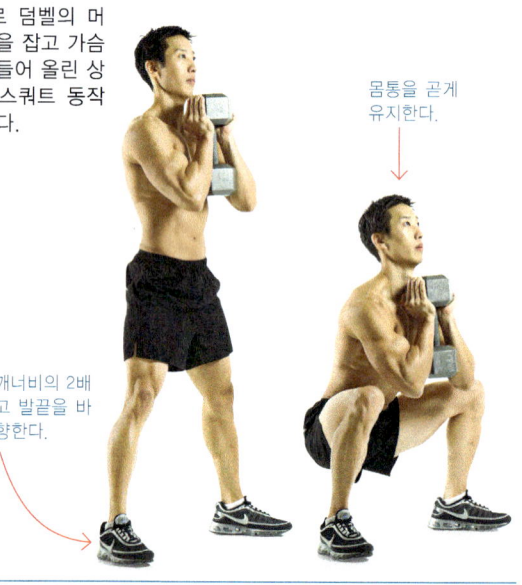

몸통을 곧게 유지한다.

발을 어깨너비의 2배로 벌리고 발끝을 바깥으로 향한다.

응용동작 #3
스모 스쿼트
Sumo Squat

- 양손으로 무거운 덤벨의 양쪽 끝을 잡고 팔을 허리 아래로 내린다.

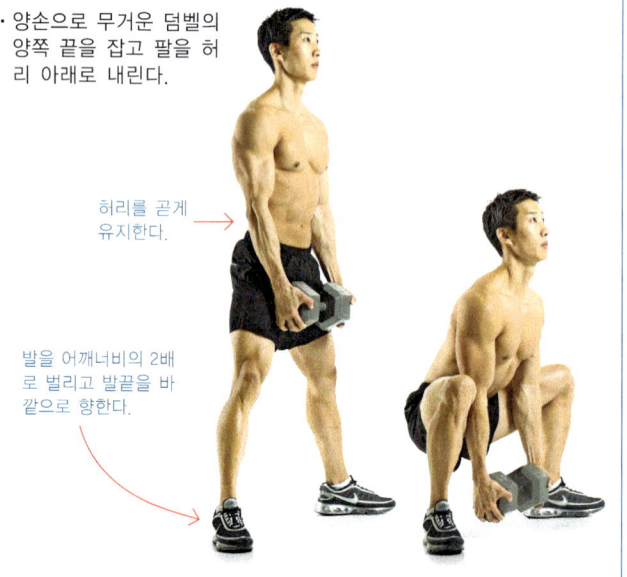

허리를 곧게 유지한다.

발을 어깨너비의 2배로 벌리고 발끝을 바깥으로 향한다.

응용동작 #4
덤벨 프론트 스쿼트
Dumbbell Front Squat

- 손바닥이 마주 보도록 양손에 덤벨을 들고, 덤벨의 한쪽 끝을 어깨에서 가장 도톰한 부분에 각각 올린다.
- 몸통을 계속 곧게 유지한다.
- 동작을 취할 때 팔꿈치를 내리지 않도록 주의한다.

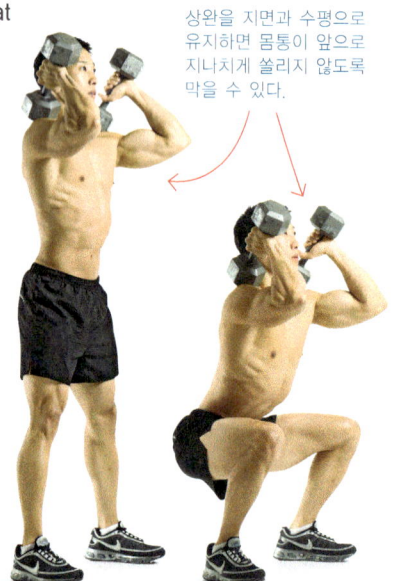

상완을 지면과 수평으로 유지하면 몸통이 앞으로 지나치게 쏠리지 않도록 막을 수 있다.

Chapter 8

응용동작 #5
덤벨 점프 스쿼트
Dumbbell Jump Squat

A
- 손바닥이 마주 보도록 양손에 덤벨을 들고 팔을 몸 옆으로 내린다.
- 무릎을 구부리면서 뛰어 오를 준비를 한다.

B
- 최대한 높이 폭발적으로 뛰어 오른다.
- 착지 후에는 재빨리 자세를 바로잡은 다음, 다시 동작을 반복한다.

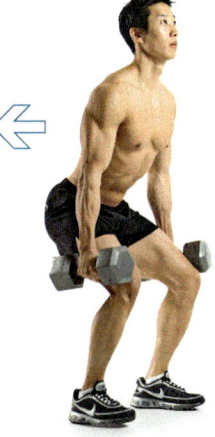
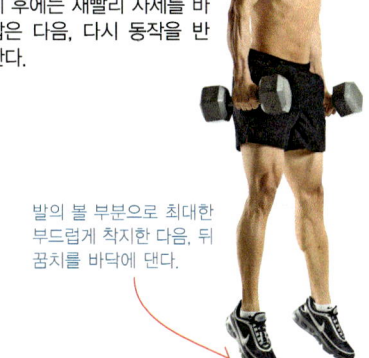

발의 볼 부분으로 최대한 부드럽게 착지한 다음, 뒤꿈치를 바닥에 댄다.

더 높이, 더 빨리
〈근력과 컨디셔닝 저널Journal of Strength and Conditioning〉에 발표된 연구에 의하면 간단한 점프 스쿼트 루틴을 활용하여 점프력과 스피드를 동시에 향상시킬 수 있다. 이 연구에서는 스쿼트를 1회 반복할 수 있는 최대 중량의 30%에 해당하는 중량을 사용했다. 6회 반복을 기준으로 일주일에 두 번씩 5세트를 실시하고, 각 세트 사이에는 3분 동안 휴식을 취하는 방식으로 실제로 시도해보자.

WARNING!
스미스머신의 맹점
철제 레일을 따라 바벨이 움직이도록 설계된 스미스머신은 얼핏 보기에 안전해 보이지만 사실은 그렇지 않다. 스미스머신에서는 보통 바벨 스쿼트를 할 때처럼 바벨이 아치를 그리는 대신 수직으로만 움직이는 탓에 허리에 무리가 더 가기 때문이다. 또한 캐나다 과학자들에 의하면, 프리웨이트 스쿼트는 스미스머신 스쿼트보다 대퇴사두근을 50% 가까이 더 활성화시킨다.

응용동작 #6
오버헤드 덤벨 스쿼트
Overhead Dumbbell Squat

A
- 양손에 덤벨을 들고 팔을 어깨 위로 완전히 펴 올린다.

B
- 허벅지와 지면이 최소한 수평을 이루는 지점까지 몸을 내린다.

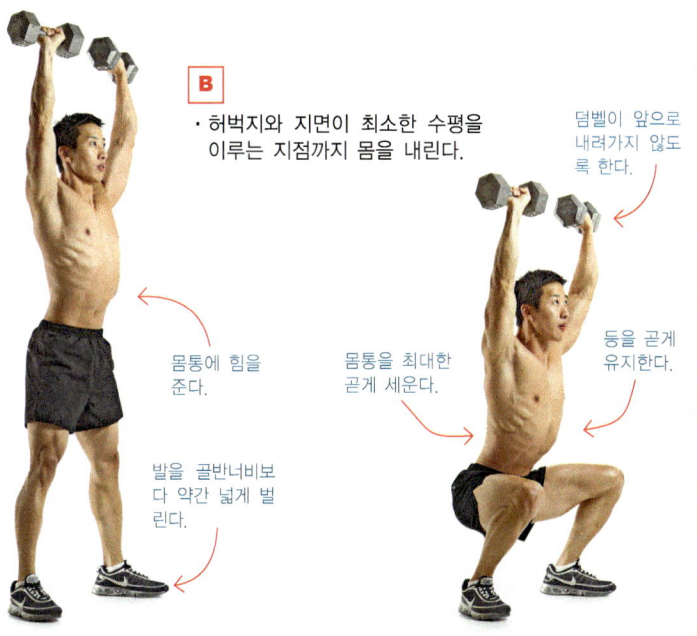

덤벨이 앞으로 내려가지 않도록 한다.

몸통에 힘을 준다.

발을 골반너비보다 약간 넓게 벌린다.

몸통을 최대한 곧게 세운다.

등을 곧게 유지한다.

43
터프츠 대학의 연구에 의하면, 4개월 동안 스쿼트 같은 하체 운동을 실시했던 무릎 환자들은 무릎 통증이 43% 감소했다.

대퇴사두근과 종아리 | 스쿼트 SQUATS

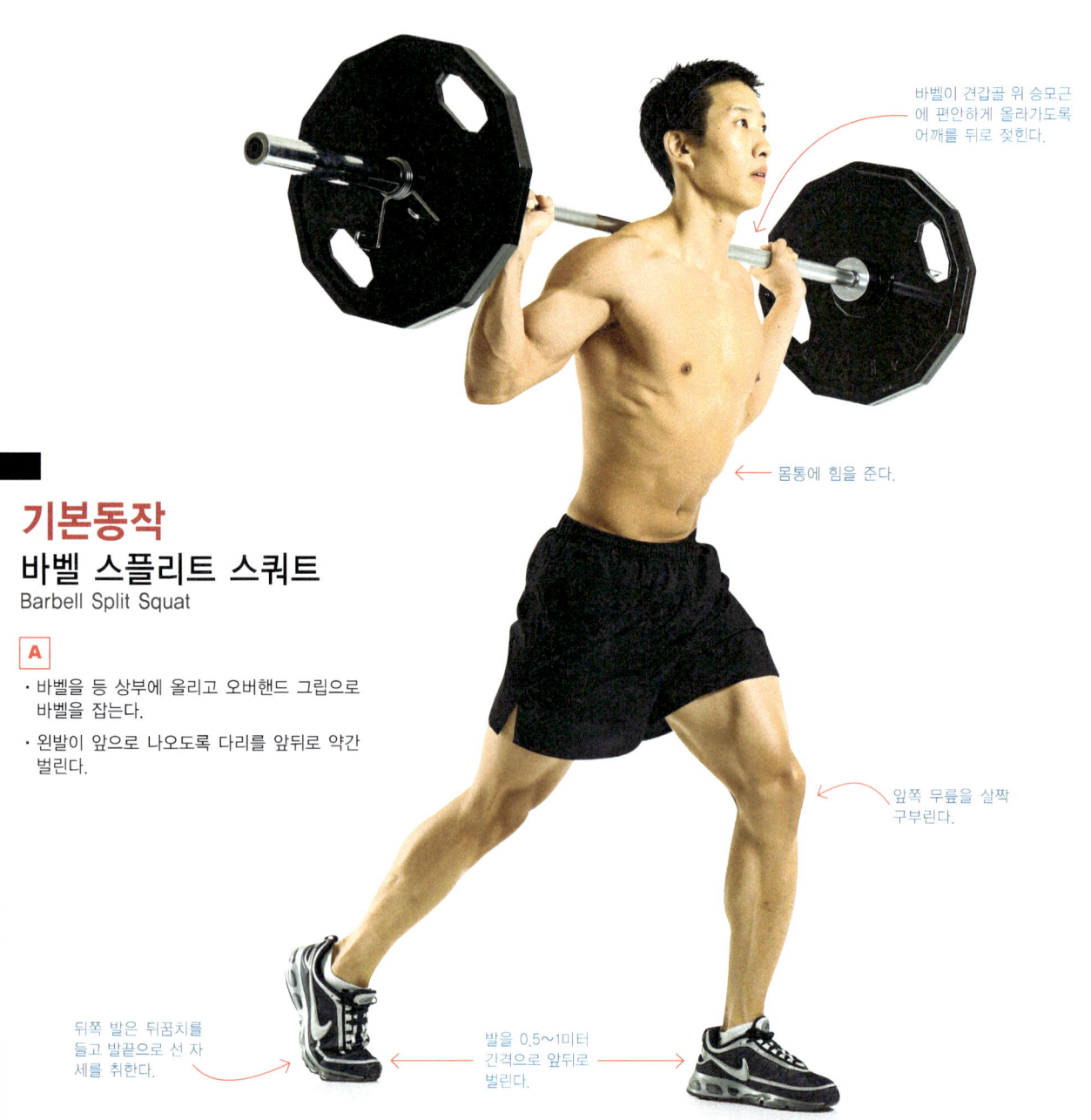

바벨이 견갑골 위 승모근에 편안하게 올라가도록 어깨를 뒤로 젖힌다.

몸통에 힘을 준다.

앞쪽 무릎을 살짝 구부린다.

뒤쪽 발은 뒤꿈치를 들고 발끝으로 선 자세를 취한다.

발을 0.5~1미터 간격으로 앞뒤로 벌린다.

기본동작
바벨 스플릿 스쿼트
Barbell Split Squat

A
- 바벨을 등 상부에 올리고 오버핸드 그립으로 바벨을 잡는다.
- 왼발이 앞으로 나오도록 다리를 앞뒤로 약간 벌린다.

Chapter 8

167

유타 주립대학의 연구에 의하면, 스쿼트를 할 때 복부를 가격당할 때처럼 배에 힘을 준 상태에서 동작을 취하면 코어 근육의 활성도가 167%나 증가한다. 따라서 트레이너로부터 배에 힘을 주라는 말을 듣는 사람은 자신이 배에 힘을 충분히 안 주고 있을 수도 있다는 사실을 상기해야 한다. 이러한 주문을 잠재의식 속에 각인시킨 상태에서 운동을 진행하면 운동의 효과도 높아질 수 있다. 이 연구에서는 복부에 힘을 줘야 한다는 말을 단 한 차례만 전달했다고 한다. 여러분도 한 번 실천해보기 바란다.

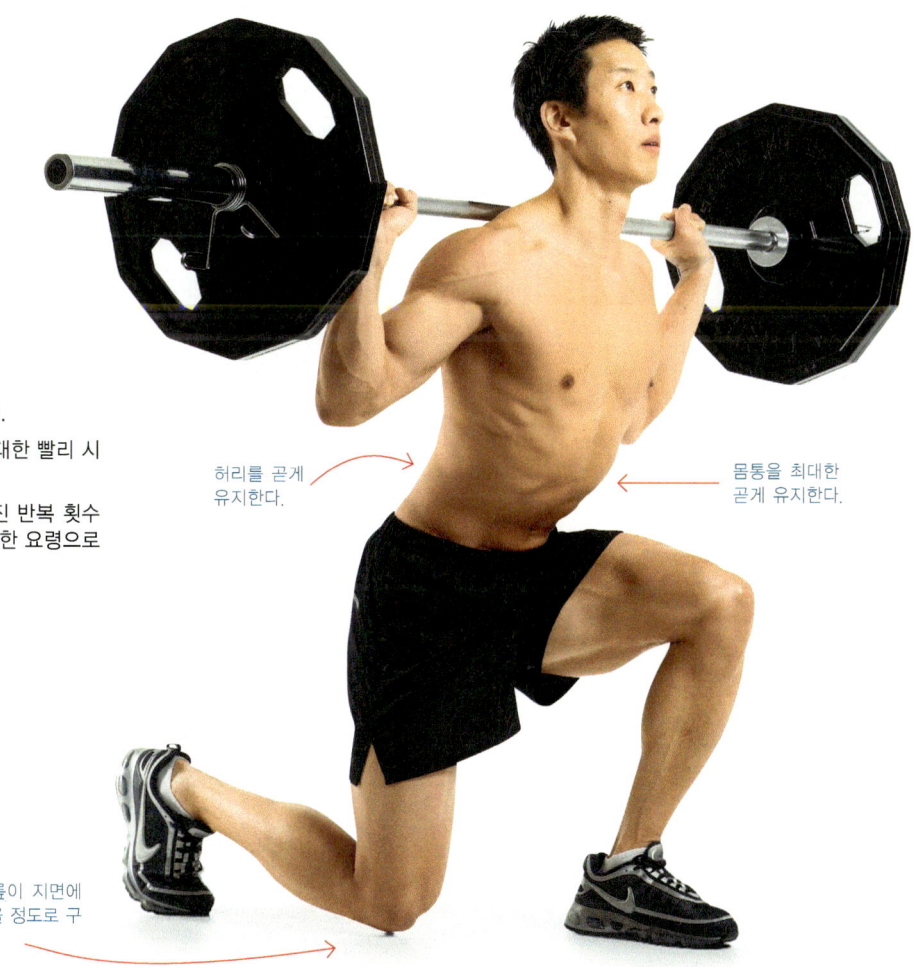

B
- 몸을 최대한 낮게 천천히 내린다.
- 최저지점에서 잠시 멈춘 다음, 최대한 빨리 시작자세로 돌아간다.
- 왼쪽 다리를 앞으로 내밀고 정해진 반복 횟수를 완료한 다음, 발을 바꾸어 동일한 요령으로 반복한다.

허리를 곧게 유지한다.

몸통을 최대한 곧게 유지한다.

뒤쪽 무릎이 지면에 거의 닿을 정도로 구부린다.

대퇴사두근과 종아리 | 스쿼트 SQUATS

응용동작 #1
엘리베이티드-프론트-풋 바벨 스플리트 스쿼트
Elevated-Front-Foot Barbell Split Squat

· 한쪽 발을 앞으로 내밀어 15센티미터 높이의 발판에 올린다.

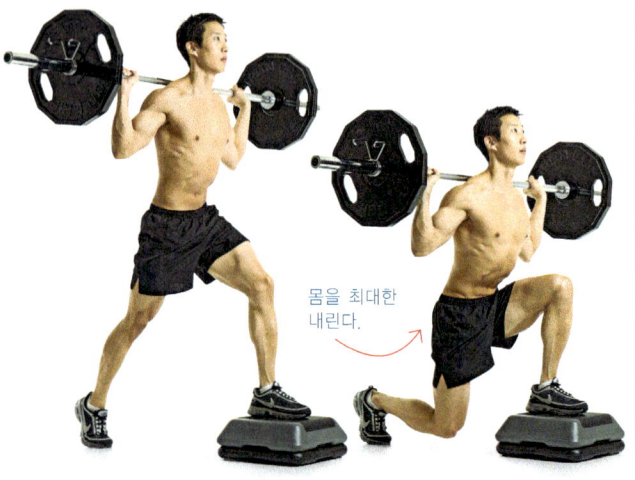

몸을 최대한 내린다.

응용동작 #2
엘리베이티드-백-풋 바벨 스플리트 스쿼트
Elevated-Back-Foot Barbell Split Squat

· 한쪽 발을 뒤로 내밀어 15센티미터 높이의 발판에 올린다.

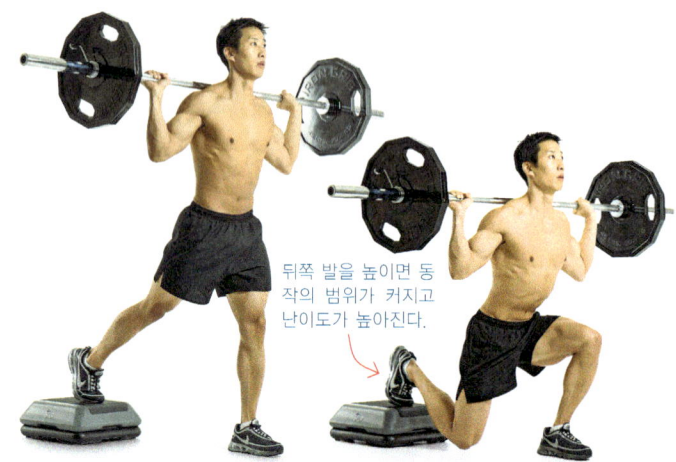

뒤쪽 발을 높이면 동작의 범위가 커지고 난이도가 높아진다.

응용동작 #3
바벨 프론트 스플리트 스쿼트
Barbell Front Split Squat

· 팔을 어깨너비로 벌리고 오버핸드 그립으로 바를 잡는다.
· 상완이 지면과 수평을 이룰 때까지 들어 올린다.

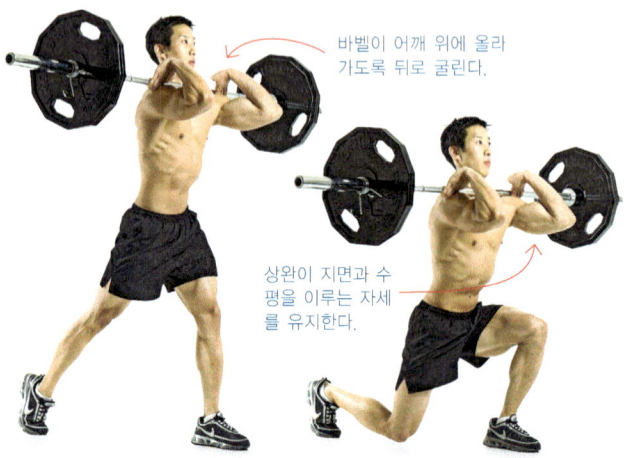

바벨이 어깨 위에 올라가도록 뒤로 굴린다.

상완이 지면과 수평을 이루는 자세를 유지한다.

응용동작 #4
바벨 불가리안 스플리트 스쿼트
Barbell Bulgarian Split Squat

· 한쪽 다리를 뒤로 뻗어 발등을 벤치 위에 올린다.

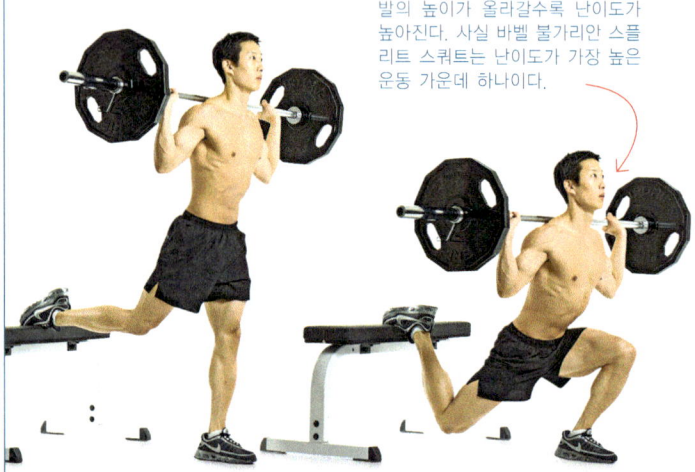

발의 높이가 올라갈수록 난이도가 높아진다. 사실 바벨 불가리안 스플리트 스쿼트는 난이도가 가장 높은 운동 가운데 하나이다.

Chapter 8

체중 스플리트 스쿼트

스플리트 스쿼트의 모든 응용동작들은 중량을 들지 않고 체중만을 이용해서 실시할 수 있다. 이때는 팔짱을 끼고 가슴 높이까지 팔을 올리거나, 손을 귀나 엉덩이에 올린 상태로 동작을 취한다. 체중 스플리트 스쿼트는 워밍업 운동으로 이상적이며, 중량을 이용해서 동작을 취하기가 어렵거나 중량을 이용할 수 없을 때에도 활용할 수 있다.

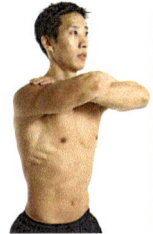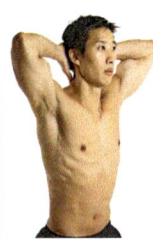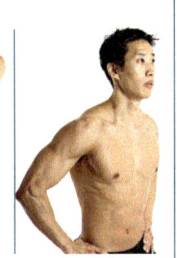

기본동작
덤벨 스플리트 스쿼트
Dumbbell Split Squat

A
- 손바닥이 마주 보도록 양손에 덤벨을 들고 팔을 몸 옆으로 내린다.
- 왼발을 앞으로 뻗어 다리를 앞뒤로 벌린다.

트레이너의 조언
기본 스쿼트 동작을 취할 때처럼 몸통에 항상 힘을 주어 자세를 유지해야 한다.

B
- 몸을 최대한 낮게 천천히 내린다.
- 최저지점에서 잠시 멈춘 다음, 최대한 빨리 시작자세로 돌아간다.
- 왼쪽 다리를 앞으로 내밀고 정해진 반복 횟수를 완료한 다음, 발을 바꾸어 동일한 요령으로 반복한다.

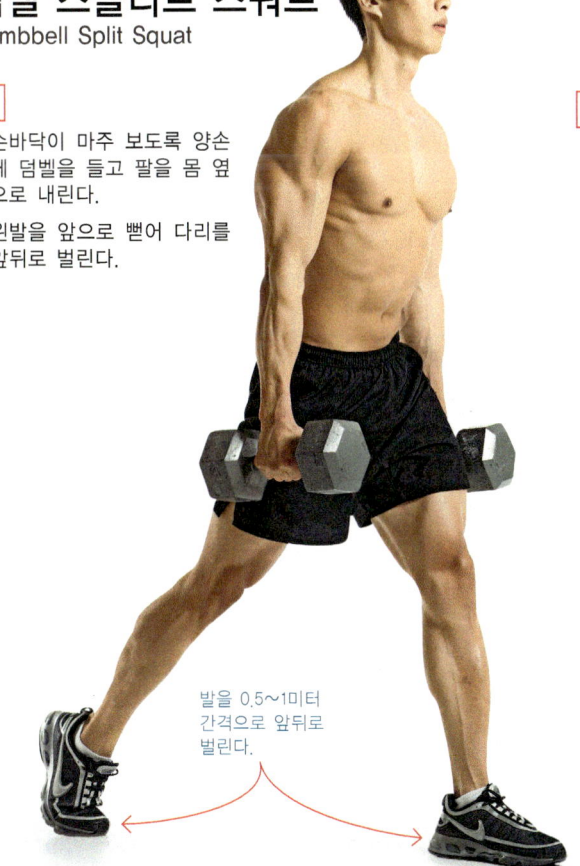

발을 0.5~1미터 간격으로 앞뒤로 벌린다.

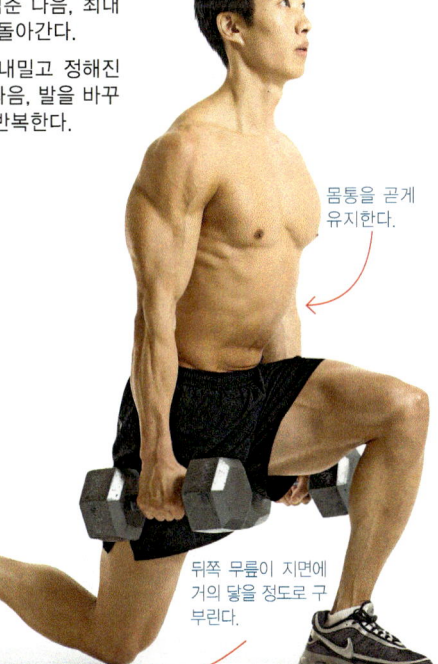

몸통을 곧게 유지한다.

뒤쪽 무릎이 지면에 거의 닿을 정도로 구부린다.

대퇴사두근과 종아리 | 스쿼트 SQUATS

응용동작 #1
엘리베이티드-프론트-풋 덤벨 스플리트 스쿼트
Elevated-Front-Foot Dumbbell Split Squat

• 한쪽 발을 앞으로 내밀어 15센티미터 높이의 발판에 올린다.

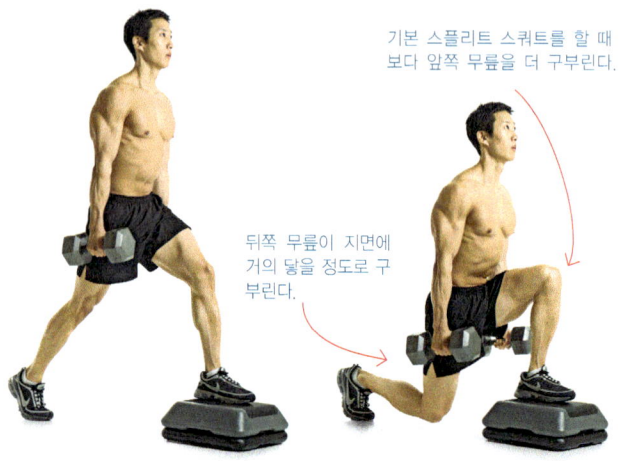

기본 스플리트 스쿼트를 할 때 보다 앞쪽 무릎을 더 구부린다.

뒤쪽 무릎이 지면에 거의 닿을 정도로 구부린다.

응용동작 #2
엘리베이티드-백-풋 덤벨 스플리트 스쿼트
Elevated-Back-Foot Dumbbell Split Squat

• 한쪽 발을 뒤로 내밀어 15센티미터 높이의 발판에 올린다.

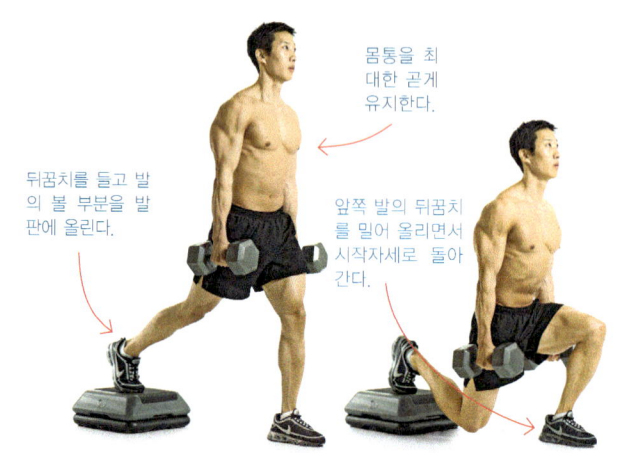

몸통을 최대한 곧게 유지한다.

뒤꿈치를 들고 발의 볼 부분을 발판에 올린다.

앞쪽 발의 뒤꿈치를 밀어 올리면서 시작자세로 돌아간다.

응용동작 #3
오버헤드 덤벨 스플리트 스쿼트
Overhead Dumbbell Split Squat

• 양손에 덤벨을 들고 팔을 어깨 위로 곧게 뻗어 올린다.

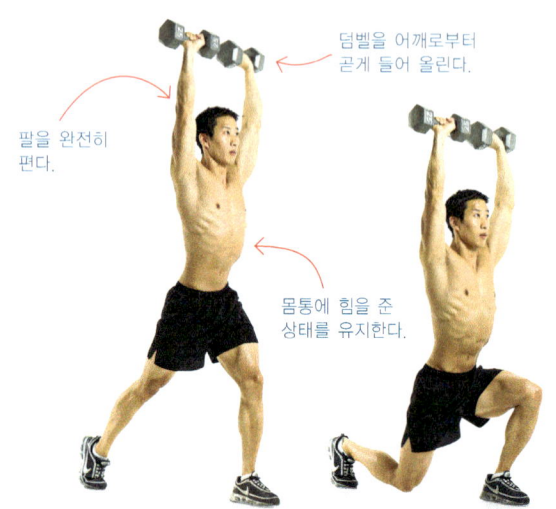

덤벨을 어깨로부터 곧게 들어 올린다.

팔을 완전히 편다.

몸통에 힘을 준 상태를 유지한다.

응용동작 #4
덤벨 불가리안 스플리트 스쿼트
Dumbbell Bulgarian Split Squat

• 한쪽 다리를 뒤로 뻗어 발등을 벤치 위에 올린다.

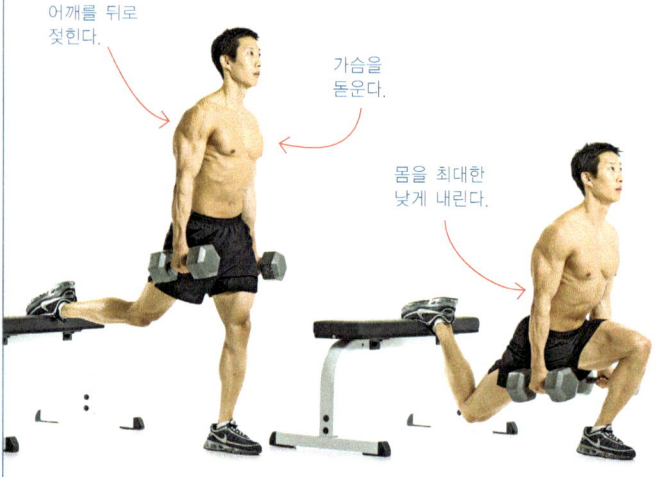

어깨를 뒤로 젖힌다.

가슴을 돋운다.

몸을 최대한 낮게 내린다.

응용동작 #5
덤벨 스플리트 점프
Dumbbell Split Jump

Chapter 8

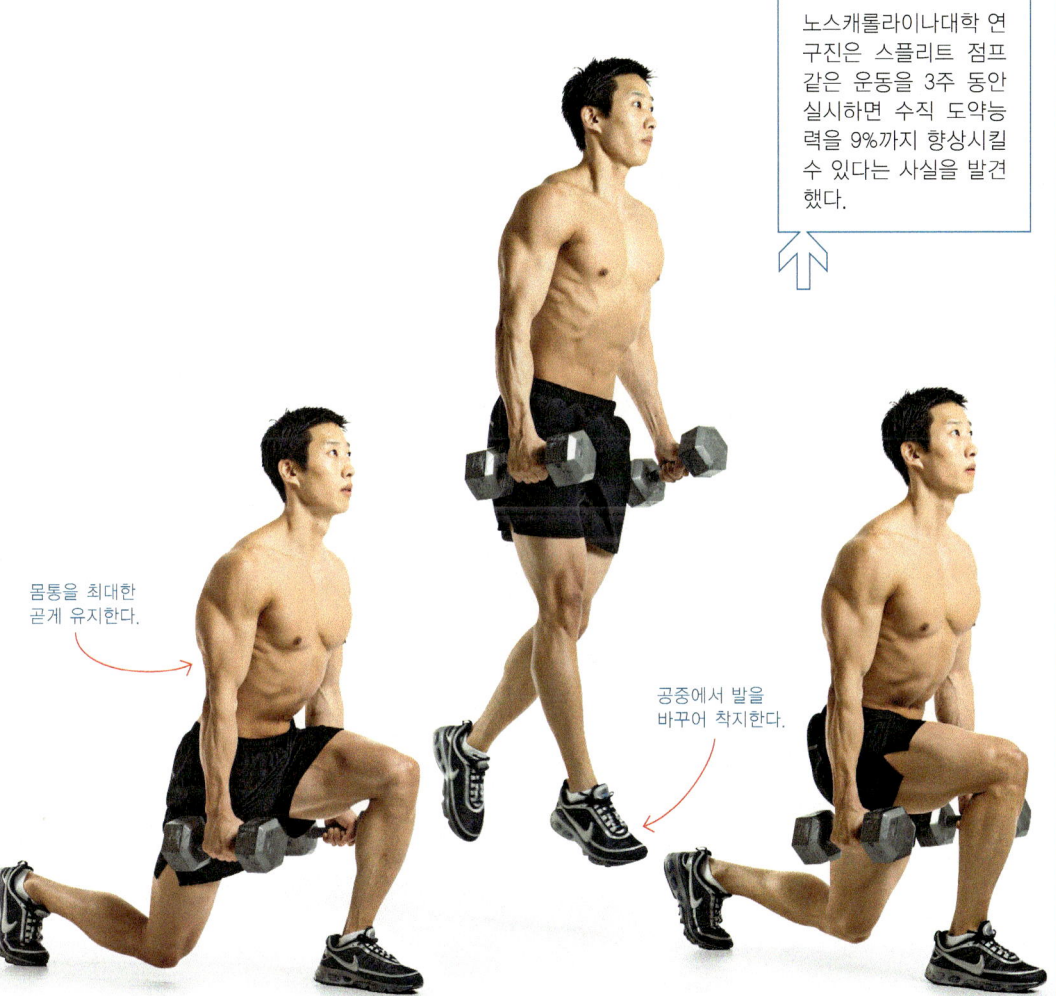

노스캐롤라이나대학 연구진은 스플리트 점프 같은 운동을 3주 동안 실시하면 수직 도약능력을 9%까지 향상시킬 수 있다는 사실을 발견했다.

몸통을 최대한 곧게 유지한다.

공중에서 발을 바꾸어 착지한다.

⚠ WARNING!
레그 익스텐션의 맹점

레그 익스텐션 머신은 스쿼트나 런지를 대신할 수 있는 안전한 기구처럼 보이지만 사실은 그 반대이다. 메이요 클리닉의 생리학자들은 레그 익스텐션이 프리웨이트 스쿼트보다 무릎에 스트레스를 훨씬 많이 준다는 사실을 발견했다. 왜 그럴까? 레그 익스텐션 머신은 발목 부위의 패드를 밀어 올려야 하기 때문에 중량을 내릴 때마다 무릎에 높은 회전력이 가해지기 때문이다.

A
· 서 있는 자세에서 몸을 낮추면서 스플리트 스쿼트 자세를 취한다.

B
· 재빨리 방향을 바꾸어 양쪽 발이 지면에서 떨어질 정도로 힘껏 뛰어 오른다.

C
· 발을 바꾸어 동작을 반복한다.

대퇴사두근과 종아리 | 런지 LUNGES

런지의 목표 근육은 대퇴사두근이며, 부수적으로 둔근, 슬와부근육군, 종아리를 비롯한 하체의 거의 모든 근육을 강화할 수 있다.

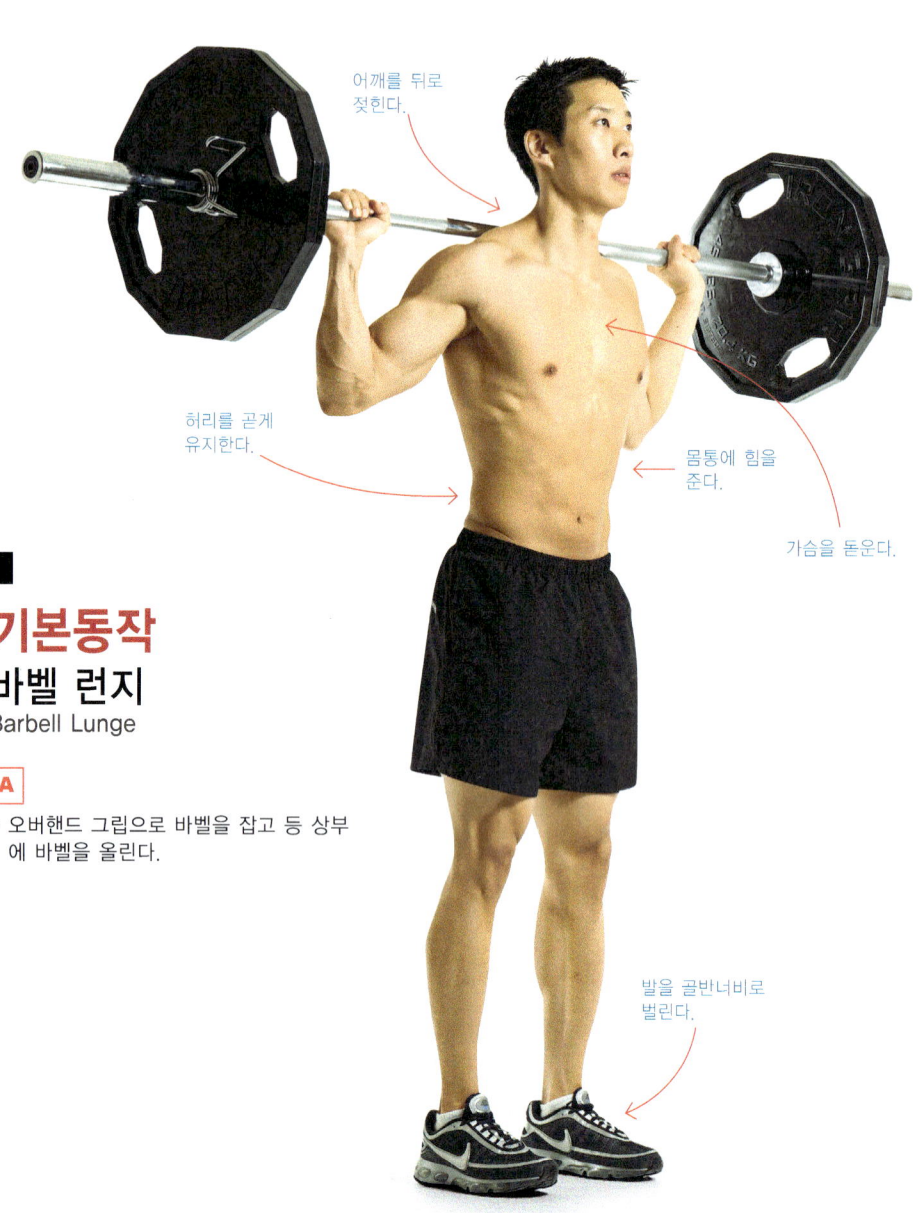

어깨를 뒤로 젖힌다.

허리를 곧게 유지한다.

몸통에 힘을 준다.

가슴을 돋운다.

발을 골반너비로 벌린다.

기본동작
바벨 런지
Barbell Lunge

A
- 오버핸드 그립으로 바벨을 잡고 등 상부에 바벨을 올린다.

Chapter 8

1

볼 주립대학의 연구에 의하면, 운동의 종류를 막론하고 어떤 운동이든 1세트를 실시하면 지방을 연소시키는 호르몬의 분비량이 증가한다.

트레이너의 조언
바벨 런지를 할 때는 몸을 앞으로 기울이면서 내리지 말고 몸을 수직으로 곧게 내린다고 생각해야 한다.

응용동작 #1
얼터네이팅 바벨 런지
Alternating Barbell Lunge

- 한쪽 다리를 앞으로 내민 상태로 계속 런지 동작을 취하는 대신 한 번은 왼쪽, 한 번은 오른쪽으로 다리를 바꿔가면서 동작을 반복한다.

응용동작 #2
워킹 바벨 런지
Walking Barbell Lunge

- 시작자세로 돌아갈 때 몸을 그대로 밀어 올리는 대신 반복을 할 때마다 걸음을 걷듯이 다리를 바꿔가며 다리를 앞으로 내밀면서 동작을 반복한다.

응용동작 #3
리버스 바벨 런지
Reverse Barbell Lunge

- 왼쪽 다리를 내미는 대신 오른쪽 다리를 뒤로 뻗은 상태에서 몸을 낮추면서 런지 동작을 취한다. 겉으로 보이는 부분 동작은 바벨 런지와 동일하다. 리버스 바벨 런지는 한쪽 다리로 세트를 완료한 후에 다리를 바꾸어 다음 세트로 넘어갈 수도 있고, 매번 반복을 할 때마다 발을 바꿀 수도 있다.

B
- 왼발을 앞으로 내밀고 왼쪽 무릎이 거의 90도로 구부러질 때까지 몸을 천천히 내린다.
- 최저지점에서 잠시 멈춘 다음, 최대한 빠르게 시작자세로 돌아간다.
- 왼쪽 다리를 앞으로 내밀고 정해진 반복 횟수를 완료한 다음, 발을 바꾸어 동일한 요령으로 반복한다.

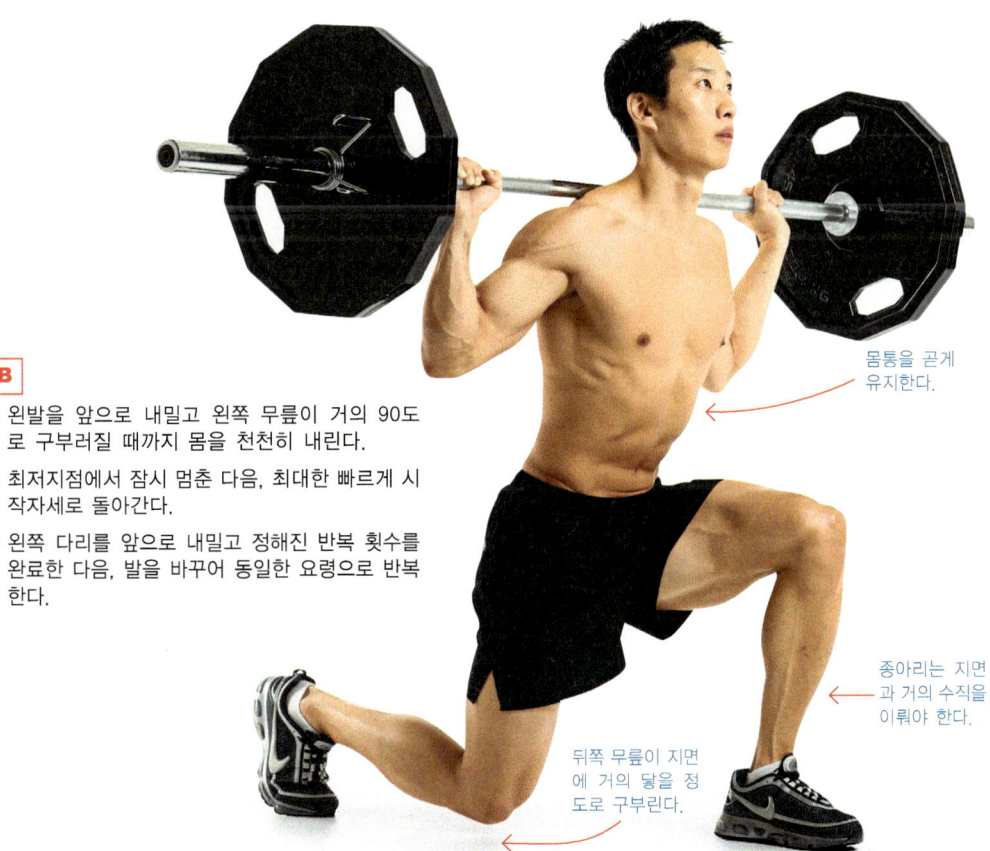

몸통을 곧게 유지한다.

종아리는 지면과 거의 수직을 이뤄야 한다.

뒤쪽 무릎이 지면에 거의 닿을 정도로 구부린다.

대퇴사두근과 종아리 | 런지 LUNGES

응용동작 #4
바벨 박스 런지
Barbell Box Lunge

- 약 50센티미터 앞에 15센티미터 높이의 발판을 놓는다.
- 왼쪽 다리를 앞으로 뻗어 발판 위에 올린 다음, 런지 동작을 취한다.

응용동작 #5
리버스 바벨 박스 런지
Reverse Barbell Box Lunge

- 15센티미터 높이의 발판 위에 올라선다.
- 왼발을 뒤로 뻗으면서 런지 동작을 취한다.

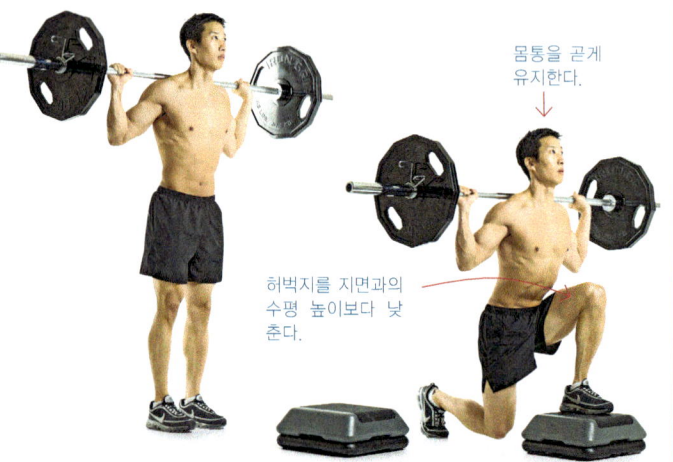

몸통을 곧게 유지한다.

허벅지를 지면과의 수평 높이보다 낮춘다.

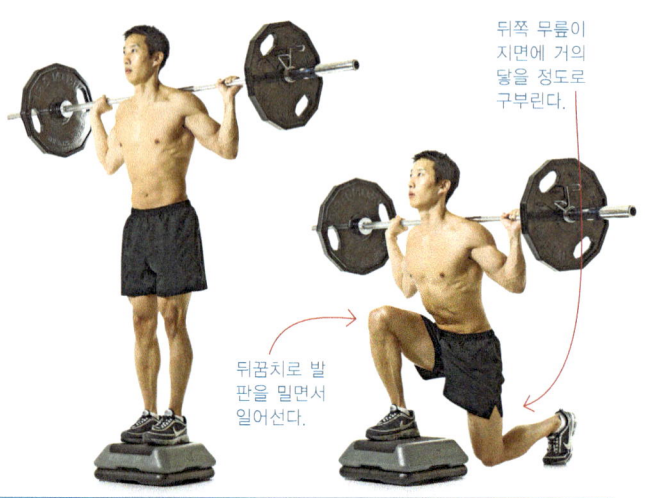

뒤쪽 무릎이 지면에 거의 닿을 정도로 구부린다.

뒤꿈치로 발판을 밀면서 일어선다.

응용동작 #6
바벨 스텝오버
Barbell Stepover

A
- 약 50센티미터 앞에 15센티미터 높이의 발판을 놓은 다음, 발을 골반너비로 벌리고 선다.

B
- 발판 위에 올린 다음, 런지 자세를 취한다.

C
- 오른쪽 다리가 발판 위를 지나 발판 앞으로 나오도록 몸을 일으켜 세운다.

D
- 몸을 내리면서 런지 동작을 취한다.
- 반대 동작을 통해 시작자세로 돌아간다.

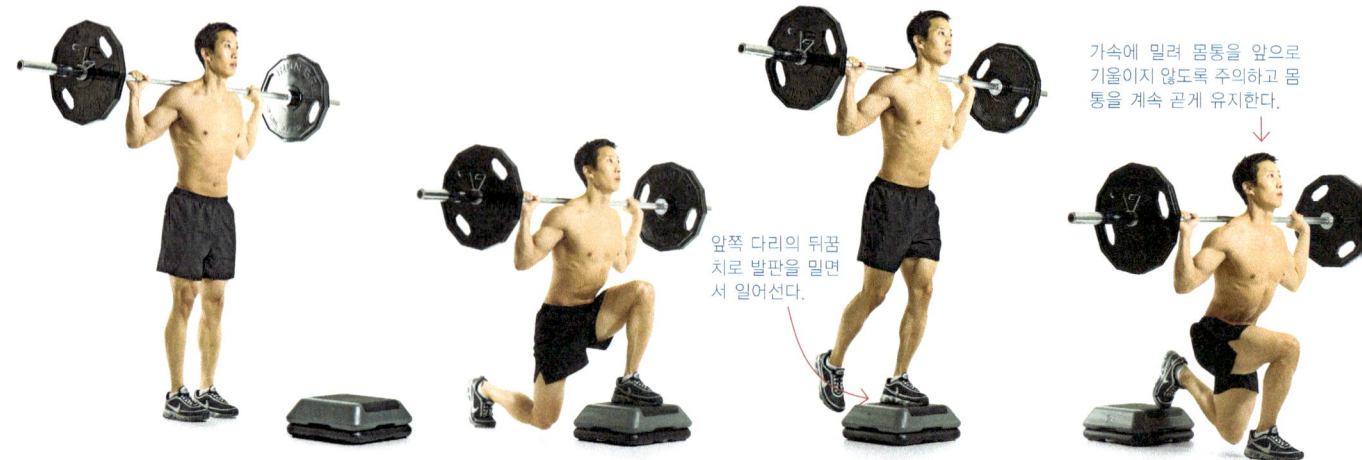

앞쪽 다리의 뒤꿈치로 발판을 밀면서 일어선다.

가속에 밀려 몸통을 앞으로 기울이지 않도록 주의하고 몸통을 계속 곧게 유지한다.

Chapter 8

응용동작 #7
바벨 크로스오버 런지
Barbell Cross-over Lunge

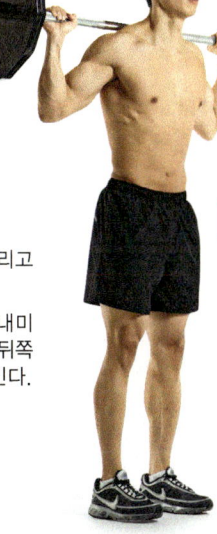

A
- 바벨을 등 상부에 올리고 똑바로 선다.
- 다리를 앞으로 곧게 내미는 대신 앞쪽 다리를 뒤쪽 다리 앞으로 교차시킨다.

B
- 뒤쪽 무릎이 바닥에 거의 닿을 때까지 몸을 내린다.
- 바벨 크로스오버 런지 동작은 볼링 동작이나 여성이 절Curtsy을 할 때의 동작과 흡사하다.

응용동작 #8
리버스 바벨 크로스오버 런지
Reverse Barbell Crossover Lunge

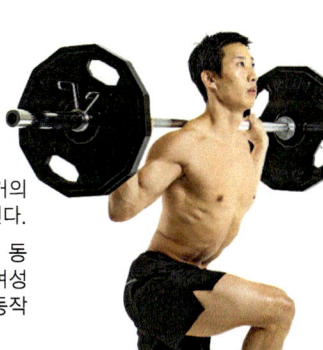

- 한쪽 발을 앞으로 내밀면서 교차시키는 대신 뒤로 내밀면서 교차시킨다. 이 운동의 시작 자세와 끝 자세는 바벨 크로스오버 런지와 동일하다. 이 운동은 드롭 런지Drop Lunge라고도 한다.

응용동작 #9
바벨 사이드 런지
Barbell Side Lunge

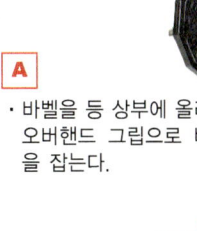

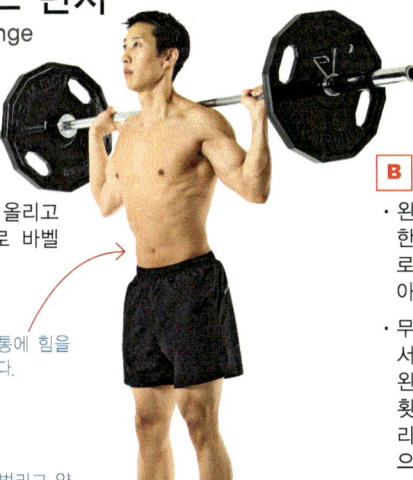

A
- 바벨을 등 상부에 올리고 오버핸드 그립으로 바벨을 잡는다.

몸통에 힘을 준다.

발을 골반너비로 벌리고 양쪽 발을 11자 형태(수평)로 만든 다음, 똑바로 선다.

B
- 왼발을 들어 옆으로 최대한 벌리면서 엉덩이를 뒤로 빼고 무릎을 구부려 앉아 왼발에 체중을 싣는다.
- 무릎을 최대한 빨리 펴면서 시작자세로 돌아간다. 왼쪽 다리로 정해진 반복 횟수를 완료한 다음, 다리를 바꾸어 동일한 요령으로 반복한다.

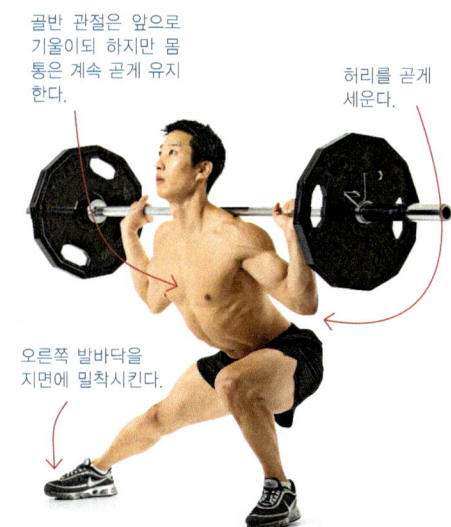

골반 관절은 앞으로 기울이되 하지만 몸통은 계속 곧게 유지한다.

허리를 곧게 세운다.

오른쪽 발바닥을 지면에 밀착시킨다.

223

대퇴사두근과 종아리 | 런지 LUNGES

기본동작
덤벨 런지
Dumbbell Lunge

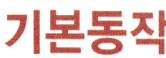
- 손바닥이 마주 보도록 양손에 덤벨을 잡고 팔을 몸 옆으로 내린다.

50
독일의 연구에 의하면,
운동을 전혀 하지 않는 사람들에 비해
40대에 운동을 처음 시작한 사람은
심장질환으로 인한 사망 가능성이 50% 낮다.

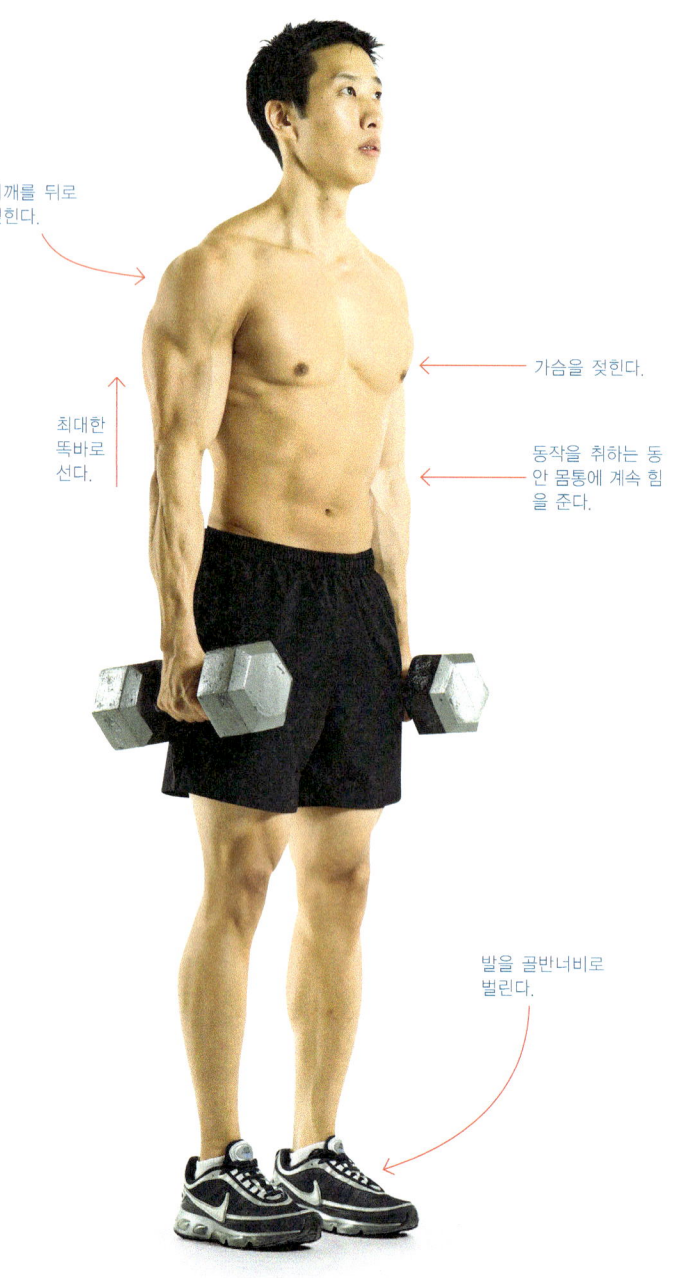

어깨를 뒤로 젖힌다.

가슴을 젖힌다.

최대한 똑바로 선다.

동작을 취하는 동안 몸통에 계속 힘을 준다.

발을 골반너비로 벌린다.

Chapter 8

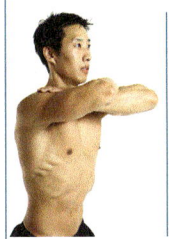 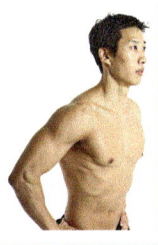 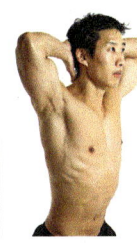

체중 런지

런지의 모든 응용동작들은 중량을 들지 않고 체중만 이용하여 실시할 수 있다. 이때는 팔짱을 끼고 가슴 높이까지 팔을 올리거나, 손을 귀나 엉덩이에 올린 상태로 동작을 취한다. 체중 런지는 워밍업 운동으로 이상적이며 중량을 이용할 수 없을 때에도 활용할 수 있다는 장점이 있다.

응용동작 #1
얼터네이팅 덤벨 런지
Alternating Dumbbell Lunge

- 한 번은 왼쪽, 한 번은 오른쪽으로 다리를 바꿔가면서 동작을 반복한다.

응용동작 #2
워킹 덤벨 런지
Walking Dumbbell Lunge

- 시작자세로 돌아갈 때 몸을 그대로 밀어 올리는 대신 반복을 할 때마다 걸음을 걷듯이 다리를 바꿔가며 다리를 앞으로 내밀면서 동작을 반복한다.

응용동작 #3
리버스 덤벨 런지
Reverse Dumbbell Lunge

- 왼쪽 다리를 내미는 대신 오른쪽 다리를 뒤로 뻗고 몸을 낮추면서 런지 동작을 취한다. 겉으로 보이는 부분 동작은 덤벨 런지와 동일하다. 리버스 바벨 런지는 한쪽 다리로 세트를 완료한 후에 다리를 바꾸어 다음 세트로 넘어갈 수도 있고, 매번 반복을 할 때마다 발을 바꿀 수도 있다.

B
- 왼발을 앞으로 내딛고 왼쪽 무릎이 90도로 구부러질 때까지 몸을 천천히 내린다.
- 최저지점에서 잠시 멈춘 다음, 최대한 빨리 시작자세로 돌아간다.
- 왼쪽 다리로 정해진 반복 횟수를 완료한 다음, 다리를 바꾸어 동일한 요령으로 반복한다.

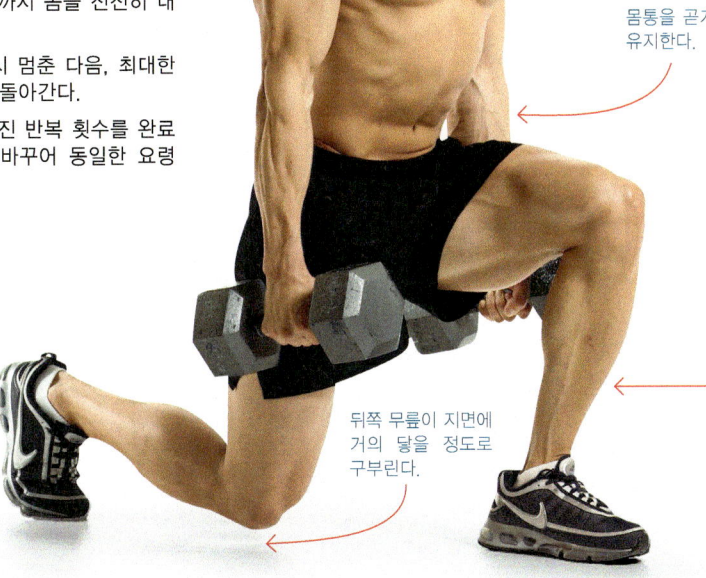

몸통을 곧게 유지한다.

종아리는 지면과 거의 수직을 이뤄야 한다.

뒤쪽 무릎이 지면에 거의 닿을 정도로 구부린다.

대퇴사두근과 종아리 | 런지 LUNGES

응용동작 #4
덤벨 박스 런지
Dumbbell Box Lunge

- 약 50센티미터 앞에 15센티미터 높이의 발판을 놓는다.
- 왼쪽 다리를 앞으로 뻗어 발판 위에 올린 다음, 런지 동작을 취한다.

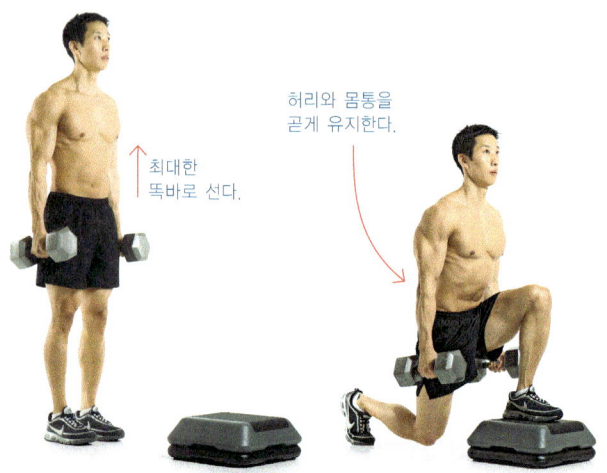

- 최대한 똑바로 선다.
- 허리와 몸통을 곧게 유지한다.

응용동작 #5
리버스 덤벨 박스 런지
Reverse Dumbbell Box Lunge

- 15센티미터 높이의 발판 위에 올라선 후 왼발을 뒤로 뻗으면서 런지 동작을 취한다.

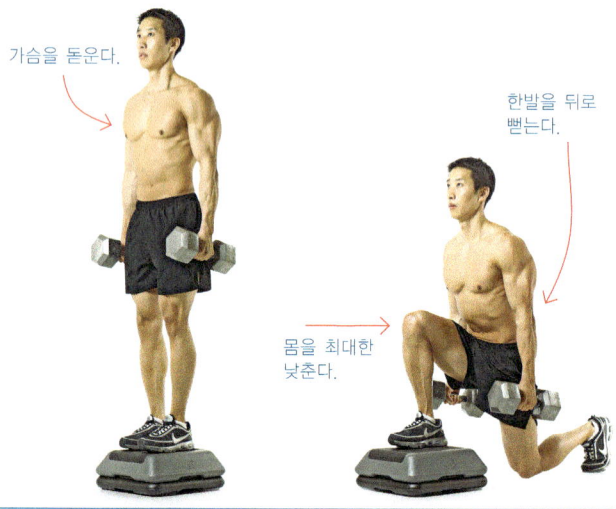

- 가슴을 돋운다.
- 한발을 뒤로 뻗는다.
- 몸을 최대한 낮춘다.

응용동작 #6
덤벨 스텝오버
Dumbbell Stepover

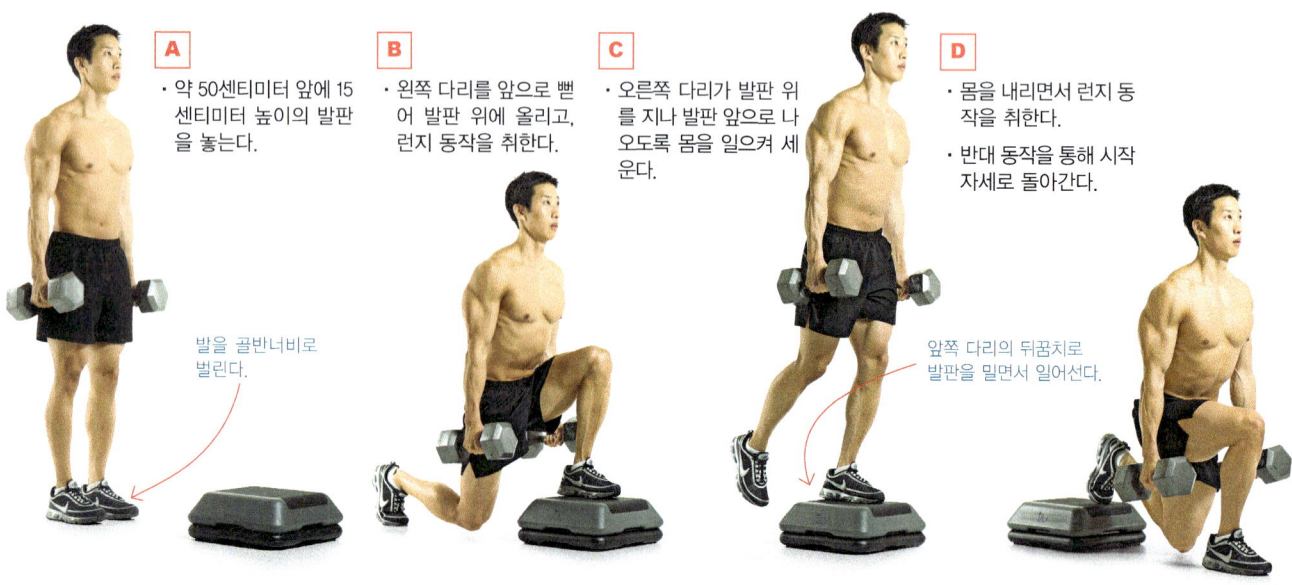

A · 약 50센티미터 앞에 15센티미터 높이의 발판을 놓는다.

B · 왼쪽 다리를 앞으로 뻗어 발판 위에 올리고, 런지 동작을 취한다.

C · 오른쪽 다리가 발판 위를 지나 발판 앞으로 나오도록 몸을 일으켜 세운다.

D · 몸을 내리면서 런지 동작을 취한다.
· 반대 동작을 통해 시작 자세로 돌아간다.

- 발을 골반너비로 벌린다.
- 앞쪽 다리의 뒤꿈치로 발판을 밀면서 일어선다.

Chapter 8

응용동작 #7
포워드 리치 리버스 덤벨 박스 런지 Reverse Dumbbell Box Lunge with Forward Reach

- 양손에 덤벨을 들고 팔을 몸 옆으로 내린 상태에서 15센티미터 높이의 발판 위에 올라선다.
- 왼발을 뒤로 뻗음과 동시에 골반 관절을 구부려 앞발을 향해 몸을 앞으로 기울인다. 그 다음 반대 동작을 통해 시작자세로 돌아간다.

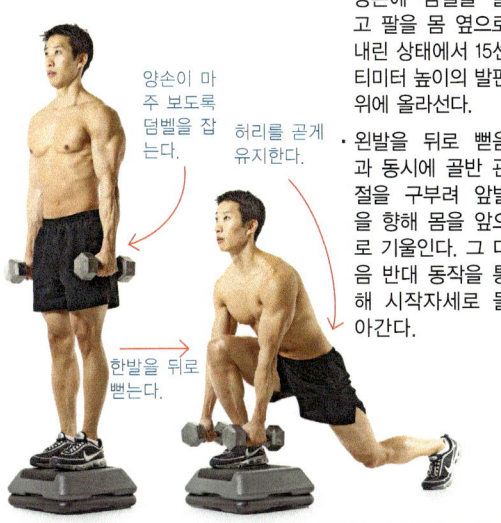

양손이 마주 보도록 덤벨을 잡는다.

허리를 곧게 유지한다.

한발을 뒤로 뻗는다.

응용동작 #8
덤벨 크로스오버 런지 Dumbbell Crossover Lunge

- 다리를 앞으로 곧게 내미는 대신 앞쪽 다리를 뒤쪽 다리 앞으로 교차시킨다.

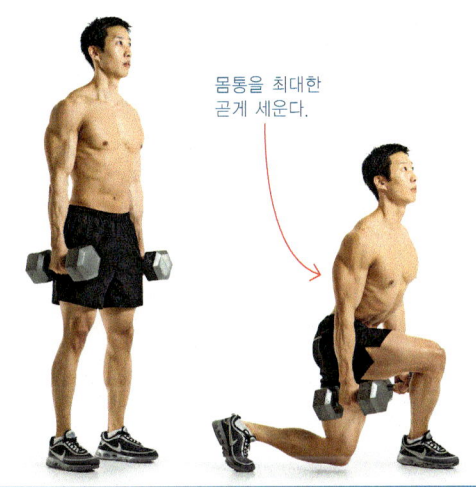

몸통을 최대한 곧게 세운다.

응용동작 #9
리버스 덤벨 크로스오버 런지 Reverse Dumbbell Crossover Lunge

- 한쪽 발을 앞으로 내밀면서 교차시키는 대신 뒤로 내밀면서 교차시킨다.

응용동작 #10
덤벨 런지와 로테이션 Dumbbell Lunge and Rotation

- 턱 바로 아래에서 덤벨의 양쪽 끝을 양손으로 잡는다.
- 한쪽 다리를 앞으로 내밀면서 런지 동작을 취하고, 동시에 앞으로 내민 다리와 같은 방향으로 상체를 회전시킨다.

왼발을 앞으로 내밀면 몸통도 왼쪽으로 회전시키고, 오른발을 앞으로 내밀면 몸통도 오른쪽으로 회전시킨다.

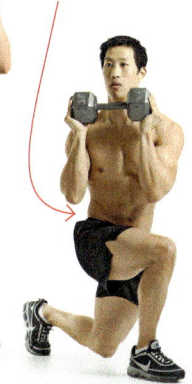

몸통에 계속 힘을 준 자세를 유지한다.

응용동작 #11
오버헤드 덤벨 런지 Overhead Dumbbell Lunge

- 양손에 덤벨을 들고 팔을 어깨 위로 곧게 뻗어 올린다.
- 왼발을 앞으로 뻗으면서 런지 동작을 취한다.

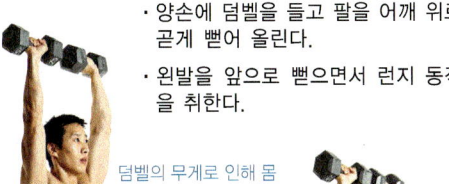

덤벨의 무게로 인해 몸이 앞으로 밀려서는 안 되며, 골반을 수직으로 내린다고 생각해야 한다. 복근에 힘을 주고 가슴을 둥근 자세를 유지한다.

응용동작 #12
오버헤드 덤벨 리버스 런지 Overhead Dumbbell Reverse Lunge

- 이번에는 오른발을 뒤로 뻗으면서 런지 동작을 취한다.

227

대퇴사두근과 종아리 | 런지 LUNGES

응용동작 #13
옵셋 덤벨 런지
Offset Dumbbell Lunge

- 오른손에 덤벨을 들고 팔꿈치를 구부려 덤벨을 어깨 옆으로 올린다.
- 오른발을 내딛으며 런지 동작을 취한다.
- 정해진 반복 횟수를 완료한 다음, 손과 발을 바꾸어 동일한 요령으로 동작을 반복한다.

몸통 강화
한손에 덤벨을 들고 있기만 해도 몸을 안정적으로 유지하기 위에 코어 근육들이 더 강하게 수축된다.

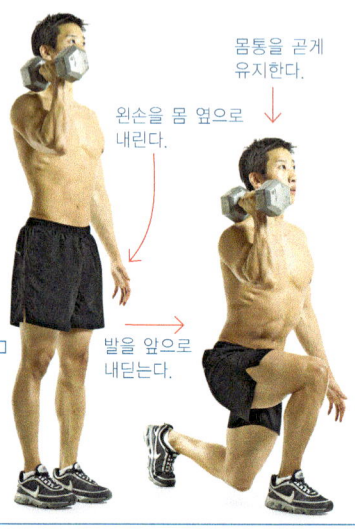

몸통을 곧게 유지한다.
왼손을 몸 옆으로 내린다.
발을 앞으로 내딛는다.

응용동작 #14
옵셋 덤벨 리버스 런지
Offset Dumbbell Reverse Lunge

- 왼손에 덤벨을 들고 팔꿈치를 구부려 덤벨을 어깨 옆으로 올린다.
- 오른발을 뒤로 내딛으며 런지 동작을 취한다.
- 정해진 반복 횟수를 완료한 다음, 손과 발을 바꾸어 동일한 요령으로 동작을 반복한다.

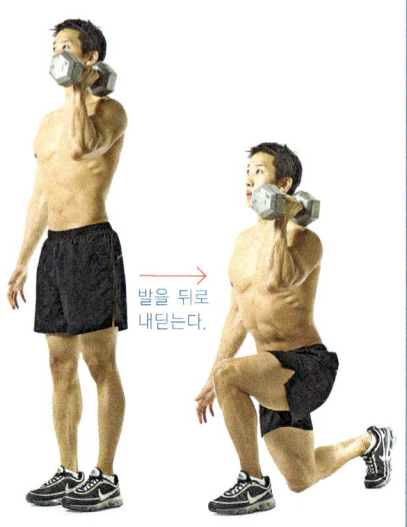

발을 뒤로 내딛는다.

응용동작 #15
덤벨 로테이셔널 런지
Dumbbell Rotational Lunge

A
- 손바닥이 마주 보도록 양손에 덤벨을 들고 팔을 몸 옆으로 내린다.
- 왼발을 들고 발이 몸과 대각선을 이루어 8시 방향을 향하도록 발을 왼쪽 뒤로 디딘다.

B
- 오른발을 축으로 몸을 돌려 왼쪽 다리에 체중을 실으면서 몸을 낮추어 런지 동작을 취한다. 동시에 몸통과 덤벨을 왼쪽 무릎 위로 회전시킨다.
- 반대 동작을 통해 시작자세로 돌아간다.
- 왼쪽 다리로 정해진 반복 횟수를 완료한 다음, 발을 바꾸어 동일한 요령으로 반복한다(이 때 오른쪽 발끝은 4시 방향을 향한다.).

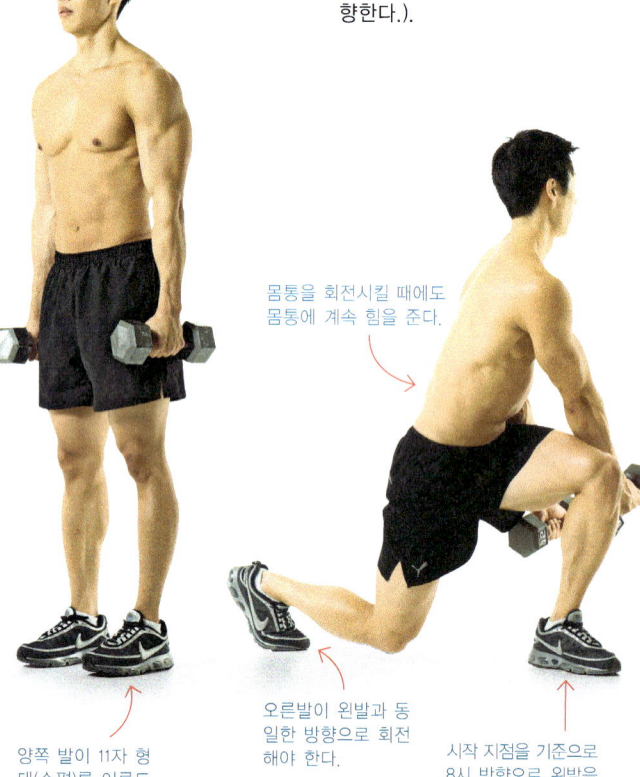

몸통을 회전시킬 때에도 몸통에 계속 힘을 준다.
양쪽 발이 11자 형태(수평)를 이루도록 발을 골반너비로 벌리고 똑바로 선다.
오른발이 왼발과 동일한 방향으로 회전해야 한다.
시작 지점을 기준으로 8시 방향으로 왼발을 돌린다.

Chapter 8

응용동작 #16
덤벨 사이드 런지
Dumbbell Side Lunge

- 손바닥이 마주 보도록 양 손에 덤벨을 들고 팔을 몸 옆으로 내린다.
- 왼발을 들어 옆으로 최대한 벌리면서 엉덩이를 뒤로 빼고 무릎을 구부려 앉아 왼발에 체중을 싣는다.
- 최저지점에서 잠시 멈춘 다음, 재빨리 시작자세로 돌아간다.

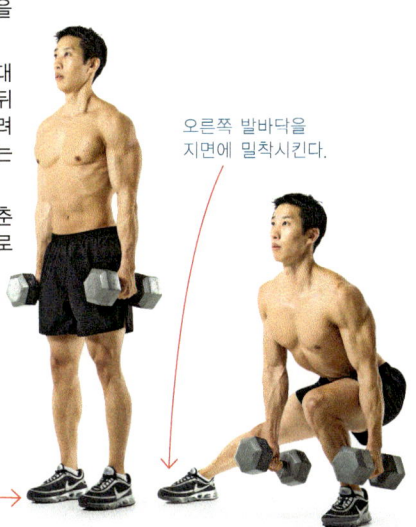

오른쪽 발바닥을 지면에 밀착시킨다.

몸을 내리고 올릴 때도 양쪽 발끝은 앞쪽을 향한다.

응용동작 #17
덤벨 다이아고널 런지
Dumbbell Diagonal Lunge

- 발을 앞으로 똑바로 뻗는 대신 45도 각도로 뻗는다.
- 한쪽 다리를 마치면 발을 바꾸어 동일하게 반복한다.

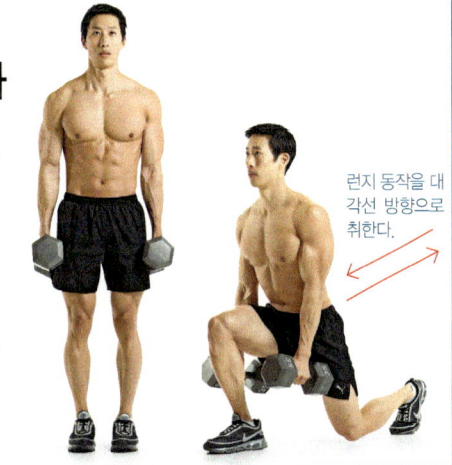

런지 동작을 대각선 방향으로 취한다.

응용동작 #18
리버스 덤벨 다이아고널 런지
Reverse Dumbbell Diagonal Lunge

- 발을 후방 45도 각도로 뻗으면서 런지 동작을 취한다.

응용동작 #19
덤벨 사이드 런지와 터치
Dumbbell Side Lunge and Touch

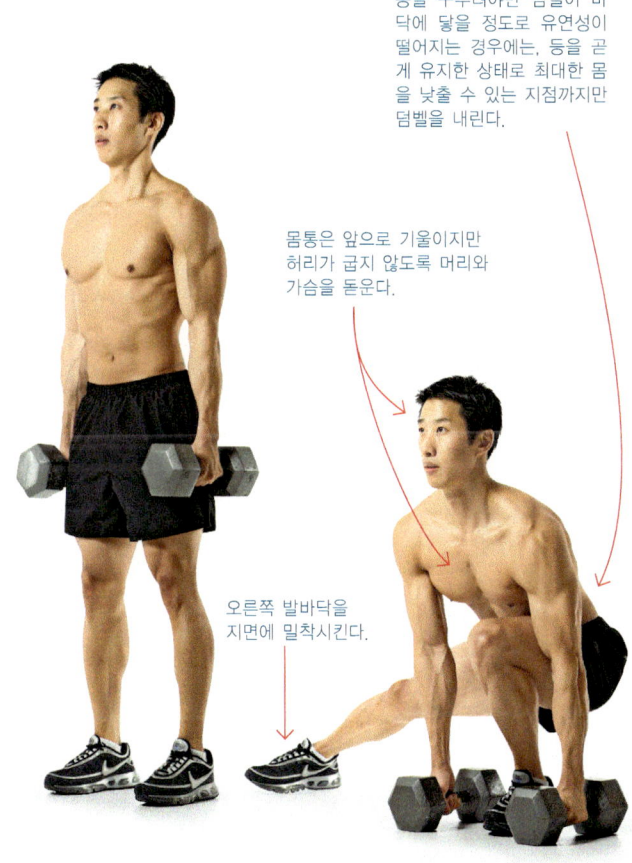

등을 구부려야만 덤벨이 바닥에 닿을 정도로 유연성이 떨어지는 경우에는, 등을 곧게 유지한 상태로 최대한 몸을 낮출 수 있는 지점까지만 덤벨을 내린다.

몸통은 앞으로 기울이지만 허리가 굽지 않도록 머리와 가슴을 돋운다.

오른쪽 발바닥을 지면에 밀착시킨다.

A
- 양손에 덤벨을 들고 팔을 몸 옆으로 내린다.

B
- 사이드 런지 동작을 취하면서 덤벨이 바닥에 닿을 때까지 골반 관절을 구부려 상체를 앞으로 기울인다.

대퇴사두근과 종아리 | 힙 어덕션 HIP ADDUCTIONS

힙 어덕션의 목표 근육은 허벅지 안쪽에 위치한 고관절 모음 근들이다.

기본동작
스탠딩 케이블 힙 어덕션
Standing Cable Hip Adduction

A

- 케이블 스테이션의 로우 풀리에 발목 스트랩을 부착한 다음, 오른쪽 발목에 스트랩을 감는다.
- 중량 거치대 옆에 오른발을 두고 선다.
- 중량 거치대를 향해 오른쪽 다리를 벌려 올릴 때 거치대에 발이 닿지 않고 케이블이 팽팽하게 유지될 수 있도록 왼발을 옆으로 넓게 딛고 선다.
- 중량 거치대를 향해 오른쪽 다리를 옆으로 벌려 올린다.

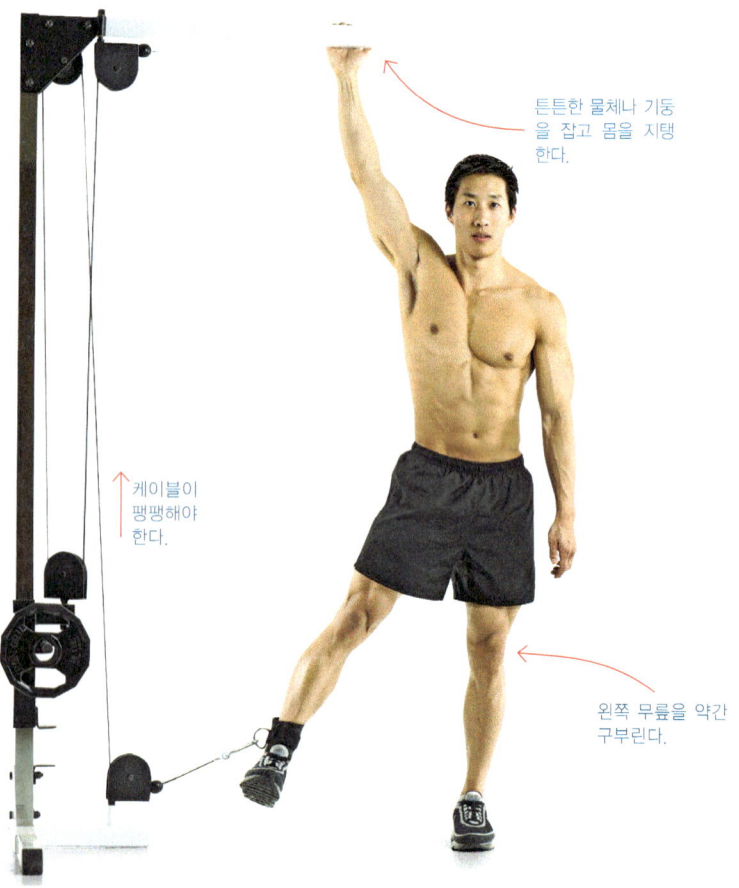

케이블이 팽팽해야 한다.

튼튼한 물체나 기둥을 잡고 몸을 지탱한다.

왼쪽 무릎을 약간 구부린다.

Chapter 8

응용동작 #1
발슬라이드 힙 어덕션
Valslide Hip Adduction

A
- 발스라이드 위에 무릎을 꿇는다.

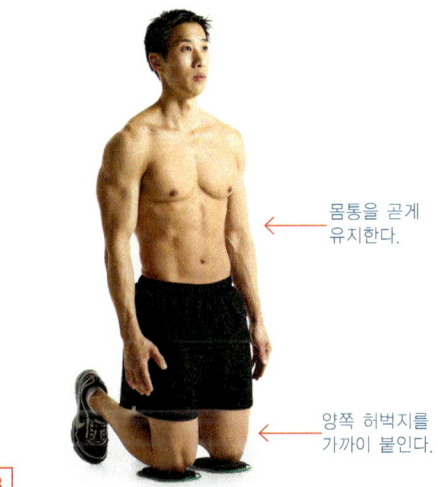
- 몸통을 곧게 유지한다.
- 양쪽 허벅지를 가까이 붙인다.

B
- 무릎을 최대한 양 옆으로 벌린다.
- 최종지점에서 잠시 멈춘 다음, 무릎을 다시 당겨 모은다.

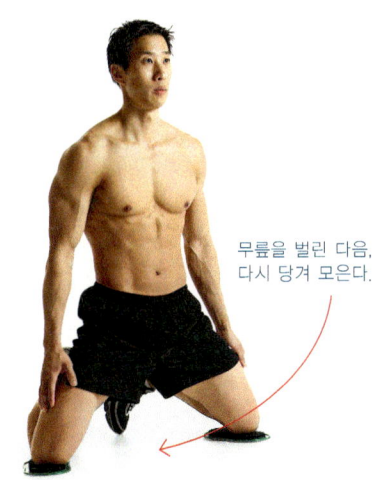
- 무릎을 벌린 다음, 다시 당겨 모은다.

B
- 오른쪽 무릎을 구부리지 않도록 주의하면서, 오른쪽 다리를 왼쪽 다리 앞으로 교차시키며 끌어당긴다.
- 최종지점에서 잠시 멈춘 다음, 천천히 시작자세로 돌아간다. 오른쪽 다리를 마친 다음에는 자세를 바꾸어 왼쪽 다리도 같은 요령으로 반복한다.

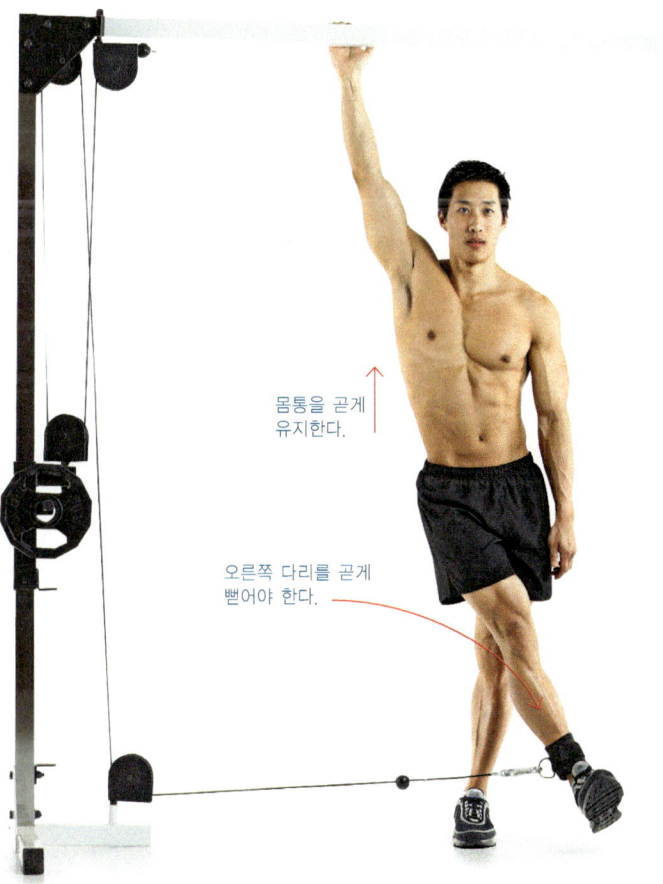
- 몸통을 곧게 유지한다.
- 오른쪽 다리를 곧게 뻗어야 한다.

대퇴사두근과 종아리 | 카프 레이즈 CALF RAISES

카프 레이즈의 목표 근육은 비복근과 가자미근이다.

기본동작
스탠딩 바벨 카프 레이즈
Standing Barbell Calf Raise

A
- 바벨을 등 상부에 편안하게 올리고 오버핸드 그립으로 바벨을 잡는다.
- 양쪽 발의 볼 부분을 10킬로그램짜리 중량원판 위에 올린다.

B
- 뒤꿈치를 최대한 높이 들어 올린다.
- 최고지점에서 잠시 멈춘 다음 천천히 시작자세로 돌아간다.

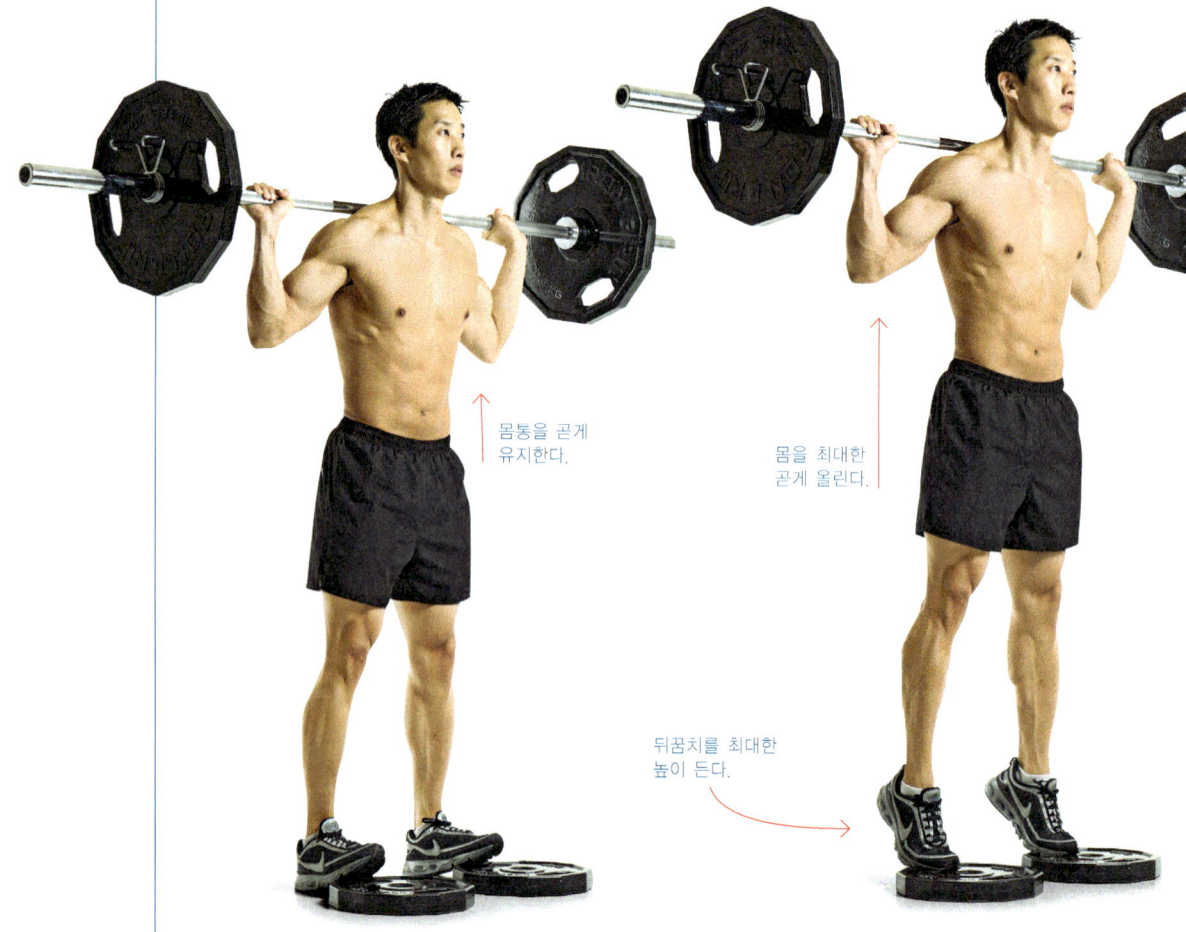

몸통을 곧게 유지한다.

몸을 최대한 곧게 올린다.

뒤꿈치를 최대한 높이 든다.

Chapter 8

응용동작 #1
싱글-레그 스탠딩 덤벨 카프 레이즈
Single-Leg Standing Dumbbell Calf Raise

A
- 오른손에 덤벨을 들고 10킬로그램짜리 중량 원판 앞에 선다.
- 오른발 볼 부분을 중량원판 위에 올리고 왼발을 오른쪽 발목 위에 교차시켜 올린다. 그 다음 오른발 뒤꿈치가 지면에 닿게 한다.

B
- 오른쪽 뒤꿈치를 최대한 높이 들어 올리고 잠시 멈췄다가 내리는 동작을 반복한다.
- 오른쪽 다리로 정해진 반복 횟수를 완료한 다음, 발과 덤벨의 위치를 바꾸어 동일한 요령으로 반복한다.

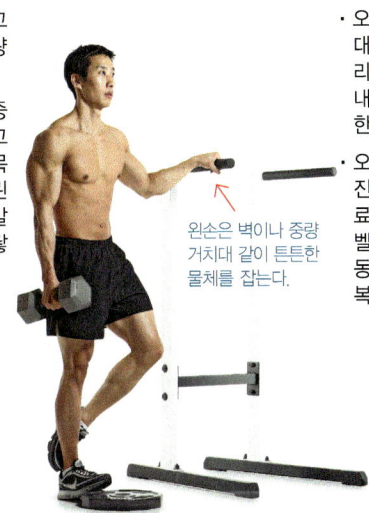
왼손은 벽이나 중량 거치대 같이 튼튼한 물체를 잡는다.

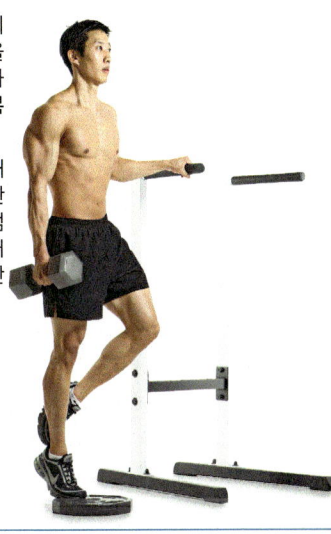

카프 레이즈와 무릎

종아리를 이루는 2개의 근육 중에서 무릎을 구부린 상태에서 발목을 펴는 동작을 취할 때는 가자미근이 더 큰 역할을 하고, 무릎을 편 상태에서 발목을 펴는 동작을 취할 때는 비복근이 더 큰 역할을 한다. 그러므로 무릎을 구부린 상태에서 실시하는 카프 레이즈는 가자미근을 강화하는 데 가장 좋고, 무릎을 편 상태에서 실시하는 카프 레이즈는 비복근을 강화하는 데 가장 좋다. 운동을 해도 종아리 근육이 잘 커지지 않을 때 전문가들이 2가지 운동을 모두 권하는 이유가 바로 이 때문이다.

응용동작 #2
싱글-레그 벤트-니 카프 레이즈
Single-Leg Bent-Knee Calf Raise

- 무릎을 계속 구부린 상태에서 동작을 실시한다.

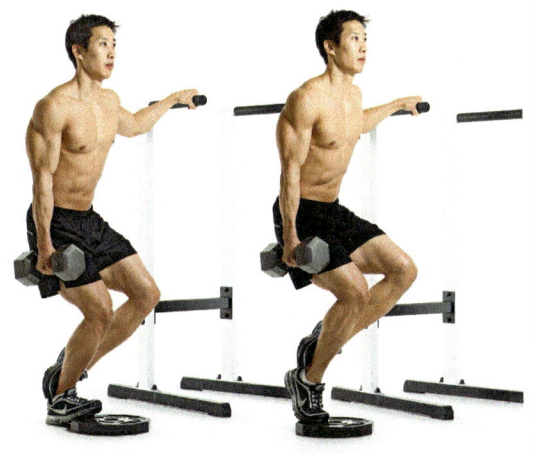

응용동작 #3
싱글-레그 덩키 카프 레이즈
Single-Leg Donkey Calf Raise

- 등을 곧게 유지한 상태에서 골반을 구부려 상체가 지면과 거의 수평을 이루는 지점까지 몸통을 앞으로 기울인다.
- 오른쪽 다리로 정해진 반복 횟수를 완료한 다음 발을 바꾸어 동일한 요령으로 반복한다.

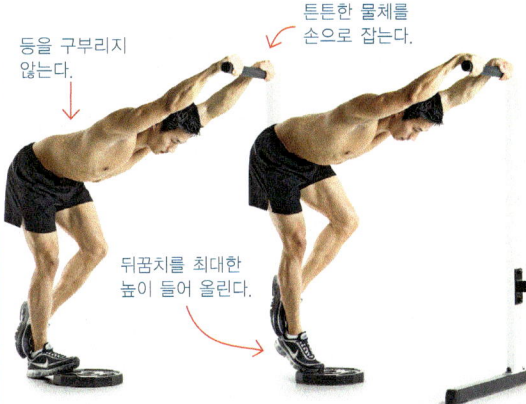
등을 구부리지 않는다.
튼튼한 물체를 손으로 잡는다.
뒤꿈치를 최대한 높이 들어 올린다.

대퇴사두근과 종아리

맨즈헬스 공개! 최강의 대퇴사두근 운동
와이드-그립 오버헤드 바벨 스플리트 스쿼트
Wide-Grip Overhead Barbell Split Squat

이 운동은 한 번에 아주 많은 근육들을 강화할 수 있기 때문에 '빅뱅' 운동이라고도 부른다. 이 운동의 스플리트 스쿼트 동작은 다리를 강화하지만, 바벨을 머리 위로 들어 올리는 동작은 어깨, 팔, 등, 코어 근육들을 활성화시킨다. 이 운동은 이렇게 근육을 성장시키고 근력을 강화할 뿐만 아니라 칼로리 소모량도 엄청나다. 바벨을 머리 위로 들어올리기가 어려우면 긴 빗자루를 쓰거나 중량원판을 빼고 바만 이용할 수도 있다.

A
- 팔을 어깨너비의 2배로 벌리고 오버핸드 그립으로 바벨을 잡는다. 그 다음 바벨을 머리 위로 들어 올린다.
- 발을 0.5~1미터 간격으로 앞뒤로 벌린다.

B
- 몸을 최대한 낮게 천천히 내린다.
- 최저지점에서 잠시 멈춘 다음, 최대한 빨리 시작 자세로 돌아간다.
- 왼쪽 다리를 내딛고 정해진 반복 횟수를 완료한 다음, 발을 바꾸어 동일한 요령으로 반복한다.

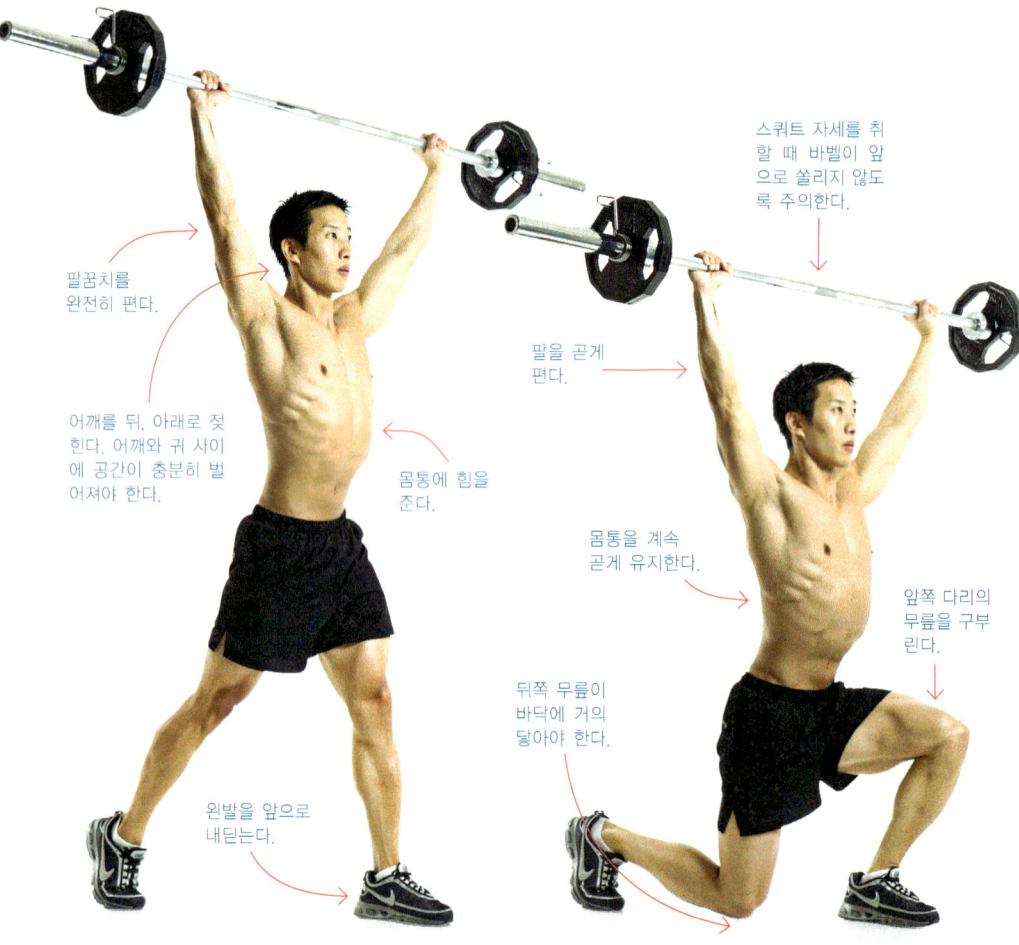

- 팔꿈치를 완전히 편다.
- 어깨를 뒤, 아래로 젖힌다. 어깨와 귀 사이에 공간이 충분히 벌어져야 한다.
- 몸통에 힘을 준다.
- 왼발을 앞으로 내딛는다.
- 팔을 곧게 편다.
- 스쿼트 자세를 취할 때 바벨이 앞으로 쏠리지 않도록 주의한다.
- 몸통을 계속 곧게 유지한다.
- 앞쪽 다리의 무릎을 구부린다.
- 뒤쪽 무릎이 바닥에 거의 닿아야 한다.

Chapter 8

맨즈헬스 공개! 최강의 종아리 운동
파머스 워크 온 토우
Farmer's Walk on Toes

이 운동은 종아리 근육뿐만 아니라 심혈관계통에도 좋은 운동이다. 이 운동을 할 때는 60초 동안 동작을 지속할 수 있는 가장 무거운 덤벨을 한 쌍 선택한다. 만약 동작을 더 오래 지속할 수 있으면 다음 세트에는 더 무거운 덤벨을 선택한다.

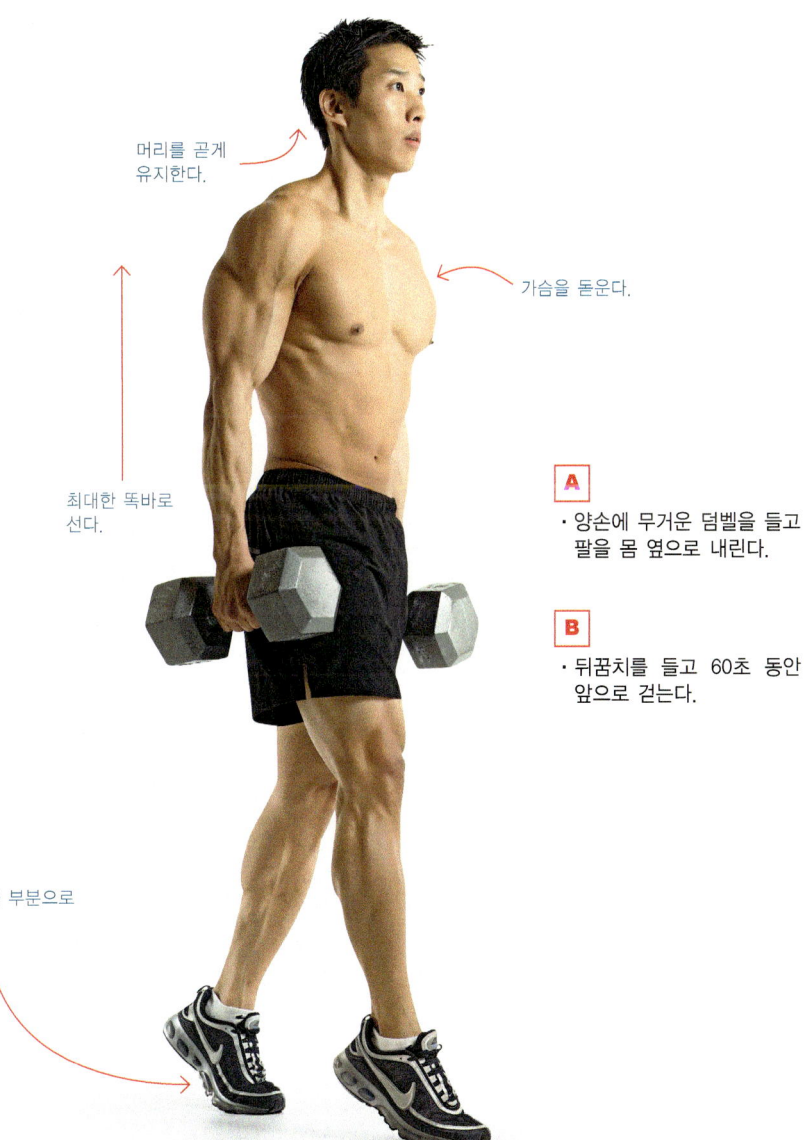

머리를 곧게 유지한다.

가슴을 돋운다.

최대한 똑바로 선다.

발의 볼 부분으로 걷는다.

A
- 양손에 무거운 덤벨을 들고 팔을 몸 옆으로 내린다.

B
- 뒤꿈치를 들고 60초 동안 앞으로 걷는다.

대퇴사두근과 종아리

맨즈헬스 공개! 최강의 대퇴사두근 스트레칭
닐링 힙 플렉서 스트레칭
Kneeling Hip Flexor Stretch

효과
이 스트레칭은 허벅지 앞쪽의 근육을 이완시킨다. 이 근육들이 뻣뻣하면 골반을 전방으로 잡아당기기 때문에 허리에 스트레스가 가해지고 골반 관절의 가동범위가 줄어든다.

활용법
매일 30초씩 2회 반복을 기준으로 양쪽 각각 3세트를 실시하며, 허벅지 앞쪽 근육이 아주 뻣뻣한 경우에는 하루에 3회까지 실시할 수 있다.

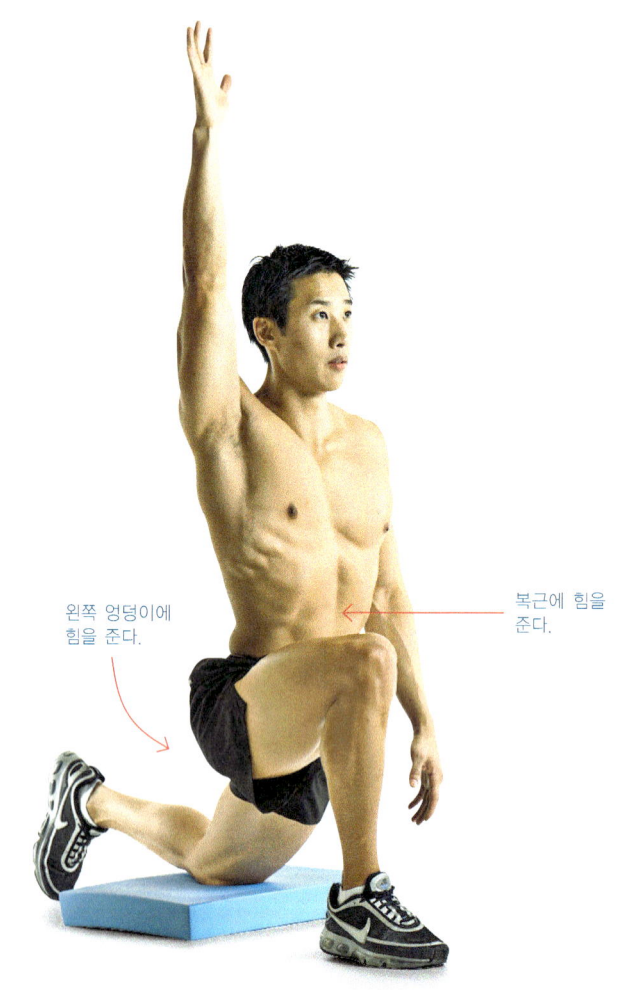

왼쪽 엉덩이에 힘을 준다.

복근에 힘을 준다.

A
- 왼쪽 무릎을 꿇은 상태에서 오른쪽 무릎을 90도로 세우고 오른발을 지면에 밀착시킨다.
- 오른팔을 최대한 높이 들어 올린다.

Chapter 8

10

〈스포츠 과학과 의학 저널Journal of Science and Medicine in Sport〉에 발표된 연구에 의하면, 골반의 가동범위가 1도 증가할 때마다 사타구니 부위에 부상을 입을 가능성이 10%씩 줄어든다.

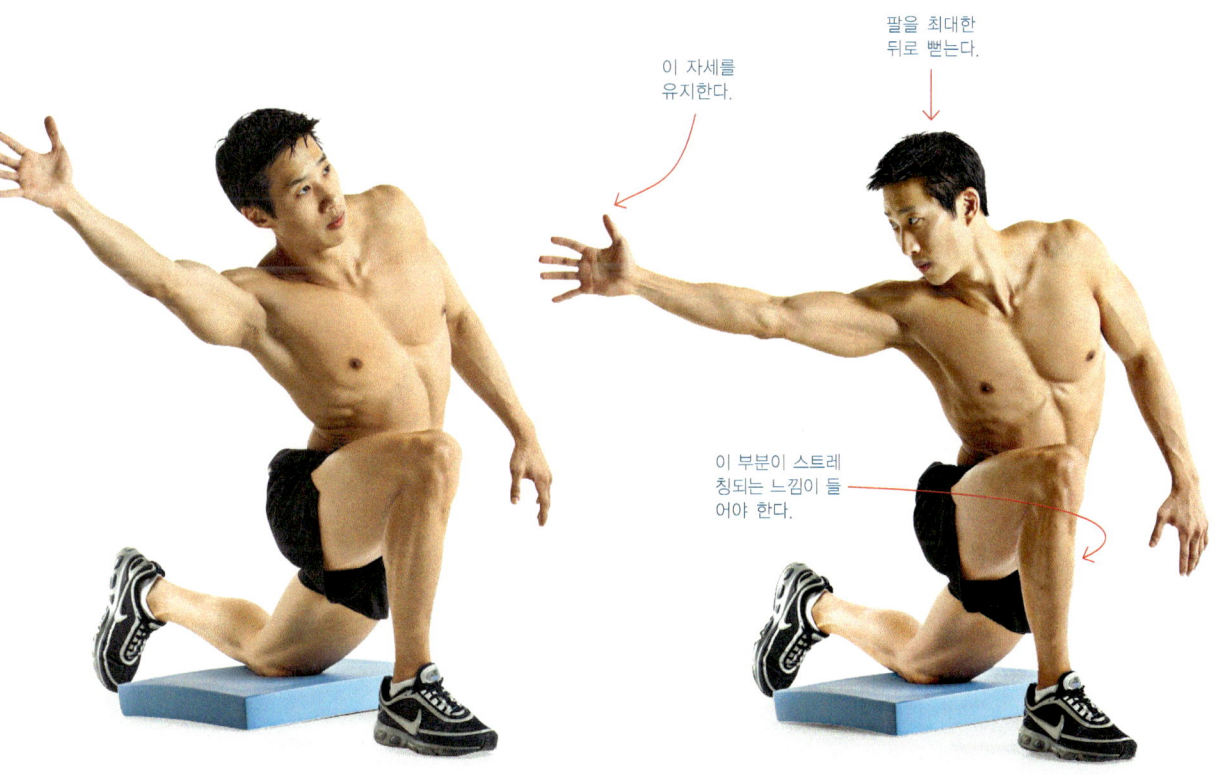

팔을 최대한 뒤로 뻗는다.

이 자세를 유지한다.

이 부분이 스트레칭되는 느낌이 들어야 한다.

B
- 몸통을 오른쪽으로 기울인다.

C
- 오른손을 최대한 뒤로 뻗으면서 몸통을 오른쪽으로 회전시킨다. 그 상태에서 30초 동안 자세를 유지한다.
- 팔과 다리의 자세를 바꾸어 같은 요령으로 반복한다.

237

대퇴사두근과 종아리

맨즈헬스 공개! 최강의 종아리 스트레칭

스트레이트-레그 카프 스트레칭
Straight-Leg Calf Stretch

효과
비복근을 스트레칭한다.

활용법
매일 30초씩 2회 반복을 기준으로 양쪽 각각 3세트를 실시한다. 허벅지 앞쪽 근육이 심하게 뻣뻣한 경우에는 하루에 3회까지 실시할 수 있다.

A
- 벽과 50센티미터 간격을 두고 발을 앞뒤로 벌린 상태로 선다.
- 손을 벽에 대고 벽을 향해 몸을 기울인다.
- 뒤쪽 다리의 종아리가 스트레칭되는 느낌이 들 때까지 체중을 계속 앞으로 전달한 다음, 최종자세에서 30초 동안 자세를 유지한다.
- 발을 바꾸어 같은 요령으로 반복한다.

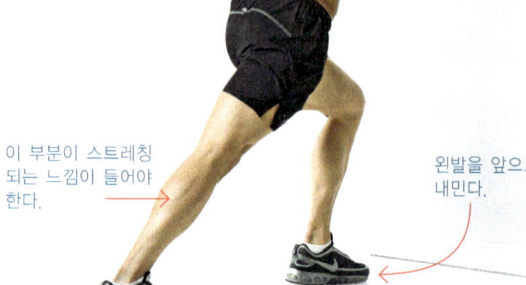

이 부분이 스트레칭되는 느낌이 들어야 한다.

팔을 곧게 편 상태를 유지한다.

왼발을 앞으로 내민다.

벤트-레그 카프 스트레칭
Bent-Leg Calf Stretch

효과
가자미근을 스트레칭한다.

활용법
매일 30초씩 2회 반복을 기준으로 양쪽 각각 3세트를 실시한다. 허벅지 앞쪽 근육이 심하게 뻣뻣한 경우에는 하루에 3회까지 실시할 수 있다.

A
- 뒤쪽 발의 끝이 앞쪽 발의 뒤꿈치 선에 거의 가까이 갈 때까지 뒤쪽 발을 앞으로 내딛는다는 점을 제외하면 스트레이트-레그 카프 스트레칭과 동작이 같다.
- 뒤쪽 다리의 발목 위쪽이 편안하게 스트레칭되는 느낌이 들 때까지 양쪽 무릎을 구부린다.

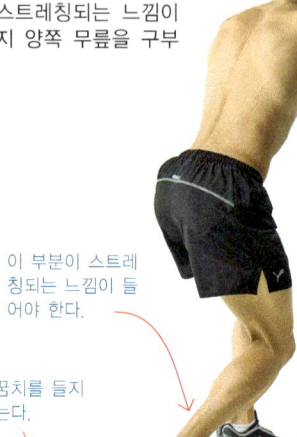

이 부분이 스트레칭되는 느낌이 들어야 한다.

뒤꿈치를 들지 않는다.

발목 보호
노스캐롤라이나대학의 연구진은 발목을 삔 사람들은 발목이 건강한 사람들보다 발목의 가동범위가 좁다는 사실을 발견했다. 비복근과 가자미근이 뻣뻣하면 발목을 삐었을 때처럼 발목의 동작이 제한된다.

Chapter 8

완벽한 대퇴사두근과 종아리 만들기

왼쪽의 대퇴사두근 프로그램은 허벅지의 근력과 크기를 향상시킬 수 있는 맞춤식 운동 프로그램이며, 오른쪽의 종아리 프로그램은 언제 어디서나 즐길 수 있는 간편한 운동 프로그램이다.

■ 대퇴사두근 프로그램

활용법: 그룹 A, B에서 운동을 각각 하나씩 선택한다. 그룹 A는 6~8회 반복을 기준으로 4세트를 실시하고 세트 사이에는 3분 동안 휴식을 취한다. 반면에 그룹 B는 한쪽 다리에 각각 10~12회를 기준으로 2세트를 실시하고 세트 사이에 2분 동안 휴식을 취한다. 이 프로그램은 일주일에 1~2회 실시한다.

운동 그룹 A	운동 그룹 B
• 덤벨 스쿼트 | p.211	• 리버스 덤벨 런지 | p.225
• 고블릿 스쿼트 | p.212	• 리버스 바벨 런지 | p.221
• 덤벨 프론트 스쿼트 | p.212	• 덤벨 불가리안 스플리트 스쿼트 | p.218
• 바벨 스쿼트 | p.206	• 바벨 불가리안 스플리트 스쿼트 | p.216
• 힐 레이즈 바벨 스쿼트 | p.209	• 싱글-레그 스쿼트 | p.204
• 바벨 프론트 스쿼트 | p.207	• 피스톨 스쿼트 | p.205

■ 종아리 프로그램

활용법: 중간 휴식 없이 아래 순서대로 각 운동을 1세트씩 실시한다. 각 운동은 최대한 많이 반복한다. 단, 이 프로그램은 체중만을 이용하여 진행하도록 되어 있기 때문에 이 책의 동작 설명을 그대로 따르되, 덤벨은 사용하지 않는다. 이 프로그램은 일주일에 2회 실시한다.

운동
• 싱글-레그 스탠딩 덤벨 카프 레이즈 | p.233
• 싱글-레그 벤트-니 카프 레이즈 | p.233
• 싱글-레그 덩키 카프 레이즈 | p.233

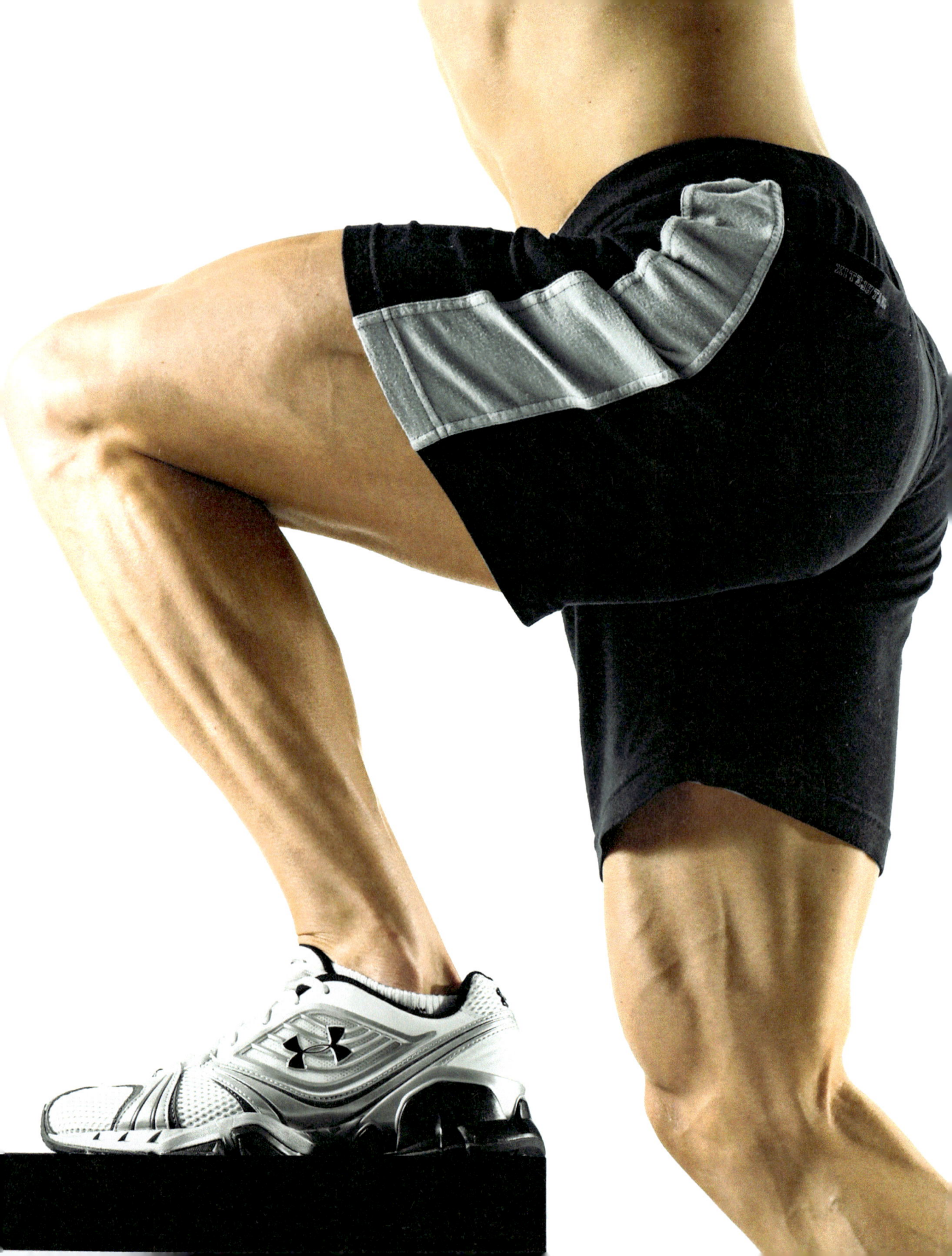

Chapter 9
Glutes & Hamstrings
허벅지 뒤쪽과 엉덩이 운동
빛나는 뒤태를 위하여

Chapter 9: 허벅지 뒤쪽과 엉덩이 운동

Glutes
& Hamstrings

허리가 직립자세를 취할 때면 언제나 허벅지 뒷면과 엉덩이의 근육들이 우리의 몸을 지탱해준다. 문제는 우리가 컴퓨터나 텔레비전 앞에서 보내는 시간이 점점 늘어나고 있다는 것이다. 이렇게 앉아서 생활하는 시간이 많다 보니 우리의 골반 주변 근육들은 나약해질 뿐만 아니라 수축하는 법마저 잊어버릴 지경이다. 엉덩이를 이루는 둔근은 특히 상태가 심각하다. 인체에서 둘째가라면 서러울 정도로 크고 강력한 근육군인 둔근으로서는 체면이 말이 아니다.

더욱이 엉덩이 근육이나 허벅지 뒷면을 이루는 슬와부근육군이 약해지면 인체의 근육 균형이 깨지고 그로 인해 무릎, 골반, 허리에 통증이나 부상이 올 수도 있다. 해결책은 무엇일까? 바로 이번 장의 운동들을 활용하여 둔근과 슬와부근육군을 최우선적으로 단련하는 것이다.

허벅지 뒤쪽과 엉덩이 운동의 보너스 효과

- **칼로리 소모량 증가:** 둔근은 몸에서 가장 큰 근육군에 속하기 때문에 그만큼 칼로리 소모량도 많다.
- **자세 개선:** 둔근이 약하면 골반이 앞으로 기울어질 수 있고, 골반이 기울어지면 척추에 무리가 갈 뿐만 아니라 하복부를 외측으로 밀어내기 때문에 배가 볼록 튀어나와 보인다.
- **무릎 강화:** 무릎 관절 안에 들어 있는 전십자인대는 슬와부근육근에 의지하여 무릎을 안정시키는 역할을 한다. 따라서 슬와부근육군이 강해지면 전십자인대도 강해지고 부상의 위험도 자연스럽게 줄어든다.

허벅지 뒤쪽과 종아리를 이루는 근육들

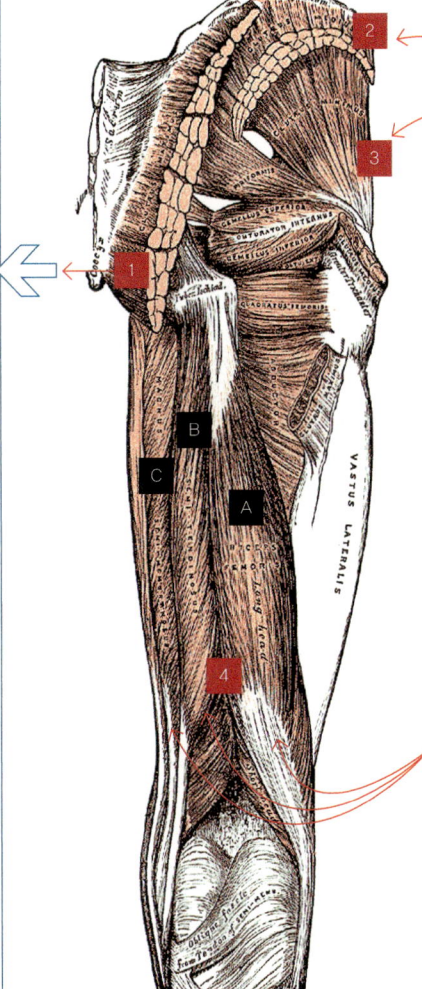

대둔근 Gluteus Maximus

대둔근[1]은 말 그대로 엉덩이를 이루는 가장 큰 근육으로 허벅지를 몸의 측면으로 벌리고, 다리를 회전시켜 발끝을 바깥 방향으로 향하게 하며, 골반을 전방으로 내미는 동작을 일으킨다. 의자에 앉거나 바닥에 쪼그려 앉은 상태에서 골반 관절을 펴면서 일어날 수 있는 것도 모두 대둔근이 있기 때문이다. 하체의 거의 모든 동작에는 대둔근이 필요하며 특히 데드리프트, 힙 레이즈, 리버스 힙 레이즈 같은 운동을 할 때는 대둔근이 절대적인 역할을 한다.

중둔근과 소둔근
Gluteus Medius & Gluteus Minimus

엉덩이에는 대둔근 외에도 중둔근[2]과 소둔근[3]이 있다. 이 근육들은 기본적으로 허벅지를 몸의 측면으로 벌리는 대둔근의 역할을 보조하며 다리를 편 상태에서는 허벅지를 바깥쪽으로 회전시키고, 골반을 굽힌 상태에서는 허벅지를 안쪽으로 회전시킨다.

슬와부근육군 Hamstrings

슬와부근육군[4]은 대퇴이두근[A], 반건양근[B], 반막양근[C]으로 이루어진 근육군으로 주로 무릎을 구부리고 대둔근을 도와 골반을 펴는 역할을 한다. 이 중에 대퇴이두근은 허벅지를 바깥쪽으로 회전시키는 동작을 보조하고, 반건양근과 반막양근은 허벅지를 안쪽으로 회전시키는 동작을 보조한다.

근육 상식

돼지의 슬와부근육에 있는 힘줄은 햄을 매달아 말리는 줄로 사용할 수 있다. 슬와부근육군을 뜻하는 영어의 Hamstring은 Ham(햄)+String(줄)에서 온 말이다.

WARNING!
대퇴사두근과 슬와부근육군의 균형

《아메리칸 스포츠 의학 저널American Journal of Sports Medicine》에 발표된 한 연구에 의하면, 슬와부근육군 부상이 재발하는 운동선수의 70%가 대퇴사두근과 슬와부근육군 사이의 균형이 깨진 상태라는 연구 결과가 나왔다. 이 연구에 참여했던 운동선수들의 경우, 모두 슬와부근육군을 강화하여 근육의 균형을 되찾았고, 실험을 마치고 12개월이 지난 후까지도 부상이 재발한 사람이 없었다. 올바른 운동이 곧 강력한 치료제였던 것이다.

둔근과 슬와부근육군

힙 레이즈 HIP RAISES

이번 장에서는 둔근과 슬와부근육군 운동 62가지를 살펴본다. 각 부위별 섹션의 앞부분에는 기본동작이 나와 있다. 응용동작을 연습하기 전에 먼저 이 기본동작을 마스터하자. 기본동작을 충실히 마치고 나면 어떤 응용동작이든 실수 없이 완성할 수 있을 것이다.

힙 레이즈

힙 레이즈의 목표 근육은 둔근과 슬와부근육군이며, 몸의 안정성을 유지해주는 복근과 허리의 근육들도 부수적으로 강화할 수 있다. 그러므로 힙 레이즈는 몸통 근육 운동으로도 손색이 없다.

기본동작
힙 레이즈
Hip Raises

A
- 바닥에 누워 무릎을 구부리고 발바닥을 지면에 밀착시킨다.

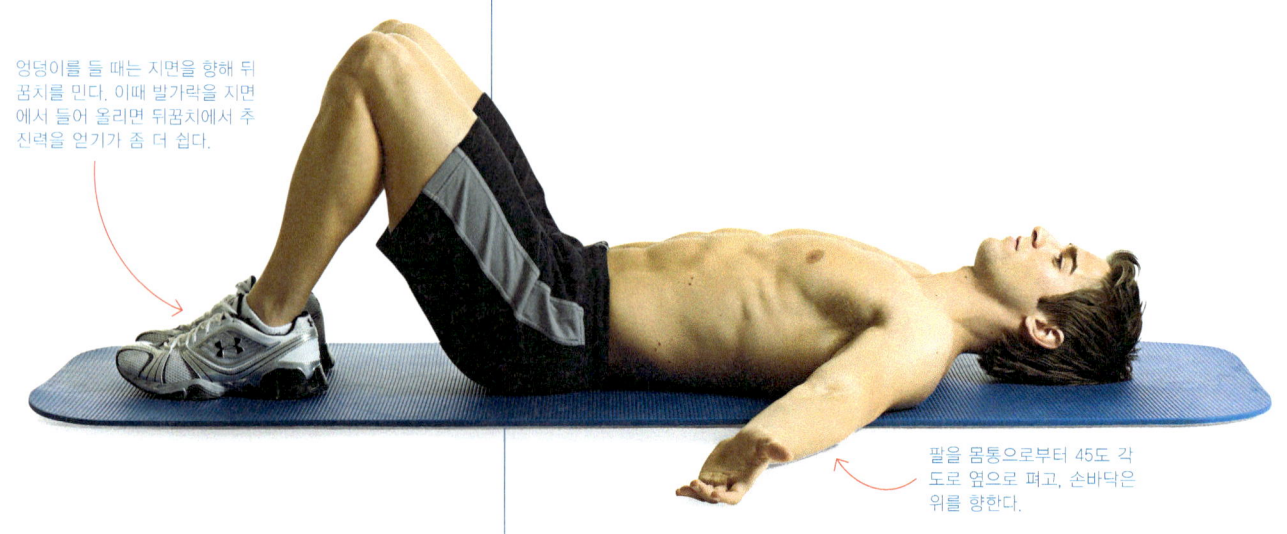

엉덩이를 들 때는 지면을 향해 뒤꿈치를 민다. 이때 발가락을 지면에서 들어 올리면 뒤꿈치에서 추진력을 얻기가 좀 더 쉽다.

팔을 몸통으로부터 45도 각도로 옆으로 펴고, 손바닥은 위를 향한다.

Chapter 9

둔근 강화

둔근이 약하면 힙 레이즈를 할 때 슬와부근육군에 쥐가 나거나 저릴 수 있다. 이는 엉덩이를 들어 올릴 때 슬와부근육군이 둔근을 대신해서 무리한 힘을 내기 때문에 일어나는 현상이다. 이럴 때는 최고지점에서 멈추는 동작을 3~5초로 잡고, 세트 당 10~12회 반복으로 2~3세트 정도를 일주일에 2회 실시하면 둔근을 강화할 수 있다.

B
- 어깨부터 무릎까지 몸이 일직선이 되도록 엉덩이를 들어 올린다.
- 최고지점에서 최대 5초까지 멈춘 다음, 몸을 내리면서 시작자세로 돌아간다.

15

〈운동 심리학 저널 Journal of Sports and Exercise Psychology〉에 발표된 연구에 의하면, 기분을 좋게 만드는 데 필요한 운동 시간은 15분이다.

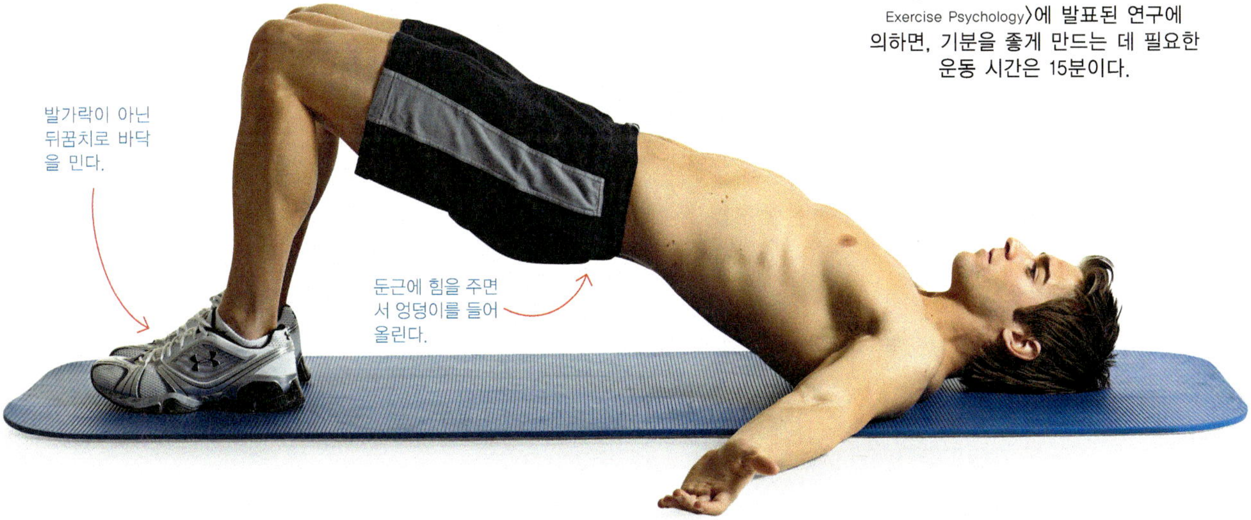

- 발가락이 아닌 뒤꿈치로 바닥을 민다.
- 둔근에 힘을 주면서 엉덩이를 들어 올린다.

245

둔근과 슬와부근육군 | 힙 레이즈 HIP RAISES

응용동작 #1
웨이티드 힙 레이즈
Weighted Hip Raise

- 골반 위에 중량원판을 올리고 동작을 취한다.

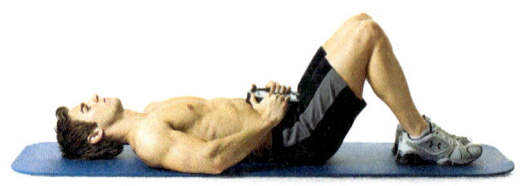
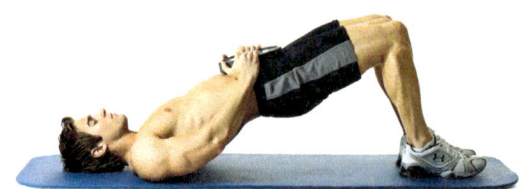

응용동작 #2
니 프레스-아웃 힙 레이즈
Hip Raise with Knee Press-Out

- 무릎 바로 위에 고무밴드를 둘러서 무릎을 모은 다음, 밴드를 밀어내면서 동작을 취한다.

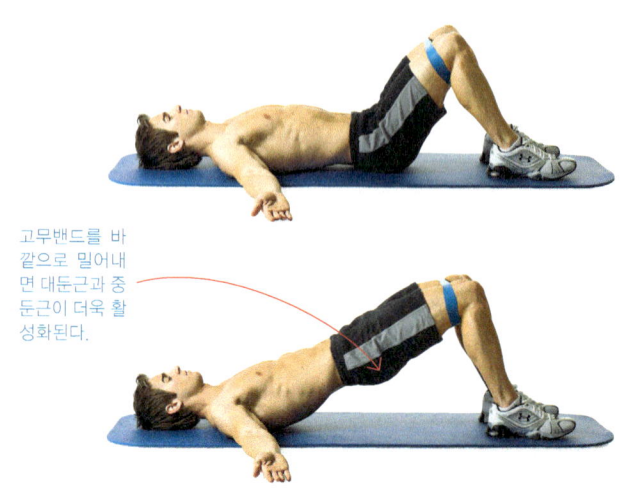

고무밴드를 바깥쪽으로 밀어내면 대둔근과 중둔근이 더욱 활성화된다.

응용동작 #3
니 스퀴즈 힙 레이즈
Hip Raise with Knee Squeeze

A
- 둥글게 말은 타월이나 탄력 패드를 무릎 사이에 끼운다.

B
- 타월이나 패드가 미끄러지지 않게 주의하면서 엉덩이를 들어 올려 어깨부터 무릎까지 몸을 일직선으로 만든다.

> **트레이너의 조언**
> 엉덩이를 들어 올릴 때는 자신의 몸 상태를 잘 살펴야 한다. 만약 무릎이 저절로 벌어진다면 고관절 모음근이나 사타구니의 근육이 약해져 있을 가능성이 있다. 이때 타월이나 패드를 무릎 사이에 끼우고 미끄러지지 않게 무릎을 조이면 허벅지 안쪽의 근육을 강화하는 데 도움이 된다.

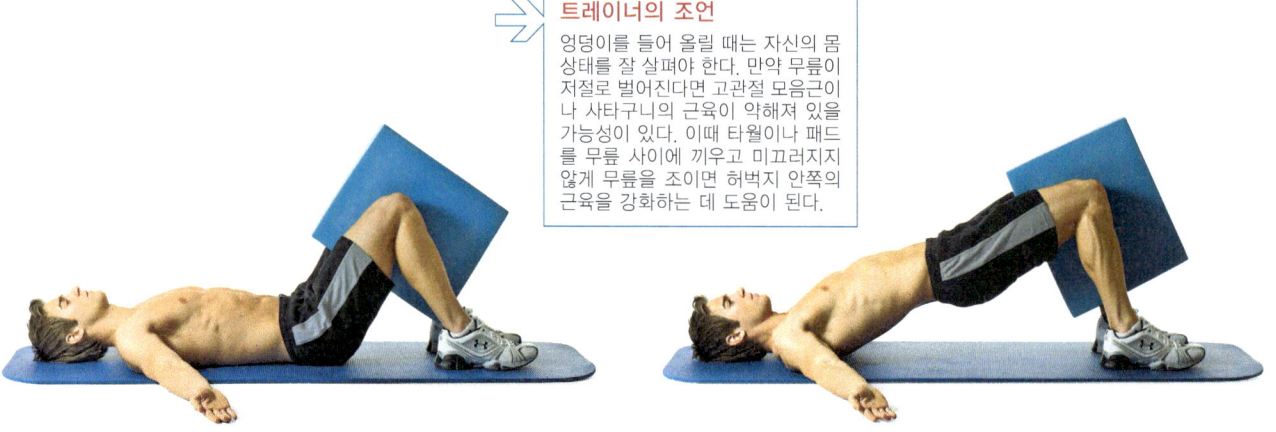

Chapter 9

응용동작 #4
마칭 힙 레이즈
Marching Hip Raise

- 엉덩이를 들어 올린 상태로 자세를 유지한다.

- 한쪽 무릎을 가슴을 향해 당겨 올렸다가 다시 시작자세로 돌아간 다음, 발을 바꾸어 같은 요령으로 반복한다.

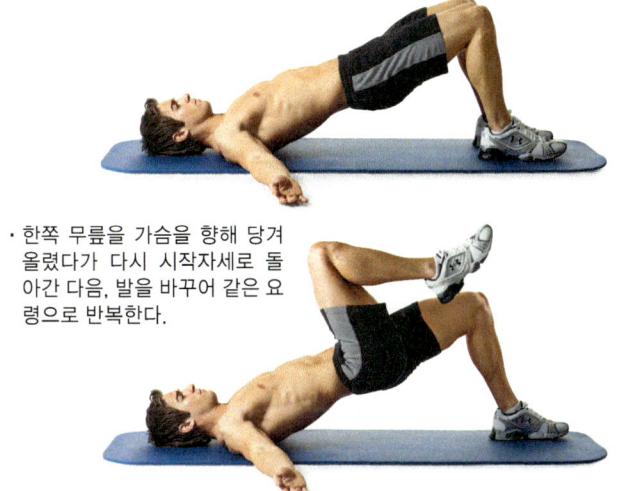

응용동작 #5
피트 온 스위스볼 힙 레이즈
Hip Raise with Feet on a Swiss Ball

- 종아리를 스위스볼 위에 올리고 동작을 취한다.

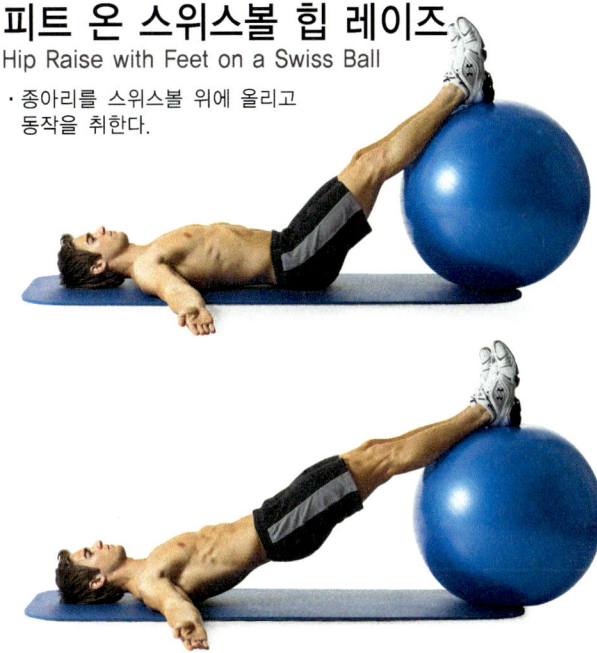

응용동작 #6
스위스볼 마칭 힙 레이즈
Swiss-Ball Marching Hip Raise

A
- 스위스볼 위에 발을 올린 상태로 엉덩이를 들어 올려 몸을 일직선으로 만든다.

B
- 한쪽 무릎을 가슴을 향해 당겨 올렸다가 다시 시작자세로 돌아간 다음, 발을 바꾸어 같은 요령으로 반복한다.

엉덩이가 아래로 처지지 않게 한다.

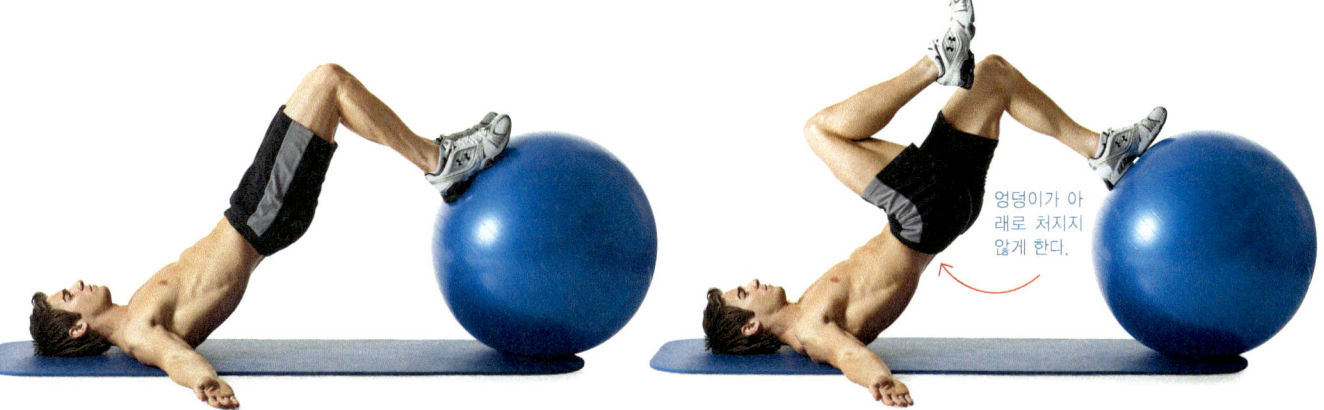

둔근과 슬와부근육군 | 힙 레이즈 HIP RAISES

기본동작
싱글-레그 힙 레이즈
Single-Leg Hip Raise

A
- 바닥에 누워 왼쪽 무릎을 구부리고 오른쪽 다리를 편다.
- 오른쪽 허벅지와 왼쪽 허벅지가 평행을 이루는 각도까지 오른쪽 다리를 들어 올린다.

팔을 몸통으로부터 45도 각도로 옆으로 펴고, 손바닥은 위를 향한다.

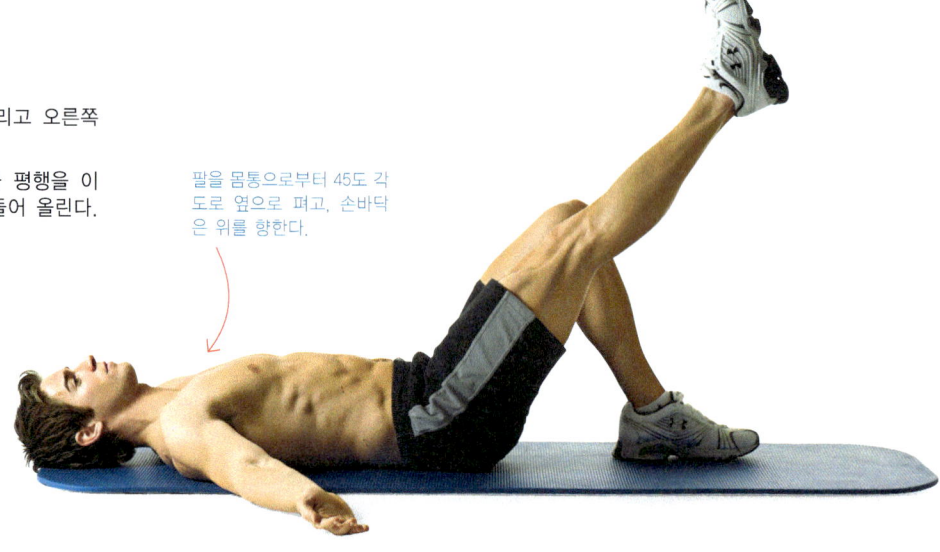

B
- 오른쪽 다리를 든 상태를 유지하면서 엉덩이를 밀어 올린다.
- 최고지점에서 잠시 멈춘 다음, 시작자세로 돌아간다.
- 정해진 반복 횟수를 완료한 다음, 다리를 바꾸어 같은 요령으로 반복한다.

엉덩이를 들어 올릴 때 오른쪽 다리는 왼쪽 허벅지와 같은 각도를 이뤄야 한다.

어깨부터 무릎까지 몸 전체가 일직선을 이뤄야 한다.

뒤꿈치로 바닥을 밀 때 발끝을 들어도 괜찮다.

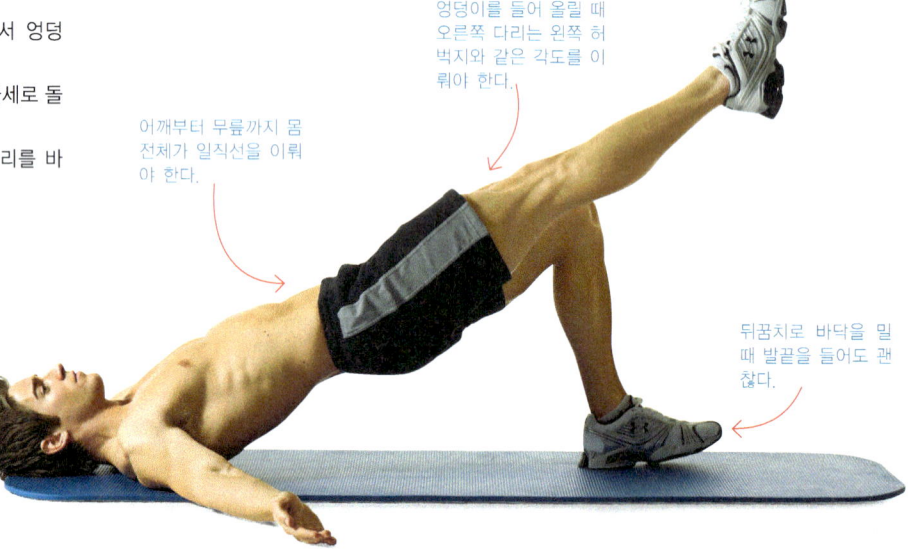

Chapter 9

응용동작 #1
니 홀드 싱글-레그 힙 레이즈
Single-Leg Hip Raise with Knee Hold

- 한쪽 무릎을 가슴을 향해 구부려 올리고 팔로 그 무릎을 잡은 상태로 동작을 취한다.

> **트레이너의 조언**
> 한쪽 무릎을 잡으면 허리 근육을 쓰지 않고 엉덩이 근육으로만 골반을 들어올릴 수 있다.

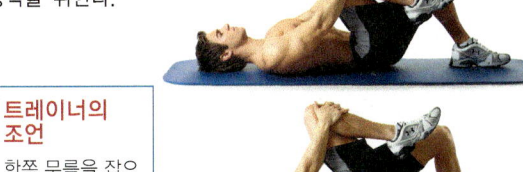

응용동작 #2
풋 온 보수볼 싱글-레그 힙 레이즈
Single-Leg Hip Raise with Foot on Bosu Ball

- 왼발을 보수볼 위에 올린다.
- 엉덩이를 올렸다 내리는 동작을 반복한다.

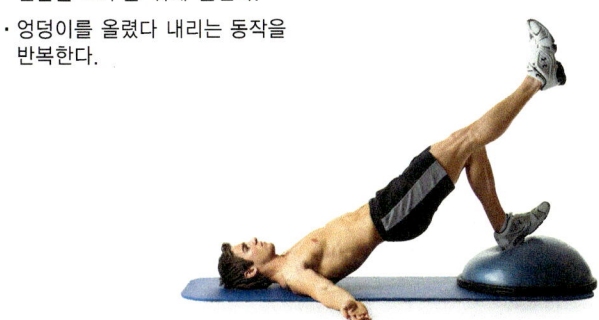

응용동작 #3
풋 온 스텝 싱글-레그 힙 레이즈
Single-Leg Hip Raise with Foot on Step

- 15센티미터 높이의 발판을 엉덩이 아래 높이에 위치시킨다.
- 왼발을 발판 위에 올린다.
- 엉덩이를 올렸다 내리는 동작을 반복한다.

응용동작 #4
풋 온 벤치 싱글-레그 힙 레이즈
Single-Leg Hip Raise with Foot on Bench

- 엉덩이를 바닥에 댄 상태에서 왼쪽 뒤꿈치를 벤치 위에 올린다.
- 엉덩이를 올렸다 내리는 동작을 반복한다.

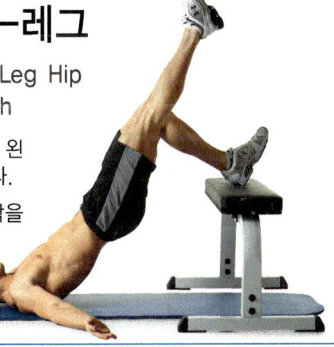

응용동작 #5
풋 온 폼 롤러 싱글-레그 힙 레이즈
Single-Leg Hip Raise with Foot on a Foam Roller

- 왼발을 폼 롤러 위에 올린다.
- 엉덩이를 올렸다 내리는 동작을 반복한다.

폼 롤러 위에 발을 올리면 롤러가 굴러가지 않게 하기 위해서 코어 근육들이 더 강하게 수축된다.

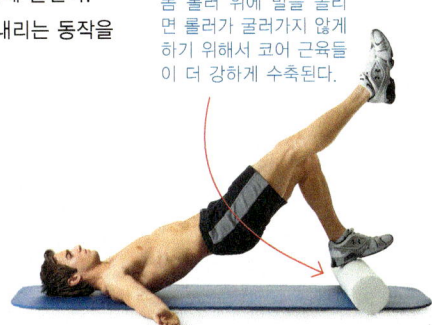

응용동작 #6
풋 온 메디신볼 싱글-레그 힙 레이즈
Single-Leg Hip Raise with Foot on a Medicine Ball

- 왼발을 메디신볼 위에 올린다.
- 엉덩이를 올렸다 내리는 동작을 반복한다.

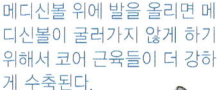

메디신볼 위에 발을 올리면 메디신볼이 굴러가지 않게 하기 위해서 코어 근육들이 더 강하게 수축된다.

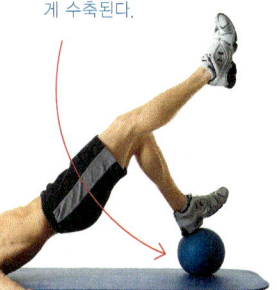

둔근과 슬와부근육군 | 힙 레이즈 HIP RAISES

응용동작 #7
헤드 온 보수볼 힙 레이즈
Hip Raise with Head on a Bosu Ball

· 머리와 등 상부를 보수볼 위에 올린다.

상체를 올리면 둔근이 더 강하게 수축되야만 동작을 취할 수 있다.

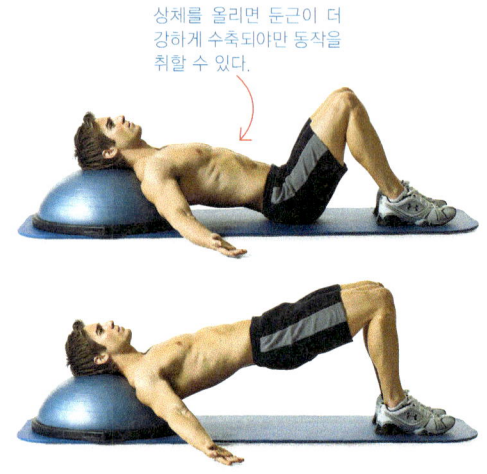

응용동작 #8
헤드 온 보수볼 싱글-레그 힙 레이즈
Single-Leg Hip Raise with Head on a Bosu Ball

· 머리와 등 상부를 보수볼 위에 올린 다음, 오른쪽 다리를 왼쪽 허벅지 각도에 맞추어 들어 올린다.

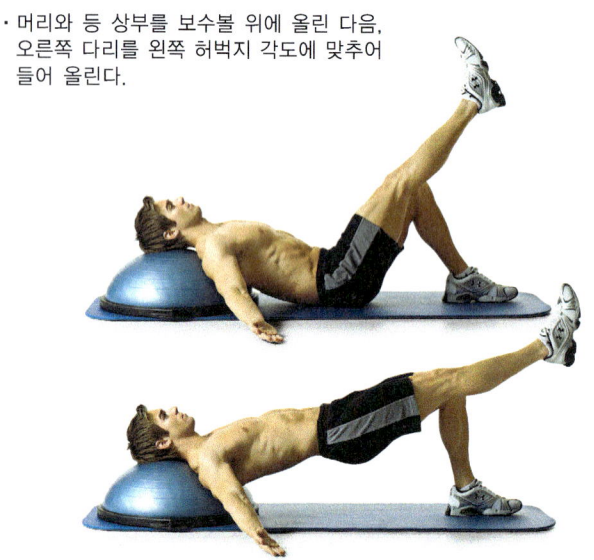

응용동작 #9
헤드 온 스위스볼 힙 레이즈
Hip Raise with Head on a Swiss Ball

· 머리와 등 상부를 스위스볼 위에 올린다.

스위스볼을 이용하면 공이 굴러가지 않게 하기 위해서 코어 근육들이 더 강하게 수축된다.

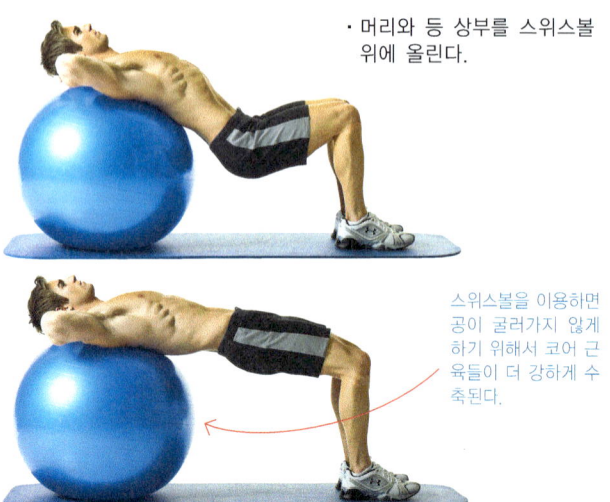

응용동작 #10
헤드 온 스위스볼 싱글-레그 힙 레이즈
Single-Leg Hip Raise with Head on a Swiss Ball

· 머리와 등 상부를 스위스볼 위에 올린 다음, 오른쪽 다리를 왼쪽 허벅지 각도에 맞추어 들어 올린다.

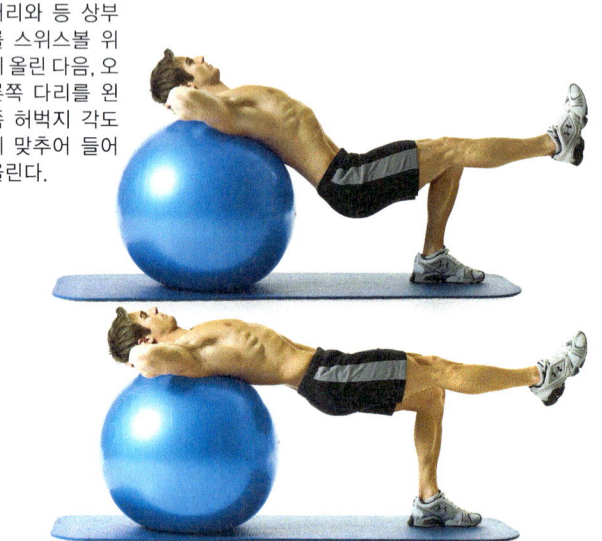

Chapter 9

기본동작
스위스볼 힙 레이즈와 레그 컬
Swiss-Ball Hip Raise and Leg Curl

A
- 바닥에 누워 종아리와 뒤꿈치를 스위스볼 위에 올린다.

팔을 몸통으로부터 45도 각도로 옆으로 벌리고, 손바닥은 위를 향한다.

B
- 어깨부터 무릎까지 몸 전체가 일직선이 되도록 엉덩이를 들어 올린다.

C
- 이 자세에서 뒤꿈치를 몸을 향해 당기면서 스위스볼을 최대한 엉덩이에 가깝게 굴린다.
- 1~2초 동안 멈춘 다음, 다시 몸이 일직선이 될 때까지 공을 원위치로 굴리고 엉덩이를 바닥으로 내리면서 시작자세로 돌아간다.

스위스볼을 몸을 향해 굴릴 때 엉덩이와 몸 전체가 일직선이 돼야 한다.

발끝의 각도

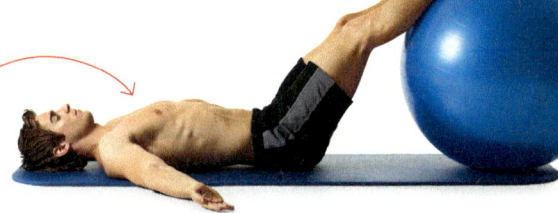

스위스볼 힙 레이즈와 레그 컬을 할 때는 기본적으로 발끝이 위를 향해야 한다. 하지만 발끝의 각도를 바꾸면 활성화되는 슬와부근육군의 위치도 달라진다.

응용동작 #1
토우 아웃
Toes Out

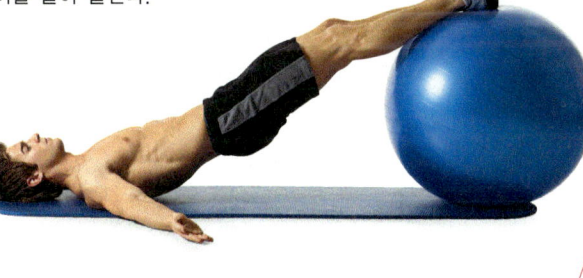

스위스볼 위에 종아리와 뒤꿈치를 올리고 발끝을 바깥쪽으로 벌린다.

발끝을 벌리면 다리 바깥쪽에 있는 슬와부근육이 더욱 강하게 수축된다.

응용동작 #2
토우 인
Toes In

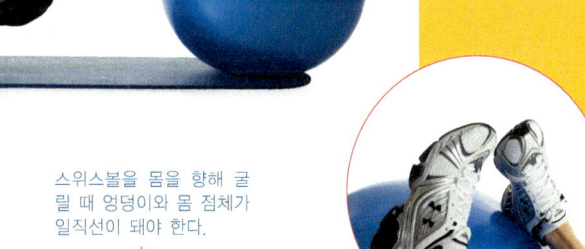

스위스볼 위에 종아리와 뒤꿈치를 올리고 발끝을 안쪽으로 모은다.

발끝을 모으면 다리 안쪽에 있는 슬와부근육이 더욱 강하게 수축된다.

둔근과 슬와부근육군 | 힙 레이즈 HIP RAISES

응용동작 #3
싱글-레그 스위스볼 힙 레이즈와 레그 컬
Single-Leg Swiss-Ball Hip Raise and Leg Curl

A
- 보수볼 위에 양쪽 종아리와 뒤꿈치를 올린 상태에서 오른쪽 다리만 몇 센티미터 더 들어 올린다.

팔을 몸통으로부터 45도 각도로 옆으로 벌리고, 손바닥은 위를 향한다.

B
- 어깨부터 무릎까지 몸 전체가 일직선을 이루도록 엉덩이를 들어 올린다.

몸통에 힘을 준다.

엉덩이를 들어 올리면서 둔근에 힘을 준다.

C
- 곧바로 몸을 향해 왼쪽 뒤꿈치를 당기면서 스위스볼을 엉덩이에 최대한 가깝게 굴린다.

왼쪽 슬와부근육군이 수축되는 느낌이 들어야 한다.

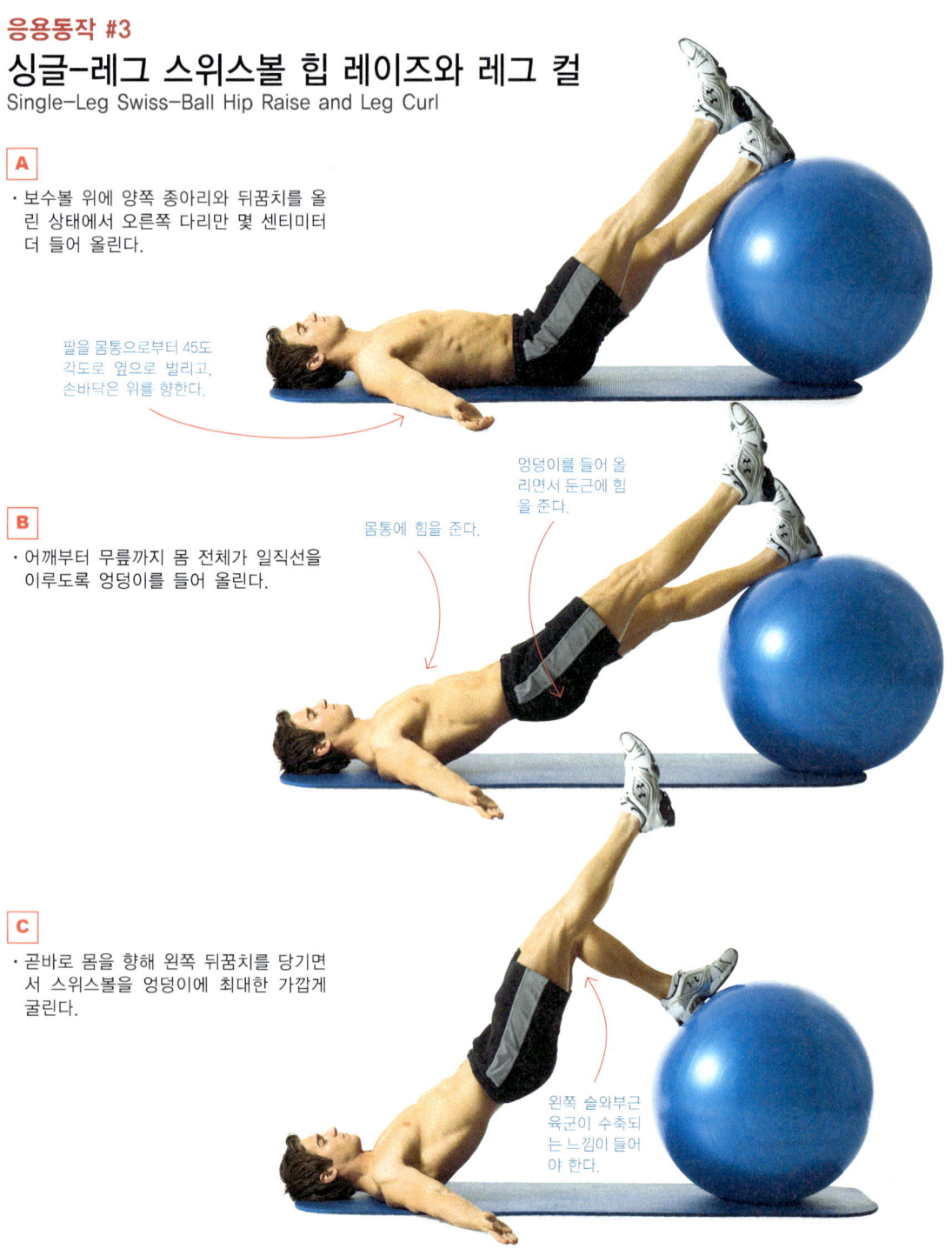

Chapter 9

기본동작
슬라이딩 레그 컬
Sliding Leg Curl

A
- 바닥에 누워 양쪽 뒤꿈치를 발슬라이드 위에 놓고 뒤꿈치가 엉덩이에 최대한 가까이 오도록 무릎을 구부린다.

B
- 엉덩이와 몸을 일직선으로 유지하면서 다리가 펴질 때까지 뒤꿈치를 아래로 밀어낸다.
- 반대 동작을 통해 시작자세로 돌아간다.

엉덩이를 들어 올릴 때 코어 근육과 둔근에 힘을 준다.

어깨부터 무릎까지 일직선을 유지해야 한다.

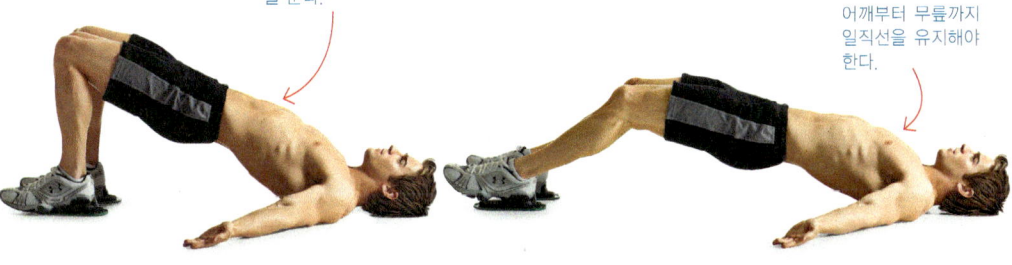

응용동작
싱글-레그 슬라이딩 레그 컬
Single-Leg Sliding Leg Curl

A
- 왼쪽 다리를 오른쪽 허벅지의 각도에 맞추어 들어 올린 상태를 유지한다.

B
- 엉덩이와 몸을 일직선으로 유지한 상태로 다리가 펴질 때까지 뒤꿈치를 아래로 밀어낸다.

어깨부터 무릎까지 일직선을 유지해야 한다.

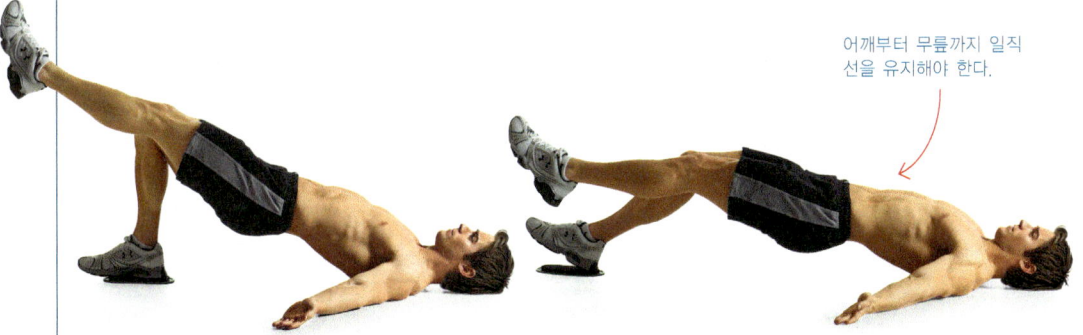

WARNING!
레그 컬 머신의 맹점

머신을 이용한 레그 컬을 할 때는 무릎을 구부리는 동작만 취하면 된다. 이 동작은 슬와부근육군이 일으키는 여러 가지 동작 가운데 하나이다. 그러나 데드리프트나 힙 레이즈의 다리를 펴는 동작에서 알 수 있듯이, 슬와부근육군의 주된 역할은 골반 관절을 펴거나 골반을 전방으로 밀어내는 것이다. 게다가 스위스볼 힙 레이즈와 레그 컬 같은 유형의 레그 컬을 실시할 때는 양쪽 무릎을 구부림과 동시에 골반 관절을 펴야 한다. 이런 점을 고려하면 머신이 반드시 좋은 것만은 아니다.

둔근과 슬와부근육군 | 힙 레이즈 HIP RAISES

기본동작
리버스 힙 레이즈
Reverse Hip Raise

A
- 벤치나 로만체어에 몸통을 대고 엎드려서 골반 아랫부분을 공중에 띄운다.

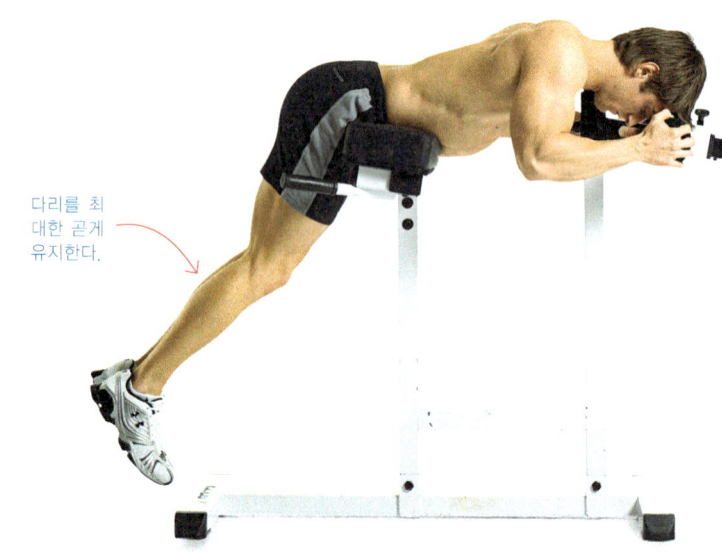

다리를 최대한 곧게 유지한다.

B
- 허벅지가 몸통과 일직선을 이룰 때까지 다리를 들어 올린다.
- 최고지점에서 잠시 멈춘 다음, 다리를 내리면서 시작 자세로 돌아간다.

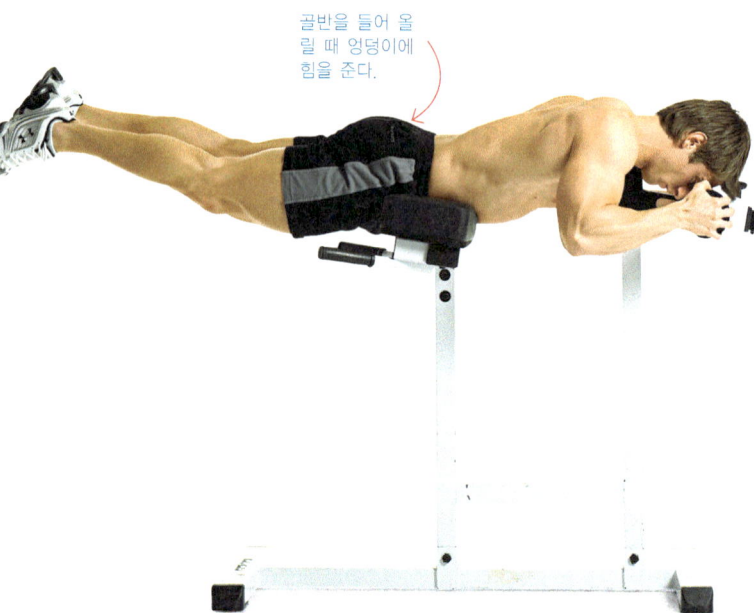

골반을 들어 올릴 때 엉덩이에 힘을 준다.

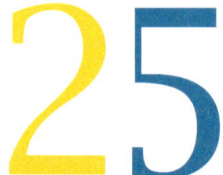

〈두뇌, 행동, 그리고 면역Brain, Behavior, and Immunity〉이라는 제목의 연구에 의하면, 독감주사를 맞기 6~12시간 전에 25분 동안 웨이트트레이닝을 실시하자 실제로 독감주사의 효과가 개선되었다.

Chapter 9

응용동작 #1
벤트-니 리버스 힙 레이즈
Bent-Knee Reverse Hip Raise

- 무릎을 90도로 구부린 상태에서 골반을 들어 올리면서 무릎을 편다.

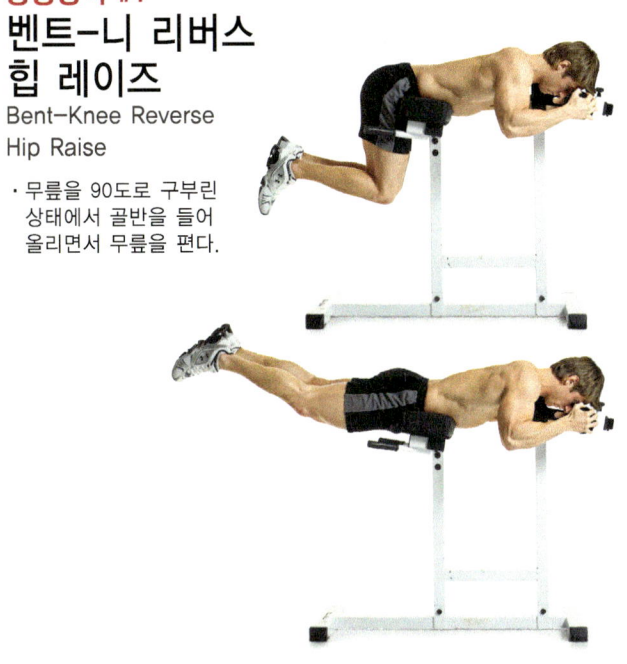

응용동작 #2
스위스볼 리버스 힙 레이즈
Swiss-Ball Reverse Hip Raise

- 벤치 대신 스위스볼 위에 골반과 복부를 댄 상태에서 양손으로 바닥을 짚고 동작을 취한다.

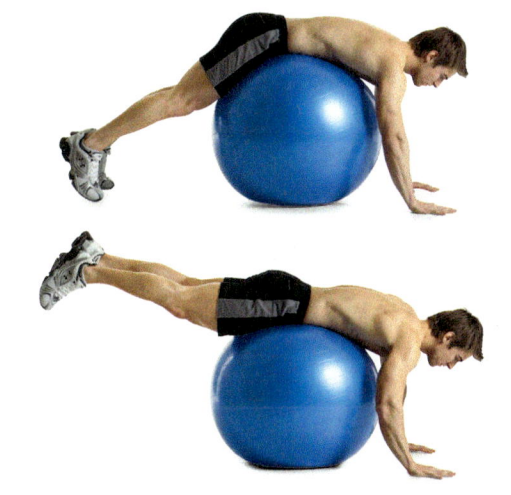

응용동작 #3
벤트-니 스위스볼 리버스 힙 레이즈
Bent-Knee Swiss-Ball Reverse Hip Raise

A
- 벤치 대신 스위스볼 위에 골반과 복부를 댄 상태에서 양손으로 바닥을 짚는다.

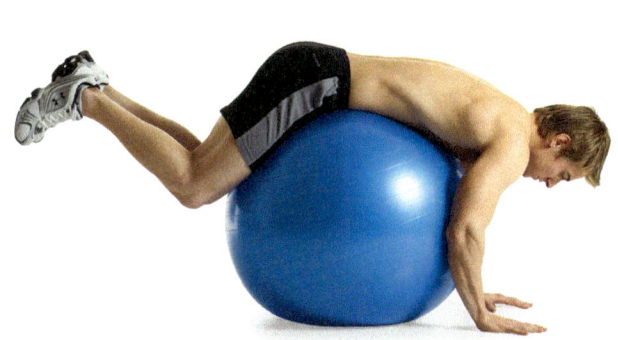

B
- 골반을 들어 올리면서 무릎을 편다.

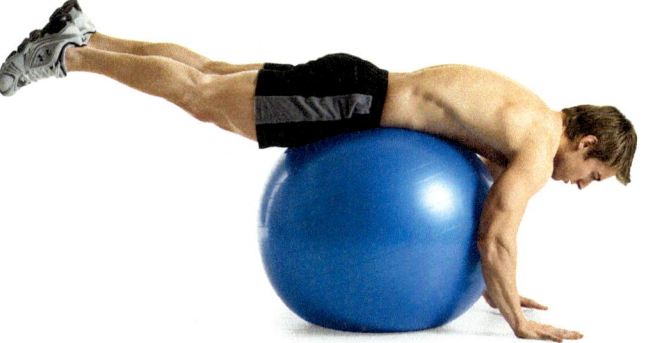

둔근과 슬와부근육군 | 벤트-니 데드리프트
BENT-KNEE DEADLIFTS

벤트-니 데드리프트

벤트-니 데드리프트의 목표 근육은 둔근과 슬와부근육군이며, 그 밖에도 여러 근육들을 강화할 수 있다. 사실 데드리프트는 대퇴사두근, 코어 근육, 등, 어깨 같이 여러 부위 근육을 강력하게 활성화시키기 때문에 전신 운동으로도 훌륭하게 활용할 수 있다.

기본동작
바벨 데드리프트
Barbell Deadlift

A
- 중량을 장착한 바벨을 정강이 앞에 위치시킨다.
- 골반과 무릎을 구부리고 팔을 어깨너비보다 약간 넓게 벌려 오버핸드 그립으로 바벨을 잡는다.

B
- 허리를 구부리지 않도록 주의하면서 골반을 앞으로 내밀고 몸통을 당겨 세우면서 바벨을 들고 선 자세를 취한다.
- 동작을 취할 때 엉덩이에 힘을 준다.
- 바벨을 최대한 몸 가까이 유지하면서 바닥을 향해 바벨을 내린다.

> **트레이너의 조언**
> 데드리프트와 와이드-그립 데드리프트는 양쪽 발을 10킬로그램 짜리 중량원판 위에 올린 상태에서도 실시할 수 있다. 발의 위치를 높이면 중량을 들어 올려야 하는 거리가 길어지기 때문에 근육에 더 강한 자극을 줄 수 있다.

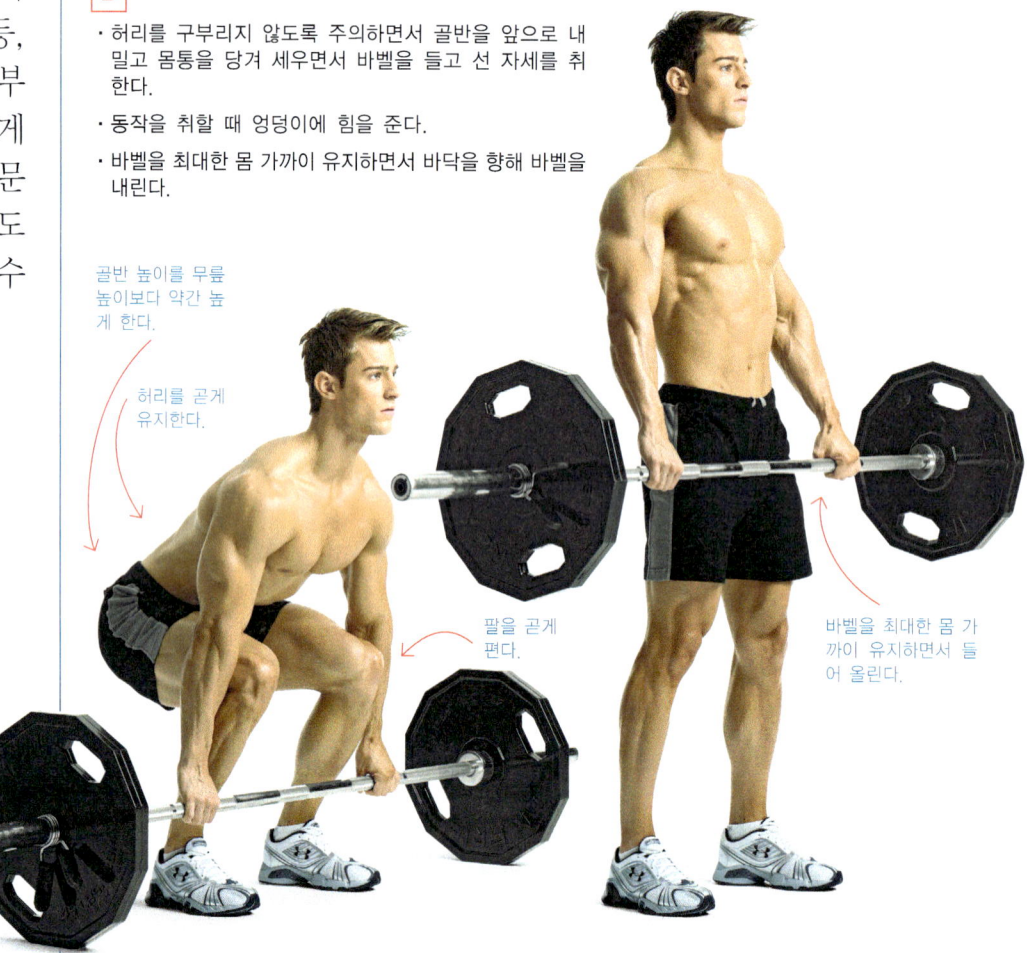

- 골반 높이를 무릎 높이보다 약간 높게 한다.
- 허리를 곧게 유지한다.
- 팔을 곧게 편다.
- 바벨을 최대한 몸 가까이 유지하면서 들어 올린다.

Chapter 9

응용동작 #1
와이드-그립 바벨 데드리프트
Wide-Grip Barbell Deadlift

A
- 팔을 어깨너비보다 2배로 넓게 벌리고 오버핸드 그립으로 바벨을 잡는다.

B
- 몸을 일으킨 다음에는 반대 동작을 통해 바벨을 천천히 바닥에 내려놓는다.

최고의 데드리프트
그립을 넓게 잡으면 3가지 이점이 있다. 첫째, 등 상부 근육에 더 강한 자극을 줄 수 있다. 둘째, 전완과 손의 근육에 더 강한 자극을 줄 수 있다. 셋째, 동작의 범위가 증가한다.

이 운동은 스내치-그립 데드리프트라고도 부른다. 스내치-그립이란 올림픽 역도 선수들이 인상 경기(인상:Snatch, 용상: Clean and Jerk)를 펼칠 때 바벨을 잡는 그립이라는 뜻이다.

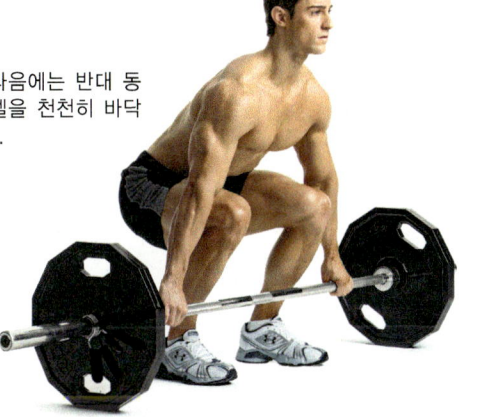
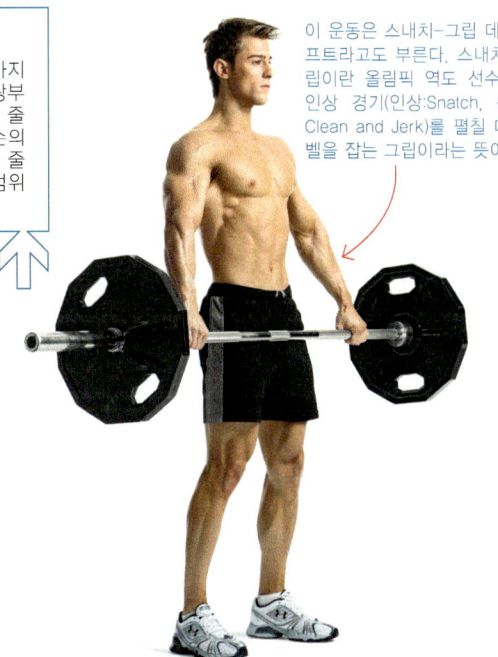

응용동작 #2
싱글-레그 바벨 데드리프트
Single-Leg Barbell Deadlift

- 벤치를 약 50센티미터 등지고 서서 오른발 발등을 벤치 위에 올린다.
- 오른발을 올린 상태로 정해진 반복 횟수를 완료한 다음, 발을 바꾸어 동일한 요령으로 반복한다.

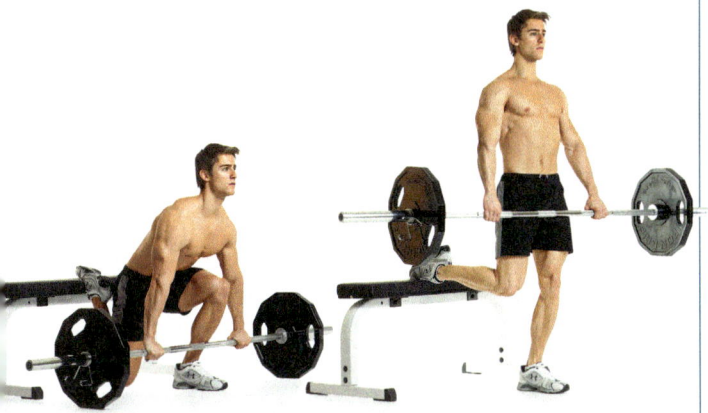

응용동작 #3
스모 데드리프트
Sumo Deadlift

- 발을 어깨너비보다 2배로 넓게 벌리고 서서 발끝을 바깥으로 벌린다.
- 팔을 약 30센티미터 간격으로 벌려 오버핸드 그립으로 바벨을 잡은 상태로 동작을 취한다.

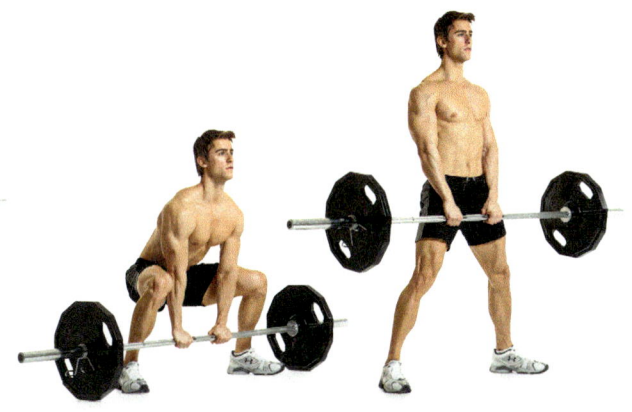

둔근과 슬와부근육군 | 벤트-니 데드리프트
BENT-KNEE DEADLIFTS

기본동작
덤벨 데드리프트
Dumbbell Deadlift

A
- 몸 앞에 덤벨 한 쌍을 놓는다.
- 골반과 무릎을 구부려 오버핸드 그립으로 덤벨을 잡는다.

B
- 허리를 구부리지 않도록 주의하면서 덤벨을 들고 선다.
- 바닥을 향해 덤벨을 내린다.

457
데드리프트 역사상 세계 최고 기록은 457킬로그램이다.

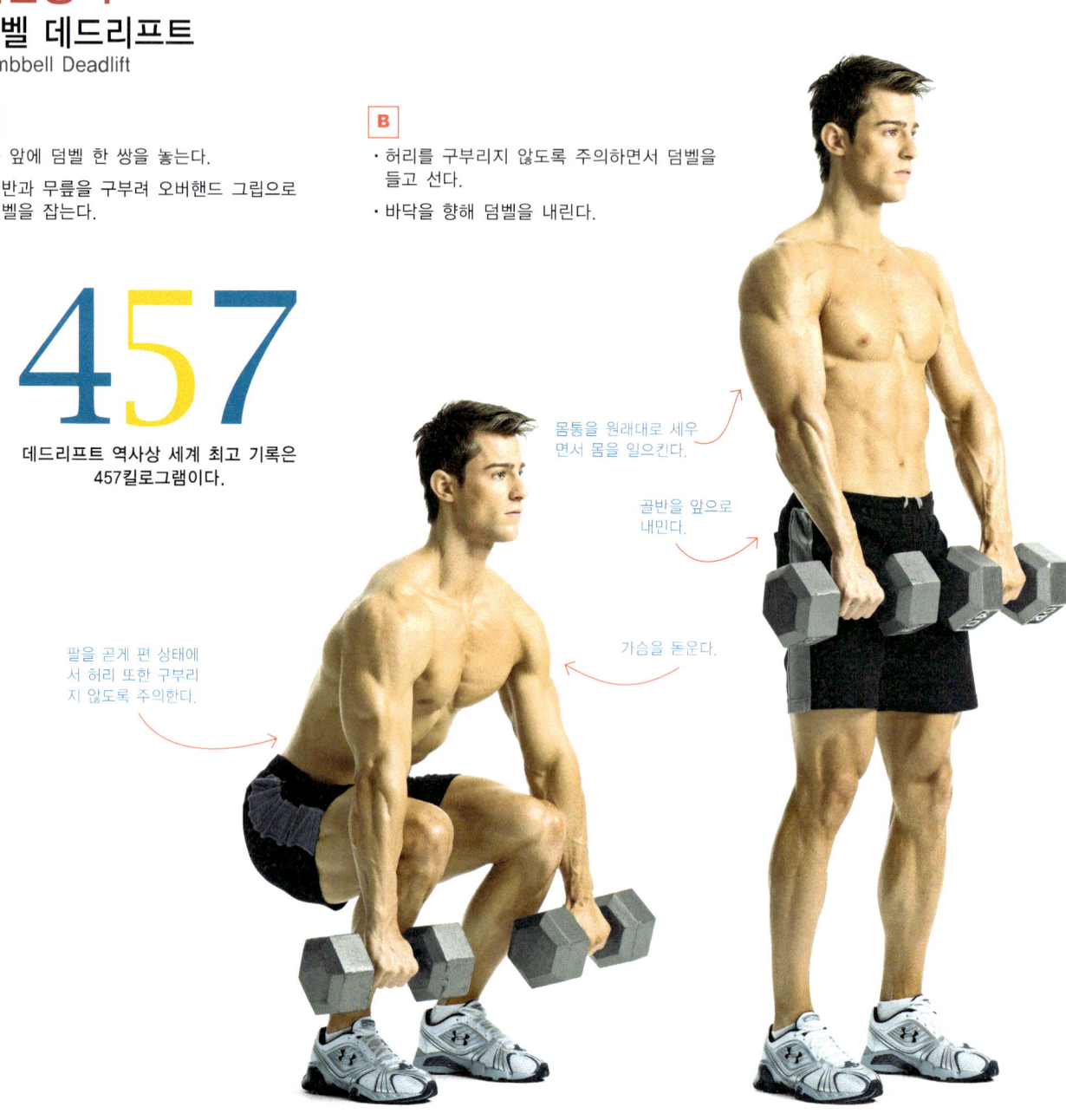

- 팔을 곧게 편 상태에서 허리 또한 구부리지 않도록 주의한다.
- 몸통을 원래대로 세우면서 몸을 일으킨다.
- 골반을 앞으로 내민다.
- 가슴을 돋운다.

Chapter 9

응용동작 #1
싱글-암 데드리프트
Single-Arm Deadlift

A
- 이 운동은 덤벨을 하나만 이용한다. 덤벨을 오른쪽 발목 옆 바닥에 놓는다. 만약 덤벨을 들기 위해 자세를 낮출 때 허리가 구부러지면, 구부러지기 직전 지점에서 시작해도 좋다(왼쪽사진).

B
- 오른손에 덤벨을 들고 정해진 반복 횟수를 완료한 다음, 손을 바꾸어 동일한 요령으로 반복한다.

응용동작 #2
싱글-레그 덤벨 데드리프트
Single-Leg Dumbbell Deadlift

A
- 가벼운 덤벨을 양손에 들고 왼발로 선다.
- 오른쪽 종아리가 지면과 수평을 이루도록 무릎을 구부려 종아리를 들어 올린다.

B
- 골반을 구부려 몸을 앞으로 기울이면서 오른쪽 종아리가 지면에 거의 닿을 때까지 몸을 천천히 낮춘다.
- 최저지점에서 잠시 멈춘 다음, 몸을 세우며 시작자세로 돌아간다.
- 왼발로 서서 정해진 반복 횟수를 완료한 다음, 발을 바꾸어 동일한 요령으로 반복한다.

➡ 이 운동은 짐을 들어 옮길 때와 비슷한 자세를 취해야 하므로 수트케이스 데드리프트라고도 한다.

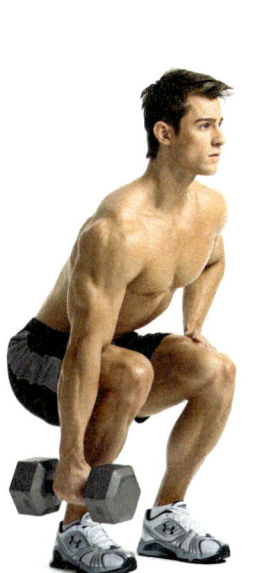
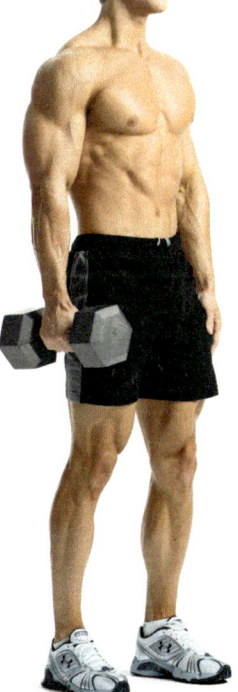
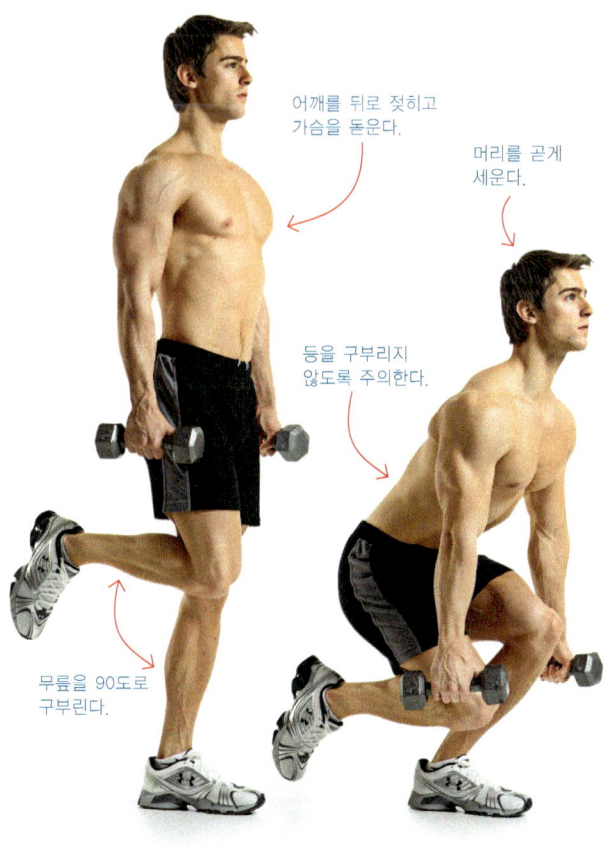

어깨를 뒤로 젖히고 가슴을 돋운다.

머리를 곧게 세운다.

등을 구부리지 않도록 주의한다.

무릎을 90도로 구부린다.

둔근과 슬와부근육군 | 스트레이트-레그 데드리프트 STRAIGHT-LEG DEADLIFTS

스트레이트-레그 데드리프트

스트레이트-레그 데드리프트의 목표 근육은 둔근과 슬와부근육군이며, 부수적으로 허리 주변의 근육을 비롯한 코어 근육들을 동시에 강화할 수 있다. 이 운동은 중량을 아래로 내릴 때마다 슬와부근육근을 스트레칭시키기 때문에 유연성도 더불어 향상시킬 수 있다는 장점이 있다.

기본동작
바벨 스트레이트-레그 데드리프트
Barbell Straight-Leg Deadlift

A
- 팔을 어깨너비보다 약간 넓게 벌리고 오버핸드 그립으로 바벨을 잡는다. 그 다음 골반 앞에 바벨이 오도록 팔을 아래로 뻗는다.

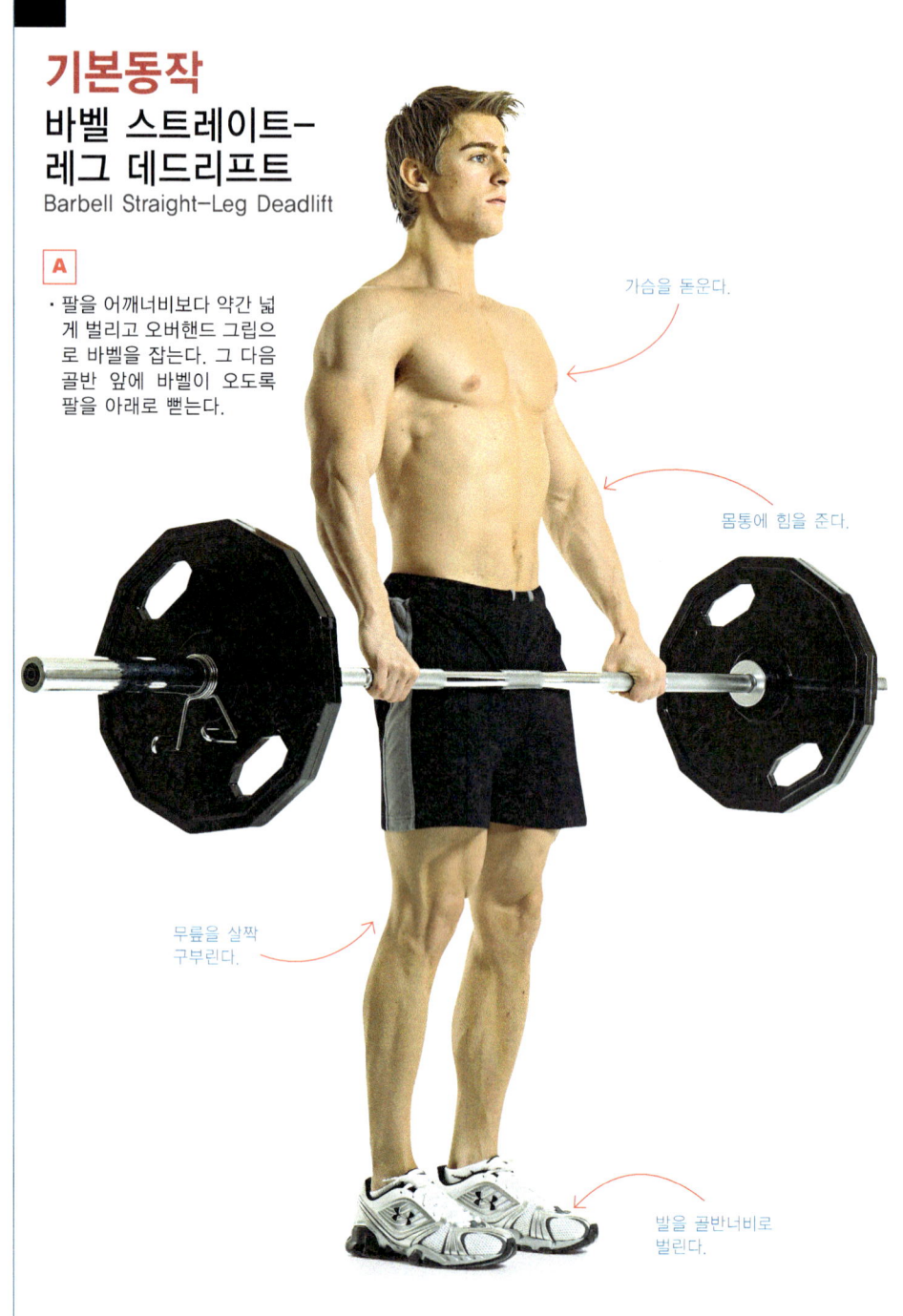

가슴을 둔운다.

몸통에 힘을 준다.

무릎을 살짝 구부린다.

발을 골반너비로 벌린다.

Chapter 9

> **트레이너의 조언**
> 몸통을 올리면서 시작자세로 돌아갈 때는 엉덩이에 힘을 주고 골반을 앞으로 내민다. 이런 동작을 취하면 허리의 근육에만 의지하지 않고 골반 주변 근육의 활성도를 함께 높일 수 있다.

B
- 무릎 각도를 유지하면서 골반을 구부려 상체가 지면과 거의 수평을 이룰 때까지 몸통을 기울인다.
- 최저지점에서 잠시 멈춘 다음, 몸통을 세워 시작자세로 돌아간다.

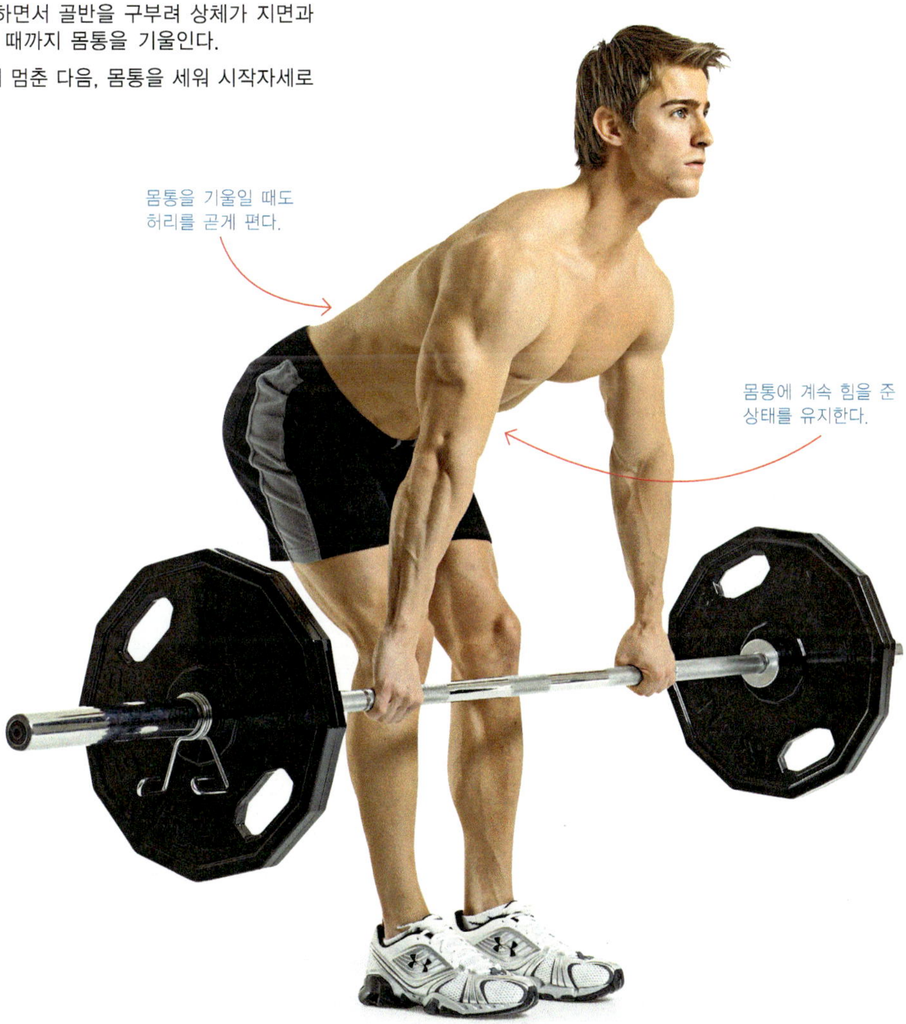

몸통을 기울일 때도 허리를 곧게 편다.

몸통에 계속 힘을 준 상태를 유지한다.

둔근과 슬와부근육군 스트레이트-레그 데드리프트
STRAIGHT-LEG DEADLIFTS

응용동작 #1
싱글-레그 바벨 스트레이트-레그 데드리프트
Single-Leg Barbell Straight-Leg Deadlift

- 한쪽 다리로 균형을 잡으면서 동작을 취한다.
- 한쪽 다리로 정해진 반복 횟수를 완료한 다음, 발을 바꾸어 동일한 요령으로 반복한다.

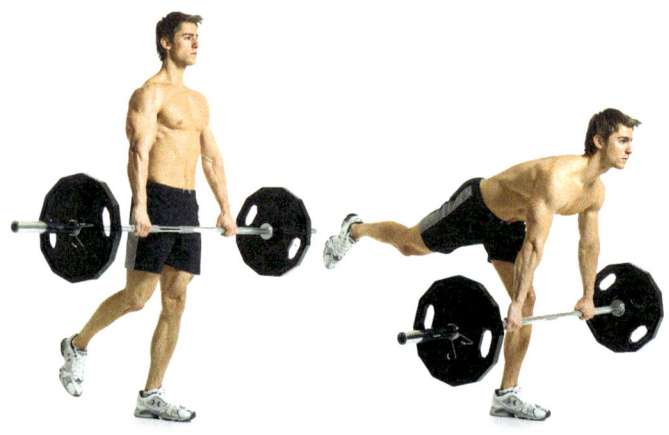

응용동작 #2
바벨 굿 모닝
Barbell Good Morning

- 바벨을 몸의 앞쪽으로 내리는 대신 등 상부에 올린다. 그 다음 오버핸드 그립으로 바벨을 잡은 상태에서 동작을 취한다.

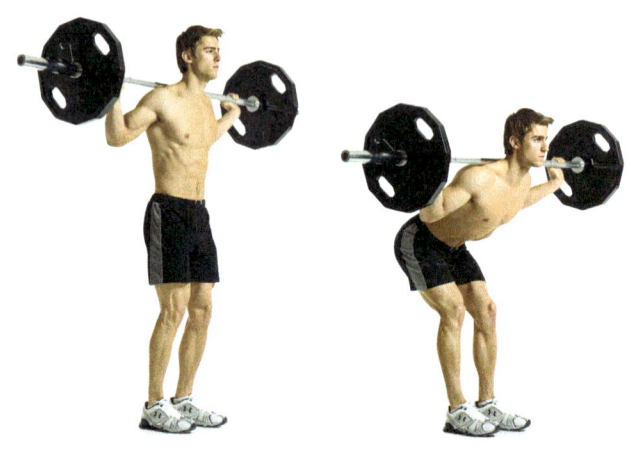

응용동작 #3
스플리트 바벨 굿 모닝
Split Barbell Good Morning

A
- 바벨을 등 상부에 올리고 오버핸드 그립으로 바벨을 잡는다.
- 발 앞에 약 15센티미터 높이의 발판을 놓고 왼쪽 뒤꿈치를 발판 위에 올린다.

B
- 허리를 곧게 유지하면서 골반 관절을 최대한 편안하게 앞으로 기울인다.
- 최저지점에서 잠시 멈춘 다음, 몸통을 세우면서 시작자세로 돌아간다.

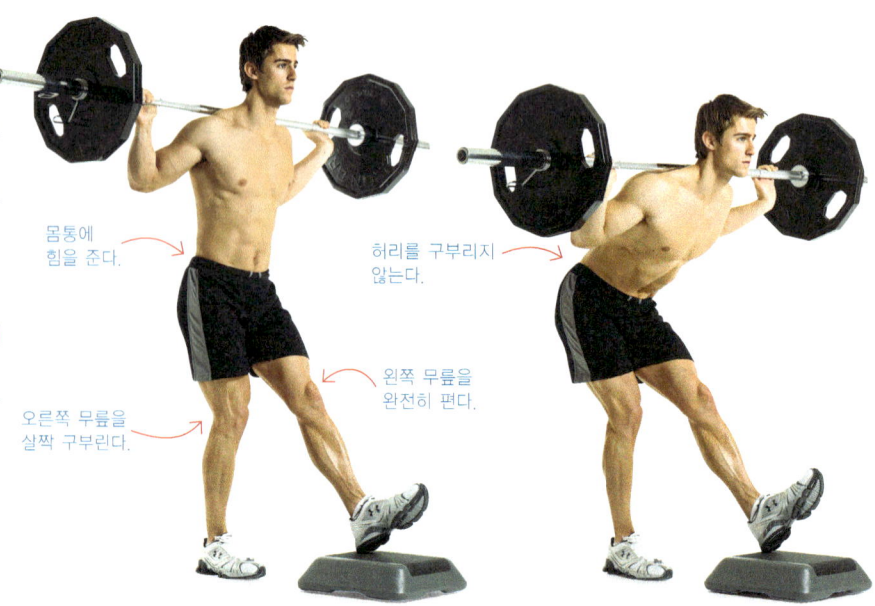

몸통에 힘을 준다.
허리를 구부리지 않는다.
오른쪽 무릎을 살짝 구부린다.
왼쪽 무릎을 완전히 편다.

Chapter 9

응용동작 #4
싱글-레그 바벨 굿 모닝
Single-Leg Barbell Good Morning

- 바벨을 등 상부에 올리고 오버핸드 그립으로 바벨을 잡는다.
- 한쪽 다리로 균형을 잡으면서 동작을 취한다.

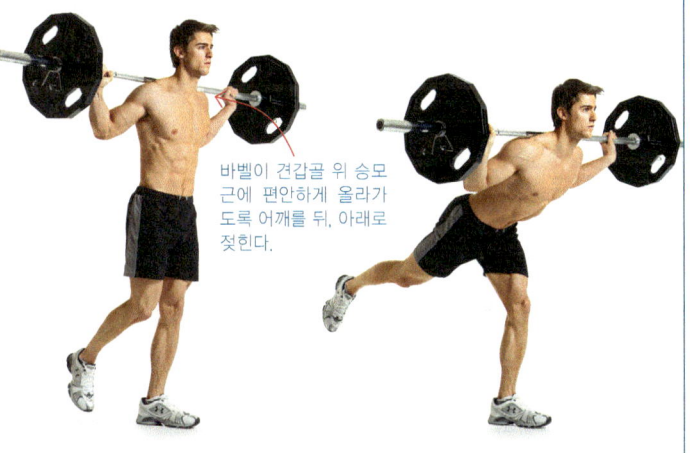

바벨이 견갑골 위 승모근에 편안하게 올라가도록 어깨를 뒤, 아래로 젖힌다.

응용동작 #5
제르허 굿 모닝
Zercher Good Morning

- 팔오금 부위에 바벨을 얹고 팔을 가슴에 밀착시킨 상태로 동작을 취한다.

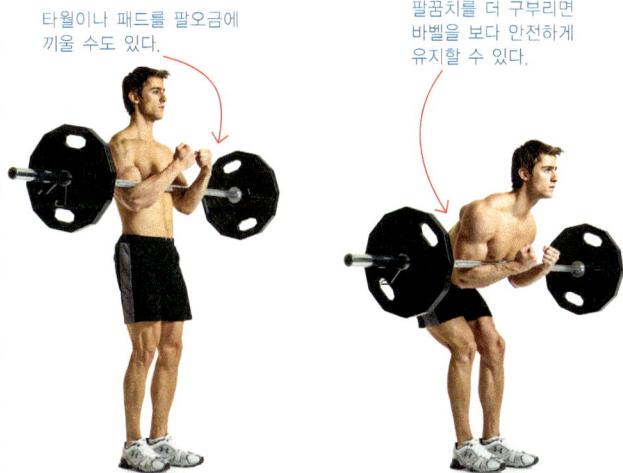

타월이나 패드를 팔오금에 끼울 수도 있다.

팔꿈치를 더 구부리면 바벨을 보다 안전하게 유지할 수 있다.

응용동작 #6
시티드 바벨 굿 모닝
Seated Barbell Good Morning

A
- 등 상부에 바벨을 올리고 벤치 끝에 앉아 몸통을 세운다.

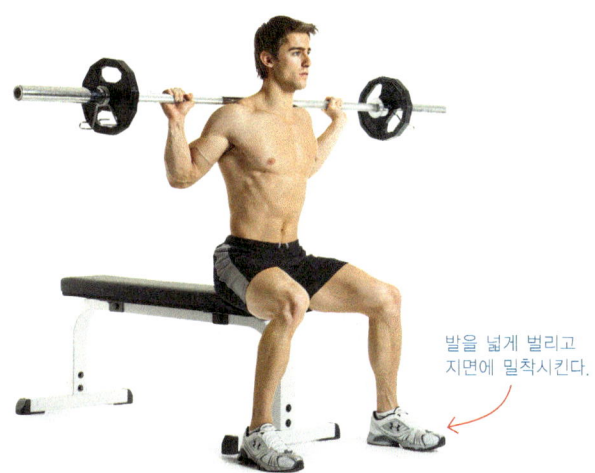

발을 넓게 벌리고 지면에 밀착시킨다.

B
- 허리를 곧게 유지한 상태에서 골반 관절을 구부려 몸통을 편안하게 최대한 앞으로 기울인다.
- 최저지점에서 잠시 멈춘 다음, 몸통을 세우면서 시작자세로 돌아간다.

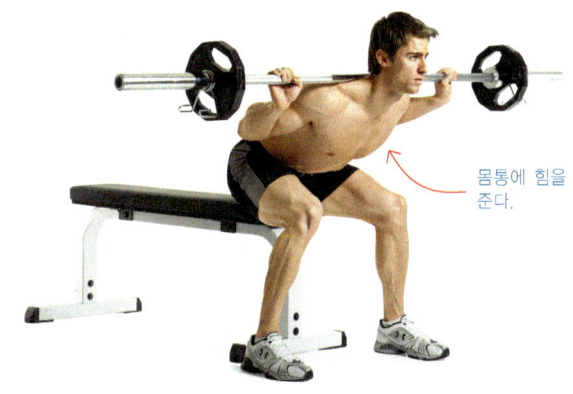

몸통에 힘을 준다.

263

둔근과 슬와부근육군 | 스트레이트-레그 데드리프트
STRAIGHT-LEG DEADLIFTS

기본동작
덤벨 스트레이트-레그 데드리프트
Dumbbell Straight-Leg Deadlift

A
- 양손에 오버핸드 그립으로 덤벨을 들고 팔을 허벅지 앞으로 내린다.
- 발을 골반너비로 벌리고 무릎을 살짝 구부린다.

B
- 무릎의 각도를 유지한 상태에서 골반을 구부려 몸통이 지면과 거의 수평을 이룰 때까지 상체를 기울인다.
- 최저지점에서 잠시 멈춘 다음, 몸통을 세우면서 시작자세로 돌아간다.

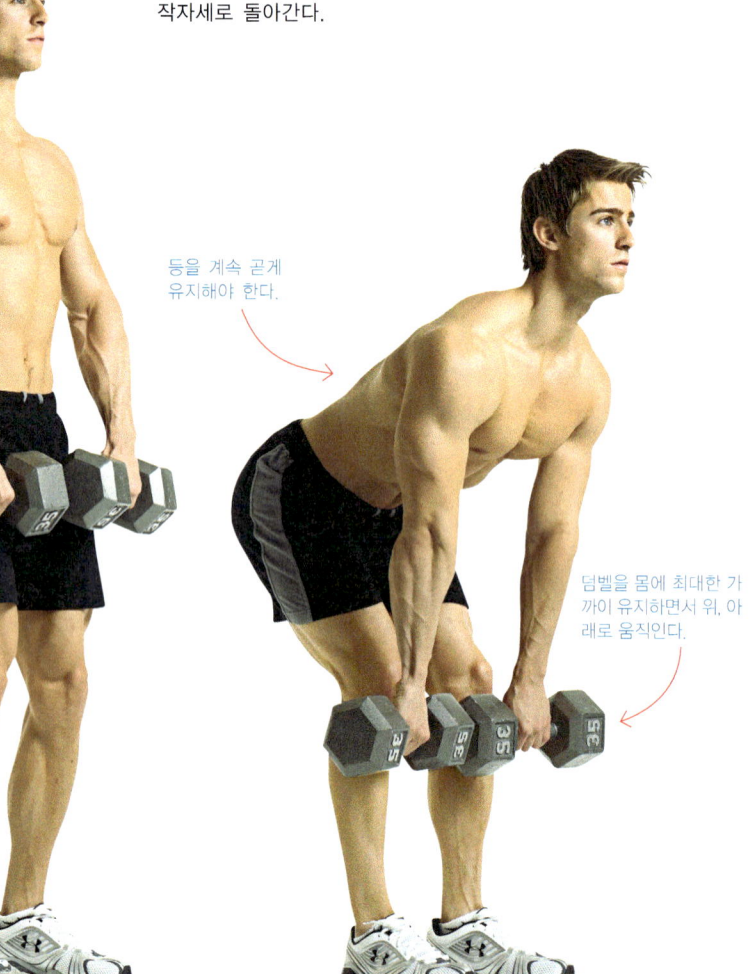

몸통에 힘을 준다.

등을 계속 곧게 유지해야 한다.

덤벨을 몸에 최대한 가까이 유지하면서 위, 아래로 움직인다.

2
오하이오 주립대학 연구에 의하면, 조용히 운동한 사람들에 비해 음악을 들으며 운동한 사람들의 인지평가 결과가 2배 좋았다.

Chapter 9

응용동작 #1
싱글-레그 덤벨 스트레이트-레그 데드리프트
Single-Leg Dumbbell Straight-Leg Deadlift

A
- 한쪽 다리로 균형을 잡으면서 덤벨 스트레이트-레그 데드리프트를 실시한다.

B
- 한쪽 다리로 정해진 반복 횟수를 완료한 다음, 발을 바꾸어 동일한 요령으로 반복한다.

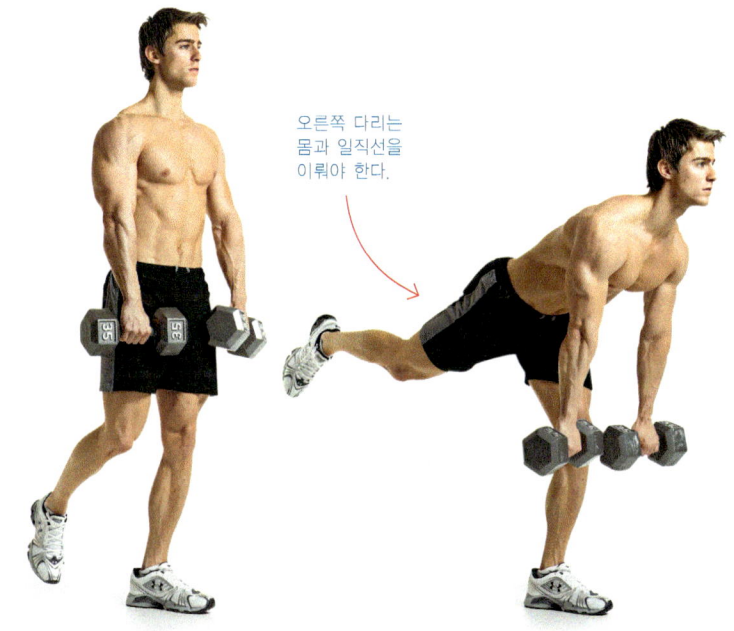

오른쪽 다리는 몸과 일직선을 이뤄야 한다.

응용동작 #2
로테이셔널 덤벨 스트레이트-레그 데드리프트
Rotational Dumbbell Straight-Leg Deadlift

A
- 오른손에 가벼운 덤벨을 들고 왼발로 균형을 잡고 서서 오른쪽 무릎을 살짝 구부린다.
- 무릎을 살짝 구부려서 오른발을 지면에서 들어 올린다.

B
- 왼쪽 무릎의 각도를 유지한 상태에서 골반을 구부려 몸통을 왼쪽 아래 방향으로 회전시킴과 동시에 덤벨이 왼발에 닿게 한다.
- 최저지점에서 잠시 멈춘 다음, 몸통을 세우면서 시작자세로 돌아간다.
- 오른손에 덤벨을 들고 왼발로 서서 정해진 반복 횟수를 완료한 다음, 손과 발을 바꾸어 동일한 요령으로 반복한다.

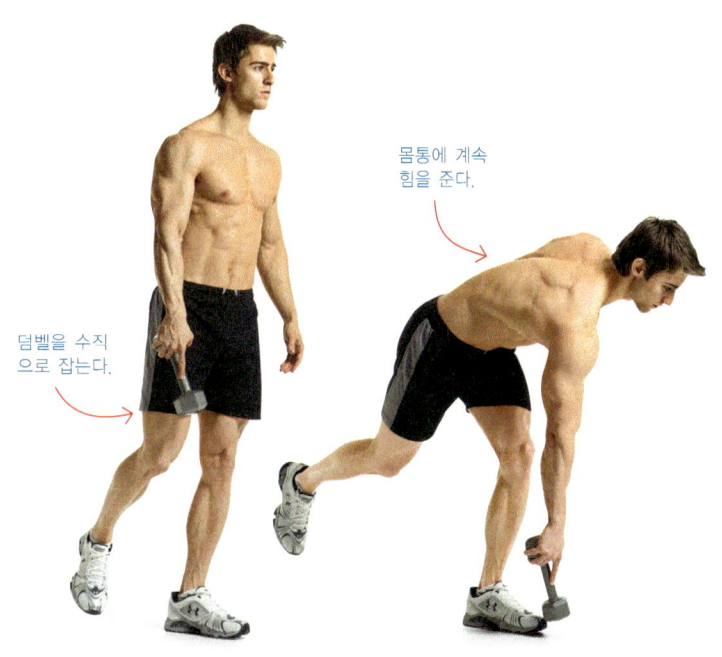

몸통에 계속 힘을 준다.

덤벨을 수직으로 잡는다.

265

둔근과 슬와부근육군 | 스트레이트-레그 데드리프트
STRAIGHT-LEG DEADLIFTS

기본동작
백 익스텐션
Back Extension

A
- 백 익스텐션 기구에 엎드려 발을 패드 아래에 고정시킨다.
- 등을 곧게 유지하면서 상체를 최대한 아래로 내린다.

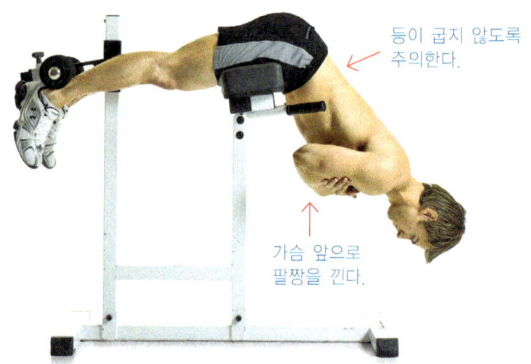

B
- 상체와 하체가 일직선이 될 때까지 엉덩이에 힘을 주면서 상체를 들어 올린다.
- 최저지점에서 잠시 멈춘 다음, 몸통을 천천히 내리면서 시작자세로 돌아간다.

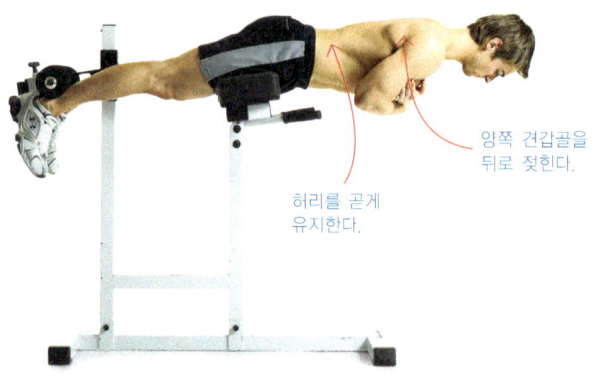

응용동작
싱글-레그 백 익스텐션
Single-Leg Back Extension

A
- 백 익스텐션 기구에 엎드려 한쪽 발만 패드 아래에 고정시킨다.

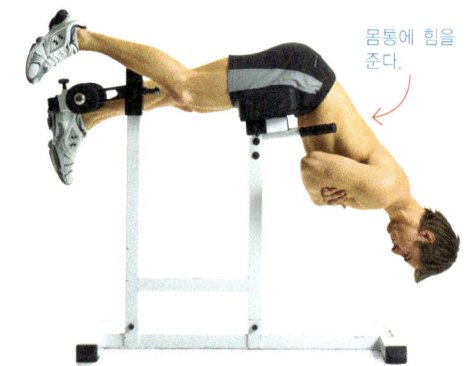

B
- 몸이 일직선을 이루는 지점까지만 상체를 들어 올리되, 지나치게 올리지 않는다.

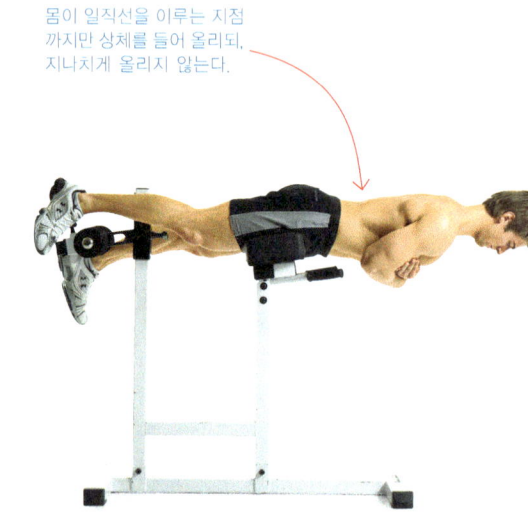

Chapter 9

기본동작
케이블 풀 스루
Cable Pull Through

A
- 케이블 머신의 로우 풀리에 로프를 부착한다.
- 양손으로 각 로프 끝을 잡은 상태에서 중량 거치대를 등지고 선다.
- 상체와 지면이 45도 각도를 이룰 때까지 골반과 무릎을 구부려 몸통을 앞으로 기울인다.

B
- 골반을 앞으로 내밀고 상체를 세우면서 일어선다.

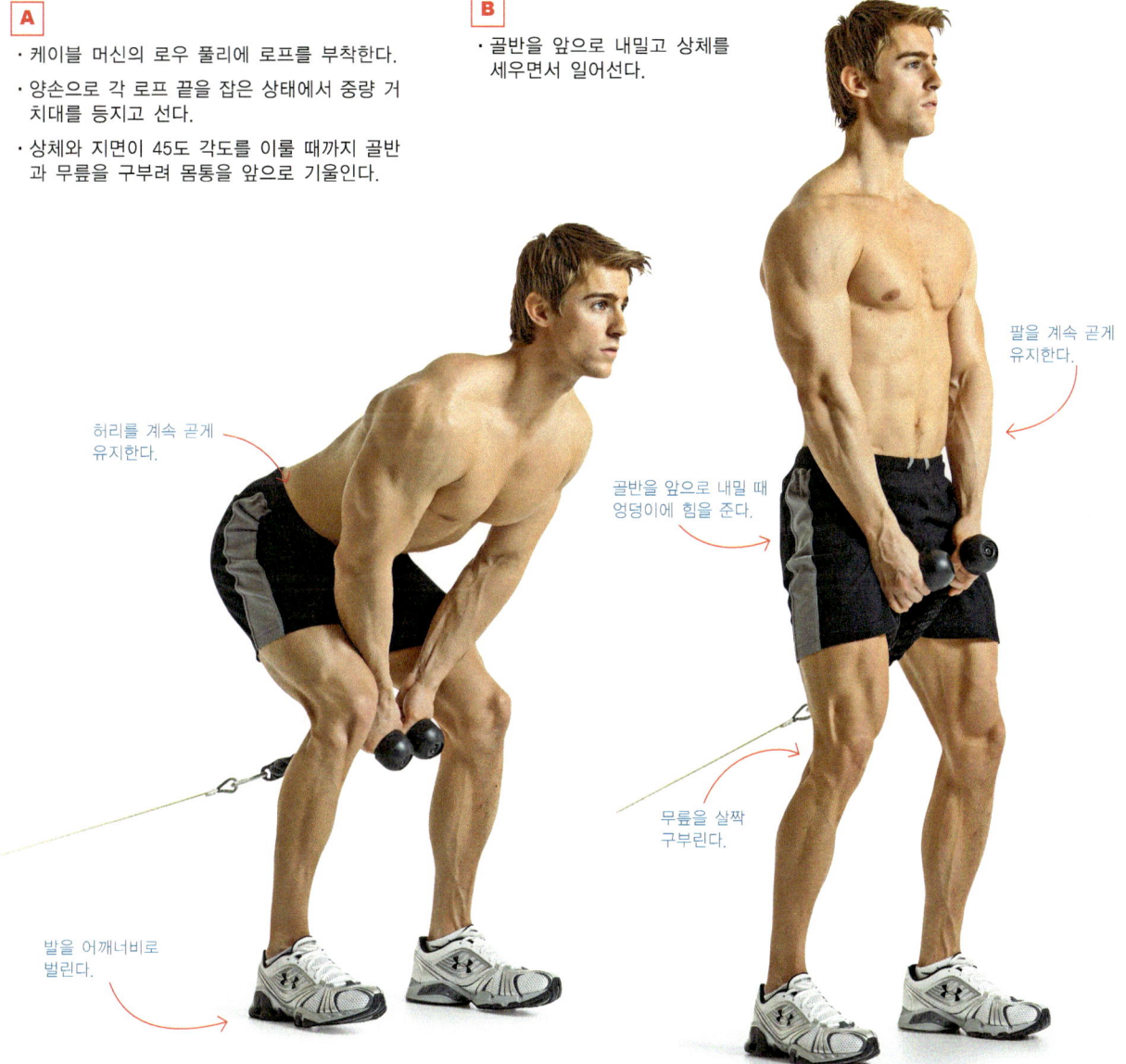

허리를 계속 곧게 유지한다.

팔을 계속 곧게 유지한다.

골반을 앞으로 내밀 때 엉덩이에 힘을 준다.

무릎을 살짝 구부린다.

발을 어깨너비로 벌린다.

둔근과 슬와부근육군 | 스텝업 STEPUPS

스텝업

스텝업의 목표 근육은 둔근과 슬와부근육군이다. 이 운동은 골반을 앞으로 강하게 내미는 동작이 필요하기 때문에 둔근과 슬와부근육군이 주로 활성화되지만, 중량을 이겨내면서 무릎을 펴는 동작을 취할 때는 대퇴사두근도 힘을 발휘한다.

기본동작
바벨 스텝업
Barbell Stepup

A
- 바벨을 등 상부에 올리고 벤치나 발판 앞에 선다. 그 다음 왼발을 그 위에 단단히 밀착시킨다.

B
- 발판 위에 올라서서 왼쪽 다리가 완전히 펴질 때까지 왼쪽 뒤꿈치로부터 몸을 밀어 올린다.
- 그 다음에는 오른발이 바닥에 닿도록 몸을 내리면서 바닥으로 내려간다. 이 동작을 반복한다.
- 왼쪽 다리로 정해진 반복 횟수를 완료한 다음, 다리를 바꾸어 동일한 요령으로 반복한다.

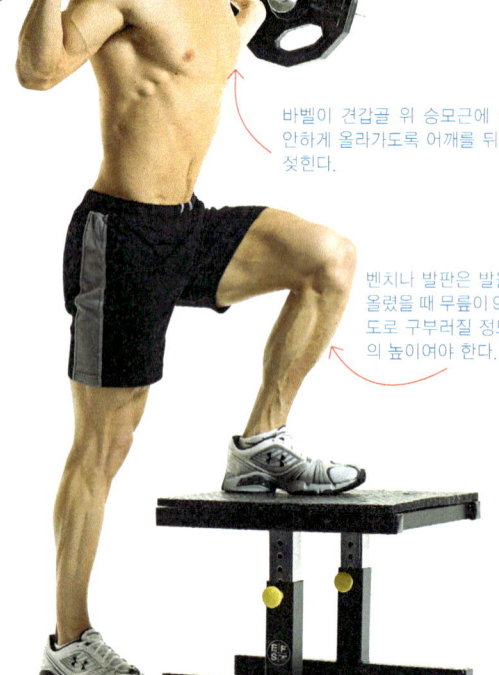

바벨이 견갑골 위 승모근에 편안하게 올라가도록 어깨를 뒤로 젖힌다.

벤치나 발판은 발을 올렸을 때 무릎이 90도로 구부러질 정도의 높이여야 한다.

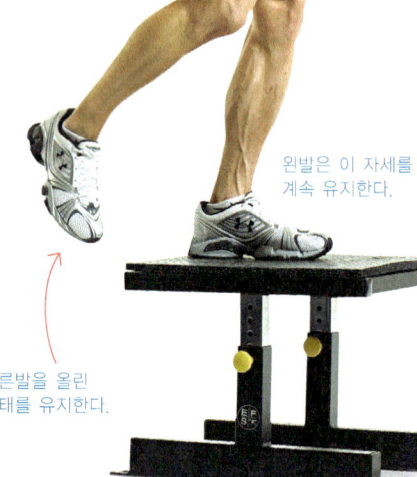

왼발은 이 자세를 계속 유지한다.

오른발을 올린 상태를 유지한다.

Chapter 9

바벨 래터럴 스텝업
Barbell Lateral Stepup

A
- 벤치나 발판의 왼쪽에 서서 왼발을 그 위에 올린다.

B
- 기본 바벨 스텝업을 실시할 때처럼 몸을 밀어 올린 다음, 다시 몸을 내리면서 시작자세로 돌아간다. 왼쪽 다리로 정해진 반복 횟수를 완료한 다음 다리를 바꾸어 동일한 요령으로 반복한다.

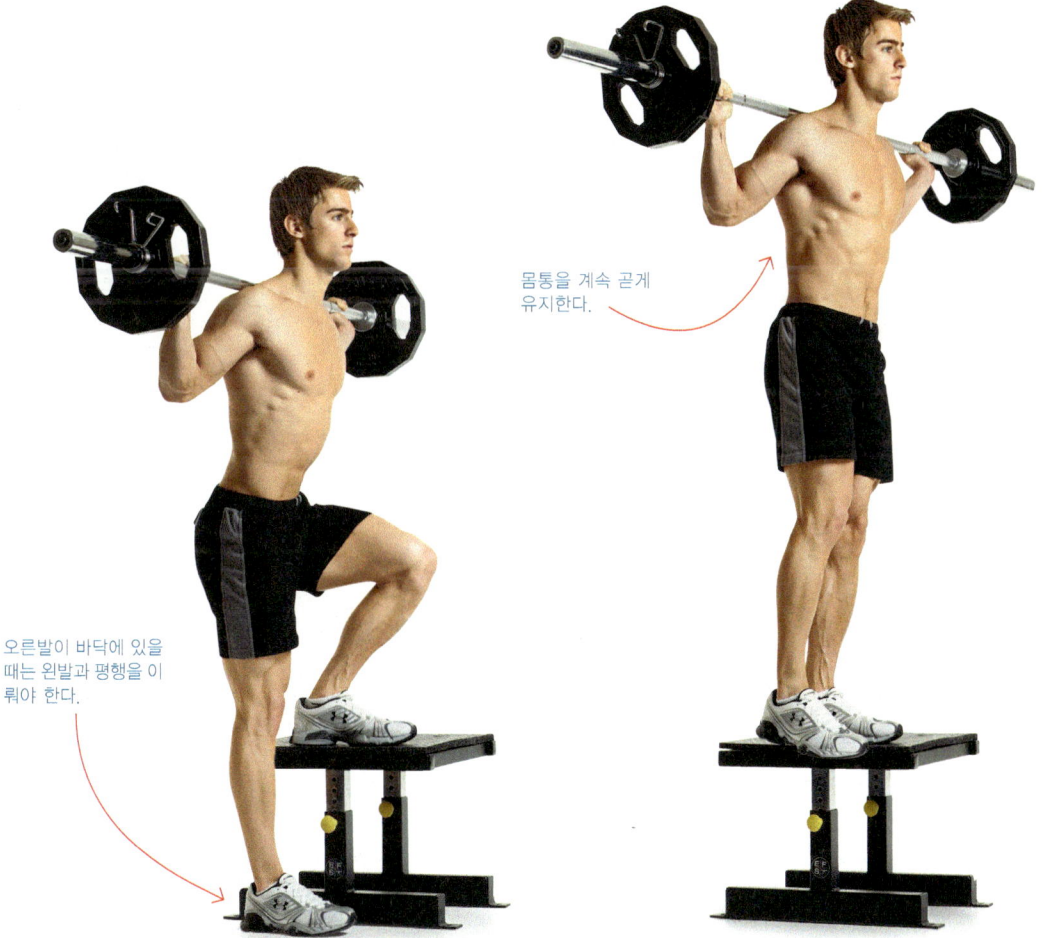

몸통을 계속 곧게 유지한다.

오른발이 바닥에 있을 때는 왼발과 평행을 이뤄야 한다.

둔근과 슬와부근육군 | 스텝업 STEPUPS

기본동작
덤벨 스텝업
Dumbbell Stepup

A
- 양손에 덤벨을 들고 몸 옆으로 팔을 내린다. 그 상태에서 벤치나 발판 앞에 서서 왼발을 그 위에 단단히 밀착시킨다.
- 벤치나 발판은 발을 올렸을 때 무릎이 90도로 구부러질 정도의 높이여야 한다.

B
- 발판 위에 올라서서 왼쪽 다리가 완전히 펴질 때까지 왼발 뒤꿈치로부터 몸을 밀어 올린다.
- 그 다음 오른발이 바닥에 닿도록 다시 몸을 내리면서 바닥으로 내려간다. 이 동작을 반복한다.
- 왼쪽 다리로 정해진 반복 횟수를 완료한 다음, 다리를 바꾸어 동일한 요령으로 반복한다.

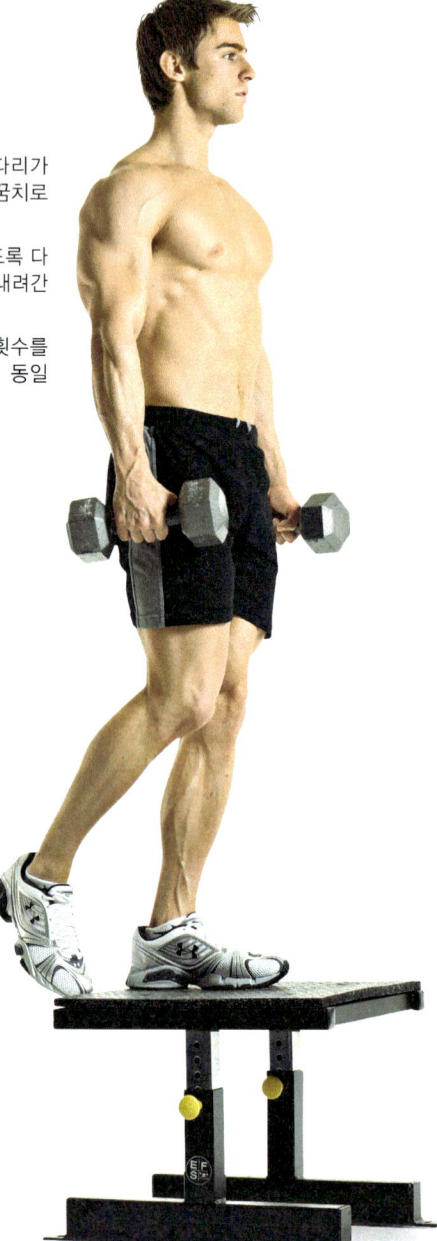

Chapter 9

응용동작 #1
래터럴 덤벨 스텝업
Lateral Dumbbell Stepup

A
- 양손에 덤벨을 들고 벤치나 발판의 왼쪽에 선다.
- 왼발을 그 위에 올린다.

B
- 왼쪽 다리가 완전히 펴질 때까지 왼발 뒤꿈치로부터 몸을 밀어 올리면서 발판 위에 올라선다.
- 몸을 내리면서 시작자세로 돌아간다.
- 왼쪽 다리로 정해진 반복 횟수를 완료한 다음, 다리를 바꾸어 동일한 요령으로 반복한다.

응용동작 #2
크로스오버 덤벨 스텝업
Crossover Dumbbell Stepup

A
- 양손에 덤벨을 들고 벤치나 발판의 왼쪽에 선다.
- 오른발을 그 위에 올린다.

B
- 발판 위에 올라서서 오른쪽 다리가 완전히 펴질 때까지 오른발 뒤꿈치로부터 몸을 밀어 올린다.
- 몸을 내리면서 시작자세로 돌아간다.
- 오른쪽 다리로 정해진 반복 횟수를 완료한 다음, 다리를 바꾸어 동일한 요령으로 반복한다.

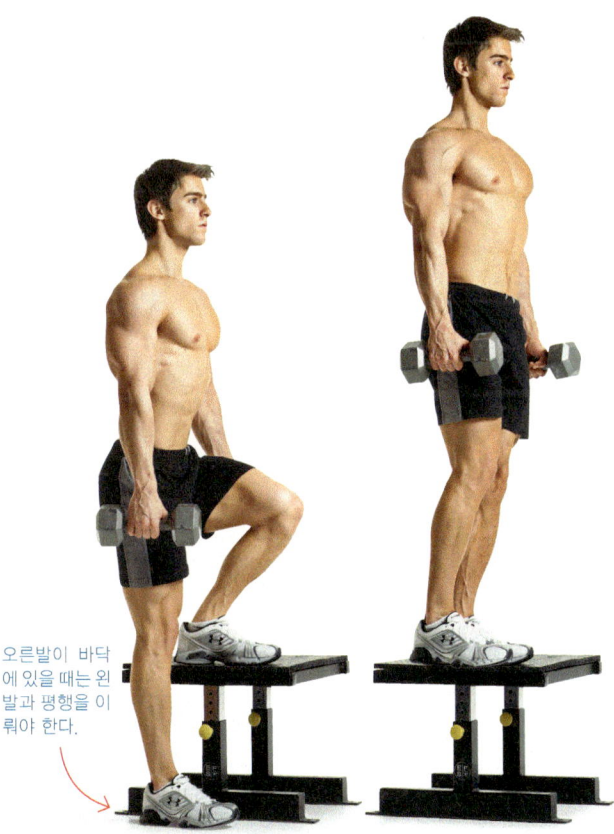

오른발이 바닥에 있을 때는 왼발과 평행을 이뤄야 한다.

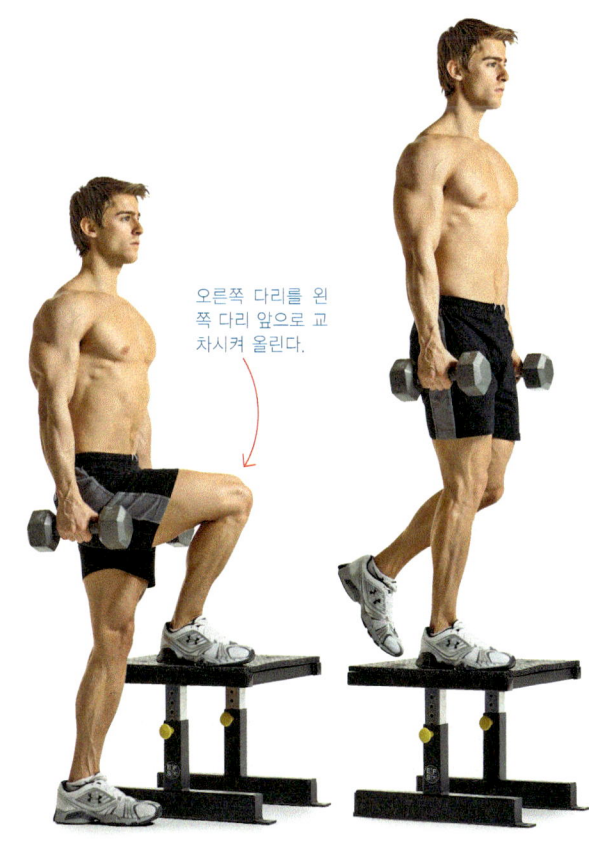

오른쪽 다리를 왼쪽 다리 앞으로 교차시켜 올린다.

둔근과 슬와부근육군 | 힙 업덕션 HIP ABDUCTIONS

힙 업덕션

힙 업덕션의 목표 근육은 고관절 벌림근들이며, 그 가운데에서도 중둔근을 강하게 수축시킨다.

기본동작
스탠딩 케이블 힙 업덕션
Standing Cable Hip Abduction

A
- 케이블 스테이션의 로우 풀리에 발목 스트랩을 부착한 다음, 왼쪽 발목에 스트랩을 감는다.
- 중량 거치대 옆에 오른발을 놓고 옆으로 선다.
- 왼쪽 다리가 오른쪽 다리를 가로지르게 한다(케이블이 팽팽하도록 케이블 스테이션과 적당한 거리를 두고 선다.).

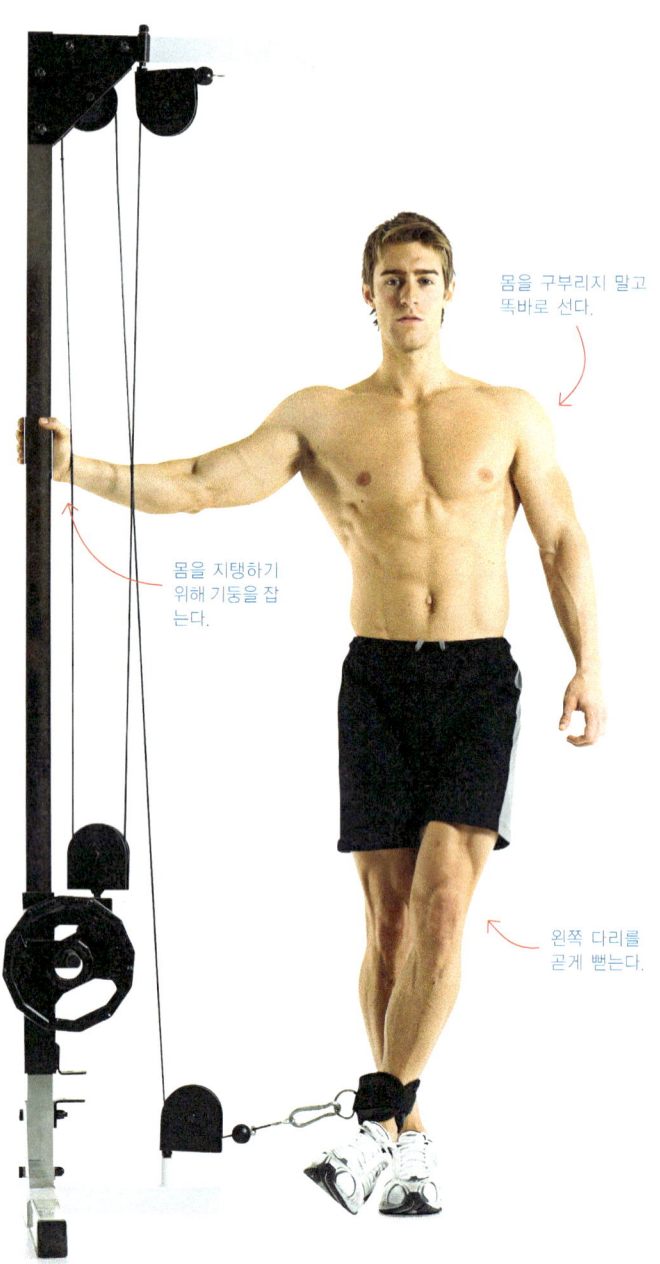

몸을 구부리지 말고 똑바로 선다.

몸을 지탱하기 위해 기둥을 잡는다.

왼쪽 다리를 곧게 뻗는다.

Chapter 9

B
- 무릎의 각도를 그대로 유지하면서 왼쪽 다리를 옆으로 최대한 벌린다.
- 최고지점에서 잠시 멈춘 다음, 천천히 시작자세로 돌아간다.
- 왼쪽 다리로 정해진 반복 횟수를 완료한 다음, 다리를 바꾸어 동일한 요령으로 반복한다.

5
영국 쉐필드 대학의 연구에 의하면, 운동을 습관화하는 데에는 평균 5주가 걸린다.

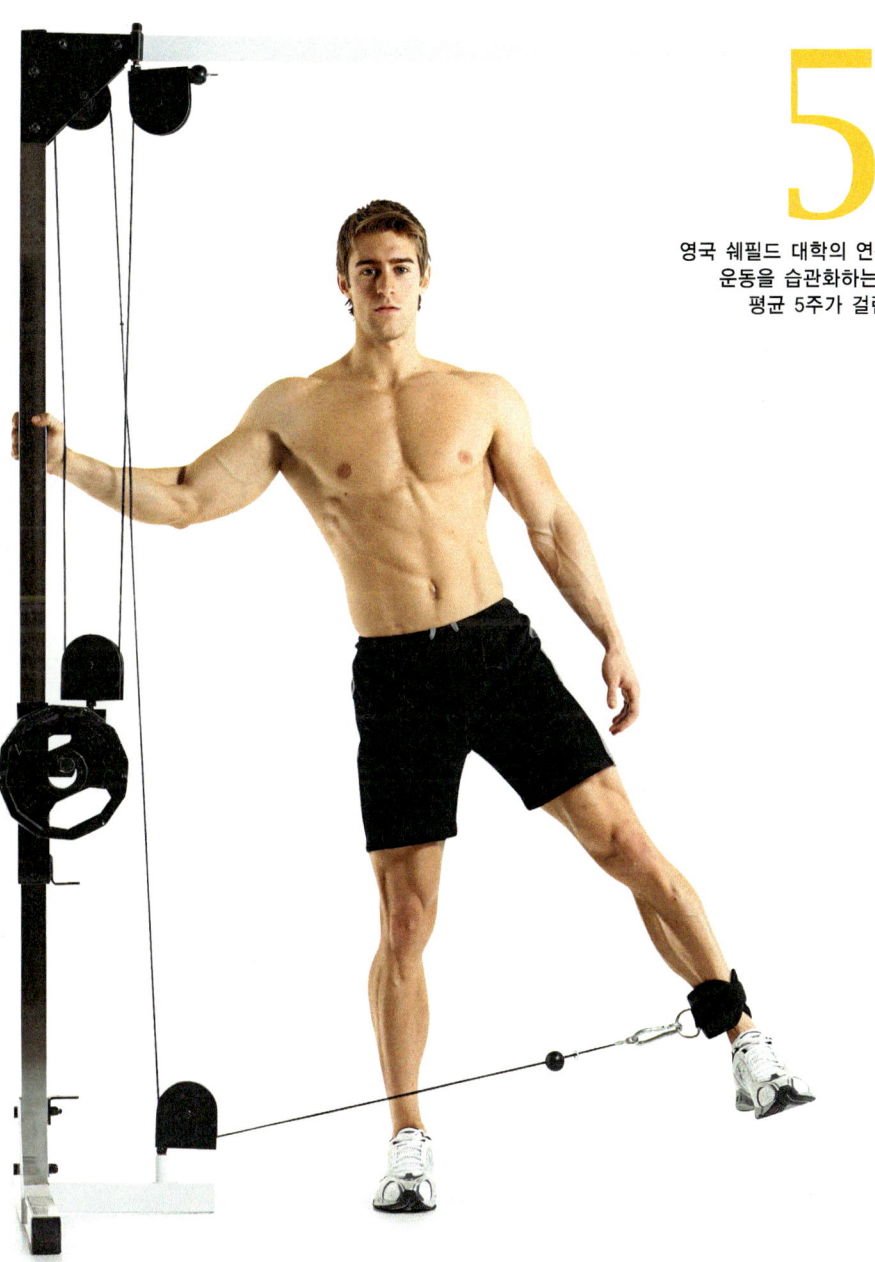

둔근과 슬와부근육군 | 힙 업덕션 HIP ABDUCTIONS

스탠딩 케이블 힙 업덕션 응용동작
스탠딩 리지스턴스-밴드 힙 업덕션
Standing Resistance-Band Hip Abduction

- 케이블 스테이션 대신 튼튼한 기둥에 고무밴드를 감고 발목을 밴드에 끼운다.

- 왼쪽 다리를 옆으로 최대한 곧게 벌려 올린다.

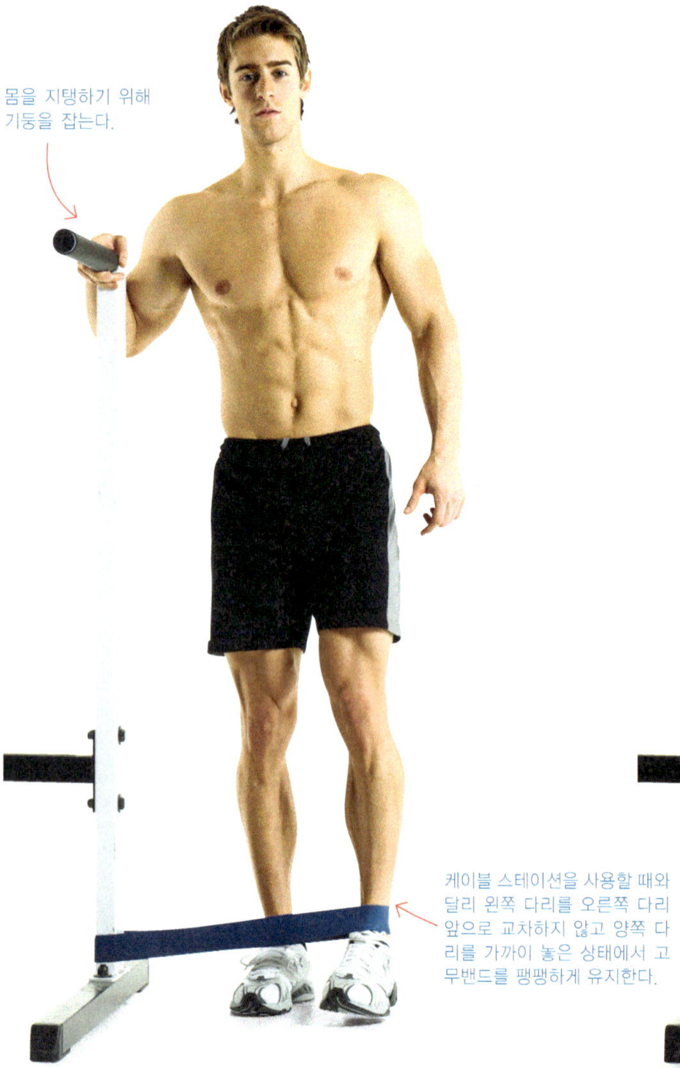

몸을 지탱하기 위해 기둥을 잡는다.

상체를 계속 곧게 유지한다.

케이블 스테이션을 사용할 때와 달리 왼쪽 다리를 오른쪽 다리 앞으로 교차하지 않고 양쪽 다리를 가까이 놓은 상태에서 고무밴드를 팽팽하게 유지한다.

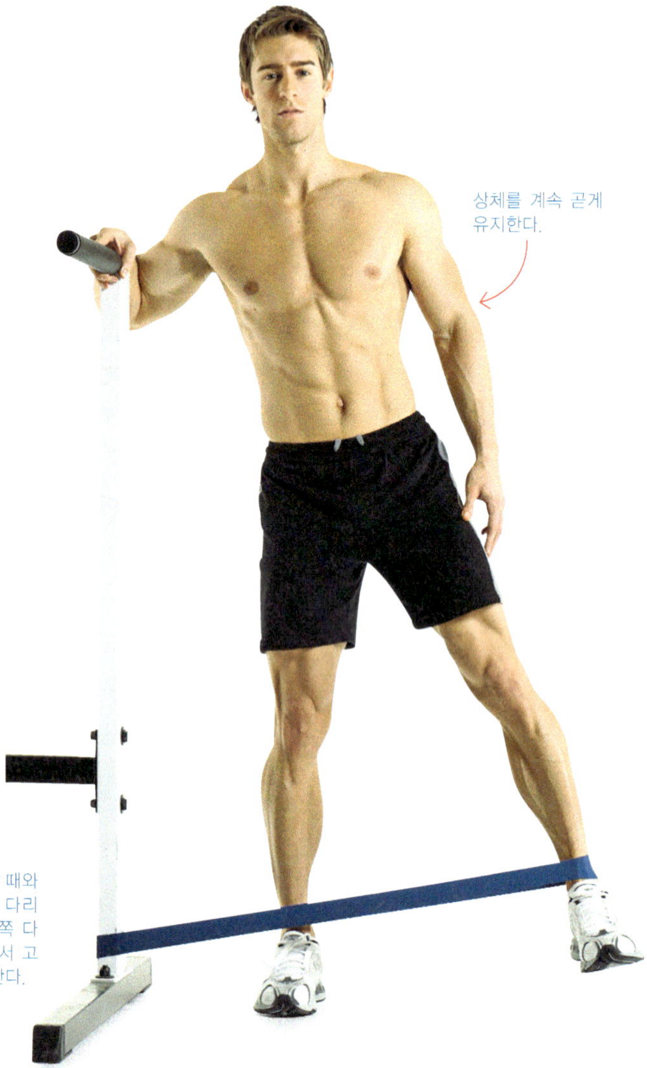

Chapter 9

밴드 사이드 레그 레이즈
Band Side Leg Raise

- 몸의 왼쪽 측면으로 바닥에 눕는다.
- 양쪽 발목에 고무밴드를 두르고 머리를 왼팔 위에 올린다.
- 오른손으로 가슴 앞쪽 바닥을 짚는다.
- 몸의 다른 부분은 움직이지 말고 오른쪽 다리를 최대한 높이 들어 올린다.
- 최고지점에서 잠시 멈춘 다음, 시작자세로 돌아간다.

오른쪽 다리를 왼쪽 다리보다 약간 뒤로 뺀 상태에서 곧게 편다.

클램쉘
Clamshell

- 골반과 무릎을 45도로 구부리고 몸의 왼쪽 측면으로 바닥에 눕는다.
- 오른쪽 다리를 왼쪽 다리 위에 포개고 양쪽 뒤꿈치를 붙인다.
- 양쪽 발을 서로 붙인 상태를 유지하면서 오른쪽 무릎을 최대한 높이 들어 올린다. 이때 골반이 움직이지 않도록 주의한다.
- 최고지점에서 잠시 멈춘 다음, 시작자세로 돌아간다.
- 왼쪽 다리가 지면에서 떨어지지 않도록 주의한다.

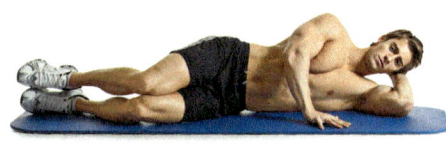

클램쉘이란 조개를 뜻한다. 조개가 뚜껑을 열듯이 동작을 취한다.

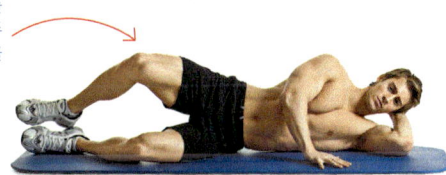

래터럴 밴드 워크
Lateral Band Walks

A
- 양쪽 무릎 바로 아래에 고무밴드를 두른다.

> **트레이너의 조언**
> 이 운동은 모든 종류의 하체운동과 스포츠 시작 전 워밍업으로 효과가 뛰어나다. 특히 농구, 테니스, 라켓볼 등 옆으로 움직이는 동작이 많은 운동에 필요한 동작이다. 코트에 들어가기 전에 1세트만 실시하길 바란다.

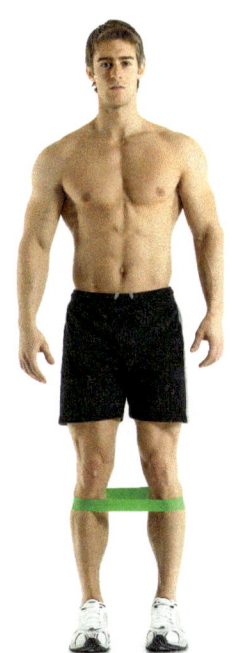

B
- 오른쪽 옆 걸음으로 약 5미터를 이동한 다음, 방향을 바꾸어 왼쪽으로 다시 약 5미터를 이동한다. 여기까지가 1세트이다.

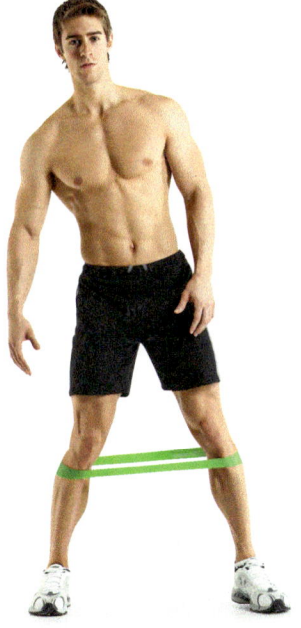

둔근과 슬와부근육군

맨즈헬스 공개! 최강의 슬와부근육군 운동
싱글-암 덤벨 스윙
Single-Arm Dumbbell Swing

이 운동은 슬와부근육군과 둔근을 폭발적으로 강화한다. 폭발적으로 강화한다는 것은 속근섬유를 집중적으로 강화한다는 의미이다. 속근섬유는 의자에서 일어나는 아주 단순한 동작을 비롯해 거의 모든 일상 동작에서 매우 중요한 역할을 한다. 그러나 나이가 들면서 가장 빠르게 위축되는 근섬유이기도 하다. 그런 의미에서 이 운동은 젊음을 유지해주는 운동이라고 할 수 있다. 또한 코어 근육, 대퇴사두근, 어깨 주변 근육을 동시에 강화하기 때문에 시간이 부족한 경우에도 운동의 효과를 극대화할 수 있다.

A
- 한 손에 오버핸드 그립으로 덤벨을 들고 팔을 몸 앞으로 곧게 뻗는다(양손에 덤벨을 들고 실시할 수도 있다.).
- 골반과 무릎을 구부리면서 몸통이 지면과 45도를 이룰 때까지 상체를 앞으로 기울인다.
- 그 상태에서 덤벨을 다리 사이에서 스윙시킨다.

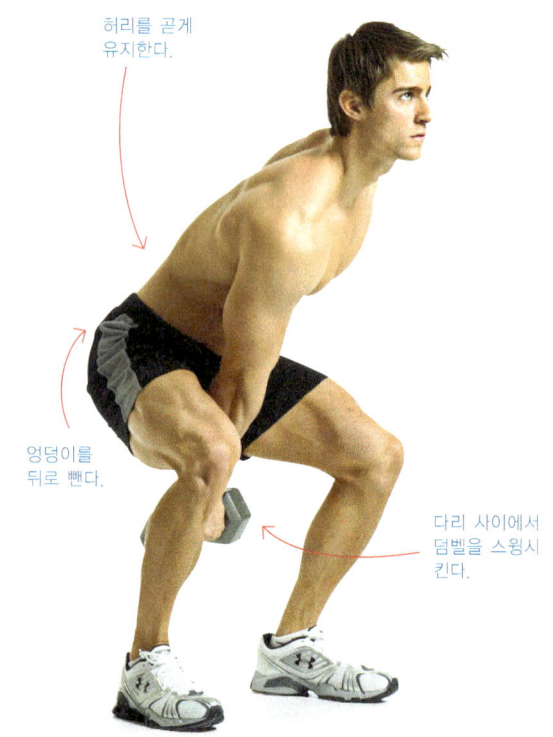

허리를 곧게 유지한다.

엉덩이를 뒤로 뺀다.

다리 사이에서 덤벨을 스윙시킨다.

Chapter 9

> **보너스 운동!**
> ## 케틀벨 스윙
> Kettlebell Swing
>
> · 덤벨 대신 케틀벨을 들고 똑같은 동작을 취한다.

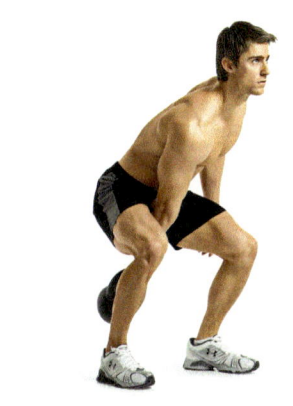

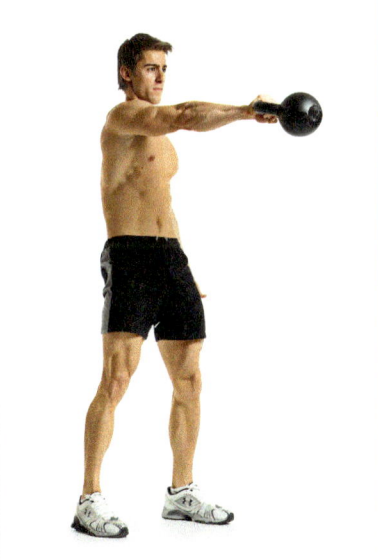

B

· 팔을 곧게 편 상태를 유지하면서 골반을 앞으로 내밀고 무릎을 펴면서 일어선다. 이와 동시에 덤벨을 가슴 높이까지 스윙시켜 들어 올린다.
· 덤벨을 다시 다리 사이로 스윙시키면서 쪼그려 앉는다.
· 덤벨은 앞뒤로 강하게 스윙시킨다.

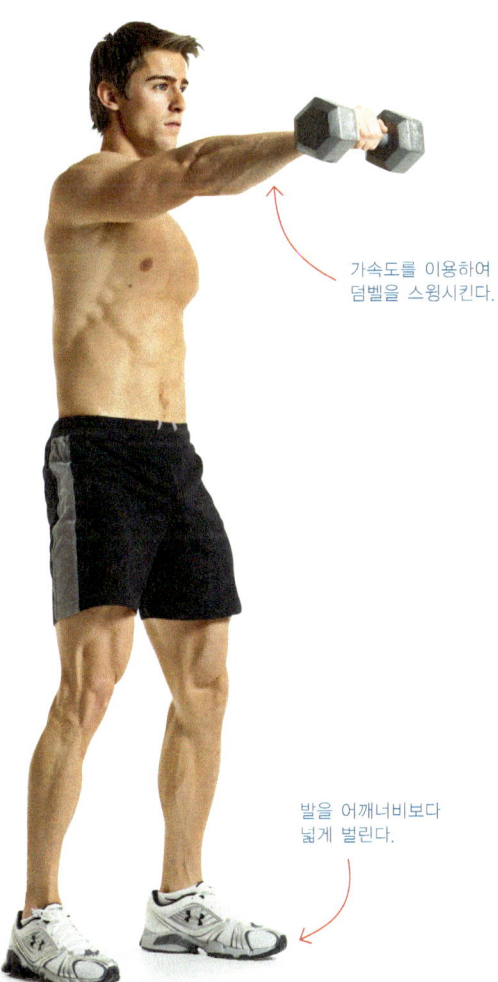

가속도를 이용하여 덤벨을 스윙시킨다.

발을 어깨너비보다 넓게 벌린다.

둔근과 슬와부근육군

맨즈헬스 공개! 최강의 슬와부근육군 스트레칭
스탠딩 햄스트링 스트레칭
Standing Hamstring Stretch

효과

이 운동은 골반과 무릎 양쪽 방향에서 슬와부근육군을 스트레칭시킨다. 무릎을 구부리면 골반에서 가까운 부위가 스트레칭되고, 무릎을 곧게 펴면 무릎에서 가까운 부위가 스트레칭 된다.

활용법

양쪽 각각 30초씩 2회에 걸쳐 스트레칭 자세를 유지한다. 이 운동은 매일 실시하며, 슬와부근육군이 심하게 뻣뻣한 경우에는 이 과정을 하루에 3회까지 반복할 수 있다.

A
- 왼발을 벤치나 의자 위에 올린다.
- 왼쪽 다리를 완전히 편다.
- 오른쪽 다리는 살짝 구부린다.
- 등을 곧게 펴고 일어선다.
- 손을 골반 위에 올린다.

B
- 등이 굽지 않도록 주의하면서 슬와부근육군이 편안하게 스트레칭되는 느낌이 들 때까지 골반을 구부리면서 몸통을 앞으로 기울인다. 이 자세를 30초 동안 유지한다.

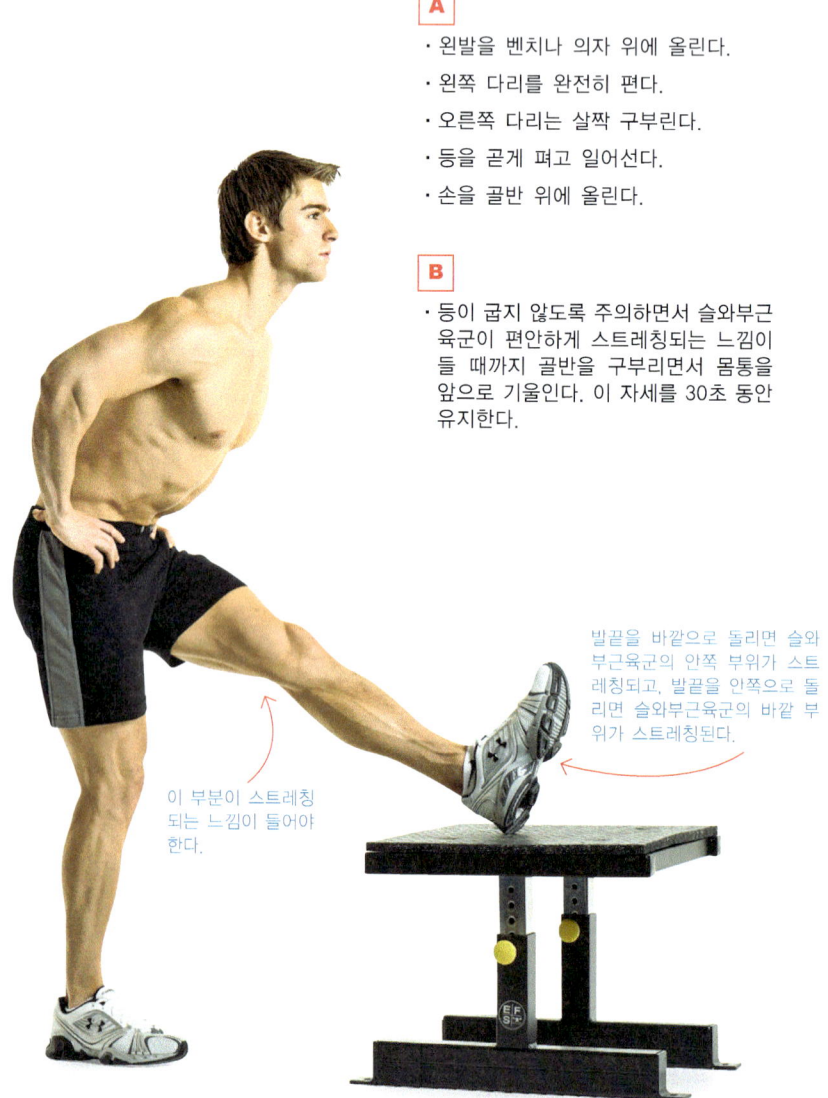

발끝을 바깥으로 돌리면 슬와부근육군의 안쪽 부위가 스트레칭되고, 발끝을 안쪽으로 돌리면 슬와부근육군의 바깥 부위가 스트레칭된다.

이 부분이 스트레칭 되는 느낌이 들어야 한다.

Chapter 9

맨즈헬스 공개! 최강의 둔근 스트레칭
라잉 글루트 스트레칭
Lying Glute Stretch

효과
이 운동은 둔근을 스트레칭시킨다. 둔근이 뻣뻣하면 허리에 통증이 생길 가능성이 높아진다.

활용법
양쪽 각각 30초씩 자세를 유지하는 방식으로 진행하며, 2회 반복을 기준으로 한 번에 총 3세트를 실시한다. 이 운동은 매일 실시하며, 둔근이 심하게 뻣뻣한 경우에는 하루에 3회까지 반복할 수 있다.

A
- 무릎과 골반을 구부린 상태로 바닥에 눕는다.
- 왼쪽 발목이 오른쪽 허벅지 위에 올라가도록 왼쪽 다리를 오른쪽 다리 위로 교차시킨다.

B
- 양손으로 왼쪽 무릎을 잡고 엉덩이가 편안하게 스트레칭되는 느낌이 들 때까지 가슴 중앙을 향해 무릎을 잡아당긴다.

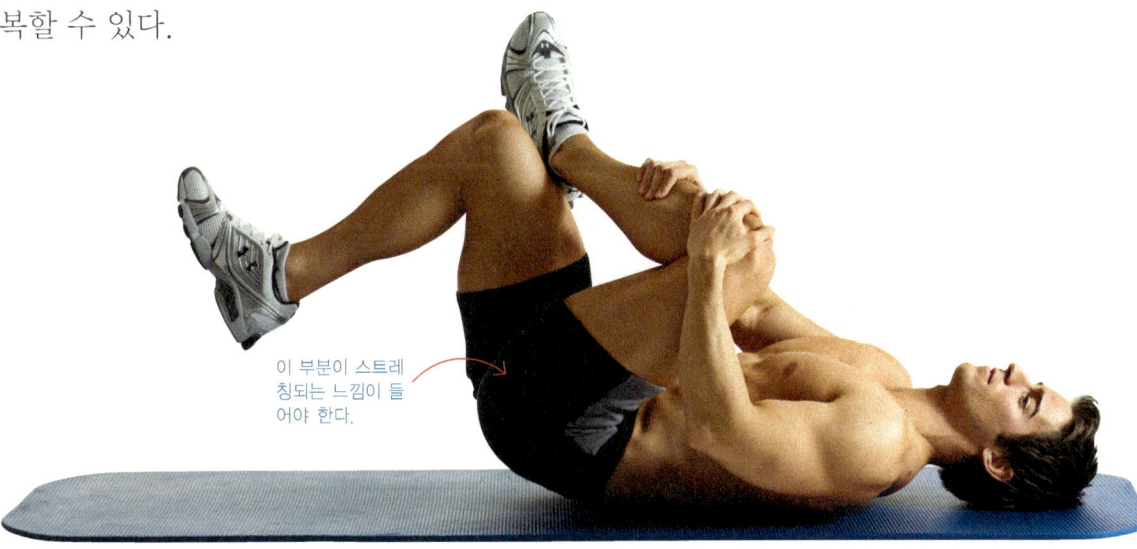

이 부분이 스트레칭되는 느낌이 들어야 한다.

둔근과 슬와부근육군

완벽한 뒤태 만들기

이 프로그램은 인디애나폴리스 피트니스 & 스포츠 트레이닝 센터의 공동 소유주이자 전문 트레이너인 마이크 로버트슨Mike Robertson이 고안한 4주 프로그램이다. 둔근과 슬와부근육군을 집중적으로 단련하도록 구성되어 있다.

이 프로그램은 대퇴사두근을 비롯한 하체 근육들과 코어 근육을 동시에 강화할 수 있도록 구성되어 있다. 그러나 주된 목표 근육은 허벅지 뒤쪽과 엉덩이 근육들이다. 허벅지 뒤쪽과 엉덩이 근육이 약해지면 몸 전체의 자세가 망가지고, 허리가 아프며, 신체적인 매력도 떨어진다. 이 프로그램은 여러분이 오랫동안 방치해둔 탓에 약해질 대로 약해져 있는 바로 그 근육들을 단련해주는 프로그램이다. 당연한 얘기겠지만 하체 근육이 강해지면 칼로리 소모량도 급격히 높아질뿐더러 뱃살도 덤으로 뺄 수 있다.

상체도 함께 강화하여 진정한 몸짱으로 거듭나고 싶은 분들은 153페이지의 '완벽한 어깨 만들기' 프로그램을 이 프로그램과 병행하기 바란다. 이 경우에는 2개의 프로그램을 하루씩 번갈아 실시한다.

활용법: 프로그램 A와 B를 일주일에 1회씩 실시하며, 각 프로그램 사이에는 최소한 2일 동안 휴식을 취한다. 만약 화요일에 프로그램 A를 실시했다면 프로그램 B는 금요일에 실시한다. 각 프로그램을 시작하기 전에는 워밍업을 실시한다. 아래의 워밍업은 유연성을 향상시킬 뿐만 아니가 뒤이어 오는 운동 프로그램을 원활히 진행할 수 있도록 관련 근육을 준비시키는 역할을 한다. 각 운동의 반복 횟수를 매주 늘려야 한다는 사실도 기억해두자. 반복 횟수를 정기적으로 증가시키면 근육에 지속적으로 새로운 자극을 줄 수 있다.

워밍업

아래의 2가지 운동을 중간 휴식 없이 번갈아 실시한다. 각 동작은 30초 동안 유지한 후에 다음 운동으로 넘어가며, 각 운동마다 총 3세트를 실시한다.

운동
• 닐링 힙 플렉서 스트레칭	p.236
• 힙 레이즈	p.244

Chapter 9

프로그램 A

운동	1주차			2주차			3주차			4주차		
	세트	반복	휴식	세트	반복	휴식	세트	반복	휴식	세트	반복	휴식
• 바벨 스트레이트-레그 데드리프트 ǀ p.260	2	8	90	3	8	90	3	10	90	3	12	90
• 덤벨 스플리트 스쿼트 ǀ p.217	2	8	90	3	8	90	3	10	90	3	12	90
• 싱글-레그 바벨 스트레이트-레그 데드리프트 ǀ p.262	2	8	90	3	8	90	3	10	90	3	12	90
• 백 익스텐션 ǀ p.266	2	8	60	3	8	60	3	10	60	3	12	60
• 바벨 롤아웃 ǀ p.300	2	8	60	3	8	60	3	10	60	3	12	60

프로그램 B

운동	1주차			2주차			3주차			4주차		
	세트	반복	휴식	세트	반복	휴식	세트	반복	휴식	세트	반복	휴식
• 브레이스드 스쿼트 ǀ p.202	2	8	90	3	8	90	3	10	90	3	12	90
• 케이블 풀 스루 ǀ p.267	2	8	90	3	8	90	3	10	90	3	12	90
• 덤벨 스텝업 ǀ p.270	2	8	90	3	8	90	3	10	90	3	12	90
• 스위스볼 힙 레이즈와 레그 컬 ǀ p.251	2	8	60	3	8	60	3	10	60	3	12	60
• 플랭크 ǀ p.286	2	8	60	3	8	60	3	10	60	3	12	60

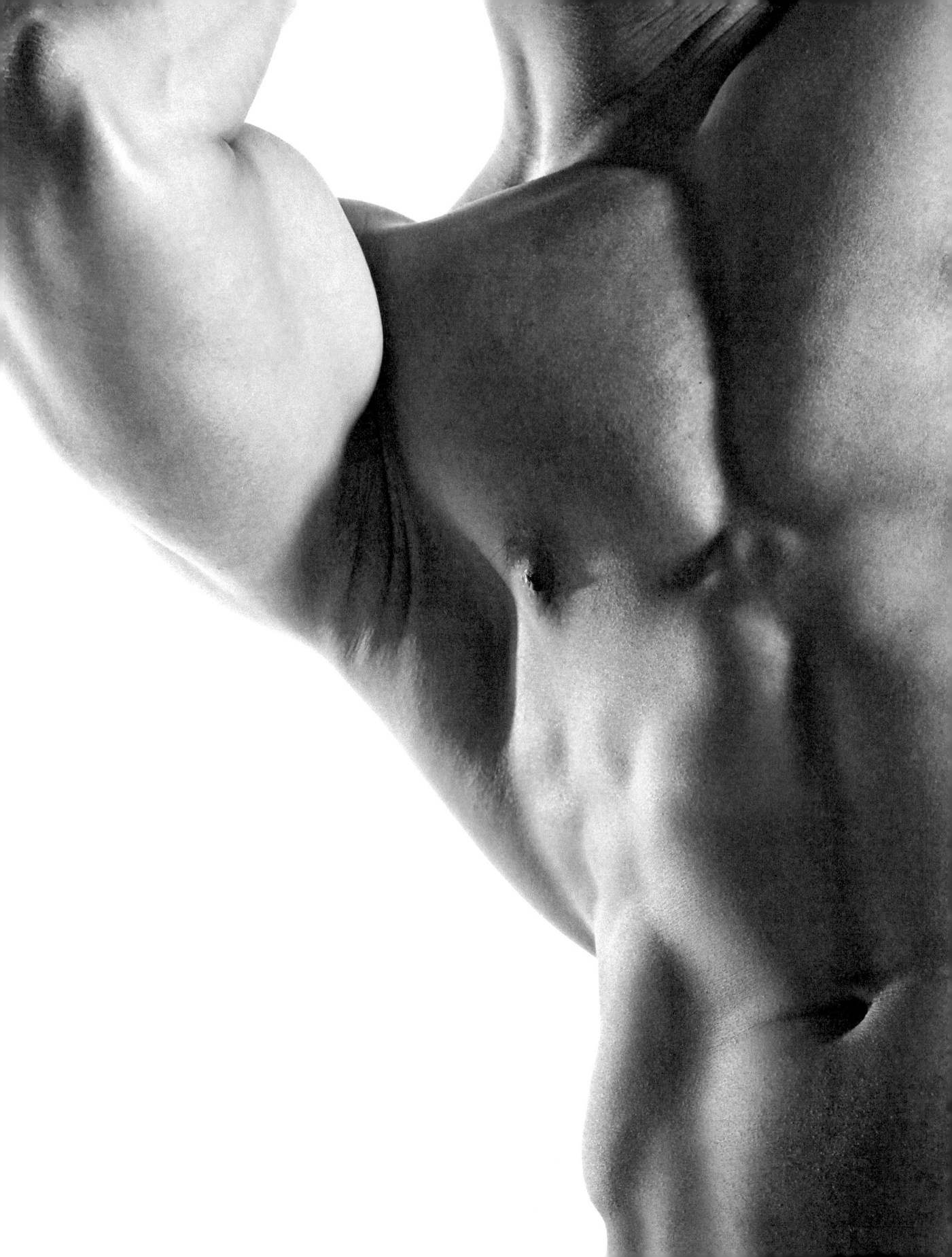

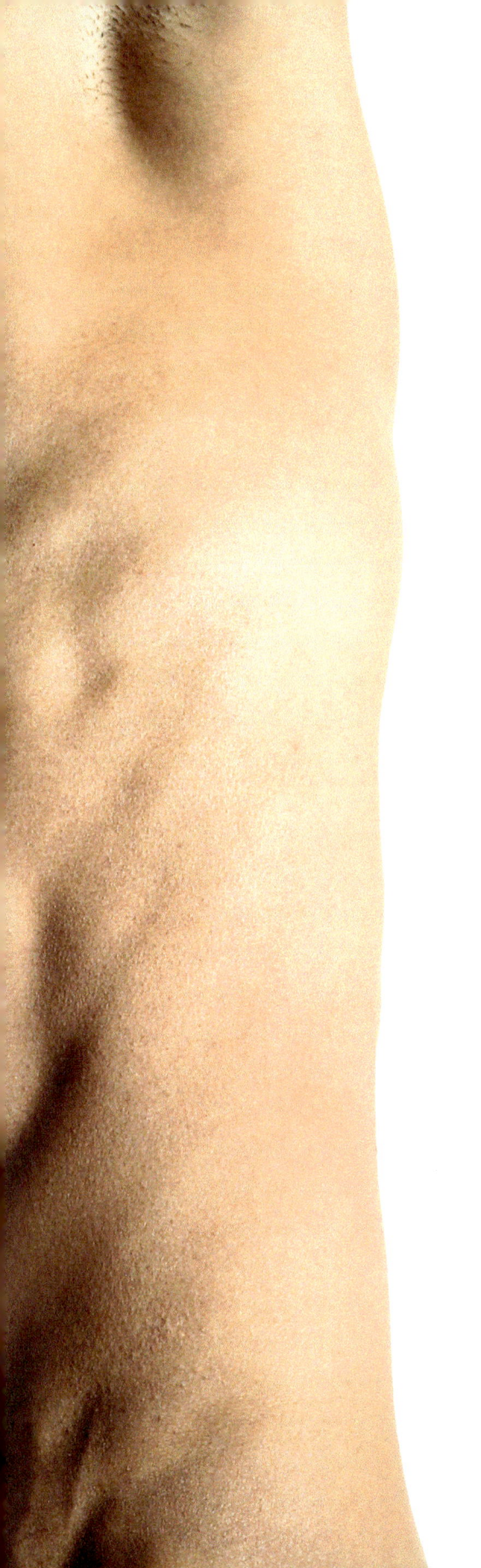

Chapter 10
Core
코어 운동
내 매력의 중심

Chapter 10: 코어 운동

Core

요즘에는 하루가 멀다 하고 복근을 만들어 준다는 새로운 상품의 광고가 쏟아져 나온다. 이를 미루어 짐작컨대, 아마도 운동기구들 가운데 사람들이 가장 돈을 많이 들이는 기구는 복근용 운동기구일 것이다. 복근, 아니 좀 더 정확히 말해, 허리와 골반 주변의 근육들을 비롯한 코어 근육들은 인간의 모든 동작과 관련이 있다. 웨이트트레이닝을 하는 데에만 코어 근육이 필요한 것은 아니다. 코어 근육들이 없으면 똑바로 서거나 앉을 수도 없을 것이다.

물론 남성이 눈부신 복근을 원하는 이유는 따로 있다. 남자들이 초콜릿 복근을 갖고 싶어 하는 진짜 이유는 여자들의 관심을 끌고 싶기 때문이다. 잘 다듬어진 복근은 아마도 건강하고 탄탄한 몸의 상징일 것이다. 그러나 울퉁불퉁한 복근은 보기에도 좋지만 기능적인 면에서도 중요하다는 사실을 기억하자.

코어 운동의 보너스 효과

- **장수:** 약 8,000명을 대상으로 13년에 걸쳐 진행했던 캐나다의 한 연구에 의하면, 연구 대상자들 가운데 복근을 비롯한 코어 근육이 가장 약했던 사람들은 가장 강했던 사람들보다 사망률이 2배 이상 높았다.
- **근력 상승:** 코어 근육이 강하면 척추를 잘 지탱할 수 있고, 척추가 탄탄하면 몸 전체가 구조적으로 더욱 튼튼해진다. 그리고 몸 전체가 구조적으로 튼튼하면 더 무거운 중량을 들 수 있게 된다.
- **요통 예방:** 캘리포니아 주립대학 연구진에 의하면, 10주 동안 코어 근육 운동 프로그램을 진행한 남성들의 경우 요통을 겪을 가능성이 30% 감소한다.

몸통을 이루는 근육들

복근 Abdominals

복근 중에서도 식스팩으로 잘 알려져 있는 부분이 복직근[1]이다. 복직근은 근막[A]이라는 조밀한 결합조직으로 분리된 8개의 구획으로 이루어져 있다. 복직근은 허리를 잡아 펴는 역할을 하는 몸 반대편의 근육들과 상호작용하여 척추를 안정적으로 유지한다. 복직근의 또 다른 역할은 골반을 향해 몸통을 잡아 당기는 것이다. 싯업이나 크런치 같은 동작을 통해 복근을 단련하는 것도 바로 그 때문이다. 하지만 복직근을 비롯한 코어 근육을 강화하는 데 가장 좋은 것은 플랭크나 사이드 플랭크 같이 척추를 안정시키는 운동이다.

몸통 측면에 위치한 복근으로는 외복사근[2]과 내복사근[3]이 있다. 외복사근과 내복사근은 몸통을 측면으로 구부리거나 좌우로 회전시키는 동작을 일으킨다. 하지만 가장 중요한 역할은 몸통이 아무렇게나 돌아가지 않도록 몸통을 잡아주는 것이다. 외복사근과 내복사근을 강화하는 운동으로는 닐링 로테이셔널 촙 같은 회전성 운동과 닐링 스테빌리티 촙 같은 반회전성 운동이 있다.

복근은 백선(白線)이라는 긴 띠 모양의 근막으로 나뉘어져 있다. 이 근막은 복사근에 의해 복근이 흩어지지 않도록 복부를 구획 짓는 역할을 한다.

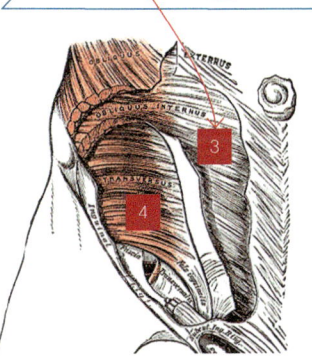

가장 깊은 곳에 있는 복근은 복횡근[4]이다. 복횡근은 복직근과 복사근 아래에 위치하며, 힘을 주어 배를 집어넣을 때처럼 복벽을 안쪽으로 잡아당기는 역할을 한다.

코어 근육의 의미

복근이라는 말과 코어 근육이라는 말은 혼용되고 있지만 정확히 같은 말은 아니다. 코어 근육이란 사실 척추를 고정시켜 몸통을 세우는 허리, 골반 주변에 있는 20개 이상의 근육들을 통칭하는 말이다. 또한 코어 근육들은 몸통을 앞, 뒤, 옆으로 구부리고 회전시키는 역할을 한다. 그러므로 잠잘 때를 제외한 나머지 모든 일상생활에서는 코어 근육이 매우 중요하다.

골반 주변 근육 Hips

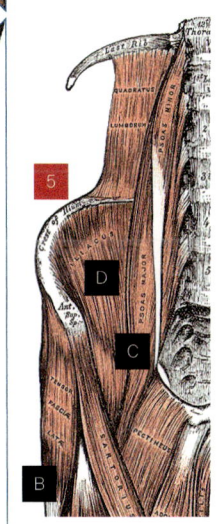

골반 앞쪽에 위치한 고관절 굽힘근[5]이라는 근육군은 코어 근육의 근력에 지대한 영향을 미친다. 왜냐하면 이 근육들은 몸통의 토대라고 할 수 있는 척추와 골반 부위에서부터 시작하기 때문이다. 고관절 굽힘근에는 여러 가지가 있지만 그 가운데에서 가장 중요한 것은 대퇴근막장근[B], 요근[C], 장골근[D]이다. 이름에서 짐작할 수 있듯이 이 근육들은 가슴을 향해 허벅지를 들어 올리는 동작을 취할 때처럼 고관절을 구부리는 역할을 한다. 이 근육들은 리버스 크런치나 행잉 레그 레이즈 같은 운동을 통해 강화할 수 있다.

허리 주변 근육 Lower Back

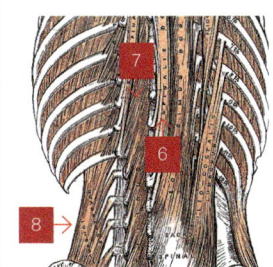

코어 근육의 근력에 영향을 미치는 허리 주변의 근육은 많지만 그 가운데에서도 가장 중요한 것은 척추기립근[6], 다열근[7], 요방형근[8]이다. 이 근육들은 척추를 안정적으로 유지하는 한편, 척추를 뒤와 옆으로 구부리는 역할을 한다. 이 근육들을 강화하는 데 가장 좋은 것은 플랭크, 사이드 플랭크, 프론 코브라 같이 머리를 구부리거나 당기는 동작들로 구성된 안정성 강화 운동이다.

Chapter 9에서 다뤘던 대둔근의 경우, 위치상으로는 엉덩이 근육에 속하지만 코어 근육과도 관련이 있다. 대둔근은 결합조직을 통해 허리에 부착되어 있기 때문에 다른 코어 근육들과 함께 작용한다.

코어 근육 | 안정성 강화 운동 STABILITY EXERCISES

이번 장에서는 100가지 이상의 코어 근육 운동들을 살펴본다. 각 부위별 섹션의 앞부분에는 기본동작이 나와 있다. 응용동작을 연습하기 전에 먼저 이 기본동작을 마스터하자. 기본동작을 충실히 마치고 나면 어떤 응용동작이든 실수 없이 완성할 수 있을 것이다.

안정성 강화 운동

이 운동들은 척추를 안정시키는 능력을 강화한다. 허리를 건강하게 유지하고 모든 스포츠 능력을 극대화하려면 반드시 척추가 굳건해야 한다. 뿐만 아니라 이 운동들은 식스팩을 만드는 복직근을 비롯해 복근을 강화하는 효과도 매우 뛰어나다.

기본동작
플랭크
Plank

- 푸시업 기본자세에서 팔꿈치를 구부려 손대신 전완에 체중을 싣는다.
- 이때 몸은 발목부터 어깨까지 일직선을 이뤄야 한다.
- 복부를 가격당할 때처럼 복근에 힘을 주어 코어 근육 전체를 수축시킨다.
- 심호흡을 하면서 이 자세를 30초 동안 유지한다.

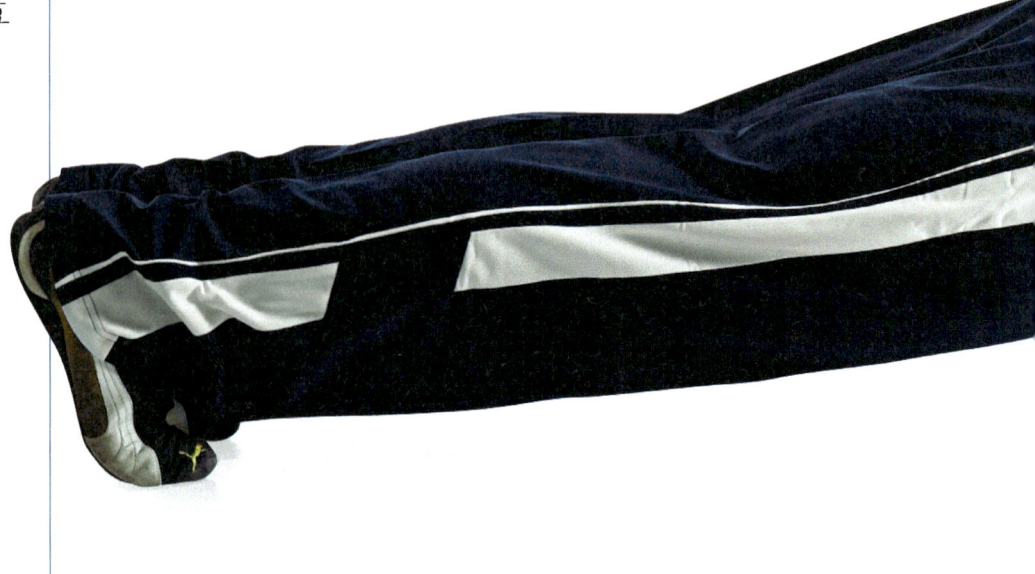

Chapter 10

플랭크 자세를 30초 동안 유지할 수 없다면, 5~10초 동안 자세를 유지한 다음 5초를 쉬는 방식을 반복한다. 이때 휴식시간을 제외한 총 자세 유지 시간이 30초가 되도록 시간을 배정하며, 매번 동작을 반복할 때마다 자세 유지 시간을 늘리고 반복 횟수를 줄이도록 노력한다. 또, 기본 플랭크 대신 45도 플랭크나 닐링 플랭크, 콰드루페드 같은 운동의 난이도를 조금씩 높여가는 방법을 쓸 수도 있다.

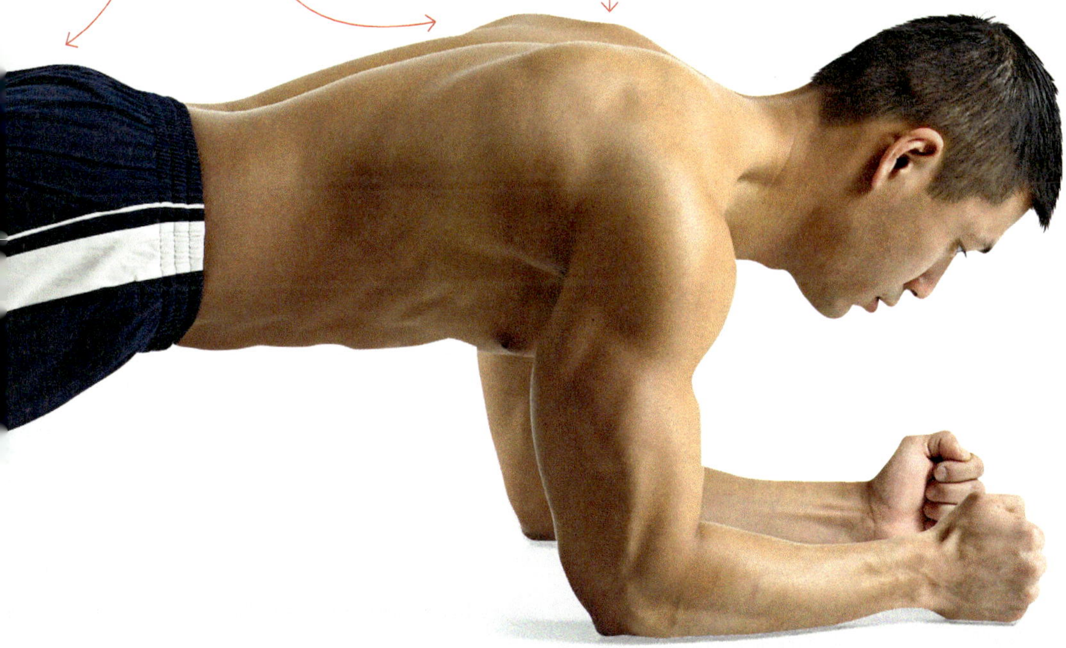

WARNING!
크런치에 대한 오해

버지니아대학 연구진은 지방을 약 500그램 연소시키려면 크런치를 25만 번이나 해야 한다는 사실을 발견했다. 그러려면 7년 동안 하루도 빠짐없이 크런치를 매일 100회씩 실시해야 한다. 이처럼 단순하게 부분적인 근육만 움직여서는 뱃살 아래 파묻혀 있는 복근을 끄집어낼 수가 없다. 가장 좋은 방법은 하체와 등에 분포된 큰 근육들을 중심으로 몸 전체의 근육을 움직여 지방을 연소시키는 것이다. 더 많은 근육을 움직일수록 더 많은 칼로리가 소모된다는 당연한 원리를 기억하자.

엉덩이에 힘을 준다.

등 위에 빗자루를 얹어 놓듯이 머리, 등 상부, 엉덩이를 일직선으로 유지한다.

팔꿈치가 어깨 바로 아래에 오게 한다.

코어 근육 안정성 강화 운동 STABILITY EXERCISES

응용동작 #1
45도 플랭크
45-Degree Plank

- 전완을 바닥 대신 벤치에 올린다.

팔꿈치를 벤치에 올리면 체중을 덜 지탱해도 되기 때문에 동작이 좀 더 쉬워진다.

팔과 몸통이 직각을 이루도록 팔꿈치를 위치시킨다.

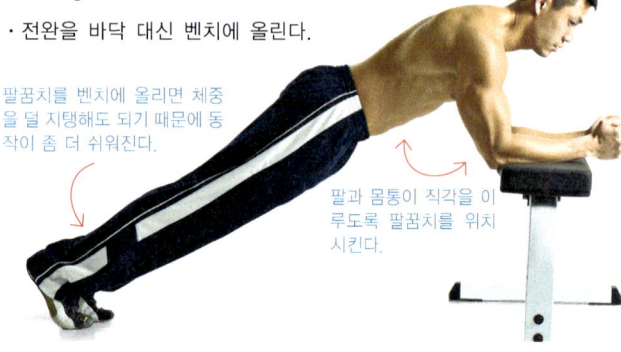

응용동작 #2
닐링 플랭크
Kneeling Plank

- 다리를 펴는 대신 무릎을 구부린다. 무릎을 구부리면 체중을 덜 지탱해도 된다.

무릎부터 어깨까지 몸 전체가 일직선이 되게 한다.

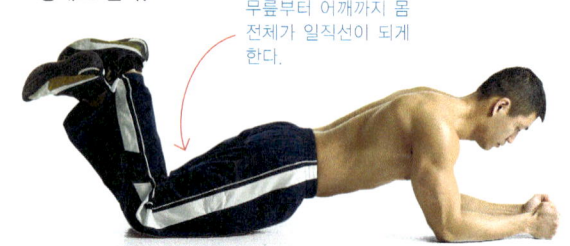

응용동작 #3
엘리베이티드-피트 플랭크
Elevated-Feet Plank

- 양쪽 발을 벤치에 올린다.

발을 높이 올리면 난이도가 높아진다.

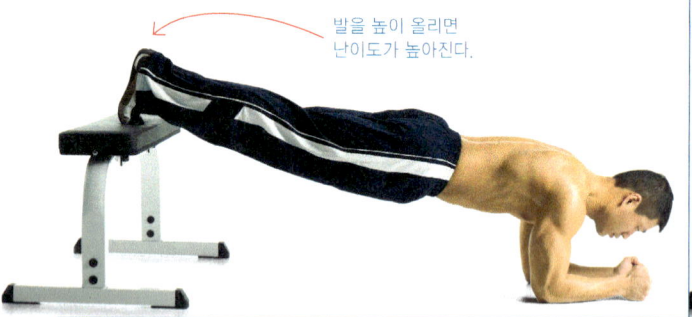

응용동작 #4
싱글-레그 엘리베이티드-피트 플랭크
Single-Leg Elevated-Feet Plank

- 한쪽 발을 벤치에 올리고 반대쪽 발은 벤치로부터 약 20센티미터 공중으로 띄운다. 세트마다 발을 바꾼다.

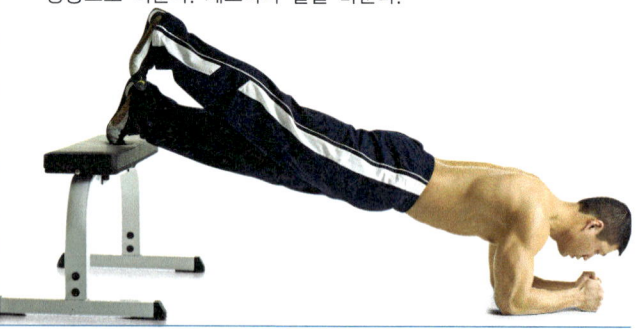

응용동작 #5
익스텐디드 플랭크
Extended Plank

- 전완 대신 손으로 체중을 지탱한다(푸시업 자세). 이때 손은 어깨보다 15~20센티미터 앞에 둔다.

손을 위로 올릴수록 난이도가 높아진다.

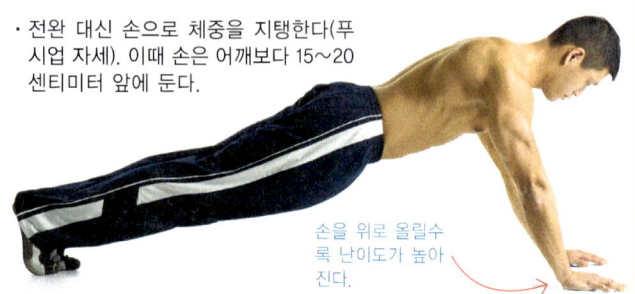

응용동작 #6
레그 리프트 와이드-스탠스 플랭크
Wide-Stance Plank with Leg Lift

- 발을 어깨너비보다 넓게 벌린 상태에서 한쪽 발을 지면으로부터 약 20센티미터 공중으로 띄운다. 세트마다 발을 바꾼다.

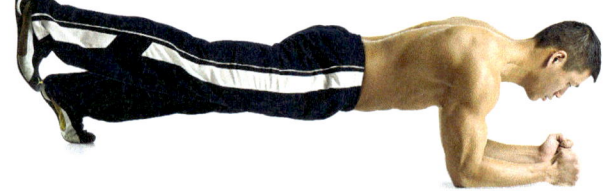

Chapter 10

응용동작 #7
다이아고널 암 리프트 와이드-스탠스 플랭크
Wide-Stance Plank with Diagonal Arm Lift

- 양쪽 발을 서로 붙이는 대신 발을 어깨너비보다 넓게 벌린다.
- 엄지손가락이 위를 향하도록 오른팔을 몸통으로부터 대각선으로 곧게 뻗는다.
- 이 자세를 5~10초 동안 유지하고 팔을 바꾼다. 여기까지가 1회 반복이다.

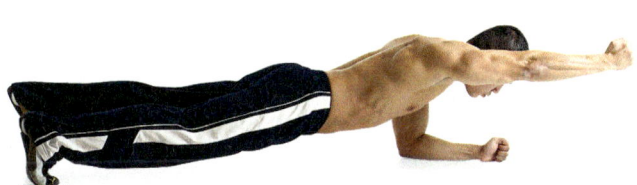

응용동작 #8
오포지트 암 앤드 레그 리프트 와이드-스탠스 플랭크
Wide-Stance Plank with Opposite Arm and Leg Lift

- 발을 어깨너비보다 넓게 벌린다.
- 왼발과 오른팔을 지면에서 들어 올린 상태로 5~10초 동안 자세를 유지한 다음, 팔과 다리를 바꾸어 동일한 요령으로 반복한다. 여기까지가 1회 반복이다.

팔과 다리를 들어 올릴 때는 골반과 몸통의 자세를 일정하게 유지하도록 집중한다.

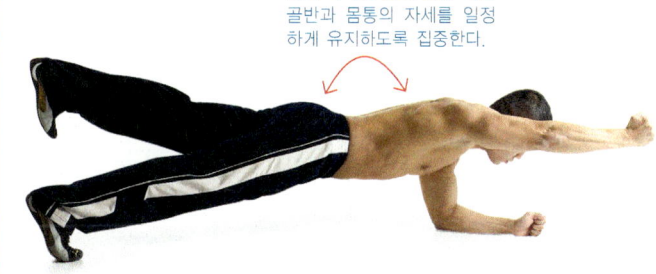

응용동작 #9
스위스볼 플랭크
Swiss-Ball Plank

- 전완을 스위스볼 위에 올리고 자세를 취한다.

복근 강화
캐나다 연구진은 스위스볼을 이용하면 바닥에서 자세를 취할 때보다 복근에 힘이 거의 2배나 더 들어간다는 사실을 발견했다.

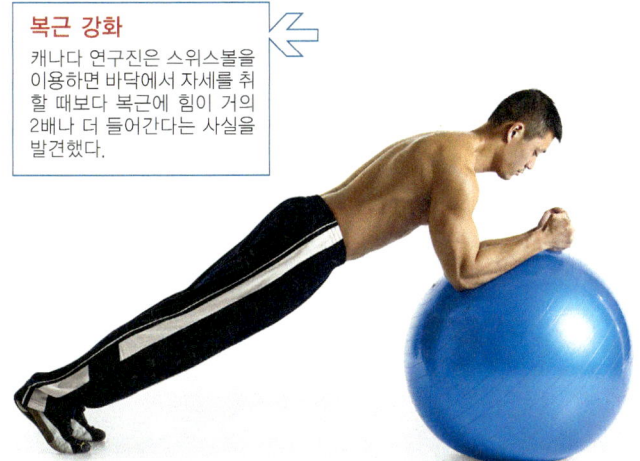

응용동작 #10
피트 온 벤치 스위스볼 플랭크
Swiss-Ball Plank with Feet on Bench

- 전완을 스위스볼 위에 올리고 발을 벤치에 올린 상태에서 자세를 취한다.

벤치 위에 발을 올리면 팔꿈치와 발의 높이가 동일해지기 때문에 스위스볼의 순수한 불안정성을 보다 잘 활용할 수 있다.

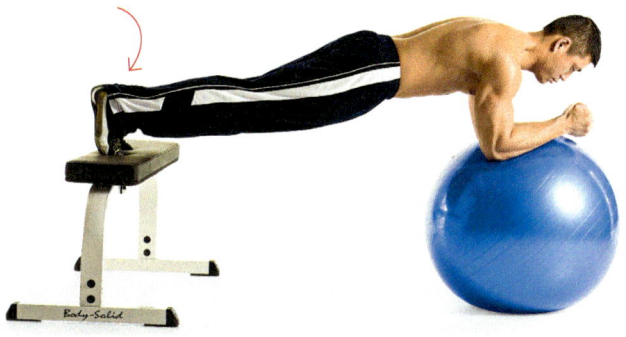

코어 근육 | 안정성 강화 운동 STABILITY EXERCISES

기본동작
콰드루페드
Quadruped

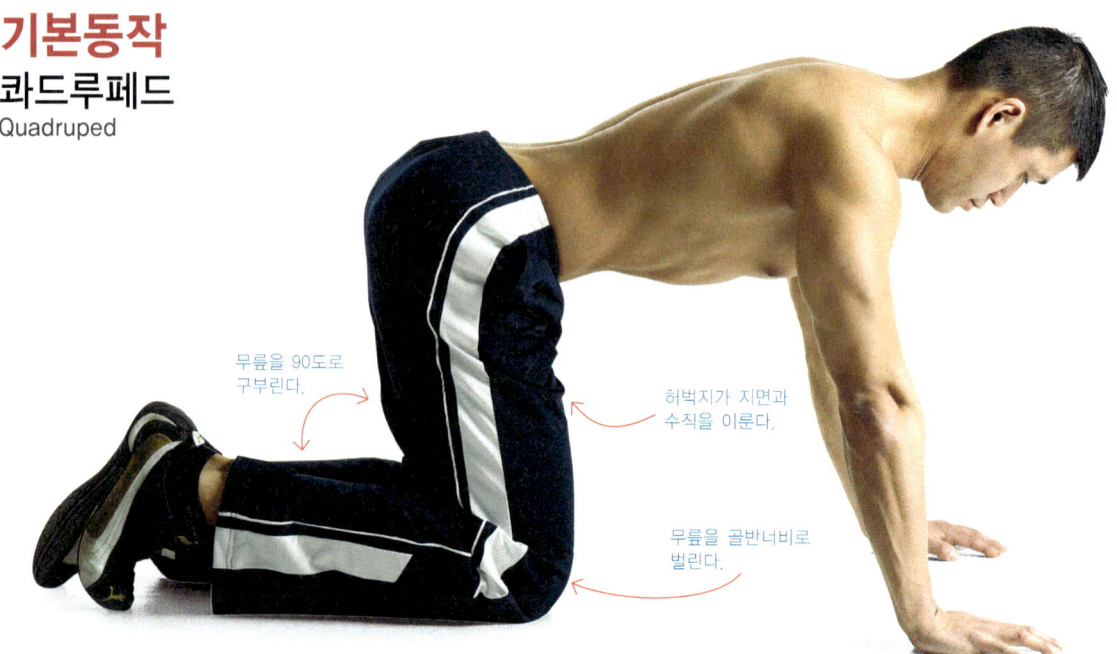

무릎을 90도로 구부린다.

허벅지가 지면과 수직을 이룬다.

무릎을 골반너비로 벌린다.

A
- 팔을 어깨너비로 벌린 상태에서 손바닥과 무릎을 바닥에 대고 엎드린다.
- 허리와 복부가 자연스러운 자세를 이루도록 몸통을 이완시킨다.

B
- 허리가 굽지 않도록 복부를 가격 당하듯이 복근에 힘을 준 상태로 심호흡을 하면서 5~10초 동안 자세를 유지한다. 여기까지가 1회 반복이다.

응용동작 #1
파이어 하이드런트 인-아웃 Fire Hydrant In-Out

A
- 허리가 굽지 않도록 자세를 유지한 상태에서 오른쪽 무릎을 최대한 가슴 가까이로 끌어당긴다(이때 무릎이 생각만큼 앞으로 많이 나아가지는 않을 것이다.).

B
- 그 상태에서 허벅지를 옆으로 벌려 올린다. 이때 골반은 움직이지 않는다.

C
- 오른쪽 다리가 몸통과 일직선을 이룰 때까지 오른쪽 다리를 뒤로 차올린다. 여기까지가 1회 반복이다.

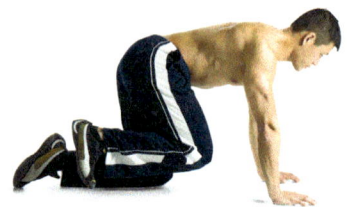
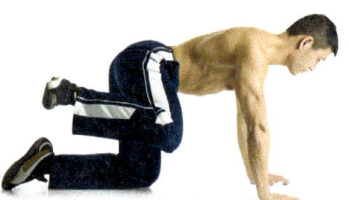
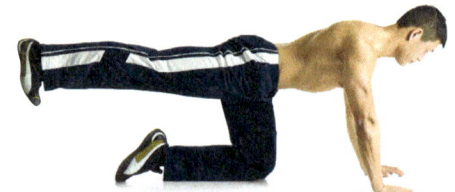

Chapter 10

응용동작 #2
레그 리프트 콰드루페드
Quadruped with Leg Lift

- 허리가 굽지 않도록 자세를 유지한 상태에서 왼쪽 다리를 뒤로 뻗어 올려 몸통과 일직선을 만든다. 이 자세를 5~10초 동안 유지한다.
- 시작자세로 돌아가서 다리를 바꾸어 같은 요령으로 반복한다.

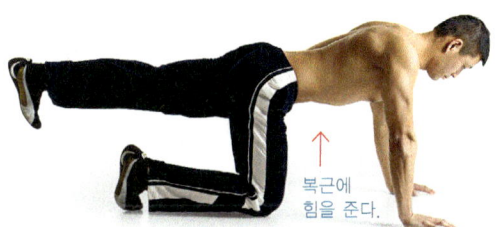

복근에 힘을 준다.

응용동작 #3
버드 도그
Bird Dog

- 복근에 힘을 주고 오른팔과 왼쪽 다리를 몸통과 일직선이 되도록 들어 올린다. 이 자세를 5~10초 동안 유지한다.
- 시작자세로 돌아가서 다리를 바꾸어 같은 요령으로 반복한다.

팔과 다리를 바꿀 때도 골반과 허리는 움직이지 않는다.

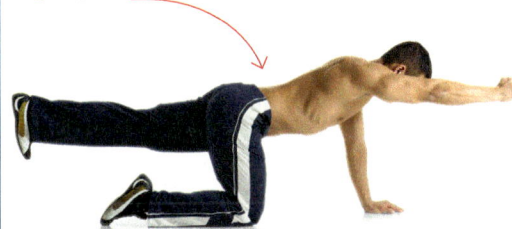

요통 방지

캣 캐멀은 동작이 우스워 보일 수도 있다. 하지만 좁은 범위 내에서 척추를 천천히 구부렸다 펴는 동작을 반복하면 코어 근육이 이완되기 때문에 다른 운동을 준비하는 효과를 극대화할 수 있다. 또한 이 동작은 척추 사이로 나와 있는 허리신경을 정리하는 효과도 있기 때문에 요통을 방지하는 데에도 도움이 된다. 척추 사이에 신경이 눌리면 좌골 신경통 같이 고통스러운 증상이 나타날 수 있다. 이미 척추 사이에 신경이 눌려 있는 경우에도 이 운동을 통해 증상을 완화할 수 있다. 캣 캐멀은 5~10회 정도 반복하는 것이 좋다.

스위스볼 오포지트 암 앤드 레그 리프트
Swiss-Ball Opposite Arm and Leg Lift

- 배꼽을 스위스볼의 중심에 맞추고 스위스볼 위에 엎드린다.
- 양쪽 발의 볼 부분과 양손으로 지면을 짚는다.
- 복근에 힘을 주고 오른팔과 왼쪽 다리를 몸통과 일직선이 되도록 들어 올린다. 이 자세를 5~10초 동안 유지한다.
- 시작자세로 돌아가서 다리를 바꾸어 같은 요령으로 반복한다.

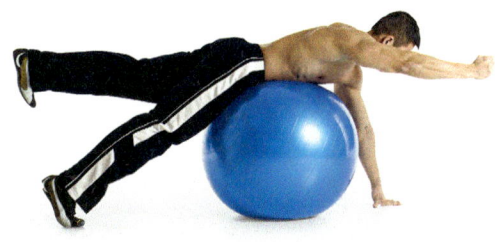

캣 캐멀
Cat Camel

- 양쪽 무릎과 손바닥으로 바닥을 짚는다.
- 허리를 부드럽게 구부린 다음, 어깨 사이로 머리를 내리면서 천정을 향해 등 상부를 구부린다. 여기까지가 1회 반복이다.
- 갑작스레 움직이지 않도록 주의하면서 등을 올렸다 내리는 동작을 반복한다.

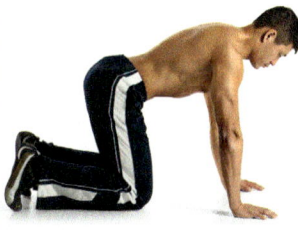

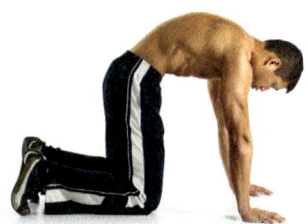

코어 근육 | 안정성 강화 운동 STABILITY EXERCISES

기본동작
사이드 플랭크
Side Plank

A
- 무릎을 펴고 몸의 왼쪽 측면으로 바닥에 눕는다.
- 왼쪽 팔꿈치와 전완으로 상체를 지탱해 올린다.

B
- 복부를 가격 당하듯이 복근을 강하게 수축시키면서 코어 근육에 힘을 준다.
- 발목부터 어깨까지 몸 전체가 일직선을 이루도록 골반을 들어 올린다.
- 동작을 취하는 동안 심호흡을 한다.
- 이 자세를 30초 동안 유지한다. 여기까지가 1세트이다.
- 몸을 반대로 바꾸어 동일한 요령으로 반복한다.

> **이 자세를 30초 동안 유지할 수 없다면**, 5~10초 동안 자세를 유지한 다음 5초를 쉬는 방식을 반복한다. 이때 휴식시간을 제외한 총 자세 유지 시간이 30초가 되도록 시간을 배정하며, 매번 동작을 반복할 때마다 자세 유지 시간을 늘리고 반복 횟수를 줄이도록 노력한다.

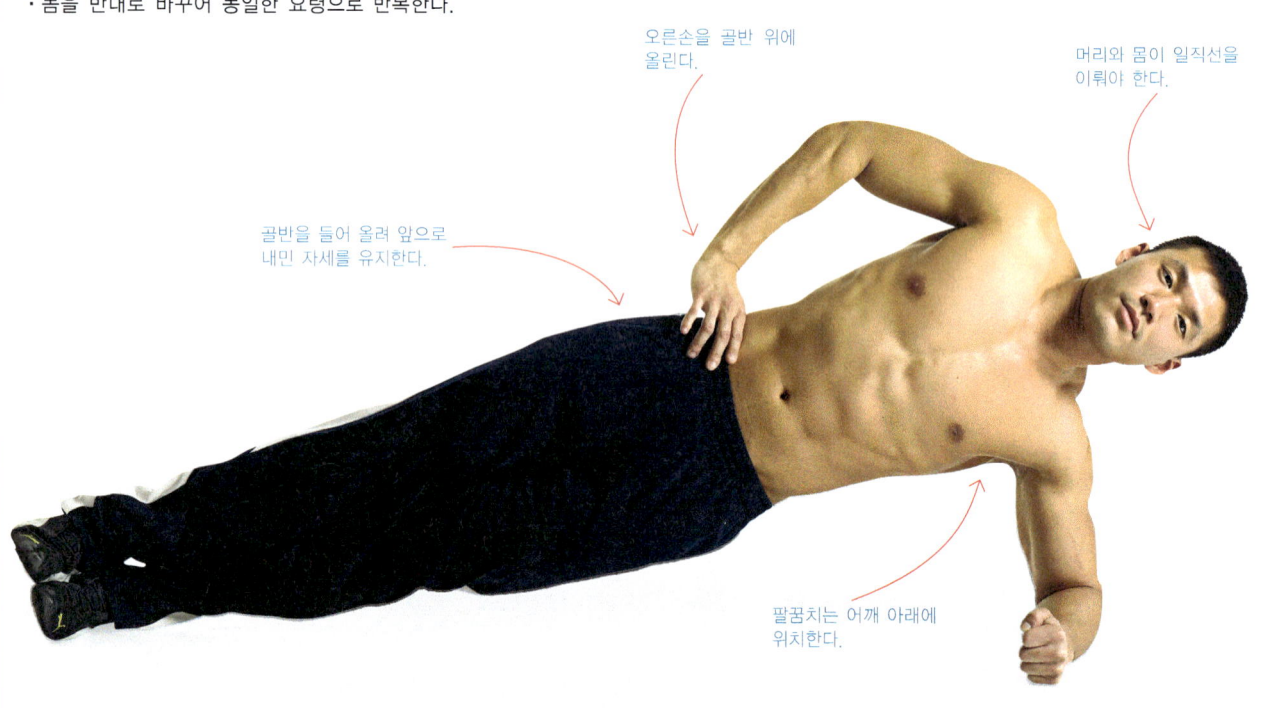

- 오른손을 골반 위에 올린다.
- 머리와 몸이 일직선을 이뤄야 한다.
- 골반을 들어 올려 앞으로 내민 자세를 유지한다.
- 팔꿈치는 어깨 아래에 위치한다.

Chapter 10

응용동작 #1
변형 사이드 플랭크
Modified Side Plank

· 무릎을 90도로 구부린다.

무릎을 구부리면 들어 올려야 할 체중이 줄어든다.

응용동작 #2
롤링 사이드 플랭크
Rolling Side Plank

· 오른쪽 옆으로 누워 사이드 플랭크 자세를 취한 상태에서 1~2초 동안 자세를 유지한다. 그 다음 몸을 돌려 플랭크 자세로 전환하여 1초 동안 양쪽 팔꿈치로 몸을 지탱한다. 다시 몸을 돌려 왼쪽 팔꿈치로 사이드 플랭크 자세를 취하고 1~2초 동안 자세를 유지한다. 여기까지가 1회 반복이다. 자세를 바꿀 때마다 다른 부분은 움직이지 말고 몸 전체를 하나의 덩어리처럼 부드럽게 굴린다.

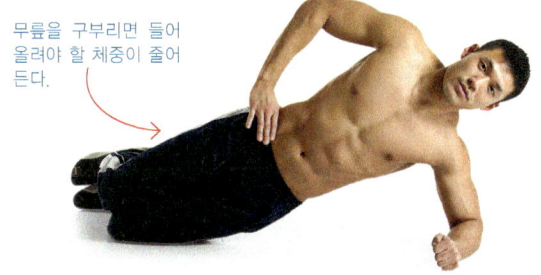

응용동작 #3
피트 온 벤치 사이드 플랭크
Side Plank with Feet on Bench

· 양쪽 발을 벤치 위에 올린다.

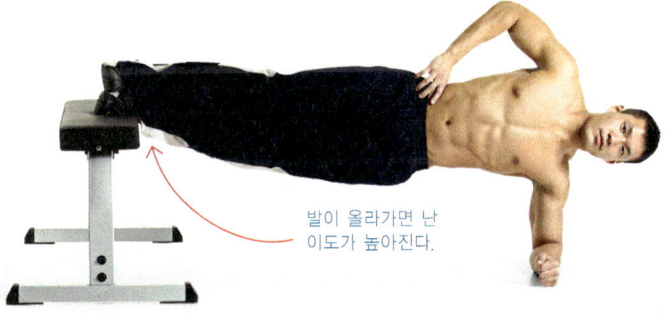

발이 올라가면 난이도가 높아진다.

응용동작 #4
피트 온 스위스볼 사이드 플랭크
Side Plank with Feet on Swiss Ball

· 양쪽 발을 스위스볼 위에 올린다.

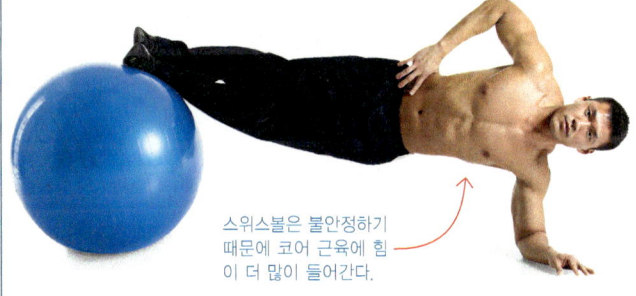

스위스볼은 불안정하기 때문에 코어 근육에 힘이 더 많이 들어간다.

응용동작 #5
싱글-레그 사이드 플랭크
Single-Leg Side Plank

· 위쪽 다리를 최대한 높이 들어 올린 상태에서 자세를 유지한다.

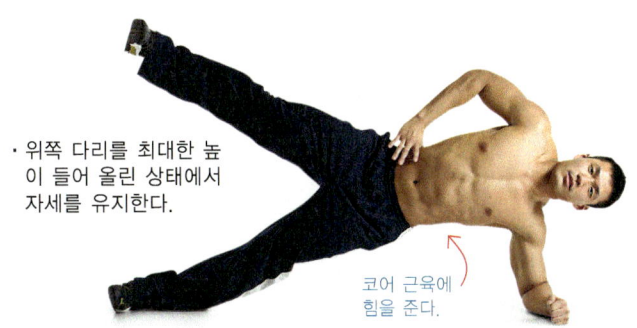

코어 근육에 힘을 준다.

응용동작 #6
니 터크 사이드 플랭크
Side Plank with Knee Tuck

· 가슴을 향해 아래쪽 다리를 구부려 올린 상태에서 자세를 유지한다.

골반을 아래로 내리거나 허리를 구부리지 않는다.

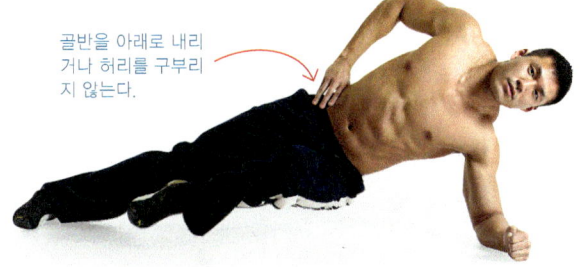

코어 근육 | 안정성 강화 운동 STABILITY EXERCISES

응용동작 #7
리치 언더 사이드 플랭크
Side Plank with Reach Under

- 사이드 플랭크 자세에서 오른팔이 지면과 수직을 이루도록 오른팔을 위로 곧게 들어 올린다.
- 오른손이 몸통 앞을 지나 몸통 뒤로 가도록 오른팔을 내려서 돌린 다음, 다시 팔을 들어 시작자세로 돌아간다. 여기까지가 1회 반복이다.

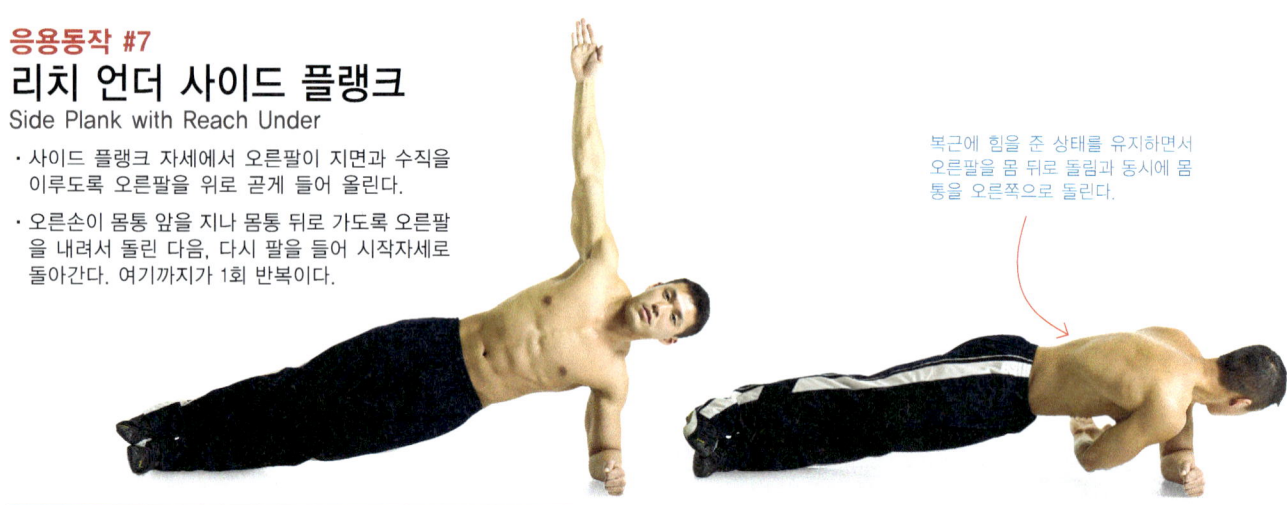

복근에 힘을 준 상태를 유지하면서 오른팔을 몸 뒤로 돌림과 동시에 몸통을 오른쪽으로 돌린다.

응용동작 #8
플리오메트릭 사이드 플랭크
Plyometric Side Plank

- 위쪽 다리를 약간 들어 올린 상태에서 일정한 템포로 다리를 앞뒤로 움직인다.

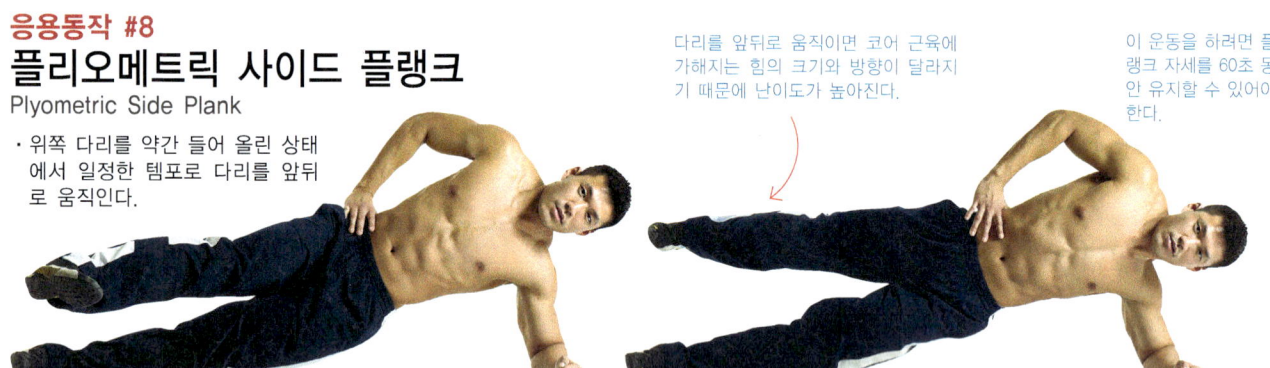

다리를 앞뒤로 움직이면 코어 근육에 가해지는 힘의 크기와 방향이 달라지기 때문에 난이도가 높아진다.

이 운동을 하려면 플랭크 자세를 60초 동안 유지할 수 있어야 한다.

응용동작 #9
사이드 플랭크와 로우
Side Plank and Row

- 케이블 스테이션의 로우 풀리에 손잡이를 부착하고 오른손으로 손잡이를 잡는다.
- 코어 근육에 힘을 주고 사이드 플랭크 자세를 취한다.

- 골반을 들어 올려 앞으로 내민 자세를 유지한다. 그 상태에서 위쪽 팔꿈치를 구부려 옆구리를 향해 손잡이를 잡아당긴다.
- 팔을 천천히 펴면서 시작자세로 돌아간다. 여기까지가 1회 반복이다.

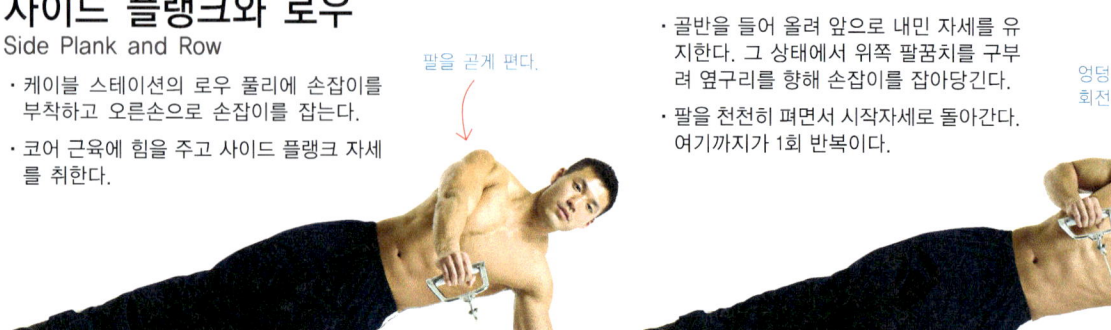

팔을 곧게 편다.

케이블이 팽팽해야 한다.

엉덩이나 어깨에 가해지는 회전력을 이겨내야 한다.

Chapter 10

T-스태빌리제이션
T-Stabilization

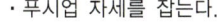

- 푸시업 자세를 잡는다.
- 머리부터 발목까지 몸 전체가 일직선을 이뤄야 한다.

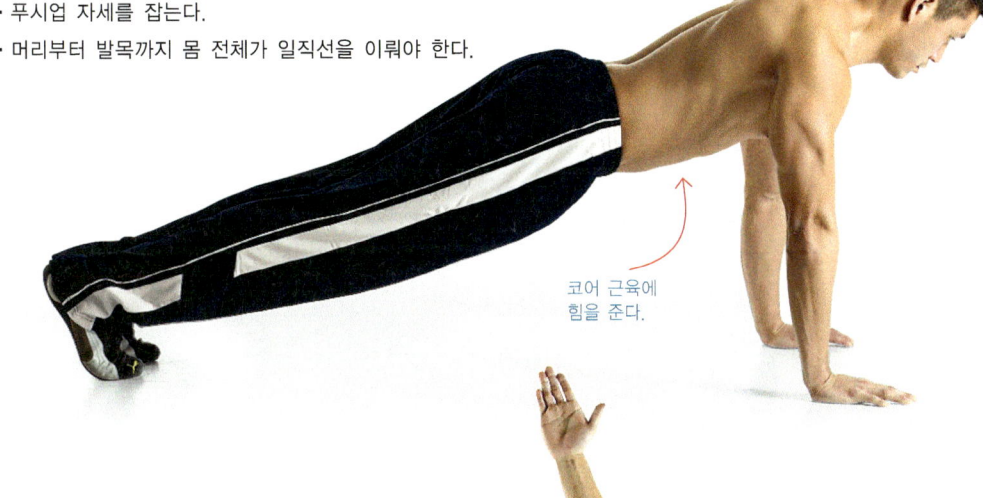

코어 근육에 힘을 준다.

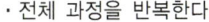

- 팔과 몸을 곧게 유지한 상태에서 몸 전체가 오른쪽 측면으로 돌아갈 때까지 왼팔로 체중을 이동시켜 지탱하면서 몸을 오른쪽으로 회전시킨다.
- 측면 자세를 3초 동안 유지한 다음, 다시 시작자세로 돌아간다.
- 왼쪽도 같은 요령으로 반복한다. 여기까지가 1회 반복이다.
- 전체 과정을 반복한다.

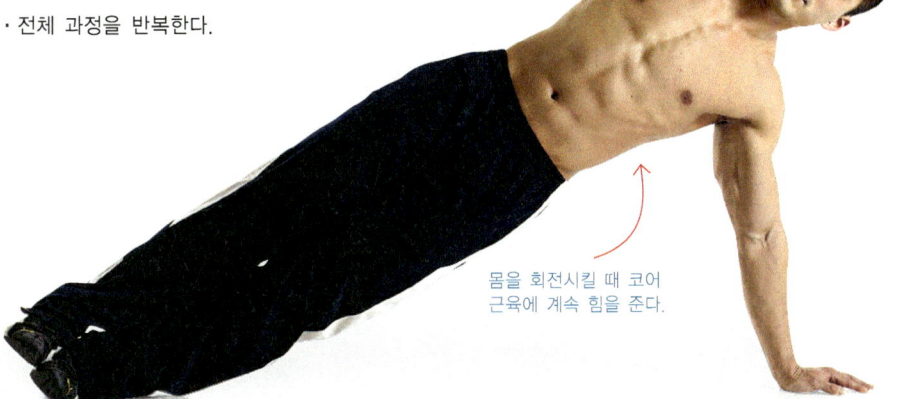

몸을 회전시킬 때 코어 근육에 계속 힘을 준다.

허리의 근지구력 측정

핀란드 연구진은 허리의 근지구력이 약한 사람은 평범하거나 좋은 사람보다 허리에 문제가 생길 가능성이 3.4배나 높다는 사실을 발견했다. 사이드 플랭크는 허리의 근지구력을 알아볼 수 있는 가장 좋은 방법 가운데 하나이다. 골반을 아래로 떨어뜨리거나 뒤로 내밀지 않고 최대한 오랫동안 사이드 플랭크 자세를 유지해 보자. 60초를 견딜 수 없다면 코어 근육을 집중적으로 강화해야 한다.

코어 근육 | 안정성 강화 운동 STABILITY EXERCISES

기본동작
마운틴 클라이머
Mountain Climber

A
- 팔을 완전히 펴고 푸시업 자세를 잡는다.

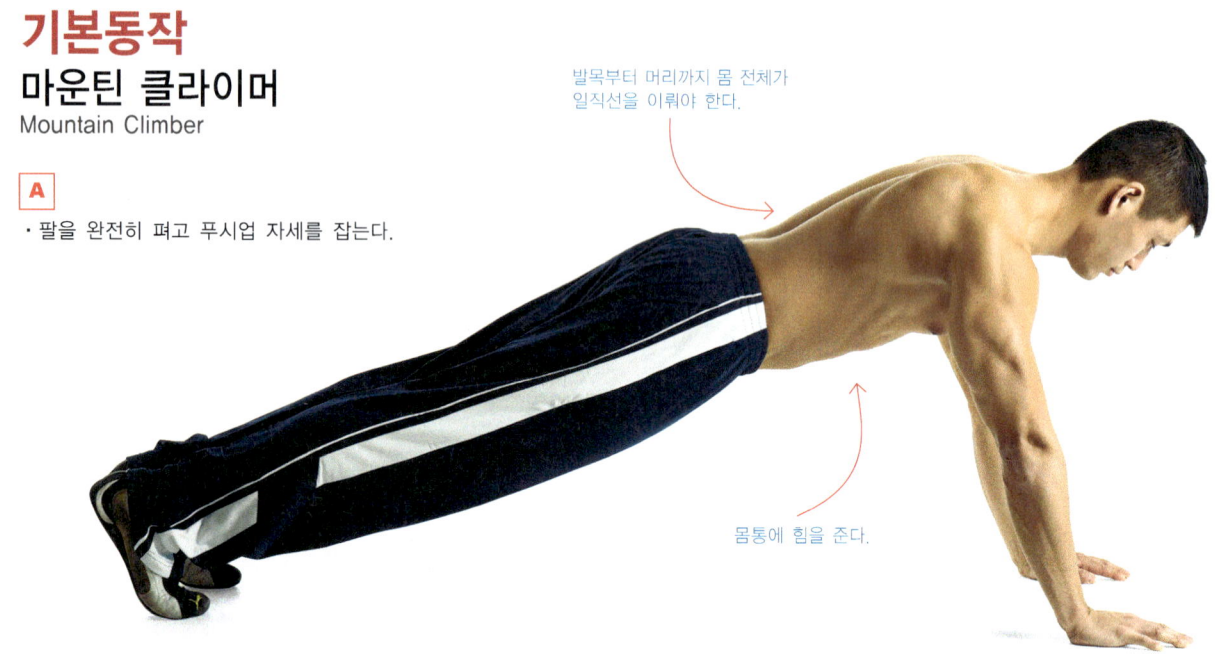

발목부터 머리까지 몸 전체가 일직선을 이뤄야 한다.

몸통에 힘을 준다.

B
- 오른발을 들고 무릎을 천천히 가슴을 향해 최대한 끌어 올린다.
- 오른발을 바닥에 댄다.
- 시작자세로 돌아간다.
- 왼발도 같은 요령으로 반복한다. 30초 동안 번갈아 실시한다.

무릎을 들어 올릴 때 허리의 자세를 바꾸지 않는다.

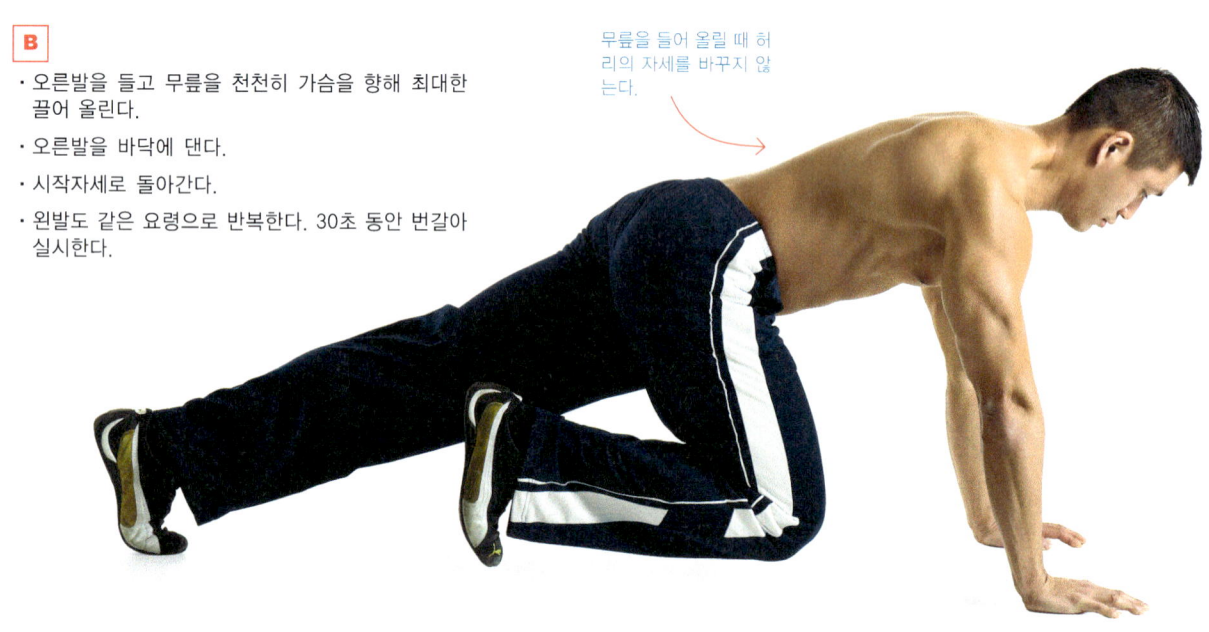

Chapter 10

응용동작 #1
핸드 온 벤치 마운틴 클라이머
Mountain Climber with Hands on Bench

- 손을 벤치에 올리고 양쪽 무릎을 번갈아 들어 올린다.

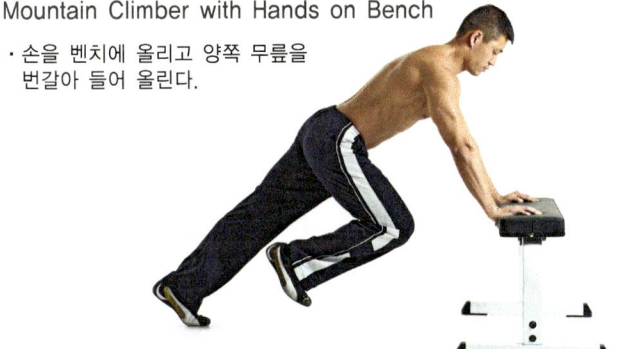

응용동작 #2
핸드 온 메디신볼 마운틴 클라이머
Mountain Climber with Hands on Medicine Ball

- 손을 메디신볼 위에 올리고 양쪽 무릎을 번갈아 들어 올린다.

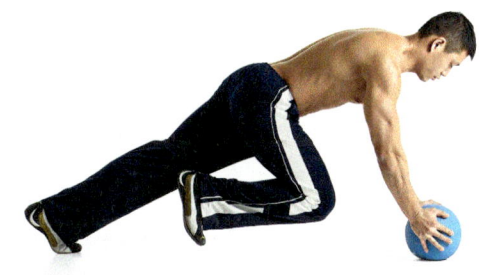

응용동작 #3
핸드 온 스위스볼 마운틴 클라이머
Mountain Climber with Hands on Swiss Ball

- 손을 스위스볼 위에 올리고 양쪽 무릎을 번갈아 들어 올린다.

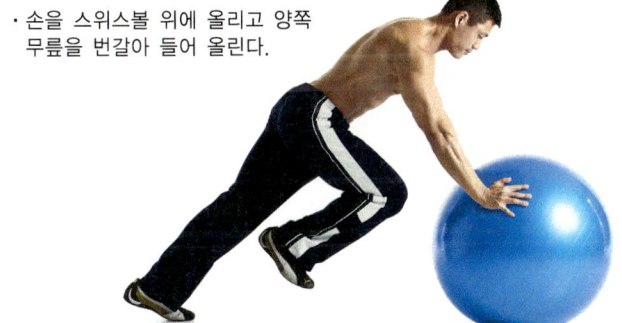

응용동작 #4
피트 온 발슬라이드 마운틴 클라이머
Mountain Climber with Feet on Valslides

- 양쪽 발을 발 슬라이드 위에 올리고 가슴을 향해 무릎을 한 쪽씩 번갈아가며 밀어 올린다.

벤치, 스위스볼, 메디신볼 위에 손을 올리고 실시할 수도 있다.

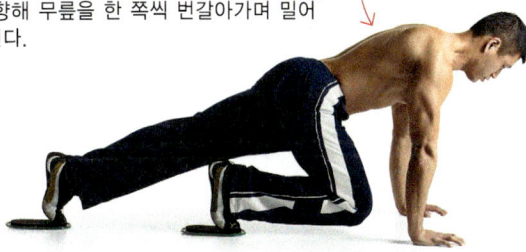

응용동작 #5
크로스-바디 마운틴 클라이머
Cross-Body Mountain Climber

- 왼쪽 팔꿈치를 향해 오른쪽 무릎을 들어 올렸다 내린 다음, 오른쪽 팔꿈치를 향해 왼쪽 무릎을 들어 올린다.

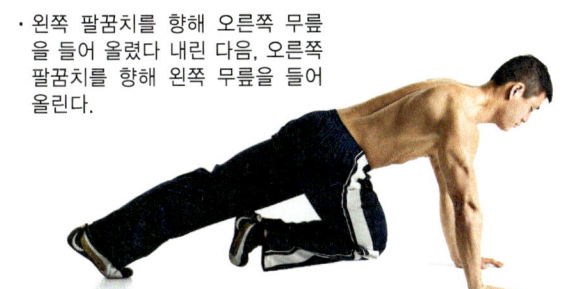

응용동작 #6
피트 온 스위스볼 크로스-바디 마운틴 클라이머
Cross-Body Mountain Climber with Feet on Swiss Ball

- 스위스볼 위에 양쪽 발을 올리고 왼쪽 팔꿈치를 향해 오른쪽 무릎을 들어 올렸다 내린 다음, 오른쪽 팔꿈치를 향해 왼쪽 무릎을 들어 올린다.

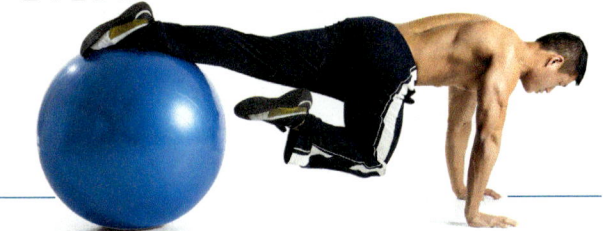

코어 근육 | 안정성 강화 운동 STABILITY EXERCISES

기본동작
스위스볼 잭나이프
Swiss-Ball Jackknife

A
- 팔을 완전히 펴고 푸시업 자세를 취한다.
- 스위스볼 위에 정강이를 올린다.
- 발목부터 머리까지 몸 전체가 일직선을 이뤄야 한다.

B
- 몸을 곧게 유지한 상태에서 발을 당기면서 가슴을 향해 스위스볼을 굴린다.
- 최종지점에서 잠시 멈춘 다음, 골반을 내리고 공을 뒤로 굴리면서 시작자세로 돌아간다.

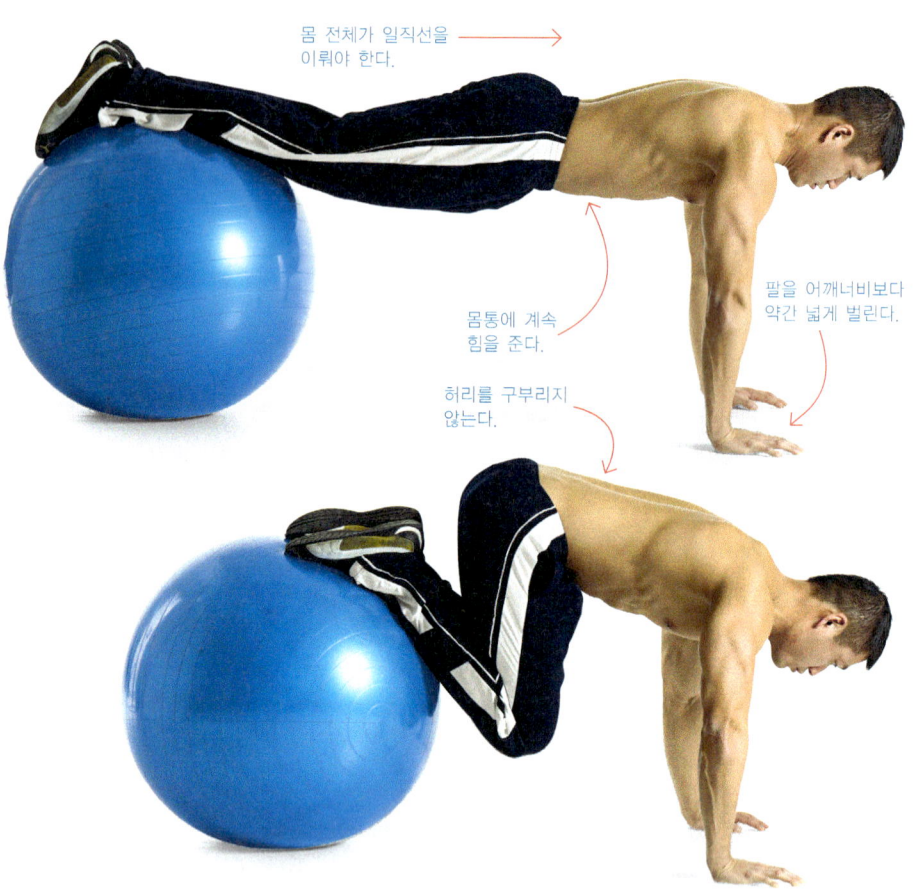

몸 전체가 일직선을 이뤄야 한다.

몸통에 계속 힘을 준다.

팔을 어깨너비보다 약간 넓게 벌린다.

허리를 구부리지 않는다.

응용동작 #1
싱글-레그 스위스볼 잭나이프 Single-Leg Swiss-Ball Jackknife

A
- 한쪽 다리를 공중으로 들어 올린 상태에서 한쪽 다리로만 공을 굴린다.

허리를 구부리지 않는다.

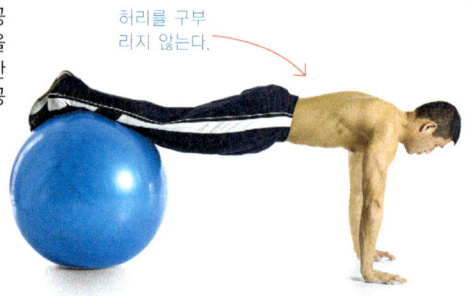

B
- 한쪽 다리를 들고 정해진 반복 횟수를 완료한 다음 발을 바꾸어 동일한 요령으로 반복한다.

한쪽 다리를 공중에 띄운 상태를 유지한다.

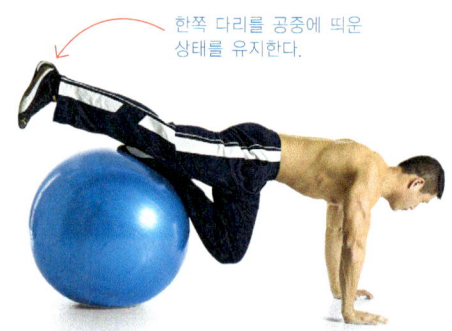

Chapter 10

기본동작
맥길 컬업
McGill Curlup

맥길 컬업은 허리를 자연스러운 자세로 유지하면서 복부 전체의 근육을 강하게 자극하는 운동이다. 허리의 커브를 자연스럽게 유지하면 근지구력을 증가시키면서도 척추에 가해지는 스트레스를 최소화할 수 있다. 맥길 컬업은 이런 점에서 볼 때 요통을 예방하는 값진 운동이라고 할 수 있다.

A
- 바닥에 누워서 오른쪽 다리를 곧게 펴고 왼쪽 무릎은 구부린 다음, 왼쪽 발바닥을 지면에 밀착시킨다.
- 양쪽 손바닥을 펴서 허리 뒤쪽 바닥에 올린다(허리를 바닥에 밀착시키지 않는다.).

B
- 허리를 구부리지 않도록 주의하면서 머리와 어깨를 천천히 들어 올린다. 그 다음 심호흡을 하면서 최고지점에서 7~8초 동안 동작을 멈춘다. 여기까지가 1회 반복이다.
- 정해진 반복 횟수를 완료한 다음, 다리를 바꾸어 같은 요령으로 반복한다.

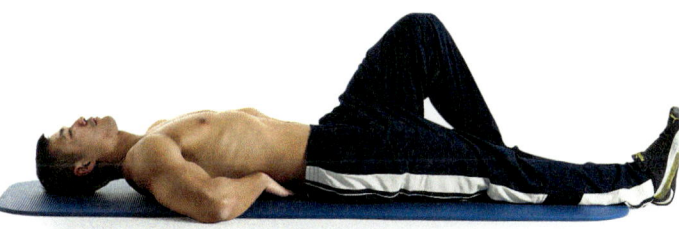

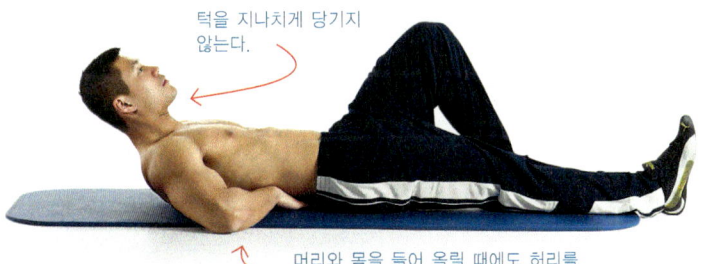

턱을 지나치게 당기지 않는다.

머리와 몸을 들어 올릴 때에도 허리를 지면에 밀착시키지 않는다.

WARNING!
안정성 강화 운동의 중요성

몸통을 당겨 올리면서 윗몸일으키기를 하면 척추가 구부러진다. 그래서인지 과학자들은 오랫동안 복근의 주된 기능이 척추를 구부리는 것이라고 생각했다.

하지만 복근의 주된 기능은 그 반대로 척추가 구부러지지 않도록 안정시키는 것이다. 몸통이 기울지 않고 중력을 이겨내면서 곧은 자세를 유지할 수 있는 것은 바로 복근이 있기 때문이다. 이 책의 안정성 강화 운동들은 복근을 비롯한 코어 근육을 강화하는 효과가 매우 뛰어난 최고의 운동들이다.

응용동작 #1
레이즈드 엘보 컬업 Curlup with Raised Elbows
- 지면에서 팔꿈치를 들어 올린 상태로 동작을 취한다.

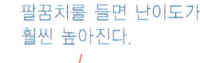

팔꿈치를 들면 난이도가 훨씬 높아진다.

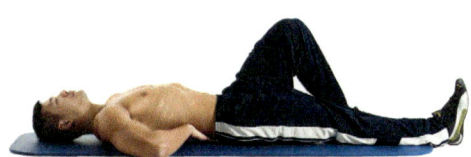
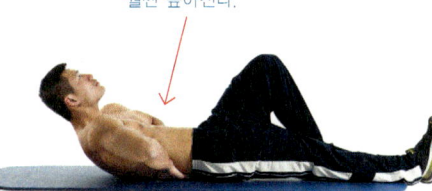

코어 근육 안정성 강화 운동 STABILITY EXERCISES

스위스볼 롤아웃
Swiss-Ball Rollout

A
- 스위스볼 앞에 무릎을 꿇고 앉아 전완과 주먹을 스위스볼 위에 올린다.

B
- 허리를 곧게 유지한 상태로 팔과 몸을 최대한 펴면서 스위스볼을 천천히 앞으로 굴린다.
- 복근에 힘을 주면서 무릎을 향해 스위스볼을 다시 굴려온다.

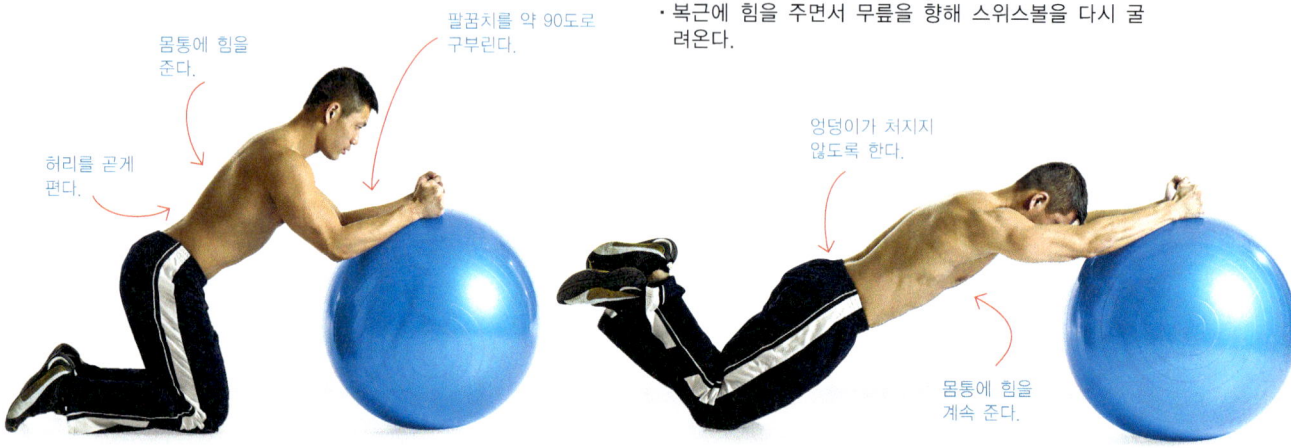

바벨 롤아웃
Barbell Rollout

A
- 5킬로그램 중량원판을 바벨에 단단히 장착한다.
- 바닥에 무릎을 꿇고 팔을 어깨너비로 벌려 오버핸드 그립으로 바벨을 잡는다.
- 바벨로부터 수직선 위에 어깨가 위치한 자세로 동작을 시작한다.

B
- 엉덩이가 처지지 않게 유지하고 팔과 몸을 최대한 펴면서 바벨을 천천히 앞으로 굴린다.
- 복근에 힘을 주면서 무릎을 향해 바벨을 다시 굴려온다.

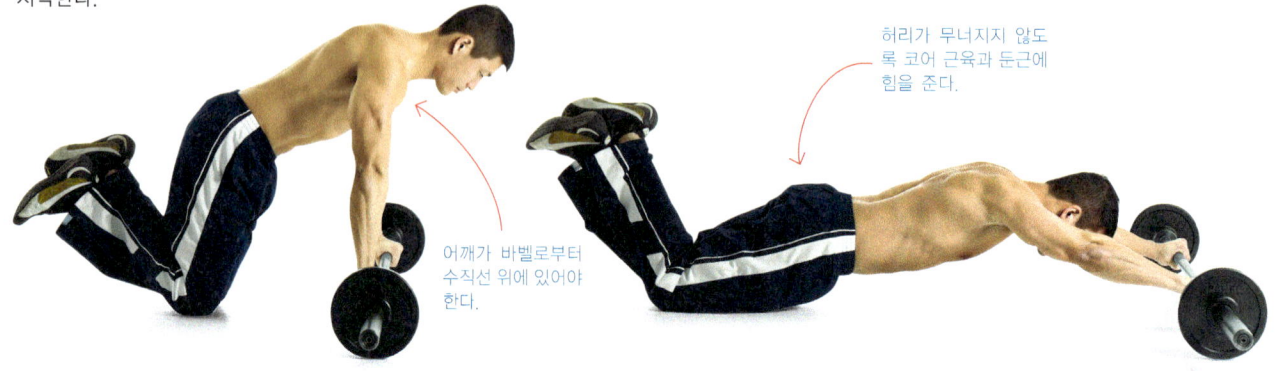

Chapter 10

기본동작
슬라이드 아웃
Slide Out

A
- 바닥에 무릎을 꿇고 양손을 하나의 발슬라이드 위에 올린다.

몸을 곧게 유지한다.

어깨 밑에 손이 와야 한다.

B
- 엉덩이가 처지지 않게 유지하고 팔과 몸을 최대한 펴면서 발슬라이드를 천천히 앞으로 민다.
- 복근에 힘을 주면서 어깨 아래로 발슬라이드를 다시 당긴다.

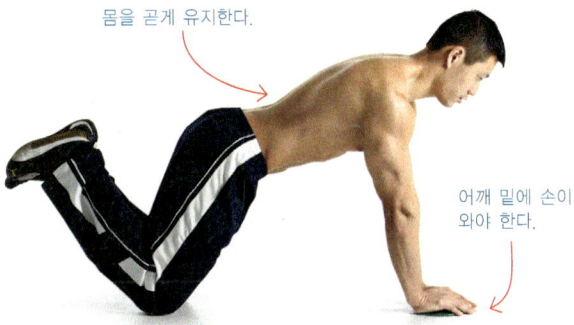
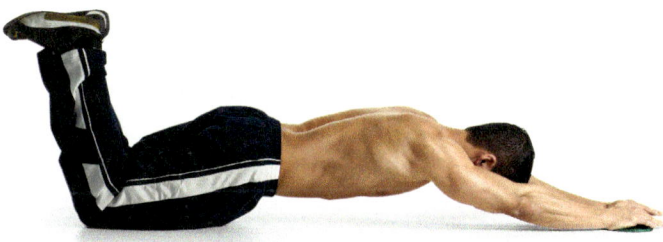

응용동작
싱글-암 슬라이드 아웃
Single-Arm Slide Out

A
- 양손을 각각 발슬라이드 위에 올리고 팔과 다리를 완전히 펴면서 푸시업 자세를 취한다.

머리부터 발목까지 몸 전체가 일직선을 이뤄야 한다.

B
- 왼쪽 팔꿈치를 구부리면서 오른손을 앞으로 뻗기 시작한다.
- 엉덩이가 처지지 않게 유지하고 몸을 최대한 펴면서 오른쪽 발슬라이드를 천천히 앞으로 민다.
- 동작을 취할 때 몸을 곧게 유지해야 한다.
- 손을 번갈아가며 동일한 요령으로 반복한다.

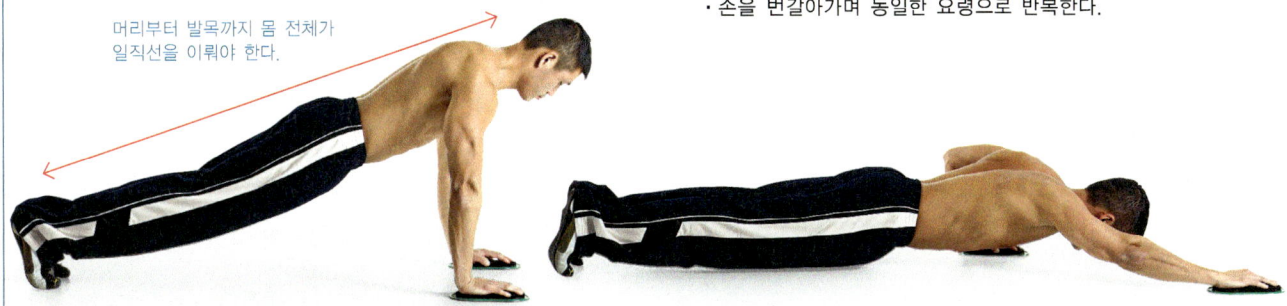

코어 근육 | 안정성 강화 운동 STABILITY EXERCISES

래터럴 롤
Lateral Roll

A
- 등 상부를 스위스볼 위에 단단히 밀착시키고 스위스볼 위에 눕는다.
- 어깨부터 무릎까지 몸 전체가 일직선을 이루도록 엉덩이를 들어 올린다.
- 긴 막대를 잡고 팔을 옆으로 벌린다.

B
- 발을 조금씩 옆으로 움직이면서 스위스볼을 팔 아래로 최대한 굴린다. 이때 엉덩이나 팔이 처지지 않게 주의한다.
- 반대 방향으로 다시 스위스볼을 최대한 굴린다.

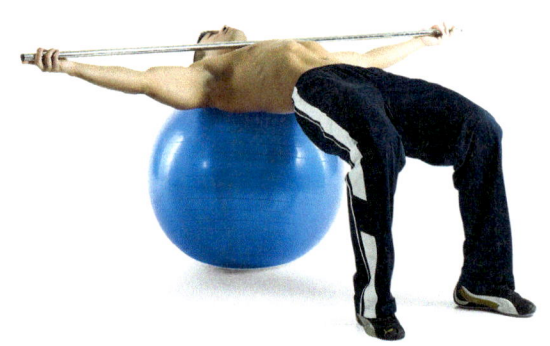
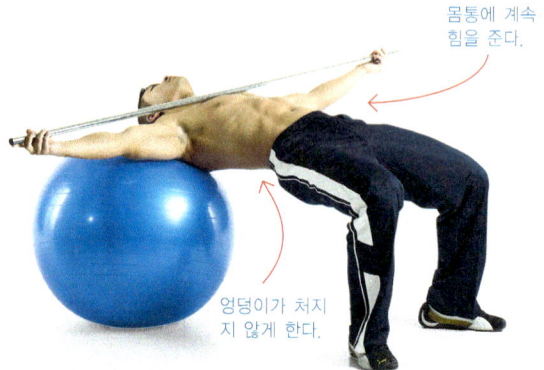

몸통에 계속 힘을 준다.

엉덩이가 처지지 않게 한다.

스태틱 백 익스텐션
Static Back Extension

A
- 백-익스텐션 기구에 발을 고정시키고 엎드린다.
- 몸이 일직선이 될 때까지 몸통을 들어 올린다.
- 60초 또는 완벽한 자세를 더 이상 유지할 수 없을 때까지 이 자세를 유지한다.

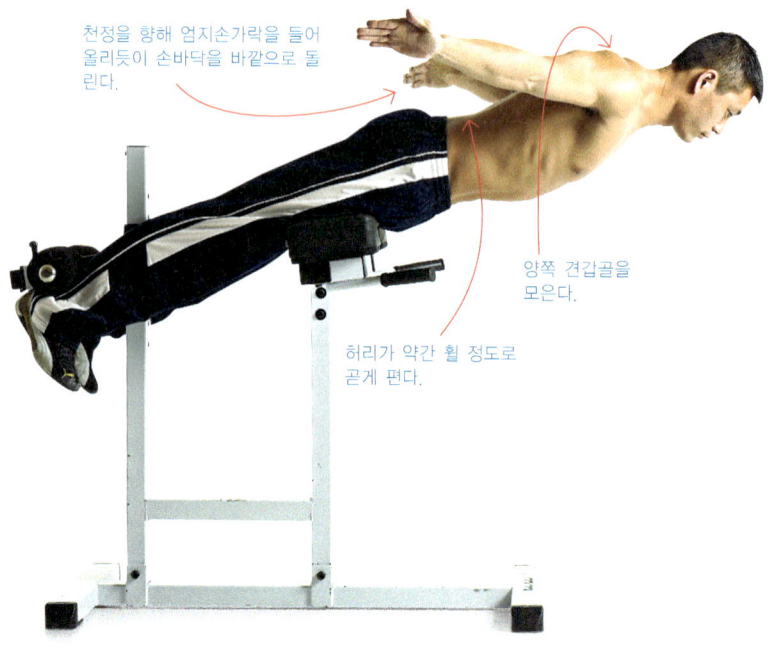

천정을 향해 엄지손가락을 들어 올리듯이 손바닥을 바깥으로 돌린다.

양쪽 견갑골을 모은다.

허리가 약간 휠 정도로 곧게 편다.

Chapter 10

프론 코브라
Prone Cobra

A
- 다리를 곧게 펴고 손바닥이 아래로 향하도록 팔을 옆으로 편 상태로 엎드린다.

B
- 엉덩이와 허리 근육에 힘을 주면서 머리, 가슴, 팔, 다리를 들어 올린다.
- 이와 동시에 엄지손가락이 천정을 향하도록 팔을 회전시킨다. 이때 지면에는 골반만 닿아 있어야 한다. 이 자세를 60초 동안 유지한다.

 프론 코브라 자세를 60초 동안 유지할 수 없다면, 5~10초 동안 자세를 유지한 다음 5초를 쉬는 방식을 반복한다. 이때 휴식시간을 제외한 총 자세 유지 시간이 60초가 되도록 시간을 배정하며, 매번 동작을 반복할 때마다 자세 유지 시간을 늘리고 반복 횟수를 줄이도록 노력한다. 만약, 반대로 이 운동이 너무 쉽다면 양손에 가벼운 덤벨을 들고 실시한다.

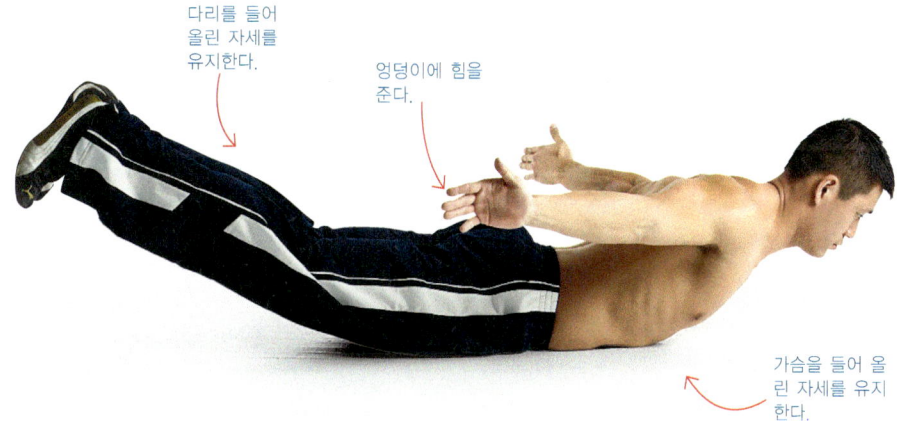

다리를 들어 올린 자세를 유지한다.

엉덩이에 힘을 준다.

가슴을 들어 올린 자세를 유지한다.

케이블 코어 프레스
Cable Core Press

A
- 케이블 스테이션의 미들 풀리에 손잡이를 부착하고 오버핸드 그립으로 손잡이를 잡는다.
- 중량 거치대의 오른쪽 측면에 서서 발을 어깨너비로 벌리고 무릎을 약간 구부린다.
- 케이블이 팽팽하도록 옆으로 물러서서 가슴 앞에서 손잡이를 잡고 복근에 힘을 준다.

B
- 팔이 완전히 펴질 때까지 몸 앞으로 팔을 천천히 민 다음, 1초 동안 멈추고 시작자세로 돌아간다.
- 정해진 반복 횟수를 완료한 다음, 팔을 바꾸어 동일한 요령으로 반복한다.

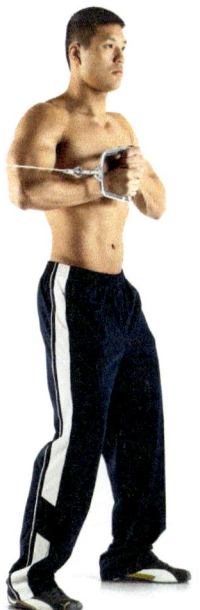

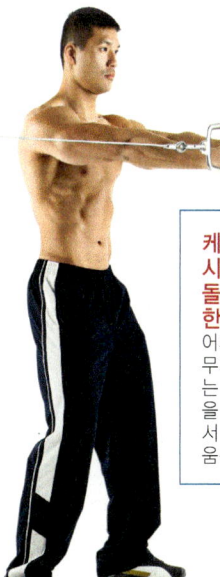

케이블 코어 프레스를 실시할 때는 어깨나 몸통이 돌아가지 않도록 주의해야 한다. 골반이 치켜 올라가거나 어깨가 돌아가면 중량이 너무 무거운 것이다. 동작을 취할 때는 항상 복근에 힘을 주고, 가슴을 돋우며, 어깨를 젖힌 상태에서 일정한 속도로 천천히 팔을 움직인다.

코어 근육 | 안정성 강화 운동 STABILITY EXERCISES

기본동작
닐링 스태빌리티 찹
Kneeling Stability Chop

A
- 케이블 스테이션의 하이 풀리에 로프를 부착한 다음, 몸의 오른쪽 측면이 중량 거치대를 향하도록 로프 옆에 무릎을 꿇고 앉는다.
- 양손 모두 오버핸드 그립으로 로프를 잡는다.
- 로프를 향해 어깨를 돌린다. 단, 배꼽은 정면을 향하게 한다.

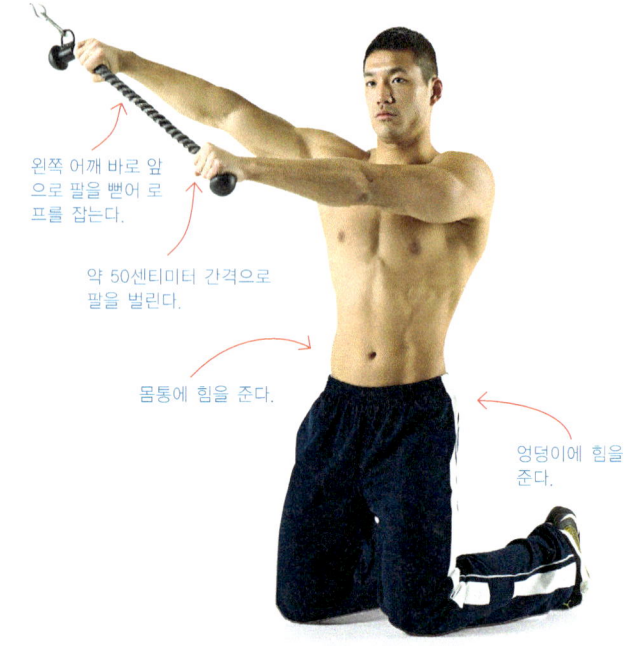

왼쪽 어깨 바로 앞으로 팔을 뻗어 로프를 잡는다.

약 50센티미터 간격으로 팔을 벌린다.

몸통에 힘을 준다.

엉덩이에 힘을 준다.

B
- 몸통을 계속 곧게 유지한다.
- 몸통을 움직이지 않도록 주의하면서 로프가 왼쪽 골반을 지나도록 잡아당긴다.
- 반대 동작을 통해 시작자세로 돌아간다.
- 정해진 반복 횟수를 완료한 다음, 자세를 반대로 바꾸어 동일한 요령으로 반복한다.

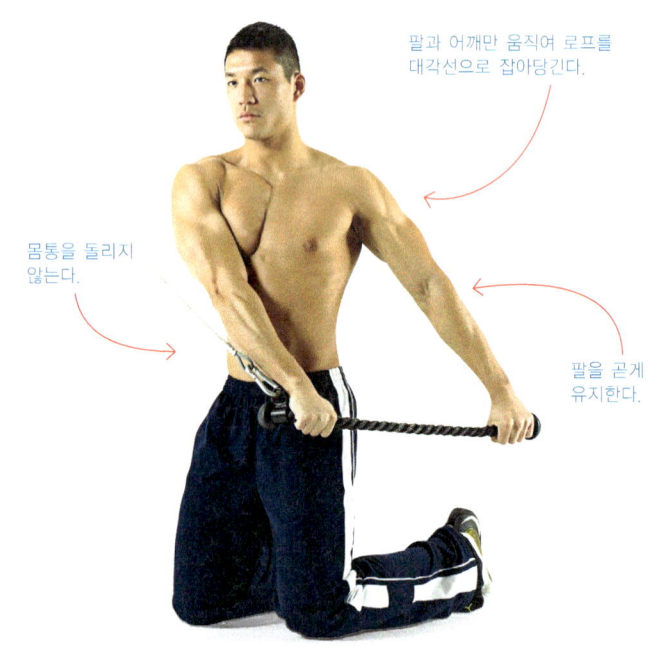

팔과 어깨만 움직여 로프를 대각선으로 잡아당긴다.

몸통을 돌리지 않는다.

팔을 곧게 유지한다.

Chapter 10

응용동작 #1
하프-닐링 스태빌리티 촙
Half-Kneeling Stability Chop

- 중량 거치대에서 가까운 쪽 무릎을 90도로 구부려 세우고 발바닥을 밀착시킨다. 그 상태에서 반대쪽 무릎을 바닥에 꿇는다.

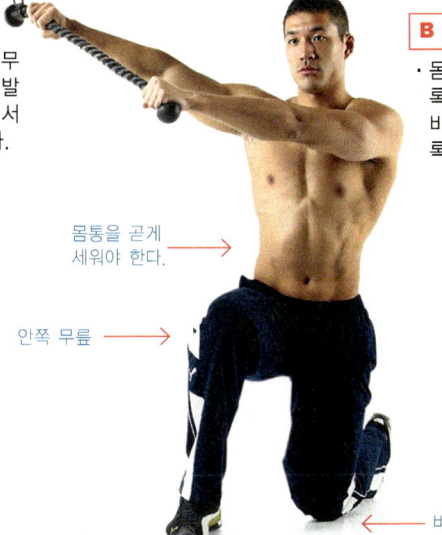

몸통을 곧게 세워야 한다.
안쪽 무릎
바깥쪽 무릎

B
- 몸통을 움직이지 않도록 주의하면서 로프가 바깥쪽 골반을 지나도록 잡아당긴다.

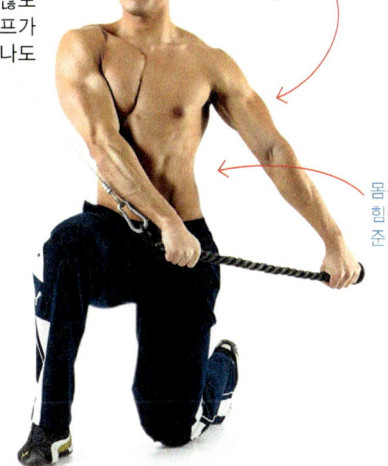

로프를 당길 때 팔을 구부리지 않는다.
몸통에 힘을 준다.

응용동작 #2
스탠딩 스태빌리치 촙
Standing Stability Chop

- 발을 앞뒤로 벌리고 서서 동작을 취한다. 이때 중량 거치대에서 가까운 쪽 발이 앞으로 나온다.

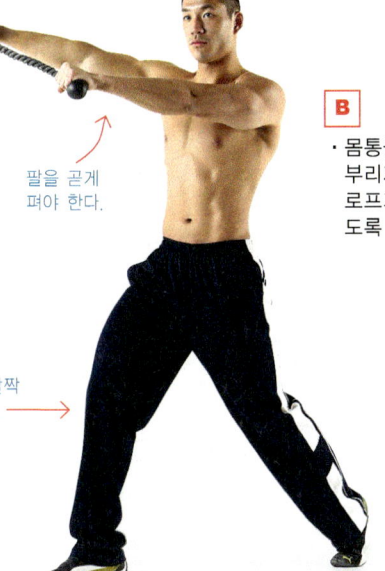

팔을 곧게 펴야 한다.
무릎을 살짝 구부린다.

B
- 몸통을 움직이거나 팔을 구부리지 않도록 주의하면서 로프가 바깥쪽 골반을 지나도록 잡아당긴다.

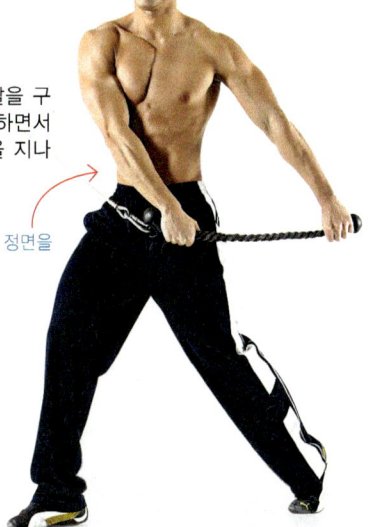

배꼽이 정면을 향한다.

코어 근육 | 안정성 강화 운동 STABILITY EXERCISES

기본동작
닐링 스태빌리티 리버스 촙
Kneeling Stability Reverse Chop

A
- 케이블 스테이션의 로우 풀리에 로프를 부착한다. 그 다음 몸의 오른쪽 측면이 중량 거치대를 향하도록 로프 옆에 무릎을 꿇고 앉는다.
- 양손 모두 오버핸드 그립으로 로프를 잡는다.
- 로프를 향해 어깨를 돌리되 배꼽은 정면을 향하게 한다.

B
- 몸통을 계속 곧게 유지한다.
- 몸통을 움직이지 않도록 주의하면서 로프가 오른쪽 어깨를 지나도록 잡아당긴다.
- 반대 동작을 통해 시작자세로 돌아간다.
- 정해진 반복수를 완료한 다음, 자세를 반대로 바꾸어 동일한 요령으로 반복한다.

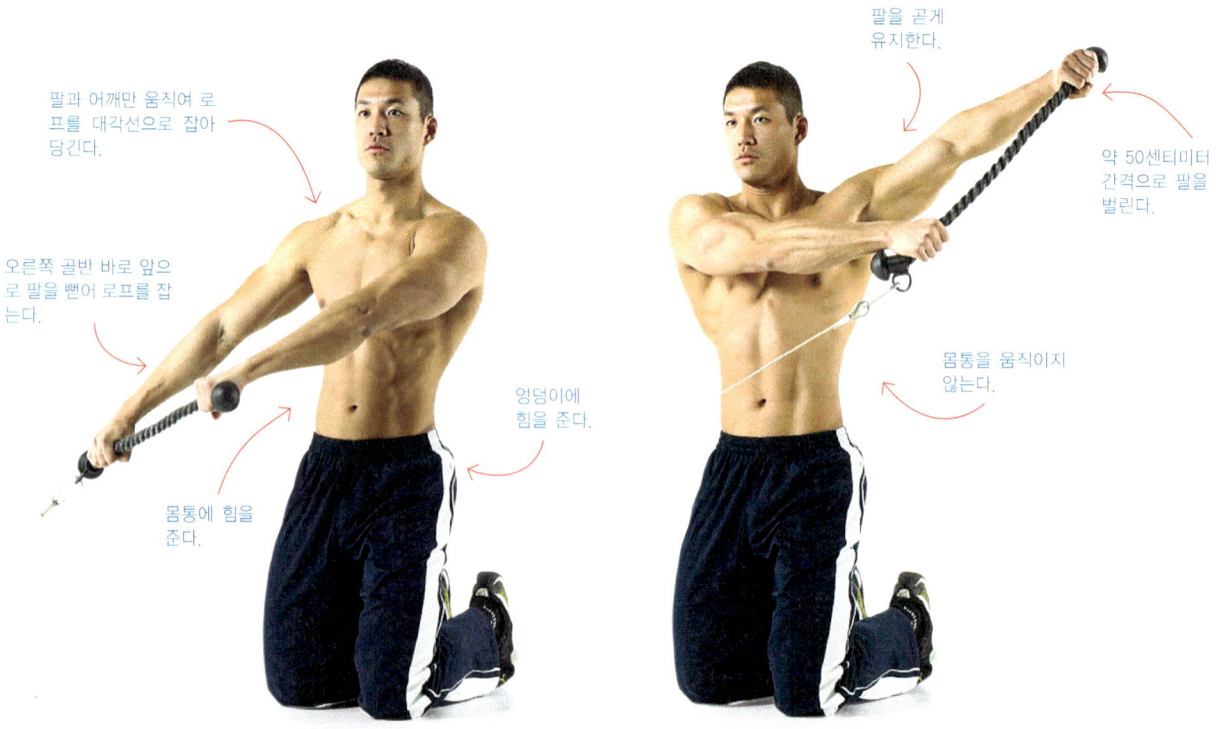

팔과 어깨만 움직여 로프를 대각선으로 잡아당긴다.

오른쪽 골반 바로 앞으로 팔을 뻗어 로프를 잡는다.

몸통에 힘을 준다.

엉덩이에 힘을 준다.

팔을 곧게 유지한다.

약 50센티미터 간격으로 팔을 벌린다.

몸통을 움직이지 않는다.

Chapter 10

응용동작 #1
하프-닐링 스태빌리티 리버스 촙
Half-Kneeling Stability Reverse Chop

A
- 중량 거치대에서 먼 쪽 무릎을 90도로 구부려 세우고 발바닥을 밀착시킨다. 그 상태에서 반대쪽 무릎을 바닥에 꿇는다.

B
- 몸통을 움직이지 않도록 주의하면서 로프가 바깥쪽 어깨를 지나도록 잡아당긴다.

처음부터 끝까지 팔을 곧게 유지한다.

몸통에 힘을 준다.

배꼽이 정면을 향한다.

응용동작 #2
스탠딩 스태빌리티 리버스 촙
Standing Stability Reverse Chop

A
- 발을 앞뒤로 벌리고 서서 동작을 취한다. 이때 중량 거치대로부터 먼 쪽 발이 앞으로 나온다.

B
- 몸통을 움직이지 않도록 주의하면서 로프가 바깥쪽 어깨를 지나도록 잡아당긴다.

몸통을 곧게 유지한다.

로프를 당길 때 팔을 구부리지 않는다.

무릎을 살짝 구부린다.

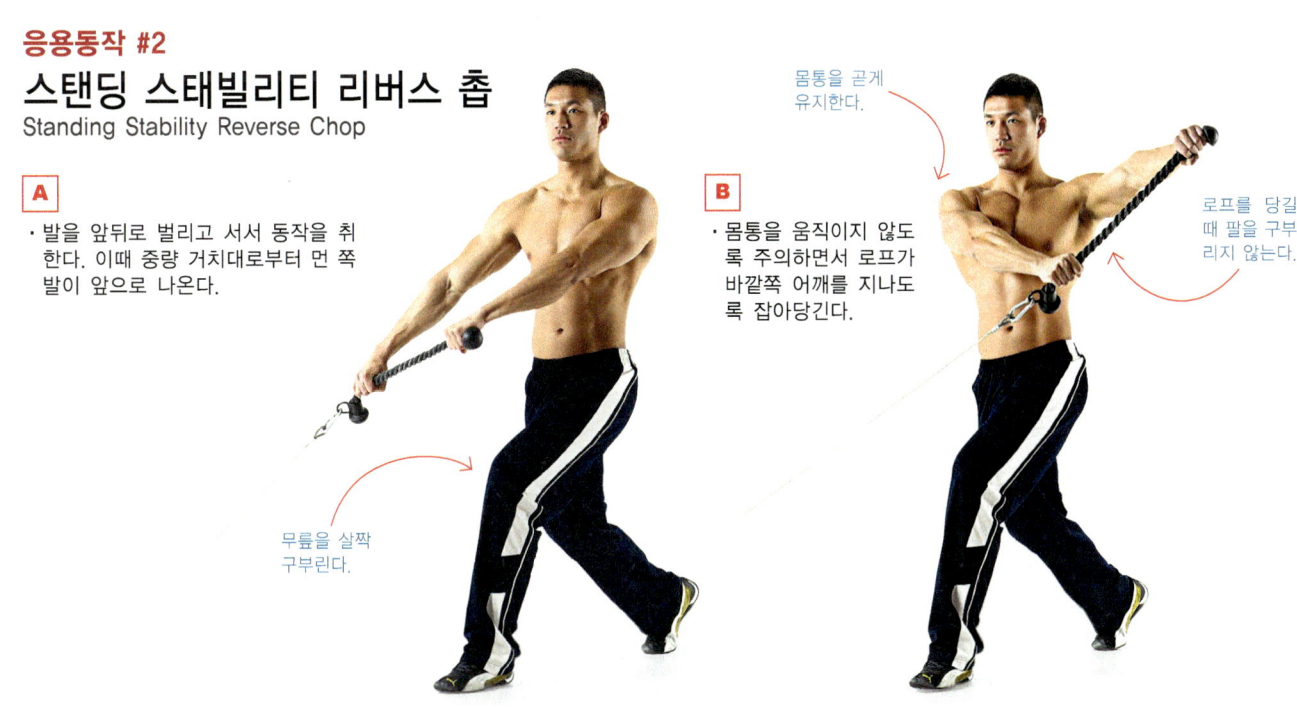

코어 근육 | 회전 운동 ROTATIONAL EXERCISES

회전 운동

회전 운동의 목표 근육은 모든 복근이며 특히 복사근을 집중적으로 강화한다. 복사근들은 복근이 허리 및 골반의 근육들과 협력하여 몸을 좀 더 강하게 돌릴 수 있도록 돕는 역할을 한다. 몸을 회전시키는 동작은 폭발적인 힘으로 던지거나 스윙을 하는 동작이 필요한 테니스, 소프트볼, 골프 같은 스포츠에 이상적이다.

10

찰스턴 대학의 연구에 의하면,
MP3 플레이어로 가장 좋아하는 음악을
들으면서 운동을 하면
같은 운동이라도 10회를 더 반복할 수 있다.

기본동작
러시안 트위스트 Russian Twist

A
- 바닥에 앉아 무릎을 구부리고 발바닥을 지면에 밀착시킨다.
- 팔을 가슴 앞으로 곧게 뻗고 양손바닥을 모은다.
- 몸통이 지면과 45도 각도를 이루도록 몸을 뒤로 기울인다.

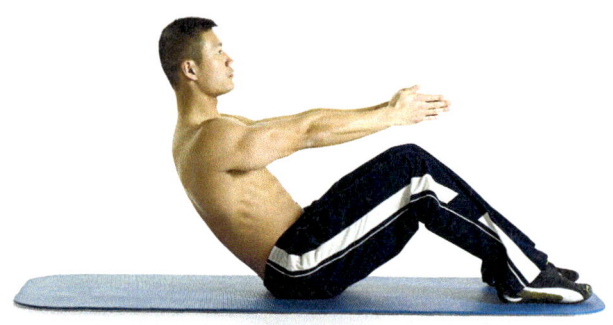

B
- 몸통에 힘을 주고 오른쪽으로 최대한 회전시킨다.

몸통이 앞뒤로 움직이지 않도록 주의하면서 회전시킨다.

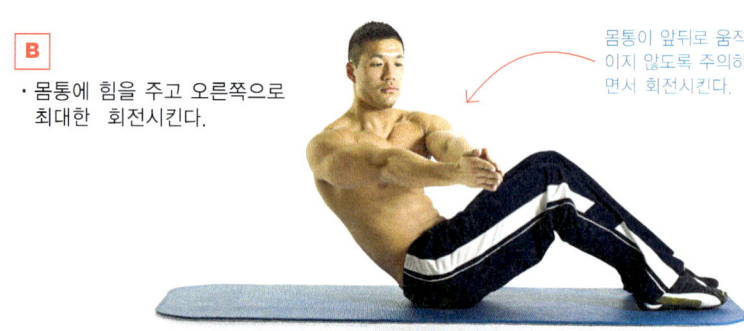

C
- 최종지점에서 잠시 멈춘 다음, 방향을 바꾸어 몸통을 왼쪽으로 최대한 회전시킨다.

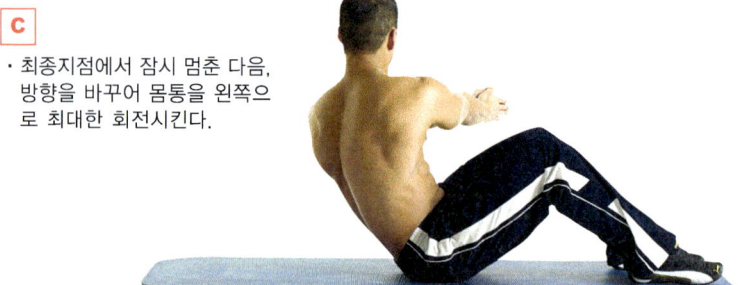

Chapter 10

응용동작 #1
웨이티드 러시안 트위스트
Weighted Russian Twist

A
- 양손으로 덤벨이나 중량원판, 메디신볼을 잡고 동작을 취한다.

팔을 곧게 편다.

몸통과 지면을 계속 45도 각도로 유지한다.

응용동작 #2
엘리베이티드-피트 러시안 트위스트
Elevated-Feet Russian Twist

A
- 발을 지면에서 약 10센티미터 정도 띄운 상태를 유지하면서 동작을 취한다.

몸통에 힘을 준다.

무릎을 구부린다.

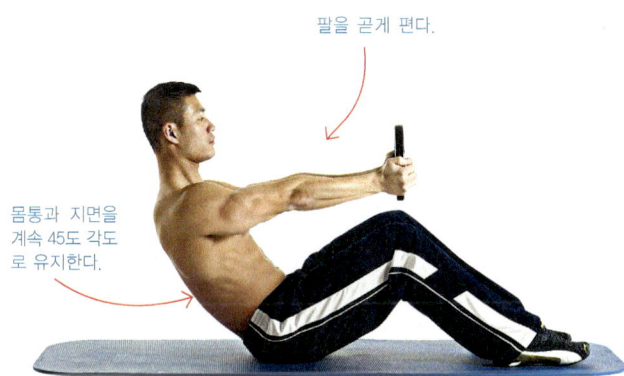
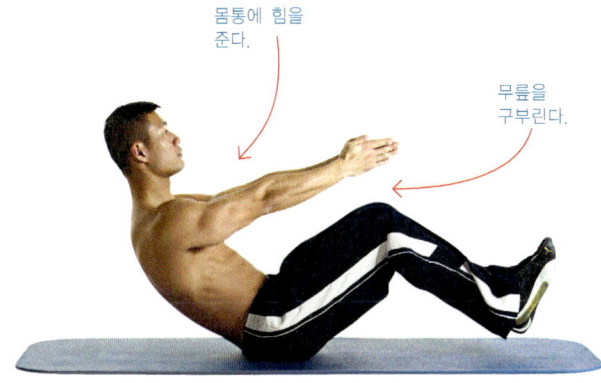

B
- 몸통에 힘을 주고 오른쪽으로 최대한 회전시킨다.

발바닥을 지면에 계속 밀착시킨다.

B
- 몸통을 오른쪽으로 최대한 회전시킨다.

발이 지면에 닿지 않도록 한다.

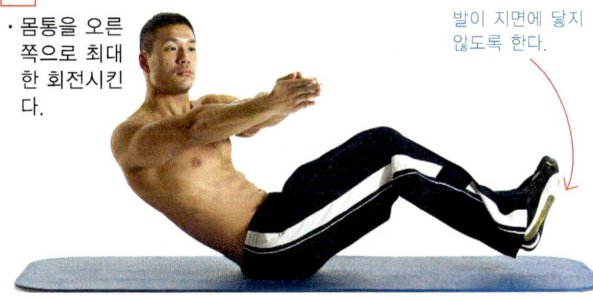

C
- 몸통을 왼쪽으로 최대한 회전시킨다.

C
- 몸통을 왼쪽으로 최대한 회전시킨다.

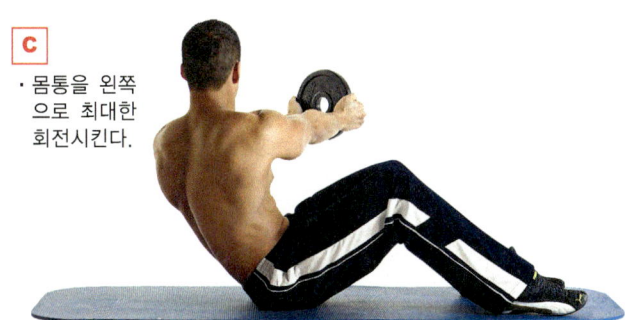
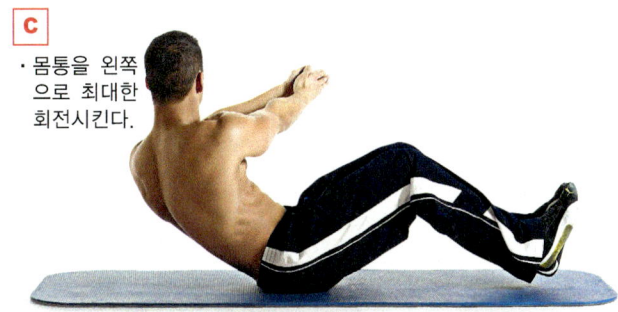

코어 근육   회전 운동 ROTATIONAL EXERCISES

응용동작 #3
사이클링 러시안 트위스트
Cycling Russian Twist

A

- 양쪽 다리가 지면과 수평을 이루도록 들어 올린다.
- 오른쪽 무릎을 가슴으로 끌어당기고 왼쪽 다리를 펴면서 몸통을 오른쪽으로 회전시킨다. 동작을 취하는 도중에 다리가 바닥에 닿지 않게 한다.

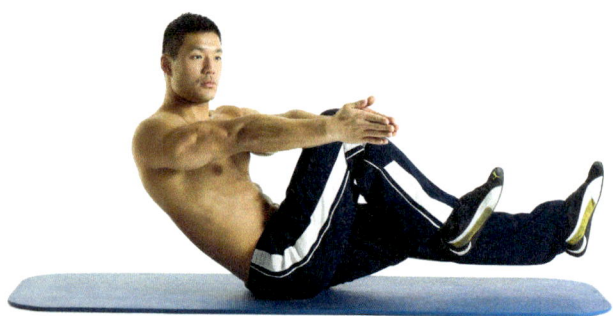

B

- 왼쪽 무릎을 들고 오른쪽 다리를 펴면서 몸통을 왼쪽으로 회전시킨다.

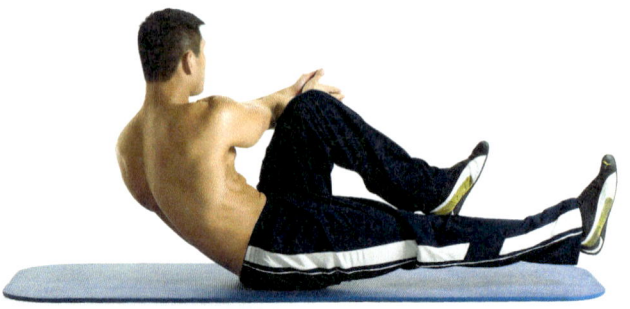

응용동작 #4
스위스볼 러시안 트위스트
Swiss-Ball Russian Twist

> **스위스볼의 위력!**
> 〈근력과 컨디셔닝 저널〉에 발표된 연구에 의하면, 스위스볼 러시안 트위스트 같은 운동을 하는 사람은 스위스볼 없이 운동을 하는 사람들에 비해 코어 근육이 4배나 더 안정적이다.

A

- 등 상부와 중심부를 스위스볼에 단단히 고정시키고 눕는다.
- 무릎에서 어깨까지 몸 전체가 일직선이 되도록 엉덩이를 위로 들어 올린다.
- 손바닥을 모으고 가슴 앞으로 팔을 뻗는다.

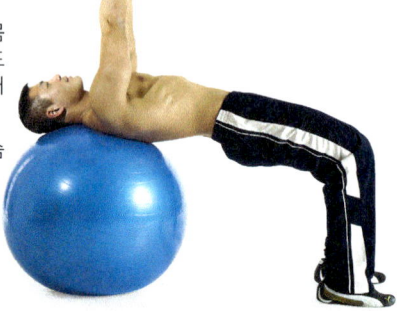

B

- 몸통에 힘을 주고 상체를 오른쪽으로 최대한 굴린다.

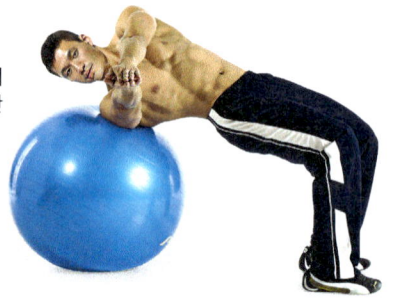

C

- 반대 동작을 통해 몸통을 왼쪽으로 최대한 굴린다.

엉덩이를 내리지 않도록 주의하면서 자연스럽게 회전시킨다.

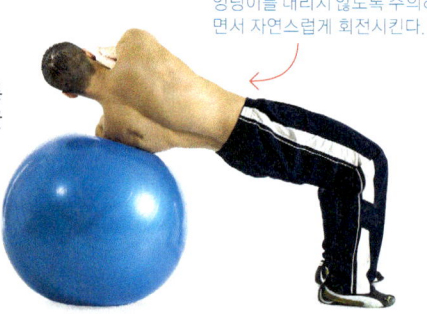

Chapter 10

기본동작
힙 크로스오버
Hip Crossover

A
- 바닥에 누워 팔을 옆으로 일자로 뻗고 손바닥이 위를 향하도록 한다.
- 골반 관절과 무릎이 각각 90도를 이루도록 다리를 들어 올린다.

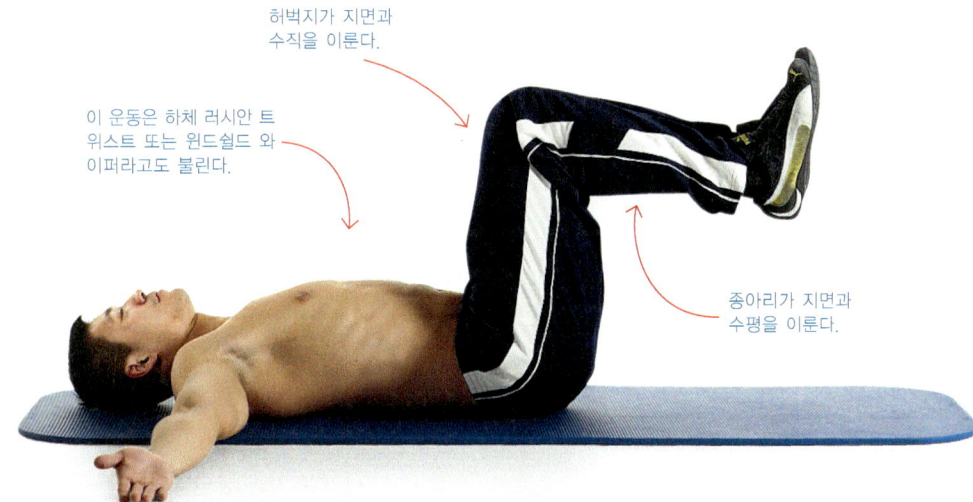

허벅지가 지면과 수직을 이룬다.

이 운동은 하체 러시안 트위스트 또는 윈드쉴드 와이퍼라고도 불린다.

종아리가 지면과 수평을 이룬다.

B
- 복근에 힘을 주고 다리를 오른쪽으로 최대한 내린다. 이때 어깨가 바닥에서 떨어지지 않도록 주의한다.

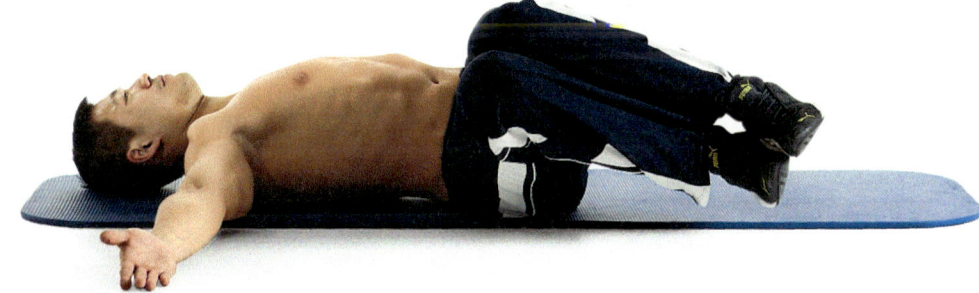

C
- 방향을 바꾸어 같은 요령으로 반복한다.

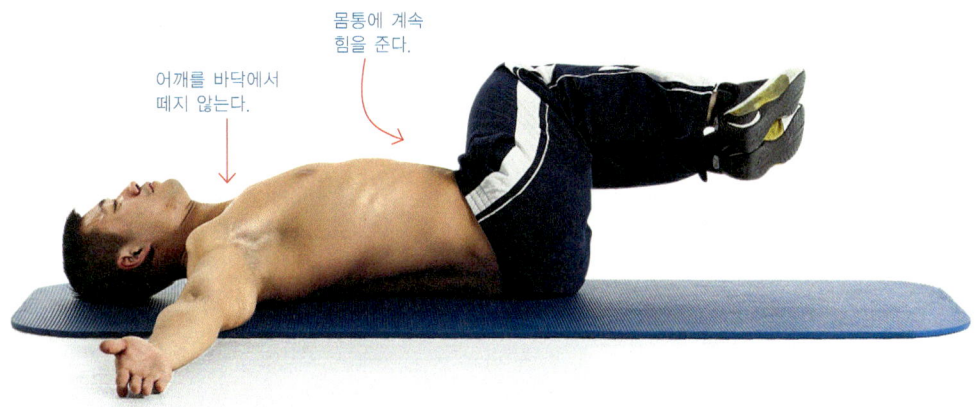

어깨를 바닥에서 떼지 않는다.

몸통에 계속 힘을 준다.

코어 근육 | 회전 운동 ROTATIONAL EXERCISES

응용동작
스위스볼 힙 크로스오버
Swiss-Ball Hip Crossover

- 허벅지 뒤쪽과 종아리 사이에 스위스볼을 끼운다.

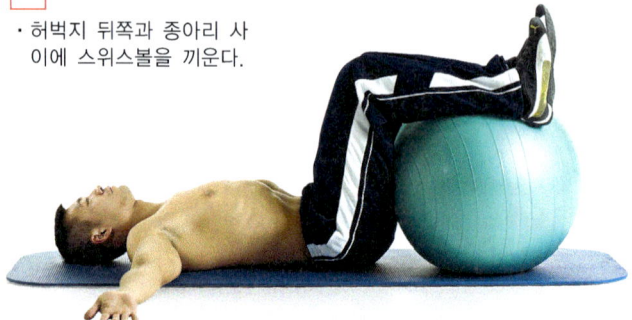

B
- 복근에 힘을 주고 다리를 오른쪽으로 최대한 낮게 내린다.

스위스볼을 다리 사이에 끼운다.

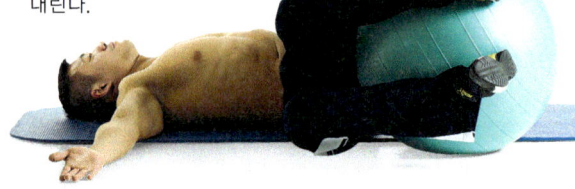

- 그 다음에는 반대로 다리를 왼쪽으로 내린다.

어깨를 바닥에서 떼지 않는다.

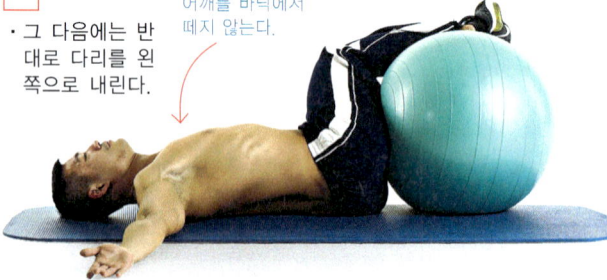

> **부상 방지 갑옷 만들기**
> 힙 크로스오버와 플랭크 같은 몸통중심 근육 운동은 부상을 방지하는 데에도 큰 도움이 된다. 《스포츠와 운동의 의학과 과학Medicine & Science in Sports & Exercise》에 실린 논문에 의하면, 시즌을 시작하기 전에 대학 농구선수와 육상선수들을 연구한 결과, 하체에 부상을 입은 선수들은 그렇지 않은 선수들보다 몸통중심 근육의 근력이 32% 약한 것으로 나타났다. 이 연구는 몸을 안정시키는 골반, 허리, 복부의 근육이 강하면 부상을 입을 가능성이 그만큼 낮아진다는 사실을 보여준다.

덤벨 촙
Dumbbell Chop

A
- 양손에 덤벨 하나를 들고 오른쪽 어깨 위로 들어 올린다.
- 몸통을 오른쪽으로 돌린다.

팔을 곧게 뻗는다.

몸통에 힘을 준다.

발을 어깨너비로 벌린다.

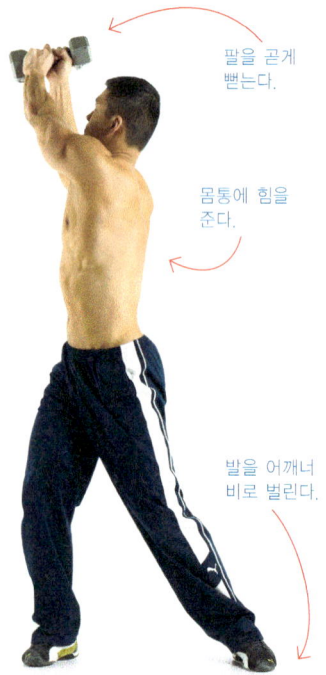

B
- 몸통을 왼쪽으로 돌리고 골반 관절을 구부리면서 덤벨을 왼쪽 무릎 바깥쪽으로 내린다.
- 반대 동작을 통해 시작 자세로 돌아간다.
- 정해진 반복 횟수를 완료한 다음, 방향을 바꾸어 동일한 요령으로 반복한다.

허리를 구부리지 않는다.

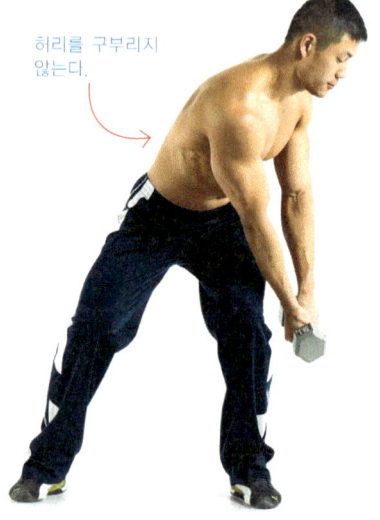

312

Chapter 10

메디신볼 사이드 스로
Medicine-Ball Side Throw

A
- 양손으로 메디신볼을 잡고 벽 왼쪽에 1미터 정도 떨어져 선다.
- 메디신볼을 잡은 상태로 팔을 가슴 높이로 곧게 뻗어 올리고 몸통을 오른쪽으로 회전시킨다.

B
- 재빨리 방향을 바꾸어 왼쪽에 있는 벽을 향해 메디신볼을 최대한 힘껏 던진다.
- 벽에서 튕겨져 나오는 메디신볼을 잡는다. 이 동작을 반복한다.
- 정해진 반복 횟수를 완료한 다음, 자세를 반대로 바꾸어 동일한 요령으로 반복한다.

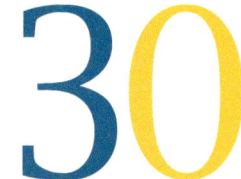

30
메디신볼을 이용한 회전운동이 들어간 운동 프로그램을 11주 동안 진행했던 골프선수들은 퍼팅 조절능력이 30% 향상됐다.

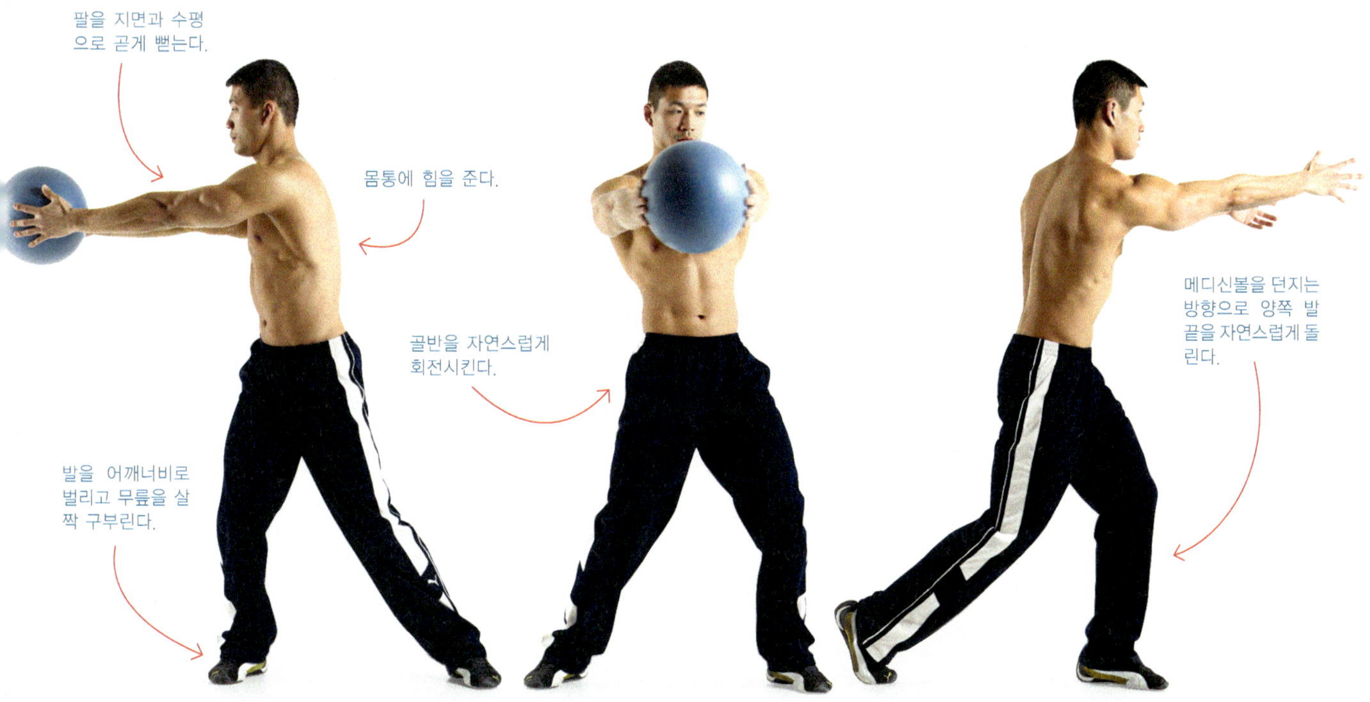

- 팔을 지면과 수평으로 곧게 뻗는다.
- 몸통에 힘을 준다.
- 골반을 자연스럽게 회전시킨다.
- 메디신볼을 던지는 방향으로 양쪽 발끝을 자연스럽게 돌린다.
- 발을 어깨너비로 벌리고 무릎을 살짝 구부린다.

코어 근육   회전 운동 ROTATIONAL EXERCISES

기본동작
닐링 로테이셔널 촙
Kneeling Rotational Chop

A
- 케이블 스테이션의 로우 풀리에 로프를 부착한다. 그 다음 몸의 오른쪽 측면이 중량 거치대를 향하도록 로프 옆에 무릎을 꿇고 앉는다.
- 몸을 돌려 양손으로 로프를 잡는다.
- 몸통이 케이블 스테이션쪽을 향하게 한다.

B
- 몸통을 계속 곧게 유지한다.
- 몸을 한 번에 돌려 로프가 오른쪽 골반을 지나도록 잡아당긴다.
- 반대 동작을 통해 시작자세로 돌아간다.
- 정해진 반복 횟수를 완료한 다음, 자세를 반대로 바꾸어 동일한 요령으로 반복한다.

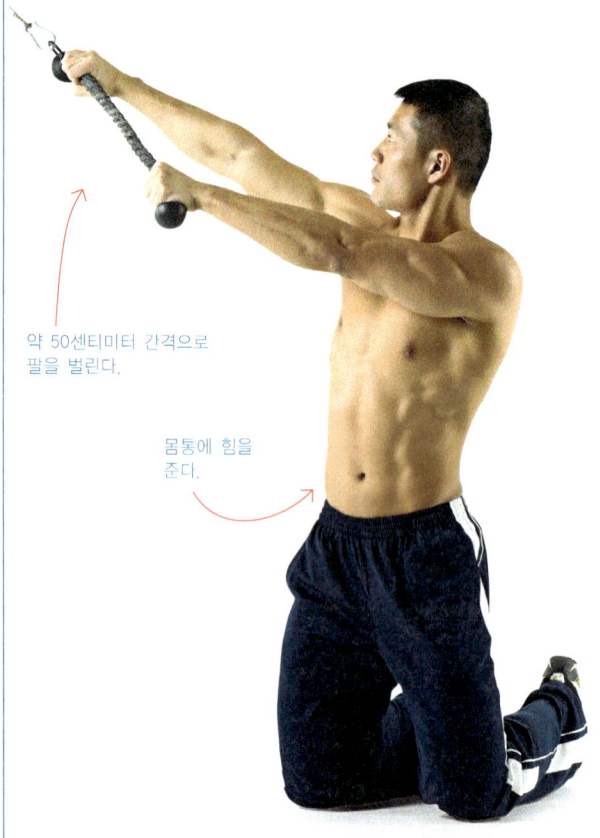

약 50센티미터 간격으로 팔을 벌린다.

몸통에 힘을 준다.

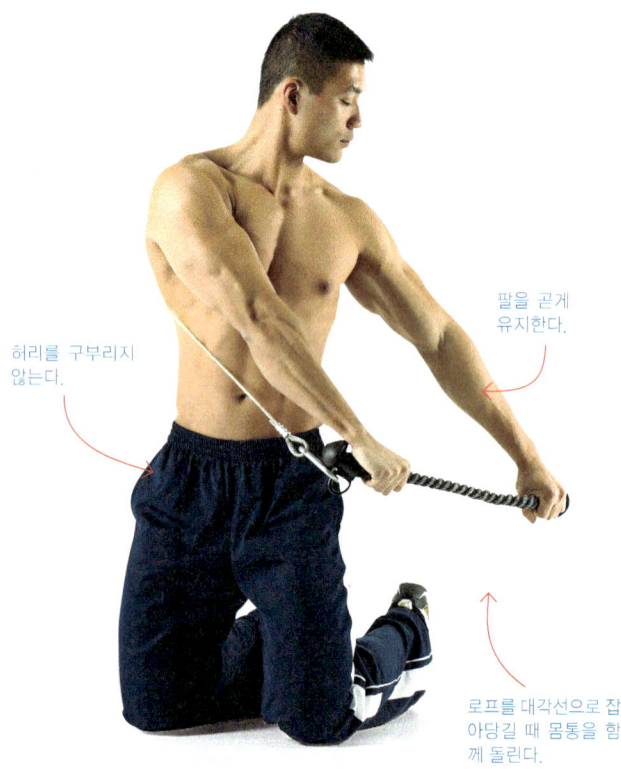

팔을 곧게 유지한다.

허리를 구부리지 않는다.

로프를 대각선으로 잡아당길 때 몸통을 함께 돌린다.

Chapter 10

응용동작 #1
스탠딩 스플리트 로테이셔널 촙
Standing Split Rotational Chop

- 중량 거치대에서 가까운 안쪽 발이 앞에 오도록 발을 앞뒤로 벌리고 서서 동작을 취한다.

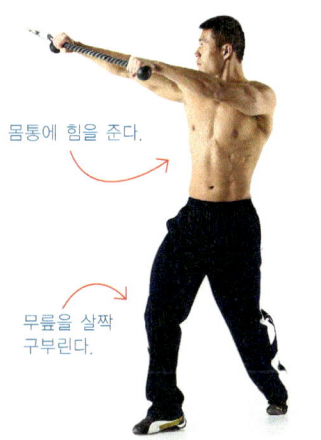

몸통에 힘을 준다.

무릎을 살짝 구부린다.

응용동작 #2
스탠딩 로테이셔널 촙
Standing Rotational Chop

- 발을 어깨너비로 벌리고 동작을 취한다.

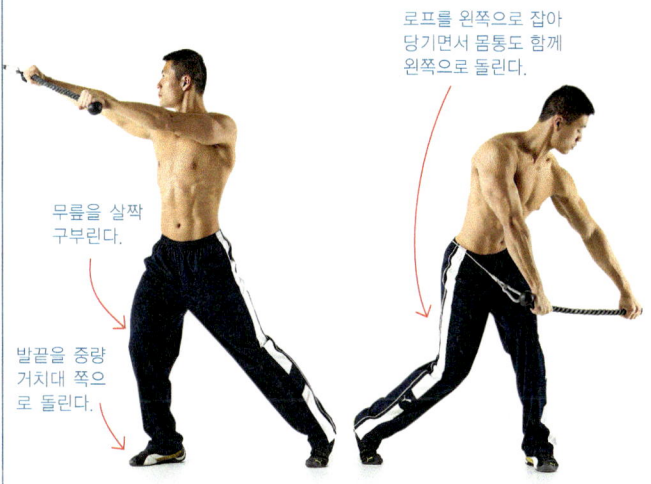

로프를 왼쪽으로 잡아당기면서 몸통도 함께 왼쪽으로 돌린다.

무릎을 살짝 구부린다.

발끝을 중량 거치대 쪽으로 돌린다.

응용동작 #3
하프-닐링 로테이셔널 촙
Half-Kneeling Rotational Chop

A
- 중량 거치대에서 가까운 쪽 무릎을 90도로 구부려 세우고 발바닥을 밀착시킨다. 그 상태에서 반대쪽 무릎을 바닥에 꿇는다.

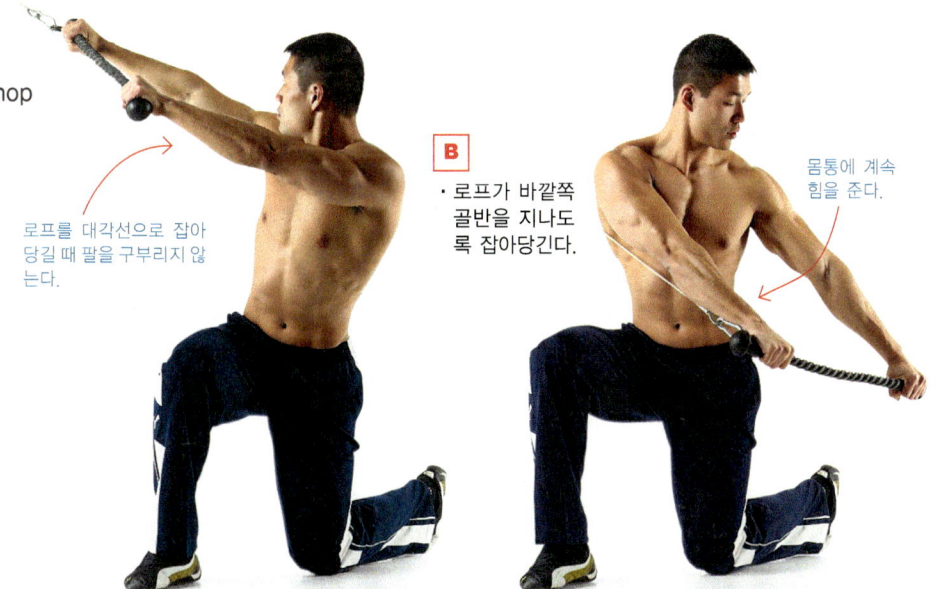

로프를 대각선으로 잡아당길 때 팔을 구부리지 않는다.

B
- 로프가 바깥쪽 골반을 지나도록 잡아당긴다.

몸통에 계속 힘을 준다.

코어 근육 | 회전 운동 ROTATIONAL EXERCISES

기본동작
닐링 로테이셔널 리버스 촙
Kneeling Rotational Reverse Chop

A
- 케이블 스테이션의 로우 풀리에 로프를 부착한다. 그 다음 몸의 오른쪽 측면이 중량 거치대를 향하도록 로프 옆에 무릎을 꿇고 앉는다.
- 몸통에 힘을 주고 몸통을 중량 거치대 쪽으로 돌려 양손으로 로프를 잡는다.
- 케이블 스테이션을 향해 어깨를 돌려야 한다.

B
- 몸통을 계속 곧게 유지한다.
- 몸을 한 번에 돌려 로프가 왼쪽 어깨를 지나도록 잡아당긴다.
- 반대 동작을 통해 시작자세로 돌아간다.
- 정해진 반복 횟수를 완료한 다음, 자세를 반대로 바꾸어 동일한 요령으로 반복한다.

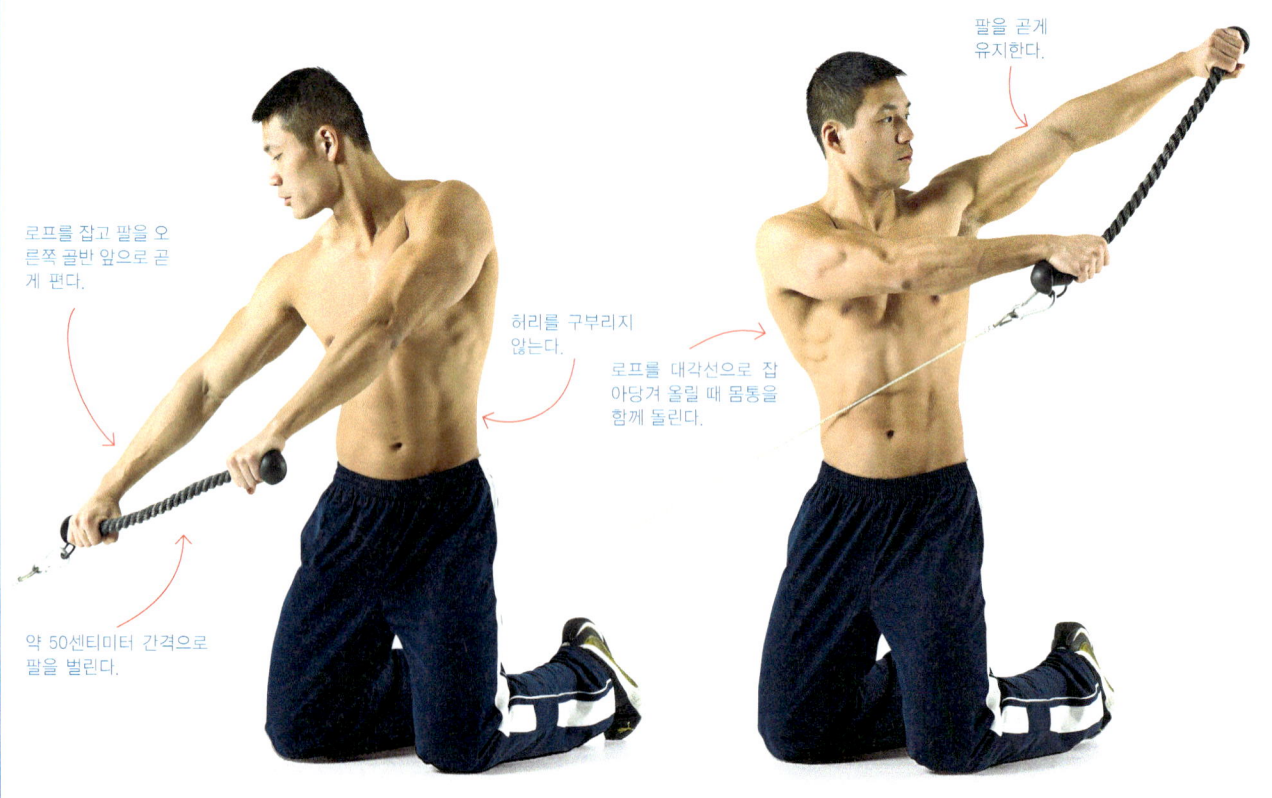

로프를 잡고 팔을 오른쪽 골반 앞으로 곧게 편다.

허리를 구부리지 않는다.

팔을 곧게 유지한다.

로프를 대각선으로 잡아당겨 올릴 때 몸통을 함께 돌린다.

약 50센티미터 간격으로 팔을 벌린다.

Chapter 10

응용동작 #1
스탠딩 스플리트 로테이셔널 리버스 촙
Standing Split Rotational Reverse Chop

• 중량 거치대에서 먼 바깥쪽 발이 앞에 오도록 발을 앞뒤로 벌리고 서서 동작을 취한다.

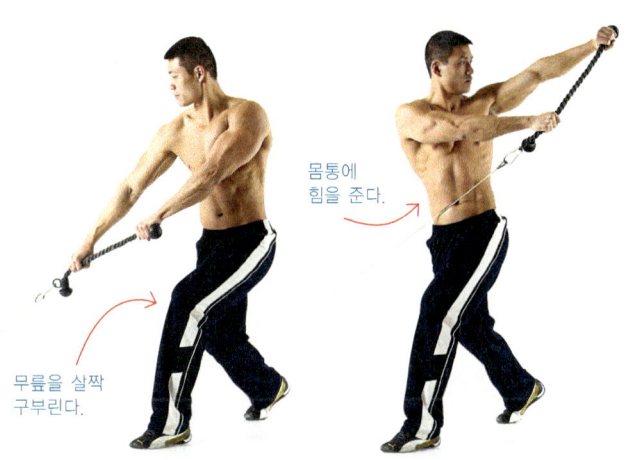

몸통에 힘을 준다.

무릎을 살짝 구부린다.

응용동작 #2
스탠딩 로테이셔널 리버스 촙
Standing Rotational Reverse Chop

• 발을 어깨너비로 벌리고 동작을 취한다.

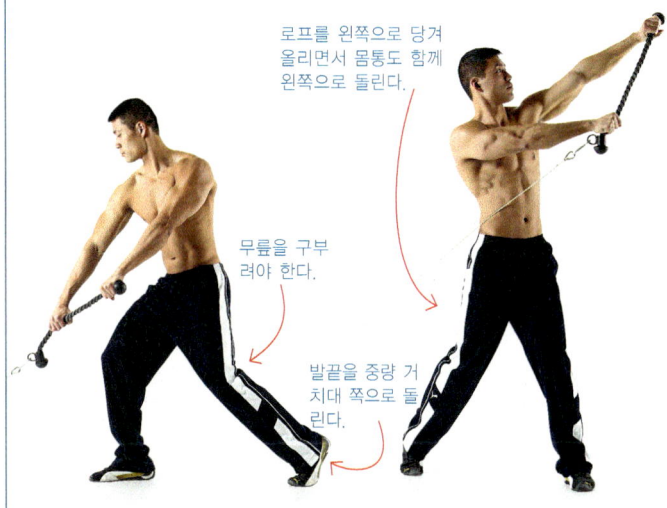

로프를 왼쪽으로 당겨 올리면서 몸통도 함께 왼쪽으로 돌린다.

무릎을 구부려야 한다.

발끝을 중량 거치대 쪽으로 돌린다.

응용동작 #3
하프-닐링 로테이셔널 리버스 촙
Half-Kneeling Rotational Reverse Chop

A
• 중량 거치대에서 먼 쪽 무릎을 90도로 구부려 세우고 발바닥을 밀착시킨다. 그 상태에서 안쪽 무릎을 바닥에 꿇는다.

B
• 로프가 어깨 바깥쪽을 지나도록 잡아당긴다.

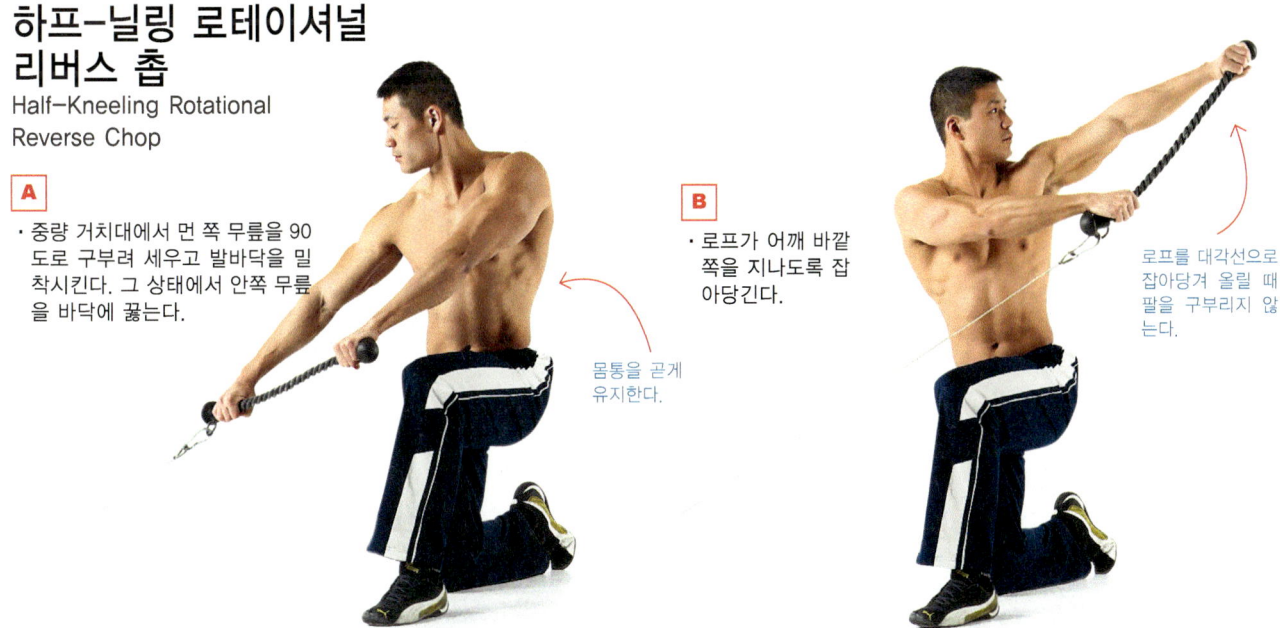

몸통을 곧게 유지한다.

로프를 대각선으로 잡아당겨 올릴 때 팔을 구부리지 않는다.

코어 근육 | 몸통 굽힘 운동 TRUNK FLEXION EXERCISES

몸통 굽힘 운동

몸통 굽힘 운동의 목표 근육은 식스팩으로도 불리는 복직근이며, 부수적으로 외복사근과 내복사근을 함께 강화할 수 있다.

기본동작
싯업
Situp

A
· 무릎을 구부리고 발바닥을 지면에 밀착시킨 상태로 바닥에 눕는다.

손가락 끝을 귀 뒤에 댄다.

팔꿈치와 어깨선이 일치하도록 팔꿈치를 옆으로 벌린다.

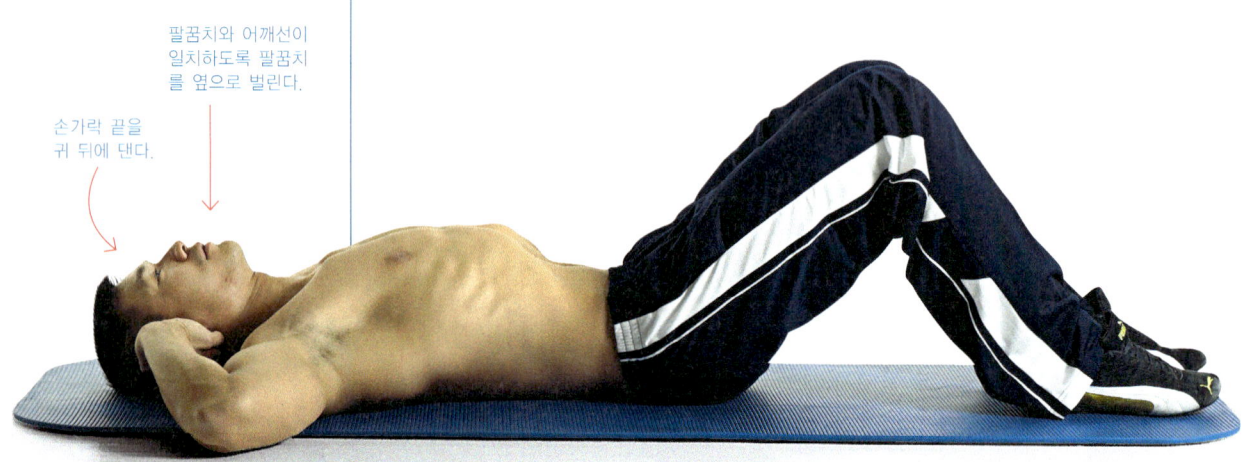

Chapter 10

23

하버드 대학의 연구에 의하면,
일주일에 웨이트트레이닝을 단 30분만 해도
심장질환의 위험이 23%나 감소한다.

WARNING!
요통 주의

몸통 굽힘 운동은 복근을 만드는 데 아주 효과적이지만 허리를 반복적으로 구부려야 한다는 단점이 있다. 허리를 반복적으로 구부리면 통증이나 부상 같은 문제가 생길 수도 있고, 기존에 가지고 있던 문제점이 악화될 위험성도 있다. 그러므로 이미 요통이 있는 경우라면 몸통 굽힘 운동을 피해야 한다. 또한 안정성 강화 운동이 몸통 운동의 토대라는 사실도 기억해야 한다. 안정성 강화 운동은 척추를 건강하게 만들어준다.

B
- 몸통을 세워 올리며 앉은 자세를 취한다.
- 자연스럽고 부드러운 동작을 취해야 하며, 움직임이 갑작스럽거나 부자연스러운 경우에는 좀 더 쉬운 응용동작을 먼저 익혀야 한다.
- 몸통을 천천히 내리면서 시작자세로 돌아간다.

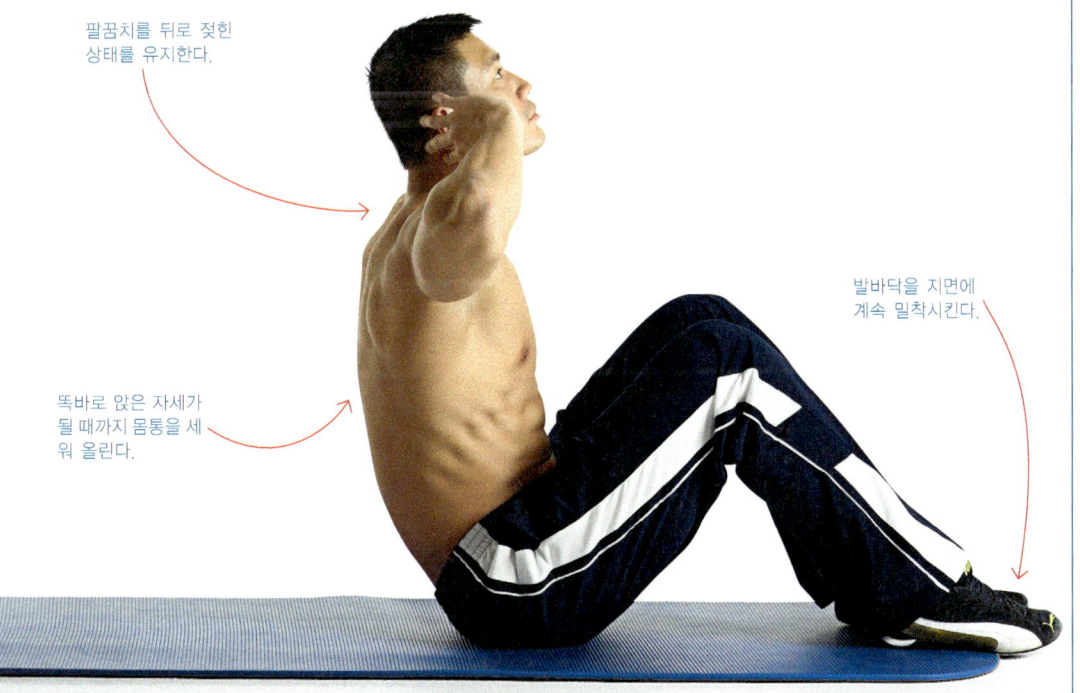

팔꿈치를 뒤로 젖힌 상태를 유지한다.

발바닥을 지면에 계속 밀착시킨다.

똑바로 앉은 자세가 될 때까지 몸통을 세워 올린다.

코어 근육 | 몸통 굽힘 운동 TRUNK FLEXION EXERCISES

응용동작 #1
네거티브 싯업
Negative Situp

- 기본 싯업의 앉은 자세처럼 무릎을 구부린 상태에서 발바닥을 지면에 밀착시킨 다음, 천천히 몸을 뒤로 기울인다.

> 네거티브 싯업을 실시할 때는 처음부터 끝까지 동일한 속도로 몸통을 움직여야 한다. 만약 속도를 조절할 수 없다면 자세가 무너지기 시작하는 지점을 파악하여 매번 반복할 때마다 그 직전 지점에서 5초 동안 멈추는 연습을 한다.

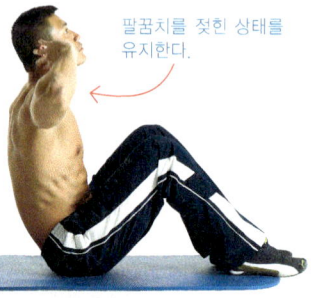

팔꿈치를 젖힌 상태를 유지한다.

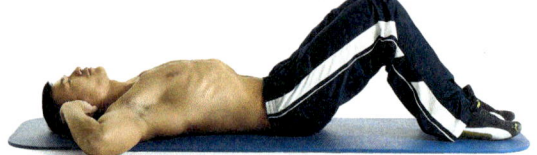

응용동작 #2
변형 싯업
Modified Situp

- 팔을 몸 옆으로 곧게 뻗어 내린 상태에서 동작을 시작하여 팔이 계속 지면과 평행을 이루게 한다.

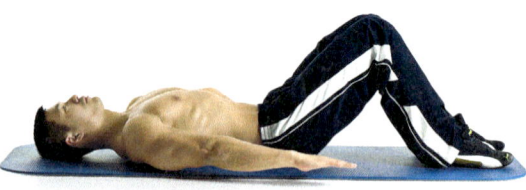

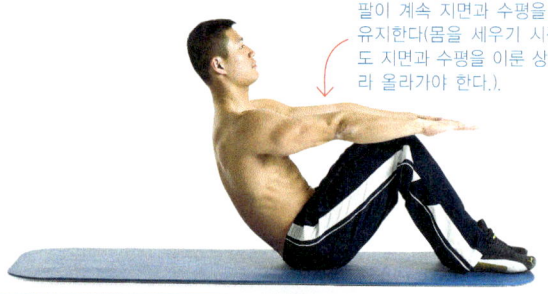

팔이 계속 지면과 수평을 이루도록 유지한다(몸을 세우기 시작하면 팔도 지면과 수평을 이룬 상태에서 따라 올라가야 한다.).

응용동작 #3
크로스드-암 싯업
Crossed-Arms Situp

A
- 팔을 가슴 앞으로 교차시켜 모은 상태에서 동작을 취한다.

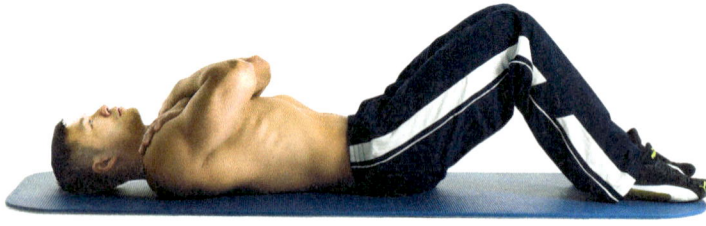

B
- 복근을 수축시키면서 몸통을 들어 올린다.

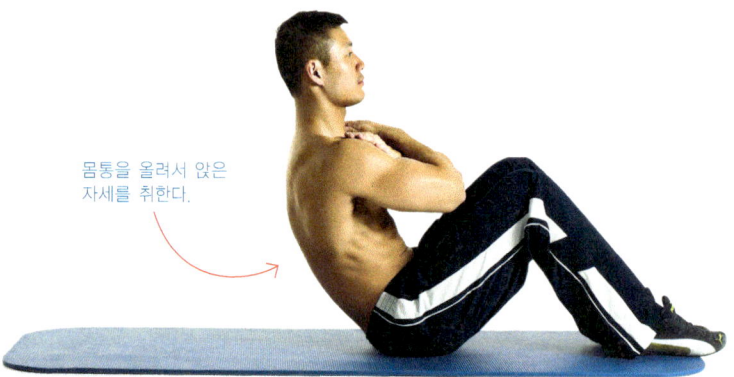

몸통을 올려서 앉은 자세를 취한다.

Chapter 10

응용동작 #4
웨이티드 싯업
Weighted Situp

· 팔을 교차시켜 가슴 앞에 중량원판을 잡는다.

응용동작 #5
얼터네이팅 싯업
Alternating Situp

· 몸통을 들어 올리면서 왼쪽 팔꿈치가 오른쪽 무릎에 닿도록 몸통을 오른쪽으로 회전시킨다. 다시 몸을 내리고 그 다음번 반복 시에는 오른쪽 팔꿈치가 왼쪽 무릎에 닿도록 몸통을 왼쪽으로 회전시켜 올린다.

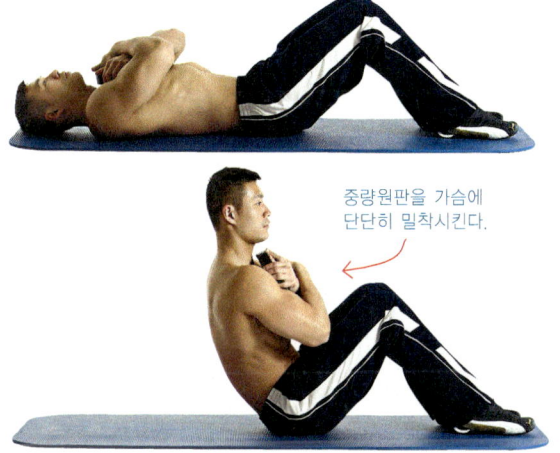

중량원판을 가슴에 단단히 밀착시킨다.

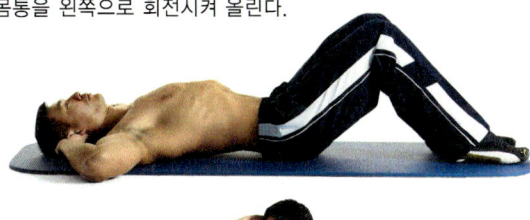

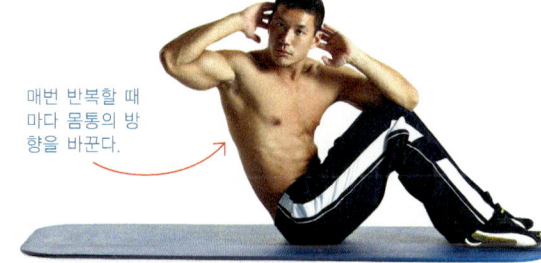

매번 반복할 때마다 몸통의 방향을 바꾼다.

응용동작 #6
디클라인 싯업
Decline Situp

A
· 디클라인 벤치에 발을 고정시키고 눕는다.

B
· 몸통을 들어 올리면서 앉은 자세를 취한다.

몸통을 들어 올릴 때 고개를 앞으로 숙이지 않도록 주의한다. 정확한 자세를 취할 수 없다면 디클라인 싯업이 너무 어려운 것이다.

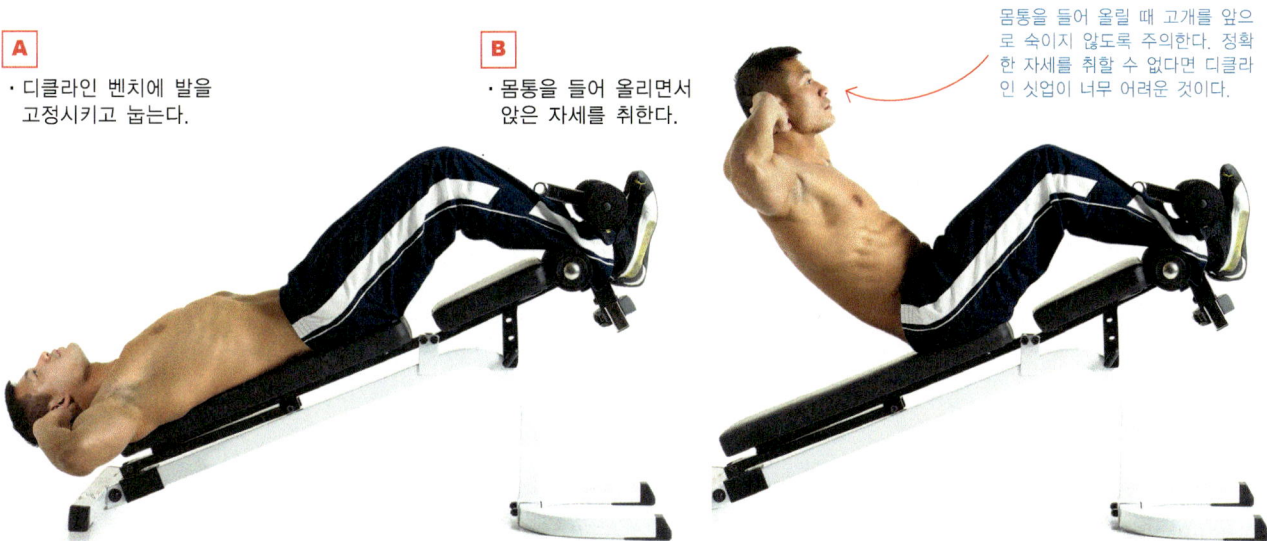

321

코어 근육 | 몸통 굽힘 운동 TRUNK FLEXION EXERCISES

기본동작
크런치
Crunch

A
- 바닥에 누워 무릎을 구부리고 발을 지면에 밀착시킨다.
- 손가락 끝을 귀 뒤에 대고 팔꿈치와 어깨선이 일치하도록 팔꿈치를 옆으로 벌린다.

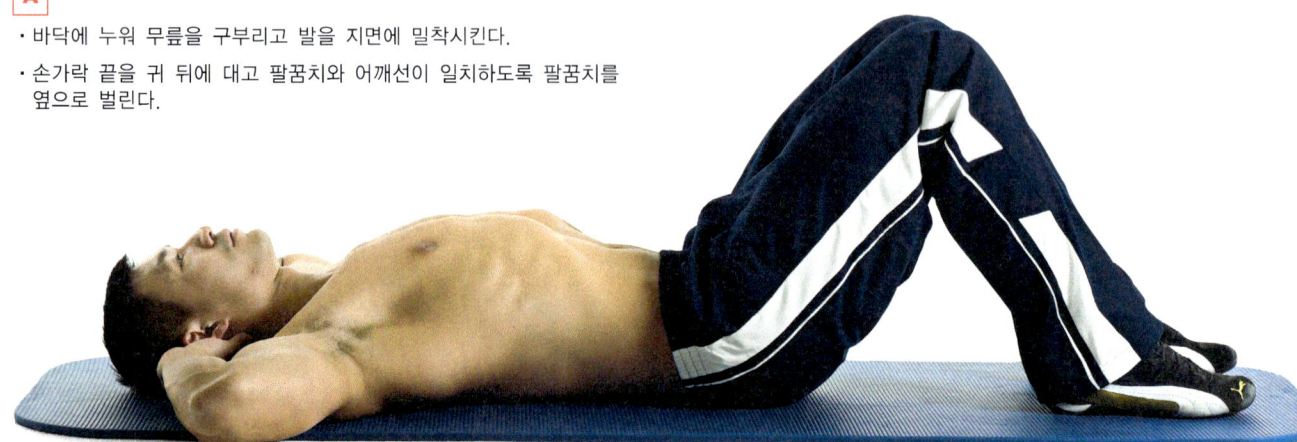

B
- 골반을 향해 가슴을 잡아당기는 기분으로 머리와 어깨를 들어 올린다.
- 잠시 멈춘 다음, 천천히 시작자세로 돌아간다.

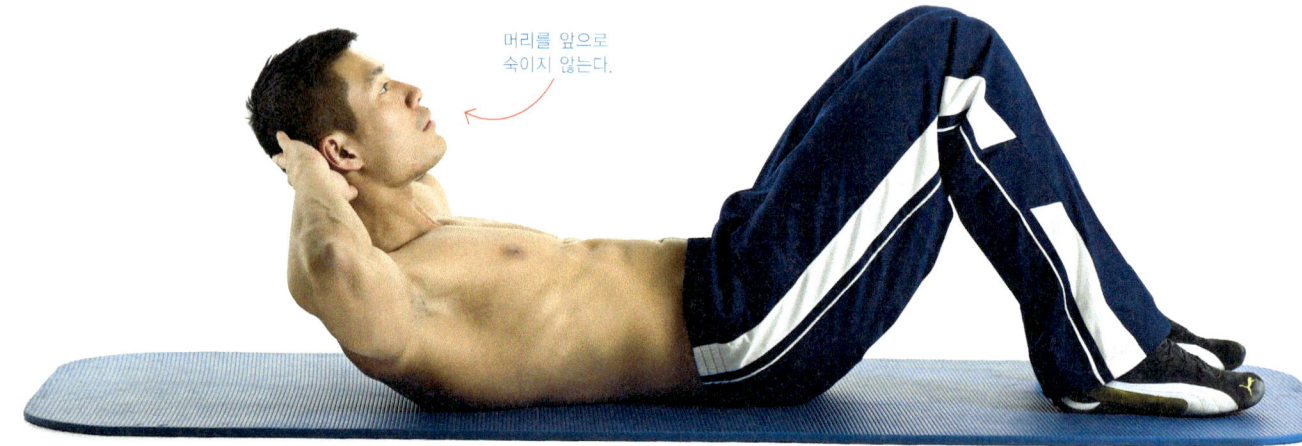

머리를 앞으로 숙이지 않는다.

Chapter 10

응용동작 #1
크로스드-암 크런치
Crossed-Arms Crunch

· 팔을 가슴 앞에 교차시킨 상태에서 동작을 취한다.

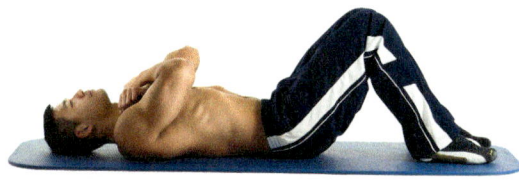

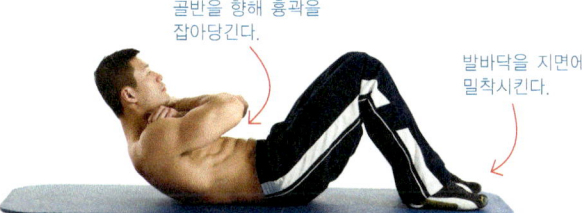

골반을 향해 흉곽을 잡아당긴다.

발바닥을 지면에 밀착시킨다.

응용동작 #2
웨이티드 크런치
Weighted Crunch

· 팔을 가슴 앞에 교차시켜 중량원판을 잡는다.

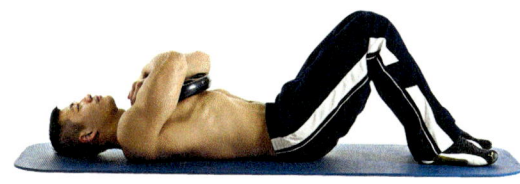

중량원판을 가슴에 단단히 밀착시킨다.

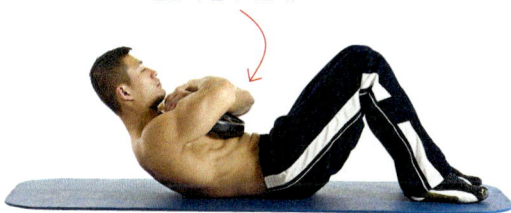

응용동작 #3
리스트-투-니 크런치
Wrist-to-Knee Crunch

· 바닥에 누워 종아리와 지면이 수평을 이루도록 골반과 무릎을 90도로 구부린다.
· 손가락을 이마 옆에 살짝 댄다.
· 어깨를 지면에서 들어 올린 상태를 유지한다.
· 상체를 오른쪽으로 회전시키면서 오른쪽 무릎이 왼쪽 손목에 닿을 때까지 오른쪽 무릎을 최대한 빨리 대각선 위로 끌어당긴다. 이와 동시에 왼쪽 다리를 곧게 편다.
· 시작자세로 돌아가서 반대편도 같은 요령으로 반복한다.

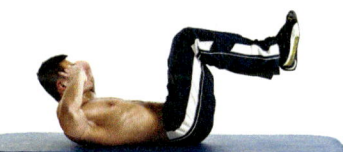
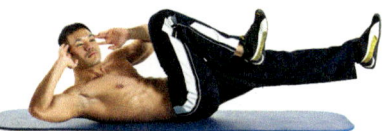
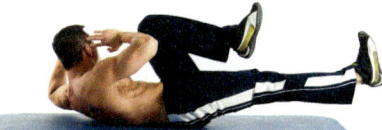

응용동작 #4
레이즈드-레그 크런치
Raised-Legs Crunch

· 바닥에 누워 골반 관절을 90도로 구부리고 천정을 향해 다리를 똑바로 편다.
· 팔을 가슴 위로 곧게 펴 올린다.
· 머리와 어깨를 바닥에서 들어 올리면서 발끝을 향해 손끝을 뻗는다.
· 머리와 어깨를 내리면서 시작자세로 돌아간다.

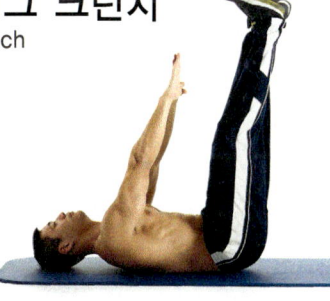

천정을 향해 다리를 곧게 편다.

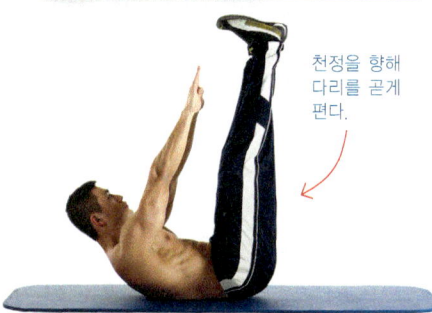

323

코어 근육 | 몸통 굽힘 운동 TRUNK FLEXION EXERCISES

기본동작
V-업
V-Up

A
- 바닥에 누워 팔과 다리를 곧게 편다.
- 팔을 머리 위로 곧게 펴 올린다.

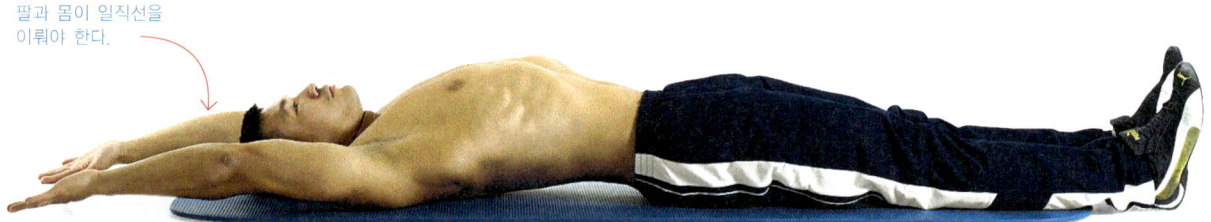

팔과 몸이 일직선을 이뤄야 한다.

B
- 발끝을 향해 손끝을 뻗어 올리듯이 몸통과 다리를 한 동작으로 동시에 들어 올린다.
- 몸통과 다리를 내리면서 시작자세로 돌아간다.

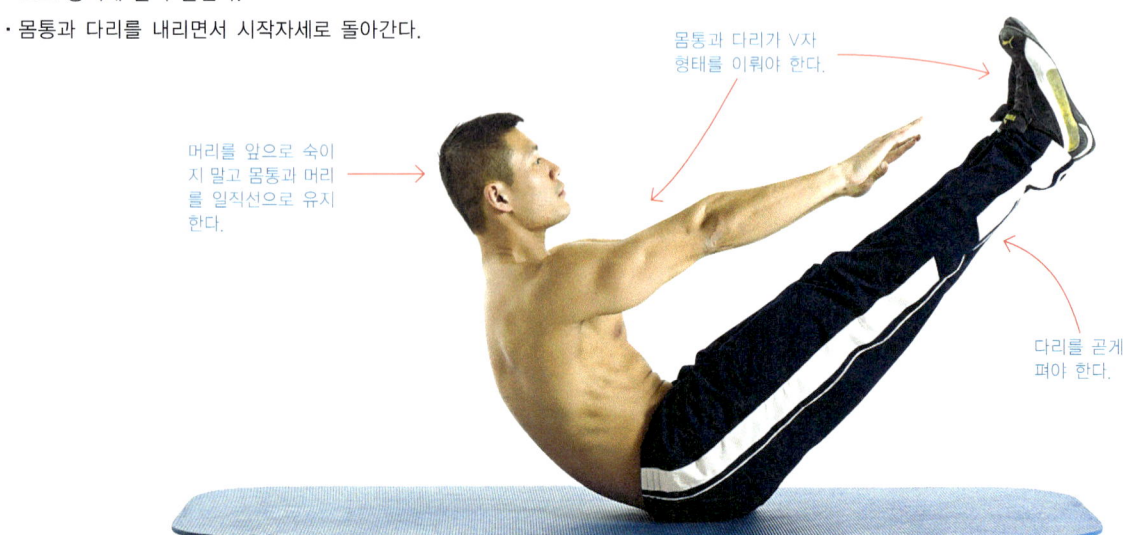

머리를 앞으로 숙이지 말고 몸통과 머리를 일직선으로 유지한다.

몸통과 다리가 V자 형태를 이뤄야 한다.

다리를 곧게 펴야 한다.

Chapter 10

응용동작 #1
메디신볼 V-업
Medicine-Ball V-Up

A
- 메디신볼을 잡은 상태로 동작을 취한다.

B
- 발을 향해 공을 뻗어 올리면서 몸통과 다리를 한 동작으로 동시에 들어 올린다.

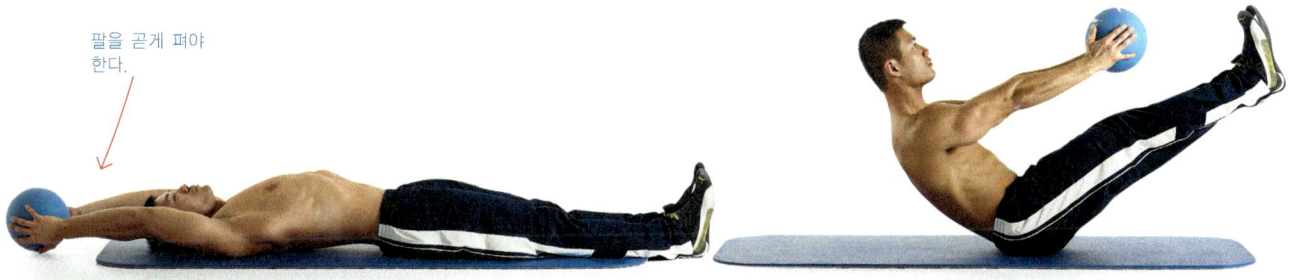

팔을 곧게 펴야 한다.

응용동작 #2
변형 V-업
Modified V-Up

A
- 바닥에 누워 팔과 다리를 아래로 곧게 뻗는다.

B
- 가슴을 향해 무릎을 끌어당김과 동시에 몸통을 재빨리 들어 올려 앉은 자세를 취한다.
- 몸통과 다리를 내리면서 시작자세로 돌아간다.

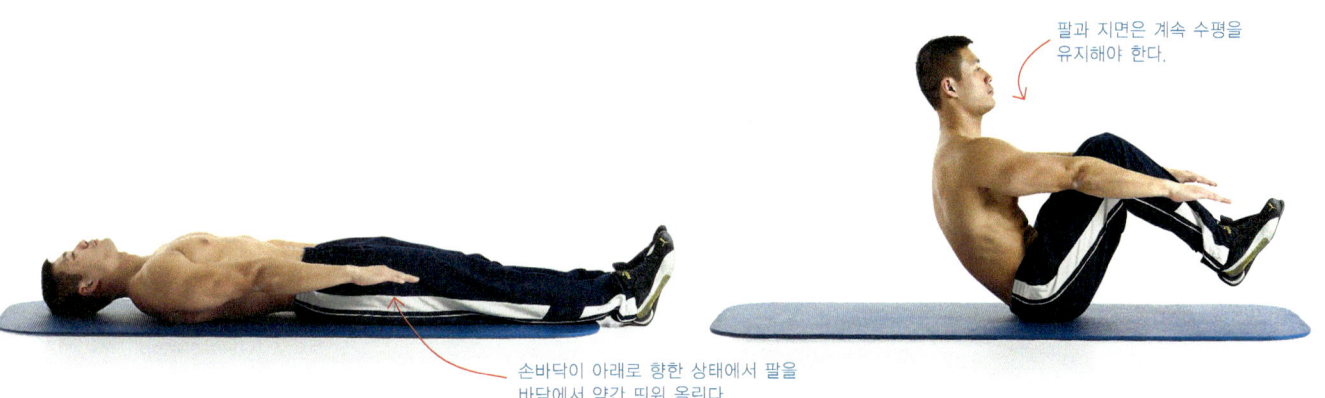

팔과 지면은 계속 수평을 유지해야 한다.

손바닥이 아래로 향한 상태에서 팔을 바닥에서 약간 띄워 올린다.

코어 근육 | 몸통 굽힘 운동 TRUNK FLEXION EXERCISES

기본동작
스위스볼 크런치
Swiss-Ball Crunch

A
- 골반, 허리, 어깨를 스위스볼 위에 대고 눕는다.
- 손끝을 귀 뒤에 대고 팔꿈치가 어깨선과 일직선을 이루도록 팔꿈치를 옆으로 벌린다.

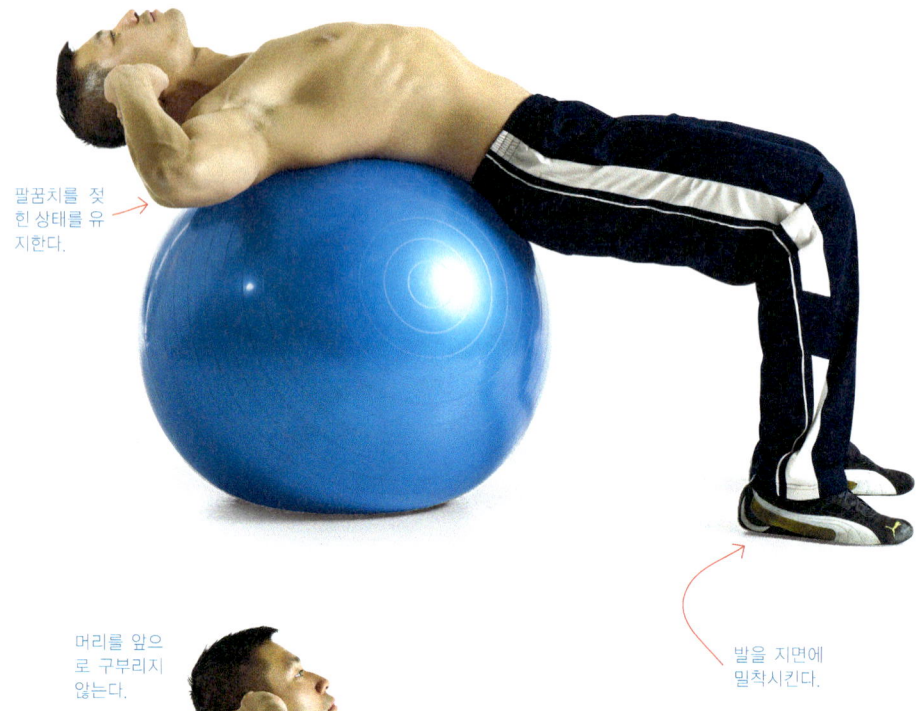

팔꿈치를 젖힌 상태를 유지한다.

발을 지면에 밀착시킨다.

B
- 골반을 향해 가슴을 잡아당기듯이 머리와 어깨를 들어 올린다.
- 최고지점에서 잠시 멈춘 다음, 천천히 시작자세로 돌아간다.
- 동작을 취할 때 엉덩이가 아래로 처지지 않도록 주의한다.

머리를 앞으로 구부리지 않는다.

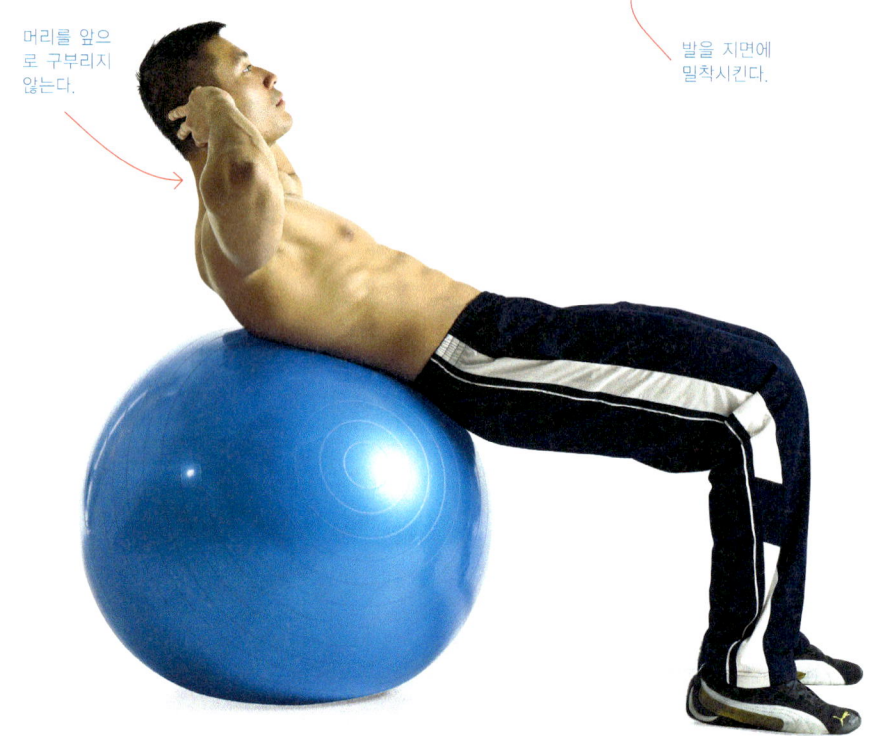

Chapter 10

응용동작 #1
웨이티드 스위스볼 크런치
Weighted Swiss-Ball Crunch

- 팔을 가슴 앞에 교차시켜 중량원판을 잡는다.

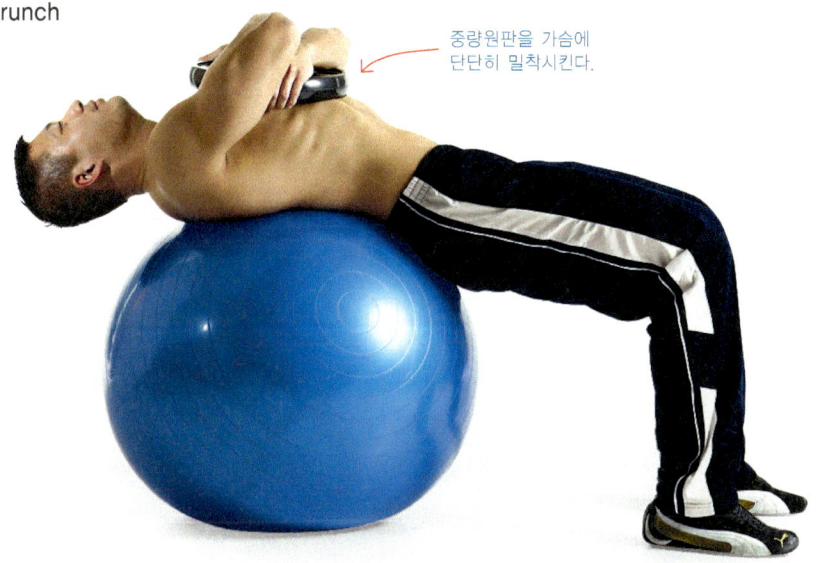

중량원판을 가슴에 단단히 밀착시킨다.

- 머리와 어깨를 들어 올린다.

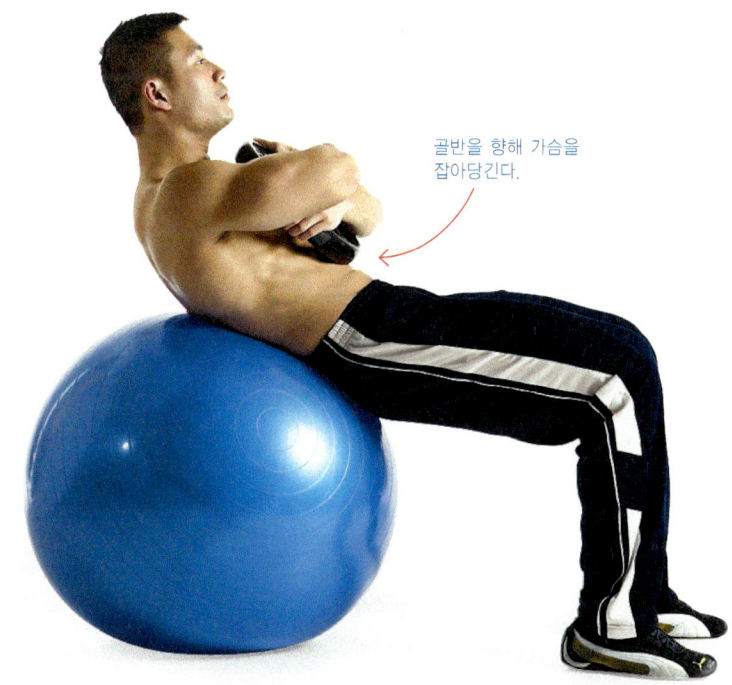

골반을 향해 가슴을 잡아당긴다.

327

코어 근육 | 몸통 굽힘 운동 TRUNK FLEXION EXERCISES

기본동작
메디신볼 슬램
Medicine-Ball Slam

A
- 메디신볼을 잡고 머리 위로 들어 올린다.

B C
- 팔과 몸을 머리 뒤로 최대한 젖혔다가 다시 앞으로 숙이면서 몸 앞쪽 바닥에 공을 세게 튕긴다.

응용동작 #1
싱글-레그 메디신볼 슬램
Single-Leg Medicine Ball Slam

- 한쪽 다리로 서서 동작을 취한다.

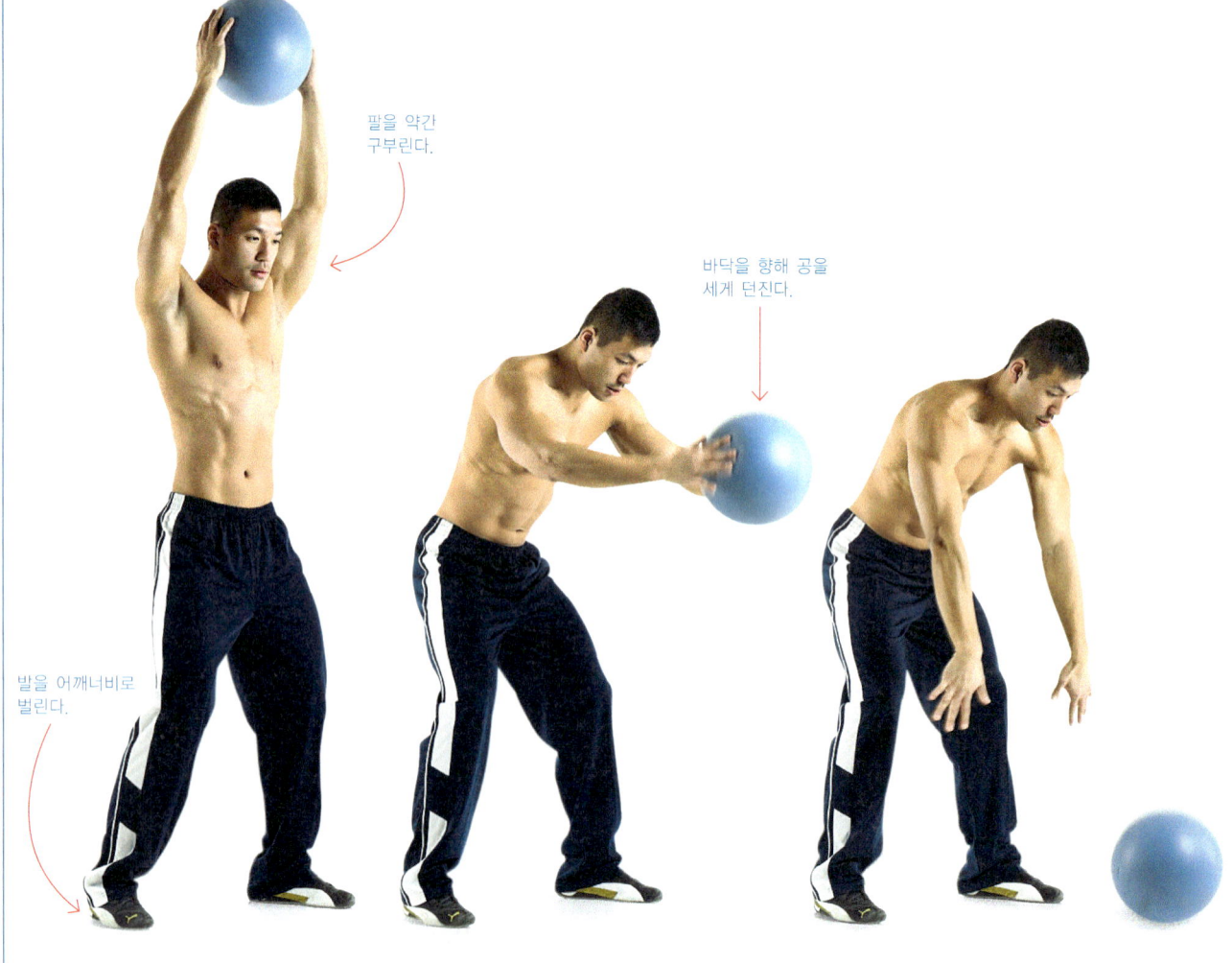

팔을 약간 구부린다.

바닥을 향해 공을 세게 던진다.

발을 어깨너비로 벌린다.

Chapter 10

닐링 케이블 크런치
Kneeling Cable Crunch

A
- 케이블 스테이션의 하이 풀리에 로프를 부착한 다음, 중량 거치대를 등진 상태에서 무릎을 꿇고 앉는다.
- 가슴 앞에 양쪽 로프의 끝이 오도록 양손으로 로프의 끝을 잡고 목에 두른다.

B
- 골반을 향해 가슴을 잡아당긴다.
- 최저지점에서 잠시 멈춘 다음, 천천히 시작자세로 돌아간다.

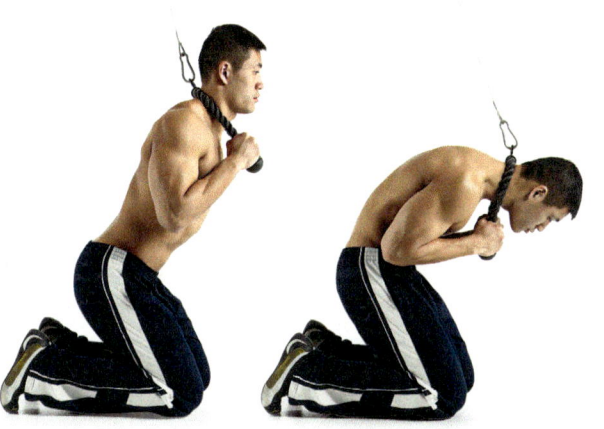

복근 속도전

스페인의 과학자들은 빠른 템포로 복근 운동을 실시하면 동작을 천천히 취할 때보다 더 많은 근섬유가 활성화된다는 사실을 발견했다. 연구진에 의하면, 이는 근육이 더 많은 힘을 내야만 더 빠른 동작을 취할 수 있기 때문이다. 연구진은 20초 동안 최대한 많은 동작을 반복하라고 권장한다. 이런 방식으로 운동을 진행하면 근육의 크기와 근력을 향상시키는 잠재력이 가장 큰 속근섬유를 집중적으로 강화할 수 있다.

스탠딩 케이블 크런치
Standing Cable Crunch

A
- 케이블 스테이션의 하이 풀리에 로프를 부착한 다음, 중량 거치대를 등지고 선다.
- 가슴 앞에 양쪽 로프의 끝이 오도록 양손으로 로프의 끝을 잡고 목에 두른다.
- 팔꿈치가 수직으로 바닥을 향해야 한다.

B
- 골반을 향해 가슴을 잡아당긴다.
- 최저지점에서 잠시 멈춘 다음, 천천히 시작자세로 돌아간다.

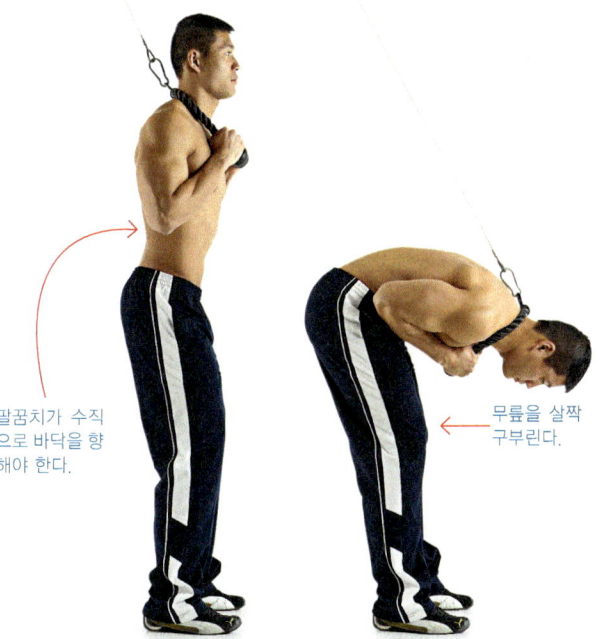

팔꿈치가 수직으로 바닥을 향해야 한다.

무릎을 살짝 구부린다.

코어 근육 | 골반 굽힘 운동 HIP FLEXION EXERCISES

골반 굽힘 운동

골반 굽힘 운동의 목표 근육은 고관절 굽힘근과 외복사근이며, 부수적으로 복직근을 비롯한 여러 가지 코어 근육들을 강화할 수 있다.

기본동작
리버스 크런치
Reverse Crunch

A
- 바닥에 누워 몸 옆으로 양팔을 곧게 뻗고, 손바닥이 지면을 향하게 한다.
- 골반과 무릎을 90도로 구부린다.

양발을 모은다.

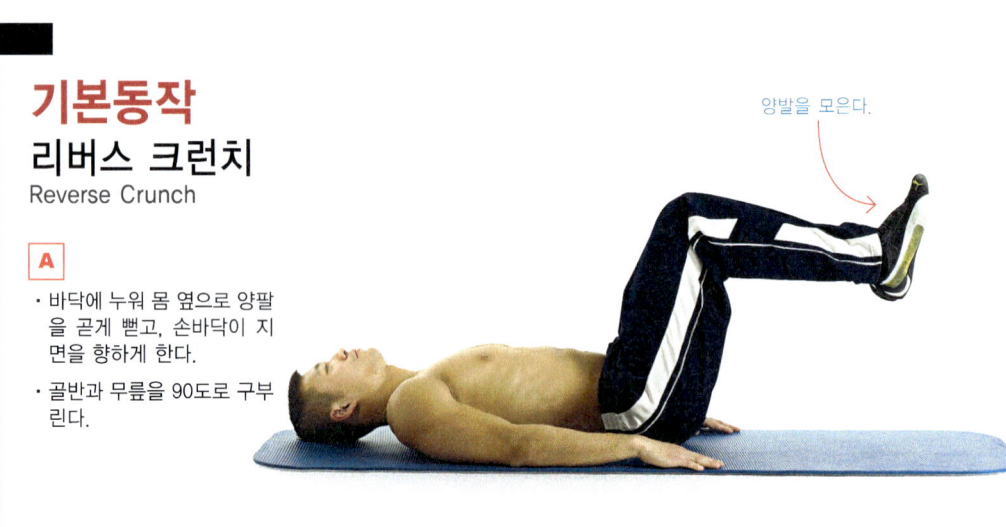

B
- 지면으로부터 골반을 들어 올리면서 복근에 힘을 준다.

가슴을 향해 무릎을 당긴다.

골반을 물이 담긴 양동이라고 상상하고 양동이의 물을 비우는 듯한 동작을 취한다.

지면으로부터 골반과 허리를 들어 올린다.

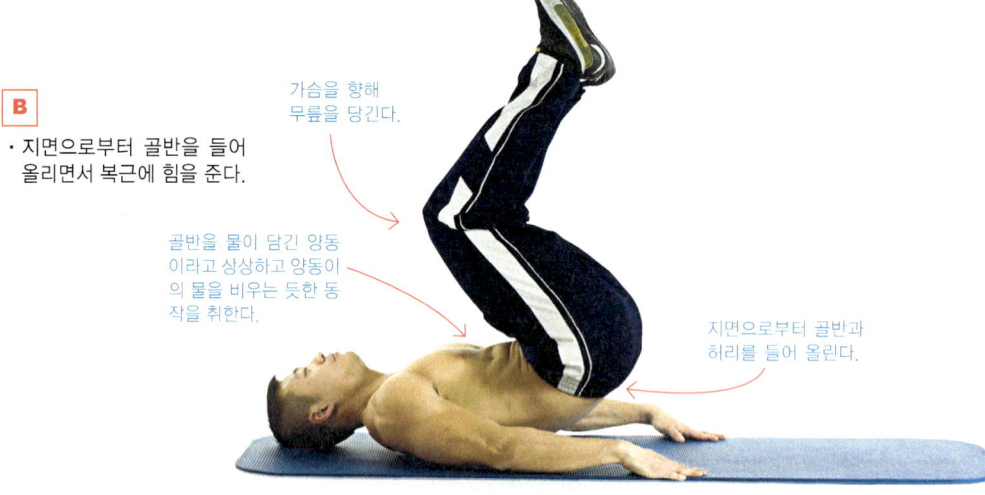

C
- 잠시 멈춘 다음, 뒤꿈치가 바닥에 거의 닿을 때까지 다리를 천천히 내린다.

처음부터 끝까지 무릎을 90도로 구부린 상태를 유지한다.

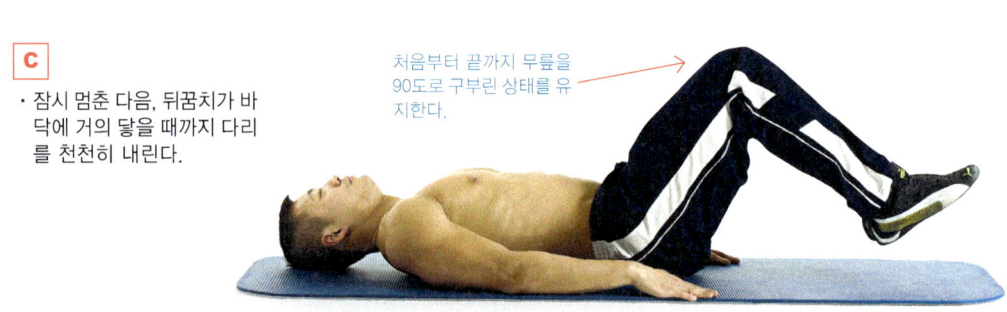

Chapter 10

응용동작 #10
스위스볼 리버스 크런치
Swiss-Ball Reverse Crunch

A
- 무릎을 구부리고 스위스볼 위에 눕는다.

고정된 물체를 단단히 잡는다.

처음부터 끝까지 무릎을 90도로 구부린 상태를 유지한다.

B
- 골반을 들어 올린 상태로 잠시 멈춘 다음, 다시 내리면서 시작자세로 돌아간다.

가슴을 향해 무릎을 당긴다.

스위스볼 위에 등 중심부를 댄다.

스위스볼로부터 골반과 허리를 들어 올린다.

응용동작 #2
인클라인 리버스 크런치
Incline Reverse Crunch

A
- 골반이 머리보다 낮은 위치에 오도록 경사진 벤치 위에 눕고, 벤치 모서리나 돌출부를 단단히 잡는다.

B
- 가슴을 향해 무릎을 당긴다.

양발을 모은다.

벤치로부터 골반과 허리를 들어 올린다.

C
- 지면을 향해 발을 천천히 내린다.

다리를 최대한 내리되 완벽한 자세를 유지할 수 있는 지점까지만 내린다.

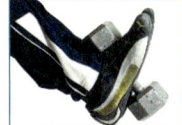

발 사이에 덤벨을 끼우면 리버스 크런치의 난이도가 한층 더 높아진다. 이때는 덤벨이 떨어지지 않도록 양발을 단단히 모아야 한다.

코어 근육 | 골반 굽힘 운동 HIP FLEXION EXERCISES

기본동작
폼-롤러 리버스 크런치 온 벤치
Foam-Roller Reverse Crunch on Bench

A
- 발목 뒷면과 허벅지 사이에 폼 롤러를 끼우고 벤치에 눕는다.
- 가슴을 향해 허벅지 앞쪽을 들어 올린다.
- 머리 옆으로 손을 올려 벤치 모서리를 잡는다.

B
- 골반을 들어 올리면서 가슴을 향해 무릎을 당긴다. 이때 폼 롤러를 떨어뜨리지 않도록 주의한다.
- 최고지점에서 잠시 멈춘 다음, 다리를 내린다.

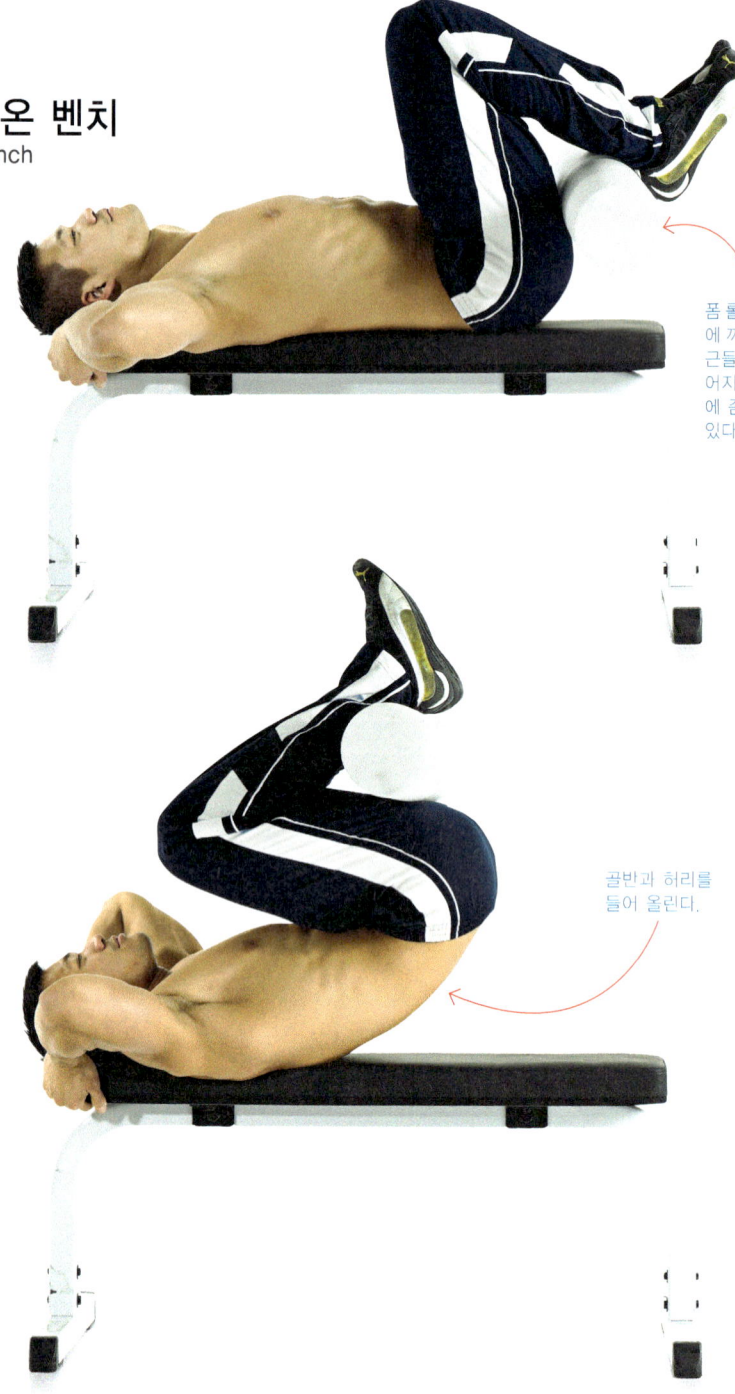

폼 롤러를 다리 사이에 끼우면 골반 굽힘 근들의 활성도가 떨어지기 때문에 복근에 좀 더 집중할 수 있다.

골반과 허리를 들어 올린다.

70

위스콘신 대학의 연구에 의하면, 일주일에 3회에 걸쳐 운동을 하는 사람들에 비해 운동을 하지 않는 사람들은 노화에 따른 시력 감퇴 증상을 겪을 가능성이 70%나 높다. 노화에 따른 시력 감퇴는 성인성 실명의 주된 원인이다.

Chapter 10

응용동작 #1
덤벨 폼-롤러 리버스 크런치
Foam-Roller Reverse Crunch with Dumbbell

A
- 바닥에 누워 머리 위에 무거운 덤벨을 놓고 양손으로 덤벨을 잡는다.

B
- 골반을 들어 올리면서 가슴을 향해 무릎을 당긴다.

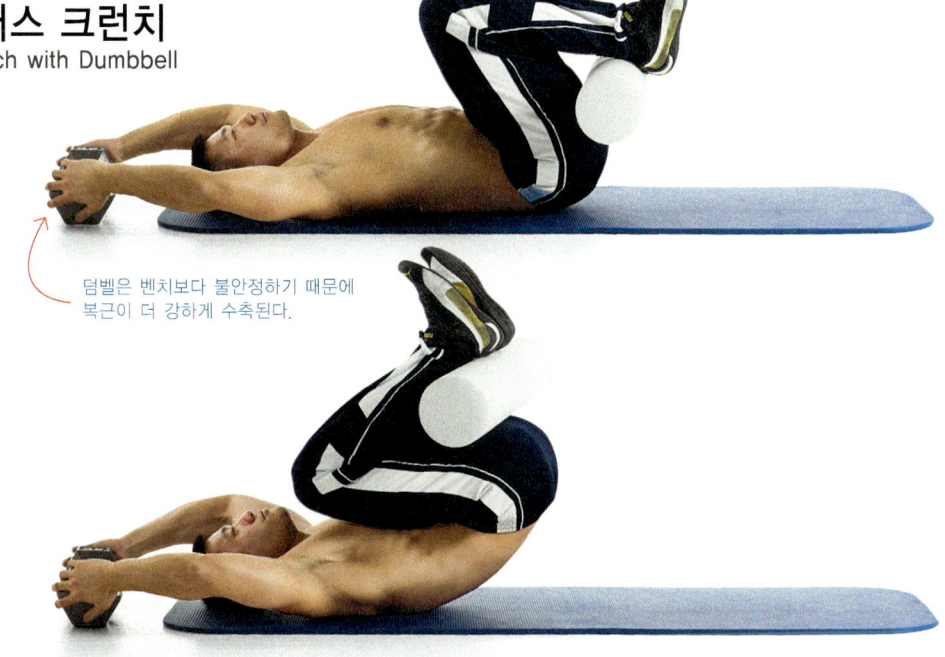

덤벨은 벤치보다 불안정하기 때문에 복근이 더 강하게 수축된다.

응용동작 #2
메디신볼 폼-롤러 리버스 크런치
Foam-Roller Reverse Crunch with Medicine Ball

A
- 머리 위에 메디신볼을 놓고 바닥에 누워 양손으로 메디신볼을 잡는다.

B
- 골반을 들어 올리면서 가슴을 향해 무릎을 당긴다.

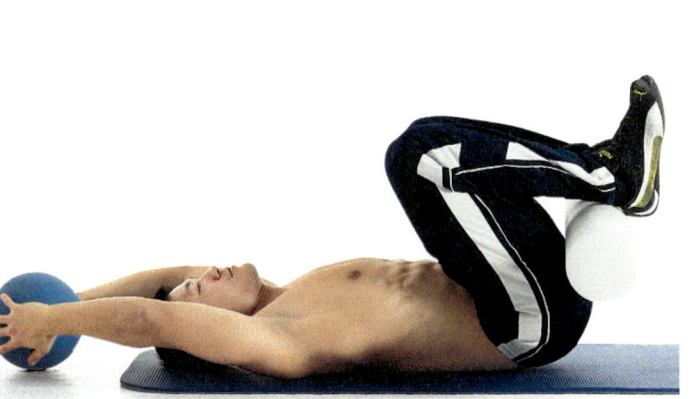
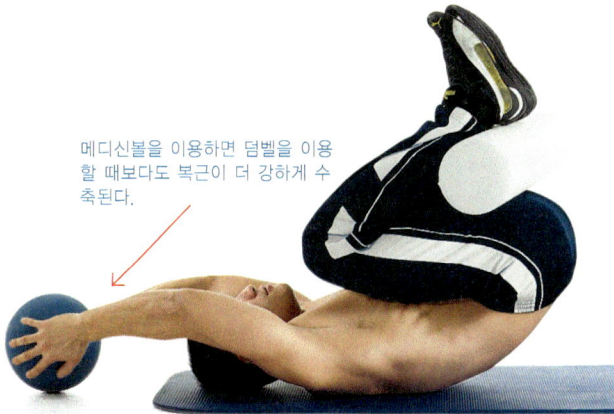

메디신볼을 이용하면 덤벨을 이용할 때보다도 복근이 더 강하게 수축된다.

코어 근육 | 골반 굽힘 운동 HIP FLEXION EXERCISES

기본동작
레그-로어링 드릴
Leg-Lowering Drill

A
- 바닥에 누워서 허벅지가 지면과 수직을 이룰 때까지 들어 올린다
- 무릎을 살짝 구부린다.

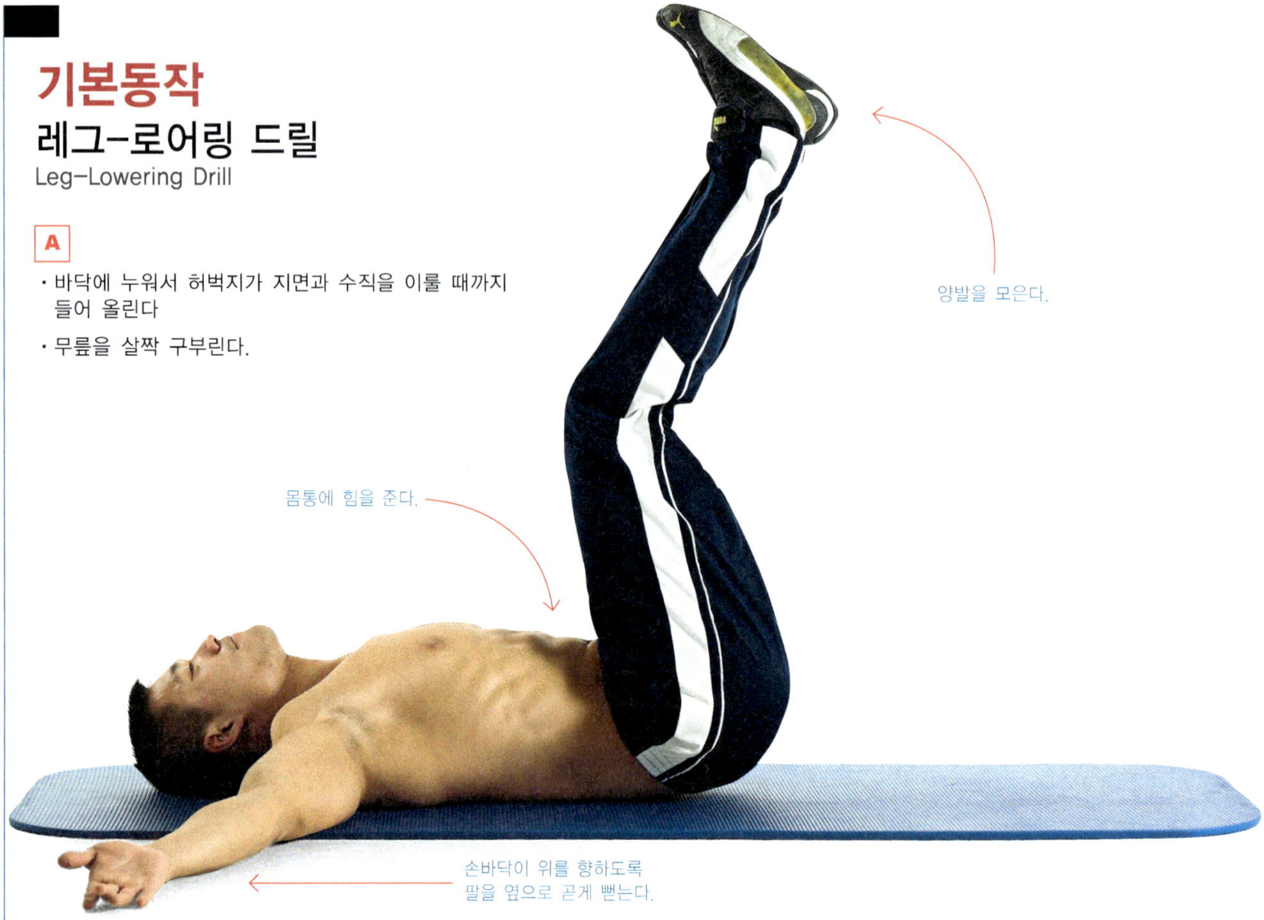

양발을 모은다.

몸통에 힘을 준다.

손바닥이 위를 향하도록 팔을 옆으로 곧게 뻗는다.

레그-로어링 드릴이 너무 쉬운 경우
이런 경우에는 다리를 좀 더 편다. 그리고 다리를 완전히 편 상태로 동작을 취해도 허리와 지면 사이에 공간이 생기지 않을 때까지 다리를 점점 더 곧게 펴면서 난이도를 높인다. 이 운동은 인클라인 리버스 크런치처럼 인클라인 벤치에서도 실시할 수 있다.

레그-로어링 드릴이 너무 어려운 경우
이런 경우에는 우선 허리와 지면 사이에 공간이 커지기 시작하는 지점을 포착한다. 그리고 매번 동작을 반복할 때마다 그 직전 지점에서 약 2초 동안 동작을 멈춘 다음, 다시 시작자세로 돌아간다. 또는 싱글-레그 로어링 드릴을 실시할 수도 있다.

Chapter 10

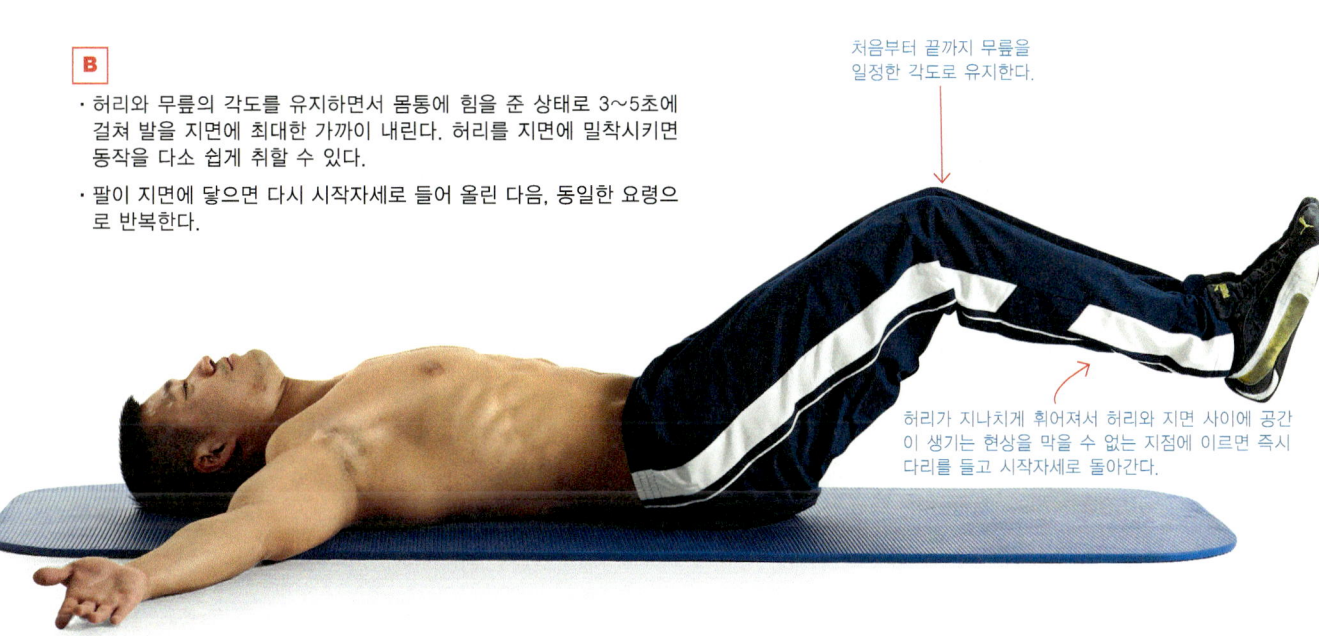

B
- 허리와 무릎의 각도를 유지하면서 몸통에 힘을 준 상태로 3~5초에 걸쳐 발을 지면에 최대한 가까이 내린다. 허리를 지면에 밀착시키면 동작을 다소 쉽게 취할 수 있다.
- 팔이 지면에 닿으면 다시 시작자세로 들어 올린 다음, 동일한 요령으로 반복한다.

처음부터 끝까지 무릎을 일정한 각도로 유지한다.

허리가 지나치게 휘어져서 허리와 지면 사이에 공간이 생기는 현상을 막을 수 없는 지점에 이르면 즉시 다리를 들고 시작자세로 돌아간다.

응용동작 #1
싱글-레그-로어링 드릴 Single-Leg-Lowering Drill

- 양손으로 한쪽 다리를 잡고 몸통을 향해 잡아당긴 자세로 동작을 취한다. 정해진 반복 횟수를 완료한 다음, 다리를 바꾸어 다시 반복한다.

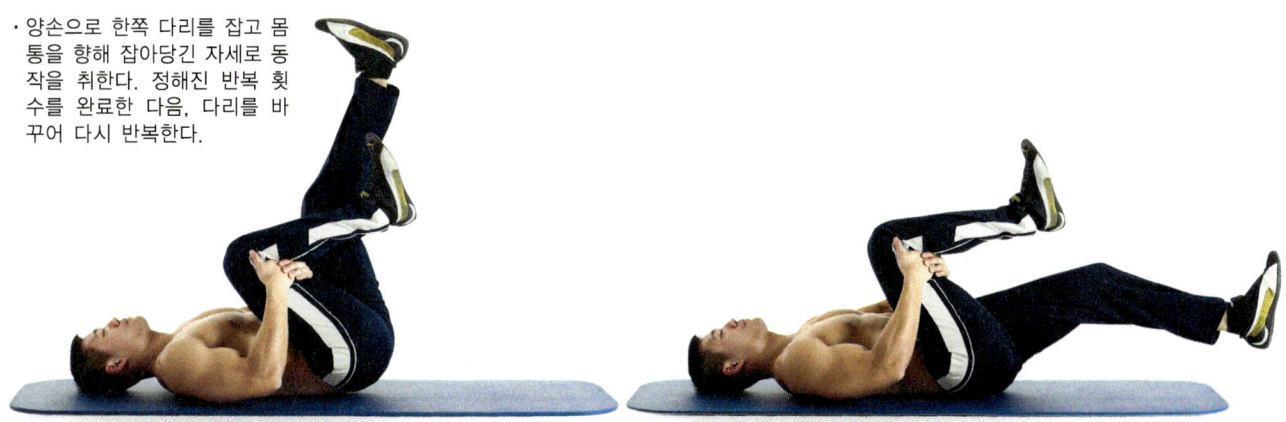

335

코어 근육 | 골반 굽힘 운동 HIP FLEXION EXERCISES

스위스볼 파이크
Swiss-Ball Pike

A
- 팔을 완전히 펴고 푸시업 자세를 취한다.
- 이때 팔을 어깨너비보다 약간 넓게 벌리고 어깨선과 팔의 선이 일직선을 이루도록 한다.
- 정강이를 스위스볼 위에 올린다.
- 머리부터 발목까지 몸 전체를 일직선으로 만든다.

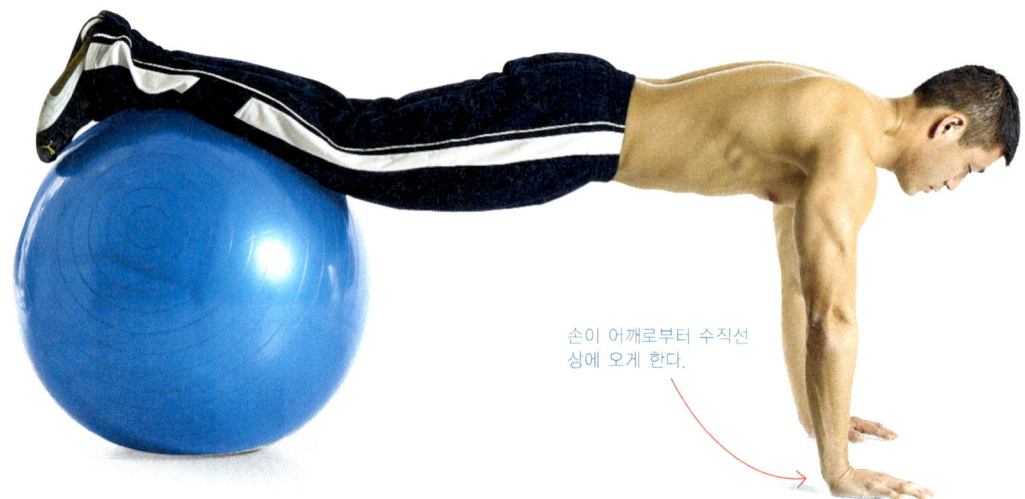

손이 어깨로부터 수직선 상에 오게 한다.

B
- 무릎을 구부리지 않도록 주의하고, 골반을 최대한 높이 들어 올리면서 몸을 향해 스위스볼을 굴린다.
- 최종지점에서 잠시 멈춘 다음, 골반을 내리고 스위스볼을 다시 뒤로 굴리면서 시작자세로 돌아간다.

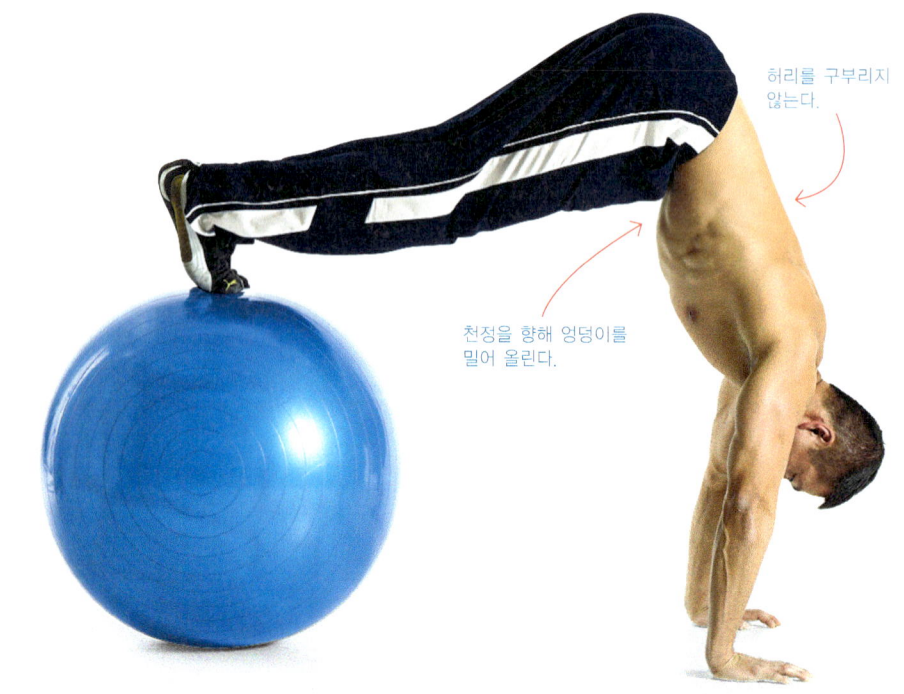

허리를 구부리지 않는다.

천정을 향해 엉덩이를 밀어 올린다.

Chapter 10

기본동작
행잉 레그 레이즈
Hanging Leg Raise

A
- 팔을 어깨너비보다 약간 넓게 벌리고 오버핸드 그립으로 친업 바를 잡는다. 그 상태에서 발을 모아 무릎을 약간 구부리고 친업 바에 매달린다(팔꿈치 지지 장치가 있는 친업 바라면 기호에 따라 사용해도 좋다.).

B
- 무릎을 구부림과 동시에 골반을 들어 올리면서 허리를 구부린다. 그리고 가슴을 향해 허벅지를 들어 올린다.
- 허벅지가 가슴에 닿으면 동작을 멈춘 다음, 다리를 천천히 내리면서 시작자세로 돌아간다.

응용동작
행잉 싱글-레그 레이즈
Hanging Single-Leg Raise

- 몸통과 한쪽 다리를 곧게 유지하면서 몸통을 향해 반대쪽 다리를 최대한 끌어올린다. 그리고 최고지점에서 잠시 멈춘 다음, 천천히 시작자세로 돌아가서 반대쪽 다리도 같은 요령으로 반복한다.

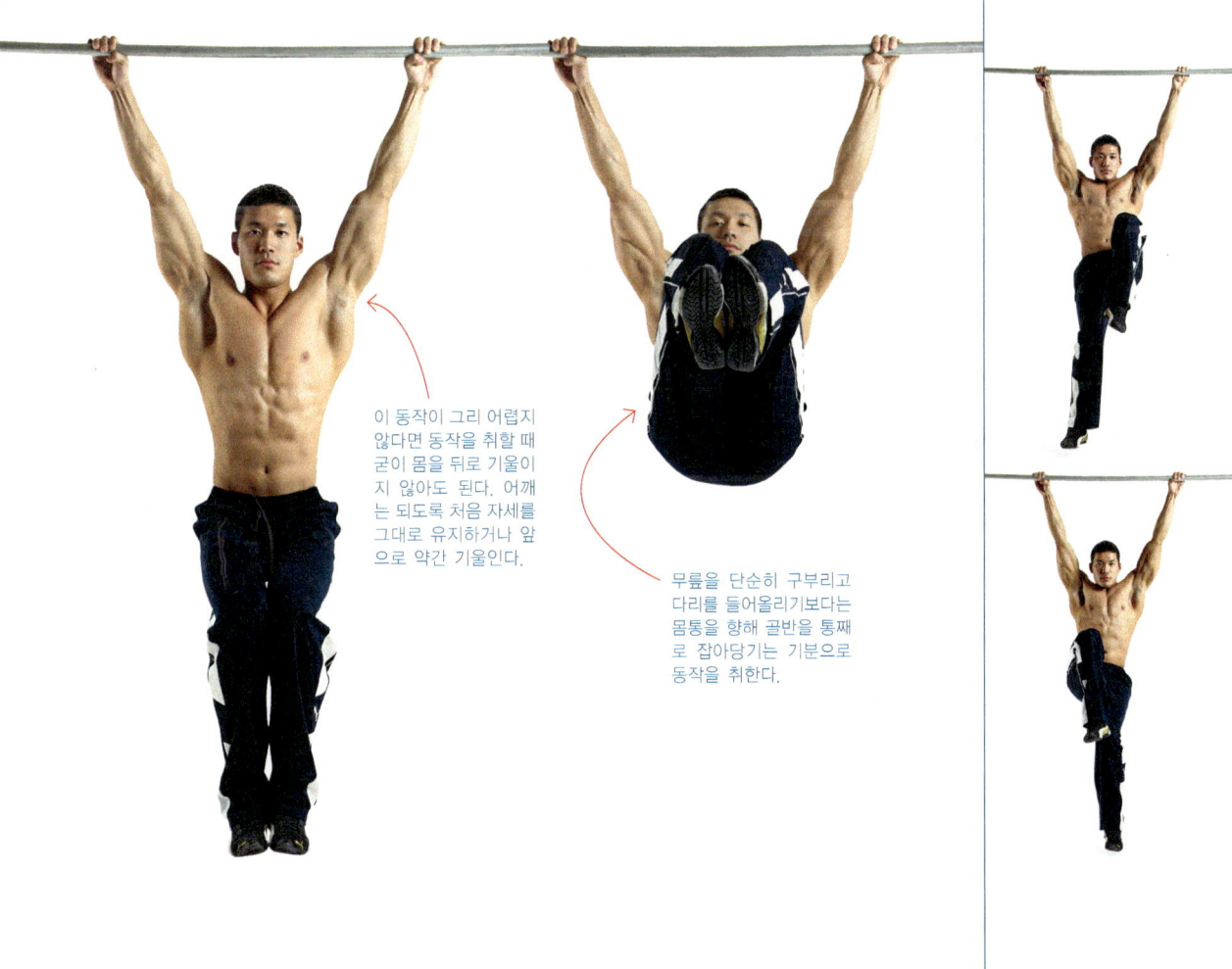

이 동작이 그리 어렵지 않다면 동작을 취할 때 굳이 몸을 뒤로 기울이지 않아도 된다. 어깨는 되도록 처음 자세를 그대로 유지하거나 앞으로 약간 기울인다.

무릎을 단순히 구부리고 다리를 들어올리기보다는 몸통을 향해 골반을 통째로 잡아당기는 기분으로 동작을 취한다.

코어 근육 | 골반 굽힘 운동 HIP FLEXION EXERCISES

행잉 허들
Hanging Hurdle

A
- 친업 바 바로 아래에 벤치를 놓는다.
- 다리를 벤치 한쪽 옆으로 빼고 친업 바에 매달린다. 이때 발을 모으고 무릎을 살짝 구부린다.

B
- 팔꿈치를 펴고 무릎을 구부린 자세를 유지하면서 다리를 벤치 반대편으로 넘긴다.
- 이 동작을 10~15초 동안 반복한다.

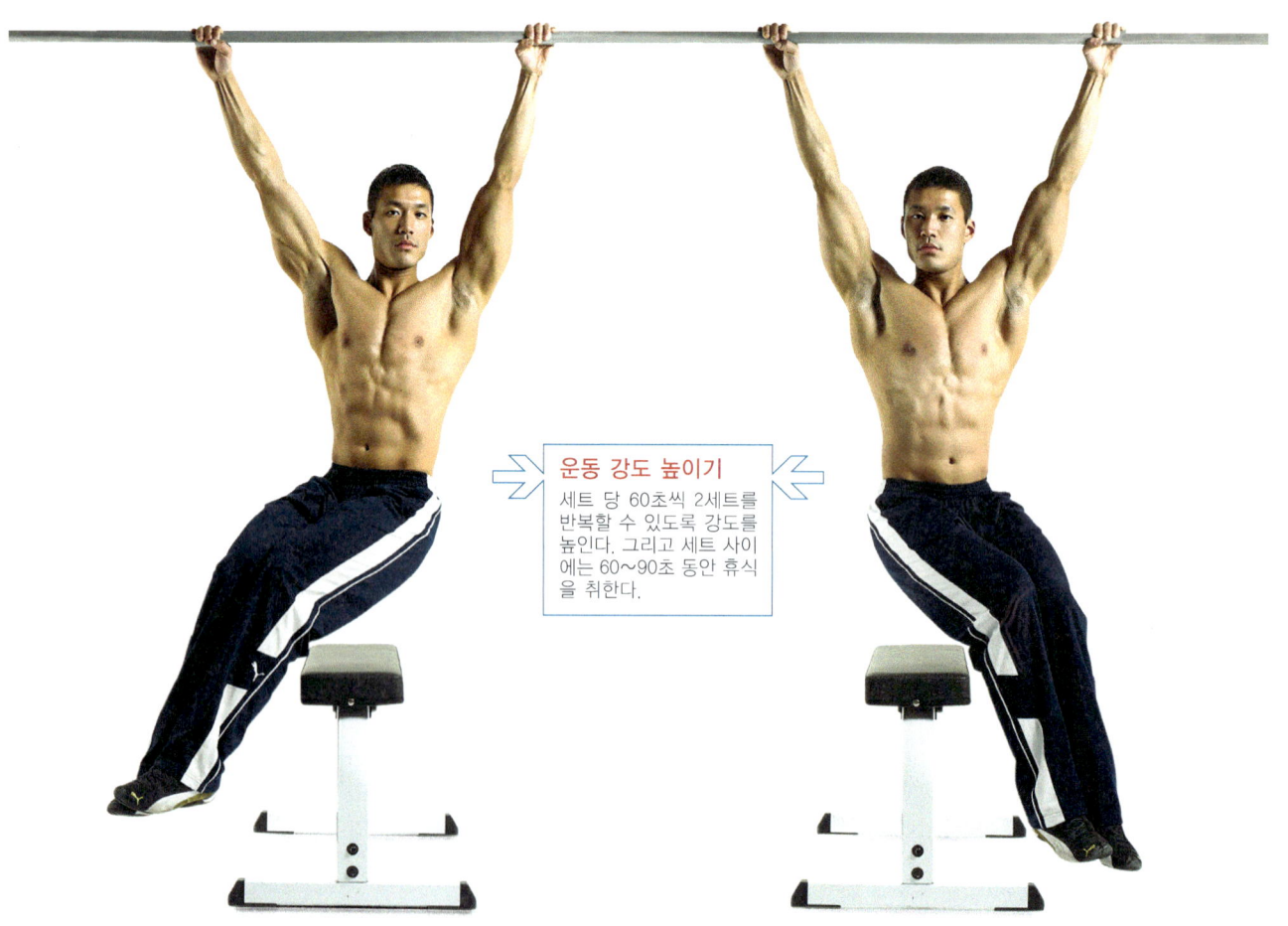

운동 강도 높이기
세트 당 60초씩 2세트를 반복할 수 있도록 강도를 높인다. 그리고 세트 사이에는 60~90초 동안 휴식을 취한다.

Chapter 10

메디신볼 레그 드롭
Medicine-Ball Leg Drops

A
- 발목 사이에 가벼운 메디신볼을 끼우고 바닥에 눕는다.
- 무릎을 약간만 구부린 상태로 다리를 지면과 수직으로 들어 올린다.

B
- 지면을 향해 다리를 최대한 곧게 내린다. 이때 다리가 바닥에 닿지 않도록 주의한다(다리에 브레이크를 걸듯이 멈춘다.).
- 반대 동작을 통해 다리를 들어 올리면서 시작자세로 돌아간다. 여기까지가 1회 반복이다.

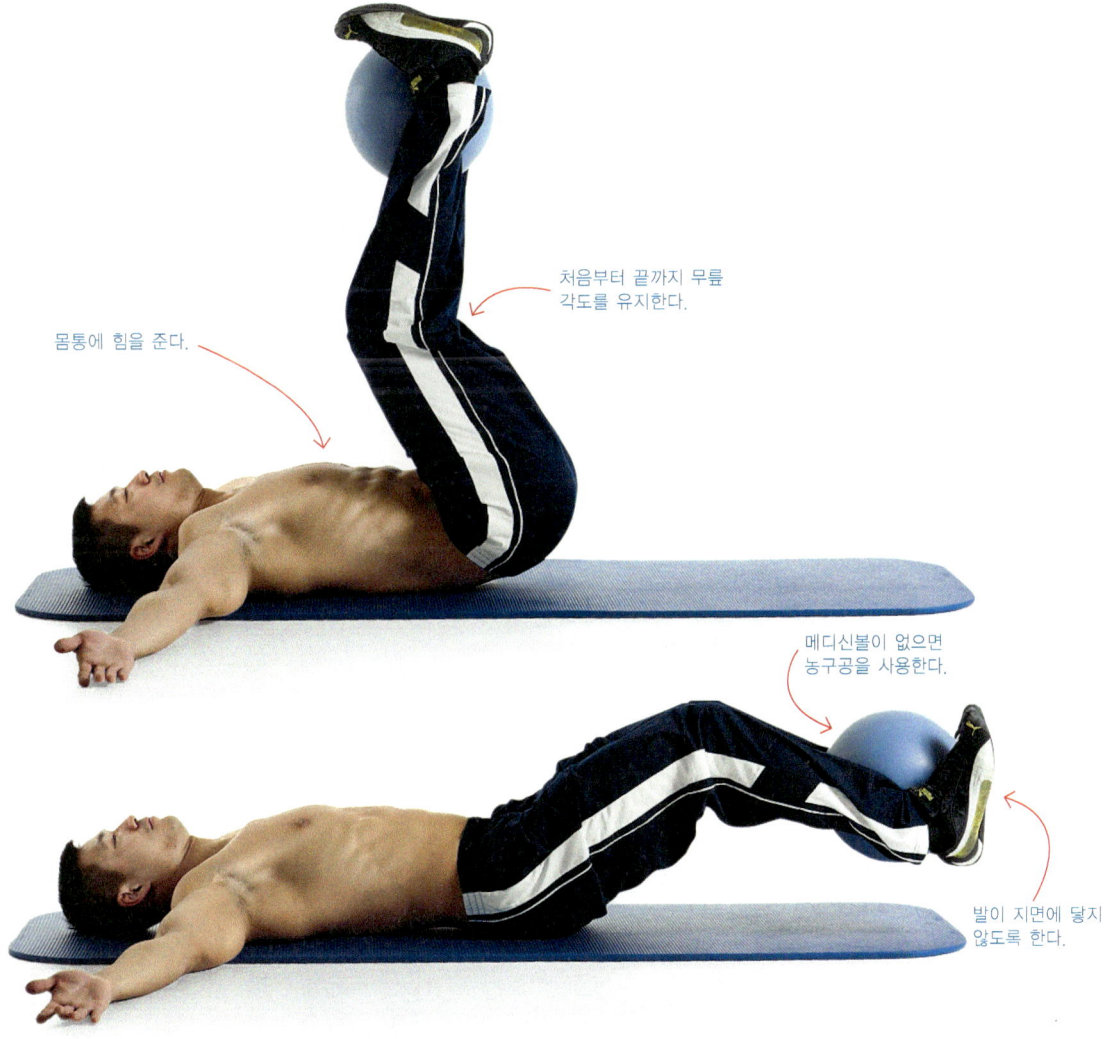

몸통에 힘을 준다.

처음부터 끝까지 무릎 각도를 유지한다.

메디신볼이 없으면 농구공을 사용한다.

발이 지면에 닿지 않도록 한다.

코어 근육 | 옆구리 굽힘 운동 SIDE FLEXION EXERCISES

옆구리 굽힘 운동

옆구리 굽힘 운동의 목표 근육은 몸통 측면에 위치한 외복사근과 내복사근이며, 몸통을 측면으로 구부리는 동작에 관여하는 허리의 요방형근도 함께 강화한다.

사이드 크런치
Side Crunch

A
- 바닥에 누워 무릎을 모으고 90도로 구부린다.
- 상체를 움직이지 않도록 주의하면서 오른쪽 다리의 측면이 바닥에 닿도록 양쪽 무릎을 오른쪽 측면으로 내린다.
- 손가락을 귀 뒤에 댄다.

B
- 골반을 향해 어깨를 들어 올린다.
- 최고지점에서 1초 동안 멈춘 다음, 2초에 걸쳐 상체를 내리면서 시작자세로 돌아간다.

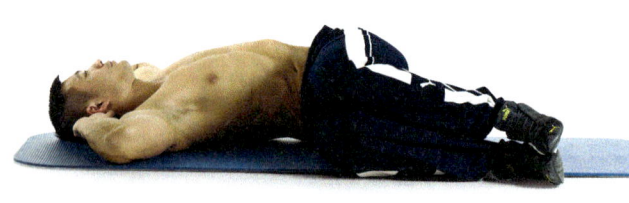

목과 머리를 앞으로 숙이지 않는다.

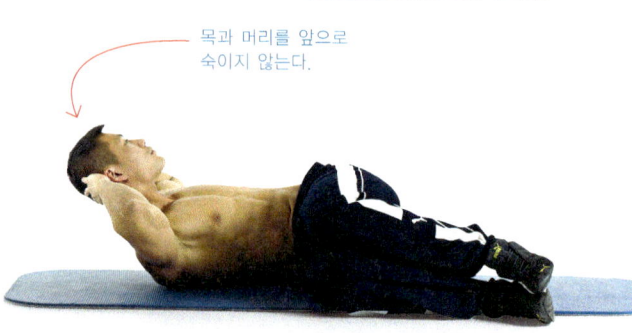

오버헤드 덤벨 사이드 벤드
Overhead Dumbbell Side Bend

A
- 양손에 덤벨을 들고 머리 위로 팔을 곧게 펴면서 덤벨을 들어 올린다.

B
- 상체를 앞이나 뒤로 숙이거나 회전시키지 않도록 주의하면서 몸통을 왼쪽 측면으로 천천히 숙인다.
- 최저지점에서 잠시 멈춘 다음, 몸통을 다시 세우고 오른쪽 측면으로 몸통을 숙인다. 이 동작을 번갈아 반복한다.

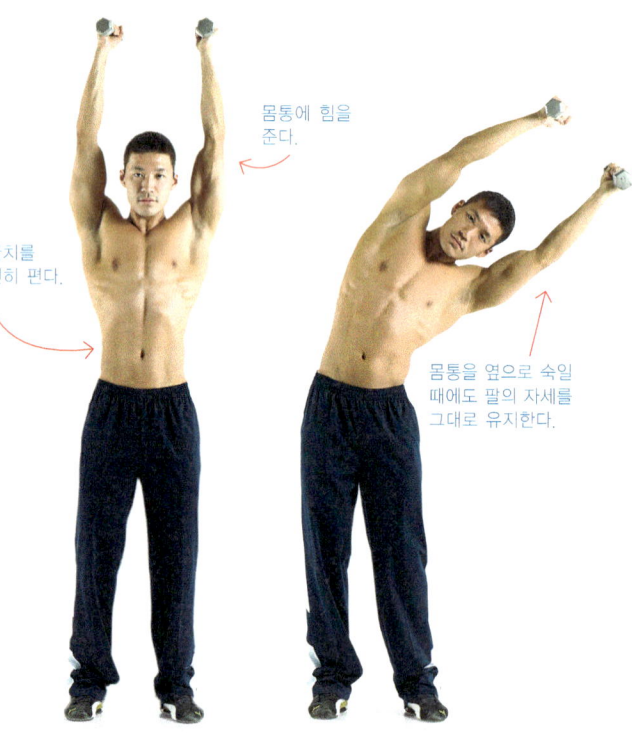

몸통에 힘을 준다.

팔꿈치를 완전히 편다.

몸통을 옆으로 숙일 때에도 팔의 자세를 그대로 유지한다.

Chapter 10

행잉 오블리크 레이즈
Hanging Oblique Raise

A
- 오버핸드 그립으로 친업 바를 잡은 상태에서 팔을 곧게 펴고 매달린다.
- 골반과 무릎을 직각으로 구부리면서 다리를 들어 올린다.

B
- 오른쪽 겨드랑이를 향해 오른쪽 골반을 들어 올린다.
- 최고지점에서 잠시 멈춘 다음, 시작자세로 돌아가서 왼쪽 겨드랑이를 향해 왼쪽 골반을 들어 올린다. 이 동작을 번갈아 반복한다.

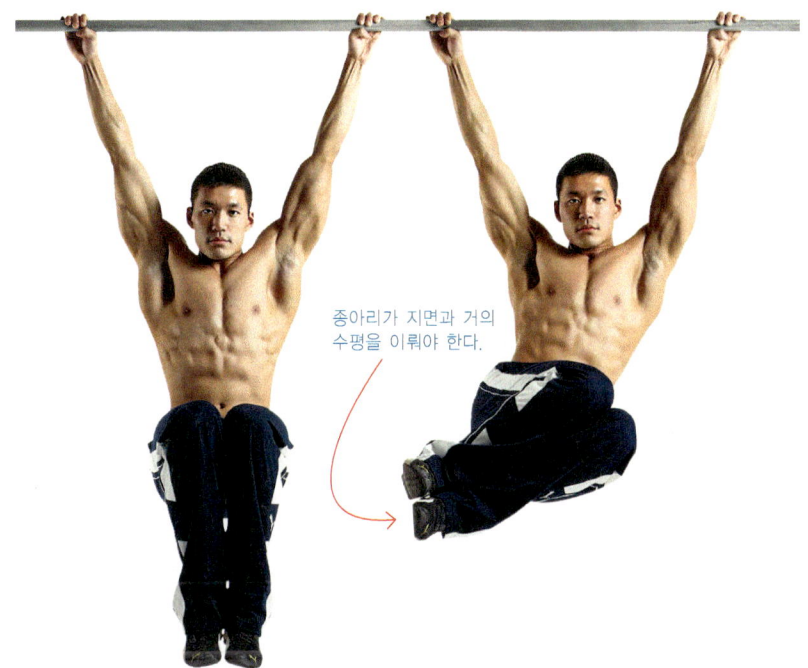

종아리가 지면과 거의 수평을 이뤄야 한다.

스위스볼 사이드 크런치
Swiss-Ball Side Crunch

A
- 스위스볼 위에 측면으로 누워 왼발을 벽이나 무거운 물체에 고정시킨다.

B
- 골반을 향해 측면으로 어깨를 들어 올리면서 측면 크런치 자세를 취한다.
- 최고지점에서 잠시 멈춘 다음, 시작자세로 돌아간다.
- 정해진 반복 횟수를 완료한 다음, 자세를 바꾸어 반대쪽도 같은 요령으로 반복한다.

왼쪽 다리 앞으로 오른쪽 다리를 교차시키고 오른발을 지면에 밀착시킨다.

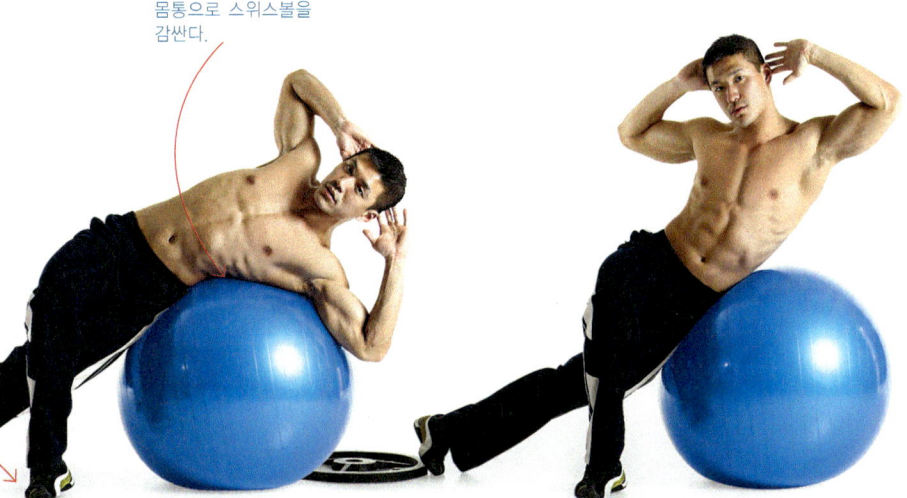

몸통으로 스위스볼을 감싼다.

코어 근육

맨즈헬스 공개! 최강의 코어 근육 운동
코어 스태빌리제이션
Core Stabilization

이 운동은 몸통을 회전시키면서 중량을 움직이는 대신 몸통 주위로 중량을 움직이는 운동이다. 몸통 주위에서 중량의 위치를 지속적으로 변화시키면 몸통의 안정성을 유지하기 위해서 코어 근육들이 지속적으로 수축하게 된다. 이 운동은 복근을 강화할 뿐만 아니라 스포츠의 동작을 취할 때와 매우 흡사한 방식으로 코어 근육들이 수축되기 때문에 실생활 동작을 취할 수 있는 능력을 좀 더 향상시킬 수 있다.

A
- 바닥에 앉아 무릎을 구부린다.
- 양손으로 중량원판을 잡고 가슴 앞으로 팔을 곧게 뻗는다.
- 몸통에 힘을 주고 몸통과 지면이 45도 각도를 이루도록 몸통을 뒤로 기울인다.

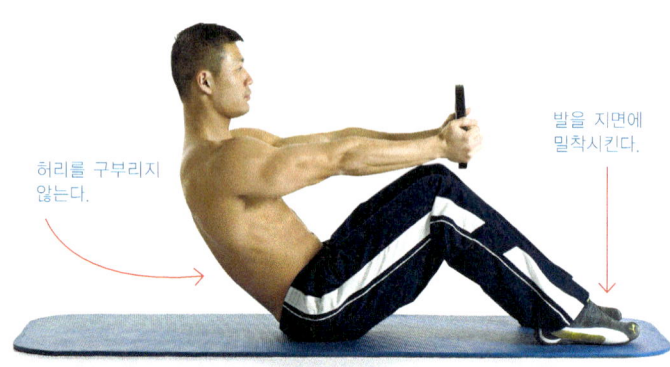

허리를 구부리지 않는다.
발을 지면에 밀착시킨다.

B
- 몸통의 움직임을 최소화하면서 팔을 왼쪽으로 최대한 회전시킨 다음, 최종지점에서 3초 동안 동작을 멈춘다.

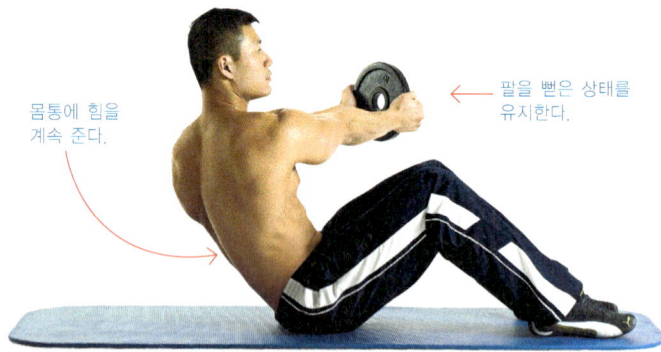

몸통에 힘을 계속 준다.
팔을 뻗은 상태를 유지한다.

C
- 팔을 오른쪽으로 최대한 회전시킨다.
- 최종지점에서 3초 동안 동작을 멈춘 다음, 방향을 바꾸어 같은 요령으로 반복한다. 이 동작을 30초 동안 반복하는 것이 좋다.

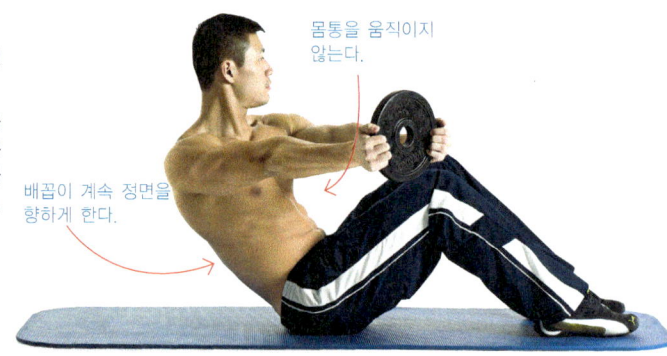

몸통을 움직이지 않는다.
배꼽이 계속 정면을 향하게 한다.

Chapter 10

맨즈헬스 공개!
최강의 코어 근육 스트레칭
하프-닐링 로테이션
Half-Kneeling Rotation

효과
자동차 운전석이나 책상에 오래 앉아 있으면 척추를 회전시키고 구부리는 능력이 떨어지고, 이로 인해 등과 어깨가 굽고 자세가 망가질 수 있다. 이 스트레칭은 척추의 가동성을 향상시키고 자세를 개선할 뿐만 아니라 골프, 테니스, 소프트볼 같은 스포츠에 필요한 몸통 회전 능력을 길러준다.

활용법
1회 반복 시 5초 동안 동작을 멈추고, 15회 반복을 기준으로 총 3세트를 실시한다. 이 스트레칭은 매일 실시하며 유연성이 많이 떨어지는 경우에는 하루에 3회까지 실시할 수 있다.

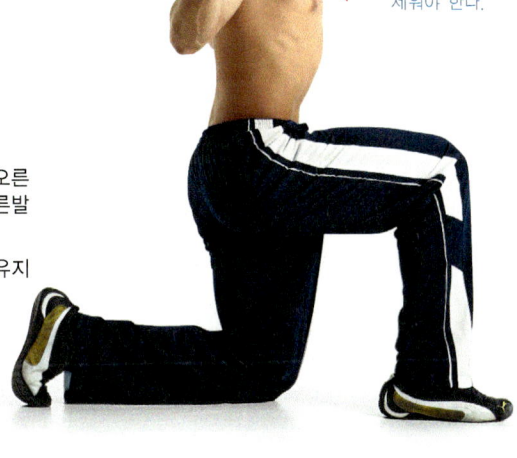

A
- 등 상부에 막대를 올린다.
- 왼쪽 무릎을 꿇은 상태에서 오른쪽 무릎을 90도로 세우고 오른발을 지면에 밀착시킨다.
- 복근에 힘을 준 상태를 계속 유지한다.

← 몸통을 곧게 세워야 한다.

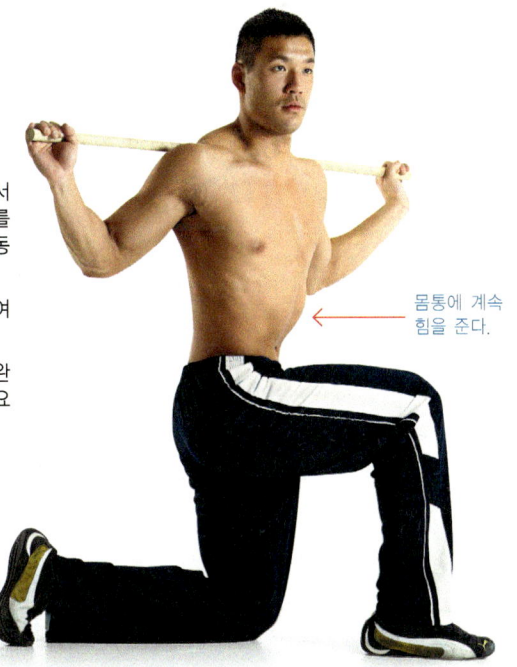

B
- 등을 곧게 편 상태를 유지하면서 오른쪽 무릎을 향해 왼쪽 어깨를 회전시킨 다음, 최종자세를 5초 동안 유지한다.
- 그 다음 시작자세로 돌아간다. 여기까지가 1회 반복이다.
- 오른쪽으로 정해진 반복 횟수를 완료한 다음, 자세를 바꾸어 같은 요령으로 반복한다.

← 몸통에 계속 힘을 준다.

343

코어 근육

완벽한 복근 만들기

이 프로그램은 전문 트레이너인 토니 젠틸코어Tony Gentilcore가 만든 새로운 개념의 코어 근육 운동 프로그램이다. 그는 매사추세츠 허드슨에 위치한 크레세이 퍼포먼스Cressey Performance의 공동 창립자이며 피트-케스트Fit-Cast 라는 인터넷 방송에도 자주 출연하고 있다(http://fitcast.com 참조). 운동 A, B, C는 회전력을 이겨내는 방식으로 복근을 강화하고 척추의 안정성을 2배로 높일 수 있도록 구성되어 있다.

활용법: 프로그램 A, B, C 가운데 하나를 선택하고 제시된 세트, 반복 횟수, 휴식을 그대로 적용하여 서킷트레이닝 방식으로 각 운동을 1세트씩 순서대로 실시한다. 각 운동을 1세트씩 완료한 후에는 전체 과정을 2회 더 반복한다. 성과를 극대화하려면 이 프로그램을 일주일에 2회씩 총 4주에 걸쳐 진행한 다음, 5주차부터는 프로그램 A, B, C 가운데 다른 프로그램을 선택하여 같은 방식으로 진행한다.

프로그램 A	프로그램 B	프로그램 C
운동 1: 케이블 코어 프레스 | p.303 몸의 양쪽 측면을 각각 10회씩 반복한 다음, 30~45초 동안 휴식을 취하고 다음 운동으로 넘어간다.	**운동 1:** 닐링 스태빌리티 촙 | p.304 몸의 양쪽 측면을 각각 8회씩 반복한 다음, 30~45초 동안 휴식을 취하고 다음 운동으로 넘어간다.	**운동 1:** 싱글-암 케이블 체스트 프레스 | p.66 몸의 양쪽 측면을 각각 10회씩 반복한 다음, 30~45초 동안 휴식을 취하고 다음 운동으로 넘어간다.
운동 2: 리버스 크런치 | p.330 12회를 반복한 다음, 30~45초 동안 휴식을 취하고 다음 운동으로 넘어간다.	**운동 2:** 스위스볼 플랭크 | p.289 30초 동안 동작을 유지한 다음, 30~45초 동안 휴식을 취하고 다음 운동으로 넘어간다.	**운동 2:** 스탠딩 스태빌리티 촙 | p.305 몸의 양쪽 측면을 각각 10회씩 반복한 다음, 30~45초 동안 휴식을 취하고 다음 운동으로 넘어간다.
운동 3: 바벨 롤아웃 | p.300 8회를 반복한 다음, 60초 동안 휴식을 취하고 운동 1, 2, 3 전체 과정을 다시 반복한다.	**운동 3:** 스위스볼 롤아웃 | p.300 8회를 반복한 다음, 60초 동안 휴식을 취하고 운동 1, 2, 3 전체 과정을 다시 반복한다.	**운동 3:** 롤링 사이드 플랭크 | p.293 각 자세를 5초 동안 유지한 다음, 60초 동안 휴식을 취하고 운동 1, 2, 3 전체 과정을 다시 반복한다.

Chapter 10

보너스 복근 운동!

매번 운동을 할 때마다 제시된 세트, 반복 횟수, 휴식을 그대로 적용하여 순서대로 실시한다. 레벨 1은 초보자에게 적합한 가장 쉬운 프로그램이고, 레벨 3은 난이도가 가장 높다. 성과를 극대화하려면 이 프로그램을 일주일에 2회씩 실시한다. 만약 레벨 1부터 시작한다면 레벨 1을 3~4주 동안 실시한 다음에 레벨 2, 3으로 넘어간다.

레벨 1	레벨 2	레벨 3
1. 플랭크 ǀ p.286 플랭크 자세를 30초 동안 유지한 다음, 30초 동안 휴식을 취하고 이 과정을 다시 한 번 반복한다.	**1. 엘리베이티드-피트 플랭크** ǀ p.288 플랭크 자세를 30초 동안 유지한 다음, 30초 동안 휴식을 취하고 이 과정을 다시 한 번 반복한다.	**1. 익스펜디드 플랭크** ǀ p.288 플랭크 자세를 30초 동안 유지한 다음, 30초 동안 휴식을 취하고 이 과정을 다시 한 번 반복한다.
2. 핸드 온 벤치 마운틴 클라이머 ǀ p.297 가슴을 향해 무릎을 들어 올릴 때마다 2초씩 멈춘 다음, 다리를 천천히 내리면서 시작자세로 돌아간다. 다리를 번갈아가며 총 30초를 실시한 다음, 30초 동안 휴식을 취하고 이 과정을 다시 한 번 반복한다.	**2. 핸드 온 스위스볼 마운틴 클라이머** ǀ p.297 가슴을 향해 무릎을 들어 올릴 때마다 2초씩 멈춘 다음, 다리를 천천히 내리면서 시작자세로 돌아간다. 다리를 번갈아가며 총 30초를 실시한 다음, 30초 동안 휴식을 취하고 이 과정을 다시 한 번 반복한다.	**2. 스위스볼 잭나이프** ǀ p.298 15회 반복하고 2세트를 실시하고 세트 사이에는 30초 동안 휴식을 취한다.
3. 사이드 플랭크 ǀ p.292 플랭크 자세를 30초 동안 유지한 다음, 30초 동안 휴식을 취하고 이 과정을 다시 한 번 반복한다.	**3. 피트 온 벤치 사이드 플랭크** ǀ p.293 플랭크 자세를 30초 동안 유지한 다음, 30초 동안 휴식을 취하고 이 과정을 다시 한 번 반복한다.	**3. 싱글-레그 사이드 플랭크** ǀ p.293 플랭크 자세를 30초 동안 유지한 다음, 30초 동안 휴식을 취하고 이 과정을 다시 한 번 반복한다.

보너스 운동: 등 강화 7분 운동

이 프로그램은 등 부상의 가능성을 낮추기 위해 고안되었으며, 프로그램을 실시하는 데 걸리는 시간은 7분이 채 안 된다. 하지만 이 프로그램은 등과 복부의 깊은 곳에 있는 근육의 지구력을 상승시키고, 척추의 안정성을 강화하며, 요통을 원천적으로 봉쇄하는 효과가 있다. 이 프로그램은 각 운동 사이에 휴식시간 없이 1세트씩 서킷트레이닝 방식으로 하루에 한 차례씩 실시한다.

- **캣 캐멀** ǀ p.291
  5~8회씩 반복한다.

- **맥길 컬업** ǀ p.299
  컬업 자세를 7~8초 동안 유지한 다음, 곧바로 시작자세로 돌아간다. 여기까지가 1회 반복이다. 이 동작을 4회 반복한 다음, 다리를 바꾸어 같은 요령으로 다시 반복한다.

- **사이드 플랭크** ǀ p.292
  사이드 플랭크 자세를 7~8초 동안 유지한 다음, 골반을 바로 내린다. 여기까지가 1회 반복이다. 이 동작을 4~5회 반복한 다음, 자세를 반대로 바꾸어 같은 요령으로 다시 반복한다.

- **버드 도그** ǀ p.291
  버드 도그 자세를 7~8초 동안 유지한 다음, 팔과 다리를 곧바로 내린다. 여기까지가 1회 반복이다. 이 동작을 4회 반복한 다음, 팔과 다리를 바꾸어 같은 요령으로 반복한다.

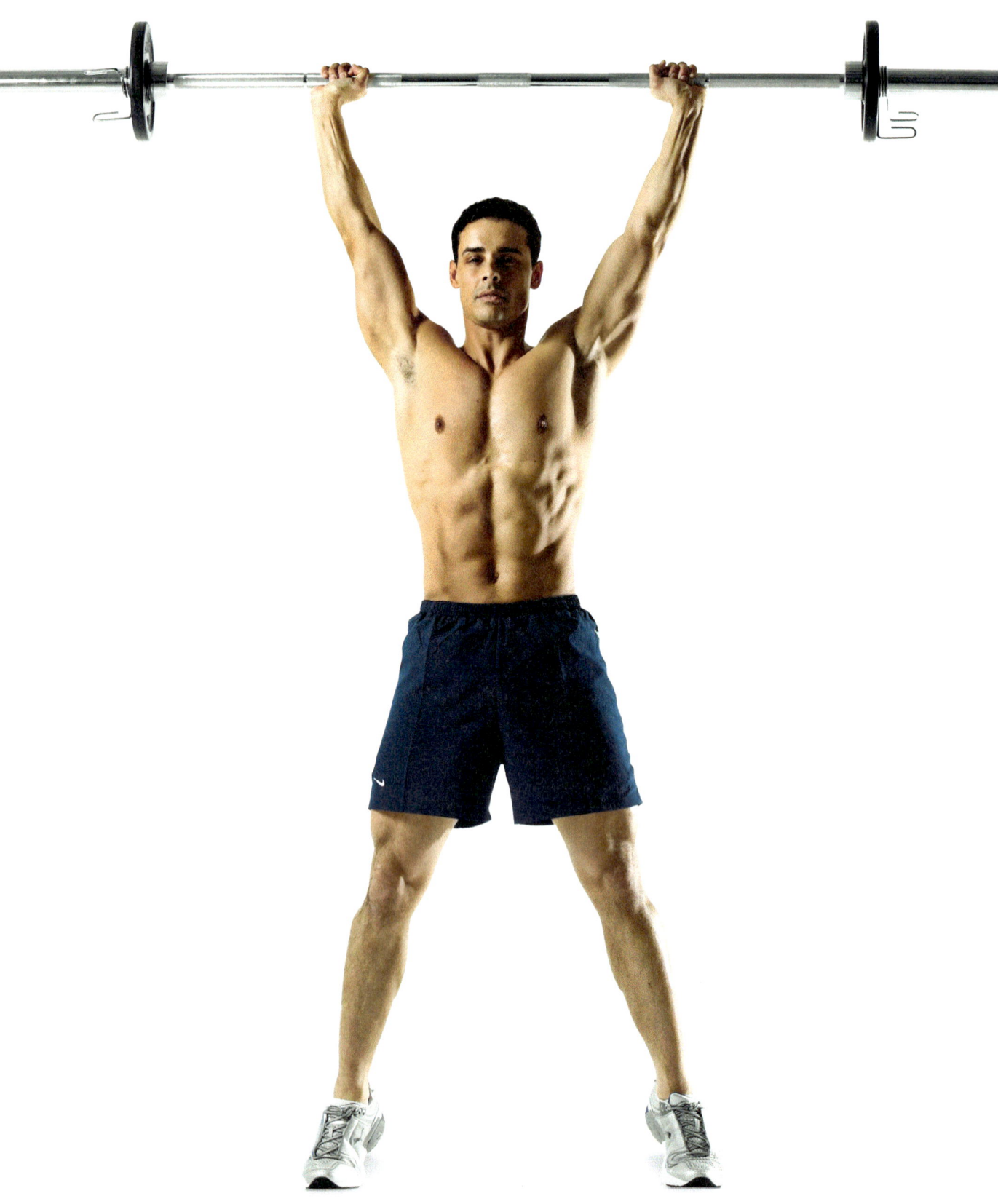

Chapter 11
Total Body
전신 운동
조화로운 몸을 위하여

Chapter 11: 전신 운동

Total Body

전신 운동은 운동을 달가워하지 않는 사람들에게 좋은 운동이라고 할 수 있다. 왜 그럴까? 전신 운동은 여러 개의 큰 근육군을 동시에 강화하기 때문에 실시할 운동의 가짓수가 적고, 상대적으로 짧은 시간 안에 많은 칼로리를 소모하면서 대사량을 증가시킬 수 있기 때문이다. 또한 온 몸을 움직이기 때문에 심혈관계통도 매우 활성화된다. 전신 운동은 이런 특성이 있기 때문에 운동을 즐기는 사람들에게도 물론 좋다.

이번 장에서는 18가지 전신 운동에 대해 알아본다. 이 가운데에는 아주 참신해 보이는 운동도 있지만 앞에서 살펴본 운동들을 조합한 낯익은 운동들도 있다. 그러나 참신하든, 낯익든 한 가지 공통점이 있다. 여기에서 소개하는 운동들은 지방을 가장 신속하게 연소시키고 온 몸의 근육을 빠르게 성장시키는 운동들이라는 점이다.

전신 운동의 보너스 효과

- **스포츠 능력 향상:** 전신 운동은 균형감각과 협응력을 향상시키기 때문에 테니스에서부터 비치발리볼에 이르기까지 모든 스포츠에 필요한 능력을 극대화시킬 수 있다.

- **심장 강화:** 몇 가지 운동을 조합시킨 운동들은 유산소 운동 못지않게 심장을 튼튼하게 만들어준다.

- **근력 강화:** 전신 운동을 실시하려면 온 몸의 근육을 동시에 써야 한다. 이는 머리부터 발끝까지 모든 근육을 강화하기 때문에 약점이 없는 몸을 만드는 데 도움이 된다.

전신 운동 | 복합 운동 COMBINATION EXERCISES

복합 운동

복합 운동은 지금까지 살펴봤던 운동들을 조합한 형태의 운동으로 상체와 하체, 몸통 근육을 동시에 강화하고 지방을 빠르게 연소시키는 효과가 있다.

바벨 프론트 스쿼트와 푸시 프레스
Barbell Front Squat to Push Press

A
- 팔을 어깨너비로 벌리고 오버핸드 그립으로 바벨을 잡는다.
- 상완을 들어 올려 지면과 수평을 만든다.
- 발을 어깨너비로 벌린다.

B
- 상완과 지면을 수평으로 유지한 상태에서 엉덩이를 뒤로 빼고 무릎을 구부리면서 최대한 낮게 앉는다.

C
- 몸을 일으켜 세워 시작자세로 돌아감과 동시에 머리 위로 바벨을 들어 올린다.

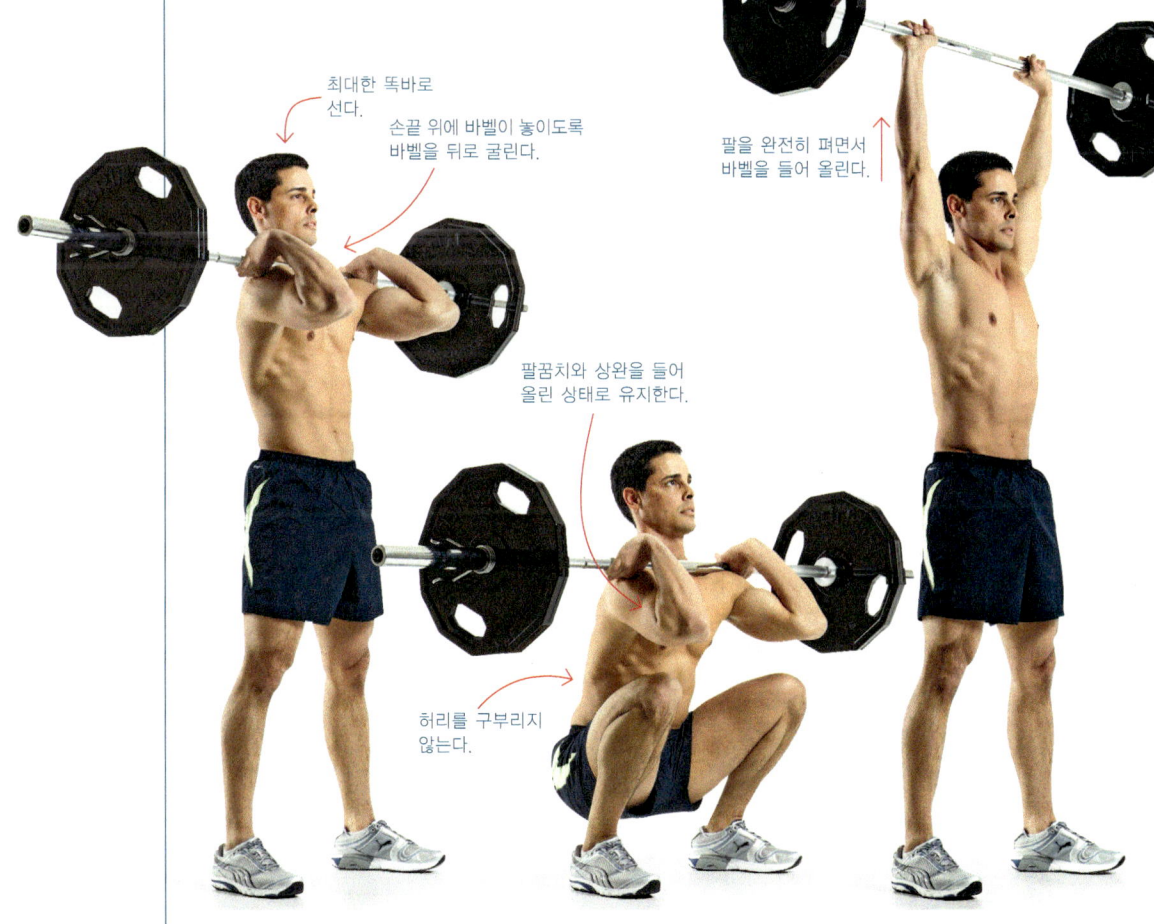

최대한 똑바로 선다.
손끝 위에 바벨이 놓이도록 바벨을 뒤로 굴린다.
팔을 완전히 펴면서 바벨을 들어 올린다.
팔꿈치와 상완을 들어 올린 상태로 유지한다.
허리를 구부리지 않는다.

전신 운동 | 복합 운동 COMBINATION EXERCISES

바벨 스트레이트-레그 데드리프트와 로우
Barbell Straight-Leg Deadlift to Row

A
- 바벨을 오버핸드 그립으로 잡고 바벨이 허벅지 앞에 오도록 팔을 아래로 곧게 뻗는다.
- 발을 어깨너비로 벌리고 무릎을 살짝 구부린다.

B
- 허리를 곧게 유지하고 골반 관절을 구부리면서 몸통이 지면과 거의 수평을 이룰 때까지 몸통을 숙인다.

C
- 바벨을 상복부까지 잡아당긴다.
- 최고지점에서 잠시 멈춘 다음, 반대 동작을 통해 시작자세로 돌아간다.

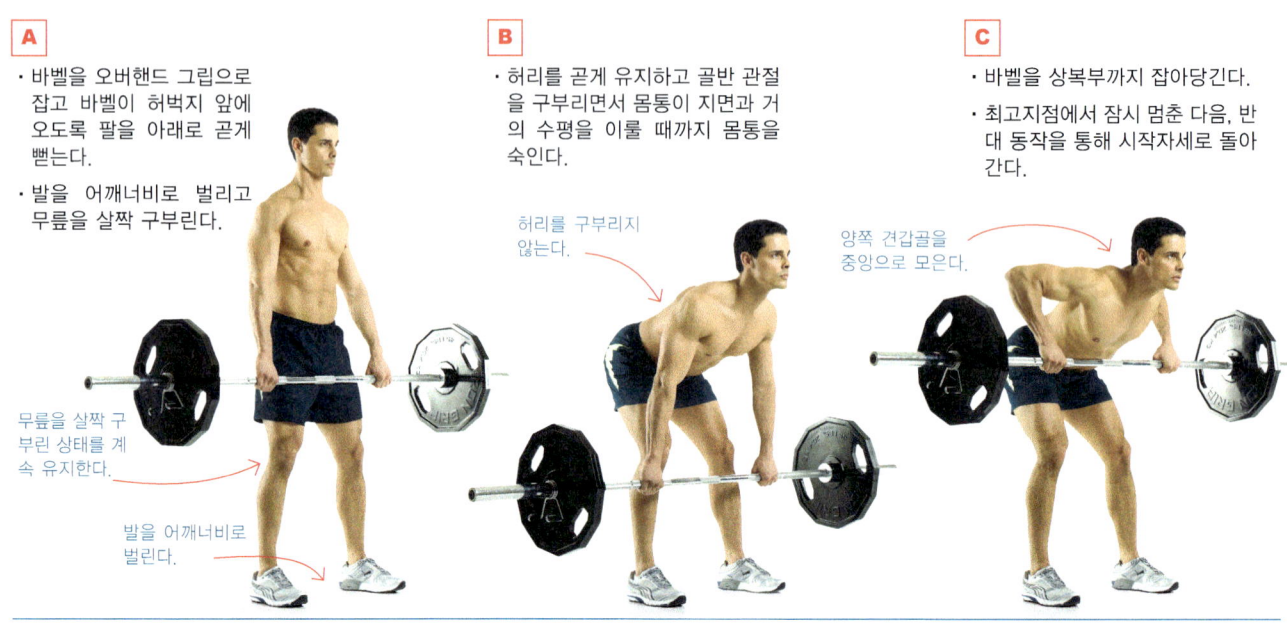

무릎을 살짝 구부린 상태를 계속 유지한다.

발을 어깨너비로 벌린다.

허리를 구부리지 않는다.

양쪽 견갑골을 중앙으로 모은다.

덤벨 스트레이트-레그 데드리프트와 로우
Dumbbell Straight-Leg Deadlift to Row

A
- 양손에 덤벨을 들고 덤벨이 허벅지 앞에 오도록 양팔을 아래로 곧게 뻗는다.

B
- 골반 관절을 구부리면서 몸통을 앞으로 숙여 벤트-오버 자세를 취한다.

C
- 덤벨을 몸통 측면으로 잡아당긴다.

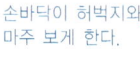

손바닥이 허벅지와 마주 보게 한다.

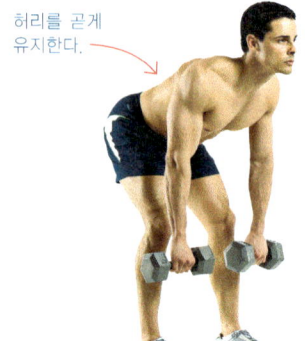

허리를 곧게 유지한다.

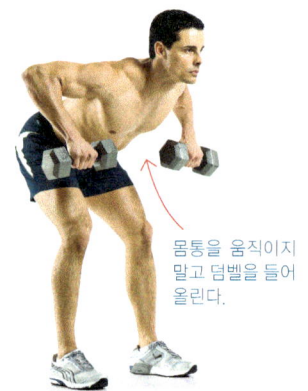

몸통을 움직이지 말고 덤벨을 들어 올린다.

Chapter 11

트러스터
Thrusters

A
- 양손에 덤벨을 들고 손바닥이 마주 보도록 어깨 옆으로 덤벨을 들어 올린다.
- 발을 어깨너비로 벌리고 똑바로 선다.

B
- 허벅지 윗면이 지면과 거의 수평을 이룰 때까지 몸을 내린다.

C
- 덤벨을 어깨 위로 똑바로 들어 올리면서 일어선다.
- 덤벨을 내리면서 시작자세로 돌아간다.

⬇
트레이너의 조언
엉덩이를 뒤로 빼면서 동작을 시작한 다음, 무릎을 최대한 구부리면서 낮게 앉는다(스쿼트 자세보다 더 낮게 쪼그려 앉을수록 좋다).

몸통을 계속 곧게 유지한다.

WARNING!

부위별 운동이 근육을 더욱 돋보이게 한다?

사람들이 크게 착각하는 것이 있다. 근육이 겉으로 드러나 보이느냐 마느냐를 결정하는 것은 결국 근육 자체가 아니라 근육을 둘러싸고 있는 지방의 양이라는 사실이다. 여러 근육을 동시에 사용하는 전신 운동은 바이셉스 컬이나 트라이셉스 익스텐션 같은 부위별 운동보다 칼로리 소모량이 많다. 따라서 팔의 근육을 선명하게 드러내는 데에도 훨씬 더 효과적이다. 어떤 운동을 하든, 지방을 부위별로 선택하여 뺄 수는 없다는 사실을 기억하자.

■

덤벨 해머 컬 투 런지 투 프레스 Dumbbell Hammer Curl to Lunge to Press

A
- 양손에 덤벨을 들고 손바닥이 마주 보도록 몸 옆으로 팔을 곧게 내린다.
- 발을 골반너비로 벌리고 똑바로 선다.

B
- 왼발을 앞으로 내딛으면서 왼쪽 무릎이 거의 90도로 구부러질 때까지 몸을 내린다.

C
- 덤벨을 어깨 위로 곧게 들어 올린다.

D
- 다리를 펴면서 시작자세로 돌아간 다음, 덤벨을 내리고 전체 동작을 반복한다.

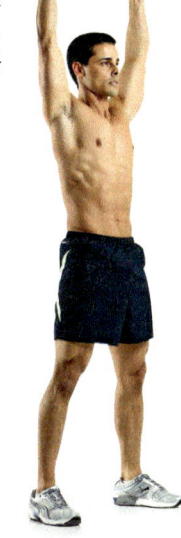

팔을 곧게 편다.

뒤쪽 무릎이 거의 지면에 닿을 정도로 몸을 내린다.

몸통을 계속 곧게 유지한다.

전신 운동 | 복합 운동 COMBINATION EXERCISES

싱글-암 스텝업과 프레스
Single-Arm Stepup and Press

A
- 왼손에 덤벨을 들고 손바닥이 어깨를 마주 보도록 어깨 바로 위로 들어 올린다.
- 오른발을 무릎 높이의 상자나 발판에 올린다.

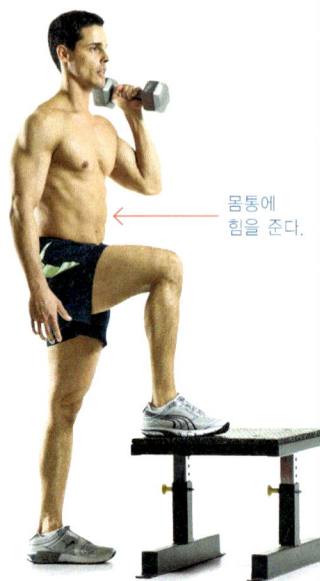

몸통에 힘을 준다.

B
- 오른쪽 뒤꿈치에 힘을 주면서 발판 위에 올라섬과 동시에 왼팔을 어깨 위로 곧게 뻗으면서 덤벨을 들어 올린다.
- 왼발을 지면에 다시 내리면서 시작자세로 돌아간다.
- 정해진 반복 횟수를 완료한 다음, 자세를 반대로 바꾸어 같은 요령으로 반복한다.

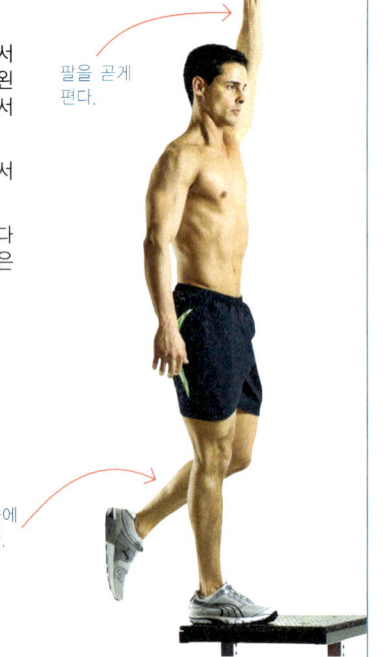

팔을 곧게 편다.

왼발을 공중에 띄워야 한다.

싱글-암 리버스 런지와 프레스
Single-Arm Reverse Lunge and Press

A
- 왼손에 덤벨을 들고 손바닥이 어깨를 마주 보도록 어깨 바로 위로 들어 올린다.

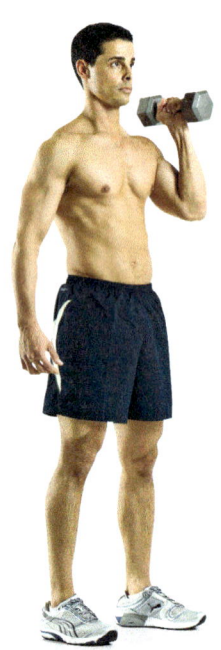

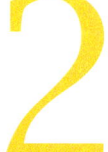

앨라배마대학의 연구에 의하면, 부위별 근육 운동을 1주일에 1회 실시했던 사람들에 비해 전신 운동을 일주일에 3회 실시했던 사람들은 지방을 2배 더 감량할 수 있었다.

B
- 왼발을 뒤로 내딛으면서 몸을 낮춰 리버스 런지 자세를 취한다. 동시에 왼팔을 어깨 위로 곧게 뻗으면서 덤벨을 들어 올린다.
- 다리를 폄과 동시에 덤벨을 내리면서 시작자세로 돌아간다. 여기까지가 1회 반복이다.
- 정해진 반복 횟수를 완료한 다음, 자세를 바꾸어 같은 요령으로 반복한다.

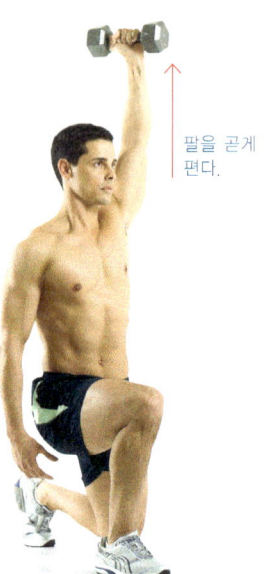

팔을 곧게 편다.

Chapter 11

사이드 런지와 프레스
Side Lunge and Press

A
- 양손에 덤벨을 들고 발을 골반너비로 벌리고 선다.
- 팔을 완전히 펴면서 덤벨을 머리 위로 들어 올린다.

몸통에 힘을 준다.

B
- 오른발을 측면으로 뻗으면서 사이드 런지 자세를 취함과 동시에 어깨를 향해 오른쪽 덤벨을 내린다.
- 반대 동작을 통해 일어서면서 시작자세로 돌아간다.

몸통을 최대한 곧게 세운다.

터키시 겟업
Turkish Getup

A
- 다리를 똑바로 펴고 바닥에 눕는다.
- 왼손에 덤벨을 들고 팔을 앞으로 곧게 뻗는다.

팔꿈치를 완전히 편다.

오른쪽 팔꿈치로 체중을 지탱하면서 몸을 일으켜 세운다.

덤벨을 계속 주시한다.

왼발을 지면에 계속 밀착시킨다.

B C D
- 팔을 곧게 펴서 덤벨을 들어 올린 상태를 유지하면서 일어선다.

무릎으로 체중을 지탱한다.

E
- 일어선 다음에는 반대 동작을 통해 시작자세로 돌아간다.
- 정해진 반복 횟수를 완료한 다음, 자세를 반대로 바꾸어 같은 요령으로 반복한다.

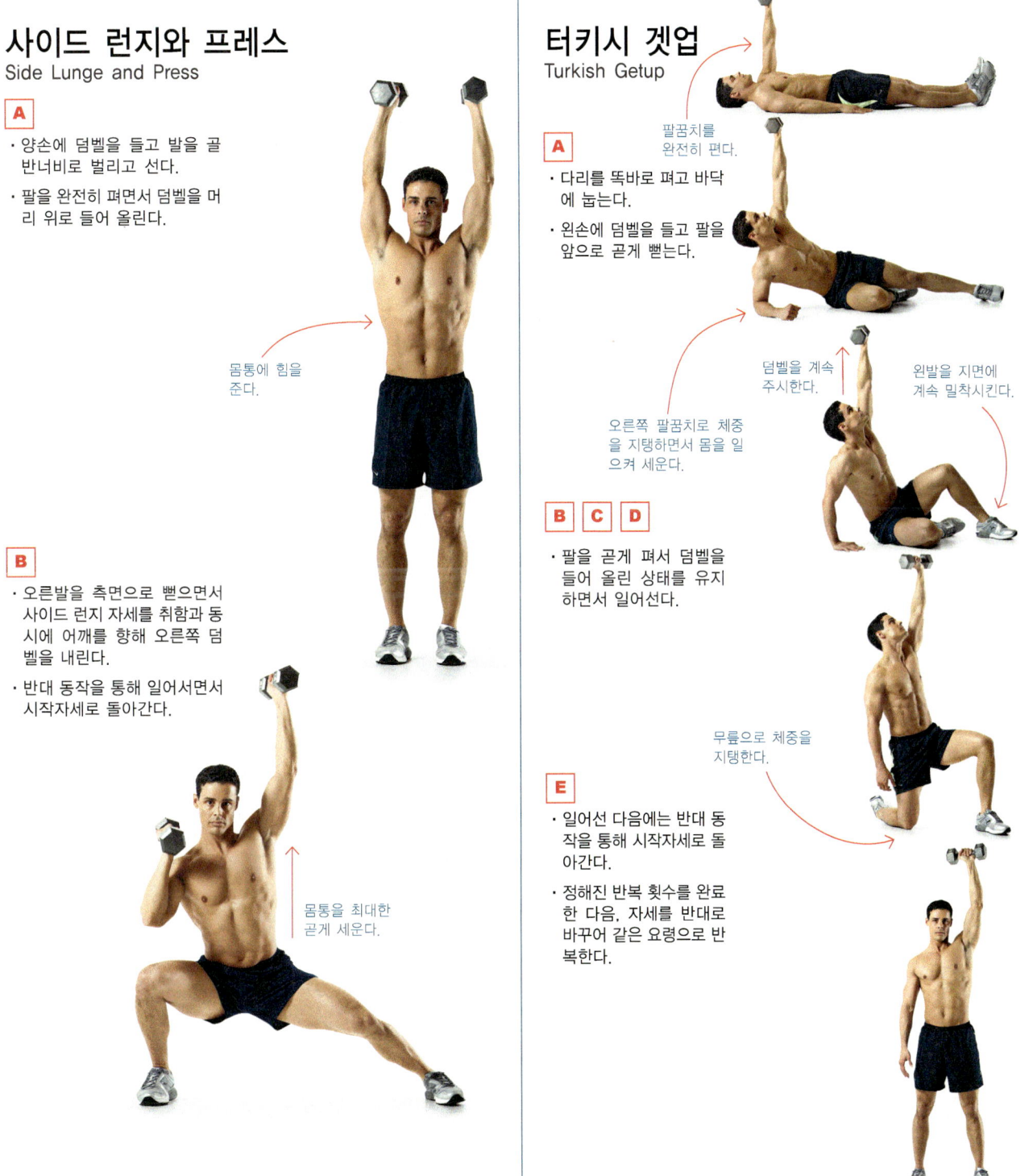

353

전신 운동 | 복합 운동 COMBINATION EXERCISES

파워 강화 운동

파워 강화 운동의 목표는 속근섬유이다. 속근섬유는 근섬유들 가운데 근육의 크기와 근력을 강화할 수 있는 잠재력이 가장 큰 근섬유이다. 파워 강화 운동의 목표는 중량에 대한 통제력을 지속적으로 유지하면서 최대한 빠른 동작을 구사하는 것이다. 이런 운동은 스포츠에 필요한 파워를 향상시키는 데 이상적이다. 더 높이, 더 빨리, 더 멀리 뛰고, 달리고, 던지려면 근력과 속도를 잘 조화시켜 파워를 발휘해야 한다.

바벨 하이 풀
Barbell High Pull

A
- 가벼운 중량원판을 장착한 바벨을 정강이 앞에 놓는다.
- 팔을 어깨너비보다 약간 넓게 벌리고 바벨을 오버핸드 그립으로 잡는다.
- 골반과 무릎을 구부려 스쿼트 자세를 잡는다.
- 가슴과 골반을 높이면서 팔을 곧게 편다.

B
- 팔꿈치를 구부리고 상완을 들어 올림과 동시에 다리를 강하게 펴고 일어서면서 바벨을 최대한 높이 들어 올린다.
- 이때 뒤꿈치를 강하게 들어 올려야 한다.
- 반대 동작을 통해 시작자세로 돌아간다.

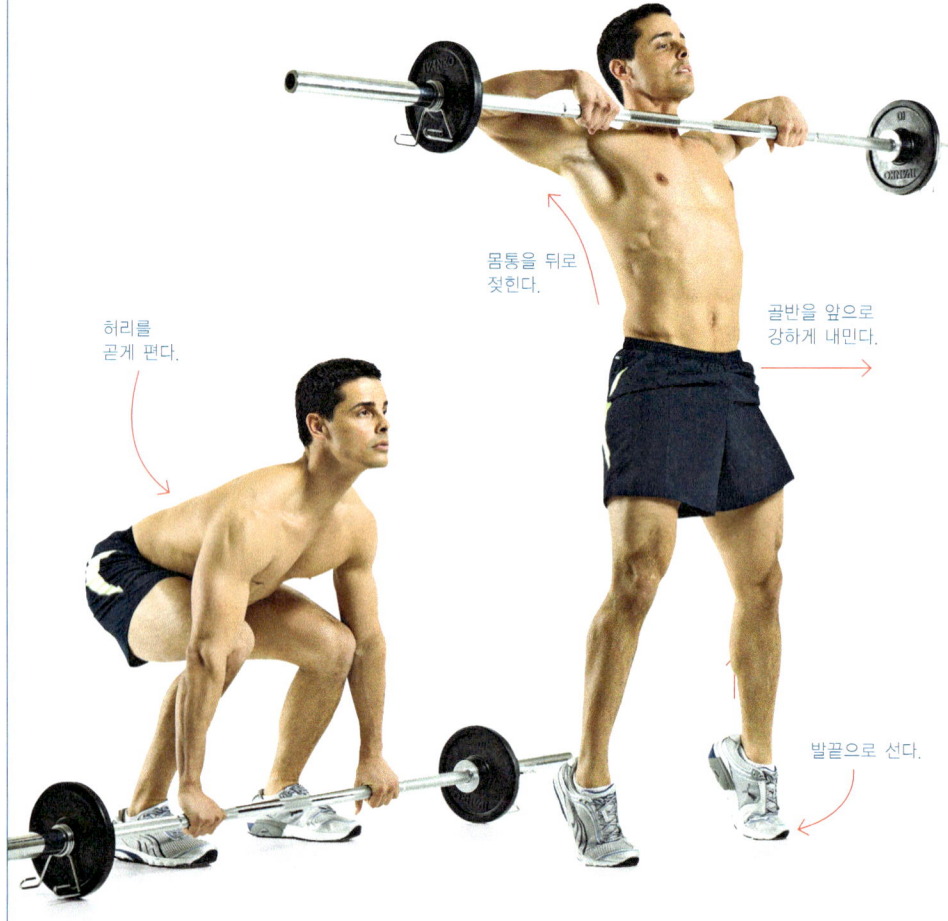

허리를 곧게 편다.

몸통을 뒤로 젖힌다.

골반을 앞으로 강하게 내민다.

발끝으로 선다.

Chapter 11

바벨 행 풀
Barbell Hang Pull

A
- 바벨을 무릎 바로 아래까지 들어 올린다.

허리를 구부리지 않는다.

B
- 바벨을 최대한 높이 당겨 올린다.

골반을 앞으로 강하게 내민다.

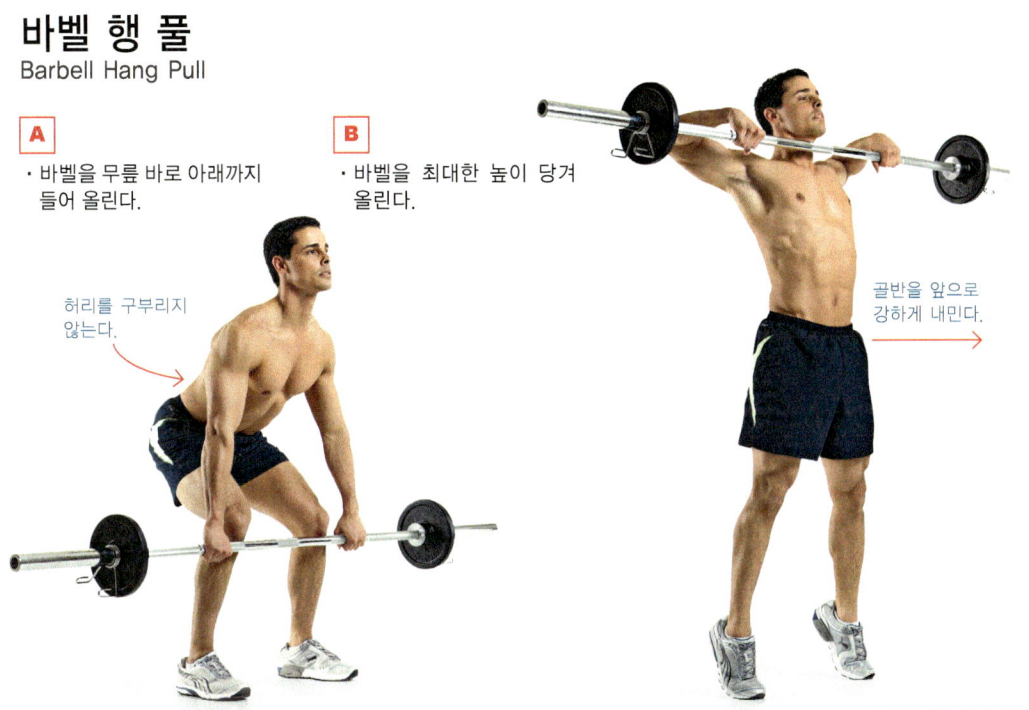

올림픽 역도

이번 장에 나온 바벨 하이 풀을 비롯한 파워 운동들은 하계 올림픽 역도 경기의 동작을 단순화한 것이라고 볼 수 있다. 올림픽 역도 경기는 고도의 기술을 요하는 어려운 동작으로 이루어져 있다. 그러나 하이 풀과 점프 슈럭 같은 운동은 동작이 훨씬 쉬우면서도 역도 경기의 장점을 충분히 이용할 수 있다. 왜냐하면 이 운동들은 바벨을 들어 올리는 역도의 기본동작을 차용하면서도 아주 복잡한 근육의 움직임이 필요한 기술적인 부분을 최소화했기 때문이다.

덤벨 행 풀
Dumbbell Hang Pull

A
- 양손에 오버핸드 그립으로 덤벨을 잡고 덤벨을 무릎 바로 아래까지 들어 올린다.

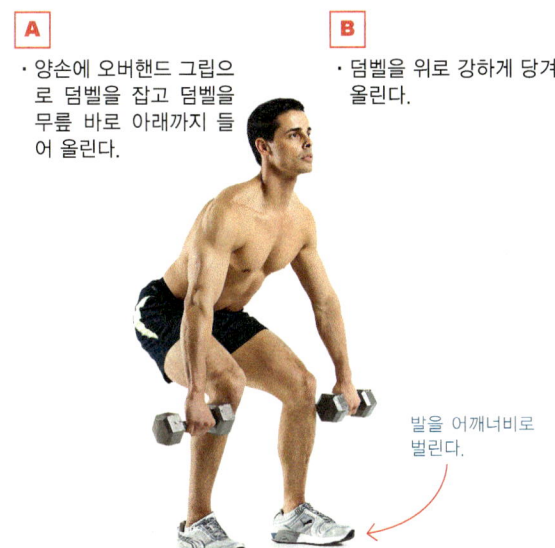

B
- 덤벨을 위로 강하게 당겨 올린다.

발을 어깨너비로 벌린다.

팔꿈치를 구부리고 덤벨을 들어 올린다.

골반, 무릎, 발목을 한 동작으로 곧게 편다.

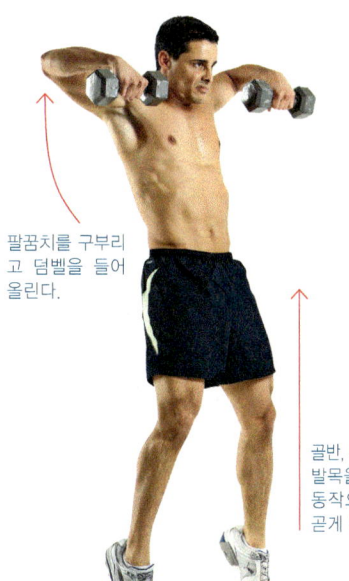

355

전신 운동 　복합 운동 COMBINATION EXERCISES

바벨 점프 슈럭
Barbell Jump Shrug

- 팔을 어깨너비보다 약간 넓게 벌리고 오버핸드 그립으로 바벨을 잡는다.
- 바벨이 무릎 바로 아래쪽에 올 때까지 골반 관절과 무릎을 구부린다.

- 골반을 앞으로 내밂과 동시에 어깨를 강하게 들어 올리면서 최대한 높이 뛰어 오른다.
- 부드럽게 착지한 다음 자세를 정비한다.

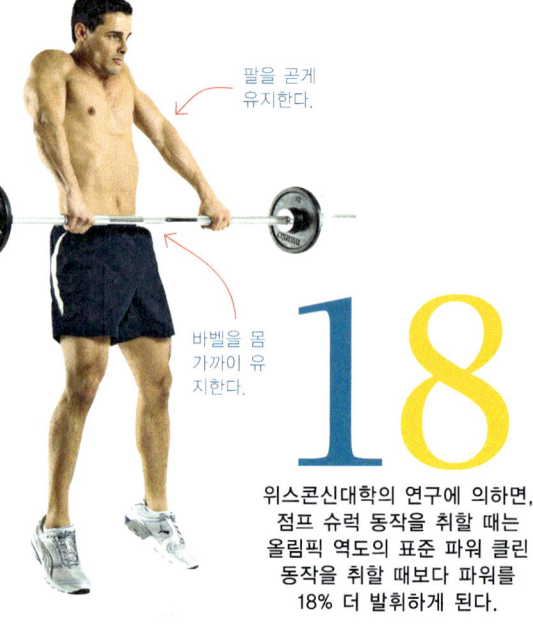

18

위스콘신대학의 연구에 의하면, 점프 슈럭 동작을 취할 때는 올림픽 역도의 표준 파워 클린 동작을 취할 때보다 파워를 18% 더 발휘하게 된다.

와이드-그립 점프 슈럭
Wide-Grip Jump Shrug

- 팔을 어깨너비보다 2배로 넓게 벌리고 바벨을 오버핸드 그립으로 잡는다.

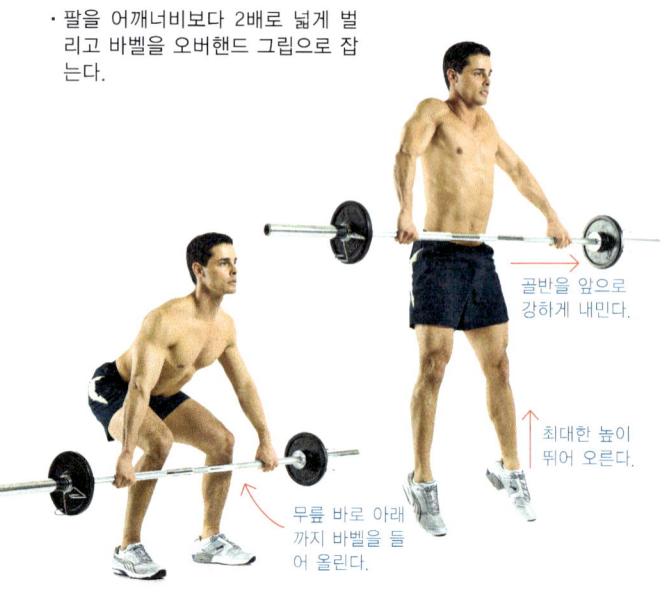

덤벨 점프 슈럭
Dumbbell Jump Shrug

- 양손에 덤벨을 잡고 손바닥이 마주 보도록 몸 옆으로 팔을 내린다.

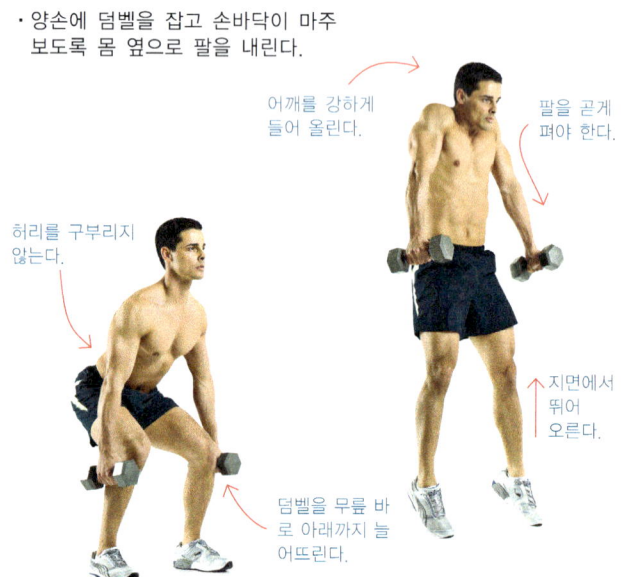

Chapter 11

싱글-암 덤벨 스내치
Single-Arm Dumbbell Snatch

A
- 오버핸드 그립으로 한 손에 덤벨을 든다.
- 골반과 무릎을 구부려 스쿼트 자세를 취하고 덤벨을 든 팔을 발 사이로 곧게 내린다.

B
- 한 번의 동작으로 천정을 향해 덤벨을 들어 올린다.

C
- 가속을 이용하여 손바닥이 앞쪽을 향하고 팔이 완전히 펴질 때까지 전완을 높이 들어 올린다.
- 덤벨을 높이 들고 몸을 곧게 편다.

- 허리를 곧게 편다.
- 뒤꿈치로 지면을 차고 뛰어 오를 준비를 한다.
- 발을 어깨너비보다 약간 더 넓게 벌린다.
- 팔을 구부리고 팔꿈치를 최대한 높이 든다.
- 덤벨을 계속 최대한 몸 가까이 유지한다.
- 발끝이 지면에서 떨어질 정도로 덤벨을 강하게 들어 올린다.
- 골반을 앞으로 내민다.

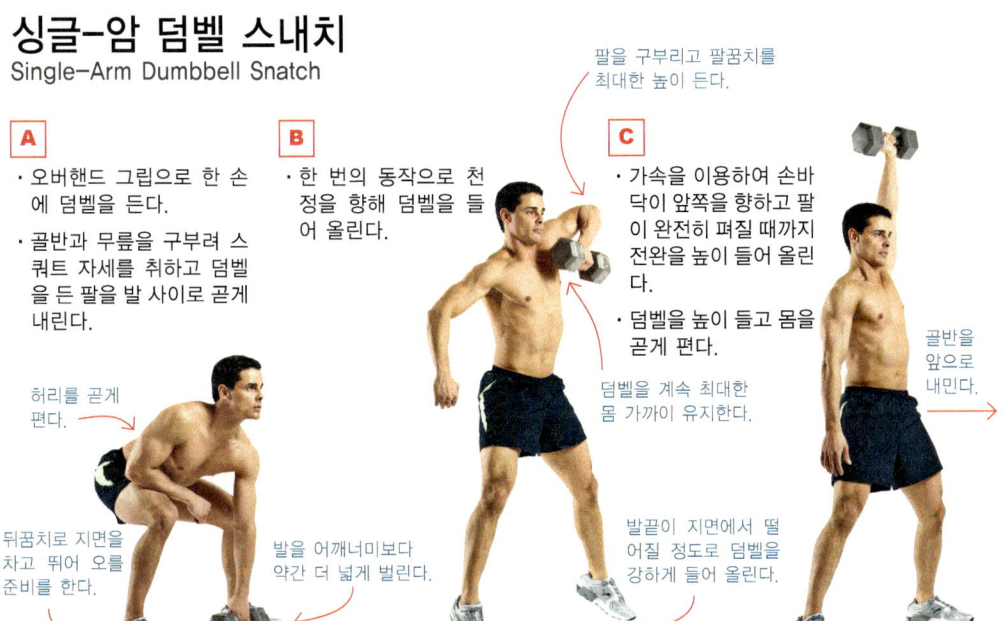

파워 강화 운동의 효과

일반적인 근력 운동을 하기 전에 파워 강화 운동을 먼저 실시해보자. 가령, 스쿼트를 하기 전에 싱글-암 스내치 또는 점프 슈럭을 실시하거나, 기본 푸시업을 하기 전에 익스플로시브 푸시업을 실시하는 것이다. 〈근력과 컨디셔닝 저널〉에 발표된 연구에 의하면, 파워 강화 운동을 먼저 실시한 후에 스쿼트를 실시하면 파워 강화 운동을 건너뛰고 바로 스쿼트를 실시하는 경우보다 스쿼트 실행 능력이 더 우수해지는 것으로 나타났다. 연구진은 파워 강화 운동이 근섬유 내의 화학적 환경을 변화시켜 2차적인 운동에 돌입할 때 더 많은 신경섬유를 활성화시킨다는 사실을 밝혀냈다.

싱글-암 행 스내치
Single-Arm Hang Snatch
- 덤벨을 무릎 바로 아래쪽에 위치시키고 동작을 시작한다.

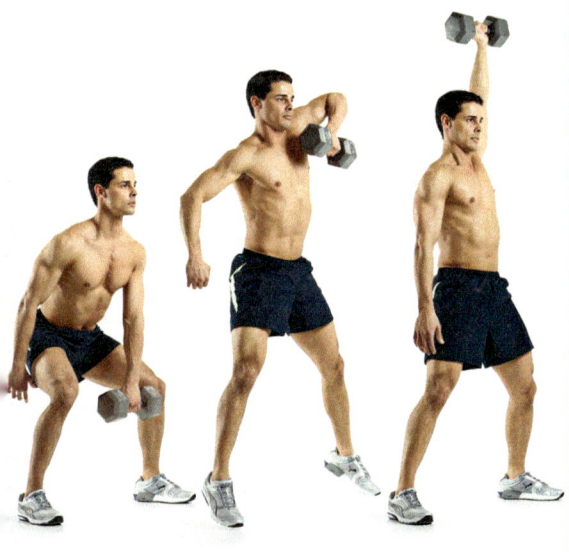

싱글-암 케틀벨 스내치
Single-Arm Kettlebell Snatch
- 덤벨 대신 케틀벨을 이용한다.

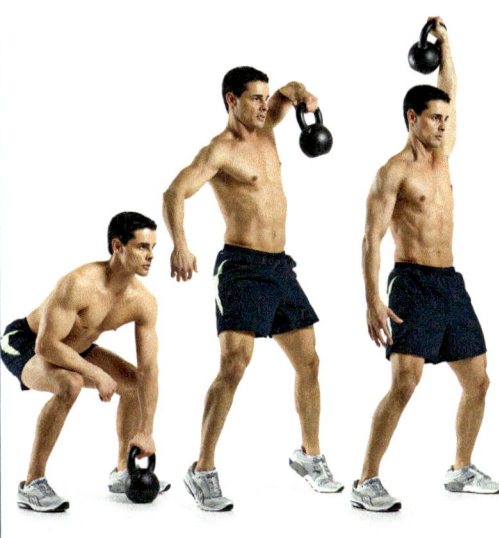

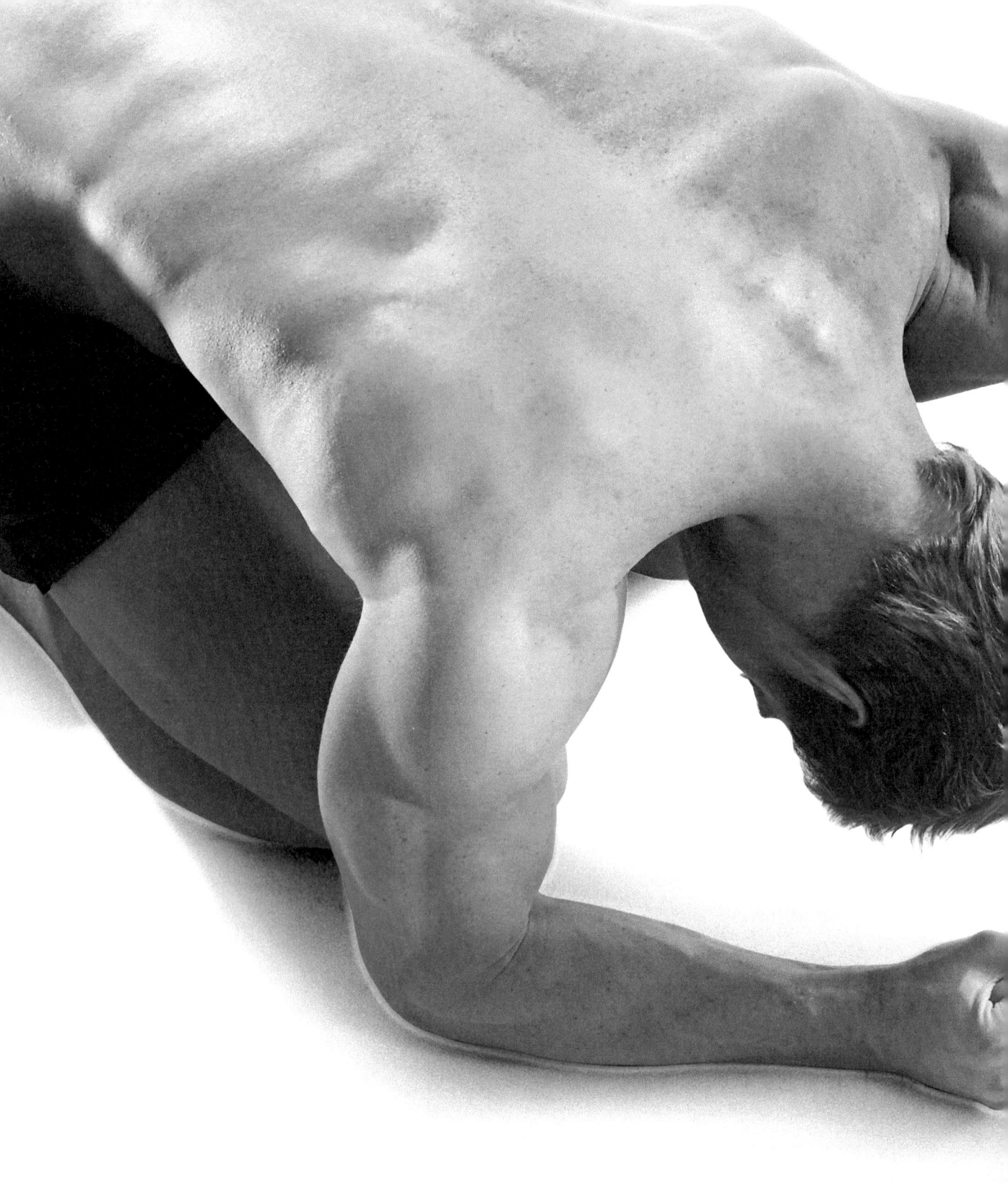

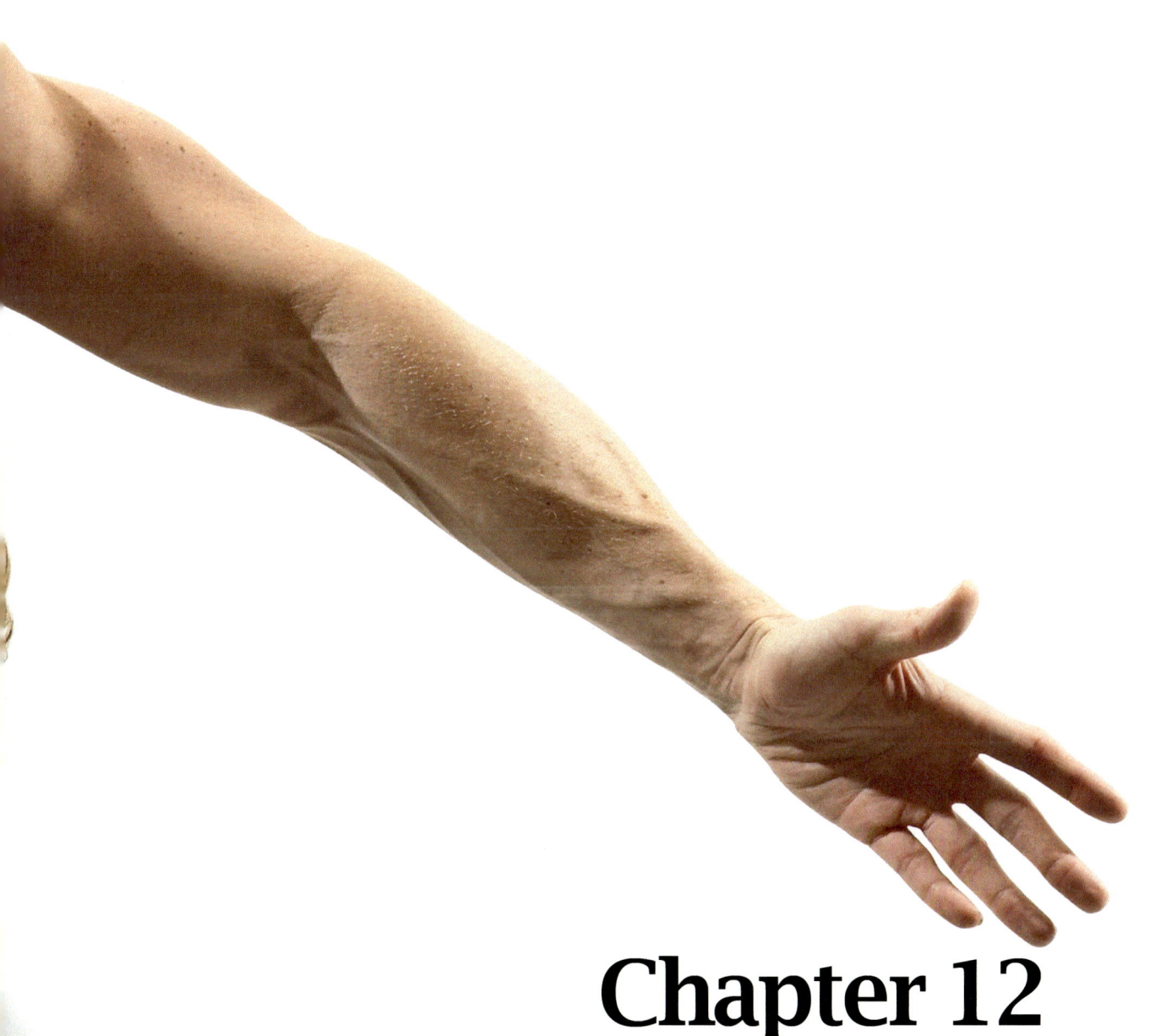

Chapter 12
Warmup Exercises
워밍업
움직임, 그것이 문제로다

Chapter 12: 워밍업

Warmup Exercises

이번 장의 내용을 그냥 건너뛰고 싶은 분도 있을 것이다. 우리 현대인들은 따로 시간을 내서 워밍업에 매달릴 만큼 한가롭지가 않기 때문이다.

그렇다. 우리는 모두 나름대로 바쁘다. 건강 전문가들은 본격적인 운동에 앞서 올바른 방식으로 몸을 움직이는 워밍업이 근육의 스위치를 켜는 과정과도 같다는 사실을 발견했다. 과학자들은 미용체조와 유사한 역동적인 스트레칭이 정신과 근육의 소통을 증진시켜 운동능력을 극대화한다고 믿는다. 뿐만 아니라 더 많은 근육이 활성화될수록 지방도 더 빨리 분해된다. 이것은 분명히 우리가 놓쳐서는 안 될 부분이다.

본격적인 운동을 시작하게 전에 실시할 수 있는 워밍업 운동을 이번 장에서 집중적으로 다루는 것도 바로 그 때문이다. 워밍업은 근육을 활성화시킬 뿐만 아니라 유연성, 가동성, 자세를 향상시킨다. 이런 요소들은 모두 부상을 방지하고 몸을 젊게 유지하는 데 꼭 필요하며, 5분에서 10분만 투자하면 누구나 이 모든 효과를 자신의 것으로 만들 수 있다.

하지만 이것이 전부는 아니다. 뒤에서 소개하는 폼 롤러 운동은 좀 더 특별한 효과를 가지고 있다. 폼 롤러 운동은 기본적으로 근육의 고유한 기능을 강화한다. 더욱이 이 운동은 헬스클럽에서든, 가정에서든, 언제 어디서나 손쉽게 활용할 수 있다. 기름칠이 잘 된 기계처럼 몸을 부드럽게 유지하려면 근육도 워밍업을 통한 정기적인 정비가 필요하다.

워밍업 | WARMUP EXERCISES

이번 장에서는 본격적인 운동에 앞서 근육을 준비시키고 유연성과 가동성을 높여주는 49가지 워밍업 운동에 대해 알아본다.

점핑 잭
Jumping Jacks

- 발을 모으고 서서 몸 옆으로 손을 내린다.
- 팔을 머리 위로 들어 올림과 동시에 가볍게 뛰어 오르면서 다리를 양 옆으로 벌린다.
- 멈추지 말고 곧바로 시작자세로 돌아가서 동작을 반복한다.

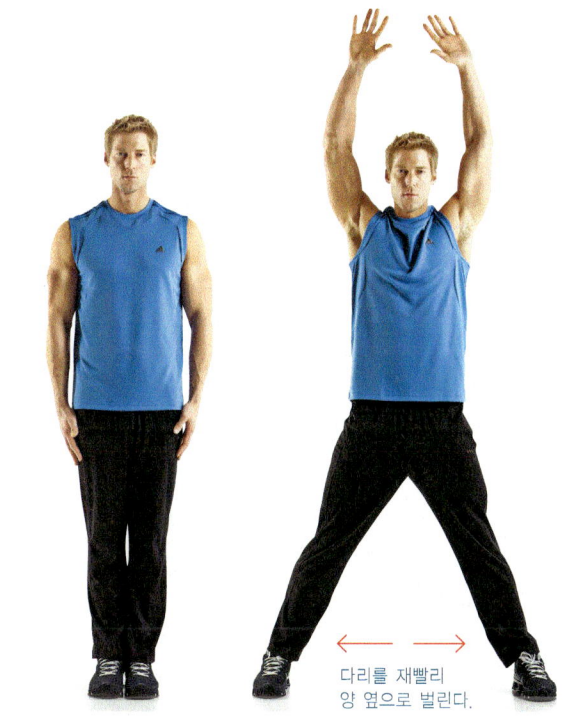

다리를 재빨리 양 옆으로 벌린다.

스플리트 잭
Split Jacks

- 오른발이 앞쪽, 왼발이 뒤쪽에 오도록 다리를 앞뒤로 벌린다.
- 오른쪽 다리를 뒤로 뻗고 왼쪽 다리를 앞으로 뻗으면서 동시에 오른팔을 어깨 위로 흔들고 왼팔을 뒤로 흔든다.
- 팔다리를 계속 교차시키면서 흔든다.
- 30초 동안 동작을 최대한 많이 반복한다.

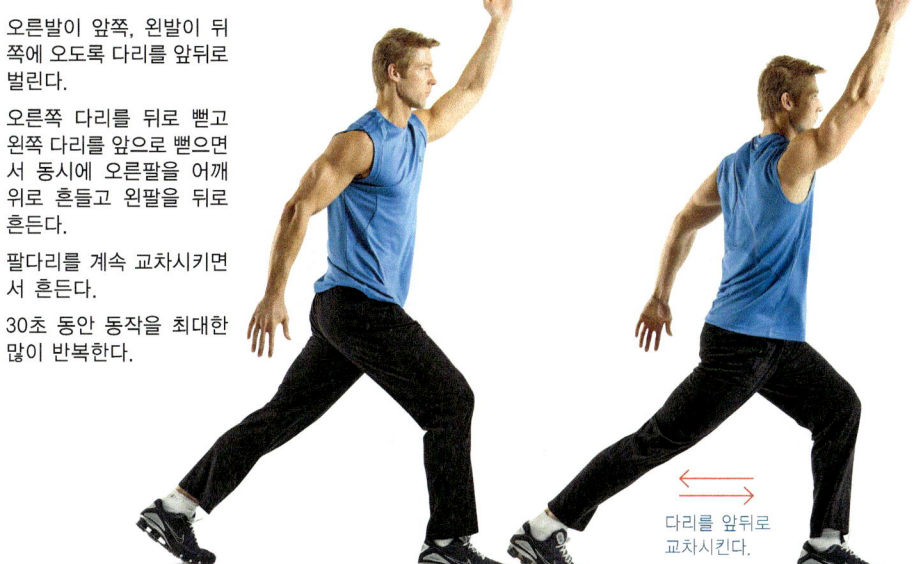

다리를 앞뒤로 교차시킨다.

워밍업 | WARMUP EXERCISES

스쿼트 트러스트
Squat Thrusts

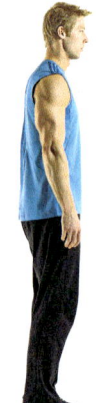

- 발을 어깨너비로 벌리고 서서 팔을 몸 옆으로 내린다.
- 엉덩이를 뒤로 빼면서 무릎을 구부리며 최대한 낮게 쪼그려 앉는다.
- 다리를 뒤로 뻗어 푸시업 자세를 취한다.
- 그 다음 다리를 빨리 원위치시키면서 쪼그린 자세로 돌아간다.
- 몸을 재빨리 세워 일어서서 전체 동작을 반복한다.

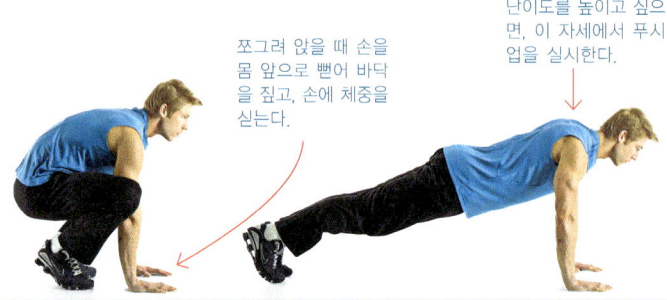

쪼그려 앉을 때 손을 몸 앞으로 뻗어 바닥을 짚고, 손에 체중을 싣는다.

난이도를 높이고 싶으면, 이 자세에서 푸시업을 실시한다.

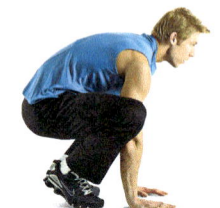
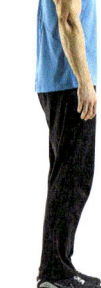

월 슬라이드
Wall Slide

- 허리, 등 상부, 엉덩이를 벽에 대고 기댄다.
- 상완을 어깨 높이로 올리고 팔꿈치를 90도로 구부려 하이-파이브 자세를 취하면서 손과 팔을 벽에 밀착시킨다.
- 팔꿈치, 손목, 손을 벽에 밀착시킨 상태를 유지하면서 옆구리를 향해 팔꿈치를 최대한 내린다. 이때 양쪽 견갑골을 중앙으로 모은다.
- 손을 벽에 계속 댄 상태로 벽을 타고 팔을 최대한 높이 올린다.
- 팔을 내리고 전체 동작을 반복한다.

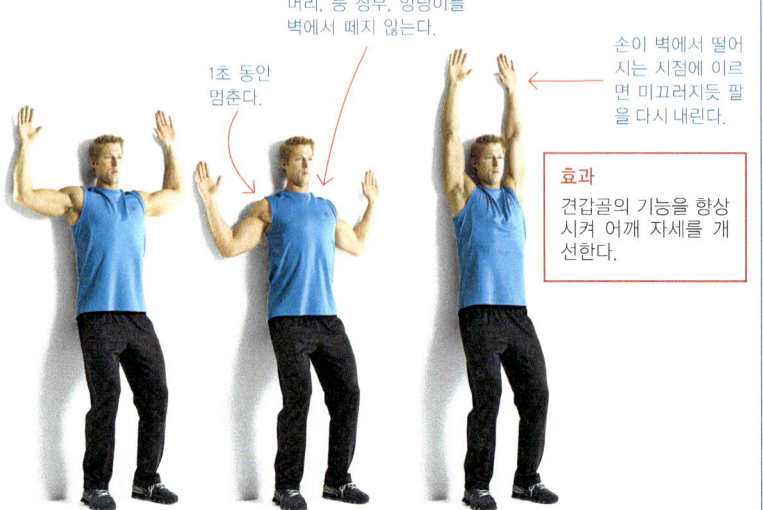

머리, 등 상부, 엉덩이를 벽에서 떼지 않는다.

1초 동안 멈춘다.

손이 벽에서 떨어지는 지점에 이르면 미끄러지듯 팔을 다시 내린다.

효과 견갑골의 기능을 향상시켜 어깨 자세를 개선한다.

핸드 크로스오버
Hand Crossover

- 양팔이 지면과 45도를 이루도록 팔을 벌린다.
- 이때 오른팔은 손바닥이 앞쪽을 향하고 엄지손가락이 천정을 향하도록 위로 들어 올린다.
- 이때 왼팔은 손바닥이 뒤쪽을 향하고 엄지손가락이 지면을 향하도록 한다.
- 이 상태에서 양손의 손바닥 방향을 유지하면서 양팔의 위치를 교차시킨다.
- 팔을 교차할 때 팔을 휘두르는 속도의 강약을 리듬감 있게 조절하고 전체적인 속도를 점차 증가시키면서 팔을 계속 교차시킨다. 정해진 반복 횟수를 완료하면 시작자세를 반대로 바꾸어 동작을 반복한다.

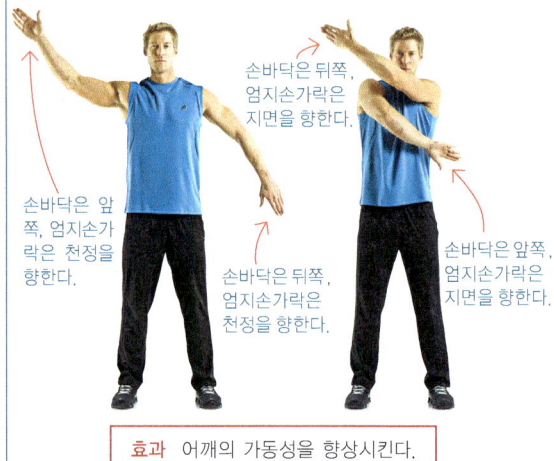

손바닥은 뒤쪽, 엄지손가락은 지면을 향한다.

손바닥은 앞쪽, 엄지손가락은 천정을 향한다.

손바닥은 뒤쪽, 엄지손가락은 천정을 향한다.

손바닥은 앞쪽, 엄지손가락은 지면을 향한다.

효과 어깨의 가동성을 향상시킨다.

Chapter 12

넥 로테이션
Neck Rotations

- 발을 어깨너비로 벌리고 똑바로 선다.
- 왼쪽으로 목을 10번 돌린다(또는 정해진 횟수만큼).
- 방향을 바꾸어 오른쪽으로 목을 10번 돌린다.

효과
목의 가동성을 향상시킨다.

사이드-라잉 쏘라식 로테이션
Side-Lying Thoracic Rotation

- 몸의 왼쪽 측면으로 바닥에 누워 골반과 무릎을 90도로 구부린다.
- 양팔을 어깨 높이로 올리고 앞으로 뻗어 손바닥을 모은다.
- 왼팔과 양쪽 다리의 자세를 그대로 유지하면서 오른팔과 몸통을 오른쪽으로 돌려 오른손과 등 상부를 지면에 밀착시킨다.
- 2초 동안 동작을 멈춘 다음, 시작자세로 돌아간다.
- 정해진 반복수를 완료한 다음, 자세를 반대로 바꾸어 같은 요령으로 반복한다.

효과
등 상부와 중심부 근육을 이완시킨다.

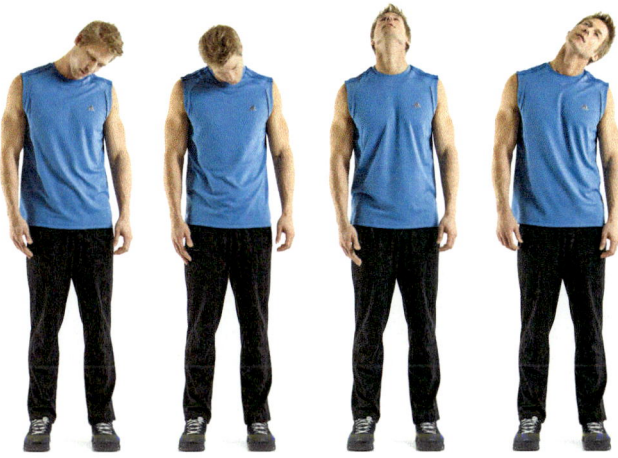

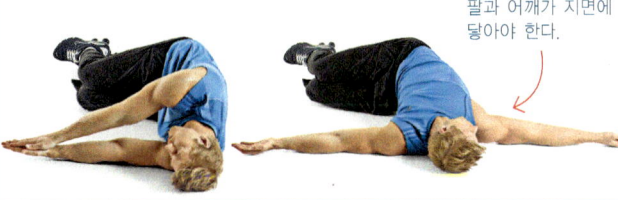

팔과 어깨가 지면에 닿아야 한다.

쏘라식 로테이션
Thoracic Rotation

- 양 무릎과 양손을 바닥에 댄다.
- 오른손을 목 뒤에 댄다.
- 몸통에 힘을 준다.
- 팔꿈치가 왼쪽 지면을 향하도록 등 상부를 아래쪽으로 회전시킨다.
- 머리와 등 상부를 오른쪽으로 회전시키면서 천정을 향해 오른쪽 팔꿈치를 들어 올린다.
- 정해진 반복 횟수를 완료한 다음, 자세를 바꾸어 같은 요령으로 반복한다.

효과
등 상부의 가동성을 높이고 자세를 개선한다.

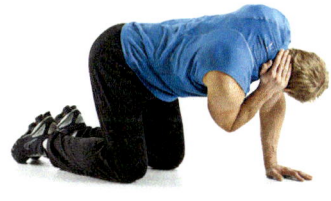

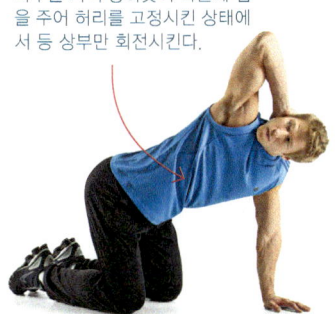

복부를 가격 당하듯이 복근에 힘을 주어 허리를 고정시킨 상태에서 등 상부만 회전시킨다.

리치, 롤 앤드 리프트
Reach, Roll and Lift

- 무릎을 꿇고 팔꿈치를 지면에 붙여서 등을 동그랗게 구부린다.
- 팔꿈치를 90도로 구부린다.
- 손바닥을 지면에 밀착시킨다.
- 오른팔이 완전히 펴질 때까지 오른손을 앞으로 미끄러뜨리듯이 내민다.
- 오른쪽 손바닥이 천정을 향하도록 전완을 회전시킨다.
- 오른팔을 최대한 높이 들어 올린다.
- 정해진 반복 횟수를 완료한 다음, 팔을 바꾸어 같은 요령으로 반복한다.

효과
어깨와 등 상부의 가동성을 향상시킨다.

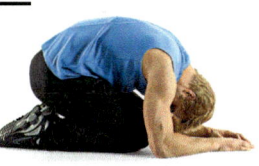

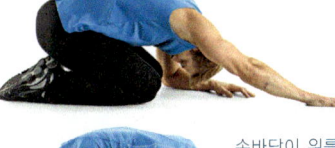

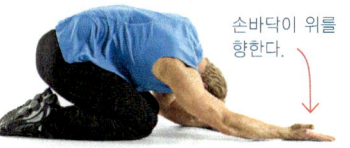

손바닥이 위를 향한다.

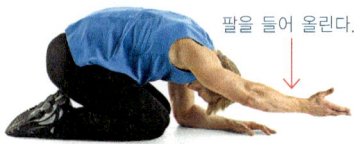

팔을 들어 올린다.

워밍업 | WARMUP EXERCISES

벤트-오버 리치 투 스카이
Bent-Over Reach to Sky

- 허리를 곧게 편 상태에서 몸통이 지면과 거의 수평을 이룰 때까지 골반 관절과 무릎을 구부려 몸을 앞으로 기울인다.
- 양손이 마주 보도록 팔을 어깨 아래로 곧게 늘어뜨린다.
- 몸통에 힘을 준다.
- 오른팔과 몸통을 오른쪽으로 최대한 높이 회전시켜 올린다.
- 최고지점에서 잠시 멈춘 다음, 시작자세로 돌아가서 왼팔도 같은 요령으로 반복한다. 여기까지가 1회 반복이다 (손이 발에 닿으면 효과가 더 좋다.).

> **효과**
> 등 상부의 가동성을 향상시킨다.

팔을 계속 곧게 유지한다.

발을 어깨너비로 벌린다.

오버-언더 숄더 스트레칭
Over-Under Shoulder Stretch

- 오른손을 머리 뒤로 넘김과 동시에 왼손을 겨드랑이 뒤로 넘긴 다음, 등 뒤에서 손을 맞잡는다. 이 자세를 10~15초 동안 유지한다.
- 손을 풀고 양손의 자세를 반대로 바꾸어 같은 요령으로 반복한다.

손이 서로 닿지 않는 사람은 한 손에 타월을 들고 실시한다.

> **효과**
> 어깨 주변의 근육을 이완시키고 어깨의 가동성을 향상시킨다.

숄더 서클
Shoulder Circles

- 발을 어깨너비로 벌리고 똑바로 선다.
- 몸의 다른 부분은 움직이지 말고 어깨만 뒤로 10번 회전시킨다.

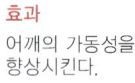

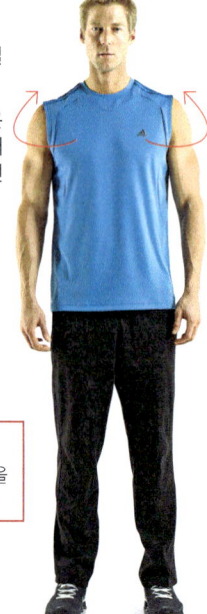
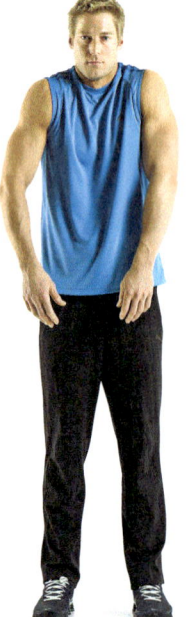
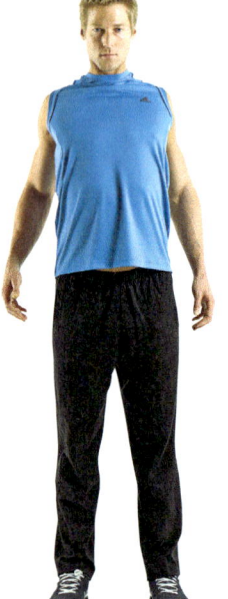

> **효과**
> 어깨의 가동성을 향상시킨다.

Chapter 12

암 서클
Arm Circles

- 양팔이 지면과 수평이 되도록 양팔을 옆으로 펴 올리고 똑바로 선다.
- 어깨를 축으로 양팔이 원을 그리는 동작을 작게 시작하여 점점 크게 한다. 앞으로 10회, 뒤로 10회 반복한다.

효과
어깨의 가동성을 향상시킨다.

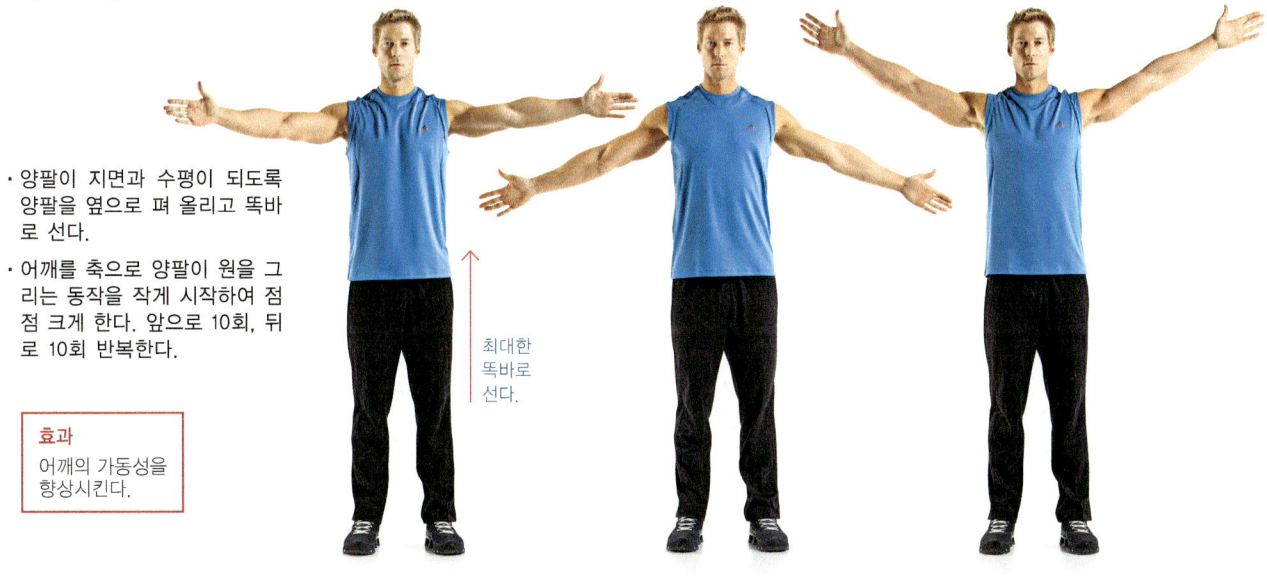

최대한 똑바로 선다.

로우 사이드-투-사이드 런지
Low Side-to-Side Lunge

- 발을 어깨너비의 약 2배로 벌리고 서서 양쪽 발이 정면을 향하게 한다.
- 양손을 가슴 앞에 움켜쥔다.
- 엉덩이를 뒤로 빼고 무릎을 구부리면서 오른쪽 다리에 체중을 싣는다.
- 이때 오른쪽 종아리가 지면과 거의 수직을 이뤄야 한다.
- 왼발은 지면에 계속 밀착시킨다.
- 몸을 일으켜 세우지 말고 높이를 유지하면서 체중을 왼쪽으로 이동시킨다. 이 동작을 번갈아 반복한다.

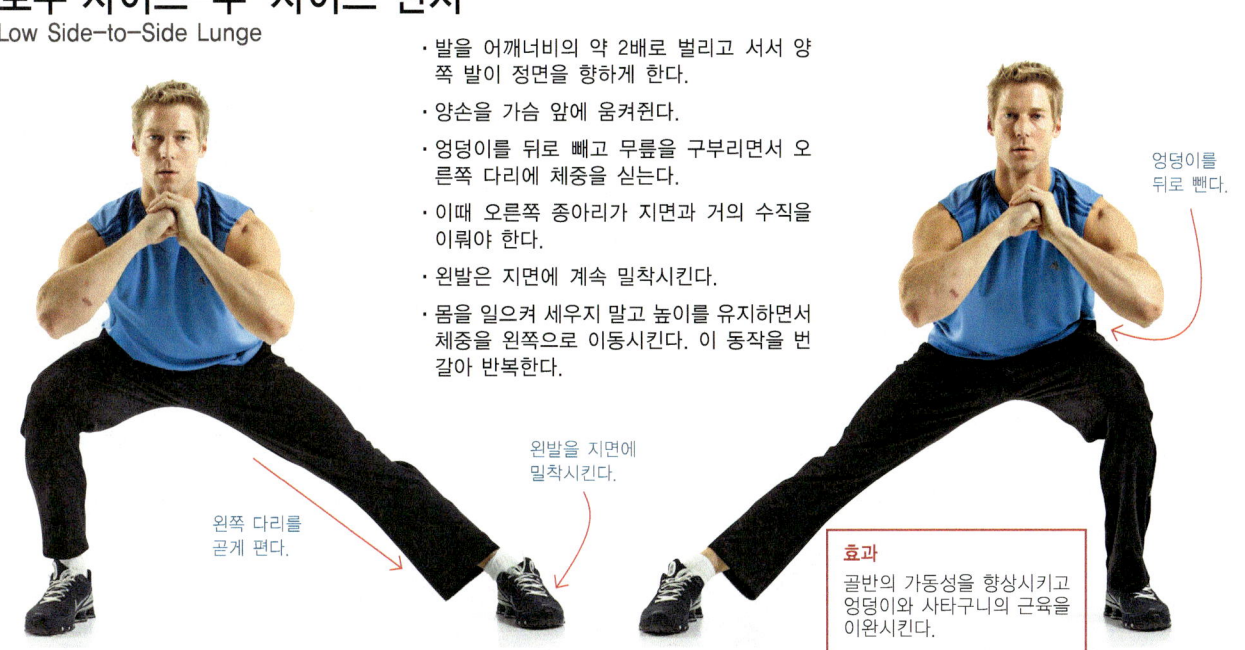

왼쪽 다리를 곧게 편다.

왼발을 지면에 밀착시킨다.

엉덩이를 뒤로 뺀다.

효과
골반의 가동성을 향상시키고 엉덩이와 사타구니의 근육을 이완시킨다.

워밍업 | WARMUP EXERCISES

리치 백 리버스 런지
Reverse Lunge with Reach Back

- 팔을 몸 옆으로 내리고 똑바로 선다.
- 몸통에 힘을 주고 자세를 유지한다.
- 오른쪽 다리를 뒤로 뻗고 왼쪽 무릎이 최소한 90도로 구부러질 때까지 몸을 낮춘다.
- 런지 동작을 취하면서 양팔을 왼쪽 어깨 뒤로 뻗는다.
- 반대 동작을 통해 시작자세로 돌아간다.
- 정해진 반복 횟수를 완료한 다음, 자세를 반대로 바꾸어 같은 요령으로 반복한다.
- 몸통을 계속 곧게 유지한다.

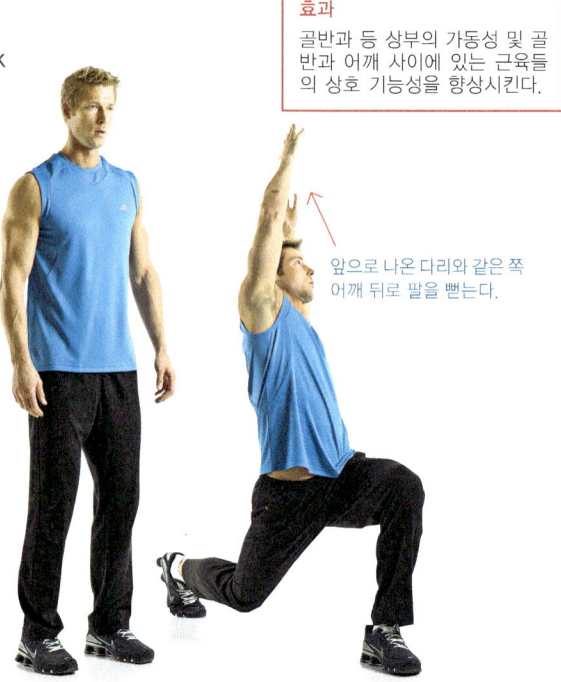

효과
골반과 등 상부의 가동성 및 골반과 어깨 사이에 있는 근육들의 상호 기능성을 향상시킨다.

앞으로 나온 다리와 같은 쪽 어깨 뒤로 팔을 뻗는다.

다이아고널 리치 런지
Lunge with Diagonal Reach

- 왼손에 가벼운 덤벨을 들고 상완을 몸과 수직으로 만든다. 그 다음 팔꿈치를 90도로 구부려 하이-파이브 자세를 취한다.
- 오른쪽 다리를 앞으로 뻗고 오른쪽 무릎이 최소한 90도로 구부러질 때까지 몸을 낮춘다.
- 런지 동작을 취하면서 몸통을 오른쪽으로 회전시키고 덤벨을 오른쪽 뒷주머니에 넣듯이 왼팔을 몸 앞으로 교차시켜 내린다.
- 반대 동작을 통해 시작자세로 돌아간다.
- 정해진 반복 횟수를 완료한 다음, 자세를 반대로 바꾸어 같은 요령으로 반복한다.

트위스트와 오버헤드 리치 리버스 런지
Reverse Lunge with Twist and Overhead Reach

- 팔을 몸 옆으로 내리고 똑바로 선다.
- 몸통에 힘을 준다.
- 오른쪽 다리를 뒤로 뻗고 왼쪽 무릎이 최소한 90도로 구부러질 때까지 몸을 낮춘다.
- 런지 동작을 취하면서 몸통을 왼쪽으로 회전시킴과 동시에 양손을 위로 뻗는다.
- 시작자세로 돌아간다.
- 정해진 반복 횟수를 완료한 다음, 자세를 반대로 바꾸어 같은 요령으로 반복한다.

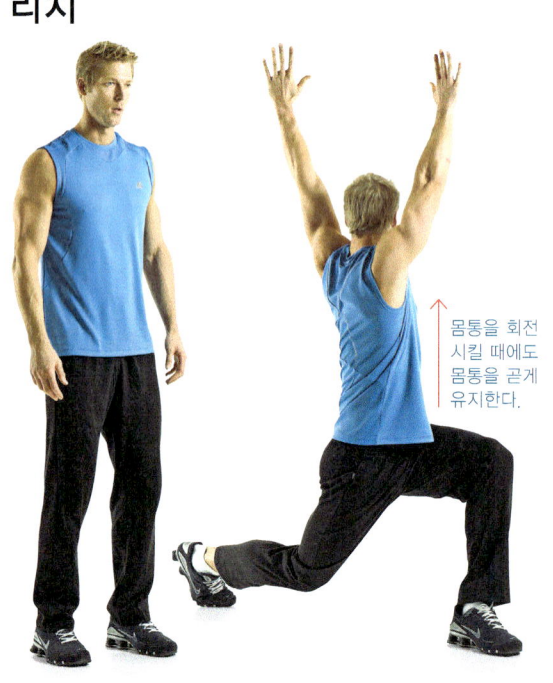

효과
허벅지, 골반, 복사근을 이완시킨다.

몸통을 회전시킬 때에도 몸통을 곧게 유지한다.

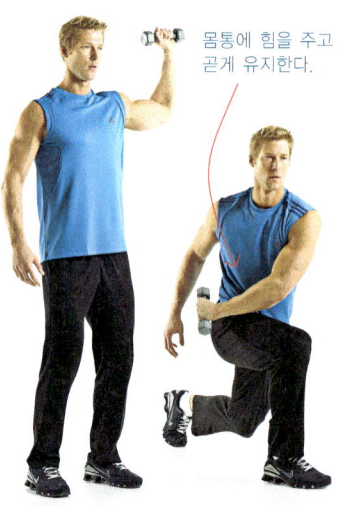

몸통에 힘을 주고 곧게 유지한다.

효과
골반의 가동성을 향상시키고 골반과 어깨 사이에 있는 근육들의 상호 기능성을 향상시킨다.

Chapter 12

사이드 벤드 런지
Lunge with Side Bend

- 팔을 양 옆으로 내리고 똑바로 선다.
- 오른쪽 다리를 앞으로 뻗고 오른쪽 무릎이 최소한 90도로 구부러질 때까지 몸을 낮춘다.
- 런지 동작을 취하면서 왼팔을 머리 위로 뻗어 올림과 동시에 몸통을 오른쪽 측면으로 구부린다.
- 지면을 향해 오른손을 내린다.
- 시작자세로 돌아간다.
- 정해진 반복 횟수를 완료한 다음, 자세를 반대로 바꾸어 같은 요령으로 반복한다.

로테이션 오버헤드 런지
Overhead Lunge with Rotation

- 팔을 어깨너비보다 약 2배로 벌려 막대를 잡고 머리 위로 들어 올린다.
- 팔을 곧게 유지한다.
- 오른쪽 다리를 앞으로 뻗고 오른쪽 무릎이 최소한 90도로 구부러질 때까지 몸을 낮춘다.
- 런지 동작을 취하면서 상체를 오른쪽으로 회전시킨다.
- 반대 동작을 통해 시작자세로 돌아간다.
- 정해진 반복 횟수를 완료한 다음, 자세를 반대로 바꾸어 같은 요령으로 반복한다.

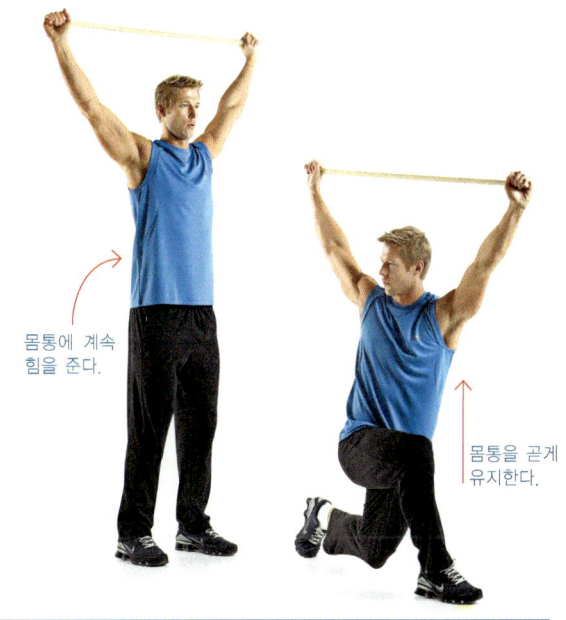

몸통에 계속 힘을 준다.

몸통을 곧게 유지한다.

효과
허벅지, 골반, 복사근을 이완시킨다.

앞으로 나온 다리와 같은 쪽으로 몸통을 구부린다.

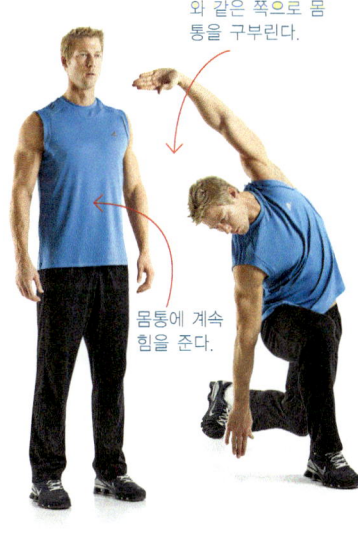

몸통에 계속 힘을 준다.

효과
허벅지, 골반, 복사근을 이완시킨다.

엘보-투-풋 런지
Elbow-to-Foot Lunge

- 팔을 양 옆으로 내리고 똑바로 선다.
- 몸통에 힘을 준다.
- 오른쪽 다리를 앞으로 뻗으면서 런지 동작을 취한다.
- 런지 동작을 취하며 골반을 구부려 몸을 앞으로 기울이고, 왼손이 오른발과 동일 선상에 있도록 바닥을 짚는다.
- 오른쪽 팔꿈치를 오른발 안쪽에 최대한 가까이 위치시키고 2초 동안 동작을 멈춘다.
- 그 다음 몸통을 오른쪽으로 회전시키며 천정을 향해 오른손을 최대한 높이 들어 올린다.
- 이제 몸통을 반대로 회전시키고 오른손으로 오른발 바깥쪽 바닥을 짚은 다음, 엉덩이를 위로 올린다. 여기까지가 1회 반복이다.
- 왼쪽 다리를 앞으로 뻗고 같은 요령으로 반복한다.

효과
대퇴사두근, 슬와부근육군, 둔근, 사타구니를 이완시킨다.

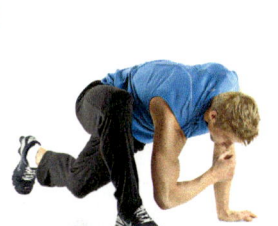
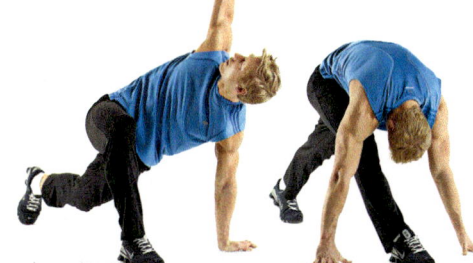

367

워밍업 | WARMUP EXERCISES

인치웜
Inchworm

- 다리를 곧게 펴고 선 상태에서 허리를 구부려 손으로 지면을 짚는다.
- 다리를 곧게 유지한 상태로 손을 앞으로 뻗어 걷는다.
- 그 다음 손 뒤에 발이 따라오도록 발을 조금씩 앞으로 내딛는다. 여기까지가 1회 반복이다.

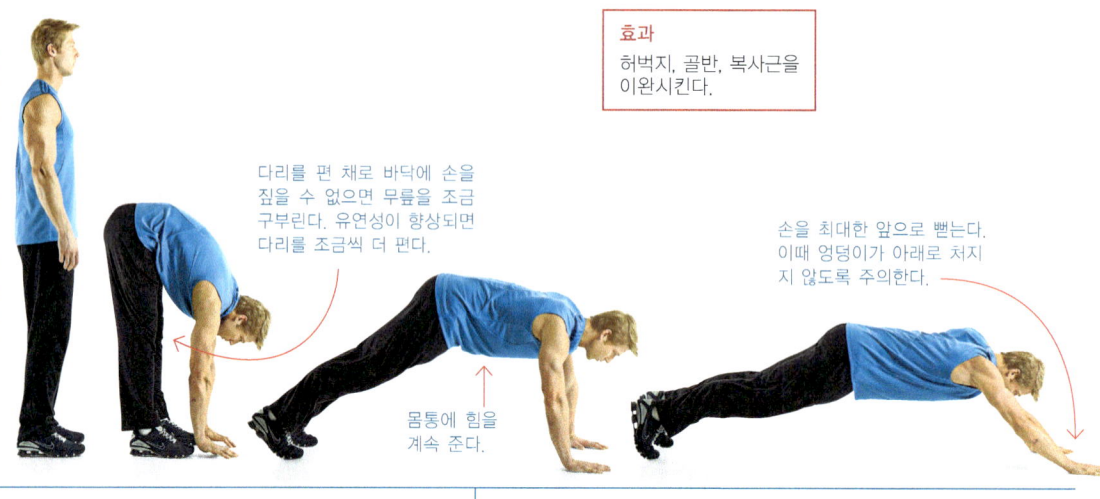

효과 허벅지, 골반, 복사근을 이완시킨다.

다리를 편 채로 바닥에 손을 짚을 수 없으면 무릎을 조금 구부린다. 유연성이 향상되면 다리를 조금씩 더 편다.

몸통에 힘을 계속 준다.

손을 최대한 앞으로 뻗는다. 이때 엉덩이가 아래로 처지지 않도록 주의한다.

스모 스쿼트 투 스탠드 Sumo Squat to Stand

- 발을 어깨너비로 벌리고 다리를 펴고 똑바로 선다.
- 다리를 곧게 편 상태를 유지하면서 허리를 구부려 손으로 발을 잡는다(무릎을 구부려야 하는 경우에는 최소한만 구부린다.).
- 발을 잡은 상태로 몸을 낮춰 스쿼트 자세를 취하면서 가슴과 어깨를 돋운다.
- 스쿼트 자세를 유지하면서 오른팔을 높고 넓게 들어 올린 다음, 마찬가지로 왼팔을 들어 올린다.
- 팔을 든 상태로 일어선다.

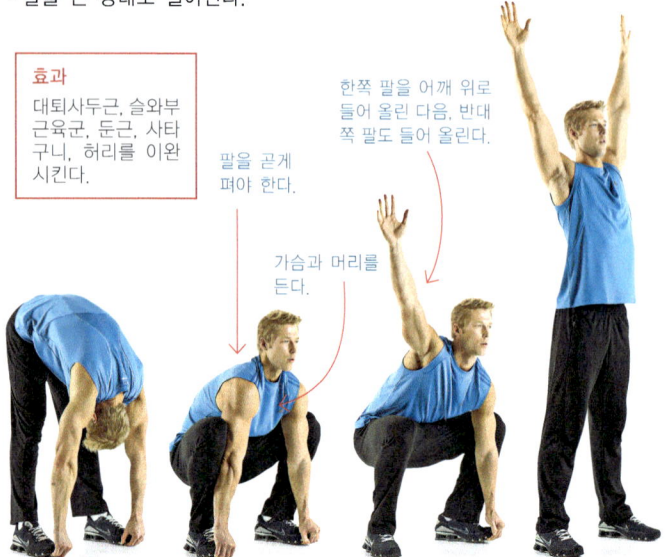

효과 대퇴사두근, 슬와부 근육군, 둔근, 사타구니, 허리를 이완시킨다.

팔을 곧게 펴야 한다.

가슴과 머리를 든다.

한쪽 팔을 어깨 위로 들어 올린 다음, 반대쪽 팔도 들어 올린다.

인버티드 햄스트링 Inverted Hamstring

- 오른발을 지면으로부터 약간 들어 올리고 왼발로 서서 무릎을 살짝 구부린다.
- 왼쪽 무릎 각도를 유지한 상태에서 몸통이 지면과 수평을 이룰 때까지 골반 관절을 구부려 몸통을 앞으로 기울인다.
- 몸통을 기울이면서 팔을 옆으로 펴 올린다. 이때 손바닥은 아래를 향하고 몸통과 팔이 같은 높이에 오도록 한다.
- 몸통을 앞으로 기울일 때 오른쪽 다리와 몸이 일직선을 이루게 한다.
- 시작자세로 돌아간다. 정해진 반복 횟수를 완료한 다음, 자세를 반대로 바꾸어 같은 요령으로 반복한다.

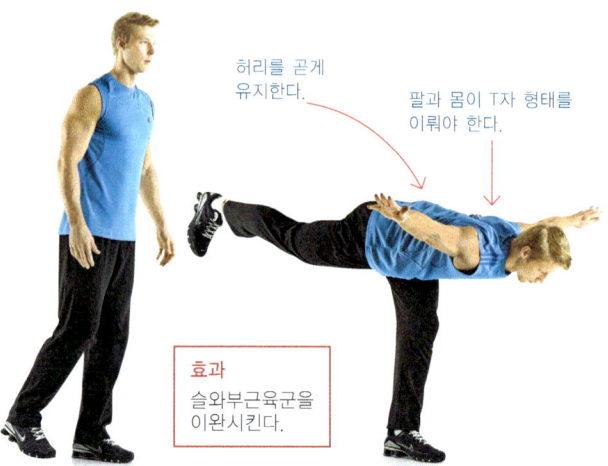

허리를 곧게 유지한다.

팔과 몸이 T자 형태를 이뤄야 한다.

효과 슬와부근육군을 이완시킨다.

Chapter 12

래터럴 슬라이드
Lateral Slide

- 발을 어깨너비보다 약간 넓게 벌리고 선다.
- 엉덩이를 뒤로 빼고 무릎을 구부리면서 엉덩이가 무릎보다 약간 높은 위치에 올 때까지 몸을 낮춘다.
- 오른발이 왼발 자리에 오도록 오른발을 왼쪽으로 한 발 내딛은 다음, 왼발을 왼쪽으로 한발 내딛는 방식으로 옆으로 10걸음 걷는다.
- 반대 동작을 통해 시작 위치로 돌아온다.
- 30초 또는 정해진 시간만큼 동작을 반복한다.

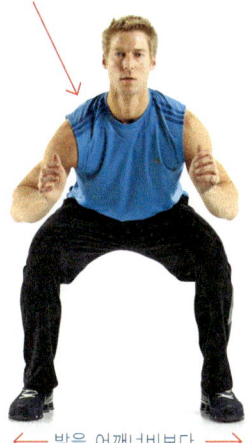

기마자세를 취한다.

← 발을 어깨너비보다 약간 넓게 벌린다. →

효과
골반 관절의 회전 및 측면 가동성을 향상시킨다.

워킹 하이 니
Walking High Knees

- 발을 어깨너비로 벌리고 똑바로 선다.
- 몸의 자세를 유지한 상태에서 왼쪽 무릎을 최대한 높이 들어 올리면서 앞으로 한 발 내딛는다.
- 발을 바꾸면서 동작을 반복한다.

효과
둔근과 슬와부근육군을 이완시킨다.

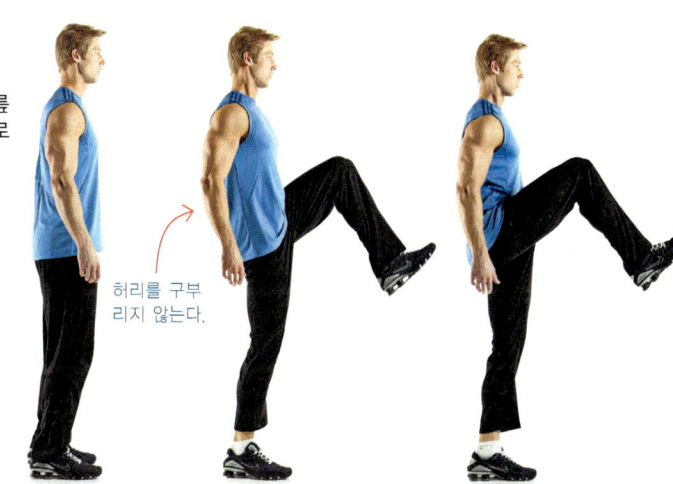

허리를 구부리지 않는다.

워킹 레그 크래들
Walking Leg Cradles

- 발을 어깨너비로 벌리고 서서 팔을 몸 옆으로 내린다.
- 왼발을 내딛으면서 오른손으로 오른쪽 무릎을 잡고 왼손으로는 오른쪽 발목을 잡는다.
- 가슴을 향해 오른쪽 다리를 부드럽게 잡아당기고 똑바로 선다.
- 오른쪽 다리를 내려놓고 앞으로 세 걸음 걸은 다음, 왼쪽 무릎을 올리면서 같은 동작을 취한다. 발을 바꿔가며 동작을 반복한다.

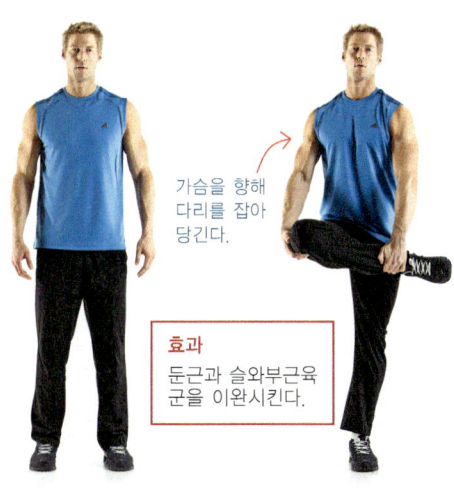

가슴을 향해 다리를 잡아당긴다.

효과
둔근과 슬와부근육군을 이완시킨다.

워킹 니 허그
Walking Knee Hugs

- 발을 어깨너비로 벌리고 서서 팔을 몸 옆으로 내린다.
- 오른발을 앞으로 내딛은 다음, 오른쪽 무릎을 구부리고 몸통을 약간 앞으로 기울인다.
- 양손으로 왼쪽 무릎 바로 아래를 감싸고 가슴을 향해 왼쪽 무릎을 들어 올린 다음, 그 자세를 유지하면서 왼쪽 무릎을 최대한 가슴 가까이 잡아당긴다.
- 왼쪽 무릎을 내려놓고 앞으로 세 걸음을 걸은 다음, 오른쪽 무릎을 올리면서 같은 동작을 취한다. 발을 바꿔가며 동작을 반복한다.

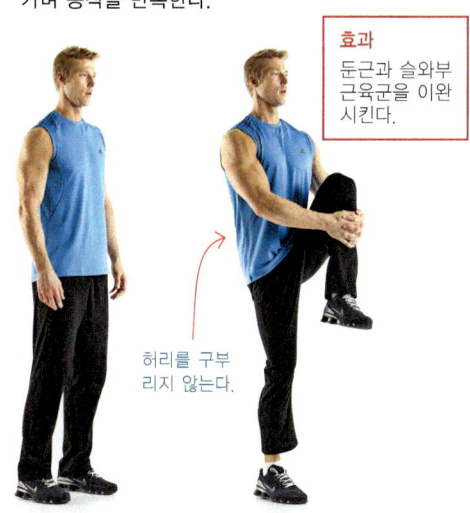

효과
둔근과 슬와부근육군을 이완시킨다.

허리를 구부리지 않는다.

워밍업 | WARMUP EXERCISES

래터럴 스텝오버 Lateral Stepover

- 벤치를 오른쪽에 두고 똑바로 선다.
- 오른쪽 무릎을 앞으로 들어 올린 다음, 허벅지를 회전시켜 오른쪽 다리로 벤치를 넘어간다.
- 그 다음 왼쪽 다리도 벤치를 넘는다.
- 왼발이 벤치 너머 지면에 닿으면 곧바로 방향을 바꾸어, 이번에는 왼쪽 다리부터 벤치를 넘어 시작 지점으로 넘어간다. 여기까지가 1회 반복이다.

> **효과**
> 허벅지와 골반의 가동성을 향상시킨다.

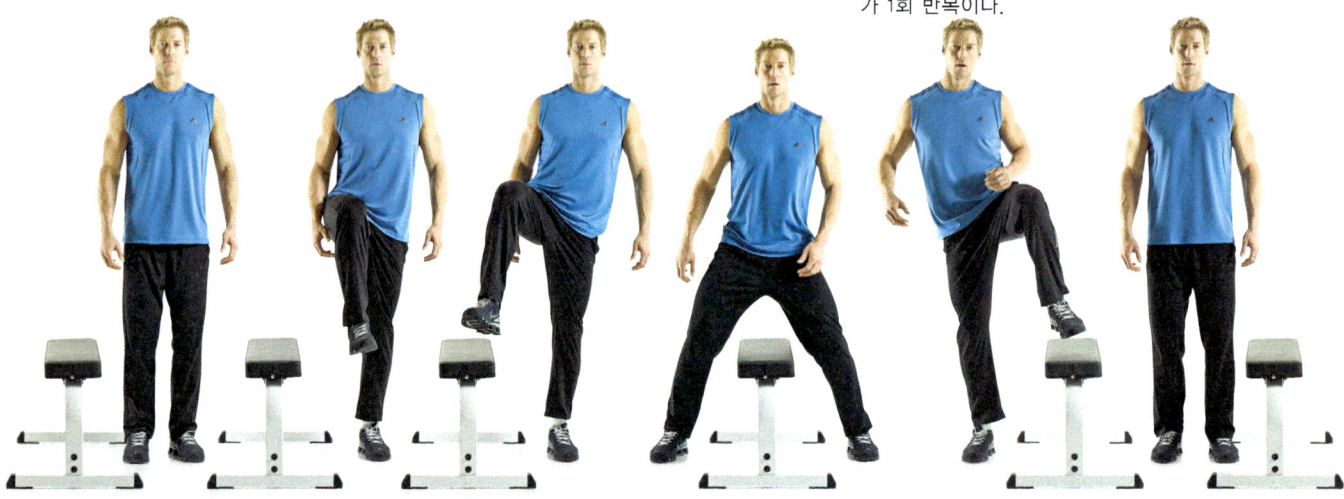

래터럴 덕 언더
Lateral Duck Under

- 스쿼트 거치대나 스미스 머신에 허리 높이보다 높게 바벨을 올린다.
- 바벨을 왼쪽에 두고 선다.
- 왼발을 옆으로 넓게 딛고 바벨 아래로 쪼그려 앉으면서 왼쪽 다리에 체중을 싣고 바벨 아래를 지나간다.
- 바벨 반대편으로 몸이 빠져나오면 몸을 세우면서 일어선다.
- 반대 동작을 통해 시작자세로 돌아간다.

> 꼭 벤치나 바벨이 있어야만 래터럴 스텝오버나 래터럴 덕 언더를 실시할 수 있는 것은 아니다. 적당한 기구가 없다면 기구가 있다고 가정하고 동작을 취한다.

> **효과**
> 허벅지와 골반의 가동성을 향상시킨다.

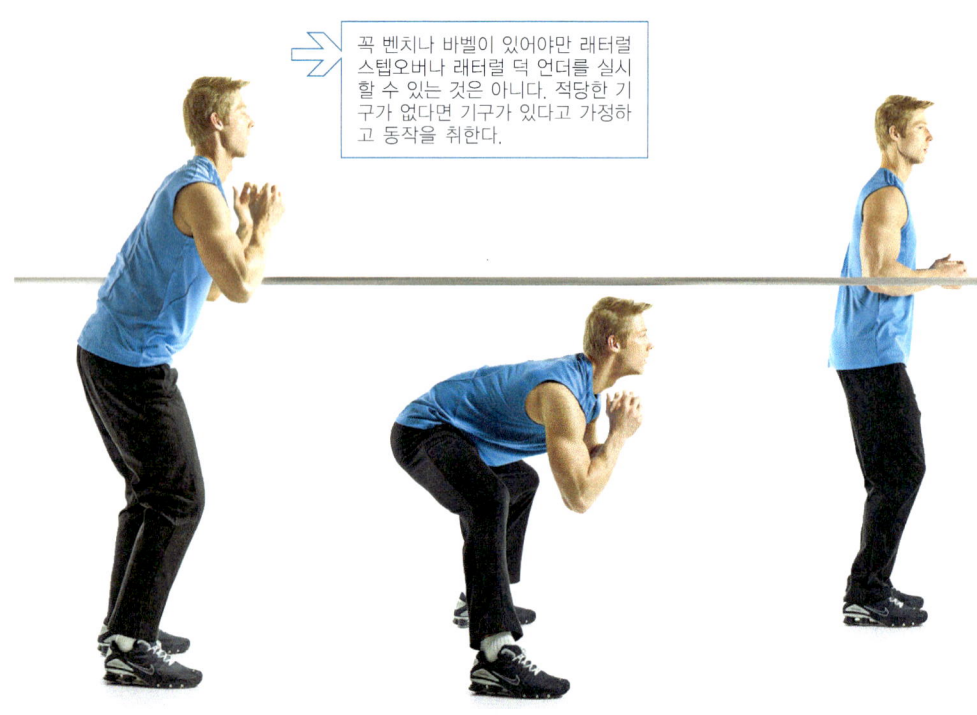

Chapter 12

라잉 사이드 레그 레이즈
Lying Side Leg Raise

- 몸의 왼쪽 측면으로 누워서 왼쪽 다리 위에 오른쪽 다리를 포개고 다리를 곧게 편다. 이때 왼쪽 상완을 지면에 밀착시키고 왼손으로 머리를 지탱한다.
- 무릎을 곧게 펴고 오른쪽 다리를 최대한 높이 들어 올린다.
- 다리를 내리면서 시작자세로 돌아간다.

효과
고관절 모음근을 이완시킨다.

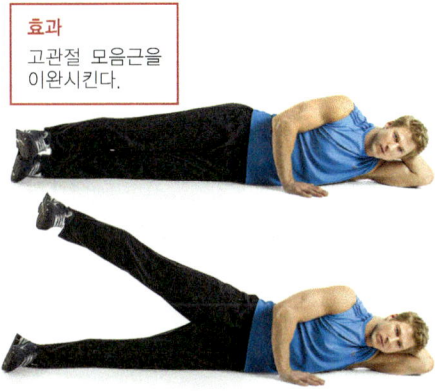

워킹 힐 투 버트
Walking Heel to Butt

- 팔을 몸 옆으로 내리고 똑바로 선다.
- 왼쪽 다리를 앞으로 내딛은 다음, 엉덩이를 향해 오른쪽 발목을 들어 올리고 오른손으로 오른쪽 발목을 잡는다.
- 발목을 최대한 엉덩이 가까이 잡아당긴다.
- 발목을 내려 놓고 앞으로 세 걸음 걸은 다음, 왼쪽 발목을 올리면서 같은 동작을 취한다.

효과
대퇴사두근을 이완시킨다.

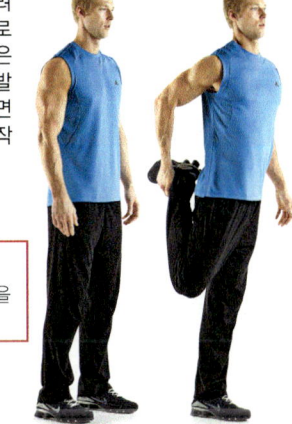

WARNING!
정적 스트레칭의 맹점

정적 스트레칭만이 대세를 이루던 시대는 지났다. 정적 스트레칭이란 초등학교 때 배운 것처럼 특정한 자세에서 느리게 움직이면서 유연성을 향상시키는 스트레칭을 말한다. 정적 스트레칭은 일상적인 관절의 가동범위를 향상시키거나 딱딱한 근육을 풀어 자세를 바로 잡는 데에는 효과가 있다(이 책에서도 각 근육군마다 정적 스트레칭을 1가지씩 소개해 두었다.).

하지만 웨이트트레이닝이나 스포츠를 즐길 때는 근육이 다양한 자세에서 빠르게 늘어나기 때문에 좀 더 역동적인 스트레칭이 효과적이다.

역동적 스트레칭은 중추신경계를 활성화시키고, 혈류를 증가시키며, 근력과 파워를 상승시킨다. 그렇기 때문에 역동적 스트레칭은 모든 육체활동을 하기 전에 워밍업으로도 이상적이다. 이번 장에서 역동적 스트레칭을 중점적으로 소개하는 것도 바로 그 때문이다. 역동적 스트레칭과 정적 스트레칭을 모두 규칙적으로 실시하여 2가지 장점을 최대한 활용하는 것이 좋다.

라잉 스트레이트 레그 레이즈
Lying Straight Leg Raise

- 다리를 곧게 펴고 바닥에 눕는다.
- 양쪽 무릎을 곧게 유지하면서 오른쪽 다리를 최대한 높이 들어 올린다(몸 앞에 있는 공을 찬다고 생각한다.).
- 오른쪽 다리로 정해진 반복 수를 완료한 다음, 발을 바꾸어 동일한 요령으로 반복한다.

효과
슬와부근육군을 이완시킨다.

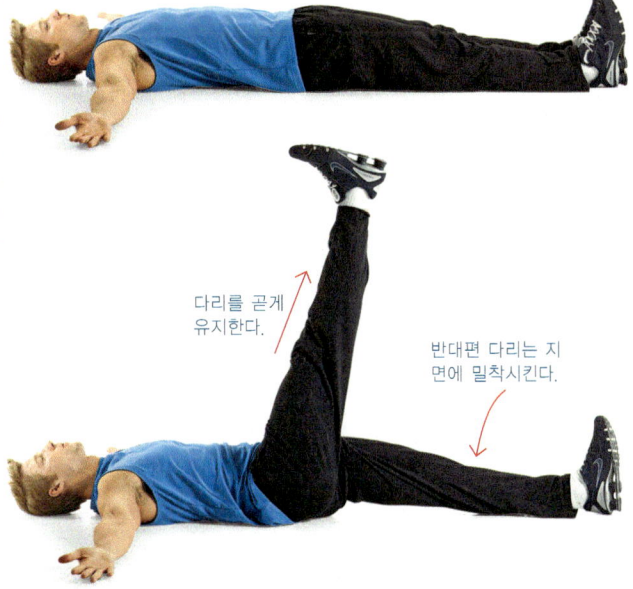

다리를 곧게 유지한다.

반대편 다리는 지면에 밀착시킨다.

워밍업 | WARMUP EXERCISES

포워드-앤드-백 레그 스윙
Forward-and-Back Leg Swings

- 왼손으로 튼튼한 물체를 잡고 똑바로 선다.
- 몸통에 힘을 준다.
- 무릎을 곧게 편 상태로 오른쪽 다리를 최대한 높이 들어 올린다.
- 그 다음 반대로 오른쪽 다리를 최대한 뒤로 들어 올린다. 여기까지가 1회 반복이다.
- 다리를 앞뒤로 계속 흔든다. 정해진 반복 횟수를 완료한 다음, 다리를 바꾸어 같은 요령으로 반복한다.

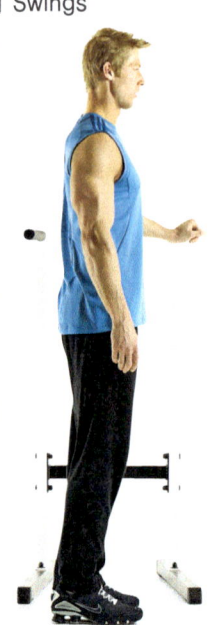
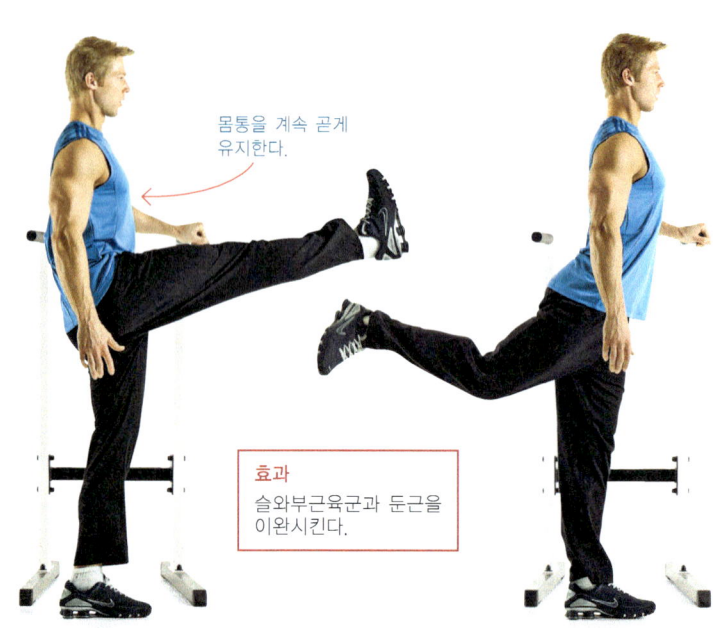

몸통을 계속 곧게 유지한다.

효과
슬와부근육군과 둔근을 이완시킨다.

사이드-투-사이드 레그 스윙
Side-to-Side Leg Swings

- 양손으로 튼튼한 물체를 잡고 똑바로 선다.
- 무릎을 곧게 편 상태로 왼쪽 다리를 옆으로 높이 들어 올린다.
- 왼쪽 다리가 오른쪽 다리 앞으로 교차되도록 왼쪽 다리를 반대편으로 흔들어 올린다. 여기까지가 1회 반복이다.
- 다리를 측면으로 계속 흔든다. 정해진 반복 횟수를 완료한 다음, 다리를 바꾸어 같은 요령으로 반복한다.

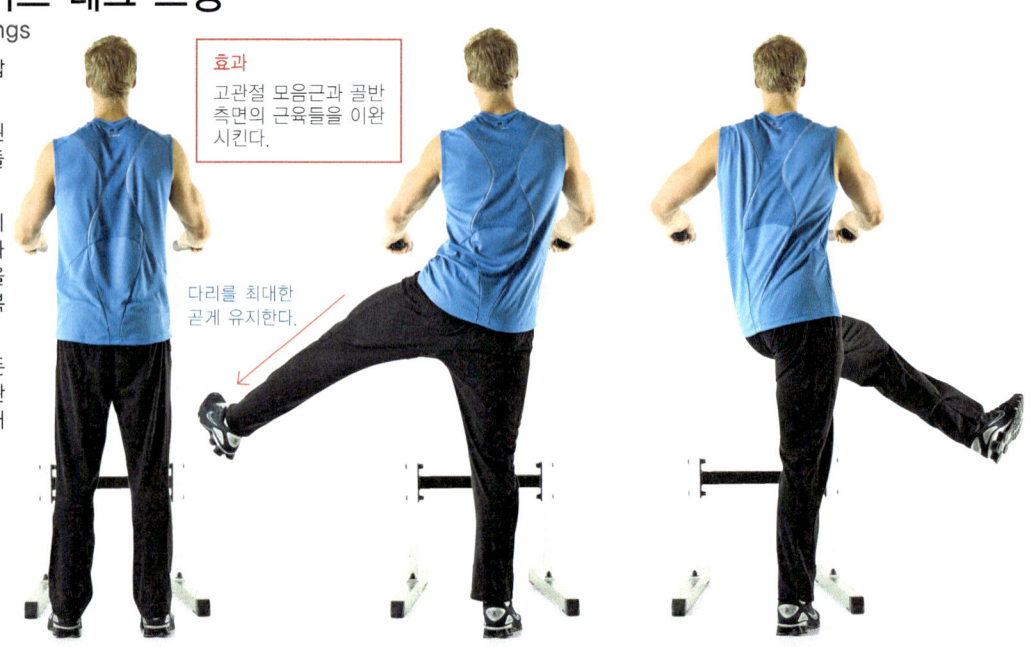

효과
고관절 모음근과 골반 측면의 근육들을 이완시킨다.

다리를 최대한 곧게 유지한다.

Chapter 12

워킹 하이 킥
Walking High Kicks

· 팔을 몸 옆으로 내리고 똑바로 선다.
· 왼팔을 앞으로 뻗어 올린 상태에서 무릎을 곧게 펴고 왼손을 향해 오른쪽 다리를 차올리면서 한 걸음을 내딛는다(러시아 군인의 걸음걸이를 상상한다.).
· 오른발이 지면에 닿으면 곧바로 오른팔과 왼발을 올리면서 같은 요령으로 동작을 반복한다.

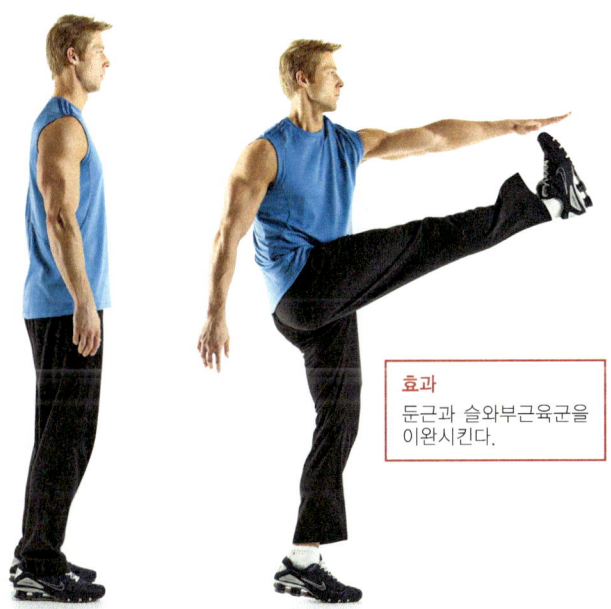

효과
둔근과 슬와부근육군을 이완시킨다.

프론 힙 인터널 로테이션
Prone Hip Internal Rotation

· 바닥에 엎드려 무릎을 모으고 90도로 구부린다.
· 골반이 바닥에서 떨어지지 않도록 주의하면서 양쪽 발을 최대한 옆으로 벌리면서 내린다. 최저지점에서 1~2초 동안 멈춘 다음, 시작자세로 돌아간다.

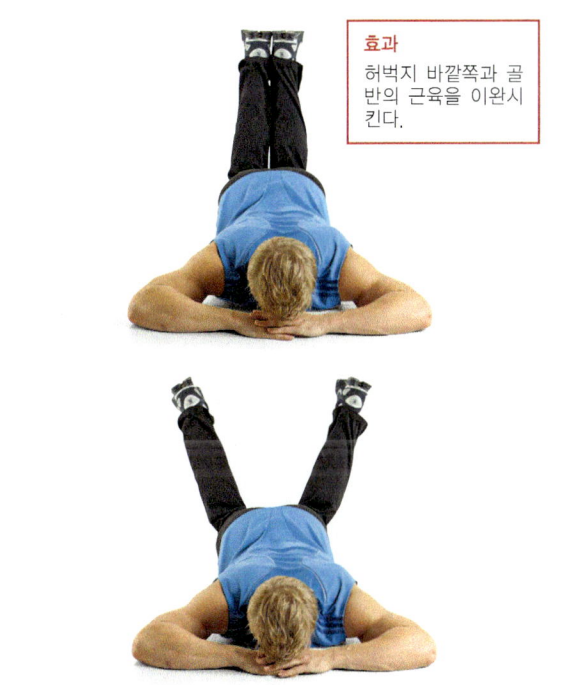

효과
허벅지 바깥쪽과 골반의 근육을 이완시킨다.

그로이너
Groiners

· 푸시업 자세를 취한다.
· 오른발을 오른손 옆에 최대한 가까이 내딛으면서 골반을 잠시 동안 아래로 내린다.
· 시작자세로 돌아간 다음, 다리를 바꾸어 같은 요령으로 반복한다.

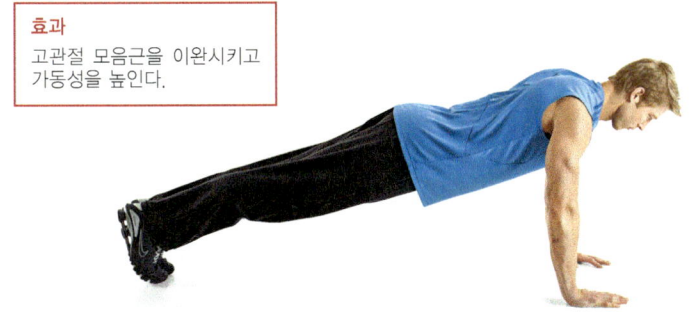

효과
고관절 모음근을 이완시키고 가동성을 높인다.

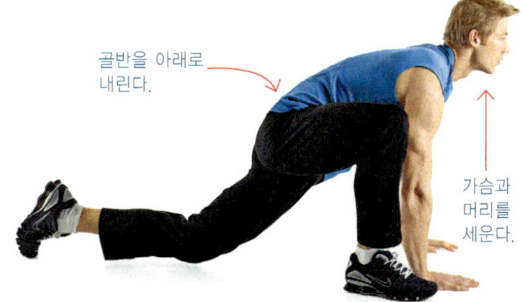

골반을 아래로 내린다.

가슴과 머리를 세운다.

워밍업 | WARMUP EXERCISES

앵클 서클
Ankle Circles

- 똑바로 서서 허벅지가 지면과 수평을 이루도록 왼쪽 다리를 들어 올리고 양손으로 왼쪽 오금을 받친다.
- 다리를 내리지 않도록 주의하면서 발목을 시계방향으로 회전시킨다. 1회전이 1회 반복이다.
- 정해진 반복 횟수를 완료한 다음, 다리를 바꾸어 같은 요령으로 반복한다.

효과
발목의 가동성을 향상시킨다.

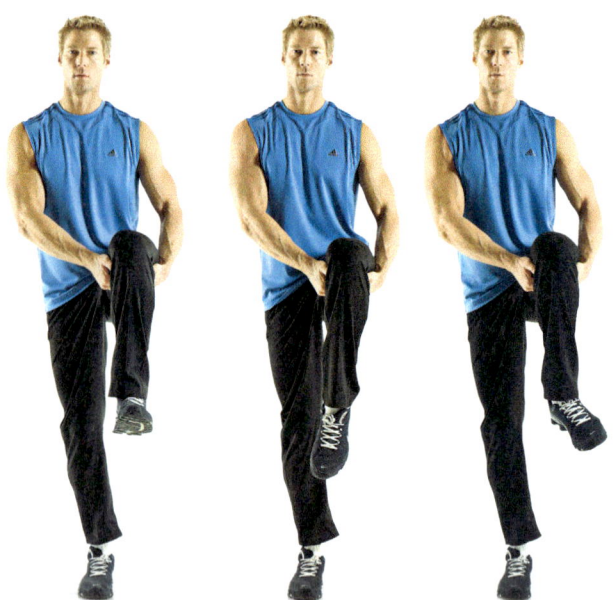

앵클 플렉션
Ankle Flexion

- 약 5센티미터 높이의 물체를 바닥에 놓고 양쪽 발의 볼 부분만 올린다.
- 다리를 거의 곧게 펴고 똑바로 선다.
- 무릎을 구부리면서 뒤꿈치가 스트레칭되는 느낌이 들 때까지 몸을 앞으로 기울인 다음, 2~3초 동안 멈췄다가 시작자세로 돌아간다. 여기까지가 1회 반복이다.

효과
발목의 가동성을 향상시킨다.

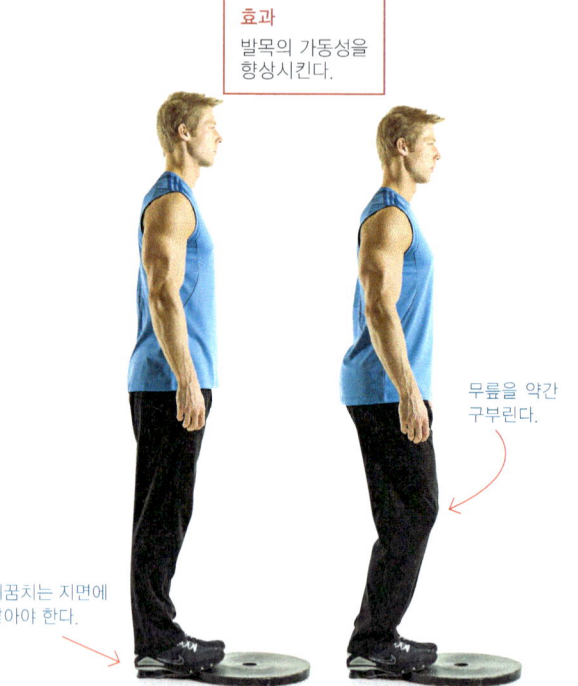

무릎을 약간 구부린다.

뒤꿈치는 지면에 닿아야 한다.

수파인 힙 인터널 로테이션
Supine Hip Internal Rotation

- 무릎을 90도로 구부리고 바닥에 눕는다.
- 발을 지면에 밀착시킨 채로 다리를 어깨너비보다 2배로 벌린다.
- 발을 고정시키고 무릎을 안쪽으로 모으면서 최대한 낮게 내린다. 최저지점에서 1~2초 동안 멈췄다가 시작자세로 돌아간다.

효과
허벅지 안쪽과 골반의 근육을 이완시킨다.

발을 움직이지 않는다.

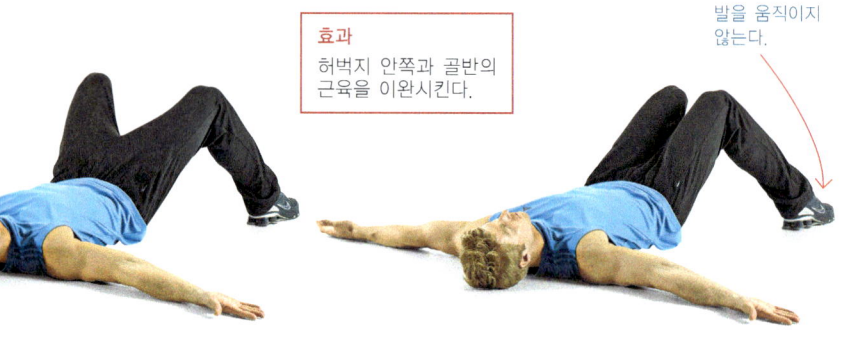

Chapter 12

폼 롤러 운동

폼 롤러 운동에는 마사지 효과도 있다. 탄탄한 폼 롤러를 허벅지, 종아리, 등 위로 굴리면 뻣뻣한 결합조직과 근육이 이완되고 유연성과 가동성이 향상되어 근육의 기능을 유지하는 데에도 도움이 된다. 그렇기 때문에 폼 롤러 운동은 본격적인 운동 전후에도 좋지만 평상시에도 언제든지 활용할 수 있다. 앞으로는 텔레비전을 볼 때도 폼 롤러를 사용해보자.

처음에는 불편한 느낌을 받을 수도 있다. 특히 근육과 결합조직이 뭉쳐있을수록 더욱 그렇다. 그러나 불편하고 아플수록 폼 롤러는 더 필요하다. 아프다고 걱정할 필요는 없다. 폼 롤러를 규칙적으로 사용하면 매번 사용할 때마다 근육이 조금씩 더 부드러워지는 것을 느낄 수 있다. 폼 롤러를 사용할 때는 목표한 근육에 폼 롤러를 대고 약 30초 동안 앞뒤로 천천히 굴린다. 그리고 특별히 부드러운 지점이 있으면 그 지점에서 5~10초 동안 동작을 멈춘다.

우리의 목표는 폼 롤러를 가장 필요로 하는 근육에 폼 롤러를 적용하는 것이다. 폼 롤러를 사용한 뒤에 곧바로 운동을 해보면 확연한 차이를 느낄 수 있다. 폼 롤러는 웨이트트레이닝 기구 전문점이나 인터넷에서 쉽게 구입할 수 있다. 하지만 폼 롤러가 없는 경우에는 농구공, 테니스공, PVC 파이프 등을 대신 사용할 수도 있다.

슬와부근육군 롤
Hamstrings Roll

- 다리를 곧게 펴고 오른쪽 무릎 뒤에 폼 롤러를 놓는다.
- 오른쪽 발목 위로 왼쪽 다리를 교차시킨다.
- 손을 몸 뒤로 뻗어 체중을 지탱한다.
- 등을 곧게 유지한다.
- 폼 롤러가 엉덩이에 닿을 때까지 몸을 앞으로 굴리는 동작을 반복한다.
- 다리를 바꾸어 같은 요령으로 반복한다.

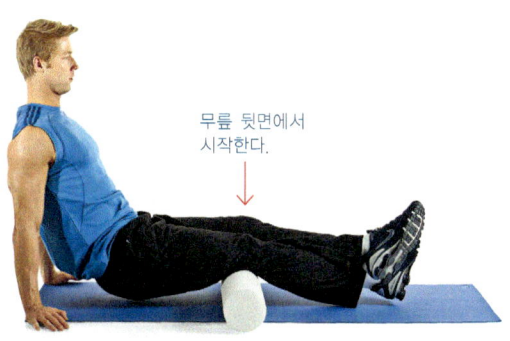

무릎 뒷면에서 시작한다.

이 동작이 너무 어려우면, 양쪽 다리를 폼 롤러 위에 같이 올리고 동작을 취한다.

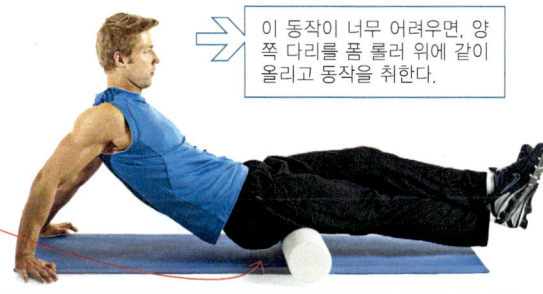

폼 롤러를 엉덩이 아랫부분까지 굴린다.

엉덩이 롤
Glutes Roll

- 오른쪽 엉덩이 바로 아래 허벅지 부분에 폼 롤러를 놓고 앉는다.
- 오른쪽 다리를 왼쪽 허벅지 앞으로 교차시킨다.
- 손을 몸 뒤로 뻗어 체중을 지탱한다.
- 폼 롤러가 허리에 닿을 때까지 몸을 앞으로 굴리는 동작을 반복한다.
- 다리를 바꾸어 같은 요령으로 반복한다.

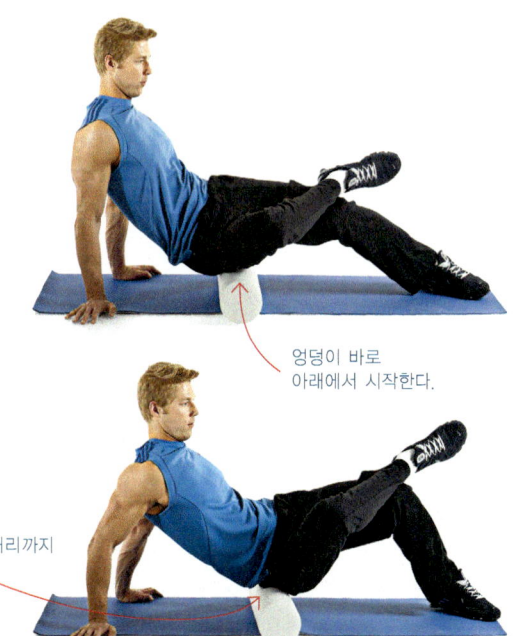

엉덩이 바로 아래에서 시작한다.

폼 롤러를 허리까지 굴린다.

워밍업 | WARMUP EXERCISES

장경인대 롤
Iliotibial-Band Roll

- 왼쪽 골반 아래에 폼 롤러를 놓고 왼쪽 측면으로 눕는다.
- 양손으로 바닥을 짚고 체중을 지탱한다.
- 왼쪽 다리 위로 오른쪽 다리를 교차시키고 오른발을 지면에 밀착시킨다.
- 폼 롤러가 무릎에 닿을 때까지 몸을 위로 굴리는 동작을 반복한다.
- 자세를 반대로 바꾸어 같은 요령으로 반복한다.

골반 바로 아래에서 시작한다.

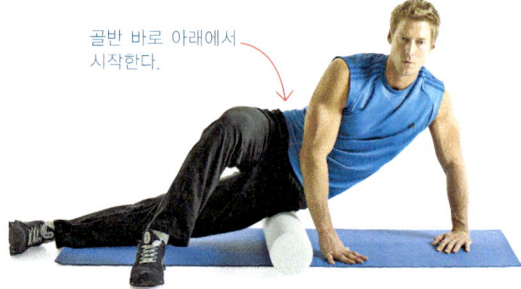

이 동작이 너무 쉬워지면, 오른쪽 다리를 왼쪽 다리 위에 포개고 동작을 취해 본다.

폼 롤러를 무릎까지 굴린다.

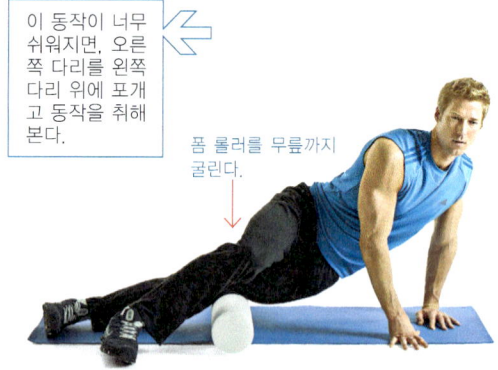

장경인대 긴장 완화
장경인대는 골반 뼈에서 시작하여 무릎 아래까지 길게 이어지는 허벅지 옆면의 질긴 결합조직이다. 폼 롤러를 사용해보면 장경인대가 폼 롤러를 사용할 수 있는 가장 민감한 부위 가운데 하나라는 사실을 알게 될 것이다. 이는 아마도 장경인대의 긴장도가 높기 때문일 것이다. 그러나 장경인대의 긴장은 반드시 우선적으로 풀어줘야 한다. 장경인대의 긴장 상태가 장시간 지속되면 무릎에 통증이 생길 수도 있다.

종아리 롤
Calf Roll

- 오른쪽 다리를 곧게 펴고 오른쪽 발목 아래에 폼 롤러를 놓는다.
- 왼쪽 다리를 오른쪽 발목 위로 교차시킨다.
- 손을 몸 뒤로 뻗어 체중을 지탱하고, 허리를 곧게 유지한다.
- 폼 롤러가 오른쪽 무릎 뒤에 닿을 때까지 몸을 앞으로 굴리는 동작을 반복한다.
- 다리를 바꾸어 같은 요령으로 반복한다.

이 동작이 너무 어려우면, 양쪽 다리를 폼 롤러 위에 같이 올리고 동작을 취한다.

발목에서부터 시작한다.

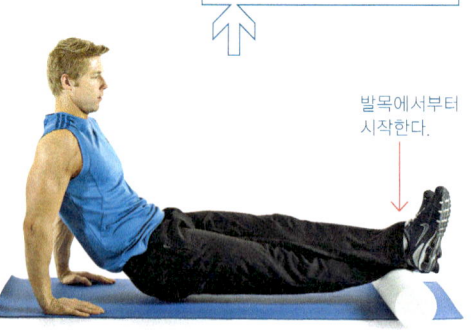

폼 롤러를 무릎까지 굴린다.

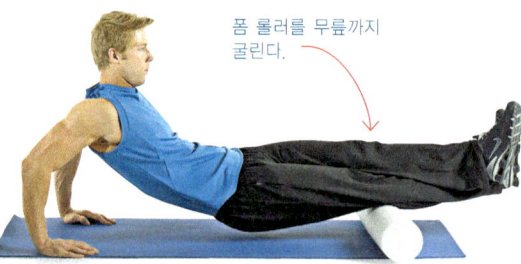

대퇴사두근과 고관절 굽힘근 롤
Quadriceps-and-Hip-Flexors Roll

- 오른쪽 무릎 위에 폼 롤러를 놓고 바닥에 엎드린다.
- 오른쪽 발목 위로 왼쪽 다리를 교차시키고 팔꿈치로 체중을 지탱한다.
- 폼 롤러가 오른쪽 허벅지 상단에 닿을 때까지 몸을 아래로 굴린다.
- 아래, 위로 굴리는 동작을 반복한다.
- 다리를 바꾸어 같은 요령으로 반복한다.

이 동작이 너무 어려우면, 양쪽 다리를 폼 롤러 위에 같이 올리고 동작을 취한다.

무릎에서부터 시작한다.

폼 롤러를 허벅지 상단까지 굴린다.

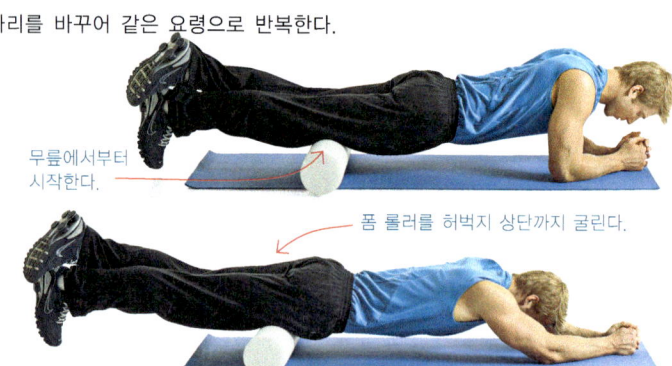

Chapter 12

사타구니 롤
Groin Roll

- 바닥에 엎드린다.
- 폼 롤러를 몸 옆에 수평으로 놓는다.
- 팔꿈치로 상체를 지탱한다.
- 오른쪽 허벅지가 몸과 거의 수직을 이루도록 옆으로 들고 허벅지 안쪽, 무릎 바로 윗부분을 폼 롤러 위에 올린다.
- 폼 롤러가 골반에 닿을 때까지 몸을 오른쪽으로 굴리는 동작을 반복한다.
- 다리를 바꾸어 같은 동작을 반복한다.

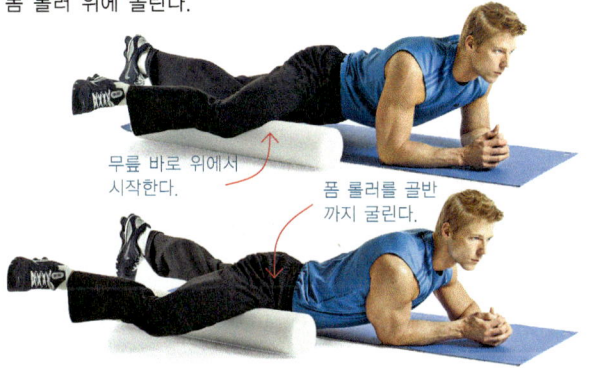

무릎 바로 위에서 시작한다.
폼 롤러를 골반까지 굴린다.

등 상부 롤 Upper-Back Roll

- 견갑골 아래, 등 중심부에 폼 롤러를 놓고 바닥에 눕는다.
- 머리 뒤에 양손을 모으고 팔꿈치를 서로 잡아당긴다.
- 엉덩이를 바닥에서 살짝 들어 올린다.
- 등 상부가 폼 롤러 위에서 구부러지도록 머리와 등 상부를 천천히 뒤로 내린다.
- 머리와 등 상부를 다시 들어 올리고 폼 롤러가 등의 더 위쪽에 위치하도록 몸을 아래로 약간 내린다. 그 다음 머리와 등 상부를 다시 뒤로 내렸다가 올린다.
- 한 번 더 몸을 아래로 약간 내린 다음, 머리와 등 상부를 다시 뒤로 천천히 내렸다가 올린다. 여기까지가 1회 반복이다.

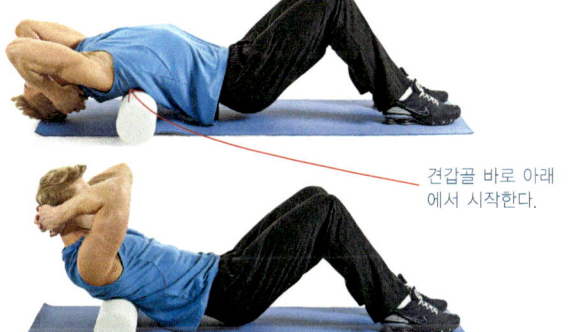

견갑골 바로 아래에서 시작한다.

허리 롤
Lower-Back Roll

- 등 중심부에 폼 롤러를 놓고 바닥에 눕는다.
- 가슴 앞에서 양팔을 교차시킨다.
- 무릎을 구부리고 발을 지면에 밀착시킨다.
- 엉덩이를 바닥에서 살짝 들어 올린다.
- 허리까지 폼 롤러를 굴리고 올리는 동작을 반복한다.

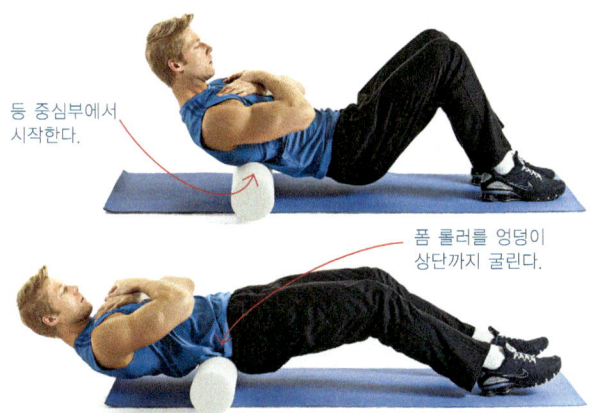

등 중심부에서 시작한다.
폼 롤러를 엉덩이 상단까지 굴린다.

견갑골 롤
Shoulder-Baldes Roll

- 견갑골 위, 등 상부에 폼 롤러를 놓고 바닥에 눕는다.
- 가슴 앞에서 양팔을 교차시킨다.
- 무릎을 구부리고 발을 지면에 밀착시킨다.
- 엉덩이를 바닥에서 살짝 들어 올린다.
- 등 상부에서 등 중심부까지 견갑골 위로 폼 롤러를 굴리는 동작을 반복한다.

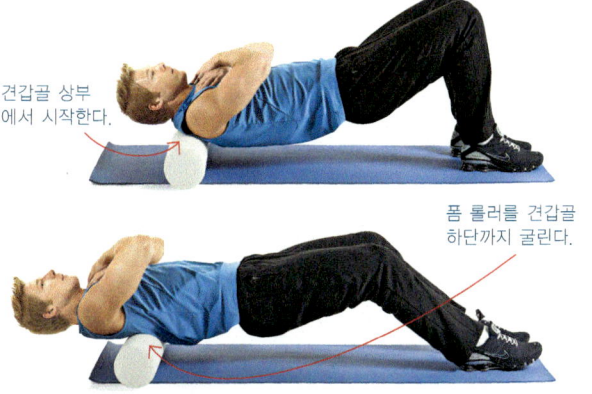

견갑골 상부에서 시작한다.
폼 롤러를 견갑골 하단까지 굴린다.

377

워밍업 | WARMUP EXERCISES

맞춤식 워밍업 프로그램

이 책 곳곳에는 이번 장에서 살펴본 운동들 외에도 워밍업으로 활용할 수 있는 훌륭한 운동들이 많다. 아래의 프로그램을 이용하여 자신에게 적합한 맞춤식 5분 워밍업 프로그램을 만들어보자. 여러분은 아래에 분류한 운동들 가운데 원하는 운동을 선택하여 책의 설명에 따라 운동을 실시하면 된다. 이 프로그램은 각 운동 분류에서 운동을 하나씩 선택하여 중간 휴식시간 없이 서킷트레이닝 방식으로 운동마다 1세트씩 연달아 진행한다. 단, 하나의 운동은 각각 5~10회씩 반복하거나 30초 동안 동작을 취한다.

운동 1	운동 2	운동 3	운동 4	
아래 목록에서 한 가지 운동을 선택한다.	아래 목록에서 한 가지 운동을 선택한다.	아래 목록에서 한 가지 운동을 선택한다.	아래의 부위별 운동 목록에서 각각 한 가지씩 총 3가지 운동을 선택한다.	
• 핸드 크로스오버 | p.362 • 월 슬라이드 | p.362 • 리치, 롤 앤드 리프트 | p.363 • 푸시업 플러스 | p.72	• 플로어 Y 레이즈 | p.95 • 플로어 T 레이즈 | p.96 • 인클라인 Y 레이즈* | p.94 • 인클라인 T 레이즈* | p.96 • 인클라인 W 레이즈* | p.98 • 인클라인 L 레이즈* | p.97 • 스위스볼 Y 레이즈* | p.94 • 스위스볼 T 레이즈* | p.95 • 스위스볼 W 레이즈* | p.98 • 스위스볼 L 레이즈* | p.97	• 사이드-라잉 쏘라식 로테이션 | p.363 • 쏘라식 로테이션 | p.363 • 벤트-오버 리치 투 스카이 | p.364	**대퇴사두근과 고관절 모음근(사타구니)** • 워킹 힐 투 버트 | p.371 • 수파인 힙 인터널 로테이션 | p.374 • 그로이너 | p.373 • 사이드-투-사이드 레그 스윙 | p.372 **슬와부근육군** • 워킹 하이 니 | p.369 • 워킹 니 허그 | p.369 • 워킹 하이 킥 | p.373 • 라잉 스트레이트 레그 레이즈 | p.371 • 포워드-앤드-백 레그 스윙 | p.372	**둔근과 고관절 벌림근** • 힙 레이즈 | p.244 • 니 홀드 싱글-레그 힙 레이즈 | p.249 • 래터럴 밴드 워크 | p.275 • 워킹 레그 크래들 | p.369 • 프론 힙 인터럴 로테이션 | p.373 • 클램쉘 | p.275 • 라잉 사이드 레그 레이즈 | p.371

*이 운동들은 덤벨 없이 실시한다.

Chapter 12

추가 선택: 헬스클럽을 이용할 수 없는 상황이거나 규칙적으로 운동을 할 시간이 없다면 자신의 체중만으로 간편하게 동작을 취한다. 운동을 선택할 때는 각 분류의 맨 위에 적혀 있는 지침을 참조한다. 단, 운동 6에서는 최대 3가지까지 운동을 선택하고, 운동 7에서 선택한 3가지 운동은 시간이 충분하면 최대한 여러 세트를 실시하도록 한다.

운동 5	운동 6	운동 7		
Chapter 10 코어 근육 운동의 '안정성 강화 운동'들 가운데 하나를 선택한다. 예를 들어, 플랭크나 사이드 플랭크, 마운틴 클라이머 같은 운동이나 그 응용동작을 선택한다.	시간적인 여건에 따라 아래 목록에서 1~3가지 운동을 선택한다. • 점핑 잭 | p.361 • 스플리트 잭 | p.361 • 스쿼트 트러스트 | p.362	아래의 동작별 운동 목록에서 각각 한 가지씩 총 3가지 운동을 선택한다.		
		좌우 운동 • 로우 사이드-투-사이드 런지 | p.365 • 래터럴 슬라이드 | p.369 • 래터럴 스텝오버 | p.370 • 래터럴 덕 언더 | p.370 • 덤벨 사이드 런지* | p.229	**전후 운동** • 프리즈너 스쿼트 | p.200 • 체중 스쿼트 | p.198 • 덤벨 런지* | p.224 • 리버스 덤벨 런지* | p.225 • 덤벨 크로스오버 런지* | p.227 • 리버스 덤벨 크로스오버 런지* | p.227 • 인버티드 햄스트링 | p.368 • 인치웜 | p.368 • 엘보-투-풋 런지 | p.367 • 스모 스쿼트 투 스탠드 | p.368	**회전 운동** • 리치 백 리버스 런지 | p.366 • 다이아고널 리치 런지 | p.366 • 사이드 벤드 런지 | p.367 • 트위스트와 오버헤드 리치 리버스 런지 | p.366 • 오버헤드 런지와 로테이션 | p.367

*이 운동들은 덤벨 없이 실시한다.

Chapter 13
최고의 운동 프로그램 14가지
바디 트랜스포밍을 위한 완벽 가이드

> **❝ 이번 장에서는 새로운 몸을 위한 청사진을 제시한다. ❞**

갑옷 같은 근육으로 중무장을 하든, 근력을 극대화하든, 뱃살을 빼든, 또는 그 어떤 목표로 운동을 하든, 이 프로그램들은 해결책을 제시해줄 것이다.

이번 장에는 세계 최고의 운동 전문가들이 만든 프로그램들이 총망라되어 있기 때문에 결혼식 준비에서부터 보디빌딩 대회 준비에 이르기까지 필요에 따라 프로그램을 선택할 수 있다. 헬스클럽에 갈 시간이 없다는 변명은 통하지 않는다. 그런 분들은 강력한 15분 운동 프로그램을 이용하면 된다. 항상 출장 중인 분들을 위해서는 호텔 방에서 손쉽게 실시할 수 있는 체중 운동 프로그램이 준비되어 있다. 바벨이나 덤벨을 한 번도 만져본 적이 없어도 상관없다. 그런 분들은 굳이 바벨을 들어 올리지 않아도 몸매 복구 프로그램으로 예전의 날렵했던 몸을 되찾을 수 있다.

우리는 그저 383페이지의 설명을 훑어보고 적당한 프로그램을 선택하면 된다(아이폰 앱스토어에서 맨즈 헬스 운동 프로그램 어플리케이션을 검색하면 더 많은 프로그램들을 다운 받을 수 있다). 또, 의문점이 생기면 Chapter 2에서 해답을 찾을 수 있을 것이다.

최고의 운동 프로그램 14가지

몸매 복구 프로그램 384
• 매끈한 몸을 되찾아 줄 운동 프로그램

헬스클럽 베스트 프로그램 390
• 헬스클럽 마니아를 위한 프로그램

식스팩 프로그램 396
• 초콜릿 복근을 위한 12주 프로그램

여름 휴가 대비 프로그램 404
• 해변에서의 멋진 몸을 위한 8주 프로그램

웨딩 데이 프로그램 410
• 결혼식 당일 최상의 외모를 만들어 줄 프로그램

점프력 향상 프로그램 414
• 점프력 수직 상승을 위한 8주 프로그램

근육 키우기 프로그램 416
• 최단 시간 사이즈 보강을 위한 4주 프로그램

스포츠 능력 향상 프로그램 418
• 프로의 몸과 기량을 선사할 스포츠 프로그램

베스트 3종 세트 프로그램 421
• 간단한 근육 운동 3종 세트 프로그램

벤치 프레스 향상 프로그램 422
• 중량 25킬로그램 상승을 위한 프로그램

시간 절약형 커플 운동 프로그램 424
• 커플이 함께하는 프로그램(더욱 만족스러운 섹스의 비밀)

체중 운동 프로그램 430
• 장소에 구애받지 않는 자유 운동 프로그램

15분 운동 프로그램 432
• 빨리 끝내는 자유 운동 프로그램

미드 스파르타쿠스 프로그램 436
• 미드 스파르타쿠스 SPARTACUS의 배우들을 훈련시킨 바로 그 프로그램

Chapter 13

프로그램을 시작하기 전에 알아야 할 것들

아래의 설명을 읽어보고 이번 장의 프로그램들을 정확히 이해하자.

프로그램 활용법

- 운동은 항상 목록에 나와있는 순서대로 실시한다.
- 각 표의 '세트' 부분에 따로 설명이 없이 숫자만 나와 있으면 숫자에 해당하는 세트 횟수만큼 운동을 실시한다. 즉, 해당하는 운동을 1세트 실시한 다음, 옆에 적힌 시간만큼 휴식을 취하고 나서 다시 1세트를 반복하는 방식으로 정해진 세트를 모두 완료한 후에 다음 운동으로 넘어간다.
- 문자와 함께 적혀 있는 숫자는 그 운동이 속해 있는 그룹을 뜻한다. 예를 들어, 1A, 1B, 1C는 같은 그룹에 속한 운동이지만 뒤에 오는 문자는 서로 다르다. 이런 운동은 먼저 1세트를 실시한 다음, 정해진 만큼 휴식을 취하고 나서 그 그룹에 속한 다른 운동을 1세트 실시한다. 가령, 어떤 운동 프로그램에 2A와 2B가 있으면 먼저 2A를 실시한 다음, 정해진 만큼 휴식을 취하고 나서 2B를 실시하고 다시 휴식을 취한다. 이때 각 운동에 책정된 세트를 모두 완료할 때까지 이 과정을 반복한다.
- 한 그룹에 속한 운동의 개수가 아무리 많아도 이 과정을 준수해야 한다.

- 각 표의 '휴식' 부분에 '0'이라는 숫자가 적혀 있으면 휴식을 취하지 말고 바로 다음 운동으로 넘어가야 한다.
- 각 표의 '반복' 부분에 반복 횟수 대신 운동 지속 시간(가령 30초)이 적혀 있으면 반복 횟수를 따지지 말고 적혀 있는 시간만큼 운동을 실시한다. 예를 들어, 플랭크나 사이드 플랭크는 적혀 있는 시간만큼 자세를 유지한다. 또, 일반적으로 반복을 요하는 운동이라도 반복 횟수 대신 시간이 적혀 있으면 해당하는 시간 동안 최대한 여러 번 동작을 반복한다.
- 각 표의 '반복' 란에 '최대한 많이' 라고 적혀 있으면 동작을 최대한 여러 번 반복해야 하며, '세트' 란에 '최대한 많이' 라고 적혀 있으면 정해진 시간 동안 최대한 많은 세트를 실시해야 한다.
- 각 표의 '휴식' 란에 '최대한 짧게' 라고 적혀 있으면 필요한 최소한의 휴식만을 취해야 한다. 이때는 기본적인 호흡만 가다듬고 다시 운동에 돌입한다.

최고의 운동 프로그램 14가지

몸매 복구 프로그램
1단계: 1~4주

이 프로그램은 웨이트트레이닝을 전혀 해본 적이 없거나 운동을 할 시간이 없는 분들을 위한 12주 운동 프로그램이다. 이 프로그램은 아직 최상의 컨디션에 도달하지 않은 사람들이 지방을 감량하고 근육을 만들 수 있도록 구성되어 있다. 이 프로그램을 활용하면 책상에서 오랜 시간을 보내는 현대인의 신체적인 약점 역시 보완할 수 있다. 앉은 자세로 장시간을 보내면 운동의 성과도 미흡하고 운동을 중간에 포기할 가능성도 높아진다. 하지만 이 프로그램은 그 어떤 프로그램보다 빠르게 몸을 변화시켜줄 것이다.

활용법

- 웨이트트레이닝은 일주일에 3회 실시하며, 각 운동일 후에는 최소한 하루 동안 휴식을 취한다. 가령, 웨이트트레이닝은 월, 수, 금요일에 실시할 수 있다.
- 심혈관계 운동은 웨이트트레이닝을 실시하는 날을 피해서 일주일에 2회 실시한다. 월, 수, 금요일에 웨이트트레이닝을 실시했다면 심혈관계 운동은 화, 목요일에 실시할 수 있다(만약 주 5일 가운데 심혈관계 운동을 할 시간이 없다면 아무 날이나 웨이트트레이닝을 실시한 바로 다음 날 심혈관계 운동을 실시한다.).
- 웨이트트레이닝을 하기 전에는 반드시 워밍업을 실시한다.
- 각 프로그램에 대한 기본적인 사항은 383페이지를 참조한다.

개발자 소개

조 다우델
Joe Dowdell

조 다우델은 뉴욕에 위치한 〈피크 퍼포먼스〉를 소유한 전문 트레이너이다. 그는 수많은 운동선수와 연예인, 모델들을 지도한 세계에서 가장 유명한 코치 가운데 한 사람이다.

Chapter 13

워밍업

운동	세트	반복	휴식
1A. 사이드-라잉 쏘라식 로테이션	p.363	1	5	0
1B. 체중 런지	p.225	1	4	0
1C. 로우 사이드-투-사이드 런지	p.365	1	4	0
1D. 니 프레스-아웃 힙 레이즈	p.246	1	10~12	0
1E. 플랭크	p.286	1	4~6	0
1F. 스위스볼 W 레이즈	p.98	1	8~10	0

플랭크와 프론 코브라는 자세를 1초 동안 유지한 다음, 몸을 즉시 이완시킨다. 여기까지가 1회 반복이다.

운동

운동	세트	반복	휴식
1A. 바벨 스쿼트	p.206	2~3	10~12	1분
1B. 푸시업	p.42	2~3	10~12	1분
2A. 피트 온 스위스볼 힙 레이즈	p.247	2~3	10~12	1분
2B. 케이블 로우 투 넥 익스터널 로테이션	p.103	2~3	10~12	1분
3A. 리버스 크런치	p.330	2~3	10~12	1분
3B. 프론 코브라	p.303	2~3	10~12	1분

바벨 스쿼트가 너무 어려우면 체중 스쿼트로 대체한다.

기본 푸시업이 어려우면 변형 푸시업이나 인클라인 푸시업 같은 응용동작으로 대체한다.

심혈관계 운동

운동 계획

러닝머신의 속도를 본인 최대 능력의 30~50% 정도로 조절하고 걸으면서 3~5분 동안 워밍업 시간을 갖는다. 그 다음 아래와 같이 변화를 주면서 본격적인 운동을 진행한다.

- 러닝머신의 기울기를 본인 최대 능력의 40~60% 정도로 조절하고 2분 동안 뛴다.
- 러닝머신의 기울기 각도를 다시 0으로 맞추고 2분 동안 걷는다. 여기까지가 1세트이다.
- 이런 방식으로 총 3세트를 실시한 다음, 3~5분 동안 아주 천천히 걸으면서 호흡을 조절한다.
- 4주에 걸친 1단계를 마칠 때까지 총 5세트를 실시할 수 있도록 운동량을 점차 늘린다.

최고의 운동 프로그램 14가지

몸매 복구 프로그램
2단계: 5~8주

활용법
- 웨이트트레이닝은 일주일에 3회 실시하며, 각 운동일 후에는 최소한 하루 동안 휴식을 취한다. 가령, 웨이트트레이닝은 월, 수, 금요일에 실시할 수 있다.
- 심혈관계 운동은 웨이트트레이닝을 하는 날을 피해서 일주일에 3회 실시한다. 처음 2회는 인터벌 운동을 실시하고, 나머지 1회는 유산소 운동을 실시한다. 그러므로 만약 화, 목요일에 인터벌 운동을 실시한다면 토요일에는 유산소 운동을 실시할 수 있다.
- 웨이트트레이닝을 하기 전에는 반드시 워밍업을 실시한다.
- 각 프로그램에 대한 기본적인 사항은 383페이지를 참조한다.

워밍업

운동	세트	반복	휴식
1A. 힙 크로스오버 | p.311	1	5	0
1B. 엘보-투-풋 런지 | p.367	1	4	0
1C. 체중 사이드 런지 | p.229	1	4	0
1D. 클램쉘 | p.275	1	8~10	0
1E. 사이드 플랭크 | p.292	1	4~6	0
1F. 스위스볼 T 레이즈 | p.96	1	8~10	0

Chapter 13

운동

운동	세트	반복	휴식
1A. 덤벨 스플리트 스쿼트 ǀ p.217	2~3	10~12	1분
1B. 덤벨 벤치 프레스 ǀ p.60	2~3	10~12	1분
2A. 스위스볼 힙 레이즈와 레그 컬 ǀ p.251	2~3	10~12	1분
2B. 밴드-어시스티드 친업 ǀ p.106	2~3	10~12	1분
3A. 사이드 크런치 ǀ p.340	2~3	8~10	1분
3B. 버드 도그 ǀ p.291	2~3	8~10	1분

사이드 크런치는 매번 반복할 때마다 자세를 2초 동안 유지한다.

사이드 플랭크(워밍업)와 버드 도그는 자세를 1초 동안 유지한 다음, 몸을 즉시 이완시킨다. 여기까지가 1회 반복이다.

심혈관계 운동

운동 계획

러닝머신의 속도를 본인 최대 능력의 30~50% 정도로 조절하고 걸으면서 3~5분 동안 워밍업 시간을 갖는다. 그 다음 매주 처음 이틀은 인터벌 운동을 실시하고, 나머지 하루는 유산소 운동을 실시한다.

인터벌 운동

- 러닝머신의 속도를 본인 최대 능력의 65~75% 정도로 조절하고 1분 동안 뛴다.
- 속도를 5~6km/h로 낮추고 2분 동안 걷는다. 여기까지가 1세트이다.
- 이런 방식으로 총 4세트를 실시한 다음, 3~5분 동안 아주 천천히 걸으면서 호흡을 조절한다.
- 4주에 걸친 2단계를 마칠 때까지 총 6세트를 실시할 수 있도록 운동량을 점차 늘린다.

유산소 운동

- 러닝머신의 속도 또는 기울기를 본인 최대 능력의 40~60% 정도로 조절하고 15분 동안 뛴다.
- 4주에 걸친 2단계를 마칠 때까지 25분을 뛸 수 있도록 운동량을 늘린다.

최고의 운동 프로그램 14가지

몸매 복구 프로그램
3단계: 9~12주

활용법

- 운동 A와 운동 B를 번갈아가면서 일주일에 총 3회를 실시하며, 각 운동일 후에는 최소한 하루 동안 휴식을 취한다. 가령, 월, 수, 금요일에 운동을 한다면 첫 번째 주 월요일은 운동 A, 수요일은 운동 B, 금요일은 운동 A를 실시하고, 두 번째 주 월요일은 운동 B, 수요일은 운동 A, 금요일은 운동 B를 실시한다.
- 심혈관계 운동은 웨이트트레이닝을 하는 날을 피해서 일주일에 3회 실시하며 처음 2회는 인터벌 운동을 실시하고, 나머지 1회는 유산소 운동을 실시한다. 그러므로 만약 화, 목요일에 인터벌 운동을 실시한다면 토요일에는 유산소 운동을 실시할 수 있다. 이때 인터벌 운동 A는 처음 2주 동안(9주차와 10주차) 실시하고, 인터벌 운동 B는 나머지 2주 동안(11주차와 12주차) 실시한다.
- 웨이트트레이닝을 하기 전에는 워밍업을 실시한다.
- 각 프로그램에 대한 기본적인 사항은 383페이지를 참조한다.

워밍업

운동	세트	반복	휴식
1A. 캣 캐멀	p.291	1	5~6	0
1B. 엘보-투-풋 런지	p.367	1	4	0
1C. 워킹 니 허그	p.369	1	5	0
1D. 래터럴 밴드 워크	p.275	1	10~12	0
1E. 인치웜	p.368	1	3~5	0
1F. 스위스볼 Y 레이즈	p.95	1	8~10	0

운동 A

운동	세트	반복	휴식
1A. 바벨 데드리프트	p.256	3	8~10	1분
1B. 인클라인 덤벨 벤치 프레스	p.62	3	8~10	1분
2A. 파셜 싱글-레그 스쿼트	p.205	3	8~10	1분
2B. 닐링 서포티드 뉴트럴-그립 덤벨 로우	p.88	3	8~10	1분
3A. 해머 컬 투 프레스	p.169	3	8~10	1분
3B. 스위스볼 크런치	p.326	3	8~10	1분

Chapter 13

운동 B

운동	세트	반복	휴식
1A. 덤벨 스텝업	p.270	3	10~12	1분
1B. 덤벨 벤치 프레스	p.60	3	10~12	1분
2A. 바벨 스트레이트-레그 데드리프트	p.260	3	8~10	1분
2B. 리어 래터럴 레이즈	p.91	3	10~12	1분
3A. 덤벨 라잉 트라이셉스 익스텐션	p.176	3	8~10	1분
3B. 백 익스텐션	p.266	3	8~10	1분

심혈관계 운동

운동 계획

매주 처음 이틀은 인터벌 운동을 실시하고, 나머지 하루는 유산소 운동을 실시한다.

인터벌 운동 A

- 러닝머신의 속도를 본인 최대 능력의 70~80% 정도로 조절하고 45초 동안 뛴다.
- 속도를 5~6km/h로 낮추고 2분 동안 걷는다. 여기까지가 1세트이다.
- 이런 방식으로 총 5세트를 실시한 다음, 3~5분 동안 아주 천천히 걸으면서 호흡을 조절한다.
- 4주에 걸친 3단계를 마칠 때까지 총 7세트를 실시할 수 있도록 운동량을 점차 늘린다.

인터벌 운동 B

- 러닝머신의 속도를 본인 최대 능력의 70~80% 정도로 조절하고 30초 동안 뛴다.
- 속도를 5~6km/h로 낮추고 90초 동안 걷는다. 여기까지가 1세트이다.
- 이런 방식으로 총 6세트를 실시한 다음, 3~5분 동안 아주 천천히 걸으면서 호흡을 조절한다.
- 4주에 걸친 3단계를 마칠 때까지 총 8세트를 실시할 수 있도록 운동량을 점차 늘린다.

유산소 운동

- 러닝머신의 속도나 기울기를 본인 최대 능력의 40~60% 정도로 조절하고 25분 동안 뛴다.
- 4주에 걸쳐 3단계를 마칠 때까지 본인 최대 능력의 60%에 해당하는 강도로 30분 동안 뛸 수 있도록 운동량을 늘린다.

최고의 운동 프로그램 14가지
헬스클럽 베스트 프로그램

이 프로그램을 활용하면 사람들로 붐비는 헬스클럽에서도 줄을 설 필요가 없다. 이 프로그램은 근육을 만들고 지방을 없애주는 3가지 운동 계획으로 구성되어 있다.

개발자 소개
크레이그 발렌타인
Craig Ballantyne
이 프로그램의 운동 계획 1을 만든 크레이그 발렌타인은 거의 10년 동안 맨즈 헬스의 건강 자문위원으로 활동한 전문 트레이너다. 그는 현재 토론토를 중심으로 활동하고 있으며 가장 인기 있는 온라인 트레이닝 프로그램 전문 사이트인 〈TurbulenceTraining.com〉의 소유주이다

운동 계획 1

활용법
- 운동 계획 1은 덤벨만을 이용한 운동으로 구성되어 있으며, 처음부터 끝까지 덤벨의 중량을 바꿀 필요가 없다.
- 운동 A, 운동 B, 운동 C는 각각 일주일에 1회씩 실시하며, 운동을 실시한 다음날은 최소한 하루씩 휴식을 취한다.
- 각 프로그램에 대한 기본적인 사항은 383페이지를 참조한다.

Chapter 13

운동 A

운동	세트	반복	휴식
1A. 덤벨 벤치 프레스	p.60	4	8	1분
1B. 닐링 서포티드 뉴트럴-그립 덤벨 로우	p.88	4	8~12	1분
2A. 인클라인 덤벨 벤치 프레스	p.62	3	5	0
2B. 덤벨 스쿼트	p.211	3	12	1분

운동 B

운동	세트	반복	휴식
1A. 덤벨 스플리트 스쿼트	p.217	4	8	1분
1B. 싱글-암 덤벨 숄더 프레스	p.130	4	12	1분
2A. 덤벨 스트레이트-레그 데드리프트	p.264	3	10	0
2B. 싱글-암 덤벨 스윙	p.276	3	15~20	1분

운동 C

운동	세트	반복	휴식
1A. 덤벨 스텝업	p.270	4	8	1분
1B. 라잉 서포티드 뉴트럴-그립 덤벨 로우	p.88	4	12	1분
2A. 스탠딩 덤벨 컬	p.164	4	10	0
2B. 라잉 덤벨 트라이셉스 익스텐션	p.176	4	12	1분

최고의 운동 프로그램 14가지
헬스클럽 베스트 프로그램

운동 계획 2

활용법

- 운동 계획 2는 기본적으로 처음부터 끝까지 동일한 중량을 사용하여 3가지 웨이트트레이닝을 각각 10분씩 실시하며, 심혈관계 운동을 포함하여 총 45분 동안 진행한다. 이 프로그램은 운동의 종류나 중량을 바꿀 필요 없이 한 자리에서 운동을 마칠 수 있다는 장점이 있다.

- 운동 A, 운동 B, 운동 C는 각각 일주일에 1회씩 실시하며, 운동을 실시한 다음날은 최소한 하루씩 휴식을 취한다. 예를 들어, 월요일은 운동 A, 수요일은 운동 B, 금요일은 운동 C를 실시한다. 다음 가이드라인에 따라 운동을 실시한다.

- 각 표의 첫 번째 운동은 10~12회를 반복할 수 있는 가장 무거운 중량을 선택한다. 이 중량은 각 세트에서 사용할 중량이다.

- 타이머를 10분에 맞춘다.

- 선택한 중량으로 3회를 반복한 다음, 10초 동안 휴식을 취하고 3회를 완전히 반복할 수 없을 때까지 이 방식을 반복한다. 그 다음에는 휴식시간을 10초 연장하여 3회 반복으로 구성된 세트 사이에 20초 동안 휴식을 취한다. 이때도 마찬가지로 3회를 완전히 반복할 수 없는 시점에 도달하면 이번에는 휴식시간을 30초로 늘린다. 이런 방식으로 10분 동안 휴식시간을 10초씩 증가시키고, 10분이 되면 다음 운동으로 넘어간다.

- 각 표의 두 번째 운동과 세 번째 운동도 같은 방식으로 진행한다.

- 매주 각 운동에 사용하는 중량을 2.5~5킬로그램씩 늘린다.

- 네 번째 운동과 다섯 번째 운동은 10장의 코어 운동과 7장의 팔 운동 가운데 원하는 운동을 각각 하나씩 선택하여 실시한다. 각 운동은 반복 횟수를 완료할 수 있는 가장 무거운 중량을 선택하여 10~12회 반복으로 2세트씩 실시하며, 플랭크나 사이드 플랭크 같은 코어 운동은 자세를 30초 동안 유지한다.

- 웨이트트레이닝을 마치면 즉시 심혈관계 운동을 실시한다.

- 각 프로그램에 대한 기본적인 사항은 383페이지를 참조한다.

개발자 소개

닉 닐슨
Nick Nilsson

이 프로그램의 운동 계획 2를 만든 닉 닐슨은 〈BetterU〉라는 온라인 개인 트레이닝 전문 회사의 부사장이다. 그는 운동학 학위를 취득하고 10년 이상 개인 트레이너로 활동해왔다.

Chapter 13

운동 A

운동
1. 덤벨 벤치 프레스 ǀ p.60
2. 친업 ǀ p.104
3. 바벨 스쿼트 ǀ p.206
4. 코어 운동 ǀ 10장에서 선택
5. 팔 운동 ǀ 7장에서 선택

운동 B

운동
1. 덤벨 스플리트 스쿼트 ǀ p.217
2. 바벨 벤치 프레스 ǀ p.54
3. 바벨 로우 ǀ p.84
4. 코어 운동 ǀ 10장에서 선택
5. 팔 운동 ǀ 7장에서 선택

운동 C

운동
1. 바벨 데드리프트 ǀ p.256
2. 푸시업 ǀ p.42
3. 바벨 프론트 스쿼트 ǀ p.207
4. 코어 운동 ǀ 10장에서 선택
5. 팔 운동 ǀ 7장에서 선택

심혈관계 운동

운동 계획
• 심혈관계 운동은 러닝머신, 고정식 자전거, 사이드 워크, 산책로, 트랙을 모두 이용할 수 있다.
• 선택한 심혈관계 운동을 본인 최대 능력의 90%에 해당하는 강도로 30초 동안 실시한다.
• 30초 동안 휴식을 취한 다음, 다시 운동을 반복하는 방식으로 총 10분 동안 진행한다.

최고의 운동 프로그램 14가지
헬스클럽 베스트 프로그램

운동 계획 3

활용법

- 운동 계획 3은 8주 동안 진행한다. 이 프로그램은 벤치나 스쿼트 거치대 같이 공간을 많이 차지하는 기구를 사용할 필요가 없다는 장점이 있다.
- 이 프로그램은 일주일에 3일에 걸쳐 진행하고, 운동을 실시한 다음날은 최소한 하루씩 휴식을 취한다. 그러므로 월, 수, 금요일에 운동을 실시할 수 있다.
- 각 프로그램에 대한 기본적인 사항은 383페이지를 참조한다.

1~4주
워밍업

운동	세트	반복	휴식
1A. 체중 사이드 런지 | p.229	1	12	0
1B. 월 슬라이드 | p.362	1	12	0
1C. 인치웜 | p.368	1	10	0

운동

최소한 8회 이상 반복할 수 없으면 8회 이상 반복할 수 있는 다른 응용동작으로 대체한다.

운동	세트	반복	휴식
1A. 투-암 메디신볼 푸시업 | p.48	3	최대한 많이	0
1B. 덤벨 로우 | p.86	3	10~12	0
1C. 덤벨 프론트 스쿼트 | p.212	3	10	60~90초
2A. 스위스볼 파이크 | p.336	2~3	10~15	0
2B. 싱글-레그 힙 레이즈 | p.248	2~3	12~15	60~90초

Chapter 13

> **개발자 소개**
>
> **스티븐 카브랄**
> Stephen Cabral
>
> 이 프로그램의 운동 계획 3을 만든 전문 트레이너 스티븐 카브랄은 보스턴에서 〈스티븐 카브랄 스튜디오 피트니스 센터〉를 운영하고 있으며, MTV의 리얼리티 프로그램인 〈메이드Made〉의 건강 자문위원이기도 하다.

5~8주
워밍업

운동	세트	반복	휴식
1A. 그로이너	p.373	1	24	0
1B. 시티드 덤벨 익스터널 로테이션	p.144	1	12	0
1C. 메디신볼 슬램	p.328	1	12	0

운동

운동	세트	반복	휴식
1A. 덤벨 푸시 프레스	p.129	3	8	0
1B. 푸시업과 로우	p.51	3	10~12	0
1C. 덤벨 불가리안 스플리트 스쿼트	p.218	3	10	60~90초
2A. 덤벨 촙	p.312	2~3	12	0
2B. 프론 코브라	p.303	2~3	12~15	60~90초

프론 코브라는 1초 동안 자세를 유지한 다음, 즉시 몸을 이완시킨다. 여기까지가 1회 반복이다.

최고의 운동 프로그램 14가지

식스팩 프로그램
1단계: 1~4주

이 프로그램은 지방 집중 감량 12주 프로그램이다. 이 프로그램은 운동 자체로 칼로리를 소모하기도 하지만 운동을 마친 후에도 여러 시간 동안 신진대사를 촉발하는 지방 연소 호르몬을 고도로 활성화시킨다. 뱃살 제거의 비밀은 바로 여기에 있다. 이 프로그램을 활용하면 소파에 앉아 편안히 휴식을 취하는 동안에도 온 몸의 지방이 하루 종일 타서 없어지게 된다.

개발자 소개

빌 하트만
Bill Hartman

빌 하트만은 물리치료사이자 전문 트레이너이며 인디애나폴리스의 근력 코치이다. 또한 맨즈헬스의 건강 부문 최고 자문위원이며 《인디애나폴리스 피트니스 앤드 스포츠 트레이닝》의 소유주이기도 하다.

활용법

- 운동 A, 운동 B, 운동 C는 각각 일주일에 1회씩 실시하며, 운동을 실시한 다음날은 최소한 하루씩 휴식을 취한다. 예를 들어, 월요일은 운동 A, 수요일은 운동 B, 금요일은 운동 C를 실시한다.
- 심혈관계 운동은 웨이트트레이닝을 하는 날을 피해서 일주일에 3회에 걸쳐 실시한다. 예를 들어, 화, 목, 토요일에 실시할 수 있다.
- 각 프로그램에 대한 기본적인 사항은 383페이지를 참조한다.

Chapter 13

운동 A

운동	1주차			2주차			3주차			4주차		
	세트	반복	휴식	세트	반복	휴식	세트	반복	휴식	세트	반복	휴식
1A. 바벨 스텝업 | p.268	2	15	75초	3	12	75초	3	10	75초	2	10	75초
1B. 덤벨 벤치 프레스 | p.60	2	15	75초	3	12	75초	3	10	75초	2	10	75초
2A. 덤벨 로우 | p.86	2	15	75초	3	12	75초	3	10	75초	2	10	75초
2B. 스캡션 | p.137	2	15	75초	3	12	75초	3	10	75초	2	10	75초
3A. 시티드 덤벨 익스터널 로테이션 | p.144	2	15	30초	2	12	30초	2	10	30초	2	10	30초
3B. 플랭크 | p.286	2	8	30초	2	12	30초	2	12	30초	2	10	30초

플랭크와 사이드 플랭크는 자세를 5초 동안 유지한 다음, 즉시 몸을 이완시킨다. 여기까지가 1회 반복이다.

심혈관계 운동

운동 계획

첫째 날은 본인 최대 능력의 65~70%에 해당하는 강도로 40분 동안 운동을 실시한다. 이때는 러닝머신이나 고정식 자전거를 이용할 수도 있고, 야외에서 걷거나 뛰거나 자전거를 탈 수도 있으며, 수영을 할 수도 있다. 둘째와 셋째 날에는 각각 5분씩 시간을 추가한다. 즉, 둘째 날에는 45분, 셋째 날에는 50분 동안 원하는 심혈관계 운동을 실시한다.

최고의 운동 프로그램 14가지

식스팩 프로그램
1단계(계속): 1~4주

운동 B

운동	1주차			2주차			3주차			4주차		
	세트	반복	휴식	세트	반복	휴식	세트	반복	휴식	세트	반복	휴식
1A. 바벨 스플리트 스쿼트 | p.214	2	15	75초	3	15	75초	3	12	75초	2	12	75초
1B. 푸시업 | p.42	2	12	75초	3	10	75초	3	8	75초	2	10	75초
2A. 인버티드 로우 | p.80	2	12	75초	3	10	75초	3	8	75초	2	10	75초
2B. 콤보 숄더 레이즈 | p.137	2	12	75초	3	10	75초	3	8	75초	2	10	75초
3A. 라잉 익스터널 로테이션 | p.146	2	12	30초	3	10	30초	3	8	30초	2	10	30초
4. 사이드 플랭크 | p.292	2	8	30초	2	10	30초	2	12	30초	2	10	30초

Chapter 13

운동 C

운동	1주차			2주차			3주차			4주차		
	세트	반복	휴식	세트	반복	휴식	세트	반복	휴식	세트	반복	휴식
1A. 바벨 스텝업 ǀ p.268	2	12	75초	3	10	75초	3	8	75초	2	10	75초
1B. 덤벨 벤치 프레스 ǀ p.60	2	12	75초	3	10	75초	3	8	75초	2	10	75초
2A. 덤벨 로우 ǀ p.86	2	12	75초	3	10	75초	3	8	75초	2	10	75초
2B. 스캡션 ǀ p.137	2	12	75초	3	10	75초	3	8	75초	2	10	75초
3A. 시티드 덤벨 익스터널 로테이션 ǀ p.144	2	12	30초	2	10	30초	3	8	30초	2	10	30초
3B. 플랭크 ǀ p.286	2	8	30초	2	12	30초	2	12	30초	2	10	30초

최고의 운동 프로그램 14가지

식스팩 프로그램
2단계: 5~8주

운동 A

운동	1주차			2주차			3주차			4주차		
	세트	반복	휴식	세트	반복	휴식	세트	반복	휴식	세트	반복	휴식
1A. 와이드-그립 바벨 데드리프트 | p.257	3	8	1분	3	10	1분	4	8	1분	3	10	1분
1B. 바벨 벤치 프레스 | p.54	3	8	1분	3	10	1분	4	8	1분	3	10	1분
2A. 케이블 로우 | p.100	3	8	1분	3	10	1분	4	8	1분	3	10	1분
2B. 케이블 다이아고널 레이즈 | p.147	3	8	1분	3	10	1분	4	8	1분	3	10	1분
3. 스위스볼 롤아웃 | p.300	3	12	30초	3	10	30초	3	12	30초	3	10	30초

운동 B

운동	1주차			2주차			3주차			4주차		
	세트	반복	휴식	세트	반복	휴식	세트	반복	휴식	세트	반복	휴식
1A. 덤벨 스쿼트 | p.211	3	8	75초	3	10	75초	4	8	75초	3	10	75초
1B. 디클라인 푸시업 | p.44	3	12	75초	3	10	75초	4	8	75초	3	10	75초
2A. 랫 풀다운 | p.110	3	8	75초	3	10	75초	4	8	75초	3	10	75초
2B. 벤트-암 래터럴 레이즈 익스터널 로테이션 | p.136	3	12	75초	3	10	75초	4	8	75초	3	10	75초
3. 싱글-레그 사이드 플랭크 | p.293	3	8	30초	3	10	30초	3	12	30초	3	10	75초

싱글-레그 사이드 플랭크는 5초 동안 자세를 유지한 다음, 즉시 몸을 이완시킨다. 여기까지가 1회 반복이다.

Chapter 13

운동 C

운동	1주차			2주차			3주차			4주차		
	세트	반복	휴식	세트	반복	휴식	세트	반복	휴식	세트	반복	휴식
1A. 와이드-그립 바벨 데드리프트 | p.257	3	8	1분	3	8	1분	4	6	1분	3	8	1분
1B. 바벨 벤치 프레스 | p.54	3	8	1분	3	8	1분	4	6	1분	3	8	1분
2A. 케이블 로우 | p.100	3	10	1분	3	8	1분	4	6	1분	3	8	1분
2B. 케이블 다이아고널 레이즈 | p.147	3	10	1분	3	8	1분	4	6	1분	3	8	1분
3. 스위스볼 롤아웃 | p.300	3	8	30초	3	10	30초	3	12	30초	3	10	30초

심혈관계 운동

운동 계획

- 심혈관계 운동은 러닝머신, 고정식 자전거, 사이드 워크, 산책로, 트랙을 모두 이용할 수 있다.
- 선택한 심혈관계 운동을 본인 최대 능력의 90~95%에 해당하는 강도로 30초 동안 실시한다.
- 본인 최대 능력의 50%에 해당하는 강도에 도달할 때까지 2분에 걸쳐 강도를 천천히 낮춘다. 여기까지가 1세트이다.
- 매주 아래 표를 활용하여 강도를 높인다. 표의 A는 운동 A의 웨이트트레이닝을 실시한 다음 날에 실시할 심혈관계 운동이고, B와 C는 각각 운동 B와 운동 C의 웨이트트레이닝을 실시한 다음 날에 실시할 심혈관계 운동이다.
- 3, 4주차에는 각 세트를 마친 후에 5~10분 동안 휴식을 취한 다음, 동일한 과정을 한 번 더 반복한다. 예를 들어, 3주차의 A는 4세트를 실시하면서 각 세트 사이에 5~10분 동안 휴식을 취한 다음, 전체 4세트 과정을 다시 한 번 반복한다.

운동	1주차	2주차	3주차	4주차
A	4	5	4, 4	5, 5
B	5	6	5, 5	6, 6
C	4	5	4, 4	5, 5

최고의 운동 프로그램 14가지

식스팩 프로그램
3단계: 9~12주

운동 A

운동	1주차 세트	1주차 반복	1주차 휴식	2주차 세트	2주차 반복	2주차 휴식	3주차 세트	3주차 반복	3주차 휴식	4주차 세트	4주차 반복	4주차 휴식
1A. 바벨 스쿼트 | p.206	3	15	1분	3	12	45초	4	10	45초	3	8	30초
1B. 인클라인 덤벨 벤치 프레스 | p.62	3	15	1분	3	12	45초	4	10	45초	3	8	30초
2A. 언더핸드-그립 랫 풀다운 | p.112	3	15	1분	3	12	45초	4	10	45초	3	8	30초
2B. 리버스 덤벨 런지 | p.225	3	15	1분	3	12	45초	4	10	45초	3	8	30초
3A. 케이블 페이스 풀 익스터널 로테이션 | p.116	3	15	1분	3	12	45초	4	10	45초	3	8	30초
3B. 스위스볼 잭나이프 | p.298	3	8	30초	3	10	30초	3	12	30초	3	10	30초

운동 B

운동	1주차 세트	1주차 반복	1주차 휴식	2주차 세트	2주차 반복	2주차 휴식	3주차 세트	3주차 반복	3주차 휴식	4주차 세트	4주차 반복	4주차 휴식
1A. 덤벨 런지 | p.224	3	12	1분	3	10	45초	4	8	45초	3	10	30초
1B. T-푸시업 | p.49	3	12	1분	3	10	45초	4	8	45초	3	10	30초
2A. 바벨 로우 | p.84	3	12	1분	3	10	45초	4	8	45초	3	10	30초
2B. 인클라인 Y 레이즈 | p.94	3	12	1분	3	10	45초	4	8	45초	3	10	30초
3. 스탠딩 로테이셔널 촙 | p.315	3	12	30초	3	10	30초	3	8	45초	3	10	30초

Chapter 13

운동 C

운동	1주차			2주차			3주차			4주차		
	세트	반복	휴식	세트	반복	휴식	세트	반복	휴식	세트	반복	휴식
1A. 바벨 스쿼트 ǀ p.206	3	12	1분	3	10	45초	4	8	45초	3	10	30초
1B. 인클라인 덤벨 벤치 프레스 ǀ p.62	3	12	1분	3	10	45초	4	8	45초	3	10	30초
2A. 언더핸드-그립 랫 풀다운 ǀ p.112	3	12	1분	3	10	45초	4	8	45초	3	10	30초
2B. 리버스 덤벨 런지 ǀ p.225	3	12	1분	3	10	45초	4	8	45초	3	10	30초
3A. 케이블 페이스 풀 익스터널 로테이션 ǀ p.116	3	12	1분	3	10	45초	4	8	45초	3	10	30초
3B. 스위스볼 잭나이프 ǀ p.298	3	8	30초	3	10	30초	3	12	30초	3	10	30초

심혈관계 운동

운동 계획

- 심혈관계 운동은 러닝머신, 고정식 자전거, 사이드 워크, 산책로, 트랙을 모두 이용할 수 있다.
- 선택한 심혈관계 운동을 본인 최대 능력의 90~95%에 해당하는 강도로 30초 동안 실시한다.
- 본인 최대 능력의 50%에 해당하는 강도에 도달할 때까지 2분에 걸쳐 강도를 천천히 낮춘다. 여기까지가 1세트이다.
- 매주 아래 표를 활용하여 강도를 높인다. 표의 A는 운동 A의 웨이트트레이닝을 실시한 다음 날에 실시할 심혈관계 운동이고, B와 C는 각각 운동 B와 운동 C의 웨이트트레이닝을 실시한 다음 날에 실시할 심혈관계 운동이다.
- 3, 4주차에는 각 세트를 마친 후에 5~10분 동안 휴식을 취한 다음, 동일한 과정을 한 번 더 반복한다. 예를 들어, 3주차의 A는 5세트를 실시하면서 각 세트 사이에 5~10분 동안 휴식을 취한 다음, 전체 5세트 과정을 다시 한 번 반복한다.

운동	1주차	2주차	3주차	4주차
A	5	6	5, 5	6, 6
B	6	7	6, 6	5, 5, 5
C	7	8	5, 5	5

최고의 운동 프로그램 14가지

여름 휴가 대비 프로그램
1단계: 1~2주

이 프로그램은 깡마른 몸으로 평생을 살아온 남성들에게 강인한 힘과 짐승 같은 근육을 선사하기 위한 8주 프로그램이다. 빈약한 가슴으로 무거운 중량을 들어 올리는 사람은 그리 많지 않다. 이 프로그램은 근력을 극대화하고 머리부터 발끝까지 근육을 만들어 붙여 여름 휴양지에서 여성들의 관심을 한 몸에 받게 해줄 전신운동 프로그램이다.

활용법

- 1단계와 3단계에서는 운동 A, 운동 B, 운동 C를 각각 일주일에 1회씩 실시하며, 운동을 실시한 다음날은 최소한 하루씩 휴식을 취한다. 예를 들어, 월요일은 운동 A, 수요일은 운동 B, 금요일은 운동 C를 실시한다.

- 2단계와 4단계에서는 운동 A와 운동 B를 연달아 하루씩 실시하고 1~2일 휴식을 취한 후 운동 C와 운동 D를 연달아 하루씩 실시하고 다시 1~2일 휴식을 취한다. 예를 들어, 운동 A는 월요일, 운동 B는 화요일, 운동 C는 목요일, 운동 D는 금요일에 실시할 수 있다.

- 각 단계를 진행하면서 세트 횟수와 반복 횟수를 증가시킨다. 1단계에서는 정해진 세트 횟수와 반복 횟수를 완료할 수 있는 최대 중량으로 각 운동을 시작한다. 그리고 이 중량은 다음 단계에서도 변하지 않는다. 그러나 세트 횟수와 반복 횟수는 늘어난다. 예를 들어, 1단계에서 100킬로그램으로 바벨 스쿼트를 실시했다면, 2, 3, 4단계에서도 100킬로그램으로 바벨 스쿼트를 실시하지만 세트 횟수와 반복 횟수는 전보다 늘어나게 된다.

- 효과가 비슷하다면 필요에 따라 표에 없는 다른 운동을 대신할 수도 있다. 가령, 바벨 벤치프레스 대신 덤벨 벤치 프레스를 실시하거나 스위스볼 크런치 대신 크런치나 싯업의 다른 응용동작을 실시할 수도 있다.

- 반드시 정해진 반복 횟수를 채울 수 있는 최대 중량을 사용해야 한다. 예를 들어, 30회 반복을 목표로 스위스볼 크런치를 완료하고 나서도 10회를 더 반복할 수 있는 힘이 남아 있어서는 안 된다. 만약 이때 스위스볼 크런치가 너무 쉽다면 가슴 앞에 중량원판을 들어서 난이도를 높인다.

개발자 소개

빈스 델몬트
Vince DelMonte

빈스 델몬트는 e-book 판매부수 1위에 오른 《근육 만들기의 진실No-Nonsense Muscle Building》의 저자이다. 그는 웨스트온타리오 대학에서 체육학을 전공했고, 자신이 개발한 운동법을 직접 실천하여 과거의 마른 몸을 벗어 던지고 근육으로 체중을 20킬로그램 넘게 증가시킨 것으로 유명하다.

Chapter 13

운동 A

운동	세트	반복	휴식
1. 바벨 스쿼트 ǀ p.206	4	4	2~3분
2A. 바벨 벤치 프레스 ǀ p.54	4	4	90초
2B. 바벨 로우 ǀ p.84	4	4	90초
3A. 덤벨 슈럭 ǀ p.141	4	4	30초
3B. 스탠딩 바벨 카프 레이즈 ǀ p.232	4	4	30초

운동 B

운동	세트	반복	휴식
1A. 덤벨 런지 ǀ p.224	4	12~15	90초
1B. 바벨 스트레이트-레그 데드리프트 ǀ p.260	4	12~15	90초
2A. 딥 ǀ p.52	4	최대한 많이	30초
2B. 친업 ǀ p.104	4	최대한 많이	30초
3. 스위스볼 크런치 ǀ p.326	3	30	1분

운동 C

운동	세트	반복	휴식
1. 바벨 데드리프트 ǀ p.256	4	4	2~3분
2A. 덤벨 숄더 프레스 ǀ p.128	4	4	90초
2B. 와이드-그립 풀업 ǀ p.107	4	4	90초
3A. 바벨 슈럭 ǀ p.138	2	20	30초
3B. 스탠딩 바벨 카프 레이즈 ǀ p.232	2	20	30초

최고의 운동 프로그램 14가지

여름 휴가 대비 프로그램
2단계: 3~4주

운동 A

운동	세트	반복	휴식
1. 바벨 스쿼트	p.206	5	5	2~3분
2. 바벨 스트레이트-레그 데드리프트	p.260	5	5	2~3분
3. 바벨 로우	p.84	5	5	2~3분
4A. 바벨 슈럭	p.138	3	30	30초
4B. 스탠딩 바벨 카프 레이즈	p.232	3	30	30초

운동 B

운동	세트	반복	휴식
1A. 덤벨 벤치 프레스	p.60	5	5	90초
1B. 바벨 로우	p.84	5	5	90초
2. 덤벨 숄더 프레스	p.128	5	5	2~3분
3. 스위스볼 크런치	p.326	3	30	1분

Chapter 13

운동 C

운동	세트	반복	휴식
1. 바벨 데드리프트 ǀ p.256	5	5	2~3분
2. 덤벨 런지 ǀ p.224	5	5	2~3분
3. 클로즈-그립 바벨 벤치 프레스 ǀ p.55	5	5	2~3분
4A. 바벨 슈럭 ǀ p.138	3	30	30초
4B. 스탠딩 바벨 카프 레이즈 ǀ p.232	3	30	30초

운동 D

운동	세트	반복	휴식
1A. 인클라인 덤벨 벤치 프레스 ǀ p.62	5	5	90초
1B. 케이블 로우 ǀ p.100	5	5	90초
2. 덤벨 숄더 프레스 ǀ p.128	5	5	2~3분
3. 스위스볼 크런치 ǀ p.326	3	30	1분

최고의 운동 프로그램 14가지

여름 휴가 대비 프로그램
3단계: 5~6주

운동 A

운동	세트	반복	휴식
1. 바벨 스쿼트 ǀ p.206	6	6	2~3분
2A. 바벨 벤치 프레스 ǀ p.54	6	6	90초
2B. 바벨 로우 ǀ p.84	6	6	90초
3A. 래터럴 레이즈 ǀ p.134	3	15	30초
3B. 스탠딩 바벨 카프 레이즈 ǀ p.232	3	15	30초

운동 B

운동	세트	반복	휴식
1A. 덤벨 런지 ǀ p.224	4	8~12	90초
1B. 바벨 스트레이트-레그 데드리프트 ǀ p.260	4	8~12	90초
2A. 딥 ǀ p.52	4	최대한 많이	30초
2B. 친업 ǀ p.104	4	최대한 많이	30초
3. 스위스볼 크런치 ǀ p.326	3	30	1분

운동 C

운동	세트	반복	휴식
1. 바벨 데드리프트 ǀ p.256	6	6	2~3분
2A. 덤벨 숄더 프레스 ǀ p.128	6	6	90초
2B. 와이드-그립 풀업 ǀ p.107	6	6	90초
3A. 바벨 슈럭 ǀ p.138	3	15	30초
3B. 스탠딩 바벨 카프 레이즈 ǀ p.232	3	15	30초

Chapter 13

여름 휴가 대비 프로그램
4단계: 7~8주

운동 A

운동	세트	반복	휴식
1. 바벨 스쿼트	p.206	7	7	2~3분
2. 바벨 스트레이트-레그 데드리프트	p.260	7	7	2~3분
3. 바벨 컬	p.162	7	7	2~3분
4A. 바벨 슈럭	p.138	3	30	30초
4B. 스탠딩 바벨 카프 레이즈	p.232	3	30	30초

운동 B

운동	세트	반복	휴식
1A. 덤벨 벤치 프레스	p.60	7	7	90초
1B. 바벨 로우	p.84	7	7	90초
2. 덤벨 숄더 프레스	p.128	7	7	2~3분
3. 스위스볼 크런치	p.326	3	30	1분

운동 C

운동	세트	반복	휴식
1. 바벨 데드리프트	p.256	7	7	2~3분
2. 덤벨 런지	p.224	7	7	2~3분
3. 클로즈-그립 벤치 프레스	p.55	7	7	2~3분
4A. 바벨 슈럭	p.138	3	30	30초
4B. 스탠딩 바벨 카프 레이즈	p.232	3	30	30초

운동 D

운동	세트	반복	휴식
1A. 인클라인 덤벨 벤치 프레스	p.62	7	7	90초
1B. 케이블 로우	p.100	7	7	90초
2. 바벨 숄더 프레스	p.124	7	7	2~3분
3. 스위스볼 크런치	p.326	2	20	1분

최고의 운동 프로그램 14가지

결혼식 대비 프로그램
1단계: 1~4주

결혼식 대비 프로그램은 결혼식 당일, 여러분이 신부와 하객들에게 가장 멋진 모습을 보여줄 수 있도록 고안된 8주 프로그램이다. 이 프로그램을 활용하면 어깨를 넓히고, 군살을 빼며, 갸름한 V라인으로 하객들 앞을 당당히 행진할 수 있을 뿐만 아니라 신혼여행지에서도 신부에게 당신이 어떤 남자인지를 확실히 보여줄 수 있을 것이다.

개발자 소개

존 알비노
John Alvino

존 알비노는 뉴저지 모리스타운에 위치한 〈아이론 애슬리츠 피트니스 & 트레이닝 센터〉의 소유주이다. 그는 NFL, MLB, NHL, PGA의 수많은 선수들을 훈련시켰으며, 늘씬한 근육질 몸매를 만드는 법을 일반인들에게도 전수하고 있다.

활용법

- 운동 A, 운동 B, 운동 C는 각각 일주일에 1회씩 실시하며, 운동을 실시한 다음날은 최소한 하루씩 휴식을 취한다. 예를 들어, 월요일은 운동 A, 수요일은 운동 B, 금요일은 운동 C를 실시한다.
- 각 프로그램에 대한 기본적인 사항은 383페이지를 참조한다.

운동 A

운동	세트	반복	휴식
1A. 푸시업 ǀ p.42	4	최대한 많이	45초
1B. 인버티드 로우 ǀ p.80	4	최대한 많이	45초
1C. 덤벨 스플리트 스쿼트 ǀ p.217	4	12~15	45초
1D. 스위스볼 힙 레이즈와 레그 컬 ǀ p.251	4	15~20	45초
1E. 버드 도그 ǀ p.291	4	8~10	45초
1F. 점핑 잭 ǀ p.361	4	30~50	45초

버드 도그는 자세를 5초 동안 유지한 다음, 팔과 다리를 바닥에 내려놓는다. 여기까지가 1회 반복이며, 동작을 반복할 때마다 팔과 다리를 번갈아 들어 올린다.

Chapter 13

운동 B

운동	세트	반복	휴식
1A. 덤벨 스텝업 | p.270	4	12~15	45초
1B. 싱글-암 덤벨 또는 케틀벨 스윙 | p.276	4	12~15	45초
1C. 플로어 인버티드 숄더 프레스 | p.131	4	최대한 많이	45초
1D. 네거티브 친업 | p.106	4	최대한 많이	45초
1E. 플랭크 | p.286	4	10~12	45초
1F. 마운틴 클라이머 | p.296	4	30~50	45초

네거티브 친업은 팔이 완전히 펴질 때까지 3초에 걸쳐 몸을 천천히 내린다. 여기까지가 1회 반복이다. 3초를 버틸 수 없는 시점에 이르면 세트를 종료하고 다음 운동으로 넘어간다.

플랭크는 1초 동안 자세를 유지한 다음, 즉시 몸을 이완시킨다. 여기까지가 1회 반복이다.

마운틴 클라이머는 동작을 약간 변형하여, 푸시업 자세에서 스플리트 잭 동작을 취하듯이 다리를 동시에 바꾸면서 동작을 빠르게 취한다. 이때 가슴을 향해 다리를 들어 올릴 때 발이 지면에 닿게 된다.

운동 C

운동	세트	반복	휴식
1A. 덤벨 숄더 프레스 | p.128	5	5	1분
1B. 닐링 서포티드 엘보-아웃 싱글-암 덤벨 로우 | p.88	5	5	1분
2A. 싱글-레그 스쿼트 | p.204	5	5	1분
1B. 싱글-암 덤벨 또는 케틀벨 스윙 | p.276	5	5	1분
3. 스쿼트 트러스트 | p.362	1	100	최대한 짧게

스쿼트 트러스트는 타이머를 맞춰놓고 요령껏 휴식을 취하면서 최대한 빠르게 100회를 반복한다. 예를 들어, 32회를 실시한 다음 20~30초 휴식을 취하고, 20회를 더 반복한 다음 또 휴식을 취하는 방식으로 총 100회를 채우고 100회를 완료하는 데 걸린 시간을 기록한다. 그리고 다음번에는 자신의 기록을 깨도록 노력한다.

심혈관계 운동

운동 계획

일주일에 두 번, 웨이트트레이닝을 하지 않는 날 줄넘기를 실시한다. 줄을 한 번 넘는 동작을 1회 반복으로 보고 15분 동안 최대한 많은 횟수를 반복하고, 자신의 기록을 적어 두었다가 다음번에는 그 기록을 깨도록 노력한다.

최고의 운동 프로그램 14가지

결혼식 대비 프로그램
2단계: 5~8주

운동 A

운동	세트	반복	휴식
1A. 익스플로시브 푸시업	p.50	5	최대한 많이	10초
1B. 엘리베이티드-피트 인버티드 로우	p.82	5	최대한 많이	10초
1C. 리버스 덤벨 런지	p.225	5	12~15	10초
1D. 싱글-레그 스위스볼 힙 레이즈와 레그 컬	p.252	5	15~20	10초
1E. 오포지트 암 앤드 레그 리프트 와이드-스탠스 플랭크	p.289	5	8~10	10초
1F. 하이 박스 점프	p.203	5	30	1분

이 운동은 자세를 5초 동안 유지한 다음, 팔과 다리를 지면으로 내린다. 여기까지가 1회 반복이다. 매번 반복 시마다 팔과 다리를 바꾼다.

운동 B

운동	세트	반복	휴식
1A. 플로어 인버티드 숄더 프레스	p.131	5	최대한 많이	10초
1B. 친업	p.104	5	최대한 많이	10초
1C. 바벨 스텝업	p.268	5	12~15	10초
1D. 덤벨 행 풀	p.355	5	12~15	10초
1E. 바벨 롤아웃	p.300	5	12~20	10초
1F. 스쿼트 트러스트	p.362	5	30~50	1분

Chapter 13

운동 C

운동	세트	반복	휴식
1A. 싱글-암 덤벨 숄더 프레스 | p.130	5	5	1분
1B. 풀업 | p.107	5	5	1분
2A. 피스톨 스쿼트 | p.205	5	5	1분
2B. 싱글-암 덤벨 또는 케틀벨 스윙 | p.276	5	5	1분
3. 스쿼트 트러스트 | p.362	1	100	최대한 짧게

스쿼트 트러스트는 타이머를 맞춰놓고 요령껏 휴식을 취하면서 최대한 빠르게 100회를 반복한다. 예를 들어, 32회를 실시한 다음 20~30초 휴식을 취하고, 20회를 더 반복한 다음 또 휴식을 취하는 방식으로 총 100회를 채우고 100회를 완료하는 데 걸린 시간을 기록한다. 그리고 다음번에는 자신의 기록을 깨도록 노력한다.

심혈관계 운동

운동 계획

일주일에 두 번, 웨이트트레이닝을 하지 않는 날 줄넘기를 실시한다. 줄을 한 번 넘는 동작이 1회 반복이며 먼저 앞으로 100회를 하고 뒤로 100회를 반복한다. 그 다음에는 10회씩 반복 횟수를 줄이면서 최종적으로 앞뒤로 10회씩 반복할 때까지 동작을 지속한다. 이때 처음부터 타이머를 맞춰 놓고 전체 과정을 완료하는 데 걸린 시간을 기록한다. 그리고 다음번에는 자신의 기록을 깨도록 노력한다.

최고의 운동 프로그램 14가지
점프력 향상 프로그램

이 프로그램은 바벨 스쿼트 같이 점프에 필요한 근육을 강화하는 전통적인 운동과 박스 점프, 뎁스 점프 같이 점프에 필요한 근육을 더욱 빠르게 활성화시키는 운동을 통해 수직 점프력을 30센티미터까지 더 높여준다. 이 프로그램을 활용하면 지금껏 보지 못했던 높은 세계를 경험할 수 있을 것이다.

1단계: 1~4주

운동 A

운동	세트	반복	휴식
1. 닐링 힙 플렉서 스트레칭 | p.236	1	30초 유지	0
2. 리버스 힙 레이즈 | p.254	2	15	1분
3. 줄넘기	3	1분	1분
4. 바벨 데드리프트 | p.256	1	5	3분
5. 덤벨 불가리안 스플리트 스쿼트 | p.218	2	8	3분
6. 스탠딩 바벨 카프 레이즈 | p.232	3	20	90초

운동 B

운동	세트	반복	휴식
1. 닐링 힙 플렉서 스트레칭 | p.236	1	30초 유지	0
2. 리버스 힙 레이즈 | p.254	2	15	1분
3. 줄넘기	3	1분	1분
4. 바벨 스쿼트 | p.206	3	5	3분
5. 스위스볼 힙 레이즈와 레그 컬 | p.251	3	8	90초
6. 스탠딩 바벨 카프 레이즈 | p.232	3	20	90초

개발자 소개

켈리 바게트
Kelly Baggett

켈리 바게트는 미주리주 스프링필드에 위치한 〈트랜스포메이션 클리닉〉의 공동 소유주이며 〈수직 점프력 상승 바이블The Vertical Jump Development Bible〉의 저자이다. 이 책은 점프력 상승을 위한 가장 완벽한 가이드로 알려져 있다.

스위스볼 힙 레이즈와 레그 컬이 너무 쉬우면 한 발로 실시한다(252페이지).

Chapter 13

활용법

- 1단계에서는 운동 A와 운동 B를 번갈아가면서 일주일에 총 3회 실시하며, 각 운동일 후에는 최소한 하루 동안 휴식을 취한다. 가령, 월, 수, 금요일에 운동을 한다면 첫째 주 월요일은 운동 A, 수요일은 운동 B, 금요일은 운동 A를 실시하고, 둘째 주 월요일은 운동 B, 수요일은 운동 A, 금요일은 운동 B를 실시한다. 2단계에서는 항상 월요일과 금요일에 운동 A를 실시하고 수요일에는 운동 B를 실시한다.
- 각 프로그램에 대한 기본적인 사항은 383페이지를 참조한다.

2단계: 5~8주

운동 A

운동	세트	반복	휴식
1. 닐링 힙 플렉서 스트레칭	p.236	1	30초 유지	0
2. 리버스 힙 레이즈	p.254	2	15	1분
3. 줄넘기	3	1분	1분
4. 뎁스 점프	p.203	6	3	1분
5. 바벨 점프 스쿼트	p.210	4	8	90초

운동 B

운동	세트	반복	휴식
1. 닐링 힙 플렉서 스트레칭	p.236	1	30초 유지	0
2. 리버스 힙 레이즈	p.254	2	15	1분
3. 줄넘기	3	1분	1분
4. 뎁스 점프	p.203	6	3	1분
5. 바벨 스쿼트	p.206	3	5	3분
6. 스위스볼 힙 레이즈와 레그 컬	p.251	3	8	90초

스위스볼 힙 레이즈와 레그 컬이 너무 쉬우면 한 발로 실시한다(252페이지).

최고의 운동 프로그램 14가지

근육 키우기 프로그램

이 프로그램은 가장 단순명료한 웨이트 트레이닝의 기초상식에 근거한 프로그램이다. 그것은 바로 무거운 중량으로 열심히 운동을 한다는 것이다. 그것이야말로 근육을 만드는 확실한 공식이다. 오랜 세월을 거쳐 입증된 공식을 활용하여 골격이라는 틀에 근육을 붙여보자.

활용법

- 운동 A, 운동 B, 운동 C를 각각 일주일에 1회씩 실시하며, 운동을 실시한 다음날은 최소한 하루씩 휴식을 취한다.
- 반복 범위가 정해져 있는 운동은 피라미드 방식으로 진행한다. 즉, 10~5회 반복이라고 표기된 운동은 1세트를 10회부터 시작하여 매번 세트를 반복할 때마다 중량은 높이고 반복 횟수는 줄여나간다. 최종 목표는 마지막 한두 세트에 도달할 때 표기되어 있는 가장 낮은 반복 횟수를 가장 무거운 중량으로 완료하는 것이다(10~5로 표기된 경우에는 마지막 두 세트를 가장 무거운 중량으로 5회 반복한다.).
- 각 프로그램에 대한 기본적인 사항은 383페이지를 참조한다.

운동 A

운동	세트	반복	휴식
1. 싱글-암 덤벨 스내치	p.357	3	10~5	1분
2. 리어 래터럴 레이즈	p.91	3	10	30초
3. 래터럴 레이즈	p.134	3	10	30초
4A. 바벨 컬	p.162	3	6~10	0
4B. 딥	p.52	3	최대한 많이	0
5. 리스트 컬	p.184	2	최대한 많이	30초
6A. 스위스볼 잭나이프	p.298	1	15	0
6B. 메디신볼 V-업	p.325	1	15	0
6C. 플랭크	p.286	1	30초 유지	0
6D. 사이드 플랭크	p.292	1	30초 유지	0

개발자 소개

자크 에벤 에쉬
Zach Even-Esh

자크 에벤 에쉬는 보건교육학 석사 과정을 밟고 현재는 뉴저지 에디슨에서 〈언더그라운딩 스트랭스 짐〉이라는 집중식 훈련 센터를 운영하고 있다.

Chapter 13

운동 B

운동	세트	반복	휴식
1. 바벨 스쿼트	p.206	5	10~5	90초
2. 바벨 데드리프트	p.256	3	3	90초
3. 워킹 덤벨 런지	p.225	2	20	90초
4. 싱글-암 덤벨 스윙	p.276	2	10	1분
5. 싱글-레그 스탠딩 덤벨 카프 레이즈	p.233	3	10~20	0

워킹 덤벨 런지는 한쪽 발을 내딛는 동작을 1회 반복으로 계산한다. 그러므로 여기에서는 한쪽 다리 당 10회씩 반복한다.

운동 C

운동	세트	반복	휴식
1A. 바벨 벤치 프레스	p.54	5	10~3	0
1B. 풀업	p.107	5	최대한 많이	0
2A. 인클라인 덤벨 벤치 프레스	p.62	3	10~5	0
2B. 닐링 서포티드 뉴트럴-그립 덤벨 로우	p.88	5	12~6	0
3A. 바벨 슈럭	p.138	3	15~10	0
3B. 푸시업	p.42	3	최대한 많이	0
4A. 바벨 롤아웃	p.300	1	10	0
4B. 웨이티드 싯업	p.321	1	15	0
4C. 스위스볼 잭나이프	p.298	1	15	0
4D. 크런치	p.322	1	최대한 많이	0

최고의 운동 프로그램 14가지

스포츠 능력 향상 프로그램

운동선수처럼 운동을 하면 운동선수 같은 모습이 될 수 있다. 이것은 사실이다. 내가 세계 최고의 스포츠 전문 코치 가운데 한 사람인 마이크 보일에게 이 프로그램을 만들어 달라고 부탁한 것도 바로 그 때문이다. 이 프로그램은 스포츠 능력과 외모를 동시에 향상시킬 수 있는 프로그램이다. 이 프로그램을 활용하면 경기장에서나 일상생활에서나 스타플레이어 같은 모습을 갖출 수 있다.

개발자 소개

마이크 보일
Mike Boyle

매사추세츠주 윈체스터와 노스 앤도버에 〈스트랭스 & 컨디셔닝 센터〉를 운영하고 있는 전문 트레이너 마이크 보일은 오랫동안 NBA, NFL, NHL의 수많은 프로선수들을 지도했으며, 세계에서 트레이닝 자료가 가장 많은 웹사이트 가운데 하나인 〈Strengthcoach.com〉의 소유주이다.

활용법

- 운동 A와 운동 B를 연달아 하루씩 실시하고 1~2일 휴식을 취한 후, 운동 C와 운동 D를 연달아 하루씩 실시하고 다시 1~2일 휴식을 취한다. 예를 들어, 운동 A는 월요일, 운동 B는 화요일, 운동 C는 목요일, 운동 D는 금요일에 실시할 수 있다.
- 각 프로그램에 대한 기본적인 사항은 383페이지를 참조한다.

Chapter 13

운동 A

운동	1주차 세트	1주차 반복	1주차 휴식	2주차 세트	2주차 반복	2주차 휴식	3주차 세트	3주차 반복	3주차 휴식
1A. 싱글-암 케틀벨 스윙 ǀ p.277	3	10	1분	3	10	1분	3	10	1분
1B. 케이블 코어 프레스 ǀ p.303	2	12	1분	2	14	1분	2	16	1분
2A. 친업 ǀ p.104	2	8	1분	3	8	1분	3	8	1분
2B. 싱글-레그 스쿼트 ǀ p.204	2	8	1분	3	8	1분	3	8	1분
2C. 사이드 플랭크 ǀ p.292	2	30초 유지	30초	2	40초 유지	30초	2	50초 유지	30초
3A. 덤벨 로우 ǀ p.86	2	8	30초	2	8	30초	2	8	30초
3B. 싱글-레그 바벨 스트레이트-레그 데드리프트 ǀ p.262	2	8	30초	2	8	30초	2	8	30초
3C. 케이블 페이스 풀 익스터널 로테이션 ǀ p.116	2	8	30초	2	8	30초	2	8	30초
3D. 하프-닐링 스테빌리티 리버스 촙 ǀ p.307	2	8	30초	2	8	30초	2	8	30초

운동 B

운동	1주차 세트	1주차 반복	1주차 휴식	2주차 세트	2주차 반복	2주차 휴식	3주차 세트	3주차 반복	3주차 휴식
1A. 덤벨 벤치 프레스 ǀ p.60	2	8	1분	3	8	1분	3	8	1분
1B. 스위스볼 롤아웃 ǀ p.300	2	20	1분	2	30	1분	2	40	1분
2A. 해머 컬 투 프레스 ǀ p.169	2	8	1분	2	8	1분	2	8	1분
2B. 월 슬라이드 ǀ p.362	2	10	0	2	12	0	2	14	0
2C. 플랭크 ǀ p.286	2	30초 유지	30초	2	40초 유지	30초	2	50초 유지	30초
3A. 마운틴 클라이머 ǀ p.296	2	10	1분	2	12	1분	2	14	1분
3B. 인클라인 Y-T-L-W 레이즈 ǀ p.94~98	2	8	1분	2	10	1분	2	12	1분
3C. 스탠딩 케이블 힙 어덕션 ǀ p.230	2	10	1분	2	12	1분	2	14	1분

최고의 운동 프로그램 14가지
스포츠 능력 향상 프로그램

운동 C

운동	1주차 세트	1주차 반복	1주차 휴식	2주차 세트	2주차 반복	2주차 휴식	3주차 세트	3주차 반복	3주차 휴식
1A. 싱글-암 케틀벨 스윙	p.277	3	5	1분	3	5	1분	3	5	1분
1B. 케이블 코어 프레스	p.303	2	12	1분	2	14	1분	2	16	1분
2A. 싱글-레그 스쿼트	p.204	2	8	1분	3	8	1분	3	8	1분
2B. 인버티드 로우	p.80	2	15	1분	3	15	1분	3	15	1분
2C. 사이드 플랭크	p.292	2	30초 유지	30초	2	40초 유지	30초	2	50초 유지	30초
3A. 랫 풀다운	p.110	2	15	30초	2	15	30초	2	15	30초
3B. 덤벨 런지	p.224	2	8	30초	2	12	30초	2	15	30초
3C. 스위스볼 힙 레이즈와 레그 컬	p.251	2	8	30초	2	10	30초	2	12	30초
3D. 하프-닐링 스테빌리티 리버스 촙	p.307	2	8	30초	2	8	30초	2	8	30초

운동 D

운동	1주차 세트	1주차 반복	1주차 휴식	2주차 세트	2주차 반복	2주차 휴식	3주차 세트	3주차 반복	3주차 휴식
1A. 클로즈-그립 바벨 벤치 프레스	p.55	2	8	1분	3	8	1분	3	8	1분
1B. 스위스볼 롤아웃	p.300	2	20	1분	2	30	1분	2	40	1분
2A. 콤보 숄더 레이즈	p.137	2	10	1분	2	10	1분	2	10	1분
2B. 월 슬라이드	p.362	2	10	0	2	12	0	2	14	0
2C. 플랭크	p.286	2	30초 유지	30초	2	40초 유지	30초	2	50초 유지	30초
3A. 마운틴 클라이머	p.296	2	10	1분	2	12	1분	2	14	1분
3B. 인클라인 Y-T-L-W 레이즈	p.94~98	2	8	1분	2	10	1분	2	12	1분
3C. 스탠딩 케이블 힙 어덕션	p.230	2	10	1분	2	12	1분	2	14	1분
3D. 케이블 코어 프레스	p.303	2	8	1분	2	8	1분	2	8	1분

Chapter 13

베스트 3종 세트 프로그램

이 프로그램은 고속 근육 생성 프로그램으로 여러 근육을 동시에 활성화시키는 운동으로만 구성되어 있다. 이 프로그램은 크게 하체 운동과 상체를 미는 운동, 상체를 당기는 운동으로 구성되어 있다. 이 3가지 운동법을 활용하면 최소한의 시간 투자로 최대의 운동 효과를 얻을 수 있다.

활용법
- 운동 1, 운동 2, 운동 3에서 각각 하체, 상체 당기기, 상체 밀기 운동을 하나씩 선택한다.
- 이 3가지 운동을 서킷트레이닝 방식으로 세트 사이에 휴식을 취하면서 각각 1세트씩 실시한다.
- 일주일에 3회에 걸쳐 매번 서킷을 총 4~5회 완료하고, 각 운동일 사이에는 최소한 하루씩 휴식을 취한다.

운동 1

하체 운동
- 6~8회씩 반복한다.
- 75초 동안 휴식을 취한다.
- 운동 2로 넘어간다.

바벨 스쿼트 | p.206
덤벨 스쿼트 | p.211
바벨 프론트 스쿼트 | p.207
고블릿 스쿼트 | p.212
바벨 데드리프트 | p.256
덤벨 데드리프트 | p.258
바벨 스플리트 스쿼트 | p.214
덤벨 스플리트 스쿼트 | p.217

운동 2

상체 당기기 운동
- 6~8회씩 반복한다.
- 75초 동안 휴식을 취한다.
- 운동 3으로 넘어간다.

친업 | p.104
풀업 | p.107
믹스-그립 친업 | p.108
바벨 로우 | p.84
덤벨 로우 | p.86
케이블 로우 | p.100
랫 풀다운 | p.110
30도 랫 풀다운 | p.112

운동 3

상체 밀기 운동
- 6~8회씩 반복한다.
- 60초 동안 휴식을 취한다.
- 운동 1로 돌아가서 서킷을 총 4~5회 완료한다.

바벨 숄더 프레스 | p.124
덤벨 숄더 프레스 | p.128
바벨 푸시 프레스 | p.126
바벨 벤치 프레스 | p.54
덤벨 벤치 프레스 | p.60
인클라인 바벨 벤치 프레스 | p.58
인클라인 덤벨 벤치 프레스 | p.62
웨이티드 푸시업 | p.45

최고의 운동 프로그램 14가지

벤치 프레스 향상 프로그램

벤치 프레스 중량을 10킬로그램 이상 높이기란 사실 쉬운 일이 아니다. 그러나 세계적인 파워리프팅 전문가인 데이브 테이트가 고안한 이 프로그램을 활용하면 그보다 훨씬 더 무거운 중량도 자신의 것으로 만들 수 있다. 그는 평범한 사람도 이 프로그램을 따라하면 단 8주 안에 벤치 프레스 중량을 10~30킬로그램까지 높일 수 있다고 말한다.

이 프로그램의 비밀

이 프로그램은 지구상에서 가장 잘 나가는 파워리프팅 클럽 가운데 하나인 〈웨스트사이드 바벨 Westside Barbell〉에서 만든 운동법을 기초로 한다. 이 프로그램은 가벼운 중량을 사용하여 저중량, 저반복으로 진행하는 스피드 운동 방식과 무거운 중량을 사용하는 근력 극대화 운동 방식을 조합한 것이다. 스피드 운동 방식은 힘이 약해지는 지점을 극복하는 요령을 근육에 익히는 것이고, 근력 극대화 운동 방식은 무거운 중량의 한계점을 극복할 수 있는 근력을 기르는 것이다. 이 2가지 방식을 조합하면 벤치 프레스 중량을 그 어느 때보다 빠르게 증가시킬 수 있다.

활용법

- 운동 A와 운동 B를 일주일에 각각 한 번씩 실시하고, 각 운동일 다음날은 최소한 3일 동안 휴식을 취한다. 가령, 월요일에 운동 A를 실시한다면 운동 B는 금요일에 실시한다. 그리고 운동 A와 운동 B 사이의 휴식기간에는 9장에서 소개했던 '완벽한 뒤태 만들기' 같은 하체 운동 프로그램을 실시한다.
- 각 프로그램에 대한 기본적인 사항은 383페이지를 참조한다.

개발자 소개

데이브 테이트
Dave Tate

데이브 테이트는 오하이오주 런던시에 위치한 〈엘리트 피트니스 시스템〉의 창업주이자 CEO이며, 맨즈 헬스의 오랜 동반자이다. 그는 벤치 프레스 277킬로그램, 스쿼트 424킬로그램, 데드리프트 336킬로그램이라는 대기록을 보유하고 있다.

Chapter 13

운동 A: 스피드 운동

운동	세트	반복	휴식
1. 바벨 벤치 프레스	p.54	9	3	45초
2. 클로즈-그립 바벨 벤치 프레스	p.55	2~3	5	2~3분
3. EZ바 라잉 트라이셉스 익스텐션	p.172	3	8	1분
4. 바벨 로우	p.84	5	5	2분
5. 덤벨 숄더 프레스	p.128	3	8	1분
6. 리버스 EZ바 컬	p.161	1	10	0

바벨 벤치 프레스는 1회 실시할 수 있는 최대 중량의 절반을 선택하여 매번 반복 시마다 최대 속도로 실시한다. 3회 반복으로 구성된 각 세트는 모두 3.5초 안에 완료하고, 각 세트를 마친 다음에는 45초 동안 휴식을 취한다. 또한 3세트마다 한 번씩 각각 40, 50, 60센티미터로 그립의 간격을 바꾼다.

운동 B: 근력 극대화 운동

운동	세트	반복	휴식

1. 벤치 프레스: 선택

벤치 프레스의 경우, 표 아래에 나와 있는 운동 메뉴의 3가지 벤치 프레스 응용동작 가운데 하나를 선택한다(2주마다 교체). 운동을 선택했으면 본격적인 운동을 시작하기 전에 먼저 중량원판을 장착하지 않은 바벨로 동작을 3회 반복하여 워밍업을 실시한다. 그 다음에는 45초 동안 휴식을 취하고, 바벨에 10~20킬로그램 중량원판을 장착한 다음 벤치 프레스를 3회 실시한다. 이런 방식으로 3회 반복이 힘겹게 느껴질 때까지 중량을 높이면서 벤치 프레스를 3회씩 계속 반복한다. 그리고 일단 3회 반복이 힘겨운 중량에 도달하면 다시 중량을 추가하고 이번에는 3회 대신 1회만 반복한다. 이때 1회 반복으로 구성된 각 세트 사이에는 2분 동안 휴식을 취한다. 이런 방식으로 단 1회만 반복할 수 있는 최대 중량에 도달하는 것이다. 최대 중량에 도달하면 기록을 적어 두고 매번 근력 극대화 운동을 실시할 때마다 자신의 기록을 깨도록 노력한다. 단, 반드시 보조자와 함께 운동을 해야 한다.

운동	세트	반복	휴식
2. 덤벨 라잉 트라이셉스 익스텐션	p.176	5	10	60~90초
3. 트라이셉스 프레스다운	p.181	5	10	60~90초
4. 덤벨 로우	p.86	5	10	60~90초
5. 프론트 레이즈	p.132	5	10	60~90초

운동 메뉴

- 바벨 타월 프레스 또는 바벨 보드 프레스 | p.56 또는 p.57
- 바벨 플로어 프레스 | p.59
- 바벨 핀 프레스 | p.57

최고의 운동 프로그램 14가지

시간 절약형 커플 운동 프로그램

이 프로그램은 커플이 함께 운동을 하면서도 원하는 운동성과를 얻을 수 있도록 구성된 지방 감량 프로그램이다. 이 프로그램에서 웨이트레이닝은 서킷트레이닝 방식으로 진행하며 커플이 동시에 운동을 하거나, 같은 장비를 공유하거나, 한 사람씩 번갈아가며 운동을 실시할 수 있다. 또, 주요 프로그램을 마치고 나면 선택 운동 프로그램에서 원하는 루틴을 골라 맞춤식으로 운동을 진행한다.

개발자 소개

에드 스코우
Ed Scow

이 프로그램은 네브라스카 주 링컨에 위치한 〈ELS 마사지 & 개인 트레이닝 센터〉의 소유주인 에드 스코우가 고안한 프로그램이다. 에드 스코우는 시간에 쫓기는 바쁜 남녀 현대인들이 단기간에 지방을 감량하고 건강을 챙길 수 있도록 최선을 다해 돕고 있다.

활용법

- 운동 A, 운동 B, 운동 C는 각각 일주일에 1회씩 실시하며, 운동을 실시한 다음날은 최소한 하루씩 휴식을 취한다. 예를 들어, 월요일은 운동 A, 수요일은 운동 B, 금요일은 운동 C를 실시한다.
- 웨이트레이닝을 하기 전에는 반드시 워밍업을 실시한다.
- 각 웨이트레이닝 프로그램은 10분 동안 실시하며, 10분 동안 각 운동을 서킷트레이닝 방식으로 최대한 여러 세트를 반복한다. 그러므로 첫 번째 운동을 1세트 마치면 즉시 두 번째 운동으로 넘어가야 하며, 10분이 되면 운동을 멈춘다.
- 각 웨이트레이닝 프로그램을 마치면 4분 추가 운동 프로그램 가운데 한 가지 운동을 선택한다. 이 프로그램은 선택사양이기 때문에 시간이 충분할 때만 실시해도 좋다. 이 프로그램 역시 지방을 연소시킴과 동시에 근육을 만드는 운동으로 구성되어 있기 때문에 남녀 모두에게 어려운 운동도 있을 것이다(물론 운동은 원하는 대로 선택할 수 있다.).
- 심혈관계 운동은 웨이트레이닝을 실시하는 날을 피해서 일주일에 2회에 걸쳐 실시한다. 월, 수, 금요일에 웨이트레이닝을 실시했다면 심혈관계 운동은 화, 목요일에 실시할 수 있다(만약 주 5일 가운데 심혈관계 운동을 할 시간을 낼 수 없으면 아무 날이나 웨이트레이닝을 실시한 바로 다음 날 심혈관계 운동을 실시한다.).
- 각 프로그램에 대한 기본적인 사항은 383페이지를 참조한다.

Chapter 13

운동 프로그램
워밍업

운동	세트	반복	휴식
1A. 점핑 잭 | p.361	최대한 많이	15	0
1B. 프리즈너 스쿼트 | p.200	최대한 많이	10	0
1C. 푸시업 | p.42	최대한 많이	8	0

운동 A

운동	세트	반복	휴식	지속기간
1A. 인클라인 덤벨 벤치 프레스 | p.62	최대한 많이	8	0	8분
1B. 덤벨 로우 | p.86	최대한 많이	8	0	
1C. 싱글-암 덤벨 스윙 | p.276	최대한 많이	8	0	
2. 스쿼트 트러스트 | p.362	최대한 많이	20초	10초	2분

- 운동 A는 8분 루틴과 2분 루틴으로 나뉘어져 있으며, 2가지 루틴의 각 운동들은 정해진 시간 동안 최대한 여러 세트를 반복한다.
- 8분 루틴은 8분 안에 3가지 운동을 서킷트레이닝 방식으로 진행한다. 즉, 첫 번째 운동을 1세트 마치면 바로 두 번째 운동을 시작한다. 그리고 8분이 지나면 2분 루틴으로 넘어간다.
- 2분 루틴은 2분 동안 진행한다. 이때는 20초 동안 최대한 여러 번 동작을 반복한 다음 10초 동안 휴식을 취하는 방식으로 2분 안에 운동을 실시한다.

최고의 운동 프로그램 14가지
시간 절약형 커플 운동 프로그램

운동 B

운동	세트	반복	휴식	지속기간
1A. 트러스터 ǀ p.351	최대한 많이	8	0	
1B. 리어 래터럴 레이즈 ǀ p.91	최대한 많이	8	0	
1C. 푸시업 ǀ p.42	최대한 많이	12	0	10분
1D. 리버스 덤벨 런지 ǀ p.225	최대한 많이	8	0	
1E. 마운틴 클라이머 ǀ p.296	최대한 많이	30초	0	

운동 C

운동	세트	반복	휴식	지속기간
1A. 엘보-아웃 덤벨 로우 ǀ p.86	최대한 많이	10	0	
1B. 인클라인 덤벨 벤치 프레스 ǀ p.62	최대한 많이	10	0	
1C. 스쿼트 트러스트 ǀ p.362	최대한 많이	8	0	10분
1D. 덤벨 푸시 프레스 ǀ p.129	최대한 많이	10	0	
1E. 싱글-암 덤벨 스윙 ǀ p.276	최대한 많이	12	0	

Chapter 13

4분 추가 운동 프로그램(남성용)
선택 1: 팔과 코어 근육

운동	세트	반복	휴식	지속기간
1A. 스탠딩 덤벨 컬	p.164	최대한 많이	20초	10초	
1B. 스쿼트 트러스트	p.362	최대한 많이	20초	10초	4분
1C. 덤벨 라잉 트라이셉스 익스텐션	p.176	최대한 많이	20초	10초	
1D. 스쿼트 트러스트	p.362	최대한 많이	20초	10초	

선택 2: 골반, 팔, 코어 근육

운동	세트	반복	휴식	지속기간
1A. 클로즈-핸드 푸시업	p.46	최대한 많이	20초	10초	
1B. 싱글-암 덤벨 스윙	p.276	최대한 많이	20초	10초	4분
1C. 해머 컬 투 프레스	p.169	최대한 많이	20초	10초	
1D. 싱글-암 덤벨 스윙	p.276	최대한 많이	20초	10초	

선택 3: 팔과 코어 근육

운동	세트	반복	휴식	지속기간
1A. 스위스볼 잭나이프	p.298	최대한 많이	20초	10초	
1B. 디클라인 해머 컬	p.166	최대한 많이	20초	10초	4분
1C. 스위스볼 잭나이프	p.298	최대한 많이	20초	10초	
1D. 덤벨 라잉 트라이셉스 익스텐션	p.176	최대한 많이	20초	10초	

최고의 운동 프로그램 14가지
시간 절약형 커플 운동 프로그램

1분 추가 운동 프로그램(여성용)
선택 1: 골반, 삼두근, 코어 근육

운동	세트	반복	휴식	지속기간
1A. 피트 온 스위스볼 힙 레이즈 ǀ p.247	최대한 많이	20초	10초	4분
1B. 마운틴 클라이머 ǀ p.296	최대한 많이	20초	10초	
1C. 덤벨 라잉 트라이셉스 익스텐션 ǀ p.176	최대한 많이	20초	10초	
1D. 마운틴 클라이머 ǀ p.296	최대한 많이	20초	10초	

선택 2: 골반, 허벅지, 코어 근육

운동	세트	반복	휴식	지속기간
1A. 스위스볼 잭나이프 ǀ p.298	최대한 많이	20초	10초	4분
1B. 스위스볼 힙 레이즈와 레그 컬 ǀ p.251	최대한 많이	20초	10초	
1C. 스위스볼 잭나이프 ǀ p.298	최대한 많이	20초	10초	
1D. 덤벨 스플리트 점프 ǀ p.219	최대한 많이	20초	10초	

선택 3: 골반, 허벅지, 어깨, 팔

운동	세트	반복	휴식	지속기간
1A. 덤벨 스쿼트 ǀ p.211	최대한 많이	20초	10초	4분
1B. 싱글-암 덤벨 스윙 ǀ p.276	최대한 많이	20초	10초	
1C. 해머 컬 투 프레스 ǀ p.169	최대한 많이	20초	10초	
1D. 싱글-암 덤벨 스윙 ǀ p.276	최대한 많이	20초	10초	

Chapter 13

16분 심혈관계 운동

운동 계획

- 심혈관계 운동은 러닝머신, 고정식 자전거, 산책로, 트랙을 모두 이용할 수 있다.
- 본인 최대 능력의 30%에 해당하는 강도로 4분 동안 천천히 운동을 실시한 후에 다음과 같은 인터벌 운동을 시작한다.
- 본인 최대 능력의 80%에 해당하는 강도로 30초 동안 선택한 심혈관계 운동을 실시한다.
- 본인 최대 능력의 40%까지 강도를 낮춘 상태에서 60초 동안 운동을 실시한다. 여기까지가 1세트이며 총 6세트를 반복한다.
- 모든 세트를 완료한 뒤에는 본인 최대 능력의 30% 강도로 3분 동안 마무리 운동을 실시한다.

최고의 운동 프로그램 14가지

체중 운동 프로그램

꼭 헬스클럽에 가야만 몸을 만들 수 있는 것은 아니다. 이 프로그램은 언제 어디서나 아무런 장비 없이도 근육을 만들고 지방을 감량할 수 있는 체중 운동 프로그램이다.

운동 1

1~3A까지 처음 4가지 운동이 너무 어려우면 정해진 반복 횟수를 소화할 수 있는 다른 응용 동작을 실시해도 괜찮다. 이 4가지 운동이 너무 쉬울 경우에도 마찬가지다.

운동	세트	반복	휴식
1. 체중 불가리안 스플리트 스쿼트 ǀ p.218	3	10~12	1분
2A. 푸시업 ǀ p.42	3	12~15	1분
2B. 힙 레이즈 ǀ p.244	3	12~15	1분
3A. 사이드 플랭크 ǀ p.292	3	30초 유지	30초
3B. 플로어 Y-T-I 레이즈 ǀ p.94~99	3	10	30초

플로어 Y-T-I 레이즈는 Y, T, I 레이즈 당 각 10회씩 반복한다. 즉, Y 레이즈, T 레이즈, I 레이즈를 각각 10회씩 반복한다.

운동 2

아이소-익스플로시브 점프 스쿼트와 아이소-익스플로시브 푸시업은 매번 반복 시마다 최저지점에서 5초 동안 멈춘다.

운동	세트	반복	휴식
1. 아이소-익스플로시브 체중 점프 스쿼트 ǀ p.202	4	6~8	1분
2A. 아이소-익스플로시브 푸시업 ǀ p.50	3	6~8	1분
2B. 싱글-레그 힙 레이즈 ǀ p.248	3	12~15	1분
3A. 인버티드 숄더 프레스 ǀ p.131	3	최대한 많이	1분
3B. 프론 코브라 ǀ p.303	2	1분 유지	1분

Chapter 13

운동 3

운동	세트	반복	휴식
1A. 점핑 잭	p.361	2~5	30초	0
1B. 프리즈너 스쿼트	p.200	2~5	20	0
1C. 클로즈-핸드 푸시업	p.46	2~5	20	0
1D. 워킹 런지	p.225	2~5	12	0
1E. 마운틴 클라이머	p.296	2~5	10	0
1F. 인버티드 햄스트링	p.368	2~5	8	0
1G. T-푸시업	p.49	2~5	8	0
1H. 제자리 뛰기		2~5	30초	0

처음에는 이 루틴을 각 운동 당 2세트씩 실시하고, 체력이 좋아지면 각 운동 당 5세트까지 운동량을 늘린다.

최고의 운동 프로그램 14가지

15분 운동 프로그램

늘씬하고 강인한 몸을 만드는 데 꼭 많은 시간이 필요한 것은 아니다. 캔자스대학 과학자들은 초보자의 경우, 일주일에 15분씩 3번만 웨이트트레이닝을 하면 근력이 2배로 상승된다고 말한다. 더욱이 웨이트트레이닝을 한 달 안에 그만두는 일반인들과 달리, 이 짧은 15분 운동 프로그램을 사용했던 캔자스대학의 연구에 참여한 사람들은 웨이트트레이닝을 쉽게 생활화할 수 있었다. 그렇다면 우리도 못할 이유는 없다. 이 10개의 15분 운동 프로그램은 지방을 연소시킴과 동시에 근육을 만들 수 있도록 구성되어 있다.

운동 1

운동	세트	반복	휴식
1A. 바벨 스쿼트 ǀ p.206	3	15	0
1B. 푸시업 ǀ p.42	3	최대한 많이	0
1C. 힙 레이즈 ǀ p.244	3	12~15	0
1D. 덤벨 로우 ǀ p.86	3	10~12	0
1E. 플랭크 ǀ p.286	3	30초 유지	0

운동 2

운동	세트	반복	휴식
1A. 스위스볼 힙 레이즈와 레그 컬 ǀ p.251	3	최대한 많이	0
1B. 푸시업 플러스 ǀ p.72	3	최대한 많이	0
1C. 스위스볼 잭나이프 ǀ p.298	3	최대한 많이	30초
2A. 친업 ǀ p.104	2~3	최대한 많이	30초
2B. 덤벨 숄더 프레스 ǀ p.128	2~3	8~10	30초

Chapter 13

시작하기 전에

이 프로그램을 진행하면서 어떤 운동이 너무 쉽거나 어렵게 느껴지면 정해진 반복 횟수를 완료할 수 있는 다른 응용동작으로 언제든지 대체해도 무방하다. 하지만 각 세트는 완전한 근육 탈진 상태에 이르지 않으면서도 힘겹게 느껴지는 시점까지 근육을 자극할 수 있어야 한다(이에 관한 개념은 Chapter 2에서 자세히 설명한 바 있다.).

이 프로그램은 15분이라는 짧은 시간으로 구성되어 있지만 결코 만만치는 않다. 왜냐하면 시종일관 빠른 속도와 강도를 유지해야 하기 때문이다. 처음에는 프로그램이 힘들게 느껴질 수도 있다. 이럴 때는 세트 사이에 휴식을 좀 더 취하고 15분 안에 최대한 여러 세트를 완료하도록 한다. 그리고 다음에 운동을 할 때는 전체 루틴을 완성할 때까지 휴식시간을 조금씩 줄여나간다.

활용법

- **선택 1:** 10가지 프로그램 가운데 하나를 선택하여 일주일에 3회를 실시하고, 각 운동일 다음에는 최소한 하루 동안 휴식을 취한다. 그리고 그 다음 주부터는 매번 새로운 프로그램을 선택한다.

- **선택 2:** 10가지 프로그램 가운데 2가지를 선택하여 일주일에 3일에 걸쳐 2가지 프로그램을 번갈아 실시하고, 각 운동일 다음에는 최소한 하루 동안 휴식을 취한다. 가령, 월, 수, 금요일에 운동을 한다면 첫째 주 월요일과 금요일에는 운동 1을 실시하고 수요일에는 운동 2를 실시한 다음, 둘째 주 월요일과 금요일에는 운동 2를 실시하고 수요일에는 운동 1을 실시한다. 그리고 4주가 지난 후에는 새로운 프로그램을 2가지 선택하여 같은 방식으로 진행한다.

운동 3

운동	세트	반복	휴식
1. 싱글-암 리버스 런지와 프레스 ǀ p.352	3	10~12	1분
2A. 친업 ǀ p.104	3	최대한 많이	0
2B. 사이드 플랭크 ǀ p.292	3	30초 유지	
2C. 푸시업 ǀ p.42	3	최대한 많이	45초

운동 4

운동	세트	반복	휴식
1A. 싱글-암 덤벨 스윙 ǀ p.276	3	12	30초
1B. 푸시업과 로우 ǀ p.51	3	12	30초
2A. 트러스터 ǀ p.351	2	12	30초
2B. 스위스볼 잭나이프 ǀ p.298	2	12~15	30초

최고의 운동 프로그램 14가지
15분 운동 프로그램

운동 5

운동	세트	반복	휴식
1. 사이드 런지와 프레스	p.353	3	10~12	1분
2A. 싱글-레그 뉴트럴-그립 덤벨 로우	p.87	3	12~15	0
2B. 싱글-레그 힙 레이즈	p.248	3	최대한 많이	0
2C. T-푸시업	p.49	3	최대한 많이	30초

운동 6

운동	세트	반복	휴식
1A. 오버헤드 덤벨 런지	p.227	3	10~12	0
1B. 싱글-암, 뉴트럴-그립 덤벨 로우와 로테이션	p.90	3	10~12	0
1C. 싱글-암 스텝업과 프레스	p.352	3	10~12	0
1D. 푸시업	p.42	3	최대한 많이	0
1E. 프론 코브라	p.303	3	30초 유지	60

운동 7

운동	세트	반복	휴식
1. 와이드-그립 바벨 데드리프트	p.257	4	5	90초
2A. 인클라인 덤벨 벤치 프레스	p.62	2	10~12	0초
2B. 스위스볼 러시안 트위스트	p.310	2	10~12	0초
2C. 덤벨 런지	p.224	2	10~12	1분

Chapter 13

운동 8

운동	세트	반복	휴식
1A. 바벨 굿 모닝	p.262	3	8	0
1B. 덤벨 벤치 프레스	p.60	3	8	0
1C. 체중 스쿼트	p.198	3	30초	0
1D. 덤벨 로우	p.86	3	10	0
1E. 마운틴 클라이머	p.296	3	30초	15~30초

운동 9

운동	세트	반복	휴식
1. 덤벨 데드리프트	p.258	4	6	0
1B. 줄넘기	4	45초	0
1C. 덤벨 푸시 프레스	p.129	4	6	0
1D. 줄넘기	4	45초	1분

운동 10

운동	세트	반복	휴식
1. 바벨 프론트 스쿼트	p.207	3	6~8	1분
2A. 바벨 로우	p.84	3	6~8	0
2B. 코어 스테빌리제이션	p.342	3	30초	0
2C. 싱글-암 덤벨 스윙	p.276	3	10~12	0
2D. 디클라인 푸시업	p.44	3	최대한 많이	30초

최고의 운동 프로그램 14가지
미드 스파르타쿠스 프로그램

할리우드 스타들은 어떻게 그처럼 눈부신 몸을 가지고 있는 것일까? 사실 그들의 몸은 운동 과학의 산물이다. 미국의 유료 케이블 방송 스타즈Starz의 제작진은 2010년 1월에 개봉한 프리미엄 미드 시리즈 스파르타쿠스Spartacus의 배우들을 위한 트레이닝 프로그램을 내게 의뢰해왔다. 그때 내가 한 점 망설임 없이 자문역을 부탁한 이는 레이첼 코스그로브였다. 그녀는 세계에서 가장 유명한 건강 전문가 가운데 한 사람일 뿐만 아니라, 근육과 지방 감량에 관한 최신 과학을 연금술사처럼 버무려 실로 놀라운 성과를 자아내는 능력을 가지고 있다. 이 프로그램에는 그녀의 노하우가 고스란히 녹아 있다.

> **개발자 소개**
> **레이첼 코스그로브**
> Rachel Cosgrove
> 전문 트레이너 레이첼 코스그로브는 캘리포니아 산타 클라리타에 위치한 〈리절츠 피트니스〉의 공동 소유주이며, 맨즈헬스와 위민즈헬스의 건강 부문 최고 자문위원이다.

우리는 스파르타쿠스의 배우들을 위해 T-푸시업이나 로테이션 덤벨 런지 같은 최신 응용동작에 샌드백이나 케틀벨 같은 전통적인 운동기구들을 조합했다. 그 모든 동작들은 고대 그리스 전사들의 전투 훈련 동작을 본 딴 것이었다(관련 영상은 menshealth.com/spartacus에서 볼 수 있다.). 그리고 우리는 운동 효과를 그대로 유지하면서 그 프로그램을 일반인들의 눈높이에 맞게 개량했다. 그 최종 결과물은 지방을 태우고, 가슴과 팔과 복근을 다듬으며, 최상의 건강 상태를 유지해주는 최신예 서킷 트레이닝 프로그램이다. 이 프로그램을 활용하면 스파르타 전사의 몸처럼 미끈한 근육질의 몸매를 자신의 것으로 만들고 유지하여 생활 속에서도 새로운 기쁨을 누릴 수 있을 것이다.

Chapter 13

활용법

- 이 프로그램은 일주일에 3회에 걸쳐 실시한다. 이 프로그램은 기본 웨이트트레이닝 프로그램으로도 손색이 없지만, 이미 다른 운동 프로그램을 진행하고 있다면 웨이트트레이닝 휴식일에 심혈관계 운동 프로그램으로 활용할 수도 있다. 그 경우에는 더욱 신속하게 지방을 감량하는 데 도움이 될 것이다.

- 이 프로그램은 서킷트레이닝 방식으로 각 운동을 1분 동안 1세트씩 연달아 실시하며, 1분 동안 동작을 최대한 많이 반복한 후에 다음 운동으로 넘어간다. 이때 각 운동 사이에는 15초 동안 휴식을 취하고, 10가지 운동을 1세트씩 모두 완료한 다음 2분 동안 휴식을 취하고 같은 과정을 2회 더 반복한다. 만약 체중 운동을 1분 동안 지속할 수 없는 경우에는 중간에 간간히 휴식과 운동을 반복하면서 1분을 채운 후에 다음 운동으로 넘어간다.

- 매번 운동을 시작하기 전에는 반드시 5~10분 동안 워밍업을 실시한다. 이때는 12장의 '맞춤식 워밍업 프로그램'을 사용한다.

운동 1
- 고블릿 스쿼트 | p.212

운동 2
- 마운틴 클라이머 | p.296

운동 3
- 싱글-암 덤벨 스윙 | p.276

운동 4
- T-푸시업 | p.49

운동 5
- 덤벨 스플리트 점프 | p.219

운동 6
- 덤벨 로우 | p.86

운동 7
- 덤벨 사이드 런지와 터치 | p.229

운동 8
- 푸시업 포지션 로우 | p.51

푸시업 포지션 로우는 51페이지 푸시업과 로우의 동작을 참조하되, 같은 자세에서 푸시업 동작은 취하지 말고 로우 동작만 취한다.

운동 9
- 덤벨 런지와 로테이션 | p.227

운동 10
- 덤벨 푸시 프레스 | p.129

최고의 운동 프로그램 14가지

시간절약형 심혈관계 운동

항상 시간에 쫓기고 있다면 세계 최고의 근력 코치인 알윈 코스그로브가 만든 시간절약형 심혈관계 운동을 활용해보자. 알윈 코스그로브는 캘리포니아 산타 클라리타에 있는 리절츠 피트니스 센터의 전문 트레이너이기도 하다. 이 프로그램은 달리기 못지않게 심혈관계를 활성화시키고 지방 연소 속도를 증가시키는 효과가 있다. 그것이 가능한 이유는 이 프로그램이 신진대사를 활성화시키는 고강도 서킷트레이닝 방식으로 구성되어 있기 때문이다. 게다가 이 프로그램은 달리기를 할 때처럼 넓은 공간이 필요 없으면서도 웬만한 속도로 몇 킬로그램을 달릴 때만큼이나 유산소 대사능력을 향상시킬 수 있다. 하지만 자투리 시간을 활용한 고강도 프로그램이니만큼 마음의 준비는 필요하다.

혼합형 심혈관계 운동

아래에 있는 4가지 운동을 순서대로 각각 15초 동안 1세트씩 실시하고 각 세트 사이에는 15초 동안 휴식을 취한다. 이런 방식으로 총 5분 동안 전체 과정을 서킷트레이닝 방식으로 최대한 많이 반복한다. 이때 덤벨 점프 스쿼트의 경우 매번 동작을 반복할 때마다 최소한 허벅지가 지면과 수평을 이룰 때까지 몸을 낮췄다가 최대한 높이 뛰어 오른다.

- **달리기 또는 계단 오르기**
  휴식
- **덤벨 점프 스쿼트** | p.213
  휴식
- **덤벨 촙** | p.312
  휴식
- **싱글-암 덤벨 스윙 또는 싱글-암 케틀벨 스윙**
  | p.276
  휴식

마무리용 심혈관계 운동

이 프로그램은 심혈관계 운동을 끝마칠 때 마지막으로 실시할 수 있는 속성 심혈관계 운동이다. 여기에서 마무리라는 것은 운동을 마친다는 뜻이기도 하지만 지방과의 악연을 마무리한다는 뜻이기도 하다.

하체 혼합 운동

중간 휴식 없이 각 운동을 1세트씩 연달아 실시하고 전체 과정을 완료하는 데 걸린 시간을 측정한다. 그 다음에는 그 시간의 2배에 해당하는 만큼 휴식을 취하고 나서 다시 전체 운동을 1세트씩 연달아 실시한다. 이때 전체 운동을 90초 안에 마칠 수 있을 정도가 되면 휴식을 취하지 않는다.

- **체중 스쿼트** | p.198 : 36회 반복
- **체중 얼터네이팅 런지** | p.225 : 한쪽 다리 당 18회 반복
- **체중 스플리트 점프** | p.219 : 한쪽 다리 당 18회 반복
- **체중 점프 스쿼트(지방 감량용)** | p.202 : 36회 반복

연속 스쿼트

중간 휴식 없이 각 운동을 1세트씩 연달아 실시한다. 이 과정을 총 3회 반복한다.

- **체중 점프 스쿼트(지방 감량용)** | p.202 : 20초 동안 최대한 많이 반복

Chapter 13

- **체중 스쿼트** | p.198 : 20초 동안 최대한 많이 반복
- **아이소메트릭 스쿼트**: 허벅지가 지면과 수평을 이룰 때까지 몸을 낮춘 자세를 30초 동안 유지

카운트다운

선택 1과 선택 2에서 각각 하나씩 운동을 선택하여 중간 휴식 없이 2가지 운동을 교대로 반복한다. 첫 번째 라운드에는 각 운동을 10회씩, 두 번째 라운드에는 각 운동을 9회씩, 세 번째 라운드에는 각 운동을 8회씩 반복한다. 이런 방식으로 정해진 시간 안에 최대한 낮은 숫자까지 내려간다(0에 도달하면 운동을 마친다.). 그리고 매주 첫 라운드는 반복 횟수를 1씩 높인다. 그러므로 2주차 첫 라운드에는 각 운동을 11회씩 반복하게 된다.

선택 1
- **싱글-암 덤벨 스윙** | p.276
- **스쿼트 트러스트** | p.362

선택 2
- **체중 점프 스쿼트(지방 감량용)** | p.202
- **익스플로시브 푸시업** | p.50

Chapter 14
영양의 비밀
식품의 힘을 밝히다

"음식은 곧 힘이다."

그러나 사실 우리는 이 힘이 지나치게 넘치는 편이다. 그렇기 때문에 좋은 영양의 법칙을 더욱 더 잘 알아야 한다.

음식을 무조건 거부한다고 해서 살이 빠지는 것은 아니다. 우리는 그 대신 음식을 현명하게 선택해야 한다. 맛있고 영양이 풍부하면서도 배를 넘치도록 채우지 않는 음식을 먹어야 한다.

현명하게 먹는 법을 익힌 다음에는 몸을 조절하고, 살을 뺄 힘을 얻고, 근육을 만들고, 건강을 지켜내야 한다.

이제 영양의 비밀 속으로 들어가서 음식의 힘을 빌려 생활을 바꿔보자.

영양의 비밀

초간편 다이어트

체중감량에는 한 가지 절대 법칙이 있다. 섭취하는 칼로리보다 소비하는 칼로리가 많아야 한다는 것이다. 이런 상태를 유도할 수 있는 방법은 수도 없이 많다. 하지만 중요한 것은 그 방법이 복잡하지 않아야 한다는 것이다. 초간편 다이어트의 핵심은 바로 이것이다. 초간편 다이어트의 기본 개념은 영양분이 없는 칼로리 덩어리 음식을 영양분이 풍부한 완전식품으로 대체하는 것이다. 영양분 없는 칼로리 섭취는 폭식으로 이어진다. 그러나 초간편 다이어트를 실천하면 그와 반대로 다이어트를 하고 있다는 부담감을 느끼지 않으면서도 살을 뺄 수 있다. 우리는 그저 이제부터 설명할 1, 2, 3단계를 차근차근 밟기만 하면 된다.

3단계 다이어트 계획

이 3단계를 밟다 보면 건강하고 늘씬한 몸을 위한 식습관에 관해 여기저기에서 하는 얘기들은 그저 말잔치에 불과하다는 것을 금세 깨닫게 될 것이다. 우선 1단계는 2주 동안 진행한다. 이 과정에서는 지방이 녹아내리기 시작하는 것을 느끼게 된다. 만약 그런 느낌을 받지 못한다면 1단계와 2단계의 권장사항을 동시에 실천한다. 그래도 여전히 뭔가 부족하다면 3단계를 참조한다. 그러면 원하는 성과를 확실히 얻을 수 있을 것이다.

1단계: 불필요한 설탕 제거

1단계는 모든 다이어트 방법 가운데 가장 단순한 방법이다. 미 농무성 조사에 의하면, 일반적으로 미국인들은 불필요한 설탕을 매일 82그램이나 더 섭취한다. 82그램은 티스푼 20개 분량에 달하고 이는 영양분이 없는 공칼로리 empty calory 317칼로리에 해당한다. 농무성 연구에는 이런 설탕 덩어리의 91%가 탄산수(33%), 구운 식품과 시리얼(23%), 사탕(16%), 과즙음료(10%) 또는 초코우유, 아이스크림, 요구르트 같은 가당 낙농제품(9%)에서 온 것이라고 명시되어 있다.

그렇다면 이 목록에 없는 식품은 무엇일까? 바로 고기, 채소, 과일, 달걀, 통곡류, 무가당 낙농제품이다. 메뉴를 알았으니 이제 그대로 먹을 일만 남은 셈이다. 물론 일주일에 한 번 정도는 아무거나 원하는 음식을 먹어도 좋다. 100% 완벽한 다이어트를 해야 한다는 부담을 가진다고 해서 다이어트에 성공하는 것은 아니다.

자신이 먹는 음식을 지나치게 분석하거나 시시콜콜 걱정하는 것은 오히려 병이 된다. 불필요한 설탕이 들어간 음식을 피한다는 원칙만 세워도 정크푸드 따위는 자동적으로 안 먹게 된다. 그 즉시 더 건강한 음식을 먹게 되는 것이다. 대부분은 이 전략만으로도 칼로리 섭취량이 획기적으로 줄어든다. 그리고 칼로리를 계산하거나 음식을 철두철미하게 제한하지 않아도 살이 빠지기 시작한다. 딱 2주일만 해보자. 그래도 만약 살이 빠지지 않는다면 2단계로 넘어간다.

2단계: 녹말 제거

녹말은 빵, 파스타, 쌀에 들어 있는 주요 탄수화물이다. 녹말은 흰 빵 같은 가공식품뿐만 아나라 100% 통곡류 식품에도 들어 있다. 우리는 통곡류 식품을 많이 먹어야 한다는 말을 흔히 듣는다. 하지만 녹말을 너무 많이 섭취하면 혈당 상태가 악화된다.

혈당은 공복 상태로 4시간만 지나도 지나치게 떨어질 수 있다. 그리고 혈당이 떨어지면 짜증이 나고, 피곤하며, 몸이 떨린다. 그 결과 우리의 몸은 탄수화물을 갈망하기 시작한다. 이때 특히 더 생각나는 것은 혈당을 빠르게 높여주는 녹말과 설탕이다(단백질과 지방은 혈당에 급격한 영향을 미치지 않는다.).

이런 상태에서는 녹말이나 설탕을 닥치는 대로 먹게 되고, 이러한 폭식은 혈당을 지나치게 높고 빠르게 증가시킨다. 그리고 혈당이 빠르게 높아지면 혈당을 정상 상태로 돌려주는 인슐린이라는 호르몬이 췌장에서 급격히 분출된다. 불행히도 미국 인구의 거의 절반은 인슐린 과다분비 상태이다. 혈액에 인슐린이 너무 많으면 설탕과 녹말을 더 갈망하게 되기 때문에 폭식 성향이 한층 더 강화된다. 이제 문제가 무엇인지 확실히 이해할 것이다.

터프츠대학에 있는 농무성 소속 인간영양연구소의 연구에 의하면, 빵, 파스타, 쌀, 설탕 같은 탄수화물을 섭취하는 사람은 총 칼로리 섭취량이 더 많다. 반면, 설탕과 녹말 섭취량을 줄이면 혈당 조절 능력이 향상되고 강력한 탄수화물 섭취 욕구도 자연스럽게 줄어든다.

그렇다면 녹말은 얼마나 먹어야 할까? 경우에 따라 다르기는 하지만 일반적으로 하루에 2회분 이상은 먹지 않는 것이 좋다. 여기에서 1회분은 탄수화물 약 20그램을 뜻한다. 그리고 이는 빵 한 조각, 시리얼 한 컵, 큰 감자 반 개, 또는 조리한 파스타나 쌀, 콩 반 컵에 해당한다(녹말과 설탕의 양을 좀 더 정확히 계산하려면 총 탄수화물량에서 식이섬유의 양을 뺀다.).

탄수화물의 종류

단순 탄수화물(당분)

당분에는 여러 종류가 있지만 음식을 통해 섭취하는 당은 크게 포도당과 과당으로 나눌 수 있다. 흔히 단당류라고 하는 포도당과 과당은 상호결합을 통해 자당(일반적인 설탕) 같은 이당류 당을 형성한다. 일반적으로 설탕이 든 대부분의 음식에는 포도당과 과당이 혼합되어 있다. 사과나 탄산음료도 마찬가지다.

- **포도당:** 포도당은 인체의 주요 에너지원이며, 혈당의 당분 역시 포도당을 뜻한다. 포도당은 이미 인체에서 필요로 하는 형태를 갖추고 있기 때문에 혈액 속으로 빠르게 흡수된다. 그러므로 혈당을 가장 빨리 상승시키는 주범은 바로 이 포도당이라는 탄수화물이다.

- **과당:** 과당은 포도당과 달리 혈당을 급격하게 올리지 않는다. 왜냐하면 인체가 과당을 사용하기 위해서는 먼저 장에서 간으로 과당을 보내야 하기 때문이다. 그리고 간은 과당을 포도당으로 바꾸어 저장한다. 하지만 간의 포도당 저장량이 초과되면 과당이 지방으로 전환된다. 과당을 많이 섭취해도 혈당이 급격히 올라가지는 않지만 살이 찌는 것은 바로 이 때문이다.

복합 탄수화물

복합 탄수화물이란 2가지 이상의 당 분자가 결합한 형태의 탄수화물을 뜻한다.

- **녹말:** 녹말은 식물성 식품에 저장된 포도당이며, 주로 곡물, 콩과 식물, 감자 같은 뿌리채소에 많이 들어 있다. 녹말은 기본적으로 약한 화학적 결합으로 연결된 포도당 분자이다. 그렇기 때문에 녹말을 섭취하면 체내에서 쉽게 분해되어 순수한 포도당이 쏟아져 나오고, 결과적으로 지방이나 식이섬유와 함께 먹지 않으면 혈당이 급격히 치솟게 된다.

- **식이섬유:** 비소화성 탄수화물이라고도 하는 식이섬유는 식물의 잎, 줄기, 뿌리에 들어 있는 구조체로 채소, 과일, 곡물에서 볼 수 있다. 식이섬유는 당분자로 이루어져 있지만 녹말과 달리 혈당에는 영향을 미치지 않는다. 왜냐하면 인간의 소화 효소로는 식이섬유의 당 분자 결합을 분해할 수 없기 때문이다. 또, 식이섬유는 혈액 내 녹말 흡수를 지연시키기 때문에 음식물 섭취 후에 포만감을 오래 유지해준다.

이런 음식은 되도록 식이섬유가 많고 가공을 거치지 않은 100% 통밀 제품으로 대체하는 것이 좋다. 또, 흰 쌀보다는 갈색 쌀이 낫고 감자도 껍질째 먹는 것이 좋다.

녹말 섭취를 더 확실하게 줄이려면 운동을 하지 않는 날에는 녹말을 전혀 먹지 않거나 1회분만 먹고, 강도 높은 운동을 하는 날에는 녹말 2회분을 먹는 식으로 양을 조절한다. 당연한 얘기지만 운동을 하는 날에는 탄수화물 소모량도 많아지기 때문에, 몸이 원하는 날에는 탄수화물이라는 연료를 조금 더 공급하고 몸이 원하지 않는 날에는 조금 덜 공급하는 전략을 쓰는 것이다.

2단계 다이어트의 나머지 권장사항은 다음과 같다.

자연의 산물을 피하지 말자

다이어트 업계에는 "비가공 식품을 먹어서 살찐 사람은 없다."라는 말이 있다. 그리고 이는 사실이다. 대부분의 과일과 채소에는 칼로리나 녹말이 별로 없는 대신, 포만감을 느끼게 해주는 식이섬유가 풍부하다. 그렇다고 이런 기준을 맞추기 위해 굳이 목록까지 만들 필요는 없다. 녹말이 많이 든 감자, 콩, 옥수수 같은 종류를 제외한 나머지는 얼마든지 먹어도 좋다. 물론 호박 같은 뿌리채소도 제한할 필요는 있다. 하지만 이런 음식을 매일 과식할 가능성은 사실상 거의 없기 때문에 크게 걱정할 필요는 없다.

끼니마다 단백질을 섭취하자

단백질은 근육을 만들고 유지하며, 심지어 지방을 감량하는 데 항상 필요한 원료이다. 일리노이대학 연구진은 다량의 단백질을 섭취하는 사람은 단백질을 적게 먹는 사람에 비해 지방을 더 많이 분해하고 포만감도 더 많이 느낀다는 사실을 발견했다. 이제부터는 밥이나 간식을 먹을 때마다 요구르트, 치즈, 우유, 소고기, 닭고기, 생선, 돼지고기, 달걀, 견과류, 단백질 셰이크 같은 음식을 1~2회에 걸쳐 적당히 섭취하도록 노력하자.

지방을 두려워하지 말자

지방은 너무 많이 먹지만 않으면 체내에 저장되지 않는다. 학자들은 음식에 지방이 최대 60%까지 포함되어 있어도 칼로리로 따지면 20%밖에 되지 않기 때문에 체중을 감량하는 데 효과적이라고 말한다. 이런 식생활은 심지어 심장질환의 위험을 낮추는 효과도 있다. 사실 지방은 포만감을 느끼게 해주고 음식의 풍미를 더해줄뿐더러, 이 2가지 효과는 박탈감을 방지하는 데에도 도움이 된다. 물론 설탕과 녹말이 들어 있는 칼로리 덩어리 음식과 함께 지방이 지나치게 들어 있는 정크푸드는 멀리해야 한다. 하지만 육류, 치즈, 우유, 버터, 아보카도, 견과류, 올리브유에 든 천연 지방은 적당한 선에서 편안하게 즐겨도 크게 걱정할 필요가 없다.

적당한 포만감을 감지하자

단백질, 지방, 식이섬유가 풍부한 음식은 포만감을 유지하고 혈당을 조절한다. 이런 음식은 식욕을 줄여주고, 그로 인해 자동적으로 칼로리 소모량도 적어지기 때문에 살을 빨리 빼는 데에도 도움이 된다. 하지만 아무리 좋은 음식이라도 생각 없이 먹는다면 살을 빼기가 어렵다. 음식을 먹을 때 음식을 남기면 안 된다는 강박관념을 버리고 포만감을 느끼는 시점을 알아야 한다. 코넬대학에서 실시한 영양학 조사에 의하면, 가장 무거운 부류에 속하는 사람들

Chapter 14

은 '일반적인 양' 다시 말해, 식당에서 나오는 정도의 양을 먹었다는 생각이 들 때야 비로소 숟가락을 놓는다고 대답했다. 하지만 우리는 남들의 기준이 아니라 스스로 포만감을 느끼는 시점을 감지해야 한다.

3단계: 칼로리 관리

설탕과 녹말을 한 달 이상 조절해도 여전히 청바지가 잘 맞지 않는다면 이유는 간단하다. 이는 아직도 음식을 너무 많이 먹기 때문이다. 또, 아주 배불리 먹을 때까지도 포만감을 인지하지 못하거나 낡은 식습관을 버리지 못하기 때문일 수도 있다.

이럴 때는 자신이 섭취하는 음식을 2주 동안만 적어보고 목표 칼로리와 실제 칼로리 섭취량을 비교해본다. 조금 귀찮기는 하지만 음식의 양을 대략적으로라도 계산하여 종이에 적어보는 것이다. 물론 원하는 효과를 보려면 스스로에게 솔직해야만 한다. 2주가 지나면 자신에게 적당한 양이 어느 정도인지를 자동적으로 깨닫게 될 것이다. 그리고 목표체중에 도달하면 칼로리 섭취량을 조금 늘려도 괜찮다.

영양의 비밀

영양의 비밀 #1

건강에 가장 좋은 식품 8가지

건강한 식생활의 진정한 비밀은 무엇일까? 그것은 맛 좋고 건강에도 좋은 음식을 먹는 것이다. 여기에 바로 그런 조건에 딱 맞는 8가지 식품을 소개한다.

돼지고기

돼지고기는 그저 맛만 좋은 것이 아니다. 돼지고기에는 암 발병율을 낮춰주는 셀레늄이라는 미네랄이 다른 육류에 비해 많이 들어 있다. 특히 돼지갈비 단백질 1그램에 들어 있는 셀레늄의 양은 소고기의 5배에 육박하고 닭고기의 2배가 넘는다. 뿐만 아니라, 돼지고기에는 리보플라민, 티아민, 비타민B 같이 탄수화물을 에너지로 바꾸는 데 도움이 되는 물질들도 많다. 그러나 그보다 더 중요한 것이 있다. 퍼듀대학 연구진은 돼지고기를 매일 170그램씩 섭취하는 사람들은 저칼로리 다이어트를 하면서 살을 빼도 근육을 유지할 수 있다는 사실을 발견했다.

버섯

식용 균류로 분류되는 버섯은 90% 이상이 물로 이루어져 있으며, 의학적인 효과가 있는 것으로 알려져 있는 것만 해도 최소한 700종이 넘는다. 버섯이 체내에서 소화되면 그 부산물로 대사물질이 생겨난다. 최근 네덜란드 연구진은 이 대사물질들이 면역력을 활성화시키고 암 세포 성장을 억제한다는 사실을 발견했다.

고추

고추는 식욕을 자극하는 독특한 식품이다. 네덜란드 연구진은 식사를 시작하기 30분 전에 붉은 고추 1그램(1/2 티스푼)을 섭취하면 칼로리 섭취량이 14%까지 감소한다는 사실을 발견했다. 연구진은 이러한 식욕 감소 효과가 고추의 매운 맛을 내는 캡사이신이라는 화학물질 때문인 것으로 생각한다. 최근에는 캡사이신이 암 세포를 죽이는 데 도움이 된다는 연구 결과도 나오고 있다.

치즈

지방을 빼지 않은 전통 치즈는 브로콜리의 맛을 드높이기도 하지만, 카세인이라는 물질이 많은 것으로도 유명하다. 카세인은 천천히 소화되는 고품격 단백질로 특히 근육을 생성하는 효과가 뛰어나다. 또, 미국 영양대학 저널에 발표된 연구에 의하면, 카세인은 치즈에 함유된 뼈 생성 칼슘의 흡수율을 높인다. 콜레스테롤 역시 걱정할 필요가 없다. 덴마크의 연구진은 2주 동안 지방을 빼지 않은 전통 치즈를 매일 200~300그램씩 섭취해도 저밀도 콜레스테롤(나쁜 콜레스테롤)이 체내에 쌓이지 않는다는 사실을 발견했다.

양상추

양상추는 예로부터 영양가가 없는 식품으로 알려져 있다. 하지만 이는 잘못된 상식이다. 양상추의 절반 윗부분에는 질병을 예방하는 강력한 항산화물질인 알파-카로틴이 배추상추나 시금치보다 훨씬 더 많이 들어 있다. 게다가 한 컵에 열량이 10칼로리 밖에 안 되기 때문에 마음 놓고 먹어도 살찔 걱정이 없다.

가리비

가리비는 그야말로 단백질 덩어리다. 가리비 반 컵에는 영양소가 18그램 들어 있지만 열량은 93칼로리밖에 되지 않는다. 그러므로 가리비는 맛과 풍미를 즐기면서도 단백질을 충분히 섭취할 수 있는 훌륭한 식품이라 할 수 있다. 대합과 굴 역시 단백질 조성이 가리비와 비슷하다.

식초

스웨덴의 과학자들은 고탄수화물 식품과 함께 식초 2큰술을 섭취하면 식초를 곁들이지 않을 때에 비해 혈당이 23% 낮아지고 포만감은 높아진다는 사실을 발견했다. 애리조나 주립대학 연구진은 식초에 심혈관계통의 건강을 증진시켜주는 폴리페놀이라는 강력한 물질이 많다는 사실을 발견했다.

식초는 보통 올리브유와 함께 샐러드드레싱을 만들 때 사용한다. 그 외에도 발사믹 식초와 마요네즈를 섞어 샌드위치에 발라 먹거나, 양파를 비롯한 데친 채소가 담긴 프라이팬 위에 와인 식초를 뿌리거나, 토마토 스프에 화이트 와인 식초를 곁들여 먹는 등 다양한 방식으로 즐길 수 있다.

닭다리

닭가슴살에 질렸다면 닭다리로 메뉴를 바꿔보는 것도 괜찮다. 닭다리에는 닭가슴살보다 지방이 약간 더 많기는 하지만 맛은 더 좋다. 영양학자들에 의하면 닭다리 30그램은 닭가슴살 30그램보다 지방이 1그램 더 많고 열량은 11그램이 높다. 물론 모든 음식의 칼로리를 매번 계산하는 사람에게는 곤란할지도 모르겠다. 하지만 양을 조절하면 문제가 없다. 닭다리나 닭

갈비를 좋아한다면 자신의 칼로리 계획에 맞게 양을 조절해보자. 또, 지방은 섭취한 뒤에도 포만감을 오래 유지해주기 때문에 다음 번 끼니 때는 음식을 조금 덜 먹게 될 것이다.

뱃살 측정

체중이 0.5킬로그램 빠질 때마다 허리 사이즈는 0.25인치씩 줄어든다. 이를 기준으로 자신의 사이즈를 측정해보자. 먼저 줄자를 골반 라인에 두른다(살이 빠지면 배꼽의 위치도 변한다. 그러므로 골반을 중심으로 사이즈를 재면 좀 더 정확한 결과를 얻을 수 있다.). 이 때 줄자는 지면과 수평을 이뤄야 하고 줄자가 살을 파고들지 않도록 골반 둘레를 편안하게 감싸야 한다.

영양의 비밀

영양의 비밀 #2

금기 식품으로 오해했던 지방 함유 식품 7가지

다른 영양소와 마찬가지로 지방도 사탕, 과자, 케이크에 들어 있는 것은 피하는 것이 상책이다. 하지만 완전식품이나 자연식품에 들어 있는 지방은 오히려 섭취해야 한다. 물론 칼로리를 염두에 두는 것도 중요하다. 하지만 여기에서 소개하는 7가지 식품은 과식만 하지 않는다면 먹어도 좋다.

육류

소고기, 가금류, 돼지고기(베이컨과 햄)에 들어 있는 지방은 크게 걱정할 필요가 없다. 육류의 지방을 섭취하면 칼로리도 그만큼 많이 먹게 되지만, 이런 지방은 포만감을 오래 지속시키는 콜레시스토키닌이라는 포만 호르몬 분비를 촉진한다. 이 호르몬이 분비되면 다음 번 식사 때는 칼로리를 적게 섭취할 수 있다.

전유

전유란 지방을 빼지 않은 우유를 뜻한다. 요즘에는 저지방 우유를 여기저기에서 많이 권장한다. 하지만 실제 대다수 과학적 연구에서는 전유도 저지방 우유 못지않게 콜레스테롤을 잘 다스리는 것으로 나타났다. 그러니 이제부터는 기호에 따라 원하는 우유를 선택해서 마시자.

저지방 우유를 마시면 칼로리는 약간 덜 섭취하겠지만 총 칼로리량을 잘 조절하고 있다면 꼭 저지방 우유를 고집할 필요는 없다. 웨이트트레이닝 후에 전유를 마신 경우에는 저지방 우유를 마셨을 때보다 근육 성장의 지표인 근단백질 합성량이 2.8배나 높았다는 텍사스 의과대학 갈베스톤 분교의 흥미로운 연구 결과도 참고할만하다.

버터

아침부터 한 바구니나 되는 빵에 버터를 듬뿍 발라 먹는 것은 좋지 않다. 실제로 영양학자들은 버터의 칼로리를 경계한다. 하지만 빵 하나에 발라 먹는 정도의 버터에 든 열량은 고작해야 36칼로리에 불과하다. 또, 연구에 의하면 버터에 들어 있는 지방은 지방 용해 요소인 비타민A, D, E의 흡수력을 향상시킨다. 게다가 다중불포화지방산이 가득한 옥수수기름이나 콩기름보다는 요리를 할 때 버터를 쓰는 편이 낫다. 왜냐하면 높은 온도에서는 다중불포화지방산이 더 빨리 산화되기 때문이다. 캐나다 연구진에 의하면, 이러한 다중불포화지방산은 심장질환의 원인이 된다.

산패유

산패유란 박테리아를 넣어 산패시킨 요리용 크림을 말한다. 산패유 역시 피하거나 지방을 제거한 제품을 쓰라는 얘기가 많이 떠돈다. 사실 낙농제품에 들어 있는 칼로리의 90%는 지방이고, 그 가운데 최소한 절반은 포화지방산이다. 물론 이렇게 보면 지방 함량이 상당히 높은 것 같지만 총 지방량으로 보면 그리 많은 양은 아니다. 산패유 2큰술은 약 52칼로리이고, 이는 마요네즈 1큰술에 들어 있는 칼로리양의 절반에 해당한다. 또, 여기에 들어 있는 포화지방산은 지방 2%라고 적혀 있는 우유 큰 잔에 들어 있는 양보다도 적다. 게다가 산패유는 무지방 제품이나 저지방 제품보다 일반 제품이 훨씬 맛있고, 저지방 제품과 무지방 제품에는 탄수화물도 더 많이 들어 있다.

코코넛

코코넛에는 포화지방산이 버터보다 더 많다. 그 때문에 건강 전문가들은 코코넛을 많이 먹으면 포화지방산으로 인해 혈관이 막힐 수 있다고 경고한다. 하지만 연구에 의하면, 코코넛의 포화지방산에는 오히려 심장질환을 막아주는 효과가 있다. 한 가지 이유는 코코넛에 들어 있는 포화지방산의 50% 이상이 라우르산이라는 지방산이기 때문이다.

최근 미국 임상영양학 저널에는 60개 이상의 연구물을 분석한 조사 결과가 발표되었다. 이 보고서를 보면 라우르산이 비록 저밀도 콜레스테롤(나쁜 콜레스테롤) 수치를 높이기는 하지만 고밀도 콜레스테롤(좋은 콜레스테롤) 수치는 그보다 더 많이 높인다는 사실을 알 수 있다. 결국 심장질환의 위험은 낮아진다는 것이다. 게다가 코코넛의 나머지 다른 포화지방산들은 혈중 콜레스테롤 수치에 거의 영향을 미치지 못하는 것으로 나타났다.

닭껍질

기름에 튀긴 프라이드치킨의 껍질은 피해야 한다. 하지만 구운 닭고기의 껍데기는 고기의 맛을 더해준다. 게다가 구운 닭껍질에는 하루에 필요한 셀레늄량의 절반이 들어 있다.

달걀

최근 웨이크포레스트대학 연구진은 수십 개의 연구 문헌을 조사한 끝에 달걀 섭취와 심장질환 사이에 아무런 연관성이 없다는 사실을 발견했다. 달걀의 노른자가 건강에 이롭다는 연구 결과는 수도 없이 많다.

달걀은 어쩌면 완벽한 다이어트 식품일지도 모른다. 세인트루이스대학 연구진은 아침식사에 달걀을 곁들인 사람들이 달걀 대신 베이글을 섭취한 사람들보다 나머지 시간에 칼로리를 덜 섭취한다는 사실을 발견했다. 2가지 식단은 칼로리가 같았지만 달걀을 먹었던 사람들은 그렇지 않은 사람들보다 하루 종일 264칼로리를 덜 섭취한 것으로 나타났다.

영양의 비밀

스페셜 리포트

포화지방, 정말 나쁜 것일까?

> **단일불포화지방: 49%**
> - 올레산: 45%[+]
> - 팔미톨레산: 4%[+]
>
> **포화지방: 47%**
> - 팔미트산: 27%[+]
> - 스테아르산: 16%[0]
> - 미리스트산: 3%[−]
> - 라우르산: 1%[+]
>
> **다중불포화지방: 4%**
> - 리놀레산: 4%[+]
>
> + = 콜레스테롤에 긍정적인 영향
> − = 콜레스테롤에 부정적인 영향
> 0 = 콜레스테롤과 무관

아마 여러분은 포화지방산이 건강에 위험한 지방이라는 생각을 가지고 있을 것이다. 하지만 정말 그럴까?

지금까지 밝혀진 포화지방산은 13가지가 넘는다. 건강 전문가들은 수십 년 동안 포화지방산을 질병의 근원으로 지목해왔지만 일부 포화지방산을 오히려 심장에 좋다. 그러므로 포화지방은 건강의 해악으로 싸잡아 매도하는 것은 옳지 않다.

소고기에 들어 있는 포화지방산을 예로 들어보자. 소고기의 포화지방산은 대부분 저밀도 콜레스테롤을 낮추거나 고밀도 콜레스테롤을 높여서 심장질환의 위험을 실제로 감소시킨다.

그럼 등심에 들어 있는 다양한 지방산들이 심장 건강에 미치는 영향에 대해 잠시 살펴보자. 이 분석은 소고기에 국한되어 있지만 닭고기, 칠면조(갈색 육질과 껍질 포함), 돼지고기(햄과 베이컨), 달걀 같은 식품들도 크게 다르지 않다. 동물성 지방은 거의 조성이 비슷하기 때문이다. 단, 버터와 크림 같은 낙농제품은 소고기, 가금류, 돼지고기보다 포화지방산 함량이 높다. 하지만 낙농제품에 들어 있는 포화지방산은 대부분(약 70%) 심장질환의 위험을 높이지 않는 팔미트산과 스테아르산이다.

이 분석결과를 살펴보면, 소고기에 들어 있는 지방 중 미리스트산(3%)을 제외한 97%가 심장질환의 위험과 무관하거나 오히려 심장질환의 위험을 낮춰주는 좋은 지방이라는 사실을 알 수 있다. 우리는 소고기의 지방이 100% 포화지방으로 이루어져 있지 않다는 놀라운 사실에 주목해야 한다. 일반적으로 천연 식품에는 여러 가지 지방들이 어우러져 있다.

가령, 돼지비계를 상온에서 굳힌 라드(돼지기름)는 고체 형태이기 때문에 포화지방으로 널리 알려져 있다(포화지방은 상온에서 고체이며 불포화지방은 액체이다.). 하지만 소고기, 닭고기, 돼지고기와 마찬가지로 라드를 이루는 지방의 약 40%는 올레산이라는 단일불포화지방산이다. 이 올레산은 올리브유에도 들어 있다는 심장에 좋은 바로 그 지방산이다. 하지만 이런 사실을 아는 사람은 많지 않다.

Chapter 14

그렇다면 포화지방산이 심장질환을 유발한다는 과학적 증거들은 과연 믿을만한 것일까? 이런 주장 역시 신빙성이 약하다. 포화지방산이 심장질환을 유발한다는 가설이 처음 나온 것은 1950년대이다. 그로부터 근 60년이 지난 오늘날까지도 여전히 헤아릴 수 없이 많은 사람들의 세금이 그 가설을 증명하는 데 사용되고 있지만 아직도 확실히 증명된 사실은 없다. '여성 건강 연구Women's Health Initiative'라는 연구물에서는, 평균 8년 동안 총 지방량과 포화지방량이 낮은 음식을 먹었던 여성들과 식습관을 바꾸지 않았던 여성들의 심장질환 및 뇌졸중 발병률이 동일한 수준인 것으로 나타났다(저지방식을 유지한 여성들은 포화지방산을 29%나 덜 섭취했다.). 이 연구는 미국 정부의 지원으로 가장 많은 자금을 투입한 최대 규모의 식생활 연구로 알려져 있다.

더욱 중요한 사실은 우리의 인체가 항상 포화지방산을 생성하고 있다는 것이다. 포화지방은 모든 세포벽의 성분이고, 호르몬의 원료이며, 인체를 움직이는 중요한 연료이다. 포화지방을 전혀 먹지 않는다 해도 우리의 몸은 이런 기능을 유지하기 위해 스스로 포화지방을 만들어낸다. 다시 말해, 우리가 어디에서 무엇을 듣고 믿든 간에, 포화지방은 우리 몸에 독이 아니라는 것이다.

그렇다고 포화지방을 지나치게 먹어도 괜찮다는 것은 아니다. 혈액의 포화지방 함량이 높으면 심장질환의 위험이 높아질 수 있다는 사실을 밝혀낸 연구 결과들도 있다. 그럼 포화지방을 먹기만 하면 심장질환에 걸릴 가능성이 무조건 높아질까? 총 칼로리 섭취량이 과도하지만 않으면 그런 걱정을 할 필요는 없다.

최근 코네티컷대학 연구진은 포화지방 섭취를 제한하지 않고 저탄수화물, 고지방 식품을 섭취한 사람들과 고탄수화물, 저지방 식품을 섭취한 사람들을 비교했다. 그 결과, 두 집단 모두 칼로리 섭취량이 낮았고, 체중이 줄었으며, 혈중 포화지방산 함량이 낮아졌다는 사실이 드러났다. 이 결과는 섭취하는 음식의 종류와 상관없이 칼로리량을 조절하면 건강을 향상시킬 수 있다는 사실을 보여준다. 그런데 한 가지 중요한 점이 있다. 저지방 식품을 섭취한 사람들보다 포화지방을 3배나 많이 섭취한 저탄수화물 섭취 집단의 혈중 포화지방량이 2배 가까이 큰 폭으로 줄어들었다는 것이다. 또, 저탄수화물 섭취 집단은 인체에 유익한 고밀도 콜레스테롤 수치가 올라가고 인체에 해로운 저밀도 콜레스테롤 수치는 내려갔다. 즉, 심장질환의 위험이 낮아진 것이다.

탄수화물은 간에서 포화지방으로 쉽게 전환된다. 실제로 탄수화물을 섭취하면 간의 포화지방 생성량이 급격히 증가하지만, 포화지방 자체를 섭취하면 체내 지방 생성량이 오히려 떨어진다. 그러므로 포화지방을 먹지 않아도 탄수화물을 즐겨 먹는다면 혈중 지방량이 치솟을 가능성이 높다.

우리는 특정 탄수화물이나 지방을 섭취하는 것보다 칼로리 자체를 많이 섭취하는 것이 훨씬 더 위험하다는 사실을 반드시 기억해야 한다. 포화지방을 함유한 음식 자체가 건강에 나쁘다는 과학적 근거는 없다. 그러니 이제부터라도 적당한 선에서 지방을 다시 즐겨보자. 과유불급이라는 황금률만 지킨다면 어떤 음식이든 지나치게 멀리할 필요가 없다.

호박씨: 인기 없는 최고의 간식

호박씨는 인체에 꼭 필요한 마그네슘을 가장 쉽게 얻을 수 있는 귀중한 식품자원이다. 프랑스의 연구에 의하면, 혈중 마그네슘 함량이 가장 높은 사람들은 마그네슘 함량이 가장 낮은 사람들보다 일찍 사망할 위험이 40%나 낮다. 의학계에서 권장하는 1일 미네랄 섭취량은 420밀리그램이지만 우리가 평균적으로 섭취하는 양은 343밀리그램에 불과하다.

호박씨는 껍질째 먹는 것이 좋다(껍질에는 식이섬유가 함유되어 있다.). 구운 호박씨 30그램에는 마그네슘 150밀리그램이 들어 있고, 이 정도면 1일 권장 섭취량을 충분히 채울 수 있다. 호박씨는 대형마트의 견과류 코너에서 쉽게 찾을 수 있다.

영양의 비밀 #3
건강식품의 진실

몸에 좋은 식품이라는 문구가 붙어 있다고 해서 반드시 몸에 좋은 것은 아니다. 이제 거짓 상술에 속지 말고 진정한 건강식품을 구분하는 방법을 살펴보자.

과일 조각이 든 요구르트
장점: 요구르트와 과일은 모두 건강에 좋은 식품으로 알려져 있다.
단점: 하지만 옥수수 시럽은 건강에 나쁘다. 문제는 이런 제품의 단맛을 내기 위해 옥수수 시럽을 사용한다는 것이다. 예를 들어, 과일이 든 요구르트 180밀리리터에는 당분이 32그램 들어있고, 요구르트와 과일의 천연 당분은 그 가운데 절반 밖에 안 된다. 다시 말해, 나머지는 우리에게 불필요한 옥수수 시럽의 당분인 셈이다.
대체식품: 플레인 요구르트 반 컵에 블루베리나 산딸기 같은 신선한 과일 반 컵을 섞는다. 이렇게 하면 불필요한 설탕을 피하면서도 같은 값에 과일을 훨씬 많이 섭취할 수 있다.

구운 콩
장점: 콩에는 포만감을 유지하고 혈액 내 당분 흡수를 지연시키는 데 도움이 되는 식이섬유가 많다.
단점: 구운 콩으로 만든 가공식품은 보통 흑설탕이나 백설탕으로 만든 소스로 싸여 있다. 그리고 식이섬유는 콩 안쪽에 있기 때문에 설탕 소스로 덮여 있는 제품은 소화 시 처리 속도가 늦어진다. 게다가 이런 제품 한 컵에 들어 있는 설탕의 양은 24그램에 달한다. 이는 250밀리리터짜리 음료에 들어 있는 설탕의 양과 맞먹는다. 설탕이 든 탄산음료를 피한다면 설탕으로 뒤덮인 구운 콩 제품도 피해야 한다.
대체식품: 통조림 강낭콩을 먹으면 설탕을 피하면서도 콩의 영양을 충분히 섭취할 수 있다. 이런 제품은 익힐 필요도 없이 깡통을 따고 물에 헹궈서 염분만 제거하면 된다. 또 기호에 따라 소스를 뿌려서 먹을 수도 있다.

캘리포니아 롤
장점: 캘리포니아 롤을 싸고 있는 김 같은 해초에는 요오드, 칼슘, 오메가-3 지방산 같은 필수 영양소가 들어 있다.
단점: 캘리포니아 롤의 주성분인 흰 쌀은 소화가 빠른 탄수화물이고 단백질은 별로 없다. 게다가 흰 쌀은 소화과정에서 당으로 분해된다.
대체식품: 이왕 캘리포니아 롤을 먹을 바에는 연어나 참치가 든 롤을 고른다. 연어나 참치가 든 롤은 상대적으로 밥의 양이 적기 때문에 혈당이 자연스럽게 줄어들 뿐만 아니라 연어와 참치를 통해 고단백질을 섭취할 수 있다. 하지만 그보다 더 좋은 방법은 쌀밥을 먹는 대신 그냥 회를 먹는 것이다.

무지방 샐러드 드레싱
장점: 지방을 없앤 드레싱은 칼로리가 낮다.
단점: 드레싱에는 기본적으로 맛을 내기 위해 설탕이 들어간다. 게다가 지방을 아예 빼버리면 샐러드의 채소에 들어 있는 각종 비타민을 흡수할 수 있는 인체의 능력이 떨어진다. 최근 오하이오 주립대학 연구진은 샐러드를 먹을 때 무지방 드레싱을 이용하는 것보다 지방

이 든 드레싱을 뿌려 먹으면 강력한 항산화제인 베타-카로틴과 루테인을 각각 15배와 5배씩 더 흡수할 수 있다는 사실을 발견했다.

대체식품: 지방을 제거하지 않은 올리브유나 카놀라유 드레싱을 선택한다. 이런 제품은 1회분 당 탄수화물이 2그램도 채 안 된다. 아니면 발사믹 식초나 올리브유를 드레싱 대신 뿌려도 좋다. 그러면 설탕에 대한 걱정은 아예 할 필요가 없다.

저지방 땅콩버터

장점: 저지방 제품이라도 땅콩버터에는 건강에 좋은 단일불포화지방산이 풍부하다.

단점: 땅콩버터 제품에는 대부분 분말설탕이 들어간다. 이 설탕은 알록달록한 컵케이크에도 사용하는 바로 그 설탕이다. 이런 저지방 땅콩버터는 건강에 좋은 지방을 줄이고 분말설탕을 더 많이 넣는 격이 되기 때문에 오히려 더 위험하다. 실제로 저지방 땅콩버터 1큰술에는 설탕이 티스푼 반 개 분량이나 들어 있다. 이런 제품을 먹는다는 것은, 먹는 사람 자체가 설탕 범벅 케이크가 되는 셈이나 마찬가지다.

대체식품: 지방을 따로 제거하지 않은 무가당 제품을 먹는다.

옥수수식용유

장점: 옥수수식용유에는 필수 다중불포화지방인 오메가-6 지방산이 다량 함유되어 있다. 이 지방은 콜레스테롤 수치를 높이지 않는다.

단점: 옥수수식용유에는 오메가-3보다 오메가-6가 60배나 많다. 오메가-3는 생선, 호두, 아마씨 등에 많은 몸에 좋은 지방산이다. 문제는 옥수수식용유의 경우, 이 2가지 지방산이 극심한 불균형 상태를 이루고 있다는 것이다. 연구에 의하면, 오메가-3보다 오메가-6를 너무 많이 섭취하면 체내 염증반응이 증가한다. 그리고 이는 암, 관절염, 비만 같은 질병으로 이어진다.

대체식품: 오메가-6와 오메가-3가 조화를 이루고 있는 올리브유나 카놀라유를 이용한다. 이런 식용유에는 인체에 해로운 저밀도 콜레스테롤을 낮춰주는 단일불포화지방산도 많이 들어 있다.

근육을 마시자

이제 사무실에서도 근육을 만들 수 있게 됐다. 프랑스 연구진은 단백질 30그램이 들어 있는 셰이크를 한 번에 마시는 것보다 7시간에 걸쳐 20분 간격으로 소량씩 나누어 마시면 근육이 훨씬 더 빨리 생성된다는 사실을 발견했다. 이 방법은 누구나 쉽게 활용할 수 있다. 물 500밀리리터에 단백질 파우더 30그램(1큰술 또는 1.5큰술)을 타서 업무를 보는 도중에 조금씩 마시는 것이다. 이렇게 하면 근육에 원료를 지속적으로 공급할 수 있고, 자판기 커피를 마시고 싶은 유혹도 사라질 것이다.

영양의 비밀 #4
영양에 대한 잘못된 상식 5가지

잘못된 정보는 다이어트를 실패로 이끄는 지름길이다. 맨즈헬스의 건강 자문위원인 앨런 아라곤이 알려주는 건강에 관한 5가지 잘못된 상식의 진실에 대해 알아보자.

잘못된 상식 #1
고단백 식품은 콩팥에 해롭다

기원: 1983년, 학자들은 단백질을 많이 섭취하면 콩팥의 사구체여과율이 증가한다는 사실을 처음으로 발견했다. 사구체여과율이란 콩팥의 사구체에서 1분 동안 혈액을 여과시키는 비율을 말한다. 이 발견은 사구체여과율이 높아지면 콩팥에 무리가 간다는 주장으로 비약됐다.

과학적 진실: 거의 20년 전, 네덜란드의 과학자들은 고단백 식품이 사구체여과율을 높이기는 하지만 콩팥의 전체적인 기능에는 문제가 없다는 사실을 발견했다. 단백질을 많이 섭취하면 건강한 콩팥이 망가진다는 연구 결과는 아직 없다. 실제 연구에서는 체중 1킬로그램당 2.5그램에 이르는 엄청난 양의 단백질을 섭취해도 콩팥에는 이상이 없는 것으로 나타났다.

해결책: 단백질은 그램 단위를 기준으로 목표 체중의 2배 정도는 매일 먹어야 한다. 가령, 현재 체중이 80킬로그램인 사람이 70킬로그램까지 살을 빼고 싶다면, 하루에 단백질을 140그램 정도 섭취하는 것이 좋다.

잘못된 상식 #2
블루베리가 바나나보다 건강에 좋다

기원: 연구에 의하면, 블루베리는 거의 모든 과일들 가운데 항산화물질이 가장 많은 식품에 속한다. 그 때문에 블루베리는 다른 과일보다 우수하다고 알려져 있고, 특히 바나나와 비교되는 경우가 많다.

과학적 진실: 블루베리나 바나나는 모두 몸에 좋은 과일이다. 다만 효과가 다를 뿐이다. 예를 들어, 바나나에는 칼륨과 마그네슘이 1칼로리 당 블루베리보다 4배나 많이 들어 있다. 어떤 식품이 다른 식품보다 낫다고 얘기하는 것은 그리 단순한 문제가 아니며, 이런 의견은 관점에 따라 얼마든지 달라질 수 있다. 가장 좋은 방법은 다양한 식품을 섭취하는 것이다. 콜로라도 주립대학 연구진은 특정한 과일만 먹는 사람들보다 다양한 과일과 채소를 먹는 사람들이 더 건강하다는 사실을 발견했다.

해결책: 과일은 몸에 좋다. 과일의 효과를 극대화하려면 항산화물질이 많다고 알려진 특정 과일만 먹지 말고 가장 좋아하는 과일들을 여러 가지 혼합해서 섭취해야 한다.

잘못된 상식 #3
붉은 육류는 암을 일으킨다

기원: 1986년, 일본 학자들은 헤테로사이클릭 아민이라는 물질을 투여한 쥐에게서 암이 발생한다는 사실을 발견했다. 헤테로사이클릭 아민은 고기가 탈 때 발생하는 화학적 혼합물질이다. 이런 사실이 알려진 이후, 대규모 인구조사를 통해 붉은 육류와 암 사이에 잠재적인 상관관계가 있을 수 있다는 가능성이 제기되었다.

과학적 진실: 붉은 육류와 암 사이의 직접적인 인과관계를 밝혀낸 연구는 아직 없다. 인구조사 역시 결정적인 단서와는 거리가 멀다. 인구조사는 식습관과 건강 상태에 대한 포괄적인 통계에 불과하며, 그 결과로 나온 수치는 대략

적인 추세일 뿐 그 수치를 근거로 명확한 원인을 단정지을 수는 없다.

해결책: 고기를 좋아하면서도 구운 육류의 위험성에 대한 걱정 때문에 햄버거와 스테이크를 애써 삼갈 필요는 없다. 단, 너무 바싹 익거나 탄 부분은 잘라내 버리자.

잘못된 상식 #4
옥수수 시럽이 설탕보다 다이어트에 더 나쁘다

기원: 2002년, 캘리포니아 대학 연구진은 과당이 다량 함유된 옥수수 시럽의 미국 내 소비량 증가 시기와 비만 급증 시기가 일치한다는 연구 결과를 발표했다.

과학적 진실: 옥수수 시럽과 설탕에는 모두 비슷한 양의 과당이 들어 있다. 게다가 이 두 가지 물질은 과당 50%, 포도당 50%로 성분이 거의 비슷하다. 캘리포니아 대학 연구진이 고(□) 과당 옥수수 시럽과 설탕을 통틀어 과당을 지목한 것도 바로 이 때문이다. 고 과당 옥수수 시럽과 설탕에 들어 있는 당분이 서로 다르다는 증거는 어디에도 없다. 어떤 당분이든 너무 많이 섭취하면 살이 찐다.

해결책: 고 과당 옥수수 시럽과 일반 설탕은 모두 영양가 없는 칼로리 덩어리이기 때문에 많이 먹지 않도록 주의해야 한다.

잘못된 상식 #5
소금은 고혈압의 주범이다

기원: 1940년대, 듀크 대학의 의학박사 월터 캠프너Walter Kempner는 소금 섭취를 제한하는 방법으로 고혈압 환자들을 치료하여 유명세를 타게 되었다. 이후, 그의 치료법은 여러 연구를 통해 정설로 굳혀졌다.

과학적 진실: 혈압이 정상인 사람이 소금 섭취량을 굳이 줄일 필요는 없다. 이는 수차례에 걸친 대규모 연구문헌 조사에서 이미 밝혀진 사실이다. 그러나 혈압이 높은 사람은 소금에 민감하기 때문에 소금 섭취량을 줄이면 혈압을 다스리는 데 도움이 된다. 또, 20년 전부터 알려진 사실이지만, 고혈압 환자들 가운데 소금 섭취량을 줄이고 싶어 하지 않는 사람들은 칼륨이 풍부한 식품을 섭취하면 소금을 줄이는 것과 같은 효과를 볼 수 있다. 왜 그럴까? 인체에서는 나트륨(소금)과 칼륨의 균형이 중요하기 때문이다. 네덜란드 과학자들은 칼륨 섭취량이 부족하면 소금 과다 상태와 같은 현상이 발생하여 고혈압이 악화된다는 사실을 발견했다. 또, 평균적인 남성들의 경우 하루에 칼륨을 3,400밀리그램 섭취하지만 이는 권장량보다 1,500밀리그램이나 적은 양이다.

해결책: 과일, 채소, 콩과 식물 같이 칼륨이 많은 식품을 섭취하면 체내 염분 균형을 맞추는 데 도움이 된다. 바나나, 조리한 시금치, 콩 등에는 1회분 당 칼륨이 400밀리그램 이상 들어 있다.

먹기 전에 생각하자

간식을 먹기 전에는 앞서 먹은 음식에 대해 생각해봐야 한다. 영국의 학자들은 아무 생각 없이 간식을 집어먹는 사람들에 비해 간식을 먹기 전에 직전 식사에 대해 생각했던 사람들은 칼로리를 30% 적게 섭취한다는 사실을 발견했다. 식사 전에 먹은 음식을 떠올려보는 것만으로도 과식을 막을 수 있다.

영양의 비밀

스페셜 리포트
운동과 영양의 비밀

살을 빼든, 근육을 만들든, 최상의 결과를 얻기 위해서는 근육에 필요한 양분을 잘 공급해야 한다. 이는 운동을 할 때 단백질을 적당량 섭취해야 한다는 의미이다. 단백질을 잘 섭취한다는 것은 근육을 회복시키고 업그레이드하는 원료를 공급한다는 것이고, 이는 곧 좋은 결과로 이어진다.

또, 운동을 마친 이후의 시간은 하루 중에 탄수화물을 섭취하기 가장 좋은 때이다. 왜 그럴까? 우리가 먹는 탄수화물이 몸속에 있는 바구니에 들어간다고 생각해보자. 이 바구니가 가득 차고 나면 남은 탄수화물은 지방으로 바뀐다. 우리 몸속에서는 실제로 이런 일이 일어나고 있다. 여기에서 바구니는 근육을 뜻한다. 하지만 운동을 하면 탄수화물이 소비되고 바구니가 비워진다. 그 결과, 운동을 마친 후에는 탄수화물을 저장할 공간이 생기는 것이다. 운동 후에 섭취하는 탄수화물은 뱃살로 갈 가능성이 상대적으로 적다. 게다가 운동 후에 몸으로 들어오는 탄수화물은 근육의 회복 속도를 높이는 데에도 도움이 된다.

그러므로 전략적으로 볼 때, 녹말과 설탕은 운동 직전이나 직후에 섭취하는 것이 좋다. 또, 운동 전후에 아예 단백질 간식만 섭취하여 탄수화물 바구니를 비워두면 지방 연소량을 극대화할 수 있다. 다음 선택사항들 가운데 마음에 드는 것을 골라보자.

단백질 간식
선택 #1
단백질 보충제를 물에 타서 셰이크를 만들면 몸이 원하는 원료를 손쉽게 공급할 수 있다. 이때 단백질은 최소한 20그램 이상이 돼야 한다. 단백질 보충제는 탄수화물과 지방이 소량만 들어 있는 제품을 선택한다.

선택 #2
일반적인 음식으로 단백질을 섭취하는 것도 괜찮다. 이때는 참치, 살코기, 달걀 같은 고단백 식품을 섭취한다.
- 소형 참치 캔 100그램
- 델리 미트 100그램
- 살코기 100그램
- 달걀 3개

단백질과 탄수화물 혼합 간식
선택 #1
단백질과 탄수화물이 들어 있는 보충제를 물에 타서 셰이크를 만든다. 이때는 탄수화물 40~80그램과 유장 단백질 또는 카세인 단백질을 최소한 40그램 혼합한다. 보충제 가운데 유장 단백질과 카세인 단백질이 혼합된 제품을 사용할 수도 있다. 운동 직전과 직후는 설탕이 유일하게 허용되는 시간이므로 탄수화물도 좀 더 융통성 있게 선택할 수 있다. 운동을 하는 도중에는 탄수화물을 곧바로 에너지로 사용할 수 있고, 운동을 마친 후에는 근육 성장에 탄수화물이 도움이 된다.

선택 #2
탄수화물이 포함된 일반적인 음식을 섭취한

다. 몸 안의 탄수화물 바구니가 반쯤 비워져 있는 타이밍을 이용하여 뱃살 걱정 없이 탄수화물을 즐기는 기쁨을 만끽해보자. 이때는 고단위 단백질 최소 20그램을 기본적으로 섭취하고, 일반적인 음식에서 최대 40그램까지 탄수화물을 섭취한다. 좋아하는 음식을 혼합해도 좋고, 일반적인 권장 식품 가운데 제일 좋아하는 것을 찾아봐도 좋다(이때만은 피자도 생각해볼 수 있다.).

단백질 20그램을 함유한 음식
- 소형 참치 캔 100그램
- 모든 종류의 살코기 100그램
- 달걀 3개

탄수화물 15~20그램을 함유한 음식(2회분 필요)
- 빵 1조각
- 파스타 또는 밥 1/2공기
- 시리얼 1/2공기
- 중간 크기 감자 1/2개
- 베리류 또는 과일 조각 1컵
- 사과, 오렌지, 복숭아 1개
- 큰 바나나 1/2개

단백질과 탄수화물을 함유한 낙농제품 (250밀리리터 기준)

낙농제품	단백질(그램)	탄수화물(그램)
우유	8	12
초코우유	8	25
플레인 요구르트	8	12
과일 요구르트	8	25
캐피어 발효유	14	12
가미 캐피어 발효유	14	25
코티지 치즈	31	8

영양의 비밀

영양의 비밀 #5

놀라운 근육 식품 4가지

육류, 생선, 달걀에는 단백질이 많기 때문에 근육에도 좋다. 하지만 다음 4가지 음식들은 고단백 식품들 못지않게 몸을 다듬는 데 도움이 된다.

아몬드

아몬드는 체내 흡수가 가장 빠른 알파-토코페롤 비타민E가 제일 많은 식품 가운데 하나다. 비타민E는 힘겨운 운동 후에 발생하는 활성산소로 인한 세포 손상을 막아주는 강력한 항산화물질이다. 우리의 근육은 활성산소의 영향을 덜 받을수록 빠르게 회복되고 성장한다. 그렇다면 아몬드는 얼마나 먹어야 할까? 하루에 두 줌 정도면 적당하다. 토론토 대학의 연구에서는 아몬드 두 줌 정도는 매일 먹어도 살이 찌지 않는 것으로 나타났다.

더욱이 아몬드는 뇌에도 좋다. 미국 의학협회 저널에 발표된 연구에 의하면, 보충제가 아닌 식품 형태로 비타민E를 섭취하는 사람은 비타민E를 거의 섭취하지 않는 사람보다 알츠하이머병에 걸릴 가능성이 67% 낮다.

올리브유

올리브유의 단일불포화지방산은 산화방지 물질로 알려져 있다. 다시 말해, 올리브유는 근육 소실과 관련이 있는 세포 단백질인 종양괴사인자를 억제함으로써 근육이 손상되지 않도록 막아주는 역할을 한다. 뿐만 아니라, 단일불포화지방산에는 심장질환의 위험을 낮추는 효과도 있다.

시금치

시금치를 비롯한 채소나 과일이 몸에 좋다는 것은 누구나 다 아는 사실이다. 호주의 연구진은 2주 동안 항산화물질을 평소보다 적게 섭취하면 같은 운동을 해도 항산화물질을 충분히 섭취했을 때보다 피로를 더 느낀다는 사실을 발견했다(이 실험에 참여했던 사람들은 매일 과일 1회분과 채소 2회분만 섭취했다.). 과일과 채소를 매일 충분히 섭취하면 운동도 더 쉽게 할 수 있다.

물

우리 몸의 모든 근육은 80%가 물이다. 인체의 수분이 1%만 빠져나가도 운동능력이 떨어지고 회복이 늦어진다. 독일의 한 연구에서는 탈수된 세포보다 수분이 충분한 근육세포에서 단백질 합성이 더 빠르게 일어난다는 연구 결과가 나왔다. 달리 말하면, 몸에 수분이 적을수록 체내에서 근육을 만드는 데 단백질을 활용하는 속도가 늦어진다는 것이다. 또, 로마린다 대학의 연구에 의하면, 하루에 물을 최소한 1.2리터 이상 마신 사람들은 물을 0.5리터 이상 마시지 않는 사람들보다 심장마비를 경험할 가능성이 54%나 낮은 것으로 나타났다.

Chapter 14

단백질 보충제

여기에서는 올바른 보충제를 선택하는 요령에 대해 알아본다.

최고의 성분
유장과 카세인

의미: 유장과 카세인은 우유에 함유된 주요 단백질이다. 우유를 이루는 단백질의 약 20%는 유장이고, 나머지 80%는 카세인이다.

차이: 유장과 카세인은 모두 고품질의 단백질로 우리 몸에 필요한 필수 아미노산이 들어 있다. 그러나 유장은 '속성 단백질'로 알려져 있다. 왜냐하면 유장은 빠르게 아미노산으로 분해되어 혈액에 흡수되기 때문이다. 즉, 유장은 근육에 바로 전달되기 때문에 운동을 마친 후에 섭취하기 매우 좋은 단백질이라고 할 수 있다. 반면, 카세인은 분해가 좀 더 느리기 때문에 장시간에 걸쳐 인체에 꾸준히 단백질을 공급하기에 이상적이다. 그러므로 카세인은 끼니와 끼니 사이나 잠들기 전에 섭취하는 것이 좋다.

선택: 유장과 카세인은 함께 먹는 것이 좋다. 두 가지 단백질은 모두 성장에 필요한 원료를 근육에 공급하지만 분해에 걸리는 시간이 다르기 때문에 몸에 지속적으로 단백질을 공급하려면 두 가지를 섞어 먹는 것이 좋다.

성분표 판독법

단백질 보충제에 붙어 있는 성분표는 낯설기 짝이 없다. 그도 그럴 것이, 보충제의 성분표에는 유장과 카세인 단백질에 관한 세부적인 내용들이 적혀 있기 때문이다. 하지만 너무 걱정할 필요는 없다. 아래의 내용을 알고 있으면 화학자처럼 성분표의 내용을 쉽게 이해할 수 있을 것이다.

농축(Concentrate): 농축 제품은 보충제 중에서도 가격이 가장 저렴하다. 농축 보충제는 순수 보충제보다 지방과 탄수화물 함량이 약간 더 높고 손으로 혼합하기가 쉽지 않을 수도 있다. 하지만 기본적으로 근육을 만드는 데에 농축 보충제나 순수 보충제나 큰 차이는 없다. 이런 농축 제품의 경우, 카세인을 카세인염이라고 표기하기도 한다.

추출(Isolate): 추출 제품은 농축 제품보다 좀 더 순수한 단백질로 이루어져 있고 지방과 탄수화물 함량이 낮으며, 혼합하기도 쉽다.

가수분해 단백질(Hydrosylate 또는 Hydrolyzed Protein): 가수분해 단백질 보충제는 농축 단백질이나 추출 단백질을 좀 더 작은 조각으로 분해하여 혈액 내 흡수력을 높인 제품이다. 그러나 카세인 가수분해 단백질의 경우, 가수분해를 해버리면 천천히 흡수되는 특성이 사라져버린다.

미셀라 카세인 또는 추출 카세인 펩티드(Micellar Casein 또는 Isolated Casein Peptide): 이런 명칭이 붙어 있는 단백질 보충제는 값도 비싸고 혼합하기도 쉽다. 이런 보충제는 거의 순수한 카세인으로 이루어져 있어서 천천히 꾸준하게 흡수된다.

유단백질(Milk Protein): 천연 우유처럼 유장과 카세인이 각각 20:80 비율로 섞여 있는 단백질 보충제이다.

난백 단백질(Egg-White Protein): 이런 표시가 있는 보충제는 유장이나 카세인 같은 고품질 단백질이다. 이런 제품에는 '인스턴트 난백 알부민Instantized egg albumin'이라는 표시가 되어 있는 경우도 있다.

고기에서 근육까지

다음은 스테이크가 이두근으로 변하는 과정이다.

1. 치아가 스테이크를 잘게 조각내고 혀가 그 조각들을 침과 섞어 반고형체로 만든다.

2. 반고형체가 된 스테이크는 식도를 지나 위로 들어가서 펩신 같은 효소에 의해 아미노산 분자로 더 잘게 분해된다. 여기에서 스테이크는 유미즙이라는 걸쭉한 액체로 바뀐다.

3. 유미즙은 위장을 빠져나와 소장으로 들어간다. 소장에서는 트립신이나 키모트립신 같은 효소로 인해 아미노산 분자가 더욱 잘게 분해된다.

4. 잘게 분해된 아미노산은 장의 벽을 이루는 세포로 흡수되어 혈액으로 들어간 다음, 혈관을 통해 근육으로 들어갈 준비태세를 갖춘다.

5. 혈관을 따라 흐르는 아미노산 분자들은 모세혈관을 통해 근섬유로 곧바로 배달되고, 근섬유에서는 손상된 근육조직의 회복에 동참한다. 아미노산을 제때 공급하지 않으면 근육에서 단백질 합성이 일어나지 않는다. 운동을 하기 전에 단백질을 섭취해야 하는 이유가 바로 여기에 있다.

영양의 비밀

보너스!
뱃살과의 작별을 위한 25가지 간식

앞으로 간식이 필요할 때는 아래 표의 좌우측 칸에서 각각 1가지를 골라, 2가지 식품을 섞어서 먹어보자. 권장량을 준수하면 200칼로리의 균형 잡힌 25가지 간식을 맛볼 수 있을 것이다. 양쪽 칸의 간식을 조합하면 단백질, 지방, 식이섬유에 질병을 막아줄 항산화물질까지, 건강에 좋은 모든 영양소를 골고루 섭취할 수 있다.

음식	양	음식	양
아몬드 또는 땅콩버터, 견과류, 씨앗류	1큰술	사과	중간 크기 1개
플레인 요구르트	3/4컵	복숭아	큰 것 1개
햄 또는 닭고기 슬라이스	3조각	셀러리*	5줄기
파마산 치즈 또는 체다 치즈	1조각	블루베리	1컵
2% 코티지 치즈	1/2컵	꼬마당근*	1컵

*표시가 되어 있는 식품은 칼로리가 아주 낮기 때문에 함께 먹는 다른 식품의 양을 2배로 늘려도 좋다.

Index

ㄱ

가자미근 / 197
견갑거근 / 123
견갑골 / 54
견갑골 롤 / 377
견갑하근 / 101
결혼식 대비 프로그램 / 410
고관절 굽힘근 / 285
고관절 모음근 / 197
고밀도 트레이닝 / 192
고반복 / 25
고블릿 스쿼트 / 212
고추 / 33
골밀도 / 14
골절 / 14
광배근 / 79
교대세트 / 23
그로이너 / 373
근섬유 / 12, 13
근원섬유 / 23
근육 키우기 프로그램 / 416
기본 그립 / 167

ㄴ

내복사근 / 285
내측광근 / 197
내측두 / 157
네거티브 싯업 / 320
네거티브 친업 / 106
넥 로테이션 / 363
녹내장 / 57
녹말 / 443
뉴트럴-그립 덤벨 벤치 프레스 / 61
뉴트럴-그립 인클라인 덤벨 벤치
 프레스 / 62
뉴트럴-그립 친업 / 107

늑골 / 41, 123
능형근 / 79
니 스퀴즈 힙 레이즈 / 246
니 터크 사이드 플랭크 / 293
니 프레스-아웃 힙 레이즈 / 246
니 홀드 싱글-레그 힙 레이즈 / 249
닐링 랫 풀다운 / 113
닐링 로테이셔널 리버스 촙 / 316
닐링 서포티드 엘보-아웃
싱글-암 덤벨 로우 / 88
닐링 스위스볼 랫 풀다운 / 117
닐링 스태빌리티 리버스 촙 / 306
닐링 스태빌리티 촙 / 304
닐링 언더핸드-그립 랫 풀다운 / 113
닐링 케이블 크런치 / 329
닐링 플랭크 / 288
닐링 힙 플렉서 스트레칭 / 236

ㄷ

다열근 / 285
다이아고널 리치 런지 / 366
다이아고널 암 리프트 와이드-
 스탠스 플랭크 / 289
다이아몬드 푸시업 / 47
단백질 / 12
달걀 / 33
당뇨 / 15
대능형근 / 79
대둔근 / 243
대퇴근막장근 / 285
대퇴사두근 / 36, 197
대퇴사두근과 고관절 굽힘근 롤 / 376
대퇴이두근 / 243
대퇴직근 / 197
대흉근 / 41
덤벨 / 26

덤벨 다이아고널 런지 / 229
덤벨 다이아고널 레이즈 / 146
덤벨 데드리프트 / 258
덤벨 데드리프트 / 258
덤벨 라잉 트라이셉스 익스텐션 / 176
덤벨 런지 / 224
덤벨 런지와 로테이션 / 227
덤벨 로우 / 86
덤벨 로테이셔널 런지 / 228
덤벨 박스 런지 / 226
덤벨 벤치 프레스 / 60
덤벨 불가리안 스플릿
 스쿼트 / 218
덤벨 사이드 런지 / 229
덤벨 사이드 런지와 터치 / 229
덤벨 숄더 프레스 / 128
덤벨 슈럭 / 141
덤벨 스쿼트 / 211
덤벨 스텝업 / 270
덤벨 스텝오버 / 226
덤벨 스트레이트-레그
 데드리프트 / 264
덤벨 스트레이트-레그
 데드리프트와 로우 / 350
덤벨 스플릿 스쿼트 / 217
덤벨 스플릿 점프 / 219
덤벨 얼터네이팅 숄더 프레스와
 트위스트 / 131
덤벨 오버헤드 트라이셉스
 익스텐션 / 178
덤벨 점프 슈럭 / 356
덤벨 점프 스쿼트 / 213
덤벨 촙 / 312
덤벨 크로스오버 런지 / 227
덤벨 킥백 / 183
덤벨 페이스 풀 익스터널
 로테이션 / 90
덤벨 폼-롤러 리버스 크런치 / 333

Index

덤벨 푸시 프레스 / 129
덤벨 프론트 스쿼트 / 212
덤벨 플라이 / 68
덤벨 플로어 프레스 / 63
덤벨 해머 컬 투 런지
  투 프레스 / 351
덤벨 행 풀 / 355
뎁스 점프 / 203
돼지고기 / 33
드레싱 / 33
등 상부 롤 / 377
등받이의 함정 / 125
디클라인 덤벨 벤치 프레스 / 63
디클라인 덤벨 플라이 / 69
디클라인 바벨 벤치 프레스 / 58
디클라인 싯업 / 321
디클라인 푸시업 / 44
디클라인 해머 컬 / 166
딥 / 52
땅콩버터 / 453

ㄹ

라잉 글루트 스트레칭 / 279
라잉 덤벨 레이즈 / 92
라잉 덤벨 풀오버 투 익스텐션 / 177
라잉 사이드 레그 레이즈 / 371
라잉 서포티드 엘보-아웃
  덤벨 로우 / 88
라잉 스트레이트 레그 레이즈 / 371
라잉 익스터널 로테이션 / 146
라잉 트라이셉스 익스텐션 투
  클로즈-그립 벤치 프레스 / 173
래터럴 덕 언더 / 370
래터럴 덤벨 스텝업 / 271
래터럴 레이즈 / 134
래터럴 롤 / 302
래터럴 밴드 워크 / 275
래터럴 스텝오버 / 370
래터럴 슬라이드 / 369
랫 풀다운 / 110
러시안 트위스트 / 308
레그 로어링 드릴 / 334

레그 리프트 와이드-스탠스
  플랭크 / 288
레그 리프트 쿼드루페드 / 291
레그-로어링 드릴 / 334
레이즈 / 250
레이즈드 엘보 컬업 / 299
레이즈드-레그 크런치 / 323
로우 사이드-투-사이드 런지 / 365
로테이셔널 덤벨 스트레이트-레그
  데드리프트 / 265
로테이션 오버헤드 런지 / 367
로프 트라이셉스 프레스다운 / 182
로프-핸들 케이블 로우 / 102
롤링 사이드 플랭크 / 293
리닝 래터럴 레이즈 / 135
리버스 EZ바 컬 / 161
리버스 그립 / 167
리버스 덤벨 다이아고널 런지 / 229
리버스 덤벨 런지 / 225
리버스 덤벨 박스 런지 / 226
리버스 바벨 런지 / 221
리버스 바벨 크로스오버 런지 / 223
리버스 크런치 / 330
리버스 힙 레이즈 / 254
리버스-그립 바벨 벤치 프레스 / 56
리보플라민 / 446
리스트 익스텐션 / 185
리스트 컬 / 184
리스트-투-니 크런치 / 323
리어 래터럴 레이즈 / 91
리치 백 리버스 런지 / 366
리치 언더 사이드 플랭크 / 294
리치, 롤, 앤드 리프트 / 363

ㅁ

마운틴 클라이머 / 296
마칭 힙 레이즈 / 247
맥길 컬업 / 299
메디신볼 / 313
메디신볼 V-업 / 325
메디신볼 사이드 스로 / 313
메디신볼 슬램 / 328

메디신볼 슬램 / 328
메디신볼 체스트 패스 / 67
메디신볼 폼-롤러 리버스
  크런치 / 333
메디신볼 푸시업 / 48
모래주머니 / 29
몸매 복구 프로그램 / 384
미리스트산 / 450
믹스-그립 친업 / 108

ㅂ

바 홀드 / 185
바벨 / 27
바벨 굿 모닝 / 262
바벨 데드리프트 / 256
바벨 래터럴 스텝업 / 269
바벨 런지 / 220
바벨 로우 / 84
바벨 롤아웃 / 300
바벨 박스 런지 / 222
바벨 벤치 프레스 / 54
바벨 보드 프레스 / 57
바벨 불가리안 스플리트
  스쿼트 / 216
바벨 사이드 런지 / 223
바벨 숄더 프레스 / 124
바벨 슈러그 / 138
바벨 스쿼트 / 206
바벨 스쿼트 / 206
바벨 스텝업 / 268
바벨 스텝오버 / 222
바벨 스트레이트-레그
  데드리프트 / 260
바벨 스트레이트-레그
  데드리프트 / 260
바벨 스트레이트-레그
  데드리프트와 로우 / 350
바벨 스플리트 스쿼트 / 214
바벨 스플리트 저크 / 127
바벨 시프 스쿼트 / 208
바벨 점프 슈러그 / 356
바벨 점프 스쿼트 / 210

바벨 컬 / 162
바벨 쿼터 스쿼트 / 208
바벨 크로스오버 런지 / 223
바벨 타월 프레스 / 56
바벨 푸시 프레스 / 126
바벨 프론트 스쿼트 / 207
바벨 프론트 스쿼트와 푸시
　프레스 / 349
바벨 프론트 스플리트
　스쿼트 / 216
바벨 플로어 프레스 / 59
바벨 핀 프레스 / 57
바벨 하이 풀 / 354
바벨 핵 스쿼트 / 209
바벨 행 풀 / 355
바이셉스 스트레칭 / 190
반건양근 / 243
반막양근 / 243
발슬라이드 힙 어덕션 / 231
백 익스텐션 / 266
백션 / 285
밴드 사이드 레그 레이즈 / 275
밴드-어시스티드 친업 / 106
버드 도그 / 291
버섯 / 452
버터 / 454
베스트 3종 세트 프로그램 / 421
베타-카로틴 / 453
벤치 프레스 향상 프로그램 / 422
벤트-니 리버스 힙 레이즈 / 255
벤트-암 래터럴 레이즈와 익스터널
　로테이션 / 136
벤트-오버 리치 투 스카이 / 364
변형 V-업 / 325
변형 사이드 플랭크 / 293
변형 싯업 / 320
변형 인버티드 로우 / 82
변형 푸시업 / 44
보수 푸시업 / 51
복직근 / 285
복합 탄수화물 / 443
브레이스드 스쿼트 / 202
블루베리 / 454
비복근 / 197

비타민B / 446
비타민E / 458

ㅅ

사이드 런지와 프레스 / 353
사이드 벤드 런지 / 367
사이드 크런치 / 340
사이드 플랭크 / 292
사이드 플랭크와 로우 / 294
사이드-라잉 래터럴 레이즈 / 136
사이드-라잉 쏘라식 로테이션 / 363
사이드-투-사이드 레그 스윙 / 372
사이클링 러시안 트위스트 / 310
사타구니 롤 / 377
삼각근 / 79
상완골 / 41
상완근 / 157
상완요골근 / 157
상완이두근 / 157
서스펜디드 인버티드 로우 / 83
서스펜디드 친업 / 108
서스펜디드 푸시업 / 51
서킷트레이닝 / 16
셀레늄 / 446
소능형근 / 79
소둔근 / 243
소흉근 / 41
속근섬유 / 15
쇄골 / 41
숄더 서클 / 364
수파인 힙 인터널 로테이션 / 374
스모 데드리프트 / 257
스모 스쿼트 투 스탠스 / 368
스위스볼 / 28
스위스볼 EZ바 오버헤드 트라이셉스
　익스텐션 / 175
스위스볼 EZ바 풀오버 / 114
스위스볼 I 레이즈 / 99
스위스볼 L 레이즈 / 97
스위스볼 T 레이즈 / 96
스위스볼 W 레이즈 / 98
스위스볼 Y 레이즈 / 95

스위스볼 덤벨 라잉 트라이셉스
　익스텐션 / 177
스위스볼 덤벨 숄더 프레스 / 130
스위스볼 덤벨 오버헤드
　트라이셉스 익스텐션 / 179
스위스볼 덤벨 체스트 프레스 / 64
스위스볼 덤벨 플라이 / 69
스위스볼 디클라인 푸시업 / 45
스위스볼 러시안 트위스트 / 310
스위스볼 롤아웃 / 300
스위스볼 리버스 크런치 / 331
스위스볼 리버스 힙 레이즈 / 255
스위스볼 사이드 크런치 / 341
스위스볼 오포지트 암 앤드
　레그 리프트 / 291
스위스볼 인버티드 로우 / 82
스위스볼 잭나이프 / 298
스위스볼 체중 월 스쿼트 / 201
스위스볼 크런치 / 326
스위스볼 파이크 / 336
스위스볼 푸시업 / 48
스위스볼 푸시업 플러스 / 73
스위스볼 프리처 컬 / 160
스위스볼 플랭크 / 289
스위스볼 힙 레이즈와 레그 컬 / 251
스위스볼 힙 크로스오버 / 312
스카퓰라 리트랙션 / 108
스캡션 / 137
스캡션과 슈럭 / 150
스쿼트 / 198
스쿼트 트러스트 / 362
스태거드-핸드 푸시업 / 47
스태틱 라잉 트라이셉스 익스텐션 / 173
스태틱 백 익스텐션 / 302
스태틱 컬 / 168
스태틱 홀드 덤벨 컬 / 168
스택드-피트 푸시업 / 45
스탠딩 덤벨 컬 / 164
스탠딩 로테이셔널 리버스 촙 / 317
스탠딩 리지스턴스-밴드 힙
　업덕션 / 274
스탠딩 바벨 카프 레이즈 / 232
스탠딩 서포티드 싱글-암 언더핸드
　-그립 덤벨 로우 / 89

Index

스탠딩 스태빌리티 리버스 촙 / 307
스탠딩 스태빌리티 촙 / 305
스탠딩 스플리트 로테이셔널
   리버스 촙 / 317
스탠딩 싱글-암 케이블 로우 / 103
스탠딩 조트만 컬 / 168
스탠딩 케이블 크런치 / 329
스탠딩 케이블 풀오버 / 115
스탠딩 케이블 플라이 / 70
스탠딩 케이블 힙 어덕션 / 230
스탠딩 케이블 힙 업덕션 / 272
스트랩 / 51
스파르타쿠스 프로그램 / 436
스파이더맨 푸시업 / 47
스플리트 바벨 굿 모닝 / 262
스플리트 잭 / 361
스플리트-스탠스 옵셋-핑키
   덤벨 컬 / 167
스플리트-스탠스 해머 컬과
   프레스 / 169
슬라이드 아웃 / 301
슬와부근육군 롤 / 375
승모근 / 79
시간 절약형 커플 운동
   프로그램 / 424
시티드 EZ바 오버헤드
   트라이셉스 익스텐션 / 175
시티드 덤벨 숄더 프레스 / 130
시티드 덤벨 오버헤드
   트라이셉스 익스텐션 / 179
시티드 덤벨 익스터널 로테이션 / 144
시티드 리버스 덤벨 컬 / 166
시티드 리어 래터럴 레이즈 / 92
시티드 바벨 굿 모닝 / 263
시티드 바벨 숄더 프레스 / 127
식스팩 프로그램 / 396
싱글-레그 뉴트럴-그립 덤벨 로우 / 87
싱글-레그 덤벨 스트레이트-레그
   데드리프트 / 265
싱글-레그 덩키 카프 레이즈 / 233
싱글-레그 디클라인 푸시업 / 44
싱글-레그 바벨 굿 모닝 / 263
싱글-레그 바벨 데드리프트 / 257
싱글-레그 바벨 스트레이트-레그
   데드리프트 / 281
싱글-레그 백 익스텐션 / 266
싱글-레그 벤치 겟업 / 204
싱글-레그 벤트-니 카프 레이즈 / 233
싱글-레그 사이드 플랭크 / 293
싱글-레그 스위스볼 잭나이프 / 298
싱글-레그 스쿼트 / 204
싱글-레그 스탠딩 덤벨 카프
   레이즈 / 233
싱글-레그 엘리베이티드-피트
   플랭크 / 288
싱글-레그 힙 레이즈 / 248
싱글-레그, 싱글-암 로테이셔널
   덤벨 로우 / 90
싱글-암 뉴트럴-그립 덤벨 로우 / 87
싱글-암 덤벨 벤치 프레스 / 61
싱글-암 덤벨 숄더 프레스 / 130
싱글-암 덤벨 스내치 / 357
싱글-암 덤벨 스윙 / 276
싱글-암 데드리프트 / 258
싱글-암 로프 트라이셉스
   프레스다운 / 182
싱글-암 리버스 런지와 프레스 / 352
싱글-암 메디신볼 푸시업 / 48
싱글-암 스텝업과 프레스 / 352
싱글-암 슬라이드 아웃 / 301
싱글-암 싱글-레그 언더핸드-그립
   덤벨 로우 / 89
싱글-암 인버티드 로우 / 83
싱글-암 케이블 로우 / 103
싱글-암 케이블 로우와
   로테이션 / 103
싱글-암 케이블 체스트 프레스 / 66
싱글-암 케틀벨 스내치 / 357
싱글-암 행 스내치 / 357
싱글-암, 뉴트럴-그립 덤벨 로우와
   로테이션 / 90
쏘라식 로테이션 / 363

ㅇ

아이소메트릭 바벨 벤치 프레스 / 57
아이소-익스플로시브 체중 점프
스쿼트 / 202
아이소-익스플로시브 푸시업 / 50
안압 / 57
알파-카로틴 / 446
암 서클 / 365
암컬 / 158
앵클 서클 / 374
앵클 플렉션 / 374
어깨 충돌 증후군 / 69
언더핸드 그립 / 89
언더핸드-그립 랫 풀다운 / 112
언더핸드-그립 리어 래터럴
   레이즈 / 92
언더핸드-그립 인버티드 로우 / 82
언더핸드-그립 케이블 로우 / 102
언더핸드-그립 트라이셉스
   프레스다운 / 182
얼터네이팅 뉴트럴-그립 덤벨
   벤치 프레스 / 61
얼터네이팅 덤벨 라잉 트라이셉스
   익스텐션 / 177
얼터네이팅 덤벨 런지 / 225
얼터네이팅 덤벨 로우 / 86
얼터네이팅 덤벨 숄더 프레스 / 129
얼터네이팅 바벨 런지 / 221
얼터네이팅 스위스볼 덤벨 체스트
   프레스 / 64
얼터네이팅 싯업 / 321
얼터네이팅 인클라인 덤벨 벤치
   프레스 / 62
엉덩이 롤 / 375
엘리베이티드-백-풋 덤벨 스플리트
   스쿼트 / 218
엘리베이티드-프론트-풋 덤벨
   스플리트 스쿼트 / 218
엘리베이티드-프론트-풋 바벨
   스플리트 스쿼트 / 216
엘리베이티드-피트 러시안 트위스트
   / 309
엘리베이티드-피트 인버티드 로우 / 82
엘리베이티드-피트 플랭크 / 288
엘보-투-풋 런지 / 367
여름 휴가 대비 프로그램 / 404
역동적 스트레칭 / 371

오메가-3 / 452
오메가-6 / 453
오버-언더 숄더 스트레칭 / 364
오버핸드 그립 / 54
오버핸드 그립 리어 래터럴 레이즈 / 92
오버헤드 덤벨 런지 / 227
오버헤드 덤벨 리버스 런지 / 227
오버헤드 덤벨 사이드 벤드 / 340
오버헤드 덤벨 슈러그 / 141
오버헤드 덤벨 스쿼트 / 213
오버헤드 덤벨 스플리트 스쿼트 / 218
오버헤드 바벨 슈러그 / 140
오버헤드 바벨 스쿼트 / 210
오버헤드 트라이셉스 스트레칭 / 191
오스테오칼신 / 16
오포지트 암 앤드 레그 리프트 와이드-
    스탠스 플랭크 / 289
올림픽 바벨 / 27
옵셋 덤베 런지 /228
옵셋 덤벨 리버스 런지 / 228
옵셋-썸 그립 / 167
옵셋-핑키 그립 / 167
와이드-그립 EZ바 컬 / 160
와이드-그립 랫 풀다운 / 112
와이드-그립 바벨 데드리프트 / 257
와이드-그립 바벨 슈러그 / 140
와이드-그립 바벨 컬 / 163
와이드-그립 오버헤드 바벨 스플리트
    스쿼트 / 234
와이드-그립 점프 슈러그 / 356
와이드-그립 케이블 로우 / 102
와이드-그립 풀업 / 107
와이드-스탠스 고블릿 스쿼트 / 212
와이드-스탠스 바벨 스쿼트 / 207
와이드-핸드 푸시업 / 46
외복사근 / 285
외측광근 / 197
외측두 / 157
요골 / 157
요근 / 285
요방형근 / 285
워킹 니 허그 / 369
워킹 덤벨 런지 / 225
워킹 레그 크래들 / 369

워킹 바벨 런지 / 221
워킹 하이 니 / 369
워킹 하이 킥 / 373
워킹 힐 투 버트 / 371
월 슬라이드 / 362
웨이티드 딥 / 53
웨이티드 러시안 트위스트 / 309
웨이티드 스위스볼 크런치 / 327
웨이티드 싯업 / 321
웨이티드 인버티드 로우 / 83
웨이티드 크런치 / 323
웨이티드 푸시업 / 45
웨이티드 힙 레이즈 / 246
유단백질 / 459
유도 푸시업 / 49
유산소운동 / 386
이두근 폭발 프로그램 / 193
익스텐디드 플랭크 / 288
익스플로시브 푸시업 / 50
익플로시브 크로스오버 푸시업 / 50
인버티드 로우 / 80
인버티드 숄더 프레스 / 131
인버티드 햄스트링 / 368
인치웜 / 368
인클라인 EZ바 라잉 트라이셉스
    익스텐션 / 173
인클라인 I 레이즈 / 99
인클라인 L 레이즈 / 97
인클라인 T 레이즈 / 96
인클라인 W 레이즈 / 98
인클라인 Y 레이즈 / 94
인클라인 덤벨 벤치 프레스 / 62
인클라인 덤벨 플라이 / 69
인클라인 덤벨 플라이 투 프레스 / 69
인클라인 딥 / 53
인클라인 리버스 크런치 / 331
인클라인 바벨 벤치 프레스 / 58
인클라인 스위스볼 덤벨 체스트
    프레스 / 65
인클라인 옵셋-썸 덤벨 컬 / 166
인클라인 푸시업 / 44

ㅈ

장경인대 / 376
장경인대 롤 / 376
장골근 / 285
장두 / 157
저밀도 콜레스테롤 / 446
저반복 / 24
전거근 / 123
전거근 슈러그 / 142
전거근 체어 슈러그 / 143
전신운동 / 348
전유 / 453
점프력 향상 프로그램 / 414
점핑 잭 / 361
정적 스트레칭 / 371
정적 얼터네이팅 래터럴 레이즈
    / 135
제르허 굿 모닝 / 263
제르허 스쿼트 / 208
종아리 롤 / 376
중간광근 / 197
중둔근 / 243
중량원판 프론트 레이즈 / 133
중반복 / 25
지근섬유 / 193
지방 / 14

ㅊ

척골 / 157
척추기립근 / 285
체중 런지 / 225
체중 스쿼트 / 198
체중 운동 프로그램 / 430
체중 월 스쿼트 / 200
체중 점프 스쿼트 / 202
초간편 다이어트 / 442
치즈 / 446
치팅 / 163
친업 / 104
친업 프로그램 / 118

Index

ㅋ
카세인 / 459
캘리포니아 롤 / 452
캣 캐멀 / 291
케이블 다이아고널 레이즈 / 147
케이블 로우 / 100
케이블 로우 투 넥 익스터널
  로테이션 / 103
케이블 스테이션 / 28
케이블 얼터네이팅 플렉스 컬
  / 170
케이블 오버헤드 트라이셉스
  익스텐션 / 180
케이블 컬 / 171
케이블 코어 프레스 / 303
케이블 페이스 풀 익스터널
  로테이션 / 116
케이블 페이스 풀 익스터널
  로테이션 / 116
케이블 풀 스루 / 267
케이블 프론트 레이즈 / 133
케이블 헤머 컬 / 171
케틀벨 / 28
코어 스태빌리제이션 / 342
코코넛 / 449
콤보 숄더 레이즈 / 137
쾌드루페드 / 290
크런치 / 322
크로스드-암 바벨 프론트
  스쿼트 / 208
크로스드-암 싯업 / 320
크로스드-암 크런치 / 323
크로스-바디 마운틴 클라이머 / 297
크로스오버 덤벨 스텝업 / 271
크로스오버 리어 래터럴
  레이즈 / 93
크로스오버 친업 / 108
클램쉘 / 275
클로즈-그립 EZ바 컬 / 160
클로즈-그립 랫 풀다운 / 113
클로즈-그립 바벨 벤치 프레스 / 55
클로즈-그립 친업 / 107
클로즈-핸드 푸시업 / 46

ㅌ
타월 풀업 / 108
타월-그립 인버티드 로우 / 83
터키쉬 겟업 / 353
텔레 컬 / 161
투-암 메디신볼 푸시업 / 48
트라이셉스 프레스다운 / 181
트러스터 / 351
트리플-스톱 EZ바 컬 / 188
트리플-스톱 라잉 덤벨 트라이셉스
  익스텐션 / 189
트리플-스톱 바벨 벤치 프레스 / 57
트리플-스톱 푸시업 / 46
트립신 / 459
트위스트와 오버헤드 리치 리버스 런지
  / 366
트위스팅 스탠딩 덤벨 컬 / 165

ㅍ
파머스 워크 온 토즈 / 235
파셜 싱글-레그 스쿼트 / 205
파워 랙 / 27
파이어 하이드런트 인-아웃 / 290
팔미톨레산 / 450
팔미트산 / 450
포도당 / 443
포워드 리치 리버스 덤벨 박스 런지
  / 227
포워드-앤드-백 레그 스윙 / 372
폴리페놀 / 453
폼-롤러 리버스 크런치 온 벤치 / 332
표준 바벨 / 28
푸시업 / 42
푸시업 난이도 / 45
푸시업 플러스 / 72
푸시업과 로우 / 51
풀업 / 107
풋 온 메디신볼 싱글-레그 힙
  레이즈 / 249
풋 온 벤치 싱글-레그 힙 레이즈
  / 249
풋 온 보수볼 싱글-레그 힙 레이즈
  / 249
풋 온 스텝 싱글-레그 힙 레이즈
  / 249
풋 온 폼 롤러 싱글-레그 힙 레이즈
  / 249
프론 코브라 / 303
프론 힙 인터널 로테이션 / 373
프론트 레이즈 / 132
프리즈너 스쿼트 / 200
플랭크 / 286
플로어 I 레이즈 / 99
플로어 T 레이즈 / 96
플로어 Y 레이즈 / 95
플로어 인버티드 숄더 프레스
  / 131
플리오메트릭 사이드 플랭크 / 294
피스톨 스쿼트 / 205
피트 온 발슬라이드 마운틴
  클라이머 / 297
피트 온 벤치 사이드 플랭크 / 293
피트 온 벤치 스위스볼 플랭크 / 289
피트 온 스위스볼 사이드
  플랭크 / 293
피트 온 스위스볼 힙 레이즈 / 247

ㅎ
하이 박스 점프 / 203
하프-닐링 로테이셔널 리버스
  촙 / 317
하프-닐링 로테이션 / 343
하프-닐링 스태빌리티 리버스
  촙 / 307
하프-닐링 스태빌리티 촙 / 305
해머 그립 / 167
해머 컬 투 프레스 / 169
핸드 온 메디신볼 마운틴 클라이머
  / 297
핸드 온 벤치 마운틴 클라이머 / 297
핸드 크로스오버 / 362
행잉 레그 레이즈 / 337
행잉 싱글-레그 레이즈 / 337
행잉 오블리크 레이즈 / 341

허리 롤 / 377
헤드 온 보수볼 싱글-레그 힙
  레이즈 / 250
헤드 온 보수볼 힙 레이즈 / 250
헤드 온 스위스볼 싱글-레그 힙
  레이즈 / 250
헤드 온 스위스볼 힙 레이즈 / 250
헤테로사이클릭 아민 / 460
헬스클럽 베스트 프로그램 / 390
호모시스테인 / 19
회전근개 / 123
흉골 / 41
힐 레이즈 바벨 스쿼트 / 209
힙 레이즈 / 244
힙 업덕션 / 272
힙 크로스오버 / 311

숫자/영문

15분 운동 프로그램 / 432
30도 랫 풀다운 / 112
45도 플랭크 / 288
EZ바 라잉 트라이셉스 익스텐션 / 172
EZ바 오버헤드 트라이셉스 익스텐션
  / 174
EZ바 컬 / 188
EZ바 풀오버 / 114
EZ바 프리처 컬 / 161
EZ-컬 바 / 28
T-스태빌리제이션 / 295
T-푸시업 / 49
V-그립 케이블 로우 / 102
V-업 / 324
Y-T-L-W-I 레이즈 / 94

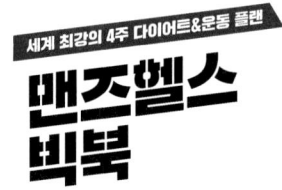

세계 최강의 4주 다이어트&운동 플랜

맨즈헬스 빅북

초판 1쇄 발행 2010년 11월 30일
초판 38쇄 발행 2025년 9월 1일

지은이 아담 캠벨
옮긴이 김승환
펴낸이 김영조
편집 김시연, 진나경, 최희윤 | **디자인** 오주희 | **마케팅** 김민수, 강지현 | **제작** 김경묵 | **경영지원** 정은진
외주 디자인 김영심
펴낸곳 싸이프레스 | **주소** 서울시 마포구 양화로7길 44, 3층
전화 (02)335-0385 | **팩스** (02)335-0397
이메일 cypressbook1@naver.com | **홈페이지** www.cypressbook.co.kr
블로그 blog.naver.com/cypressbook1 | **포스트** post.naver.com/cypressbook1
인스타그램 싸이프레스 @cypress_book1 | 싸이클 @cycle_book
출판등록 2009년 11월 3일 제2010-000105호

ISBN 978-89-963757-3-9 13690

- 이 책은 저작권법에 따라 보호를 받는 저작물이므로 무단 전재 및 복제를 금합니다.
- 책값은 뒤표지에 있습니다.
- 파본은 구입하신 곳에서 교환해 드립니다.
- 싸이프레스는 여러분의 소중한 원고를 기다립니다.